Heyck/Laudahn · Die progressiv-dystrophischen Myopathien

H. Heyck · G. Laudahn

Die progressiv-dystrophischen Myopathien

Mit Beiträgen von

E. Freund-Mölbert · H. Müller-Stephann
P. Schmidt-Peter · D. Tönnis · M. Wolter

Mit 141 Abbildungen

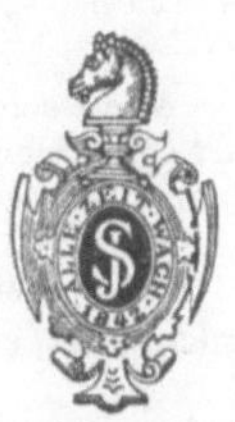

Springer-Verlag Berlin · Heidelberg · New York 1969

ISBN-13:978-3-642-47431-6   e-ISBN-13:978-3-642-47429-3
DOI: 10.1007/978-3-642-47429-3

Autoren

Professor Dr. med. HARTWIG HEYCK
Chefarzt der Neurologischen Abteilung des Städt. Rudolf-
Virchow-Krankenhauses, Berlin

Privatdozent Dr. med. GERHARD LAUDAHN
Leiter der Abteilung Klinische Forschung der Schering AG,
Berlin

Mitarbeiter

Professor Dr. med. ELISABETH FREUND-MÖLBERT
Lehrstuhl für Mikrobiologie, Max-Planck-Institut für Immun-
biologie, Freiburg i. Br.

Dr. med. HERBERT MÜLLER-STEPHANN
Chefarzt der Orthopädischen Klinik, Bergarbeiter-Kranken-
haus „Dr. Georg Benjamin", Erlabrunn (Erzgeb.)

Dr. med. PETER SCHMIDT-PETER
Oberarzt der Chirurgischen Abteilung des Instituts für
Berufskrankheiten, Deutsches Zentralinstitut für Arbeits-
medizin, Berlin-Lichtenberg

Privatdozent Dr. med. DIETRICH TÖNNIS
Oberarzt der orthopädischen Universitätsklinik, München

Dr. med. MANFRED WOLTER
Oberarzt der Neurologischen Abteilung des Städt. Rudolf-
Virchow-Krankenhauses, Berlin

Vorwort

Die Erforschung der Muskelkrankheiten hat in den letzten 15 Jahren einen außergewöhnlich starken Aufschwung genommen und beschäftigt heute die verschiedensten Fachdisziplinen. Dies gilt im besonderen Maße für die erblichen Muskeldystrophien, die unter den primären Myopathien an Häufigkeit und Problematik für den behandelnden Arzt an erster Stelle stehen. Diese Wandlung ist zweifellos zu einem großen Teil der Initiative einzelner Ärzte zu verdanken, wobei besonders die Namen von P. E. BECKER (Göttingen), A. T. MILHORAT (New York), C. M. PEARSON (Los Angeles), G. M. SHY (Philadelphia) und J. N. WALTON (Newcastle upon Tyne) genannt seien. Sie erkannten, daß diesen Leiden, solange sie nur im Zwischenbereich verschiedener medizinischer Disziplinen Aufmerksamkeit fanden, nicht mit dem vollen Einsatz der gegebenen Forschungsmöglichkeiten begegnet werden kann. Sie gründeten eigene Institute, z. T. auch besondere Gesellschaften, deren Aufgabe in der Organisation und Förderung der wissenschaftlichen Zusammenarbeit aller in Frage kommenden Fachbereiche besteht. Die daraus hervorgegangenen Impulse führten zwar noch nicht zur Aufklärung der Pathogenese und der Entwicklung einer kausalen Therapie der Muskeldystrophien. Sie haben aber unsere Kenntnisse über die zahlreichen Arten und Vererbungsformen der Myopathien wesentlich vertieft und zur Abgrenzung neuer Krankheitsformen geführt. Darüber hinaus wurden wesentliche Beiträge zur Morphologie, Elektrophysiologie und vor allem zur Biochemie des gesunden und kranken Muskels erbracht. Bisher empfohlene medikamentöse Behandlungsformen wurden kritisch überprüft, optimale Methoden physikalischer Therapie und orthopädischer Hilfsmaßnahmen ausgearbeitet. Damit sind die Wege einer weiteren, schließlich zum Erfolg führenden Forschung vorgezeichnet.

Mit dem vorliegenden Band wird versucht, einen geschlossenen und im gegebenen Rahmen möglichst vollständigen Überblick über den Stand des Wissens und die therapeutischen Möglichkeiten bei den primär dystrophischen Myopathien zu vermitteln. Ein meistenteils noch weit verstreutes und dem deutschsprachigen Leser zum Teil schwer zugängliches Schrifttum wurde geordnet und zusammengefaßt. Einteilung, Textgestaltung und Sachverzeichnis sollen einerseits dem Kliniker und Pathologen eine leichte Orientierung über ihn interessierende Fragen, andererseits aber auch dem in der Forschung Tätigen möglichst umfassende Informationen liefern. Die Kapitel zur Klinik und Histopathologie orientieren sich auch nach persönlichen Erfahrungen an einem großen, über viele Jahre beobachteten Krankengut, ebenso die Studien zur Enzympathologie im Kapitel Bio-

chemie. Das gleiche gilt für die Beiträge zur Elektronenmikroskopie, zur Elektromyographie und Orthopädie, welche uns zu großem Dank an die einzelnen Mit-
arbeiter verpflichten. Besonderen Dank schulden wir Herrn Dr. C.-J. LÜDERS,
Chefarzt des Pathologischen Instituts am Städtischen Wenckebach-Krankenhaus
in Berlin, für seine langjährige und wertvolle Mitarbeit auf dem Gebiet der
Histopathologie der Myopathien. Die eigenen Untersuchungen wurden durch Bei-
hilfen der Deutschen Forschungsgemeinschaft ermöglicht.

Berlin, im April 1969

H. HEYCK   G. LAUDAHN

Inhaltsverzeichnis

Kapitel I

Die progressiven Muskeldystrophien

Kapitel II

Feinstrukturelle Veränderungen bei der Muskeldystrophie
Von ELISABETH FREUND-MÖLBERT

Kapitel III

Die Biochemie der progressiven Muskeldystrophie

Kapitel IV

Die distalen Formen progressiver Muskeldystrophien

Kapitel V

Die oculären Muskeldystrophien

Kapitel VI

Die kongenitalen und mit besonderen morphologischen Veränderungen der Muskulatur einhergehenden Myopathien

Kapitel VII

Die „Menopause-Myopathien"

Kapitel VIII

Orthopädie und physikalische Behandlung der progressiven neuromuskulären Erkrankungen

Von HERBERT MÜLLER-STEPHANN und PETER SCHMIDT-PETER

Kapitel IX

Medikamentöse Behandlungsversuche der progressiven Muskeldystrophien

Kapitel X

Klinische Elektromyographie
Von Dietrich Tönnis und Manfred Wolter

Kapitel I

Die progressiven Muskeldystrophien

1. Klassifikation und Klinik der proximalen Formen

1.1 Geschichtliches

Einen Hinweis auf die früheste bekannte, vermutlich als Muskeldystrophie zu deutende altägyptische Darstellung im Bilde der Königin von Punt verdanken wir Pöch u. Becker (1955). Es zeigt eine gehende Frau mit stark hypertrophischen unteren Gliedmaßen und ausgeprägter Lendenlordose (Abb. I.1). Sie gehörte der 18. Dynastie an, deren Herkunft aus Abessinien oder dem heutigen Somaliland vermutet wird und regierte um 1500 v. Chr.

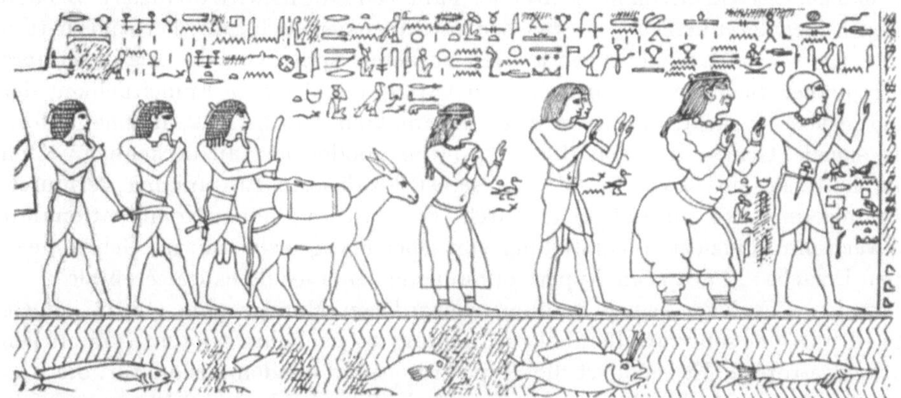

Abb. I.1 Zeichnung nach einem verlorengegangenen Flachrelief des Totentempels der Königin Hatchepsût von Punt (18. Dynastie, 1501—1480 v. Chr.). Die Königin, 2. Figur von rechts, auf einem anderen Wandbild des Tempels ganz ähnlich dargestellt, zeigt typische Krankheitsmerkmale der progressiven Muskeldystrophie. (Nach Pöch u. Becker, 1955)

Soweit bekannt, stammen die ersten Krankheitsbeschreibungen muskeldystrophischer Kinder mit Pseudohypertrophien von den Italienern Semmola (1834) und Coste u. Gioja (1838). Gowers (1879) nennt ältere Schilderungen solcher Krankheitsbilder aus dem englischen Schrifttum von Bell, Partidge und Little. Darwall (zit. nach Aran, 1850) beschrieb schon 1831 zwei Kranke, die nach der Schilderung als Schultergürtelform der Muskeldystrophie anzusprechen sind.

Duchenne hat nach eigenen späteren Angaben (1861, 1872) erstmals 1849 die These vertreten, daß es eine Gruppe progressiver Muskelleiden gibt, die auf einer *primären Erkrankung des Muskels* und nicht des Nervensystems beruhen. Dies war noch vor der Entdeckung der Bedeutung der Erkrankung der motorischen Vorderhornzellen im Rückenmark bei spinalen Lähmungen, insbesondere der Poliomyelitis. Seine Vermutung basierte damals allein auf der klinischen Beobachtung und dem Verhalten des Muskels bei galvanischer Reizung.

Die wissenschaftliche Erforschung und Differenzierung neuromuskulärer Erkrankungen konnte aber erst mit der Entwicklung besserer histologischer Färbemethoden und ihrer Anwendung auch auf das Muskelgewebe beginnen: Zuerst des Karmin, später der synthetischen Farben.

1852 teilte MERYON Beobachtungen über eine Familie mit, in welcher mehrere Mitglieder in der Kindheit an progressiver Muskelschwäche erkrankt waren. Nach der klinischen Beschreibung handelte es sich um den Duchenne-Typ. Zwei dieser Kranken wurden von ihm seziert. MERYON beschreibt einen als „granuläre Degeneration" bezeichneten Untergang der Muskulatur. Bei nur makroskopischer Untersuchung des Rückenmarks und der peripheren Nerven sah er keine pathologischen Veränderungen. Er nahm eine Ernährungsstörung der Muskulatur als Ursache der Krankheit an.

1854 und 1855 berichtete DUCHENNE ausführlicher über Beobachtungen „hypertrophischer" Muskellähmung bei Kindern und seine Vermutung, daß es sich dabei um eine von den spinal-atrophischen Formen zu unterscheidende Krankheit handle. CRUVEILHIER hatte drei der Fälle von DUCHENNE obduziert. Bei den ersten beiden Kranken fand er das Zentralnervensystem intakt, bei dem dritten Fall zeigten sich Veränderungen an den vorderen Spinalwurzeln. Dieser letztere Befund, aber auch die damalige Ansicht CHARCOTs, der eine Einheitlichkeit der progressiven Muskelatrophien vertrat, veranlaßten DUCHENNE, nunmehr doch eine spinale Genese der von ihm erkannten Sonderform anzuerkennen. Noch 1852 hatte er eine zwar im Muskel selbst lokalisierte Erkrankung vermutet, allerdings mit der zusätzlichen, durch Beobachtung einer Kombination mit Schwachsinn induzierten Vorstellung von einer übergeordneten, im Gehirn gelegenen Ursache: „Paraplégie hypertrophique de l'enfance de cause cérébrale".

In der 2. Auflage seiner berühmt gewordenen Monographie (1861) lieferte DUCHENNE eine sehr zutreffende Beschreibung der nach ihm benannten infantilen Muskeldystrophie. Er schildert die Hypertrophie der Wadenmuskulatur, die sonstigen klinischen Merkmale und teilt den Verlauf des Leidens in 3 Phasen ein: ein erstes Stadium der proximalen Schwäche der Extremitäten mit zunehmender Gehbehinderung der Kinder, insbesondere beim raschen Laufen und Treppensteigen; dann eine Phase der Wadenhypertrophie, die er bereits als *Pseudohypertrophie* bezeichnet (da die dem Auge sich zeigende Volumzunahme auf Durchwachsung des Muskels mit Bindegewebe und Fett beruhe) und schließlich eine dritte Phase mit zunehmenden Atrophien, welche die gesamte Skeletmuskulatur und auch die pseudohypertrophischen Waden mit erfaßt. Er schildert das *typische Aufrichten der Kinder* („grimper le long de lui-même"). Als häufigere Lokalisation der ersten Krankheitserscheinungen bezeichnet er jedoch den Schultergürtel.

Seine erneute These, daß es sich um ein völlig eigenes Krankheitsbild unbekannter Pathogenese handelt, stützt sich nicht nur auf das Phänomen der Pseudohypertrophien, sondern auch auf die intakte oder nur geringfügig herabgesetzte Reaktion des Muskels bei Reizung mit dem faradischen Strom im Unterschied zum Verlust der Erregbarkeit bei nervalen bzw. spinalen Atrophien. Er führte das kurz danach auch von GRIESINGER geäußerte Argument an, daß es sich bei dieser Krankheit nicht um eine „Lähmung" handeln könne, da Teile der Muskulatur funktionell und in ihrem elektrischen Verhalten intakt bleiben und bei geringer Atrophie ein fast vollständiges Versagen der Funktion vorliegen kann. Stets noch beeinflußt von CHARCOT vertrat er 1861 zur Erklärung dieser Andersartigkeit die Hypothese, daß bei den spinalen Lähmungen die trophischen wie auch die motorischen Zellen im Rückenmark geschädigt seien, während bei der „hypertrophischen Myosklerose" nur die motorischen Zellen erkrankt seien und deshalb ein Muskelschwund unterbleibe.

In Deutschland hatte 1865 GRIESINGER erstmals durch BILLROTH die *Biopsie* eines pseudohypertrophischen Muskels vornehmen lassen und die stark fettige Degeneration bestätigen können. Diesen damals als ethisch unverantwortbar kritisierten Eingriff wagte DUCHENNE nicht. Doch entwickelte er im gleichen Jahr einen Trokar und führte damit Untersuchungen des Muskels in verschiedenen Stadien der Krankheit durch, über die er 1868 berichtete. Er erkannte neben der Durchwachsung des Muskels mit Fett die Proliferation des Bindegewebes und bekannte sich nun erneut zu dem Standpunkt, daß es sich um eine *primär in der Muskulatur* gelegene Erkrankung handle. Da er keinen Verlust der Querstreifung der noch erhaltenen Muskelfasern sah, nahm er an, daß der Prozeß vom interstitiellen Bindegewebe ausgehe (eine Ansicht, die von BOURNE und GOLARZ neuerdings vertreten wurde; vgl. dazu S. 93 u. 236). 1871 konnte er zusammen mit CHARCOT nochmals einen Sektionsfall untersuchen und diesmal die Intaktheit des Nervensystems bestätigt finden, womit nunmehr auch CHARCOT die primär myopathische Genese des Leidens endgültig anerkannte.

In der 3. Auflage seines Buches „De l'électrisation..." (1872) berichtet DUCHENNE bereits über 40 Fälle von „Paralysie pseudo-hypertrophique de l'enfance". Die Beschreibung entspricht dem Bild, das wir heute als Duchenne-Typ bezeichnen. Er erkennt die Erblichkeit, die Prädilektion von Knaben, die Häufigkeit von Geschwistererkrankungen und daß im Unterschied zu anderen Formen erblicher Atrophien die Eltern stets gesund sind. DUCHENNE betont erneut, daß die Krankheit nicht spinalen oder nervalen Ursprungs sein kann und sagt: „L'irritation formatrice qui produit la prolifération musculaire abondante et les autres altérations du tissu connectif interstitiel des muscles me paraît être ici la cause probable de leur affaiblissement". Ein Facsimile seiner histologischen Befunde geben wir an anderer Stelle wieder (vgl. S. 78). Die fundamentale Veränderung scheint ihm die Proliferation des Bindegewebes, die Verfettung der Muskulatur erst ein Produkt späterer Stadien. Auch die Muskelfaserhyperplasien sind bereits von ihm beschrieben. Seine Verlaufsbeobachtungen und die Einteilung des Leidens in 3 Stadien stehen heutigen Kenntnissen kaum nach. Auch das seltene Vorkommen von Schwachsinn und Sprachstörungen wurde von ihm bemerkt.

Was DUCHENNE nicht erkannt hat, ist die Zugehörigkeit der Schultergürtel- bzw. der facio-scapulo-humeralen Formen zu den primären Myopathien, obschon er diesen Krankheitstyp zutreffend beschreibt und abbildet, auch auf dessen direkten Erbgang aufmerksam macht. Er glaubte, daß dieses Leiden auf einer Erkrankung des Rückenmarks beruht, weil hier der Prozeß von Anfang an atrophisch verläuft, zitiert aber BOUCHUT, der schon 1867 solche rein atrophisch verlaufenden Formen als myogen bezeichnet hatte.

Den Arbeiten DUCHENNES wurde später oft unterstellt, er habe die progressiven Muskeldystrophien nicht von den von ARAN und ihm beschriebenen progressiven spinalen Muskelatrophien zu unterscheiden gewußt. Daß dies nicht richtig ist bzw.

nur für die facio-scapulo-humerale Form zutrifft, geht aus seinen Darstellungen von 1872 mit aller Deutlichkeit hervor.

Ein Jahr nach GRIESINGERS Untersuchung berichteten in Deutschland EULENBURG u. COHNHEIM (1866) über einen Sektionsbefund von pseudohypertrophischer Lähmung ohne Veränderung des Nervensystems. Sie vermuteten, daß das im Muskel gefundene Fett ein Degenerationsprodukt der Muskelfasern sei. HELLER sowie LUTZ beschrieben 1867 familiäre Erkrankungsfälle und nannten das Leiden „Lipomatosis luxurians musculorum progressiva".

In seiner Monographie über progressive Muskelatrophien verfocht FRIEDREICH 1873 die Ansicht, es handle sich bei den primären Myopathien um eine chronisch progressive Polymyositis verursacht durch Überanstrengung, und die pseudohypertrophe Form sei nur eine Modifikation derselben. 1878 teilte LICHTHEIM einen weiteren Sektionsfall mit intaktem Nervensystem mit. Nach der klinischen Beschreibung dieses Kranken hatte es sich um eine typische facio-scapulo-humerale Form gehandelt. Auch der Bericht LICHTHEIMS enthält bereits eine ziemlich vollkommene Beschreibung der histologischen Kriterien der dystrophischen Muskulatur (kernreiches gewuchertes Perimysium, Fibrosierung und Lipomatosis). Da es sich um einen isolierten juvenilen und nichtkindlichen Erkrankungsfall handelte, verkannte LICHTHEIM die Bedeutung seines noch als Aran-Duchennesche Erkrankung interpretierten Falles. Er wurde aber zum Ausgangspunkt der Studien ERBS.

Es schien uns berechtigt, die Situation des Wissens über die Muskeldystrophien vor dem Erscheinen der Arbeiten ERBS etwas ausführlicher zu umreißen, da im allgemeinen im deutschen Schrifttum ERB als der Entdecker der myopathischen Genese der Muskeldystrophien bezeichnet wird. Wenn CURSCHMANN 1936 in seinem Handbuchbeitrag schreibt, erst ERB habe „aus dem Wirrwarr der verschiedenartigen Muskelatrophien das Krankheitsbild der Dystrophia musculorum progressiva herausgeschält, sie insbesondere von dem spinalen Muskelschwund von DUCHENNE und ARAN streng getrennt", so ist demgegenüber doch zu sagen, daß diese Leistung ein langsam entwickeltes gemeinschaftliches Werk hauptsächlich französischer, aber auch deutscher Forscher schon vor ERB war. Das wesentlich Neue seiner ätiologischen Konzeption war das Postulat der einheitlichen Genese aller Muskeldystrophien, und es hat sich später wieder als unrichtig erwiesen.

Zwei Monate vor der Veröffentlichung, in der ERB 1884 den „juvenilen Typ" mit Beginn der Krankheit im Schulterbereich als klinische Sonderform der Muskeldystrophie definierte, hatten LANDOUZY u. DÉJÉRINE (1884) den *facio-scapulohumeralen* Typus der Dystrophia musculorum progressiva (Dmp.) beschrieben und auf Grund der Obduktionsbefunde und des intakten Nervensystems ebenfalls als primäre Myopathie erkannt. Die Miterkrankung der Gesichtsmuskulatur, die Bevorzugung des Schultergürtels und das Fehlen von Pseudohypertrophien bei ihren Kranken, auch die Art der Vererbung begründeten ihre Überzeugung, daß es sich hier um eine nosologisch eigenständige Muskelerkrankung handle, die nicht nur von der sehr ähnlichen progressiven spinalen Muskelatrophie von ARAN und DUCHENNE, sondern auch von der pseudohypertrophischen infantilen Muskellähmung DUCHENNES zu unterscheiden sei. Ihre in den Jahren 1885 und 1886 folgenden Beschreibungen weiterer Sippen dieses Typus stehen an Exaktheit der Beobachtung und Gründlichkeit der pathologisch-anatomischen Untersuchungen späteren Darstellungen in keiner Weise nach. Sie wiesen auf den relativ langsamen,

gutartigen Verlauf und die dominante Vererbung („hérédité directe") hin, die sie
über 5 Generationen verfolgen konnten (vgl. Abb. I.19). Die Miterkrankung der
Gesichtsmuskulatur bewiesen sie durch histologische Untersuchungen. Ferner
zeigten sie, daß die Beteiligung des Gesichts gelegentlich erst in späteren Stadien
des Leidens erkennbar wird oder so geringfügig bleibt, daß sie nur anatomisch
nachzuweisen ist. Auch die Hirnnerven und motorischen Hirnnervenkerne wurden
von ihnen untersucht, um den myopathischen Charakter der Gesichtsatrophien
sicherzustellen.

ERB hatte schon 1882 den Begriff der „juvenilen progressiven Muskelatrophie"
formuliert, fußend auf der Beobachtung, daß auch bei manchen Formen progressiver Muskelatrophien, welche erst in der Adoleszenz beginnen, die elektrische
Prüfung der Muskulatur keine Entartungsreaktion erkennen ließ. In einer kurzen
Mitteilung 1883 vor der Deutschen Naturforschertagung in Freiburg vertrat er
die Ansicht, daß die von ihm beobachteten juvenilen Muskelatrophien und die
pseudohypertrophischen Formen zu einer Gruppe „eigener Art und Varietät der
progressiven Muskelatrophien" zusammenzufassen seien, „über deren Sitz und
Wesen vorläufig nichts feststeht". Erst in seiner kurz nach LANDOUZY u. DÉJÉ-
RINE erschienenen ausführlichen Publikation (1884) formulierte ERB den Begriff
der „Dystrophia muscularis progressiva" als ein vom Nervensystem unabhängiges
einheitliches Muskelleiden, das sowohl die pseudohypertrophischen Beckengürtelformen als auch die juvenilen atrophischen Schultergürtelformen umfasse. Er tat
das, ohne damals noch einen Fall selbst obduziert zu haben und stützte sich dabei
auf den von LICHTHEIM 1878 publizierten Sektionsbefund. 1885 übernahmen auch
MARIE u. GUINON in Frankreich die These der Einheitlichkeit der von DUCHENNE,
LEYDEN, GRIESINGER, LANDOUZY, REMAK, ERB und anderen Autoren beschriebenen verschiedenen Typen der „primären" Muskelatrophien. LANDOUZY u.
DÉJÉRINE hielten jedoch an der Sonderstellung der von ihnen beschriebenen facio-
scapulo-humeralen Form fest und erwogen, daß ERB bei seiner Schultergürtelform
möglicherweise eine Gesichtsbeteiligung übersehen habe. Außerdem wurden in
den Jahren 1884—1886 von anderer Seite, teils aus Frankreich, teils aus Deutschland (KRECKE, MOSSDORF, REMAK, WESTPHAL, ZIMMERLIN) und der Schweiz
(LADAME) zahlreiche weitere, dem Typ Landouzy entsprechende Fälle mitgeteilt.

In seiner meistbeachteten umfassenden Darstellung (1891) konnte sich ERB
auf eine klinische Kasuistik von 89 Fällen, davon 29 eigene Beobachtungen, und
auf Muskelbiopsien bei 7 seiner Patienten stützen, außerdem auf einen Sektionsbefund seines Assistenten LEIMBACH und die damals schon sehr zahlreichen
Autopsiemitteilungen des Schrifttums. Nunmehr begründet ERB die nosologische
Einheitlichkeit aller Muskeldystrophien auch mit der Gleichheit der histologischen
Befunde neben der Gleichheit des elektrischen Verhaltens sowie mit der Beobachtung von Sippen, innerhalb welcher verschiedene Mitglieder recht unterschiedliche
klinische Verläufe, d. h. praktisch alle bisher als etwas Besonderes beschriebene
Typen erkennen ließen. Er blieb bei seiner Meinung, daß es keine spezielle Form
gebe, bei welcher die Erkrankung der Gesichtsmuskulatur ein erstes oder besonderes hervorstechendes Zeichen des Leidens sei. In einem unerfreulich polemisch
gehaltenen Prioritätsstreit mit LANDOUZY u. DÉJÉRINE sprach ERB diesen Autoren sogar „Vertrauen und Zuverlässigkeit und Sachkenntnis" bei deren Untersuchung und Darstellung ab! Abgesehen von der tatsächlichen Priorität der fran-

zösischen Autoren und ihrer zutreffenderen Beobachtung hat die spätere, insbesondere genetische Forschung deren Auffassung der facio-scapulo-humeralen Form als eigenes Krankheitsbild vollauf bestätigt.

Eine historische Darstellung der Muskeldystrophieforschung bedarf dieser Hinweise, durch die übliche Vorstellungen korrigiert werden. Denn der Autoritätsanspruch ERBS hat nicht nur die These von der nosologischen Identität aller Muskeldystrophien bis in die jüngste Zeit hinein fest verankert; auch die Pionierarbeit der französischen Forscher wurde so sehr in den Schatten gedrängt, daß in den deutschen neurologischen Handbuchdarstellungen von CURSCHMANN (1936) bis BECKER (1953) nur ERB als der Erkenner der wahren Natur der Muskeldystrophien genannt wird, während die Namen von DUCHENNE, LANDOUZY und DÉJÉRINE überhaupt nicht erwähnt sind.

ERBS Verdienste, in aller Welt anerkannt, sollen damit in keiner Weise geschmälert werden. Entscheidend waren für ihn die Identität der histopathologischen Befunde, das Fehlen der von ihm entdeckten Entartungsreaktion bei der Prüfung mit dem galvanischen Strom und die normalen Befunde am peripheren und zentralen Nervensystem. Bei seiner subtilen und ausführlichen Beschreibung (1891) der degenerativen Veränderungen an den Muskelfasern ist bemerkenswert, daß er Bilder der granulären und hyalinen Degeneration und der Fasernekrose mit phagocytierenden Zellelementen als nach seiner Beobachtung nicht vorkommend bezeichnet und dies als Gegenargument eines entzündlichen Vorganges anführt. Er nahm, wie schon DUCHENNE, Messungen der Muskelfaserdicke vor, beschrieb die initiale Faserhypertrophie und die Aufsplitterung und Vacuolisierung der Fasern mit dem dann folgenden Übergang in Atrophie. Die typische Kernvermehrung, die zentralen Kerne in der Muskelfaser und die langen Kernreihen („Myosite irritative") hatten auch LANDOUZY u. DÉJÉRINE schon beschrieben. ERB läßt die Frage einer Entstehung der Bindegewebsfibrose und Lipomatose aus einer endomysialen Umwandlung des Sarkoplasmas offen, eine Vorstellung, mit der schon DUCHENNE sich auseinandergesetzt hatte und die dieser (nach heutiger Auffassung zu Recht) bereits verworfen hatte. Übrigens nahm auch ERB — ähnlich, wenn auch in etwas anderem Sinne, wie 1861 DUCHENNE — eine „in der Regel" anatomisch nicht faßbare Störung trophischer Zentren im ZNS als übergeordnete Ursache der Muskeldystrophien an und hielt die „Anschauung von der primär myopathischen Natur (der Dmp.) für eine verfrühte". Eine Vorsicht, um die es in der gegenwärtigen Forschung recht still geworden ist, deren sich zu erinnern (vgl. dazu S. 237) vielleicht aber sehr gut wäre.

Vor ERB hatte in Deutschland LEYDEN (1876) den infantilen Beckengürteltyp mit primär atrophischem Verlauf als besondere Erkrankungsform beschrieben. GOWERS in England und MÖBIUS in Deutschland machten schon 1879 darauf aufmerksam, daß in der gleichen Sippe atrophische und pseudohypertrophische Formen beobachtet werden, diese Kriterien somit die Annahme verschiedener Krankheiten nicht rechtfertigen. Sehr in Vergessenheit geraten ist ein 1879 von BERGER in Breslau zusammen mit BINSWANGER sezierter Fall, den BERGER 1883, noch vor den ersten anatomischen Befunden ERBS, publizierte. Es handelte sich um einen klassischen Duchenne-Typ, der mit 16 Jahren starb und klinisch über Jahre verfolgt und genau beschrieben wurde. Auf Grund der Intaktheit des Nervensystems und der Muskelbefunde kam auch BERGER zu dem Schluß, daß „die

Pseudohypertrophie der Muskeln eine primäre Myopathie ist". Die Mitteilung ist noch deshalb bemerkenswert, weil BERGER bereits die dystrophischen Veränderungen am Herzmuskel und an der Kehlkopfmuskulatur beschrieb.

Nach EULENBURG u. COHNHEIM, DUCHENNE, LICHTHEIM, BERGER, LANDOUZY u. DÉJÉRINE hatten besonders die Untersuchungen von SCHULTZE (1886) die Intaktheit des Rückenmarkes und der peripheren Nerven bei der Muskeldystrophie gesichert. Dennoch wurden, worauf auch ERB eingeht, immer wieder und in besonders überzeugender Weise von HEUBNER (1887) bei einzelnen klinisch typischen Fällen Ausfälle der Vorderhornzellen gefunden (vgl. dazu auch SLAUCK, 1936). Man wird heute annehmen dürfen, daß diese stets erneut Verwirrung und Unsicherheit stiftenden Befunde auf die erst 1956 von KUGELBERG u. WELANDER entdeckte pseudomyopathische hereditäre proximale spinale Muskelatrophie zu beziehen sind. Dieses Krankheitsbild wurde wegen seiner täuschenden klinischen Ähnlichkeit bis dahin wohl stets als Muskeldystrophie verkannt.

Einen wesentlichen Fortschritt für die bioptische Differentialdiagnostik spinaler und primär myopathischer Muskelleiden erbrachten die Erkenntnisse von SLAUCK (1928) und von WOHLFAHRT u. Mitarb. (1935) über den unregelmäßig angeordneten Untergang der Muskelfasern bei den dystrophischen Erkrankungen im Unterschied zu der felderförmig auftretenden numerischen Atropie beim spinal bedingten Muskelschwund.

Schließlich haben die mit den dreißiger Jahren einsetzende intensivere Sippenforschung und die allgemeinen Fortschritte der Genetik *verschiedene Erbgänge* einzelner Formen der Dystrophia musculorum progressiva aufgedeckt und damit zeigen können, daß es sich bei wenigstens 3 Haupttypen der klassischen nichtmyotonen Muskeldystrophien erbbiologisch um heterogene Erkrankungen handelt. Vorläufer solcher Feststellungen waren aber bereits DUCHENNE und LANDOUZY u. DÉJÉRINE.

Die rasche Entwicklung der *Biochemie* und der Enzymchemie der letzten Jahre hat die Erforschung der Stoffwechselveränderungen bei den Muskeldystrophien außerordentlich gefördert. Die auf diesem Gebiet vorgenommenen Untersuchungen gehen heute in die Legion und sind nur noch von Spezialisten einigermaßen zu überblicken. Doch fügen sich diese Erkenntnisse leider bisher noch zu keinem ausreichend geschlossenen Bild, das uns Einblick in die Ursachen des Leidens geben und den Weg für eine spezifische Behandlung weisen könnte. Nach molekular-genetischen Begriffen faßt man die recessiv-erblichen Muskeldystrophien heute als „angeborene Enzymopathien" auf, während bei den dominanten Formen eher eine genbedingte Anomalie der Gewebsstruktur angenommen wird (BECKER, 1965). Da spezifische Enzym- bzw. Strukturdefekte bei einigen anderen Erbleiden bereits aufgedeckt werden konnten, darf von der Forschung auf diesem Gebiet, vor allem in Verbindung mit der molekularen Genetik, eines Tages auch die Aufklärung der zweifellos heterogenen Ätiologie der nur noch historisch als Dystrophia musculorum progressiva zusammengefaßten Leiden erwartet werden.

Neuere Untersuchungsmethoden der Elektronenmikroskopie, der Histochemie und der allgemeinen Stoffwechselchemie haben außerdem zur Entdeckung einer ganzen Reihe primärer erblicher Myopathien geführt, die sich von den klassischen Formen der von ERB zusammengefaßten progressiven Muskeldystrophie eindeutig unterscheiden. Sicher wurde früher und wird auch jetzt noch in praxi ein Teil dieser vorläufig als selten geltenden Erkrankungen klinisch den progressiven Muskeldystrophien Erbscher Prägung zugeordnet.

Hinzugekommen ist die Kenntnis klinisch besonders gekennzeichneter Myopathien, die ebenfalls auf einem dystrophischen Prozeß beruhen. Dazu gehören die distalen Myopathien, die oculären Myopathien mit ihren verschiedenen Varianten und die schwer einzuordnenden nichterblichen Spätmyopathien. Diese Leiden sollen in dem vorliegenden Buch gesondert besprochen werden. Bei der zusammengefaßten Darstellung der „klassischen" Muskeldystrophien folgen wir einer Tradition, die lediglich noch dadurch gerechtfertigt erscheint, als es sich hier um die häufigsten Formen der Muskeldystrophie handelt. Die Anschauungen, welche ERB diese Leiden zu einer Einheit zusammenfassen ließen, haben ihre wissenschaftliche Gültigkeit verloren.Die oft noch in engem Zusammenhang mit der Dystrophia musculorum progressiva abgehandelte Myotonia dystrophica bleibt einer späteren Darstellung vorbehalten, da es sich hier um einen Krankheitsprozeß handelt, der viele Organe und nicht nur die Muskulatur befällt, deswegen auch nicht dem zur Zeit gültigen Begriff der primären dystrophischen Myopathie entspricht.

1.2 Die klinischen Bilder der progressiven Muskeldystrophien

1.2.1 Zur Klassifikation

Die deutlichen Verschiedenheiten der Symptomatologie, des Krankheitsbeginns und des Verlaufs der Dmp. ließen trotz der Einheitslehre ERBs Einteilungen entstehen, die sich an mehr oder weniger bestimmte *klinische Kriterien* und die Namen ihrer Beschreiber hielten. Bis vor etwa 15 Jahren kam das noch in der Klassifikation durch BING zum Ausdruck. Erst späte, von der Vererbungsforschung neu erarbeitete Erkenntnisse haben die Richtigkeit der ursprünglichen Auffassungen von DUCHENNE und LANDOUZY u. DÉJÉRINE gesichert, daß es sich bei den von ihnen beschriebenen Krankheitsbildern auch um genetisch verschiedene Leiden handelt. Die Feststellung, daß es außer dem geschlechtsgebundenen recessiv vererbten Typus Duchenne und dem dominant vererbten Typus Landouzy-Déjérine noch eine dritte, nichtgeschlechtsgebundene (autosomal) recessiv vererbte Form der klassischen Muskeldystrophien gibt, die wir heute als „Gliedergürteltyp" bezeichnen, ist ein reines Ergebnis der Vererbungsforschung.

Noch immer bereitet die Klassifikation der Dmp. Schwierigkeiten in der Praxis. Wenn auch die klinischen Erscheinungsbilder mehrheitlich die für den genetisch definierten Typ als charakteristisch geltenden Merkmale zeigen, so finden sich doch häufig Verlaufsformen, die ohne Kenntnis des Erbgangs eine korrekte Zuordnung nicht erlauben. Durch die modernen zusätzlichen Methoden der Serumenzymdiagnostik sind die klinischen Unterscheidungsmöglichkeiten bisher auch nur unvollkommen verbessert worden.

Die wissenschaftlich-kausal richtigere Klassifikation, nämlich die *Einteilung nach dem jedem Typus eigenen Erbgang*, ist im Einzelfall dem Kliniker häufig unmöglich, weil ihm entsprechende Informationen fehlen oder die Krankheit oft auch auf Neumutation beruht. Rückschlüsse auf den Erbgang aus dem klinischen Bild sind stets unsicher. In Deutschland hat die auf der Sippenforschung basierende Klassifikation der Muskeldystrophien dem Erbgang den primären Rang einzuräumen versucht (BECKER, 1953, 1958). Andere Länder sind bis 1967 der

Klassifikation von WALTON u. NATRASS (1954) gefolgt, bei der — unter Verwendung gleicher Typenbenennung — die klinische Symptomatologie das führende Kriterium bleibt unter Hintansetzung der Regeln des Erbgangs.

Die Definition der englischen Autoren hat die weitere Verbreitung gefunden, da sie den praktischen Schwierigkeiten des Klinikers mehr entgegenkommt. Einzelne Mängel der Klassifikation von WALTON u. NATRASS werden offensichtlich. Ein Beispiel ist die Zuordnung weiblicher maligner Verlaufsformen der Dmp. zum Duchenne-Typ, was es nach genetischen Regeln nicht gibt oder höchstens im Sinne einer klinischen Manifestation im heterozygoten Zustand, die aber nur schwach ausgeprägt sein kann und nach bisheriger Erfahrung sehr selten ist (vgl. S. 33). Andererseits zeigen neuere Beobachtungen, denen wir in den folgenden Kapiteln begegnen werden, daß unter ein und demselben Erbgang sich offensichtlich eine Mehrzahl heterogener Erkrankungen verbirgt, was vor allem für die autosomal-recessiven und dominanten Genschädigungen gilt. Deshalb ist auch die Einteilung nach dem Erbmodus, der nur 3 Typen zu definieren erlaubt, kein ausreichendes Klassifikationskriterium, sondern ein Provisorium, dessen Unzulänglichkeit immer deutlicher wird.

Daß die *Vererbungsgesetze* vorrangig vor dem klinischen Bild Grundlage wissenschaftlicher Klassifikation der Dmp. sein sollten, ergibt sich nicht nur aus der differenten Genschädigung als Kausalfaktor. Die primäre Respektierung genetischer Kriterien ist auch deshalb zu fordern, weil dies für die zukünftige Forschung von grundlegender Bedeutung ist. Genetische Kenntnisse wirken sich bereits praktisch aus, z. B. bei der Früherfassung des Leidens oder der Erkennung nichtmanifester Überträger der Erbschädigung, somit auch in der eugenischen Beratung von Eltern oder Geschwistern von Kranken, indem uns die Vererbungsgesetze den Weg weisen, welche Sippenangehörigen als Erbüberträger in Frage kommen. Zum Teil lassen sich diese mit modernen Methoden der Serumenzymbestimmungen, unter Umständen auch histologischen Untersuchungen, schon exakter ermitteln. Durch die Fortschritte der Cytogenetik, der molekularen Genetik und das in raschem Tempo sich vollziehende Vordringen der Vererbungsforschung in den Bereich der Biochemie wird dieser Disziplin ganz allgemein eine führende Bedeutung bei der Klärung der Ursachen und damit zu erwartenden Behandlungsmöglichkeit vieler Erbkrankheiten zukommen. So begegnen wir auch bei den Muskeldystrophien in allen uns zugänglichen Aspekten (Klinik, Histopathologie, Biochemie) immer wieder Problemen, Gesetzen und Erkenntnissen, die aus der genetischen Forschung erwachsen sind. Aus diesen Gründen gewinnt die Klassifikation fundamentale Bedeutung, indem jede Beobachtung, z. B. einer Stoffwechselstörung, den genetischen Typus zu berücksichtigen hat, wenn sie zur Basis weiter ans Ziel gelangender Forschung dienen soll.

1.2.1.1 Ältere Klassifikation (nach Bing, 1926)

A. Mit primärer bzw. vorwiegender Erkrankung des Beckengürtels:

1. Typus Duchenne (-Griesinger) = pseudohypertrophische Form.

2. Typus Leyden-Möbius = atrophische Form. Erkrankungsbeginn vorwiegend in der frühen Kindheit.

B. Mit primärer oder vorwiegender Erkrankung des Schultergürtels ohne oder mit Beteiligung des Gesichts:

3. Typus Erb = juvenile, scapulo-humerale Form.

4. Typus Landouzy-Déjérine = facio-scapulo-humerale Form.

Erkrankungsbeginn meist in der späteren Kindheit oder im Erwachsenenalter und gutartigere Progredienz.

1.2.1.2 Klassifikation nach Becker (1958)

1 a. *Geschlechtsgebundene (x-chromosomale) recessiv* vererbte Form mit frühem Krankheitsbeginn und *bösartigem* Verlauf. Befällt nur Knaben, in der Regel innerhalb der 3 ersten Lebensjahre. Beginn im Beckengürtel, Verlauf aufsteigend, d.h. spätestens nach 3—6 Jahren auf den Schultergürtel übergreifend. Pseudohypertrophien der Waden anfangs häufig vorhanden, später teilweise in Atrophie übergehend. In der Regel Gehunfähigkeit innerhalb der ersten 12 Lebensjahre. Tod spätestens zwischen dem 20. und 25. Lebensjahr. Klinisch weiterhin typisch: Gelenkkontrakturen, frühes Auftreten von Spitzfuß; später Atrophien des Skelets, Beteiligung des Herzmuskels an der Krankheit. Das klinische Bild entspricht dem Typus Duchenne-Griesinger. Erbüberträger ist die selbst nicht erkrankte Mutter (heterozygote Konduktorin). In einer Geschwisterreihe von Knaben müssen nach dem Erbgang theoretisch 50% erkranken, was BECKER an seinem Material von 26 Sippen mit 60 Kranken bestätigt fand.

1 b. *Geschlechtsgebundene (x-chromosomale) recessiv* vererbte Form mit *primärer Erkrankung im Beckengürtel* und *gutartigem* Verlauf. Beginn des Leidens zwischen dem 12. und 25. Lebensjahr, langsame Progredienz und langsames Übergreifen auf den Schultergürtel, Gehunfähigkeit meist erst 25—30 Jahre später. Es erkranken nur männliche Mitglieder der Sippen, Erbüberträger sind wiederum die nichtmanifest erkrankten Mütter. Ohne Kenntnis des typischen Erbganges ist Unterscheidung von der autosomal vererbten Muskeldystrophie (Typ 2) nicht möglich. 1 a und 1 b sind wahrscheinlich nur verschiedene Mutationsstufen ein und desselben Gens, da bei beiden Formen die Allele im X-Chromosom sitzen.

2. *Autosomal-recessiv* vererbte Beckengürtelform. Männer und Frauen erkranken gleich häufig. Krankheitsbeginn sehr uncharakteristisch zwischen dem 2. und 40. Lebensjahr. Verlauf mehrheitlich gutartiger im Vergleich zu 1 a, klinisch ähnlich 1 b. Erste Symptome stets am Beckengürtel, späteres Übergreifen auf den Schultergürtel (ascendierend). Pseudohypertrophien nicht typisch, aber vorkommend. Nicht selten besteht Konsanguinität der Eltern.

3. *Autosomal-dominant* vererbte facio-scapulo-humerale oder scapulo-humerale Form. Beide Geschlechter erkranken gleich häufig. Der Erbgang ist direkt ohne Überspringen einer Generation (Eltern auf Kinder). Krankheitsbeginn in der Regel zwischen dem 7. und 25. Lebensjahr. Stets descendierender Verlauf, d. h. Atrophien und Schwäche im Schultergürtelbereich gehen dem Beckengürtelbefall voraus. Letzterer nicht obligatorisch. Schwäche der Gesichtsmuskulatur oft Frühsymptom, nicht obligat. Pseudohypertrophien selten. Verlauf in der Regel sehr viel gutartiger als bei allen anderen Formen der Dmp.

1.2.1.3 Klassifikation nach Walton u. Natrass (1954)

1. *Duchenne-Typ*. Vererbung recessiv-geschlechtsgebunden, selten autosomal-recessiv. Manifestierung beim männlichen Geschlecht, selten beim weiblichen Geschlecht. Krankheitsbeginn meist in der Kindheit innerhalb der ersten 3 Lebensjahre, gelegentlich aber auch später bis in die 3. Lebensdekade. Erkrankung immer zuerst des Beckengürtels, später aufsteigend zum Schultergürtel. Pseudohypertrophien der Waden in etwa 80% der Fälle. Rasche und stetige Progredienz. Meist Ausbildung von Muskel- und Gelenkkontrakturen. Der Tod tritt mehrheitlich vor dem 20. Lebensjahr, selten erst im mittleren Lebensalter ein.

2. *Gliedergürteltyp*. Erbgang meist autosomal-recessiv, in seltenen Fällen autosomal-dominant und möglicherweise auch geschlechtsgebunden-recessiv. Vorkommen bei beiden Geschlechtern. Krankheitsbeginn meist in der 2. oder 3. Lebensdekade, manchmal schon in der Kindheit oder erst im mittleren Lebensalter. Primäre Lokalisation entweder im Schultergürtel *oder* im Beckengürtel mit aufsteigendem oder absteigendem Verlauf und sehr unterschiedlicher, im allgemeinen wesentlich langsamerer Progredienz als beim Duchenne-Typ. Pseudohypertrophien ungewöhnlich. Abortive oder relativ gering fortschreitende Verlaufsformen kommen vor. Meist schweres Siechtum nach 20 jähriger Krankheit. Muskel- und Gelenkkontrakturen erst in späteren Stadien. Wenige Kranke erreichen ein höheres Alter.

3. *Facio-scapulo-humeraler Typ*. Vererbung meist autosomal-dominant, gelegentlich geschlechtsgebunden, selten autosomal-recessiv. Vorkommen bei beiden Geschlechtern. Krankheitsbeginn in jedem Alter. Primäre Lokalisation im Gesicht und im Schultergürtel mit späterem Übergreifen auf den Beckengürtel. Gutartigste Form der Dmp. Sehr leichte Erkrankungsformen häufiger vorkommend. Progredienz oft kaum erkennbar, in Ausnahmefällen aber auch rasch. Die meisten Patienten haben eine normale Lebenserwartung. Sehr ungewöhnlich sind Pseudohypertrophien und Gelenkkontrakturen.

Die Schwierigkeiten, zu einer befriedigenden Klassifikation zu kommen, die klinische und erbpathologische Merkmale in Übereinstimmung bringt, werden an den beiden hier gegebenen Definitionen deutlich. Noch nicht berücksichtigt sind die für einzelne Formen unterschiedlichen Serumenzymveränderungen, die ein zusätzliches Hilfsmittel zur Erkennung des genetischen Typs sein können. Erfahrungen an großen Zahlen von Kranken zeigen, daß unter Heranziehung aller verfügbaren Kriterien zwar in der Mehrzahl der Fälle eine Klassifikation möglich ist. In allen 3 Kategorien gibt es jedoch zweifelhafte, nur nach Wahrscheinlichkeitsgesichtspunkten klassifizierte Fälle. Außerdem begegnet man Formen, die allen bisherigen Einteilungskriterien widersprechen und eine Erweiterung der Klassifikation auch nach genetischen Gesichtspunkten erforderlich machen. Dies wird auf Grund neuerer Beobachtungen im Rahmen der Besprechung der verschiedenen Typen der Dmp. noch darzulegen sein.

In einem neueren Klassifikationsschema, aufgestellt von einem 1967 in Montreal zusammengetretenen Komitee der „World Federation of Neurology" (s. dazu WALTON, 1968), wurde nunmehr auch ein internationaler Konsensus erzielt, wonach der Erbgang das primäre Kriterium der Einteilung sein soll. Dafür werden größere Varianten im klinischen Erscheinungsbild eingeräumt. Anerkannt sind 4 genetisch unterschiedliche Typen entsprechend dem Schema von BECKER. Inzwischen zeigen jedoch neuere, auch eigene Beobachtungen, daß mindestens 5, aller Wahrscheinlichkeit nach sogar 6 heterogene Typen im Rahmen der proximalen, seinerzeit von ERB zusammengefaßten Formen der Dmp. vorkommen. Nach Besprechung der einzelnen klinischen Bilder werden wir auf diese Frage noch einmal zurückkommen.

1.2.2 Einteilung des eigenen Krankengutes

Die Einteilung des eigenen Krankengutes geht aus Tabelle I.1 hervor. Es umfaßt 221 selbst untersuchte Patienten mit Dmp.; erkrankte Sippenangehörige, die nicht persönlich untersucht werden konnten, blieben unberücksichtigt. Grundsätzlich suchten wir der Klassifikation nach BECKER zu folgen, d. h. dem Erbgang die entscheidende Bedeutung einzuräumen, soweit darüber Informationen zu erhalten waren. Da bei 2/3 aller Erkrankten eine familiäre Belastung nicht zu eruieren war, mußten aber überwiegend die klinischen Kriterien, insbesondere auch der Serumenzymbefunde, als Anhaltspunkte für die Klassifikation genommen werden. Innerhalb der x-chromosomal vererbten Formen unterscheiden wir mit BECKER den infantilen, rasch progredienten klassischen Duchenne-Typus (Typ I a der Tabelle) neben der gutartiger verlaufenden Form nach BECKER u. KIENER (Typ I b).

Mit BECKER nehmen auch wir an, daß es eine Erkrankung des Typs Duchenne beim weiblichen Geschlecht nicht gibt, da wir niemals typische männliche Duchenne-Formen in Sippen gesehen haben, in denen auch weibliche Individuen erkrankt waren. Abweichend von der Auffassung BECKERs decken sich eigene Erfahrungen mit denjenigen von WALTON u. NATRASS sowie CHUNG u. MORTON (1959), wonach auch beim autosomal-recessiv vererbten Gliedergürteltyp zuerst der Schultergürtel (ohne Beteiligung der Gesichtsmuskeln!) befallen sein kann. Wir haben diese Fälle jedoch gesondert als Gruppe II b angeführt, einerseits wegen der geringen Zahl solcher Patienten, andererseits wegen der Auffassung BECKERs, welcher den scapulo-humeralen „descendierenden" und den facio-scapulo-humeralen Typus zu einer einheitlichen dominant vererbten Form zusammenfaßt. Nicht berücksichtigt sind dabei Mitteilungen (STEVENSON, 1953; MOSER u. Mitarb., 1966), die außerdem auch noch auf das Vorkommen eines autosomal-recessiv vererbten Typus mit Gesichtsbeteiligung schließen lassen (vgl. dazu S. 58), da derartige Beobachtungen sich aus unseren Untersuchungen nicht ergaben.

Unter dem Merkmal der dominanten Vererbung (Typ III) fanden wir neben der Mehrzahl typisch facio-scapulo-humeraler Fälle gelegentlich Patienten mit primärer Erkrankung des Beckengürtels. Wenn in deren Familie auch facio-scapulo-humerale Formen vorkamen, haben wir solche Fälle auf Grund der Sippenmerkmale dieser Gruppe zugeordnet, weil mit der Möglichkeit gerechnet werden muß, daß eine frühe, aber geringfügig gebliebene Beteiligung der Schulter- oder Gesichtsmuskeln für den Patienten unbemerkt bleiben kann.

Ausgenommen wurde eine als Gruppe IV bezeichnete Sippe mit bei allen Mitgliedern übereinstimmendem ascendierendem Verlauf und dominantem Erbgang, bei dem eine Beteiligung des Gesichts auszuschließen war und eine inzwischen auch

Tabelle I.1 *Einteilung und klinische Daten der 221 eigenen Fälle von Dystrophia musculorum progressiva.*
Der Progredienzgrad ist definiert durch den Quotienten: Funktionsminderung (Grad 1—11 nach THOMPSON *u.* VIGNOS*) geteilt durch Krankheitsjahre*

| Erkrankungstyp | Zahl der Fälle | | | Erkrankungsalter | | | | | | Waden-hyper-trophie | | Lokalisation | | | | Vererbung nachgewiesen | | wenn ja | | | | Progredienz-Quotient |
| | | | | | | | | | | | | primär | | sekundär | | | | | | | | |
	♂	♀	♂ und ♀	1.—5. Jahr	6.—10. Jahr	2. Dekade	3. Dekade	4. Dekade	5. Dekade	+	∅	Becken	Schulter	aufsteigend	absteigend	+	∅	nur ♂	♂ und ♀	nur ♀	Zahl der Sippen	
I. Typ Duchenne																						
a) maligne Form	125*	—	125*	98	23	3	—	—	—	73	52	124*	—	120	—	36	89	36	—	—	26	1,13
b) benigne Form	6	—	6	2	1	—	1	—	2	5	1	6	—	4	—	4	2	4	—	—	3	0,48
II. Gliedergürteltyp																						
a) Beginn Beckengürtel	21	34	55	11	10	21	9	1	3	13	42	55	—	53	—	14	41	1 10	3	13		0,44
b) Beginn Schultergürtel	2	4	6	—	—	3	2	1	—	1	5	—	6	—	5	2	4	1	1	—	2	—
III. Facio-scapulo-humeraler Typ	16	11	27	4	4	13	3	2	1	3	24	7	20	7	19	16	11	5	10	1	7	—
IV. Dominant vererbter Beckengürteltyp	—	2	2	—	—	—	—	2	—	2	—	2	—	2	—	2	—	—	—	2	1	0,34
Insgesamt	170	51	221	115	38	40	15	6	6	97	124	194	26	186	24	74	147	47	21	6	52	—

* 1 Fall klinisch noch nicht manifest.

von anderen Autoren beobachtete genetische Sonderform vorzuliegen scheint (vgl. S. 58).

Die vor allem von WALTON mit Recht geltend gemachten Mängel aller bisherigen Klassifikationen der Dmp. werden an einem großen Krankengut offensichtlich, da man immer wieder gelegentlich Kranken begegnet, deren Symptomatologie allen Regeln widerspricht und die ältere Auffassung von MILHORAT u. WOLFF (1943) bestätigt, wonach bei ein und demselben Erbgang alle klinischen Manifestationsvarianten der Dmp. vorkommen können. Dem Kliniker, der oftmals nicht in der Lage ist, die Vererbungsverhältnisse ausreichend zu überprüfen, bietet die mehr auf der Symptomatologie aufbauende Klassifikation von WALTON u. NATRASS zwar eine Vereinfachung. Dennoch schien uns die vorrangige Berücksichtigung des Erbganges, wie sie BECKER fordert und inzwischen auch WALTON (1968) anerkennt, wissenschaftlich richtiger und in erster Linie anzustreben.

Eine Hilfe für die Klassifikation bietet der von CHUNG u. MORTON (1959) für die verschiedenen Typen statistisch gefundene Bewertungsgrad einzelner klinischer Merkmale. Damit wird die Zuordnung besonders der isolierten Fälle erleichtert. Eine weitere, wertvolle Hilfe leistet die *Bestimmung der Serumenzyme*, da hohe Werte in der Regel für den Duchenne-Typus sprechen. In manchen Fällen versagen aber auch diese Kriterien, was vor allem für weit fortgeschrittene Krankheitsstadien gilt (s. dazu S. 200). Hier sind auch beim Duchenne-Typ die Serumenzyme in der Regel nicht mehr deutlich erhöht, und die Unterscheidung vom Gliedergürteltyp wird dann zu einer nur nach Geschlecht und klinischem Verlauf beurteilbaren Ermessensfrage. So sind in jeder Aufstellung, auch der unsrigen, Fehlklassifikationen möglich.

Tabelle I.2 *Stadieneinteilung des motorischen Funktionsverlustes nach* THOMPSON *u.* VIGNOS. *Modifiziert nach* AEBI *u. Mitarb. durch Einfügung des präklinischen Stadiums (Grad 0)*

Grad	Klinische Charakterisierung
0	Klinisch gesund, erhöhte Kreatinphosphokinase
1	Leichte Muskelschwäche; verzögertes Geh-Alter, Tendenz zu Stolpern und Fallen, kann nicht springen, schlechte Koordination
2	Auffallende Anomalie der Haltung und des Ganges; Gehen und Treppensteigen ohne Hilfe möglich
3	Gehen möglich; Treppensteigen nur mit Hilfe des Geländers
4	Gehen möglich; benötigt zum Ersteigen von 8 Stufen einer Standardtreppe mit Hilfe des Geländers mehr als 25 Sekunden
5	Gehen möglich; Treppensteigen unmöglich
6	Gehen möglich; Treppensteigen und Aufstehen von einem Stuhl unmöglich
7	Gehen nur mit Unterstützung der Arme möglich
8	Im Fahrstuhl; sitzt aufrecht; kann den Fahrstuhl bewegen und im Fahrstuhl oder Bett die Verrichtungen des täglichen Lebens ohne Hilfe ausführen
9	Im Fahrstuhl; sitzt aufrecht; ist unfähig, im Bett oder Fahrstuhl die Verrichtungen des täglichen Lebens ohne Hilfe auszuüben
10	Im Fahrstuhl; sitzt aufrecht; ist unfähig, im Bett oder Fahrstuhl minimale Verrichtungen des täglichen Lebens ohne Hilfe auszuüben
11	Im Bett; kann die Verrichtungen des täglichen Lebens nicht ohne Hilfe ausüben; Sitzen unmöglich

In Tabelle I.1 sind zugleich einige summarische Angaben über klinische Merkmale (Geschlecht des Patienten, Erkrankungsalter, Pseudohypertrophie der Waden, primäre Lokalisation und Ausbreitung der Myopathie) und die Vererbungsverhältnisse für den jeweiligen Typ enthalten.

Ein für den Verlauf und die Prognose sowie für später zu diskutierende pathogenetische Probleme, insbesondere die Interpretation der typenverschiedenen Enzymaktivitätserhöhungen im Serum bedeutsames Kriterium ist die *Progredienz* des Leidens. Der in Tabelle I.1 für das jeweilige Typenkollektiv angegebene Progredienzquotient errechnet sich aus der zum Zeitpunkt der Untersuchung vorgefundenen Funktionsminderung und der klinisch erfaßbaren Krankheitsdauer in Jahren. Als Maß der Funktionsminderung diente uns die Gradeinteilung von THOMPSON u. VIGNOS (1959), wie sie in Tabelle I.2 wiedergegeben ist. Eine rasche Progredienz des Leidens wird somit durch einen hohen Quotienten ausgedrückt. Die differenziertere Gradeinteilung von THOMPSON u. VIGNOS ermöglicht, den Gebrechlichkeitsgrad etwas genauer (Grad 1—11) zu definieren als das etwas ältere von SVINYARD u. Mitarb. (1957) angegebene Schema, welches nur 6 Stadien der Funktionsminderung unterscheidet. Doch sind diese Funktionswertungen nur für die primär den Beckengürtel befallenden Formen der Dmp. anwendbar, da sie in erster Linie auf dem Kriterium der Gehfähigkeit basieren.

1.2.3 Häufigkeit der einzelnen Formen

Tabelle I.1 zeigt, daß die größte Zahl der progressiven Muskeldystrophien dem relativ rasch fortschreitenden und in der Kindheit beginnenden *Typ Duchenne* angehört. Unser Krankengut wurde aus der Sicht des Neurologen gewonnen. Neben pädiatrischen Fällen wurde uns ein großer Teil der Patienten durch orthopädische Ärzte und Kliniken zugänglich gemacht. Es stellt somit keine überwiegend pädiatrisch orientierte Auslese dar und kann, was die Häufigkeit der verschiedenen Formen betrifft, als die Verhältnisse in der hiesigen Bevölkerung weitgehend repräsentierend angesehen werden. Daß vorwiegend an Vererbungsfragen interessierte Forscher, z. B. BECKER (1953), über eine überwiegende Zahl von Fällen des facio-scapulo-humeralen Typs berichteten, ist leicht zu erklären, weil der dominante Erbgang dieses Typus eine besonders ergiebige Erfassung kranker Sippenmitglieder ermöglicht, wobei bis zu 130 Fälle in einer einzigen Familie (z. B. durch TYLER u. STEPHENS) eruiert wurden. Doch konnten z. B. STEVENSON in Nordirland unter 60 Sippen oder LAMY u. DE GROUCHY in Frankreich neben 102 Sippen des Duchenne- und Gliedergürteltyps keine einzige Sippe des facio-scapulo-humeralen Typs auffinden. Offenbar liegen auch Unterschiede in der regionalen Ausbreitung besonders des letzteren Typus vor. Nach einer Mitteilung von WALSHE (zit. nach LEVISON) wurden im National Hospital London während 14 Jahren 113 Fälle von Dmp., darunter aber kein einziger des facio-scapulo-humeralen Typus gesehen. BECKER (1957) schätzt, daß in dem von ihm durchuntersuchten badischen Gebiet 1 Kranker des facio-scapulo-humeralen Typs unter 20 000 Gesunden gefunden wird. Anscheinend ist in England, Frankreich und Skandinavien diese Form seltener vertreten als in Deutschland, während sie in manchen Gebieten der USA (z. B. Utah) wieder besonders zahlreich beobachtet wird. Alle neueren Berichte deuten aber darauf hin, daß der Duchenne-Typ mit

Abstand die häufigste Form der Dmp. ist. KUROIWA u. MIYAZAKI (1967) eruierten bei einer 10-Jahres-Durchsicht der Krankenblätter der Stadt Fukuoka in Japan eine Häufigkeit der Dmp. von 4 : 100 000 Einwohner. Dabei entfielen 59% der Fälle auf den Duchenne-Typ, 25% auf den Gliedergürteltyp, 9% auf den facio-scapulo-humeralen Typ, 7% auf nichtrubrizierbare Formen. Diese Verteilung ist nicht unähnlich den von uns in Berlin gemachten Beobachtungen.

Es ist deshalb schwer, allgemeinverbindliche Zahlen über die Epidemiologie der einzelnen Typen zu nennen. BECKER ermittelte 1953 im südbadischen Raum 11 Kranke mit Dmp. (alle Typen) auf 100 000 Einwohner. 5,37 Kranke auf 100 000 Einwohner fand HERDON innerhalb der weißen Bevölkerung von North Carolina (1954). Nach Angaben der amerikanischen Muskeldystrophiegesellschaft soll in manchen Gegenden des Staates Utah 1 Kranker auf 500 Einwohner gefunden werden. Offensichtlich ist die Dunkelziffer in vielen älteren Angaben sehr hoch. 1954 hatten WALTON u. NATRASS noch auf eine Zahl von 4 Kranken mit Dmp. auf 100 000 Einwohner in Mittelengland geschlossen. Nach einer neueren persönlichen Mitteilung (1968) und den inzwischen gesammelten Erfahrungen vermutet WALTON, daß in der englischen Bevölkerung 2 Kranke auf 10 000 (!) Einwohner entfallen. Für den Raum Berlin ergibt unsere Schätzung, daß der Typus Duchenne etwa 5 mal häufiger als der facio-scapulo-humerale Typ ist. Dabei ist aber zu berücksichtigen, daß gutartigere Formen im klinischen Bereich schwerer zu erfassen sind. Entweder sind die Symptome zu gering, oder die Kranken suchen wegen längst eingetretener Resignation den Arzt nicht mehr auf. Bezüglich der Morbidität sämtlicher Typen von Dmp. scheinen uns die Angaben von BECKER (1,1 Kranker auf 10 000 Einwohner) auch für den Berliner Raum und vermutlich allgemein nicht zu niedrig gegriffen, nachdem wir aus Gesamt-Berlin (etwa 3,5 Millionen Einwohner) bei Niederlegung dieses Berichtes 269 Kranke[1] eruieren konnten und ständig neue Fälle mitgeteilt bekommen. Da eine Meldepflicht der Dmp. in Deutschland nicht besteht, bleiben die Möglichkeiten der Erfassung unzulänglich[2].

Die bisher mitgeteilten Zahlen über die Häufigkeit der Dmp. sind aber noch so unterschiedlich, daß ein zuverlässiges Bild bisher nicht zu gewinnen ist.

1.2.4 Allgemeine klinische Kennzeichen

Allen progressiven Muskeldystrophien gemeinsam ist die schleichend und in der Regel ohne Schmerzen einsetzende *Schwäche der proximalen Skeletmuskulatur*, lange bevor ein sichtbarer Muskelschwund in Erscheinung tritt. Dies gilt vor allem für die Beckengürtelform, während bei Kranken der facio-scapulo-humeralen Form die Atrophie manchmal früher als die Gliederschwäche bemerkt wird.

Der genaue *Beginn der Krankheit* ist kaum je zu eruieren, weil es erfahrungsgemäß sehr lange dauert, bis die Gebrechlichkeit als solche klar erkannt wird. Man nimmt an, daß Muskelschwächen ganz allgemein gesprochen klinisch erst dann manifest werden, wenn mehr als 50% der Muskelfasern funktionsuntüchtig gewor-

---

[1] Einschließlich der nicht selbst untersuchten Sippenmitglieder.

[2] Die Möglichkeit der Erfassung durch Mitwirkung offizieller Stellen, z. B. Empfehlung seitens der Körperbehindertenfürsorgestellen der Berliner Bezirke, denen an dieser Stelle besonders zu danken ist, bestand nur in sehr beschränkter Form.

den sind. Neuere Untersuchungen zeigen, daß beim Duchenne-Typ die Krankheit bereits bei der Geburt besteht, auch wenn sie sich erst in späteren Lebensjahren offen zeigt (vgl. S. 18). Ist es so weit, können allerdings die ersten Zeichen meist über Jahre zurückverfolgt werden: Schon im ersten Lebensjahr war die motorische Entwicklung verzögert, die Kinder vermochten nicht so rasch zu laufen oder in den Spielen mitzukommen wie ihre Kameraden. Häufiges Stolpern und Fallen, ein schwerfälliger Gang, insbesondere Mühe beim Treppensteigen waren schon lange aufgefallen. Nicht selten hört man, daß konsultierte Ärzte nichts fanden und die Eltern bemüht waren, durch Strenge die vermutete ,,reine Faulheit'' der Kranken zu korrigieren. Oft wird der Beginn des Leidens mit einer harmlosen interkurrenten Krankheit in Zusammenhang gebracht, da Infekte, aber auch Bettlägerigkeit nach bedeutungslosen Operationen oder schon durch die Krankheit verschuldete Frakturen den Zustand erfahrungsgemäß verschlimmern und vielleicht erstmals erkennen lassen. Manchmal ist der *Spitzfuß* das erste auffallende Zeichen, ohne daß die der Kontraktur zugrunde liegende Myopathie erkannt wird. Dies gilt auch für die häufiger erst in der späteren Jugend oder im Erwachsenenalter einsetzende Gliedergürtelform. Da diese sich in der Regel gutartiger verhält, dauert es manchmal 5 und mehr Jahre, bis sich die Patienten über die krankhafte Natur ihrer Gehschwäche oder Mühe beim Heben der Arme im klaren sind.

Differentialdiagnose: Zweifellos ist die Dmp. die häufigste Form der mit proximaler Gliederschwäche beginnenden Muskelleiden. Das verführt dazu, bei Feststellung eines solchen Zustandsbildes diese Diagnose zu leicht zu stellen. Bei 10% der uns als Dystrophia musculorum progressiva zugeführten Patienten handelte es sich um andere Leiden. Am häufigsten wurde die 1956 von KUGELBERG u. WELANDER abgegrenzte, ebenfalls heredo-familiäre juvenile *pseudomyopathische spinale* Muskelatrophie proximaler Lokalisation verkannt, z.T. kann es sich um benignere Verlaufsformen der infantilen spinalen Muskelatrophie (Werdnig-Hoffmann) handeln, zwei Krankheitsbilder, welche vermutlich eine ätiologische Einheit bilden. Bei sehr frühem Krankheitsbeginn kann die Abgrenzung anderer, z.T. kongenitaler oder symptomatischer Myopathien äußerst schwierig sein (vgl. dazu S.310). Gelegentlich verkannt wird auch die Myotonia dystrophica mit gering ausgeprägten myotonischen Symptomen, häufiger die Polymyositis chronica und andere den ,,Kollagenosen'' zugeordnete Myopathien sowie der auf endokrinen Störungen, Carcinomen und Hormonbehandlungen, ausnahmsweise auch auf Myasthenie beruhende Muskelschwund. Stoffwechselbedingte Polyneuropathien (z.B. beim Diabetes, beim Refsum-Syndrom oder bei den Porphyrien) können überwiegend motorische und manchmal proximal lokalisierte Lähmungen, somit muskeldystrophieähnliche Bilder hervorrufen. Ähnliches gilt für die Polyradiculitis Guillain-Barré, wobei allerdings die raschere Entwicklung des Krankheitsbildes und der Liquorbefund den irrtümlichen Verdacht schnell klären sollten.

Trotz eingehender Untersuchung, wobei in allen Zweifelsfällen — und dies gilt für den größten Teil aller Myopathien — die Muskelbiopsie und die Elektromyographie mit heranzuziehen sind, bleibt stets ein Rest auch histopathologisch unklärbarer Fälle vor allem des fortgeschrittenen Lebensalters. Mit dem Begriff der ,,Menopause-Myopathien'' (vgl. S. 327) darf über die hier bestehende Unklarheit der Diagnose nicht hinweggetäuscht werden. Bei elf sporadischen Spätmyopathien muskeldystrophieähnlichen Verlaufs konnten wir mittels aller uns zur Verfügung stehenden Untersuchungsmethoden keine Diagnose stellen, die Patienten sprachen auch auf Behandlung mit Corticosteroiden nicht an. Zum Teil mag es sich um Krankheitsbilder handeln, die erst in jüngster Zeit durch den Einsatz der Elektronenmikroskopie bekannt geworden sind, wie die ,,Nemaline‘‘- und Riesenmitochondrien-Myopathien. Die immer häufiger werdenden Mitteilungen über derartige Sonderformen auch des späteren Lebensalters (vgl. S. 320 u. 323) zeigen, daß sie keine Seltenheit darstellen.

1.2.5 Typus Duchenne

Da das Leiden x-chromosomal recessiv vererbt wird, bleibt die klinische Manifestation auf das *männliche Geschlecht* beschränkt, wobei die phänotypisch gesund erscheinende Mutter heterozygote Konduktorin des mutierten Gens, der Patient aber auch das Opfer einer Neumutation sein kann. Neuere Untersuchungen haben allerdings gezeigt, daß leichtere Zeichen der Krankheit (erhöhte Serumenzyme, diskrete histopathologische Befunde, gelegentliche Pseudohypertrophien, sehr selten sogar auch Schwächezustände) auch bei den heterozygoten Müttern vorkommen. Das Phänomen und dessen Erklärungsmöglichkeit (Mosaik-Theorie von LYON) wird wegen seiner praktischen Bedeutung für die Vererbungsprognose an anderer Stelle (vgl. S. 34 u. 212) noch ausführlicher zu besprechen sein. Dies schließt auch die Möglichkeit ein, daß äußerst selten die Mutter eines erkrankten Knaben vom Duchenne-Typ ausgeprägte klinische Symptome der Krankheit aufweisen kann. Die Regel ist jedoch, daß erkrankte Knaben vom Duchenne-Typ phänotypisch gesunde Eltern aufweisen und die weiblichen Geschwister dieser Patienten ebenfalls phänotypisch gesund bleiben, auch wenn ein Teil derselben wiederum heterozygote Überträger der Krankheit auf ihre männlichen Kinder sein werden.

1.2.5.1 Symptomatologie. *Krankheitsbeginn.* Bei der weitaus größten Zahl (vgl. Tabelle I.1) wird das Leiden im Kindesalter und schon *vor dem 5. Lebensjahr* manifest. Vieles spricht dafür, daß der Krankheitsprozeß bereits während der fetalen Entwicklung beginnt und somit schon angeboren ist, auch wenn er erst später erkennbar wird. Dies geht aus Geschwisteruntersuchungen hervor. *Präklinische Stadien* können bei noch gesund erscheinenden Brüdern auf Grund der charakteristischen und die Krankheit bereits anzeigenden Serumenzymerhöhungen ermittelt werden (AEBI u. Mitarb., 1961/62; PEARSON, 1962). PEARSON konnte die Krankheit präklinisch bis hinab zum Alter von 4 Monaten feststellen. Wir fanden die Enzymerhöhungen schon unmittelbar nach der Geburt (HEYCK, LAUDAHN u. CARSTEN, 1966). Diese Frühdiagnosen sind auch durch histopathologische Befunde präklinischer Stadien gesichert (vgl. S. 86, 88 u. 92).

Auf das Problem der präklinischen Befunde (Histologie und Enzymveränderungen) wird in den entsprechenden Kapiteln nochmals zurückzukommen sein. Solche Feststellungen, die bisher nur für den x-chromosomal vererbten Typ vorliegen, demonstrieren die Schwierigkeit, den Beginn des offenbar schon im fetalen Stadium einsetzenden Leidens klinisch zu definieren. Es gibt Patienten, die schon vor dem Alter von 6 Monaten die Schwäche erkennen lassen. Andere bleiben bis zum Alter von 5—10 Jahren, selten sogar darüber hinaus, unauffällig. Einer allgemeinen Übereinkunft folgend, bezeichnen wir für praktische Zwecke als Erkrankungsalter dasjenige Alter, in welchem die ersten deutlichen Zeichen der Muskelschwäche erkennbar wurden.

Wie Tabelle I.1 zeigt, waren 98 von 125 Fällen (Typ I a der Tabelle I.1) vor dem 5. Lebensjahr manifest krank geworden, bei 23 Fällen begann das Leiden zwischen dem 6. und 10. Lebensjahr, bei 3 Fällen erst in der 2. Lebensdekade. Der seltene x-chromosomal vererbte *gutartige Krankheitstyp* mit z.T. später Manifestation, von dem wir 6 Fälle untersuchen konnten, wobei 3 erst in der 5. Dekade erkrankten (Typ I b der Tabelle I.1) wird, da man ihn heute als eigene Form betrachtet, noch besonders besprochen.

Die initialen Symptome. Da die Kinder in der Regel erst zum Arzt gebracht werden, wenn schon ausgeprägtere und mehr oder weniger typische Symptome vorliegen, lernt man die frühesten Zeichen des Leidens meist nur retrospektiv durch Befragung der Eltern kennen. Dabei erfährt man nicht selten auch bei anscheinender Erkrankung z.B. mit Beginn des Schulalters, daß schon im *ersten Lebensjahr* eine Retardierung der motorischen Funktionen erkennbar war, indem Aufrichten, selbständiges Sitzen und Gehfähigkeit verzögert waren. Etwa ein Drittel der Kinder zeigte nie einen normalen Gang. Selten ist, daß muskeldystrophische Kinder nicht wenigstens über eine begrenzte Zeit gehen lernen. Unter unseren Patienten des Duchenne-Typs zählen wir 3 Fälle mit derart frühzeitiger und schwerer Gliederschwäche, wie sie in der Regel nur die infantile spinale Muskelatrophie vom Typ Werdnig-Hoffmann und einige Formen kongenitaler Myopathien kennzeichnet.

Es sind auch mehrfach Fälle von „Muskeldystrophie" männlicher Neugeborener beschrieben, bei welchen mangelnde Kindbewegungen schon in utero auffielen, bei der Geburt schwerste Lähmungen mit Hypotonie vorlagen und früher Tod erfolgte. Einige Sektionsbefunde zeigen, daß es sich um primäre Myopathien vom dystrophischen Typ mit intaktem Rückenmark handelte (LEREBAULLET u. BAUDOUIN, 1909; COUNCILMAN u. DUNN, 1911; SHORT, 1963). Doch läßt keiner dieser Berichte auf die sichere Zugehörigkeit solcher Fälle zum Duchenne-Typ schließen (vgl. S. 311).

Die bei der Duchenne-Form *stets am Beckengürtel und den Oberschenkeln beginnende* (zur Frage eventueller Ausnahmen s. S. 55) Muskelschwäche äußert sich zuerst darin, daß die Kinder immer häufiger sich hinzusetzen verlangen. Im Spiel mit den Kameraden kommen sie beim Laufen nicht mit. Später fallen sie durch Stolpern oder Hinfallen auf. Als charakteristisches Symptom stellt sich dann die Schwäche beim Treppensteigen und beim Aufstehen aus dem Sitzen ein. Sie vermögen nur noch Stufe um Stufe zu steigen und nehmen bald das Treppengeländer zu Hilfe, wodurch sie sich mit den Händen ziehend das Steigen erleichtern. Das Aufstehen vom Sitzen wird um so schwieriger, je tiefer der Sitz ist. Sie müssen sich dabei auffallend nach vorn beugen, später auch mit den Händen an den Stuhllehnen oder auf den Oberschenkeln abstützen, um hoch zu kommen. Diese fast automatisch entwickelten Anpassungsmaßnahmen und Hilfsgriffe werden im Anfangsstadium von den Eltern oft noch nicht als krankhaft gewertet, weil die Kinder dabei rasch und geschickt sein können und die Glieder äußerlich unverändert erscheinen. Das Fehlen von Schmerzen und von deutlichen Muskelatrophien, ja die oft sogar hypertrophisch erscheinenden Muskeln täuschen nicht selten auch den Arzt in diesem Stadium.

Charakteristisch nicht nur für den Duchenne-Typ, sondern für jede Form der Beckengürtelschwäche bei der Dmp. ist der „*watschelnde*". oft aber mehr schiebende oder schaukelnde *Gang* (vgl. dazu die ausführlichere Beschreibung im Kapitel VIII „Orthopädie") und die zunehmende Schwäche der Rumpfmuskulatur, wodurch eine *Lendenlordose* und typische Haltungsanomalien mit hängendem Bauch und nach vorn gekipptem Becken entstehen (vgl. Abb. I.2). Schwäche des Iliopsoas, Rectus abdominis, Quadratus lumborum, der Rückenstrecker und des Quadriceps femoris verursachen dieses Bild. Immer mehr haben die Patienten Mühe, Treppen zu steigen und aus sitzender oder gebeugter Stellung hochzukommen. Die Prädilektion vorwiegend der Haltefunktion (vgl. S. 100) dienender Muskelgruppen führt dazu, daß manche Dmp.-Kranke noch sehr viel länger imstande sind, mit einem Dreirad oder Fahrrad zu fahren als zu gehen. Der seltener auch mit einem positiven Trendelenburgschen Zeichen (= Schwäche der Mm. glutaei medius) verbundene watschelnde Gang erweckt manchmal zuerst den Verdacht einer Hüftluxation, was bei Erkrankung im Kleinkindesalter auch vorkommen kann, wenn eine sehr frühe Schwäche der Beckenmuskulatur die Fixierung des Femurkopfes in der Gelenkpfanne nicht gewährleistet. Dies ist aber bei Dmp. sehr selten im Unterschied zu der Werdnig-Hoffmannschen Erkrankung und den kongenitalen Myopathien.

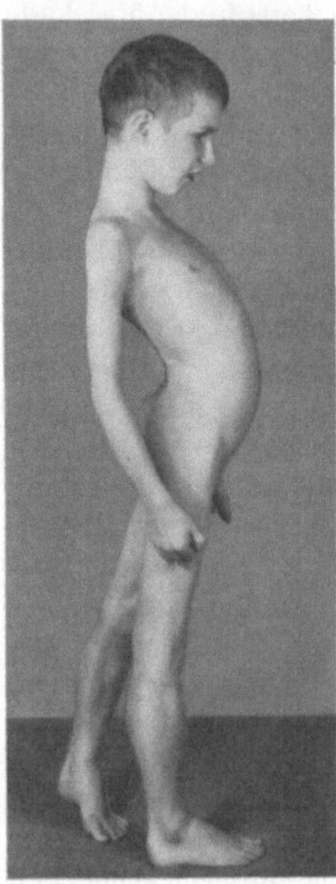

Abb. I.2   Dmp. Typ Duchenne. 9 Jahre. Haltung von Kopf und Armen dient der Ausbalancierung des statischen Gleichgewichts

Am deutlichsten läßt sich die frühe Eigenart der muskeldystrophischen Schwäche demonstrieren, wenn man die Kinder auffordert, sich flach auf den Boden oder ein nicht mit Stützen versehenes Liegebett auf den Rücken zu legen und aufzustehen. Sie müssen sich dabei oft zuerst recht mühsam in die Bauchlage drehen, rutschen dann in Knie-Hockstellung und stemmen mit Händen und Armen den Oberkörper hoch, weil die Rückenstrecker dazu bereits zu schwach sind. Auch das weitere Aufrichten gelingt nur mittels Abstützen mit den Händen. Andere richten zuerst das Becken hoch und nehmen so eine Vierfüßlerstellung ein. Zum vollständigen Aufstehen bedarf es der weiteren Mithilfe der oberen Extremitäten, indem die Hände auf die Knie und mit dem Höherkommen auf die Oberschenkel gestützt werden, wobei es dann noch besondere Mühe bereitet, den lordotisch geschwächten Rücken ganz hochzurichten. Schon DUCHENNE charakterisierte 1861 dieses so typische im englischen Schrifttum auch als „Gower's sign" bezeichnete Verhalten als ein Hochklettern an sich selbst („grimper le long de lui-même") (Abb. I.3a—o). Eine eingehendere Analyse der den Verlust von Funktion und Statik bedingenden Vorgänge, deren Kenntnis als Grundlage krankengymnastischer Behandlung notwendig ist, findet sich im Kapitel VIII über die Orthopädie der Muskeldystrophien.

Solches charakteristische Aufrichten ist jedoch nicht krankheitsspezifisch. Außer bei der Muskeldystrophie findet es sich auch bei zahlreichen anderen mit Beckengürtelschwäche einhergehenden Leiden (Polymyositis, proximale „pseudo-

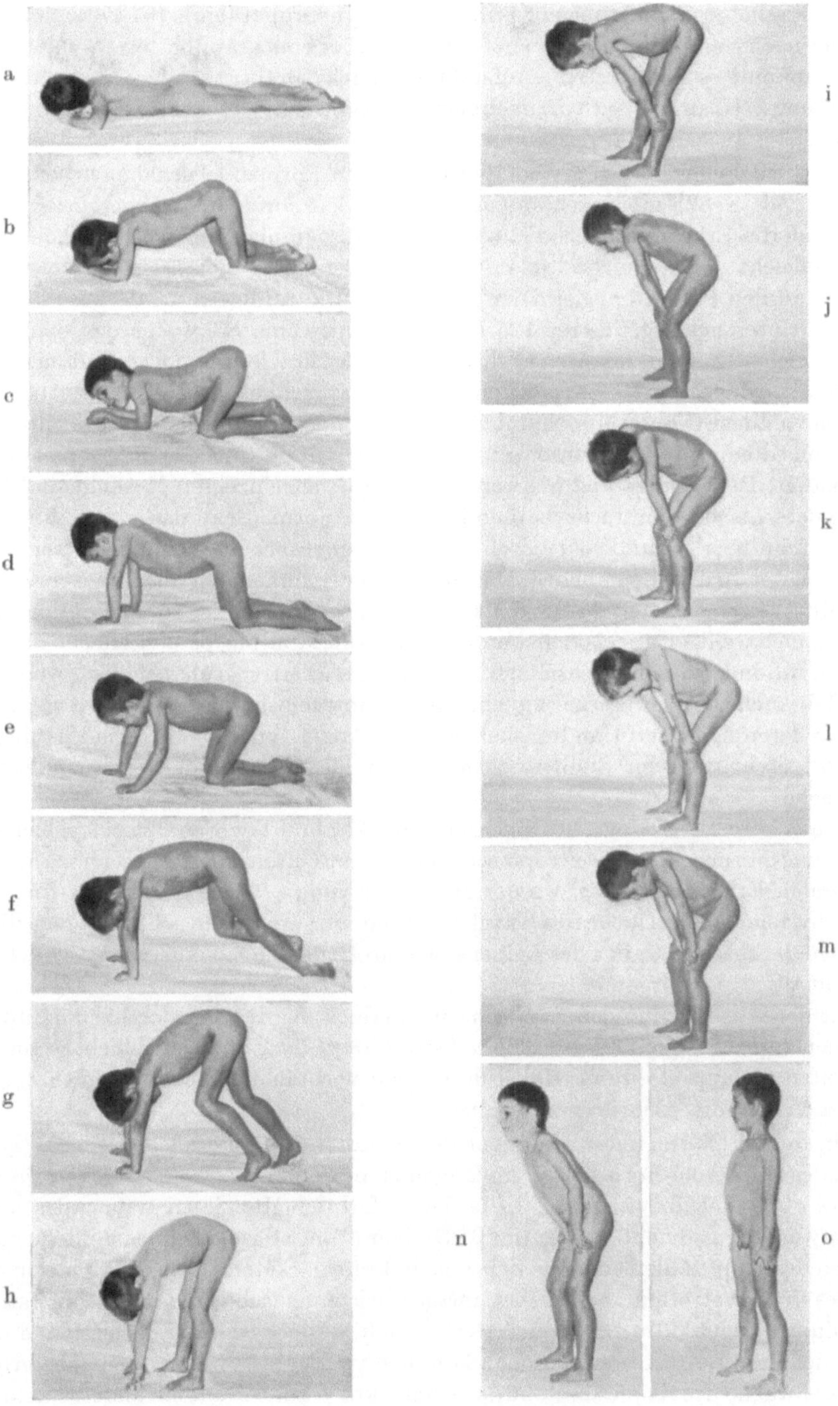

Abb. I.3 a—o   Dmp. Typ Duchenne. 7 Jahre. Die Bildreihe zeigt die verschiedenen Phasen des erschwerten Aufrichtens (vgl. Text)

myopathische" Spinalatrophien, proximale Polyneuropathien). Bei Patienten mit
sehr geringen Symptomen, wobei noch Zweifel über eine krankhafte Störung bestehen, empfiehlt es sich, diesen „Aufstehtest" nach vorausgegangener körperlicher
Ermüdung z. B. am Abend vorzunehmen. Die typische Schwäche wird dann deutlicher als im ausgeruhten Zustand.

Die Gliederschwäche greift bei den kindlichen Formen (Ausnahmen bei Spätformen, vgl. S. 32) meist schon nach kurzer Zeit auf den *Schultergürtel* über.
Daß auch die Erkrankung des Schultergürtels fast immer sehr früh und gelegentlich vielleicht sogar gleichzeitig mit dem Beckengürtel einsetzt, nur meist viel
später erst den Patienten oder der Umgebung auffällt, folgern wir daraus, daß wir
bei der Untersuchung unserer 125 Fälle nur 5mal eine Schwäche des Schultergürtels nicht erkennen konnten (vgl. Tabelle I.1). Im Kleinkindalter sind leichtere
Grade allerdings schwer zu beurteilen und auszuschließen. Im Schulterbereich
werden vorzugsweise die Mm. rhomboideus, deltoideus, pectoralis, serratus anterior,
latissimus dorsi, trapezius (unterer und mittlerer Anteil), triceps und biceps brachii
geschädigt. Reihenfolge und Schwere des Befalls der einzelnen Muskeln sind hier
oft anders als bei der facio-scapulo-humeralen Form. Scapulae alatae und die
„losen Schultern" gelten als typisch, häufig gleiten aber die Schulterblätter beim
Anheben der Arme auch abnorm weit nach lateral, ohne nach außen hervorzutre-
ten. Mit Weiterschreiten des Leidens können die Arme zuerst seitlich, dann nach
vorn immer weniger angehoben werden. Auch die Mm. biceps und triceps brachii
werden in individuell wechselnder Reihenfolge relativ früh befallen, wodurch
der Gebrauch der Unterarme zunehmend beeinträchtigt wird. Die Verschonung
der distaleren Arm- und Handmuskeln ist nur relativ, dynamometrische Messungen
bei fortgeschritteneren Stadien zeigen auch hier fast immer eine eindeutige
Schwäche.

Häufig dauert es lange, bis die Oberschenkel und der Schultergürtel bei der
Duchenne-Form erkennbar atrophisch werden, im Unterschied zum facio-scapulo-
humeralen Erkrankungstyp, wo der Muskelschwund oft früher bemerkt wird als
die Schwäche. Viele Duchenne-Kranke werden ausgesprochen adipös und bleiben
so bis in die späten Stadien des Leidens, wodurch sich die muskulären Veränderungen anhaltend verbergen.

Mit der Ausbreitung der Schwäche im Bereich der Rückenstrecker kommt es
zu einem zunehmenden *Zusammenbruch der Rumpfstatik* und schließlich, wenn die
Patienten mehrere Jahre im Rollstuhl sitzend verbracht haben, zu den schweren
Skoliosen der fortgeschrittenen Stadien.

Ein relativ frühes, meist schon vor der Schulterschwäche nachweisbares Sym-
ptom der Duchenne-Form ist die im Liegen zu prüfende *Schwäche des Anhebens des
Kopfes* ohne Neigebewegung, für die der Befall der Mm. longi colli und scaleni
verantwortlich gemacht werden muß. Drehen (Mm. sternocleidomastoidei), auch
Neigen des Kopfes bleiben lange Zeit relativ kräftig. Selten ist die Reklination des
Kopfes früh betroffen. Selbst bei fortgeschrittenen schweren Rollstuhlstadien
(Stadium 10 nach THOMPSON u. VIGNOS) halten die Patienten in der Regel den
Kopf noch gut aufrecht. Ausnahmen kommen vor (vgl. Abb. I.6). Bei frühzeitiger
Halteschwäche des Kopfes besteht der verstärkte Verdacht auf ein anderes Leiden,
vor allem die proximale spinale Muskelatrophie Typ Werdnig-Hoffmann oder
Kugelberg-Welander.

Schwäche und Atrophien, soweit erkennbar, werden beim Duchenne-Typ allgemein als *symmetrisch* beschrieben. Diese bei summarischer Prüfung geltende Regel trifft nur cum grano salis zu. Wenn man — besonders in den Anfangsstadien — die Patienten genauer untersucht, zeigt sich oft, daß im Positionsversuch das eine Bein oder der eine Arm deutlich besser angehoben wird. Auch die Patienten selbst geben vielfach solche Seitenunterschiede an. Sie sind aber nie so ausgesprochen, wie es bei der facio-scapulo-humeralen Form oft beobachtet wird.

Meist bleiben Kraft, Trophik und Mimik der *Gesichtsmuskulatur*, oft in groteskem Gegensatz zum Siechtum des übrigen Körpers, beim Duchenne-Typ gut erhalten. Dennoch sieht man in finalen Stadien öfters, in früheren Stadien selten mäßige Grade der Kraftlosigkeit der Gesichtsmuskulatur, insbesondere Schwäche des Augenschlusses. Manifeste Schluckstörungen und Schwäche anderer vom Vagus innervierter Muskeln gehören trotz der autoptisch erwiesenen Miterkrankung nicht zum Krankheitsbild. Doch ist die *Sprache* häufig erschwert und verlangsamt: ein Zeichen dafür, daß die Mundmuskulatur, besonders der M. orbicularis oris und die Zunge, nicht mehr voll funktionsfähig ist (SANDER u. PERLSTEIN, 1965). Die Miterkrankung der Zunge wird gelegentlich sichtbar, wenn eine *Makroglossie* vorliegt, die wir als besondere Lokalisation der Pseudohypertrophie aber nur 3mal bei unseren 125 Patienten des Duchenne-Typus beobachteten.

Daß in Wirklichkeit bei fortgeschrittenen Stadien des Duchenne-Typus sämtliche *Skeletmuskeln* einschließlich Zwerchfell histopathologisch vom Krankheitsprozeß mehr oder weniger befallen sind, konnte kürzlich BONSETT (1963) zeigen. Schon die ältesten Autoren demonstrierten Mitbefall der Zunge, der Kaumuskulatur und der äußeren Augenmuskeln auf Grund der blassen Farbe der Muskulatur (POORE, 1875), im histologischen Bild auch des Herzmuskels und der Kehlkopfmuskulatur (BERGER, 1883). Auf das Problem der eigenartigen Selektion verschiedener Muskeln hinsichtlich der Schwere der Erkrankung wird im Abschnitt über die pathologische Anatomie noch zurückzukommen sein (vgl. S. 99). Nach neueren Untersuchungen (vgl. S. 102) scheint auch Mitbeteiligung der glatten Muskulatur (Magenwand, Harnblase) gesichert, doch treten daraus resultierende klinische, z. B. gastrointestinale Symptome praktisch kaum in Erscheinung.

Pseudohypertrophien, am häufigsten der *Wadenmuskulatur* („Gnomenwaden"), seltener des *Quadriceps femoris* (hier besonders des M. vastus lateralis) gelten als charakteristische Begleiterscheinung des Dmp. vom Duchenne-Typ (vgl. Abb. I.4). Ein ungewöhnliches Vorkommen ist Hypertrophie fast der gesamten Körpermuskulatur, wie sie DUCHENNE sah und mit dem „Farneseschen Herkules" verglich (s. dazu Abb. I.24, Abschn. 2 „Histopathologie"). Daß hier keine Verwechslung mit dem Bild der Myotonia congenita vorliegen muß, bestätigt die eigene Beobachtung eines solchen Falles, bei dem das Fehlen myotonischer Zeichen auch im EMG und die sehr hohen Serumenzymwerte die Dmp. bewiesen.

Zum Teil wird heute noch, so wie es DUCHENNE tat, allzusehr auf das Kriterium der Wadenhypertrophien bei der Klassifikation der Muskeldystrophien abgestellt. Wenngleich seltener (vgl. dazu Tabelle I.1), beobachtet man Wadenhypertrophien und Hypertrophien anderer Muskeln auch bei den übrigen Typen der Dmp. und bei weiblichen Kranken. Es besteht deshalb kein Grund, weibliche Patienten mit Gnomenwaden als dem Duchenne-Typ zugehörig zu bezeichnen (vgl. S. 32). Außerdem sieht man Gnomenwaden auch bei anderen mit proximaler Schwäche der unteren Extremitäten verbundenen chronischen Leiden, u. a. der Myotonia dystrophica, der chronischen Polymyositis und vor allem bei der pseudomyopathischen spinalen Muskelatrophie (WIESENDANGER, 1962; DUBOWITZ, 1964; eigene Befunde).

Die Wertung der Wadenhypertrophie als Zeichen der Dmp., speziell der Duchenneschen Erkrankung gab häufig zu diagnostischen Irrtümern Anlaß. Ein Beispiel dafür ist die in der älteren Erbforschung der Dmp. so oft zitierte, erstmals von MINKOWSKI u. SIDLER (1927) beschriebene und noch 1948 von HANHART als autosomal-recessiv vererbte Dmp. verkannte „Oberiberger" Sippe in der Schweiz, welche erst 1962 von WIESENDANGER als hereditäre proximale spinale Muskelatrophie (Typ Kugelberg-Welander) durch elektromyographische Untersuchungen richtig diagnostiziert wurde. Auch die 26 Fälle dieses Leidens, die wir sahen, waren vorher fast immer als Dmp. verkannt worden.

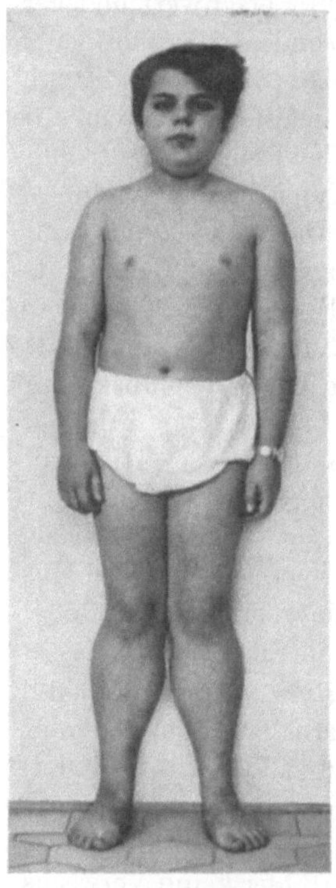

Abb. I.4 Dmp. Typ Duchenne. 11 Jahre. Adipöse Form. Starke Gnomenwaden. X-Beine

Zahlreiche durch Erbgang und durch die Serumenzymbefunde gesicherte Duchenne-Kranke haben keinerlei Wadenhypertrophie. Nach NATRASS sind dies etwa 20%. Auch WALTON (1962) sah bei etwa 80% seiner Patienten vom Duchenne-Typ Pseudohypertrophien bei Einbeziehung von selteneren Lokalisationen im Quadriceps femoris oder deltoideus. Wir selbst fanden Gnomenwaden bei nur 59% unserer Duchenne-Kranken, 5 Patienten hatten Pseudohypertrophie des M. quadriceps. Bei einem Fall waren sie an Rumpf und proximalen Gliedmaßen (Herkules-Typ) zu sehen. Da ein nicht kleiner Teil unserer Duchenne-Kranken erst in fortgeschrittenen Stadien untersucht wurde, vermuten wir, daß zum Teil auch hier Pseudohypertrophien bestanden hatten, was sich aber nicht mehr ermitteln ließ. Dennoch sind uns zahlreiche Patienten seit frühesten klinischen Stadien des Leidens bekannt, bei denen nach sicherer Beobachtung niemals Pseudohypertrophien bestanden. Leicht täuscht auch nur der Muskelschwund der Oberschenkel und das relative Verschontbleiben der Gastrocnemii Wadenhypertrophie vor, was zu einer Überschätzung der Häufigkeit führen kann.

Gelegentlich nehmen die Gnomenwaden groteske Formen an. Wir selbst sahen Wadenumfänge bis zu 50 cm, DUBOWITZ (persönliche Mitteilung) einen Knaben, dessen Waden 53 cm Umfang erreichten. Schon DUCHENNE erkannte, daß die Pseudohypertrophien sich erst im Verlauf des Leidens ausbilden. Soweit eigene Beobachtungen und Befragungen der Eltern ein Urteil erlauben, ist uns kein Patient bekannt, bei dem dicke Waden schon vor Gehbeginn bemerkt wurden. Sie entstehen immer erst, nachdem die Patienten einige Jahre gehfähig waren. Bei einem von uns über 6 Jahre kontrollierten, heute 13jährigen Knaben mit ausgeprägten Gnomenwaden (Abb. I.4) haben wir die Umfänge regelmäßig gemessen.

Dabei wurde anfänglich noch eine weitere Zunahme der Hypertrophie um 4 cm Umfang, dann wieder eine Abnahme derselben um 3 cm Umfang gefunden. Gleiche Veränderungen dieses Symptoms hat bereits ERB (1891) beschrieben. Bei mehreren selbst beobachteten Kindern bestand mit 3 Jahren schon das typische Bild der Dmp., aber erst mit 5 oder mehr Jahren wurden die Gnomenwaden deutlich. Wahrscheinlich spielt für deren Entstehen die Mehrbeanspruchung der Mm. gastrocnemii bei Schwächung des Quadriceps eine wesentliche Rolle, was an anderer Stelle (S. 336) noch ausführlicher zu erklären ist.

Interessant in diesem Zusammenhang ist folgende Angabe eines unserer Patienten: Ein 51jähriger Mann mit benigner Spätform des recessiv-geschlechtsgebundenen Vererbungstyps hatte bereits seit seiner Jugend Gnomenwaden, jedenfalls solange er sich erinnern kann. Seine Krankheit wurde aber erst mit 48 Jahren deutlich. Vermutlich ist das Phänomen nicht allein durch die degenerativen Muskelveränderungen (Fibrosis und Lipomatosis) zu erklären, denn wir haben bei der Biopsie des Gastrocnemius dieses Patienten eine echte Funktionshypertrophie der Muskelfasern gefunden (vgl. dazu S. 97 und Abb. I.41). Andererseits bestehen Bedenken, das Symptom allein auf eine Funktionshypertrophie (BERGMANN) zurückzuführen, da Pseudohypertrophien auch in Muskeln auftreten, wo Überbeanspruchung als Ursache schwerlich geltend gemacht werden kann (Makroglossie, Lippenhypertrophie bei der facio-scapulo-humeralen Form). Man muß annehmen, daß bei der Dmp. sowohl funktionelle Momente als auch die dem Krankheitsprozeß eigenen pathologischen Vorgänge zu den Volumenvergrößerungen der Muskulatur beitragen, jedenfalls das Wort ,,Pseudohypertrophie'' den Vorgang zu einseitig kennzeichnet.

Mit der Entwicklung von Wadenhypertrophien beobachtet man häufig auch die Entstehung von *X-Beinen* (vgl. Abb. I.4 und I.5). Möglicherweise beruht dies auf der überwiegenden Hypertrophie des Caput laterale des M. gastrocnemius und einer damit verbundenen einseitig vermehrten Zugwirkung auf den Condylus lateralis femoris. Im späteren Krankheitsverlauf, wenn auch der Gastrocnemius mehr und mehr degeneriert und der Patient seine Gehfähigkeit verliert, bildet sich anscheinend auch die Genuvalgum-Stellung wieder zurück, da sie in diesen Stadien kaum mehr in Erscheinung tritt.

Kontrakturen können bei allen Formen der Dmp. auftreten, sind aber eine besonders häufige und in den fortgeschrittenen Stadien fast regelmäßige Erscheinung beim Duchenne-Typ. Am frühzeitigsten entsteht der *Spitzfuß*, und oft ist dieser über längere Zeit das einzige bemerkbare und meist sogar asymmetrisch beginnende Symptom. Mehrere unserer Patienten wurden früher wegen Spitzfuß behandelt und operiert, ohne daß das Grundleiden erkannt wurde. Kinder mit Spitzfuß sollten stets sorgfältig auf eine möglicherweise vorliegende Dmp. untersucht werden (Prüfung der proximalen Muskelkraft, der Reflexe sowie Elektromyogramm und Untersuchung der Serumenzyme). Sorglos vorgenommene Operationen können für diese eine Gefährdung bedeuten (Narkosetod wegen Dystrophie des Herzmuskels, ungünstige Folgen längerer Fixierung und Bettlägerigkeit). Im weiteren Verlauf des Leidens entwickeln sich *Beugekontrakturen* an den Knie-, Ellenbogen-, Hüft- und Schultergelenken, in den Endstadien auch an den Handgelenken, den Fingern und im Fuß-Zehen-Bereich. Im Rollstuhlstadium entstehen die schweren *Skoliosen* der Wirbelsäule durch Verlust der Haltefunktion der

Rückenmuskeln und Osteoporose der Wirbel; vielleicht wirken auch Kontrakturen der Muskel- und Bandapparate im Rückenbereich mit. Bei bettlägerigen Kranken wird die Art der Kontrakturstellung oft auch durch die individuelle Lagerung des Kranken mitbestimmt. Sie können die Pflege äußerst schwierig gestalten. Zum Teil erleichtern sie aber dem Kranken die noch verbliebenen Funktionsmöglich-

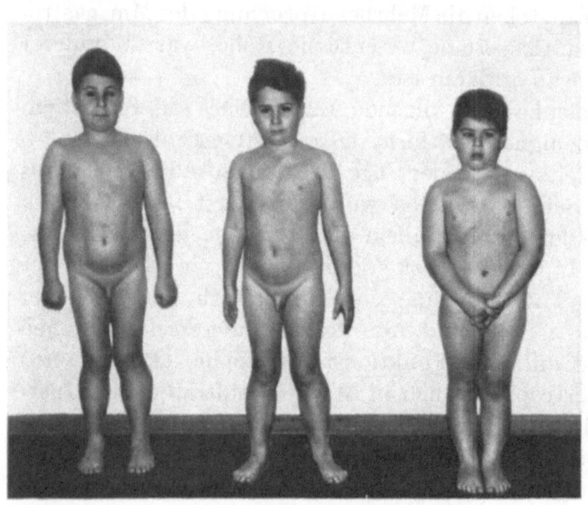
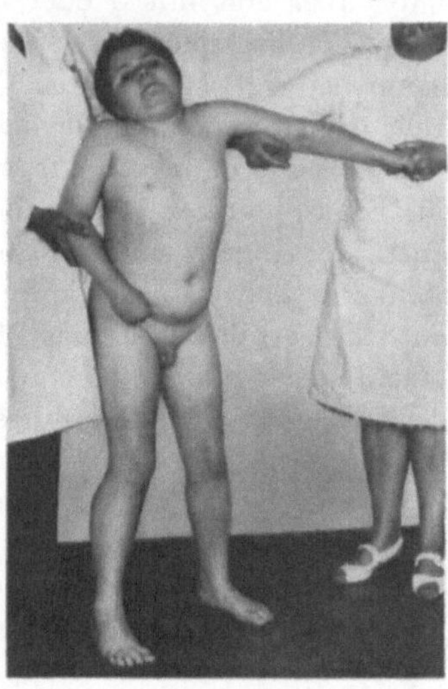

Abb. I.5Abb. I.6

Abb. I.5   Dmp. Typ Duchenne. Erkrankt sind die beiden Brüder links (9 Jahre) und Mitte (8 Jahre). Beide sind ausgeprägt oligophren. Man beachte auch die Genu-valgum-Stellung. Der jüngste Bruder (rechts) ist gesund, normalsinnig und zeigt normale Serumenzymwerte

Abb. I.6   Dmp. Typ Duchenne. Gleicher Patient wie Mitte Abb. I.5, 3 Jahre später. Er ist nicht mehr allein stehfähig und kann auch den Kopf nicht aufrecht halten

keiten, was besonders für die Ellenbogenkontrakturen beim Rollstuhlpatienten gilt, indem diese bei fehlender Kraft in den Oberarmen dadurch ihre Hände noch besser gebrauchen können. Manchmal sind bei schwersten Kontrakturen einzelner Gelenke andere Gelenke vollkommen verschont. Die Ursachen der Kontrakturen und deren Verhütung werden im Kapitel VIII über die Orthopädie der Muskeldystrophien eingehender besprochen. Zum wesentlichen Teil werden sie als eine direkte Folge der Erkrankung der Skeletmuskulatur gedeutet, indem Agonisten und Antagonisten nicht in gleichem Maße geschwächt bzw. kontrakt werden.

1.2.5.2   Allgemeiner Verlauf und Lebenserwartung. Auch unsere Erfahrungen bestätigen die Angabe BECKERs, daß die Dmp. Typ Duchenne meistens innerhalb der ersten 25 Jahre zum Tode führt. Die von WALTON genannten 20 Jahre scheinen uns zu pessimistisch. Auch sieht man nicht selten erhebliche Abweichungen von solchen Regeln, so daß eine Festlegung auf diese düstere Prognose im Einzelfall und im Anfangsstadium des Leidens nicht möglich und nicht zu verantworten ist. Diese auch unsere therapeutische Einstellung bestimmende Warnung ist durch folgende Erfahrungen begründet:

1. Wir kennen den im folgenden Abschnitt noch eingehender darzustellenden gutartigen Typus der x-chromosomalen Dmp., der z.T. schon im Kindesalter kli-

nisch manifest sein kann und in diesem Stadium in keiner Weise, im individuellen Fall auch schwerlich auf Grund geringerer Serumenzymerhöhungen (vgl. S. 196) von der malignen Verlaufsform zu unterscheiden ist. Selbst die Kenntnis der Sippeneigentümlichkeit maligner oder benigner Verläufe ist kein zuverlässiges prognostisches Kriterium für den individuellen Fall.

2. In der allgemeinen oder klinischen Praxis fehlt bei der Mehrzahl der als Muskeldystrophie diagnostizierbaren Kranken eine ausreichende Kenntnis über den Erbgang. Bei 147 von 221 eigenen Patienten war keine Vererbung in Erfahrung zu bringen. In Gebieten mit einer eingesessenen Bevölkerung bestehen zweifellos günstigere Bedingungen für familienanamnestische Erhebungen (vgl. dazu die Sippentafel Abb. I.8) als in Berlin. Bei sporadischen Erkrankungen von Knaben muß sich die Diagnose des Duchenne-Typs auf andere Kriterien (früher Erkrankungsbeginn, fehlende Konsanguinität der Eltern, klinisches Bild, hohe Serumenzymwerte) stützen, deren Summe zwar meist ein richtiges Bild ergibt, jedoch Irrtümer der genetischen Zuordnung nicht ausschließt. So kann es sich beim einen oder anderen Fall trotz hoher Serumenzymwerte (s. dazu S. 196) um eine Gliedergürtelform handeln, bei welcher ein gutartiger Verlauf häufiger, wenngleich bei frühem Krankheitsbeginn nicht die Regel ist.

3. Intensive Pflege, vor allem in regelmäßigem Turnus durchgeführte krankengymnastische Maßnahmen können den schicksalhaften Verlauf der Krankheit auch beim Duchenne-Typ wesentlich herauszögern. Allerdings zählen auch wir unter den durch alle typischen Kriterien (einschließlich Erbgang und durch Enzymveränderungen charakterisierten Heterozygotentest bei den Müttern) gesicherten infantilen Formen nur 2 Fälle im Alter von 27 bzw. 30 Jahren, welche noch nicht in schwerstem Siechtum leben. Der erstere entspricht jetzt nach 21jähriger manifester Krankheitsdauer dem Stadium 8 nach THOMPSON u. VIGNOS; im Rollstuhl sitzend kann er noch manuelle Arbeiten (Flechten u. dgl.) verrichten. Der zweite Patient wurde erst mit 25 Jahren gehunfähig und entspricht jetzt dem gleichen Stadium. Ein dritter isolierter Fall erkrankte schon mit 2 Jahren, entwickelte ausgeprägteste Gnomenwaden und war zum Zeitpunkt der Untersuchung mit 26 Jahren noch erstaunlich gut gehfähig und sogar imstande, wenige Treppenstufen ohne Hilfe des Geländers zu steigen. Sehr hohe Serumenzymwerte kennzeichneten ihn als Duchenne-Typ. Ob man solche Fälle dem im folgenden Abschnitt zu besprechenden benignen x-chromosomalen Sondertypus zuordnen will, ist eine Frage der klassifikatorischen Interpretation ohne praktischen Nutzen für das schwierige Problem der Frühprognose.

Unmittelbare *Todesursache* der Patienten sind meist Pneumonien mit Versagen der Herzleistung. Die häufige und in den Endstadien des Leidens vermutlich stets vorhandene Beteiligung der Herzmuskulatur an dem spezifischen dystrophischen Prozeß wird in späteren Kapiteln (s. S. 65, 100 u. 224) noch eingehend besprochen. In der Mehrzahl der Fälle tritt die Herzerkrankung auch in den Endstadien klinisch nicht sehr in den Vordergrund und kann bei der Pflege deshalb leicht übersehen werden. Die fast totale Immobilisierung der Kranken stellt an die Herzleistung erst dann größere Forderungen, wenn Infekte oder Atemnot mit den damit verbundenen Stoffwechselstörungen den Zustand komplizieren. Meist wird das Ende der Kranken durch den zunehmenden Funktionsverlust des Zwerchfells und der thorakalen Atemmuskulatur bestimmt. Skoliosen und Thoraxdeformierungen tragen zu einem oft extremen Verlust der pulmonalen Vitalkapazität bei, und nicht selten ist das überraschende Ende ein mit Acidose und cerebralem Coma verbundener Erstickungstod.

Neben einer Reihe von systematischen Untersuchungen über respiratorische Störungen und deren Folgen bei Lähmungen seitens des Zentralnervensystems (u. a. von MILLER u. Mitarb., 1957; KELZ, 1965) hatte man diesen bei den Muskeldystrophien bisher seltener Beachtung geschenkt. Reihenuntersuchungen bei Kindern mit Dmp. (HAPKE, 1968) zeigen, daß schon in relativ frühen Stadien alveolare Hypoventilation und bei physischer Belastung Hyperkapnie eintreten kann, was für zahlreiche Fragen, u. a. auch der Trainingsbelastbarkeit (s. auch S. 67 u. 341) noch gehfähiger Kranker, eine wichtige Rolle spielen kann. McCORMACK u. SPALTER (1966) beschrieben einen im Finalstadium befindlichen 26 jährigen Patienten des Duchenne-Typs, bei dem es durch alveolare Hypoventilation und CO_2-Acidose zu Stauungspapillen gekommen war.

1.2.6 Die gutartigeren oder spät erkrankenden Formen des x-chromosomalen Vererbungstyps

Es gibt Fälle von Dmp., welche sonst alle Merkmale des Typus Duchenne, d. h. recessiv-geschlechtsgebundenen Erbgang, Pseudohypertrophie der Waden und Beginn der Schwäche im Beckengürtel aufweisen, deren Leiden z. T. später beginnt und/oder wesentlich gutartiger verläuft. Diese Form ist aber relativ selten (6 gegenüber 125 Fällen des malignen Typs in unserem Krankengut). Beobachtern dieser Variante der Dmp. ist aufgefallen, daß die relative Gutartigkeit ein mehr oder weniger konstantes Sippenmerkmal ist, woraus auf eine genetisch eigene Krankheitsform geschlossen wird. BECKER u. KIENER haben 1955 erstmals auf diesen besonderen Typ der Dmp. hingewiesen. Bis heute sind Sippen solcher Art in größerer Zahl bekannt. Auch hier sind die Kranken sämtlich männlichen Geschlechts.

Ähnliche Beobachtungen sind schon in der älteren Literatur aufzufinden (s. BECKER, 1962, 1964). KOSTAKOW u. DERIX (1937) beschrieben eine derartige Familie, in welcher die Krankheit sich meist am Ende der ersten oder Anfang der zweiten Dekade, vereinzelt sogar erst in der dritten Dekade manifestierte und mehrheitlich gut verlief. 1954 berichteten LAMY u. DE GROUCHY sowie WALTON über „gutartige Formen des Typus Duchenne". WALTON beschrieb eine Sippe, bei welcher in 2 Generationen 6 männliche Mitglieder die ersten Krankheitszeichen zwischen dem 9. und 18. Lebensjahr zeigten. Bei einer weiteren Sippe WALTONs (1956) erkrankten 3 Männer in der 3. und 4. Lebensdekade, in der Aszendenz waren 4 weitere Männer erst im fortgeschrittenen Alter erkrankt. WALTON und andere Autoren des angelsächsischen Schrifttums haben dieser benignen Spätform nur zögernd eine Sonderstellung eingeräumt. Inzwischen hat sich aber BECKERs Ansicht allgemein durchgesetzt, daß es sich hier neben dem Duchenne-Typ um eine sippengebundene besondere Form der x-chromosomalen Muskeldystrophie handelt. BECKER (1964) vermutet, daß die den beiden Formen zugrunde liegenden pathogenen Gene allel sind, d. h., daß die Gene in homologen Chromosomen homologe Loci einnehmen, aber phänotypische Unterschiede bedingen. Die noch 1961 von WALTON ausgesprochene Erwägung, daß solche gutartigen Formen in den autosomal vererbten Gliedergürteltyp eingereiht werden könnten, erweist sich nach den bis heute beschriebenen Sippentafeln, wobei niemals eine Manifestation bei weiblichen Familienmitgliedern gesehen wurde, als nicht mehr haltbar. Die bei klinischen und präklinischen Fällen in der Regel zu findenden Serumenzymerhöhungen sind mäßiger und entsprechen mehr denjenigen des Gliedergürteltyps (ROTTHAUWE u. KOWALEWSKI, 1965). Der Auffassung BECKERS (1964), daß „maligne" Frühform und „benigne" Spätform des x-chromosomalen Vererbungstypus nur verschiedene Mutationsstufen ein und desselben Gens sind, entsprechen auch die klinischen Erfahrungen, indem fließende Übergänge zwischen malignen und benignen Verlaufsformen doch offensichtlich sind. Denn nicht so selten beginnt das Leiden schon in der Kindheit, und nur der Verlauf ist gutartig (DREIFUSS u. HOGAN, 1961; BECKER, 1964; ZELLWEGER u. HANSON, 1967). In der von GUMMERSBACH (1952) beschriebenen Sippe finden sich neben 4 erst im Erwachsenenalter Erkrankten 11 Fälle, bei denen das Leiden schon zwischen dem 2. und 5. Lebensjahr begonnen hatte. Ähnliches zeigt die von KOSTAKOW u. DERIX entdeckte und von ROTTHAUWE u. KOWALEWSKI (1965) nachuntersuchte „Bonner Sippe", bei der mehrere Kranke schon im Kindesalter erhebliche Funktionsschwäche aufwiesen. Eine Analyse des Krankheitsbeginns von 164 Patienten aus solchen Sippen (ZELLWEGER u. HANSON) zeigt, daß das Leiden in 70% der Fälle erst nach dem 7. Lebensjahr und in 11% schon vor dem 5. Lebensjahr erkennbar wurde. Daß klinisch gesehen keine grundsätzlichen Unterschiede gegenüber dem klassischen Duchenne-Typ bestehen, zeigen auch 3 eigene Fälle, bei denen das Leiden erst in der 2. Lebensdekade begann und entgegen der Erwartung trotzdem einen stark progredienten Verlauf nahm, weshalb wir sie als Duchenne-Typ klassifizierten (vgl. dazu Tabelle I.1).

Bestehen bleibt die Eigentümlichkeit, daß bei bestimmten Sippen mit x-chromosomalem Erbgang ein gutartiger Verlauf die Regel ist und die Krankheit manchmal auch erst im mittleren Lebensalter beginnen kann. Damit ist diesen Kranken auch eine Fortpflanzung möglich, was bei der malignen Duchenne-Form praktisch entfällt. Nach ROTTHAUWE u. KOWALEWSKI (1965) sowie MABRY u. Mitarb. (1965) konnten auch ZELLWEGER u. HANSON (1967) zeigen, daß bei dieser „benignen" Form die Serumenzyme ähnlich wie beim infantilen Duchenne-Typ auch schon in den präklinischen Stadien erhöht sind. Ähnlich dem Duchenne-Typ (vgl. S. 207) wurden bei den Heterozygoten (Müttern, weiblichen Geschwistern oder Kindern der Kranken = Konduktorinnen) erhöhte Serumenzymwerte (vgl. S. 207) nachgewiesen (MABRY u. Mitarb.; ROTTHAUWE u. KOWALEWSKI), aber von anderen Untersuchern auch vermißt (ZELLWEGER u. HANSON). Die Beobachtungen von DREIFUSS u. HOGAN und von MABRY u. Mitarb. unterscheiden sich nicht von anderen Beschreibungen des benignen Typus. Die Tendenz dieser Autoren, nunmehr neben dem Typus Duchenne und dem Typus Becker-Kiener noch 2 weitere Intermediärformen in die Klassifikation der Dmp. mit x-chromosomalem Erbgang einführen zu wollen, erscheint bisher nicht überzeugend begründet.

Eigene Beobachtungen von 6 Kranken des benignen Typus haben wir in Tabelle I.1 neben den Duchenne-Formen gesondert aufgeführt. BECKER bezeichnet 1964 in seiner Übersicht 36 Jahre als höchstes in den einschlägigen Sippen beobachtetes Erkrankungsalter. Wir fanden 3 Kranke, bei denen das Leiden erst in der 5. Lebensdekade und somit *ungewöhnlich spät manifest* wurde, was eine kasuistische Schilderung rechtfertigt:

Fall 1. K. W., geb. 1910, Fernmeldetechniker. Der Patient kam erstmals mit 49 Jahren in ärztliche Behandlung, da er seit 2 Jahren eine zunehmende Gehschwäche bemerkte. Er zeigte einen typischen und schon ausgeprägten Watschelgang sowie Atrophien des Oberschenkels. Sehr ausgesprochene Gnomenwaden bestanden seit der Jugend, jedenfalls solange er sich erinnern kann (Abb. I.7).

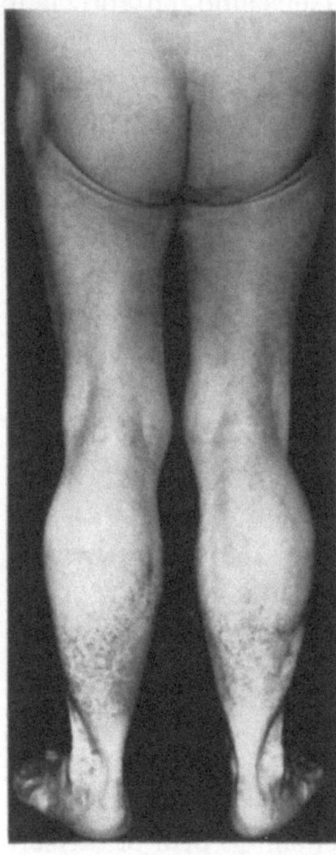

Abb. I.7   „Gutartige" Verlaufsform der x-chromosomal vererbten Dmp. (Typ Becker-Kiener).   Patient K. W., 57 Jahre. Erste Schwächezeichen mit 48 Jahren. Noch berufstätig. Atrophien der Oberschenkel, starke Gnomenwaden seit Jugend!
Sippentafel vgl. Abb. I.9

Die PSR fehlen, die ASR sind gut auslösbar. Die distale Kraft einschließlich der Fußhebergruppe des sonst recht muskulösen Patienten erscheint voll erhalten. Am Schultergürtel ist auch nach 8 jähriger weiterer Beobachtung keinerlei Schwäche nachzuweisen. In seiner *Familie* erkrankten der Urgroßvater und ein Vetter der Mutter sowie ein Vetter des Patienten ms., alle im späteren Erwachsenenalter, an einer langsam fortschreitenden Gehschwäche (s. Sippentafel Abb. I.9). Eine 18 jährige Tochter des Patienten ist nach den Angaben gesund, eine Untersuchung der Serumenzyme (Heterozygotentest, vgl. S. 206) wurde seitens des Vaters bisher verweigert. Der über 8 Jahre hinweg verfolgte Befund der Serum-Aldolase des Patienten selbst zeigte stets hohe Werte. Seit 5 Jahren wurden auch die Transaminasen und die Kreatinphosphokinase (CPK) regelmäßig kontrolliert. Erstere waren meist um das 3- bis 5fache, die CPK um das 5- bis 50fache der Norm erhöht. Der klinische Zustand hat sich in den 8 Jahren nur geringfügig verschlechtert, der Patient kann immer noch seinen Beruf ausüben. Eine Biopsie aus dem hypertrophischen M. gastrocnemius ergab Zeichen eines leichten dystrophischen Prozesses (s. Abb. I.41); auffallend war die generelle Hypertrophie aller Muskelfasern, was auf eine echte Funktionshypertrophie schließen läßt (vgl. dazu S. 97).

Fall 2 und 3. Sch. A., geb. 1901 und Sch. K., geb. 1914. Es handelt sich um 2 Brüder. Der ältere Patient ist Buchhalter und übt seinen Beruf noch aus. Der jüngere Bruder ist Mechaniker und ebenfalls noch tätig. Ersterer erkrankte mit 47 Jahren, letzterer mit 42 Jahren an einer typischen langsam progredienten Beckengürtelform der Dmp. Nur der jüngere Bruder hat eindeutige Gnomenwaden. Eine Schwäche des Schultergürtels ließ sich bei der 1962 vorgenommenen Untersuchung nur bei dem älteren Bruder feststellen, obgleich die Gehschwäche des jüngeren Bruders fortgeschrittener ist. Beide Patienten konnten nur noch mit Hilfe von Hochziehen am Geländer Treppen steigen. Der ältere Bruder kam wegen erheblicher Schmerzen besonders der Schultermuskulatur in Behandlung, ein bei Dmp. ungewöhnliches Symptom. Der anfängliche Verdacht auf Polymyositis ließ sich durch den Biopsiebefund mit typisch dystrophischen Veränderungen und die

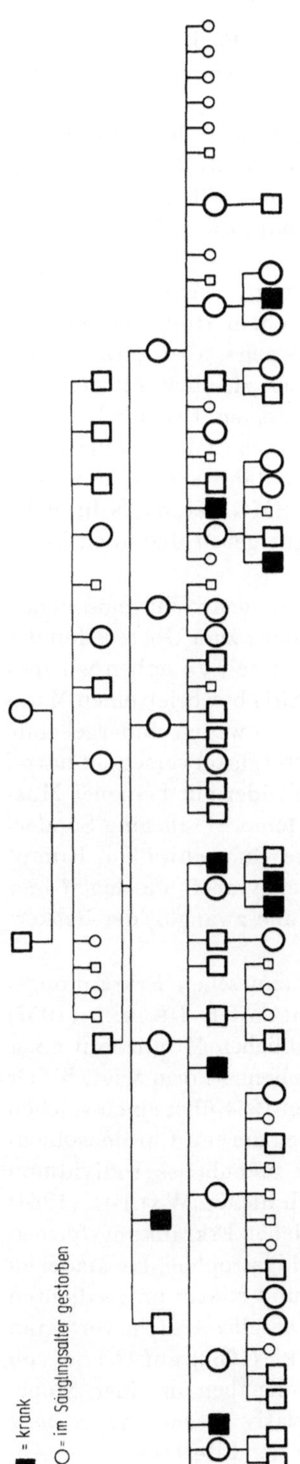

Abb. I.8 Sippe aus Baden. Recessiv x-chromosomal vererbter Beckengürteltyp der Dmp. (Duchenne). (Nach BECKER, Dystrophia musculorum progressiva, 1953)

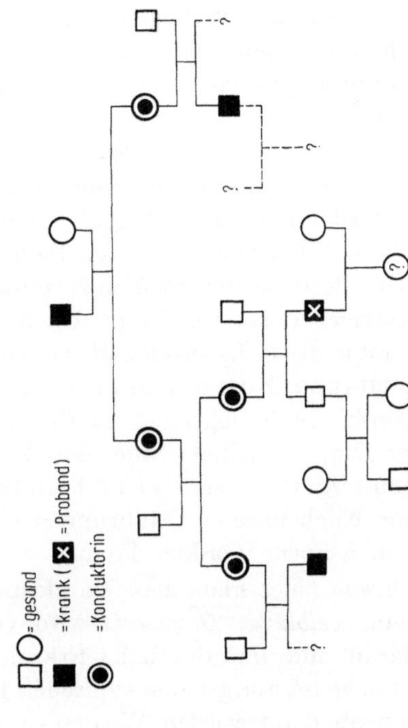

Abb. I.9 Sippentafel des Patienten K. W. (vgl. Abb. I.7). Benigne Form der x-chromosomal vererbten Dmp. Die Kranken haben Nachkommen

erst später aufgedeckte Erkrankung des Bruders berichtigen. Beide Patienten zeigten deutlich erhöhte Serumenzymwerte. Bei einer Nachuntersuchung 1968 waren sie noch recht gut gehfähig.

Bei einem weiteren Patienten dieser Art hatten 2 Brüder der Mutter und 3 Großonkel ms. dasselbe Leiden. Er selbst ist im Alter von 31 Jahren noch als Hilfsmechaniker tätig. Eine deutliche Gehschwäche besteht seit dem 5. Lebensjahr, Schulterschwäche begann wenige Jahre später. Er hat ausgeprägte Gnomenwaden und zeigt erhöhte Serumenzymwerte.

Bei 2 weiteren, durch den klinischen Verlauf, ausgeprägte Gnomenwaden und stets hohe Serumenzymwerte charakterisierten Fällen fehlen Hinweise auf Vererbung. Der erstere zeigte schon mit 3 Jahren Gehschwäche, aber geringe Progredienz, so daß er im jetzigen Alter von 23 Jahren noch ziemlich gut geht. Er kann aber Treppen nicht mehr ohne Hilfe des Geländers steigen. Bei dem letzteren Fall begann die mit Watschelgang verbundene Gehschwäche mit 13 Jahren. Er hatte schon in diesem Alter stärkste Gnomenwaden. Zehn Jahre später, zum Zeitpunkt unserer Untersuchung (typischer Biopsie- und EMG-Befund, sehr hohe Serumenzymwerte), konnte dieser Patient noch recht gut gehen und auch kurze Treppen ohne Geländerhilfe steigen.

Das Ungewöhnliche an den von uns beobachteten gutartigen x-chromosomalen Formen des Dmp. ist die z. T. fehlende oder geringe Tendenz zum Übergreifen der Schwäche auf den Schultergürtel. Beim infantilen Duchenne-Typ haben wir dies nur in den allerfrühesten Stadien vermißt. Schon ERB (1891) beschrieb einen Mann mit gutartiger Form der Dmp., bei dem das mit Gnomenwaden einhergehende Leiden erst in der 5. Lebensdekade begann und den Schultergürtel verschont hatte. MUMENTHALER, BOSCH u. Mitarb. haben 1958 über 2 Brüder mit benigner Muskeldystrophie „mit isoliertem Befall des M. quadriceps femoris" als eine Sonderform der Dmp. berichtet. Einer der Brüder hatte starke Gnomenwaden. Rumpf und Schultergürtel waren nicht beeinträchtigt. Serumenzymbefunde lagen hier nicht vor. Nach unseren Erfahrungen wird man diese Fälle zwanglos der Becker-Kienerschen Form zuordnen können.

Die Frage einer klinischen Manifestierung der Duchenneschen Erkrankungsform beim *weiblichen Geschlecht* wird verschieden beantwortet. BECKER (1957) weist darauf hin, daß deutliche Erkrankungen bei weiblichen Mitgliedern einer Sippe, welche im übrigen den typischen Erbgang der Duchenne-Form zeigt, bisher niemals beobachtet wurden. WALTON u. NATRASS hatten 1954 über einen solchen Fall berichtet. Später erkannte WALTON (1961), daß es sich um eine Chromosomenanomalie (Ullrich-Turner-Syndrom) und somit um ein männliches Individuum mit Fehlen des Y-Chromosoms gehandelt hatte. Dennoch hielten WALTON (1964) und auch PEARSON (1963) am klinischen Begriff weiblicher Erkrankungsformen „vom Duchenne-Typ" fest, weil man gelegentlich Muskeldystrophien bei Mädchen begegnet, die auf Grund des frühen Krankheitsbeginns und relativ progredienten Verlaufs dem Duchenne-Typ ähnlich sind (vgl. S. 35). Dieselbe Ansicht vertraten LAMY u. DE GROUCHY (1954) sowie KLOEPFER u. TALLEY (1958) auf Grund von Beobachtungen frühkindlich erkrankter Mädchen und Knaben in einer Sippe, wobei auch Mädchen Pseudohypertrophie und eine relativ rasche Progredienz zeigten. DUBOWITZ (1960) sammelte 40 weibliche Fälle der Literatur mit einem dem Duchenne-Typ vergleichbaren Verlauf und berichtet aus eigener Beobachtung über 2 Schwestern, welche im 4. bzw. 6. Lebensjahr an einer Beckengürtelform erkrankten. Sie hatten keine Pseudohypertrophien, waren mit 11 bzw. 8 Jahren noch gehfähig und zeigten gleichmäßig über Schulter- und Beckengürtel verteilte Atrophien, auch waren die PSR noch auslösbar. DUBOWITZ bezeichnet diese beiden Kranken nur mit Vorbehalten als Dmp. „vom Typ Duchenne", weil sich für x-chromosomalen Erbgang weder hier noch bei den von anderer Seite beschriebenen Fällen Beweise boten.

Unsere eigenen Beobachtungen bestätigen die Erfahrungen von BECKER sowie von CHUNG u. MORTON (1959), daß es sich hier entweder um isolierte oder bei nachweisbarer Heredität um dem recessiv-autosomalen Erbgang folgende Fälle des Gliedergürteltyps handelt. Denn auch bei dieser Form sind früher Krankheitsbeginn, Pseudohypertrophien und rascherer Verlauf sowohl bei männlichen und weiblichen Kranken nicht ganz selten (vgl. dazu Tabelle I.1). Weder bei den von WALTON oder sonst in der Literatur beschriebenen Fällen, wie auch den unsrigen, ist eine so rasche Progredienz ersichtlich, wie sie in der Regel bei den echten Duchenne-Kranken (Knaben) besteht. Schließlich sprechen die meist nur gering erhöhten Serumenzyme bei solchen früherkrankten Mädchen — abgesehen von der Tatsache, daß auch bei gesicherten Fällen des Gliedergürteltypus oft recht hohe Enzymwerte gefunden werden (vgl. S. 204) — nicht für eine genetische Identität mit dem Duchenne-Typ.

Allerdings fanden auch wir einen isolierten Fall von echter Muskeldystrophie bei einem Mädchen, der der Werdnig-Hoffmannschen Krankheit im klinischen Bild ähnlich war und stets sehr starke Serumenzymerhöhungen zeigte. Er wird im Rahmen der Gliedergürtelformen geschildert (vgl. S. 39). Wir sahen nie einen Duchenne-Fall bei Knaben in dieser Schwere. Vermutlich handelt es sich hier um ein heterogenes dystrophisches Leiden noch undefinierter Genese.

Auf einem anderen Zusammenhang beruhen Beobachtungen, daß die in der Regel phänotypisch gesunden *Mütter* von männlichen Duchenne-Patienten *auf Grund ihres heterozygoten Zustandes* gelegentlich diskrete, ausnahmsweise sogar ausgeprägtere Symptome der Krankheit zeigen. In den letzten Jahren wurden recessiv vererbte Leiden in immer größerer Zahl bekannt, bei denen sich auch bei heterozygoten Erbträgern Teilmanifestationen der Krankheit erkennen lassen, vor allem bei auf Enzymdefekten beruhenden Erbleiden.

Schon 1934 wurden von KRYSCHOWA u. ABOWJAN, dann 1950 von JEQUIER sowie 1963 von DUBOWITZ und von RICHTERICH, ROSIN u. Mitarb. gesunde Mütter von Duchenne-Patienten beobachtet, die Pseudohypertrophien der Waden hatten. DUBOWITZ (1963) nahm bei 4 heterozygoten Müttern eine Muskelbiopsie vor und fand 3 mal in diskreter Form die gleichen Veränderungen an Muskelfasern, welche als charakteristisch für Dmp. gelten. Zu ähnlichen Befunden kamen PEARSON, FOWLER u. WRIGHT (1963) bei 2 von 3 bioptisch untersuchten weiblichen Geschwistern kranker Knaben, die durch erhöhte Serumenzymwerte als Heterozygote ausgewiesen waren. 1960 konnten DREYFUS u. Mitarb. sowie CHUNG u. Mitarb. erstmals nachweisen, daß auch bei Konduktorinnen die für die Duchenne-Form der Dmp. besonders typischen Enzymerhöhungen im Serum in diskreter Form, wenngleich nicht regelmäßig gefunden werden. Über diese in der Zwischenzeit von sehr vielen Autoren überprüften Befunde und neue verbesserte Untersuchungsmethoden ist bei Besprechung der Enzymveränderungen bei Dmp. zu berichten (vgl. S. 206).

Wir selbst sahen Wadenhypertrophie nur einmal bei der Mutter eines Patienten vom Duchenne-Typ, hatten allerdings erst spät gelernt, genau darauf zu achten. Wir haben aber den Eindruck, daß das Phänomen selten ist. Dasselbe sahen wir einmal auch bei der gesunden Mutter einer Patientin mit proximaler spinaler Muskelatrophie Typ Kugelberg-Welander, abgesehen von dem Vorkommen dicker Waden auch in gesunden Familien.

Einen interessanten Weg zur Deutung klinischer Manifestationen im heterozygoten Zustand recessiv-geschlechtsgebundener Erbleiden, d. h. bei Konduktorinnen, weist die *Mosaik-Hypothese* von LYON (1961). Von OHNO u. Mitarb. wurde 1959 an Mäusen gezeigt, daß in weiblichen somatischen Zellen jeweils eines der beiden X-Chromosome inaktiviert wird. Welches X-Chromosom der Inaktivierung verfällt, ist von Zelle zu Zelle verschieden und anscheinend zufällig. LYON nimmt an, daß in allen somatischen Geweben der Frau hinsichtlich des X-Chromosoms ein Mosaik von Zellen vorliegt, wobei in der Regel zu ungefähr gleichen Teilen entweder das vom Vater oder der Mutter stammende X-Chromosom aktiv bleibt. Bei Heterozygoten ist dann die Hälfte der Zellen mit dem mutierten Gen behaftet. Durch Streuung der Normalverteilung kann sich das Verhältnis aber nach der einen oder anderen Seite verschieben.

EMERY sowie PEARSON, FOWLER u. WRIGHT haben 1963 die Hypothese LYONs auf die Dmp. übertragen und die Vorstellung entwickelt, daß bei einer heterozygoten und mit einem mutierten Gen behafteten weiblichen Konduktorin dieses Mosaik der Muskelzellen die Erklärung für die leichten histologischen Veränderungen in der Muskulatur (vgl. S. 104) und die Enzymerhöhungen im Serum (vgl. S. 206) liefert. Bei einer zufälligen Häufung von Muskelzellen, in denen das mutierte Chromosom überwiegt, kann die Schädigung ausgeprägtere Formen annehmen. Damit sind auch milde klinische Zeichen des Leidens bei Konduktorinnen zu erklären, wie sie effektiv schon öfters beobachtet wurden. Das „Mosaik" macht sich deshalb nur selten bemerkbar, da Schädigung oder Verlust bis zu 50% der Muskelfasern zur klinischen Manifestation einer Schwäche noch nicht ausreichen (PEARSON, 1964). Auch leichte Erkrankungen heterozygoter weiblicher Geschwister von Duchenne-Patienten lassen sich durch die Mosaik-Theorie erklären. Da es sich hier um eine sehr aktuell gewordene und für die eugenische Prophylaxe der Dmp. auch praktisch bedeutungsvolle Hypothese handelt, welche außerdem zur Erklärung von Serumenzymbefunden beiträgt, wird der gegenwärtige Stand dieser Forschungsrichtung einschließlich der sehr zahlreich gewordenen Literaturquellen im Kapitel III zur Biochemie der Dmp. noch ausführlicher erörtert.

1.2.7 Gliedergürteltyp

Diese Form der Dmp. tritt bei *beiden Geschlechtern* gleich häufig auf (BECKER, 1957; MORTON u. CHUNG, 1959). Auch hier haben die Kranken stets gesunde Eltern (Ausnahmen sogenannter „Pseudodominanz" s. u.). Sippentafeln von Familien, in denen dieser Typus gehäuft in Erscheinung tritt, zeigen einen autosomal-recessiven Erbgang an. Das geschädigte Gen liegt nicht im Geschlechtschromosom. Umfangreichere Sippentafeln (vgl. Abb. I.11) lassen sich hier selten demonstrieren. Meist erfaßt man nur 2 oder 3 erkrankte Geschwister in einer Generation. In der überwiegenden Zahl handelt es sich um isolierte Fälle. Zur Manifestierung der Krankheit tragen häufig Verwandtenehen bei.

Die 61 von uns beobachteten Patienten dieses Typus (vgl. Tabelle I.1) lassen ein deutliches Maximum des Erkrankungsalters in der 2. Lebensdekade erkennen. Seltener beginnt das Leiden erst in der 3. bis 5. Dekade. In 11 Fällen hatte das Leiden schon vor dem 6. Lebensjahr begonnen; 38 Kranke waren weiblichen Geschlechts. Handelt es sich bei Früherkrankungen um Knaben, ist die Unterscheidung vom Duchenne-Typ durch Hinweise seitens des Erbganges (z.B. Miterkrankung weiblicher Geschwister) möglich. Gutartiger Verlauf und wenig erhöhte Serumenzymwerte sprechen ebenfalls eher für den Gliedergürteltyp. Bei der Zuordnung genetisch nicht gesicherter Fälle haben wir uns auf diese Indizien gestützt. Sicherheit vor Fehlklassifikationen männlicher Kranker gewähren solche Kriterien nicht, wie vor allem die eigenen Erfahrungen über den Aussagewert der gelegentlich auch beim Gliedergürteltyp stark oder beim Duchenne-Typ wenig erhöhten Serumenzymwerte zeigen (vgl. S. 208).

Die *klinischen Symptome* entwickeln sich in der Regel ähnlich wie beim Duchenne-Typ, indem sich *meist* auch hier *zuerst* eine *Beckengürtelschwäche* und Gehunsicherheit mit Abnahme der Muskelkräfte in den proximalen Anteilen der unteren Extremitäten bemerkbar macht. Die sich daraus ergebenden Funktionsstörungen (Watschelgang, Mühe beim Treppensteigen) führen zu einem klinisch ähnlichen Bild wie beim Duchenne-Typus (vgl. dazu auch S. 336), nur ist in der Regel der Verlauf deutlich gutartiger. In Tabelle I.1 haben wir den Progredienzgrad für das Gesamtkollektiv der Duchenne-Fälle demjenigen der Kranken vom Gliedergürteltyp gegenübergestellt (zur Definition vgl. S. 15).

Bei Patienten vom Duchenne-Typ war ein durchschnittlicher *Progredienzquotient* von 1,13 zu ermitteln, bei den Kranken vom Gliedergürteltyp ein PQ von 0,44. Daraus errechnet sich eine im Mittel etwa 2,6mal geringere Progredienz des Gliedergürteltyps gegenüber dem Duchenne-Typ. Diese Zahl gewinnt auch eine Bedeutung für die Interpretation vergleichender biochemischer Befunde, insbesondere der Enzymveränderungen (s. S. 209).

Manchmal führt das Leiden aber auch beim Gliedergürteltyp zu raschem Siechtum. Dies trifft speziell für die schon in früher Kindheit manifesten Formen zu. Die genetische Zugehörigkeit solcher maligner Formen zum autosomal-recessiven Gliedergürteltyp beweisen Sippentafeln, die KLOEPFER u. TALLEY (1958) sowie JOHNSTON (1964) veröffentlichten.

Wir kennen auch andere Ausnahmen von der Regel: Eine heute 43jährige Lehrerin ist immer noch berufstätig und kann mit Mühe Treppen steigen, obgleich schon vor dem 10. Lebensjahr deutliche Gehstörungen bestanden. Eine jetzt 55jährige Patientin geht noch immer, wenn auch mühsam am Stock, obschon das Leiden bereits im 2. Lebensjahr offensichtlich war. Eine andere Patientin ist seit dem 4. Lebensjahr krank; sie ist heute 40jährig und, wenn auch schwerfällig, noch gehfähig. Ähnlich gutartig ist der Verlauf bei einer Schneiderin, die mit 45 Jahren noch Treppen steigt, obgleich die Symptome schon im ersten Schuljahr deutlich waren.

Daß *Wadenhypertrophien* kein verwertbares Kriterium für die Klassifikation sind, wurde bereits bei der Besprechung des Duchenne-Typus erwähnt. Fast $^1/_4$

aller unserer Fälle vom Gliedergürteltyp (14 von 61 Patienten) zeigten ausgeprägte Gnomenwaden. Drei Patienten hatten Pseudohypertrophie des M. quadriceps mit Bevorzugung der distalen Abschnitte des M. vastus lateralis, 6 Patienten ausgeprägtere Pseudohypertrophie der distalen Partien des M. deltoideus, 2 Patienten des M. infraspinam, einer des M. triceps brachii. Ähnlich wie beim Duchenne-Typus finden wir Kranke mit einem zur Adipositas führenden Verlauf neben anderen Fällen, deren Leiden von Beginn an ein generell atrophisches Bild zeigt.

Nach allgemeiner Erfahrung kommt es beim Gliedergürteltyp erst relativ spät zu ernstlichen *Kontrakturen*. Allerdings wird bei Beginn in der Kindheit *Spitzfuß* früh und ähnlich häufig wie beim Duchenne-Typus beobachtet. Auch an den *oberen Extremitäten* können ausnahmsweise *Kontrakturerscheinungen relativ früh* in Erscheinung treten und sogar im Vordergrund der Beschwerden stehen.

So kam ein 19jähriger Schlosser in unsere Behandlung, der vor allem darüber klagte, daß er die Finger nicht mehr richtig strecken konnte, außer wenn er das Handgelenk stark beugte. Bei Dorsalflexion der freibeweglichen Handgelenke stellte sich eine ausgeprägte, auch passiv unüberwindbare Flexion der Finger II—V ein, beruhend auf einer Verkürzung der langen Fingerbeuger des Unterarmes, da eine Schwäche der Extensoren nicht nachweisbar war. Der Patient war unfähig, sich mit flacher Hand aufzustützen. Es bestanden auch bereits deutliche Kontrakturen im Ellenbogengelenk. Seit 4 Jahren waren Atrophien mit Schwäche im Schultergürtel einschließlich Triceps und Biceps brachii und der Mm. pectoralis erkennbar geworden, denen der Patient weniger Bedeutung zumaß. Das Gesicht war frei. Die Kraft der Hände war nicht merkbar vermindert. Der Patient kann auch seinen Beruf noch voll ausüben. An den unteren Extremitäten fand sich lediglich eine geringe Fußheberschwäche beim Fersengang. Familiäre Belastung, Symptome bei den Eltern oder Konsanguinität waren nicht nachweisbar. Beiderseits durchgeführte Biopsien aus dem M. trapezius ergaben histologisch das typische Bild einer Dmp. Doch war der Befund insofern ungewöhnlich, als sich eine auffallend starke interstitielle Fibrose fand. Neben hypertrophischen Faserbündeln waren zahlreiche verschmälerte Fasern und leere Sarkolemmschläuche vorhanden. Die interstitielle Lipomatose war wenig ausgeprägt. Bei den Probeexcisionen war der Muskel auch ungewöhnlich hart und schwer zu schneiden. Aus den Narben entwickelten sich Keloide, was wir bei unseren vielen Biopsien bei Dmp. sonst nie beobachtet haben.

Dieser Befund stützt die schon von älteren Autoren (TRÖMNER, 1925; JENDRASSIK, 1911) vertretene Auffassung, daß die Kontrakturen bei Dmp. auch direkte Folge des zu einer Verkürzung des Muskels führenden pathologischen Gewebsprozesses sein können und nicht allein aus überwiegender Schwäche einer Antagonistengruppe resultieren. TRÖMNER vermutete, daß die Fibrosierung die Beugemuskeln bevorzuge und dadurch die Verkürzung und die Kontrakturen hervorgerufen werden. Ein ähnliches Bild wie der von uns untersuchte Patient bot ein von STEINERT u. VERSÉ (1909) beschriebener Fall, den diese als *Dystrophia musculorum progressiva retrahens* bezeichneten. Schon CESTAN u. LEJONNE (1902) beobachteten eine Sippe, in welcher bei allen Mitgliedern Kontrakturen das Krankheitsbild einleiteten und auch weiterhin beherrschten. Sie faßten solche Formen als besondere Variante der Dmp. auf, TRÖMNER schlug dafür die Bezeichnung „Dystrophia myosclerotica" vor. Vielleicht handelt es sich hier um eine heterogene, weder zum Gliedergürteltyp noch zum facio-scapulo-humeralen Typus gehörende Form der Dmp. Andererseits scheint es uns nicht richtig, das Phänomen der Kontrakturen generell auf fibrosierende Muskelveränderungen zurückzuführen (HALLEN, 1966), da man bei dem besonders zu Kontrakturen neigenden Duchenne-Typ derart ausgeprägte Bindegewebsvermehrungen meistens nicht findet (vgl. dazu S. 94).

In seltenen Fällen ist die *Atemmuskulatur* einschließlich des *Zwerchfelles* besonders früh und stark betroffen. Bei einem 42jährigen noch gehfähigen und berufstätigen technischen Angestellten bestand das Leiden in Form von Gehstörungen und Atrophie der Oberschenkel seit 22 Jahren. Bei der Untersuchung klagte er, daß er beim Treppensteigen weniger durch die Schwäche der Beine, als durch stärkste Atemnot behindert wird. Objektiv zeigte der Patient starke Atrophien der Mm. pectoralis und Pseudohypertrophie der Mm. triceps brachii. Die Atemexkursionen des nichtdeformierten Thorax waren minimal, und unter dem Röntgenschirm fand sich auch eine schwere Lähmung der Zwerchfellbewegungen bei normalem Lungenbefund. Herzbefunde und EKG waren unauffällig. Die mehrfach gemessene Vitalkapazität schwankte zwischen Werten von 1,1 und 1,5 l. Ein ähnliches Bild beobachteten wir bei einer 45jährigen Frau, die allerdings nur mit größter Mühe noch gehfähig war und bei einem auswärtigen Ferienaufenthalt unter stärkerer physischer Belastung einen akuten Zusammenbruch erlitt. Sie hatte seitdem auch in Ruhe und beim Liegen Atemnot und mußte deshalb in die Klinik aufgenommen werden, wo sie nach wenigen Wochen trotz künstlicher Beatmung verstarb (vgl. dazu S. 37).

1.2.7.1 Verlauf. Auf Grund des meist späteren Krankheitsbeginns und der langsameren Progredienz erreichen Kranke des Gliedergürteltyps häufig eine erstaunliche Fähigkeit der Adaptation an den Verlust der Muskelkräfte und können sich selbst bei gleichem Grad der Funktionseinbuße einzelner Muskeln wesentlich länger gehfähig erhalten, als es dem Kranken vom Duchenne-Typ gelingt (Abb. I.10). Wir kennen eine Reihe von Patienten, deren objektivierbare Funktion des Quadriceps und Iliopsoas auf Null herabgesunken ist, die sich auf ebenem Boden aber noch fortbewegen können, z. T. sogar ohne sich festzuhalten. In langen Jahren erlernte umständliche Hilfs- und vor allem Drehbewegungen mit Festhalten an Möbeln (wichtig sind dabei vor allem ausreichend hohe Fuß- und Kopfenden der Betten!) ermöglichen vielen Kranken, sich über Jahre und Jahrzehnte wenigstens innerhalb der Wohnung noch selbst zu versorgen, sich anzuziehen, zu waschen und sogar noch zu kochen. Die allgemein geringere Neigung zu Kontrakturen beruht wahrscheinlich zu einem wesentlichen Teil auf diesem ständigen Übungseffekt. Hinzu kommt bei geringerer Progredienz auch eine günstigere psychische Einstellung beim Erwachsenen, dem Leiden mit allen verfügbaren Mitteln und Kräften Widerstand zu leisten. Die Erfindungsgabe vieler dieser Kranken, sich auf ihren Zustand einzurichten und selbst bei Bettlägerigkeit berufliche Arbeiten zu verrichten, ja sogar noch ihren Lebensunterhalt durch Schreibarbeiten, graphische Arbeiten oder Herstellung elektronischer Geräte u. dgl. zu verdienen, ist oft erstaunlich. Skoliosen entstehen bei benigneren Verläufen im allgemeinen erst spät und sind deshalb seltener als beim Duchenne-Typ.

Oft haben Patienten des Gliedergürteltyps nicht nur einen Beruf erlernen können; die Neigung, selbst bei schon fortgeschrittenem Leiden und entgegen eugenischen Bedenken zu heiraten, ist auffallend groß und psychologisch verständlich. Doch ist nicht nur die Lebenserwartung der Kranken vom Gliedergürteltyp deutlich verkürzt. Auch die Fruchtbarkeit ist nach MORTON, CHUNG u. PETERS (1963) stark reduziert und beträgt nur etwa $^1/_4$ derjenigen der gesunden Bevölkerung. Da Blutsverwandtschaft der Eltern für das Homozygotwerden des recessiv-pathogenen Gens eine wichtige Rolle spielt, findet man diesen Typus, wie BECKER annimmt, häufiger in der ländlichen Bevölkerung und in besonderen Inzuchtgebieten. Mehrfach sind Familien mit zahlreichen Kranken beschrieben, die aus Blutsverwandtenehen stammen (vgl. Sippentafel Abb. I.11), welche alle auf ein Ahnenpaar zurückzuführen sind (KLOEPFER u. TALLEY, 1958; JACKSON u. CAREY, 1961).

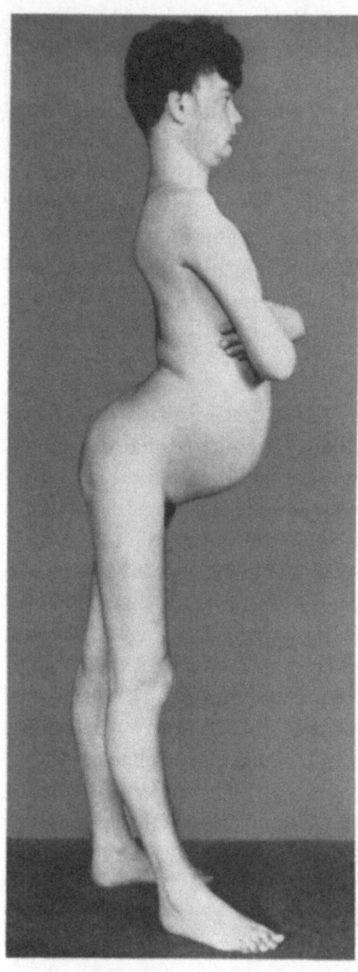

Abb. I.10 Gliedergürteltyp der Dmp. 27 Jahre. Noch gehfähig bei extremer Schwäche der Oberschenkel-, Rumpf- und Schultergürtelmuskulatur

1.2.7.2 Häufigkeit. Diese wird für den Gliedergürteltyp nach einzelnen Ländern noch sehr verschieden angegeben (vgl. dazu BECKER, 1964). Allgemein gilt sie als wesentlich geringer im Vergleich zum Duchenne-Typ. Wir selbst fanden in Berlin eine Verhältniszahl von 61 : 125 Fällen, also etwa 1 : 2. MORTON u. CHUNG (1961) schätzen die Häufigkeit der Gliedergürtelform bei 1 Million Geburten auf 38 gegenüber 140 des Duchenne-Typs. Da erstere eine fast doppelt so hohe Lebenserwartung haben, ergibt dies eine recht gute Übereinstimmung mit dem von uns beobachteten Verhältnis. Eine Häufung in ländlichen Bezirken mit geringerer Bevölkerungsbewegung ist von BECKER (1953) bestätigt worden. Die Tatsache, daß wir in Berlin den Gliedergürteltyp im Verhältnis zu anderen Formen häufiger sehen, als BECKER ihn in den badischen Landbezirken beobachtete, läßt sich vielleicht dadurch erklären, daß bei Erhebungen mit erbbiologischer Fragestellung überwiegend isoliert auftretende Krankheitsformen der Beobachtung leichter entgehen. Ähnliches gilt wohl für das Resultat der Sippenuntersuchungen von LAMY u. DE GROUCHY (1954), die in Paris ein Verhältnis von Gliedergürtelform zu Duchenneform wie 1 : 10 sahen.

Auffallend groß ist die von MOSER u. Mitarb. (1966) für den Kanton Bern angegebene Zahl von 36 Fällen der autosomal-recessiv vererbten Gliedergürtelform gegenüber nur 17 Fällen des infantilen Duchenne-Typs. Dies spricht gegen alle sonstigen Erfahrungen und für die Vermutung, daß die angewandten Klassifikationskriterien (symptomfreie Eltern, niedrige Serumenzymwerte) für zuverlässiger gedeutet wurden, als sie es sind. Nach klinischen Merkmalen beurteilt, gehörten 15 dieser Fälle zum scapulo-humeralen Typ. Andere, sowohl männliche wie weibliche Patienten dieser Gruppe, waren schon in den ersten Lebensjahren erkrankt und zeigten auch deutlich bis stark erhöhte Kreatinphosphokinasewerte im Serum. Es wird schwer ersichtlich, weshalb isolierte männliche Kranke dieser Art nicht als Duchenne-Typ klassifiziert werden können.

1.2.7.3 Besondere Verlaufsformen. Einen ungewöhnlich maligne verlaufenden
frühen Krankheitsbeginn beobachteten wir bei einem Mädchen, das nach der allgemeinen Symptomatologie zuerst eine infantile spinale Muskelatrophie vom Typ
Werdnig-Hoffmann vermuten ließ. Das bis dahin unauffällige Kind konnte seit
dem 5. Lebensmonat den Kopf nicht mehr heben und auch später nie sich aufset-

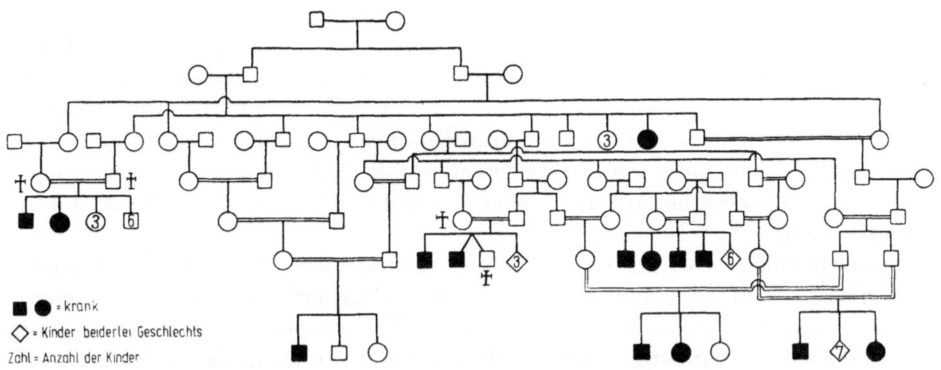

Abb. I.11   Sippe aus dem USA-Staat Indiana. Recessiv-autosomal vererbte Dmp.
(Nach JACKSON u. CAREY, 1961)

zen oder stehen, selbst nicht mit Hilfe. Im Liegen bleiben die Gliedmaßen in typischer Hampelmannstellung. Konstant hohe Serumenzymwerte (in IE: ALD 20,3;
CPK 12,1; LDH 493; GOT 33; GPT 20) erweckten den Verdacht auf Muskeldystrophie, das EMG und der Biopsiebefund bestätigten ihn. Es handelt sich um ein
geschwisterloses Kind gesunder Eltern und Großeltern. Auskünfte über Vererbung
oder Konsanguinität lauteten negativ. Bei einer Nachuntersuchung im Alter von
34 Monaten war nur die Bewegung der Arme etwas besser. Das Kind konnte jetzt
sitzen, wenn man es mit Hilfe aufrichtete. Es ist allgemein atrophisch und zeigt
auch starke Schultergürtelparesen mit Scapulae alatae. Inzwischen hatten sich
Spitzfüße und leichte Kontrakturen der Ellenbogen-, Hüft- und Kniegelenke entwickelt.

Rasch progredient verlaufende, schon in den ersten Lebensmonaten manifest
werdende Muskeldystrophien haben als Seltenheit auch BRANDT (1950) und WAL-
TON (1957) beschrieben. 1965 teilte WHARTON ein unserem Fall in Beginn und
Verlauf gleichendes (der Werdnig-Hoffmannschen Erkrankung sehr ähnliches!)
Bild bei 2 weiblichen Geschwistern mit, bei denen die Serumenzymwerte stark
erhöht waren und das EMG und die Muskelbiopsie das Vorliegen einer primären
Muskeldystrophie bewiesen.

Eine Studie von JOHNSTON (1964) befaßt sich speziell mit der Ermittlung bös-
artig verlaufender Früherkrankungen an Dmp. bei weiblichen Kindern in England,
die aus Schulen für Körperbehinderte eruiert wurden. 11 Mädchen mit mehr oder
weniger rascher, dem Duchenne-Typ ähnlicher Progredienz konnten untersucht
werden. Eines dieser allerdings erst mit 13 Jahren gehunfähig gewordenen Kinder
bot einen Stammbaum mit insgesamt 5 Erkrankungsfällen in der Familie. Der
Erbgang erwies sich als autosomal-recessiv. Stets hatte das Leiden in früher Kind-

heit begonnen und einen mehr oder weniger raschen Verlauf genommen. Eine Kusine der Probandin hatte nie gehen können. Sie war zum Zeitpunkt der Untersuchung 12 Jahre alt und im Rollstuhlstadium. Leider wurden von JOHNSTON keine Biopsien, keine elektromyographischen Untersuchungen und auch keine Enzymuntersuchungen vorgenommen. Die Diagnose stützte sich allein auf den allgemeinen klinischen Befund.

Möglicherweise stellen die von WHARTON, JOHNSTON und uns beobachteten Frühformen extrem maligne·Verlaufsarten des Gliedergürteltyps dar. Wahrscheinlicher handelt es sich hier um einen heterogenen Typus der Dmp., da wir so hohe Serumenzymwerte bei anderen typischen weiblichen Fällen der Dmp. vom Gliedergürteltyp nur ausnahmsweise beobachten konnten (vgl. S. 204). Die Beobachtungen von WHARTON und JOHNSTON weisen auf sippengebundene Eigentümlichkeiten des Verlaufs, welche die Vermutung stützen, daß auch die recessiv-autosomal vererbte Dmp. mehrere heterogene Formen umfaßt (MORTON u. CHUNG, 1961; BECKER, 1964).

Wahrscheinlich verbergen sich unter den variierenden Bildern der Dmp. autosomal-recessiver Vererbung auch Formen, deren Eigenart sich durch intensivere elektronenmikroskopische und biochemische Untersuchungen aufdecken läßt („Central-Core", „Nemaline"- oder durch besondere Mitochondrienveränderungen gekennzeichnete Myopathien, siehe die entsprechenden Kapitel).

Bei der Mehrzahl der Kranken beginnt die Schwäche im Bereich des Beckengürtels und der Oberschenkel, um später, ähnlich wie bei der Duchenne-Form, auch auf den Schultergürtel, die Rumpfmuskulatur und die Oberarme überzugreifen (aufsteigender oder ascendierender Verlauf). In Tabelle I.1 sind 55 Fälle dieser Art (Gruppe II a) aufgeführt. Darunter sind 8 Patienten, welche die Schwäche der Arme und Beine etwa gleichzeitig feststellten. Nur bei 2 Kranken waren Symptome im Schultergürtelbereich nicht bzw. noch nicht nachweisbar. Einen in dieser Hinsicht sehr ungewöhnlichen Verlauf beobachteten wir bei einem Mädchen, dessen Bruder ebenfalls an Dmp. leidet. Dieses erkrankte schon mit 3 Jahren an Spitzfuß und Watschelgang. Es war zum Zeitpunkt unserer letzten Untersuchung mit 13 Jahren nicht mehr gehfähig, während Schultergürtel und Arme bisher in keiner Weise erkennbar atrophisch oder geschwächt sind. Die Diagnose wurde durch Elektromyogramm und Muskelbiopsie gesichert.

Bei 6 Kranken des Gliedergürteltyps ohne Krankheitszeichen bei den Eltern beobachteten wir eine *primäre Schwäche des Schultergürtels* (vgl. Tabelle I.1, Gruppe II b). Jedenfalls hatten sie diese längere Zeit, z. T. mehrere Jahre vor Beginn der Gehstörungen bemerkt, und auch zum Zeitpunkt der Untersuchung war die Schwäche des Schultergürtels und der Arme ausgeprägter als an den unteren Extremitäten. Bei einem 19jährigen Mann mit seit 5 Jahren bestehender isolierter Schultergürtelatrophie und -schwäche bestanden an den unteren Extremitäten noch keinerlei subjektive Symptome. Die Reflexe waren hier gut auslösbar, lediglich beim Fersengang fiel objektiv eine leichte Schwäche der Fußheber auf. Zweimalige Biopsien aus dem M. pectoralis sicherten die Diagnose einer Dmp.

BECKER (1964) vertrat bisher die Auffassung, daß alle Fälle von Schultergürtel-Dmp. mit descendierendem Verlauf genetisch mit dem dominant vererbten facio-scapulo-humeralen Typus identisch seien, da eine Beteiligung der Gesichtsmuskulatur bei dieser letzteren Form nicht obligat oder oft auch nicht zu erkennen

ist (vgl. S. 48). Eigene Beobachtungen stimmen jedoch mit denjenigen von WAL
TON u. NATRASS, STEVENSON (1953) und MOSER u. Mitarb. (1966) überein,
wonach auch bei autosomal-recessiver Dmp. descendierende Verlaufsformen vorkommen. Bei 2 der hier genannten Fälle lag Konsanguinität der Eltern vor, und
bei keinem dieser Patienten ergaben sich Anhaltspunkte für einen dominanten
Erbgang. 2 Kranke dieses Typus haben je 2 Geschwister mit Dmp. In allen Fällen
erwiesen sich die Eltern, in einem Fall auch ein erwachsener Sohn als gesund.

Nach unseren Beobachtungen scheint allerdings ein descendierender Verlauf
bei Dmp.-Kranken des autosomal-recessiven Gliedergürteltypus relativ selten zu
sein. Auffallend ist daher, daß WALTON u. NATRASS (1954) sowie WALTON (1955)
unter 18 Fällen des Gliedergürteltyps 10 Patienten sahen, bei denen das Leiden im
Schultergürtelbereich begonnen hatte. Hier handelte es sich ganz überwiegend um
isolierte Fälle. In einer Sippe waren 2 Brüder und die Mutter erkrankt, was darauf
hindeutet, daß WALTON auch Fälle des dominant vererbten facio-scapulo-humeralen Typus ohne oder ohne deutliche Beteiligung der Gesichtsmuskeln unter den
Gliedergürteltyp eingereiht hat. Auch STEVENSON (1953) fand unter den nach
Erbanalysen überprüften autosomal-recessiven Muskeldystrophien Fälle vom
Schultergürteltyp mit oder ohne faciale Beteiligung. Bei ihren umfangreichen
Sippenuntersuchungen hatten SJÖVALL (1936) und BECKER (1953) niemals feststellen können, daß innerhalb einer Sippe ascendierende und descendierende Formen nebeneinander vorkommen. Bei den nach unserer Auffassung zum Gliedergürteltyp gehörenden Sippen haben wir derartiges ebenfalls nie gesehen. Bei einer
Kranken mit Beginn der Symptome am Schultergürtel hatten 1 Bruder und 1
Schwester das gleiche Verlaufsbild gezeigt. Unter den Sippen, die LEVISON (1951)
beschreibt, fand sich nur bei Fällen vom facio-scapulo-humeralen Typus dominante
Vererbung, beim reinen Schultergürteltyp ohne Gesichtsbeteiligung jedoch nie.
Auch die von CHUNG u. MORTON (1963) angestellten genetischen Analysen von
800 in der Literatur beschriebenen oder selbst untersuchten Fällen von Dmp. ergaben, daß sich die Einbeziehung aller Schultergürtelformen in den dominant vererbten Typus nicht vertreten läßt und ein Teil dieser Fälle dem autosomal-recessiven Erbgang folgt. Zu ähnlichen Ergebnissen kommen MOSER u. Mitarb. (1966)
bei ihren in der Schweiz durchforschten Sippen. Alle diese Beobachtungen sprechen dafür, daß innerhalb der Gruppe der autosomal-recessiv vererbten Dmp. 2
auch genetisch verschiedene Verlaufsformen vorkommen.

MORTON, CHUNG u. PETERS (1963) machten darauf aufmerksam, daß bei
recessiv vererbter Dmp. gelegentlich auch *Pseudodominanz* beobachtet wird. Dies
kann auf der Manifestation von Symptomen bei einem Heterozygoten beruhen
oder darauf, daß ein Homozygoter eine Heterozygote heiratet. Bei der von BECKER
1953 beschriebenen Sippe B 33 liegt dieser zweite Modus vor. Der weitere Erbgang
läßt dann nie wieder Dominanz erkennen.

1.2.7.4 Differentialdiagnose. Da es sich bei der überwiegenden Zahl von Dmp.
des Gliedergürteltyps um isolierte Erkrankungsfälle und meist auch um Patienten
im mittleren Lebensalter handelt, ist die Unterscheidung gegenüber *symptomatischen Myopathien* oft sehr schwierig. Vor allem kann sich eine Verkennung der
chronischen Polymyositiden oder „Menopause-Myopathien" verhängnisvoll auswirken, da diese therapeutisch beeinflußbar und z.T. heilbar sind. Klinisches Bild
und langsam progredienter Verlauf können sich völlig gleichen, zumal auch die

chronischen Polymyositiden meist keine Schmerzen verursachen. Die Serumenzymbefunde und das Elektromyogramm zeigen die gleichen Merkmale. Muskelbiopsien sind hier unerläßlich, obgleich auch das histopathologische Bild manchmal
täuschen und erst bei Wiederholung zur richtigen Diagnose führen kann (vgl.
S. 94).

Unsicherheiten bleiben somit oft bestehen. Dies gilt entgegen manchen früheren
Mitteilungen auch für die Bewertung der Serumenzymbefunde zur Abgrenzung
gegenüber dem Duchenne-Typ der Dmp., da die für den letzteren Typ als charakteristisch geltenden starken Erhöhungen vereinzelt auch beim Gliedergürteltyp
gefunden werden (vgl. dazu S. 204). Wir können deshalb den Angaben von MOSER
u. Mitarb. (1966) nicht zustimmen, wonach die Diagnose des Gliedergürteltyps auf
Grund des Fehlens von Symptomen bei den Eltern oder Kindern und wenig
erhöhter Serumenzymwerte fast mit Sicherheit zu stellen sei, zumal auch mehrere
der dem Gliedergürteltyp zugeordneten Fälle dieser Autoren deutlich bis stark
erhöhte Kreatinphosphokinasewerte hatten!

Leichter ist heute die differentialdiagnostische Unterscheidung der der Gliedergürtelform so ähnlichen *pseudomyopathischen Spinalerkrankung* geworden, da die
synoptische Wertung einer sorgfältigen elektromyographischen Untersuchung mit
den Eigenarten des histopathologischen Befundes hier wohl selten die Ursache
noch verkennen läßt. Dieses Leiden, das wir selbst in 27 Fällen (welche vorher fast
immer als Muskeldystrophien angesprochen worden waren) diagnostizierten, ist
häufiger, als bisher vermutet wurde.

1.2.8 Facio-scapulo-humeraler Typ

Die typischen Merkmale des facio-scapulo-humeralen (f.-sc.-h.) Typus der Dmp.
sind, wenn wir der Definition BECKERs folgen:

1. die oft primäre, allerdings häufig nicht als pathologisch zu erkennende und
nicht obligate Erkrankung der Gesichtsmuskeln,

2. die zuerst am Schultergürtel deutlich werdenden Atrophien und Lähmungen
mit späterem Übergreifen des Prozesses auf die Muskeln des Rumpfes und des
Beckengürtels,

3. Beginn vorzugsweise in der Adoleszenz oder noch später und relativ gutartiger Verlauf des Leidens,

4. der dominante Erbgang; Männer und Frauen erkranken gleichermaßen.

Abweichungen von dieser Definition finden sich jedoch öfters. Schwierigkeiten,
das sich unter solchen Kriterien anbietende Krankengut als genetisch einheitliche
Gruppe der Dmp. anzuerkennen, zeigen sich in mehrfacher Weise. Wegen dieses
bisher noch weitgehend offenen Problems sind in diesem Abschnitt einige ausführliche Darstellungen kasuistischer Erfahrungen notwendig.

Schon ERB (1884, 1891) hat bei der Beschreibung der von ihm besonders
hervorgehobenen „juvenilen scapulo-humeralen" Form der Dmp. gezeigt, daß die
Beteiligung der Gesichtsmuskulatur nicht obligat ist. Schwierigkeiten der Klassifikation ließen sich zwar verringern, wenn man grundsätzlich die Bezeichnung
„dominant vererbte Dmp." wählen würde (BECKER, 1964). Doch zeigen neuere
Erfahrungen, daß unter dem Merkmal der Dominanz offensichtlich mehrere, mindestens 2 heterogene Formen der Dmp. vorkommen (vgl. S. 58 u. 61). Andererseits

fanden anscheinend erst in neuerer Zeit Fälle von f.-sc.-h. Typus Beachtung, welche einen dem Duchenne-Typus ähnlichen, sehr bösartigen Verlauf nehmen. Auch sehen wir individuelle Verlaufsformen, die unter dem Kennzeichen des dominanten Erbganges dem Erscheinungsbild des Gliedergürteltyps gleichen und zuerst im Beckengürtelbereich erkranken, wegen des typischen Verlaufsbildes bei anderen Sippenmitgliedern offensichtlich dennoch dem f.-sc.-h. Typ zugeordnet werden müssen. Da derartige Beobachtungen bisher noch wenig diskutiert und nicht allgemein anerkannt sind, in einer zukünftigen differenzierteren Klassifikation der progressiven Muskeldystrophien aber berücksichtigt werden müssen, werden wir in diesem Kapitel auf solche ungewöhnlichen Befunde etwas näher eingehen.

1.2.8.1 Symptomatologie und Verlauf typischer Fälle. Bei der in der Regel im juvenilen Alter oder später beginnenden, langsam fortschreitenden Form des f.-sc.-h. Typs wird die primäre Schwäche im Schultergürtelbereich erst bemerkt, wenn diese bereits ausgeprägt ist und das Leiden sicherlich schon längere Zeit bestanden hat. Anhaltspunkte über dessen wahren Beginn sind noch schwerer zu gewinnen als bei den im Beckengürtel beginnenden Muskeldystrophien. Erkannt wird es entweder durch deutlichen Schwund der Muskulatur im Schulterbereich, das Hervortreten der Schulterblätter oder durch funktionelles Versagen, wenn die Patienten die Arme nicht mehr über die Horizontale anheben können. Dies macht sich meist zuerst bei der beruflichen Arbeit bemerkbar, bei Frauen oft dadurch, daß sie sich nicht mehr richtig frisieren oder im Haushalt Gegenstände nicht mehr in höher gelegene Borte und Schränke abstellen können. Bei leichteren und latent bleibenden Formen, die es bei diesem Typ nicht selten gibt, entdeckt man das dem Betroffenen nie zum Bewußtsein gekommene oder falsch gedeutete Leiden nur durch gezielte Befragung und Untersuchung, was bei der Ermittlung von Vererbungsmerkmalen bei Angehörigen zu beachten ist (BECKER, 1953). Andere Patienten stellen das Leiden erst dann fest, wenn es auch auf den Beckengürtel übergegriffen hat und die Gehfähigkeit beeinträchtigt, obgleich vermutlich die Schultergürtelschwäche zuerst eintrat und schon sehr viel länger bestand.

Der augenfällige Befund bei der Atrophie der Schultergürtelmuskulatur ist der Schwund des M. trapezius, besonders in seinem oberen Anteil; ferner das Bild der Scapulae alatae, z. T. schon in Ruhestellung oder erst beim Hochheben der Arme nach vorn deutlich werdend (Abb. I.12). Der häufig sehr ausgesprochen asymmetrische Beginn der Atrophien gibt oft zu anfänglich falschen Diagnosen („Serratuslähmung") Anlaß. Wenn die Krankheit schon in der Kindheit beginnt, wird sie von den Müttern auch daran bemerkt, daß beim Hochheben der Kinder Arme und Schultern keinen Halt bieten und der Mutter durch die Hände gleiten. Diese „losen Schultern" lassen sich auffallend leicht nach oben und an den Kopf heranziehen. Durch Atrophie der Mm. pectoralis kommt es auch zu einer Verflachung der Brust; Schlüsselbeine und Schultergelenke ragen nach vorn hervor (Abb. I.18).

In fortgeschritteneren Stadien erhält die Schulterlinie eine eigentümliche Kontur durch Schwund der oberen Anteile des M. trapezius und Erhaltenbleiben des deutlich sich heraushebenden Levator scapulae; bei Bemühungen, die Arme nach vorn zu heben, zieht dieser den inneren oberen Winkel des Schulterblattes abnorm stark in die Höhe (Abb. I.13). Schwund und Schwäche der Mm. serratus anterior und subscapularis vermögen gegenüber dem Levator scapulae keinen Gegenzug mehr auszuüben (Abb. I.14). So kann es zu grotesken Konturen des Schultergürtels kommen (Abb. I.17). Infolge Degeneration des M. subscapularis wird auch die Adduktion der Arme stark geschwächt. Die Atrophie des M. deltoideus bevorzugt den proximalen Anteil, während der untere Teil besonders beim Hochheben der Arme wulstartig hervortritt und nicht selten pseudohypertrophisch vergrößert ist.

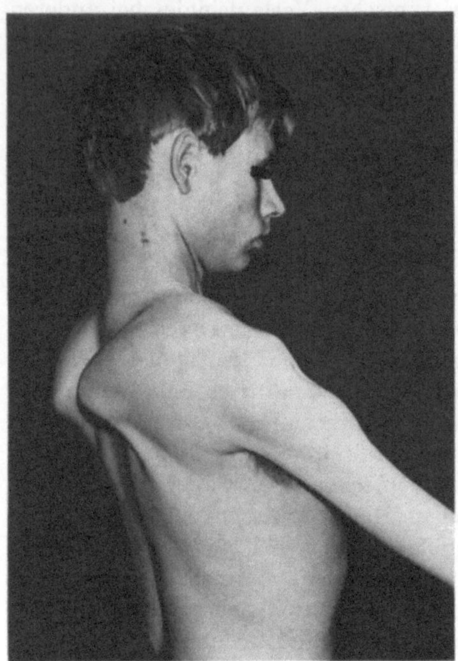 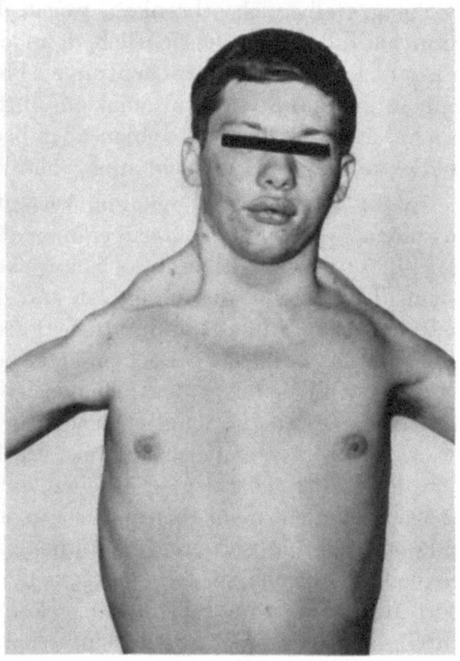

Abb. I.12   Facio-scapulo-humeraler Typ der Dmp. 25 Jahre. Scapulae alatae. Im Bereich des Beckens und der unteren Extremitäten ist klinisch nur eine mäßige Peroneusschwäche zu erkennen. Als Dreher voll berufstätig

Abb. I.13   Facio-scapulo-humeraler Typ der Dmp. 17 Jahre. „Tapirmund". Beachte Schulterprofil und Abflachung der oberen Thoraxpartie bei Atrophie des M. pectoralis

Auch der Biceps und Triceps brachii degenerieren oft früh und in unterschiedlichem Maße, während die Muskeln der Vorderarme in der Regel mehr oder weniger verschont bleiben oder sogar besonders kräftig entwickelt sein können. Abb. I.18 zeigt ein solches Zustandsbild in ausgeprägtester Form. Doch sieht man nicht ganz selten eine erhebliche Schwäche auch distaler Muskeln, besonders der Hand- und Fingerextensoren. Als individuelles Erbmerkmal, nur rechtsseitig ausgeprägt, beobachteten wir dies bei Vater und Sohn.

LANDOUZY u. DÉJÉRINE (1884—1886) hatten in ihren Erstbeschreibungen des Krankheitsbildes unter Einbeziehung autoptisch-histologischer Befunde eine gesetzmäßige Reihenfolge des Befalls bestimmter Muskelgruppen des Schultergürtels definiert. Sie beschrieben einen bevorzugten Schwund zuerst des Trapezius, dann des Rhomboideus, Deltoideus, Pectoralis, Biceps und Triceps brachii und des Supinator longus, während die Mm. subscapularis, supra- und infraspinatus lange erhalten bleiben. Die Schonung der letztgenannten Muskeln werteten sie als Kriterium gegenüber der spinal bedingten Schulteratrophie von VULPIAN u. BERNHARD. Offenbar handelte es sich aber um Merkmale einer individuellen Sippe. Bei

der Untersuchung vieler Patienten des f.-sc.-h. Typus muß man erkennen, daß
diese Gesetzmäßigkeit nicht immer zutrifft. Neben der häufigen Schwäche des
Subscapularis, auf die schon ERB bei seinem „juvenilen Schultergürteltyp" hin-
wies, ist manchmal auch der Infraspinam deutlich atrophisch (Abb. I.12), was
auch GOEBELL (1962) feststellte.

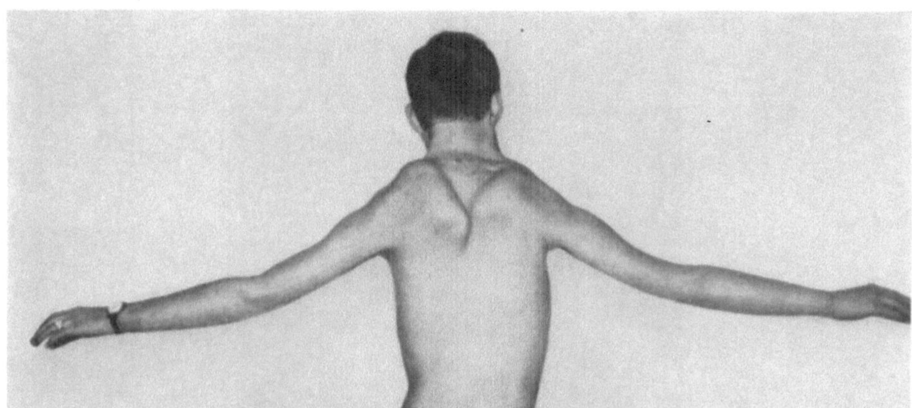

Abb. I.14   Facio-scapulo-humeraler Typ der Dmp. Gleicher Patient wie Abb. I.13. Einwärts-
gleiten des unteren und Hochgleiten des oberen Schulterblattwinkels (vgl. Text)

Die Scapula alata ist nicht pathognomonisch. Sie kommt ebenso bei den anderen
Typen der Dmp. und bei spinalen hereditären Muskelatrophien vor. Manchmal ist
sie ein Residuum spinaler Kinderlähmung, und nicht selten werden asymmetrisch
beginnende Schultergürtelformen der Dmp. fälschlich als solche gedeutet. Andererseits können Scapulae alatae beim f.-sc.-h. Typ der Dmp. auch fehlen, indem die

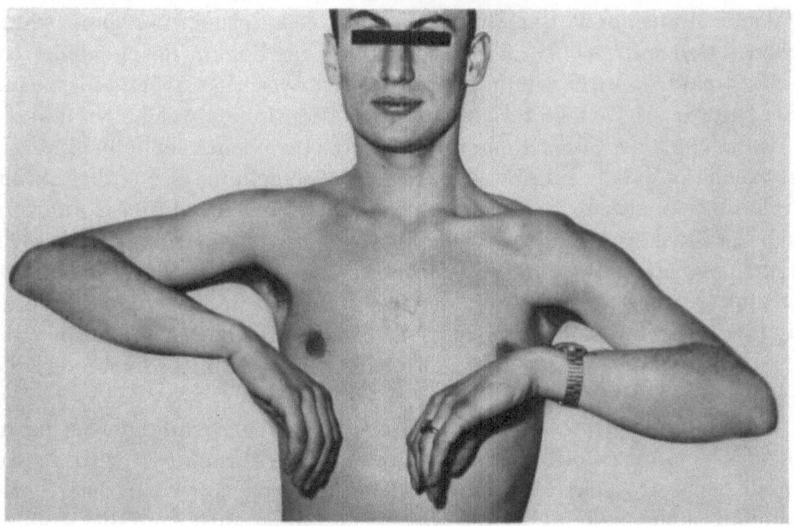

Abb. I.15   Facio-scapulo-humeraler Typ der Dmp. 21 Jahre. Frühes Stadium. Beachte die
Asymmetrie (vgl. Text)

Schulterblätter sowohl in Ruhestellung als auch beim Hochheben der Arme nur nach lateral gleiten, ohne vorzutreten. Dies ist erklärt durch eine manchmal noch kräftig erhaltene Funktion des M. serratus anterior, dessen Zugwirkung zusammen mit derjenigen des Levator scapulae und des Rhomboideus den inneren Rand des Schulterblattes auf dem Thorax fixiert hält.

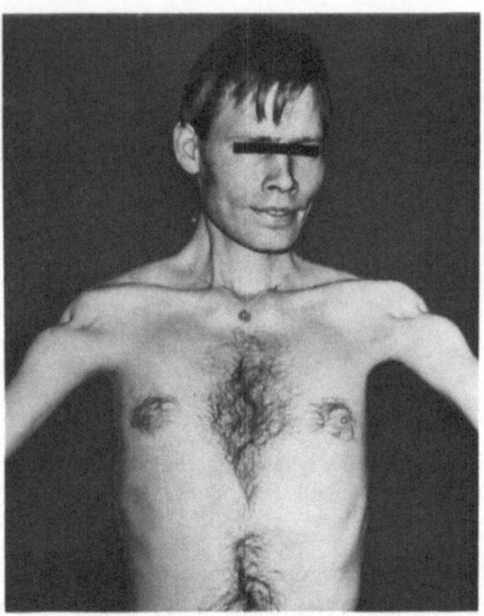

Abb. I.16   Facio-scapulo-humeraler Typ der Dmp. 25 Jahre. Erkennbar wurde das Leiden mit 17 Jahren. Besondere Merkmale: ,,rire en travers'', Schwund des Plathysma, hervorstehendes Schlüsselbeinprofil, Atrophie des M. deltoideus, speziell des proximalen Anteils

Auffallend häufig im Vergleich zu den sonstigen Formen der Dmp. sind ausgesprochene *Asymmetrien* des Muskelschwundes im Beginn des Leidens. In einzelnen Fällen sind sie vielleicht begünstigt durch einseitige Arbeitsüberbeanspruchung bei beruflicher Tätigkeit. Eine unserer Patientinnen, welche beim Manifestwerden des Leidens als Goldschmiedin arbeitete, vermochte schließlich den Hammer nicht mehr zu heben, und bei der ersten Untersuchung war praktisch nur die rechte Schulter von ausgeprägter Atrophie und Schwäche betroffen. 2 Jahre später hatte sich der Muskelschwund weitgehend symmetrisch entwickelt und auch den Beckengürtel ergriffen. Bei einem Fleischergesellen, der seine Lasten stets auf der linken Schulter trug, wurde wegen der anscheinend einseitigen Atrophie zuerst die Diagnose einer linksseitigen ,,Nervenlähmung'' gestellt (Abb. I.15). Erst die genauere Untersuchung zeigte eine Schwäche beider Schultern und das gleiche Leiden beim Vater.

Die Erkrankung der *Gesichtsmuskulatur* mit Bevorzugung der Mundregion (M. orbicularis oris) ist meist ein Frühsymptom der Erkrankung, wird als solches häufig aber erst retrospektiv durch genauere Befragung offenbar. Die Patienten geben an, daß sie nie pfeifen konnten oder schon immer auffallend dicke oder auch schmale Lippen hatten. Sie haben Mühe, den Mund zu spitzen. Mütter bestätigen, daß diese schon im Kindesalter die Augen im Schlaf nicht vollständig geschlossen hielten. Für stärker ausgeprägte Lippenhypertrophien fand WESTPHAL den Ausdruck „*Tapirmund*". Typische Beispiele zeigen Abb. I.13 und I.21. In anderen Fällen sind die Lippen auffallend dünn, und die Schwäche zeigt sich neben den

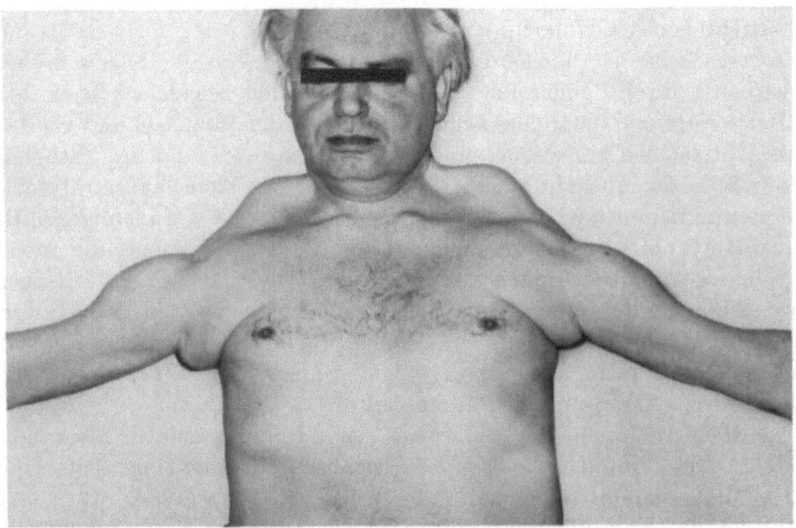

Abb. I.17   Facio-scapulo-humeraler Typ der Dmp. 49 Jahre. Erkrankungsbeginn mit 16 Jahren. Stark gehbehindert. Stark fortgeschrittener Schwund der Schultergürtel- und Oberarmmuskulatur. Hochgleiten der Schulterblätter beim Heben der Arme

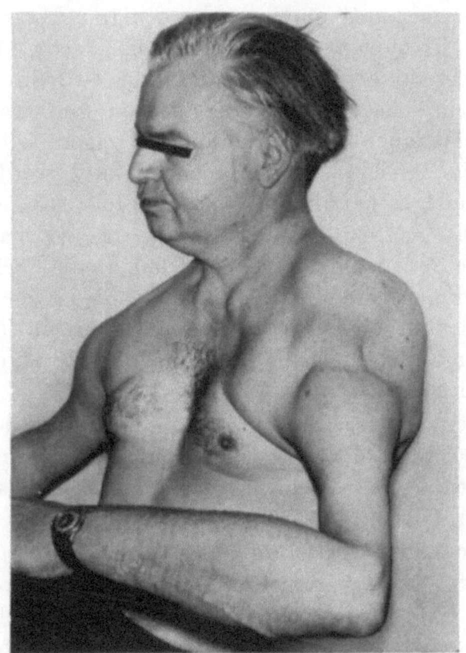

Abb. I.18   Gleicher Patient wie Abb. I.17. Kontrast der kräftigen Unterarmmuskulatur gegenüber den atrophischen Muskeln des Oberarms

schon genannten Unfähigkeiten darin, daß sich beim Lachen der Mund zu einem ausdruckslosen Strich verzieht, was LANDOUZY u. DÉJÉRINE als „rire en travers“ bezeichneten. Auch das bei der Prüfung des Facialis übliche Zähnezeigen fällt kraftlos aus (Abb. I.16). Bei einem Patienten sahen wir ein grotesk löffelartiges Hervorragen und Hängen der Unterlippe.

Bei fortgeschrittener Facies dystrophica, die sich von der Facies myopathica bei Myasthenie durch Fehlen der Ptosis unterscheidet, zeigen sich auch deutliche *Sprachschwierigkeiten*, besonders bei der Phonation der Vokale O und U (BECKER, 1953) im Unterschied zur Myasthenie, bei welcher auf Grund der Mitbeteiligung bulbär innervierter Muskeln auch die Aussprache der Konsonanten dysarthrisch ist. Differentialdiagnostische Schwierigkeiten können sich vor allem gegenüber der Myotonia dystrophica ergeben, einmal bei den infantilen Formen, die auch durch wulstige bewegungsarme Lippen auffallen, dann wieder in fortgeschrittenen Stadien, wenn die myotonischen Symptome schon weitgehend in den Hintergrund getreten sind. Doch finden sich dann neben der mehr distal betonten Gliederschwäche auch hier meist ausgeprägtere bulbäre Symptome und Ptosis der Lider, die bei der f.-sc.-h. Dmp. nicht vorkommen.

Gelegentlich ist auch die Schwäche der Mundmuskulatur asymmetrisch, wodurch der Mund ähnlich wie bei einer Facialisparese nach einer Seite abweicht. Derartige Bilder demonstrierten LANDOUZY u. DÉJÉRINE (1886), BECKER (1953) und WALTON u. NATRASS (1954). Nicht selten ist die Ausbreitung der Myopathie auf weite Bereiche der Gesichtsmuskulatur, so daß die gesamte Mimik reglos wird. Bevorzugt leidet auch der M. orbicularis oculi, wodurch die *Augen nicht mehr ganz geschlossen* werden können. Dieses Zeichen fällt besonders beim Schlafen auf. Einschränkung der Augenmotilität im Sinne der oculären Muskeldystrophie gibt es im Rahmen des f.-sc.-h. Typs der Dmp. vermutlich nicht, obgleich bei ersterem Leiden diesem ähnliche Bilder gesehen werden (vgl. S. 298).

Sicher ist, daß zahlreiche Fälle auch des echten dominant vererbten f.-sc.-h. Typus keine Symptome einer Gesichtsbeteiligung zeigen, selbst in fortgeschrittenen Stadien nicht. Die manchmal klinisch nicht manifest werdende, aber im histologischen Bild dennoch erkennbare Myopathie der Gesichtsmuskeln wiesen LANDOUZY u. DÉJÉRINE (1886) nach. ERB wollte dieser Lokalisation der Erkrankung keine spezifische Bedeutung zuerkennen, da man die Facies myopathica auch bei infantilen Erkrankungsformen sehe. Das Symptom ist aber so charakteristisch für den f.-sc.-h. Typ und zeigt sich bei anderen Formen der Dmp., z.B. beim Duchenne-Typ, nur in Endstadien und derart selten, daß an dessen pathognomonischer Bedeutung nicht zu zweifeln ist.

In späteren Stadien der Krankheit greift diese auch auf den gesamten Rumpf und den Beckengürtel über. Es entwickelt sich mehr und mehr das Bild einer schweren Haltungslordose, beim Anblick von vorn manchmal auch einer „Wespentaille“ (LANDOUZY u. DÉJÉRINE).

Eine frühere oder spätere *Miterkrankung des Beckengürtels und der unteren Extremitäten* ist die fast sichere Regel, die wir bei 26 der von uns untersuchten 27 Fälle (vgl. Tabelle I.1) bestätigt fanden. Dies war auch bei allen 22 von WALTON beschriebenen Kranken dieses Typs der Fall. Sippendurchforschungen ergeben offenbar ein von klinischer Sicht abweichendes Bild, da hier auch diskret erkrankte Fälle miterfaßt werden, welche sonst niemals einen Arzt aufgesucht hätten. So ist wohl zu erklären, daß BECKER (1953) unter 123 Patienten des f.-sc.-h. Typus nur 52 mal eine Miterkrankung des Beckengürtels registrierte und von diesen nur 10 Fälle ihre Gehfähigkeit verloren hatten.

Der Befall der unteren Extremitäten ist oft diskret und war bei 2 unserer Patienten nur bei genauer Prüfung festzustellen. Beide Kranken waren sich einer Gangstörung nicht bewußt, sie hatten keine Schwierigkeiten beim Bergsteigen und konnten auch die einem Gesunden zumutbare Zahl von Kniebeugen mühelos durchführen. Der eine Patient hatte aber einen deutlichen Spitzfuß, und beide konnten den Fersengang nicht ausüben. Bei einem Patienten zeigte auch die Biopsie des funktionell völlig intakt erscheinenden M. gastrocnemius, welche neben der Untersuchung des schwer veränderten M. trapezius vorgenommen wurde, deutliche Zeichen des dystrophischen Prozesses mit Kernvermehrung, verschmälerten Muskelfasern und leeren Sarkolemmschläuchen.

Pseudohypertrophien anderer Muskeln als der Lippen und des Deltoideus sind selten. Wadenhypertrophie sahen wir dreimal, BECKER (1953) viermal. Zweimal fand BECKER auch Hypertrophie des Quadriceps, einmal des M. pectoralis. Nach seiner Beobachtung sind Vorkommen und Lokalisation der Pseudohypertrophien stark sippengebunden. LANDOUZY u. DÉJÉRINE (1886) hatten bei ihren Sippen nie Pseudohypertrophien gesehen, auch nicht der Lippen, und glaubten, deren Fehlen sei ein typisches Merkmal der f.-sc.-h. Dmp.

Hinsichtlich des *Krankheitsbeginns* zeigen unsere Erfahrungen bei 27 Fällen gute Übereinstimmung mit denjenigen von WALTON, wonach dieser zwischen frühester Kindheit und spätem Erwachsenenalter liegen kann (vgl. Tabelle I.1). Bei unseren Patienten war ein nach klinisch deutlichen Schwächezeichen definierter Beginn zwischen dem 1. und 10. Jahr (8 mal) relativ häufig neben einem Beginn zwischen dem 10. und 52. Jahr (19 mal). Bei 4 unserer Patienten hatte das Leiden schon zwischen dem 1. und 5. Lebensjahr begonnen. Einer dieser Fälle ist wegen seines kongenitalen Charakters und der klassifikatorischen Problematik noch speziell zu schildern. Demgegenüber fand BECKER (1953) bei der viel größeren Zahl seiner Fälle frühesten Beginn des Leidens mit 7 Jahren.

Meist ist der *Verlauf* relativ gutartig, und diese Kranken haben eine fast normale Lebenserwartung. Daß dies nicht immer der Fall ist und bei frühem Beginn des Leidens eine mit dem Duchenne-Typ vergleichbare bösartige Progredienz beobachtet werden kann (s. u.), dürfte zu den Ausnahmen gehören. Andererseits zeigen Sippenuntersuchungen (BECKER, 1953) gelegentlich nur angedeutete Symptome der Krankheit im Gesicht oder am Schultergürtel und öfters eine so geringe Progredienz, daß die Kranken bis ins hohe Alter berufstätig bleiben. Die durchschnittliche Lebenserwartung und die Fruchtbarkeit scheinen kaum beeinträchtigt zu sein. So läßt sich die Krankheit auf Grund der dominanten Vererbung oft in direkter Folge über viele Generationen verfolgen. Die Besonderheit der „direkten" Vererbung hatten schon LANDOUZY u. DÉJÉRINE erkannt; Abb. I.19 zeigt das Facsimile einer 1885 von ihnen publizierten Sippentafel. TYLER u. STEPHENS (1950) konnten nachweisen, daß von einem einzigen Vorfahren in 6 Generationen 130 weitere Kranke abstammten. Abb. I.20 zeigt nur einen Teil des Stammbaumes dieser Sippe. Ein ähnliches Bild zahlreichster kranker Nachkommen liefert eine zuerst von KEHRER (1908) beschriebene, dann von BECKER (1953) weiteruntersuchte deutsche Sippe.

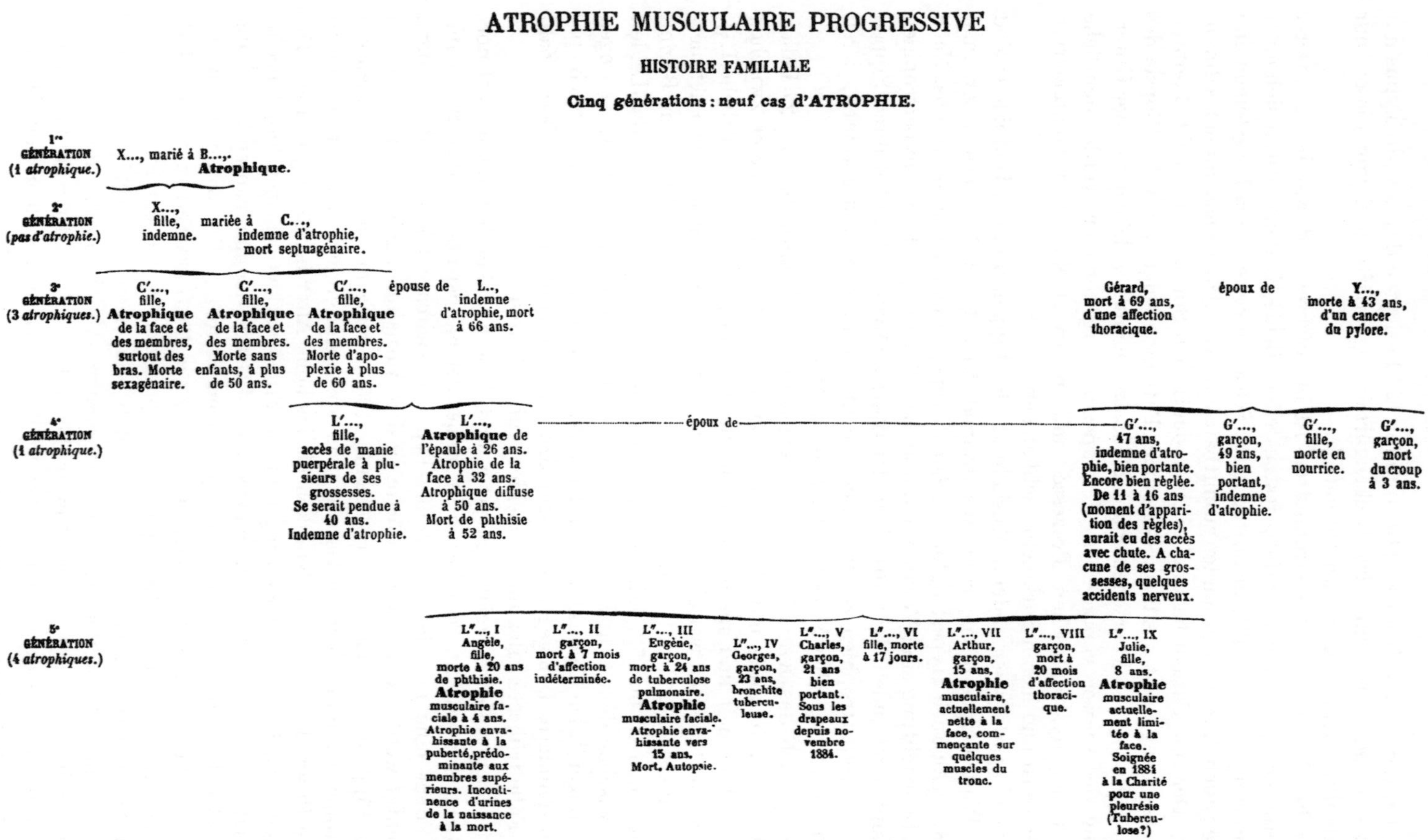

ATROPHIE MUSCULAIRE PROGRESSIVE

HISTOIRE FAMILIALE

Cinq générations: neuf cas d'ATROPHIE.

1ʳᵉ GÉNÉRATION (1 atrophique.)

X..., marié à B...,. **Atrophique.**

2ᵉ GÉNÉRATION (pas d'atrophie.)

X..., fille, indemne. — mariée à C..., indemne d'atrophie, mort septuagénaire.

3ᵉ GÉNÉRATION (3 atrophiques.)

C'..., fille, **Atrophique** de la face et des membres, surtout des bras. Morte sexagénaire.

C'..., fille, **Atrophique** de la face et des membres. Morte sans enfants, à plus de 50 ans.

C'..., fille, **Atrophique** de la face et des membres. Morte d'apoplexie à plus de 60 ans.

épouse de L..., indemne d'atrophie, mort à 66 ans.

Gérard, mort à 69 ans, d'une affection thoracique. — époux de — Y..., morte à 43 ans, d'un cancer du pylore.

4ᵉ GÉNÉRATION (1 atrophique.)

L'..., fille, accès de manie puerpérale à plusieurs de ses grossesses. Se serait pendue à 40 ans. Indemne d'atrophie.

L'..., **Atrophique** de l'épaule à 26 ans. Atrophie de la face à 32 ans. Atrophique diffuse à 50 ans. Mort de phthisie à 52 ans.

——— époux de ———

G'..., 47 ans, indemne d'atrophie, bien portante. Encore bien réglée. **De 11 à 16 ans** (moment d'apparition des règles), aurait eu des accès avec chute. A chacune de ses grossesses, quelques accidents nerveux.

G'..., garçon, 49 ans, bien portant, indemne d'atrophie.

G'..., fille, morte en nourrice.

G'..., garçon, mort du croup à 3 ans.

5ᵉ GÉNÉRATION (4 atrophiques.)

L"..., I Angèle, fille, morte à 20 ans de phthisie. **Atrophie** musculaire faciale à 4 ans. Atrophie envahissante à la puberté, prédominante aux membres supérieurs. Incontinence d'urines de la naissance à la mort.

L"..., II garçon, mort à 7 mois d'affection indéterminée.

L"..., III Eugène, garçon, mort à 24 ans de tuberculose pulmonaire. **Atrophie** musculaire faciale. Atrophie envahissante vers 15 ans. Mort. Autopsie.

L"..., IV Georges, garçon, 23 ans, bronchite tuberculeuse.

L"..., V Charles, garçon, 21 ans bien portant. Sous les drapeaux depuis novembre 1884.

L"..., VI fille, morte à 17 jours.

L"..., VII Arthur, garçon, 15 ans, **Atrophie** musculaire, actuellement nette à la face, commençante sur quelques muscles du tronc.

L"..., VIII garçon, mort à 20 mois d'affection thoracique.

L"..., IX Julie, fille, 8 ans. **Atrophie** musculaire actuellement limitée à la face. Soignée en 1881 à la Charité pour une pleurésie (Tuberculose?)

Abb. I.19　　Sippentafel aus der Veröffentlichung von Landouzy u. Déjérine (1885), den dominanten Erbgang des facio-scapulo-humeralen Typs der Dmp. demonstrierend

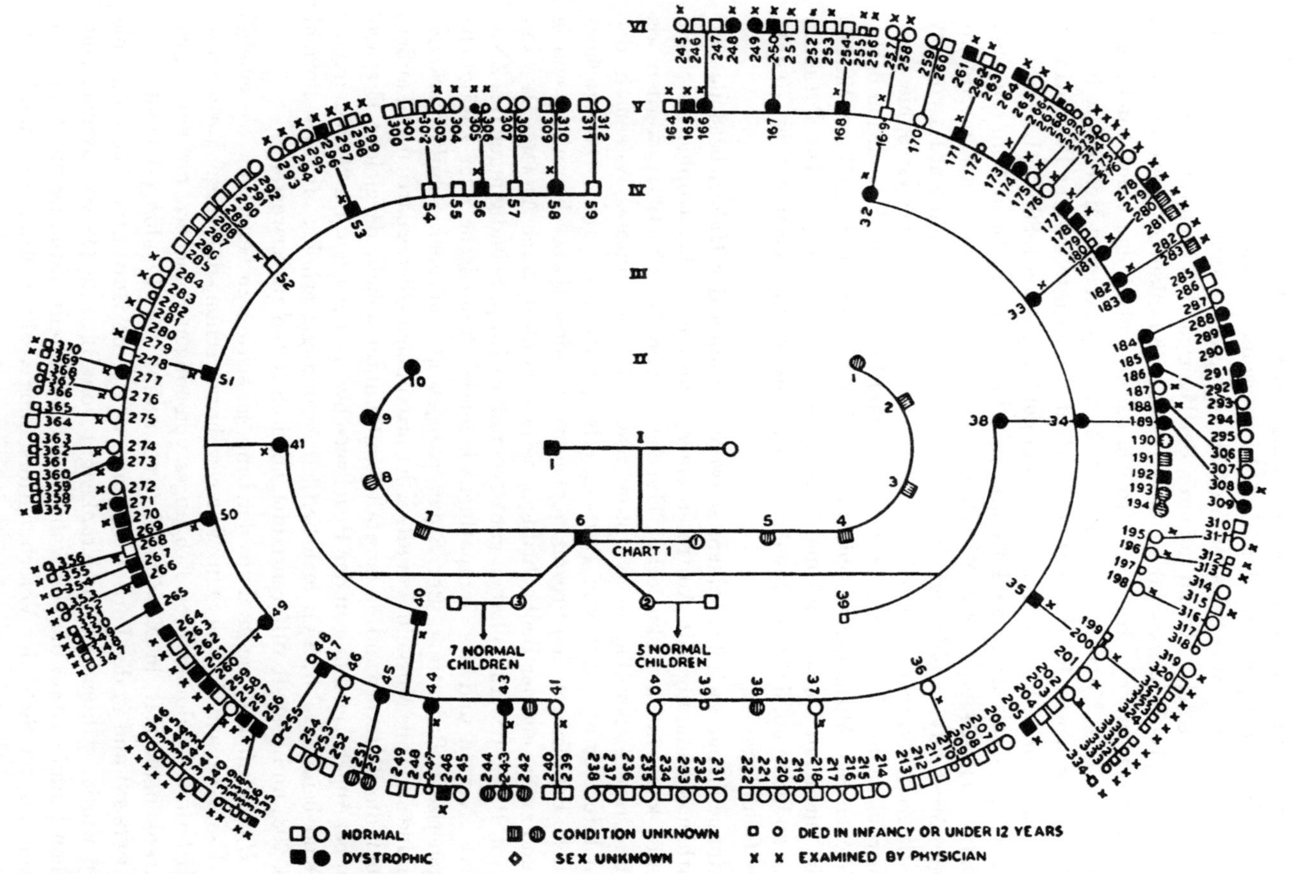

Abb. I.20 Teilstück einer Sippentafel mit 159 Kranken des facio-scapulo-humeralen Typs der Dmp. über 6 Generationen. Sie stammen von einem 1775 in England geborenen und nach USA eingewanderten Muskeldystrophiker mit insgesamt 1200 Nachkommen ab. (Nach Tyler u. Stephens, 1950)

Nach DAWIDENKOW (1930) und BECKER (1953) sind Frauen ebenso häufig, durchschnittlich aber leichter betroffen als Männer. An unserem Krankengut sind solche Unterschiede in frühen und mittleren Stadien nicht zu erkennen; zu bestätigen scheint sich uns jedoch die Beobachtung von BECKER, daß Fälle mit pyknischem Habitus günstiger verlaufen als bei Leptosomie, sowie eine längere Überlebenszeit bei Frauen. Wie bei allen Muskeldystrophien können interkurrierende Leiden, vor allem solche, die zu längerer Bettlägerigkeit führen, zu einer realen Beschleunigung des Prozesses führen oder auch den Kranken gelegentlich zu dem Glauben veranlassen, die Muskeldystrophie sei erst als Folge einer Infektionskrankheit oder eines Unfalles entstanden. Schwangerschaft und Menopause haben nach BECKER keinerlei Einfluß auf den Verlauf. Die älteste unserer Patientinnen ist im 75. Jahr und seit 10 Jahren nicht mehr gehfähig. Eine 1886 von LANDOUZY beschriebene, damals 8jährige Patientin mit Facies myopathica konnten 1962 und 1963 JUSTIN-BESANÇON u. Mitarb. nachuntersuchen. Die Patientin erreichte trotz ihrer Muskeldystrophie und einer zudem bestehenden, schon von LANDOUZY diagnostizierten Tuberkulose ein Alter von 86 Jahren. Die Muskeldystrophie, auch die Tuberkulose mit Verkäsungsherden im Perikard wurden bei der Sektion bestätigt. Zeichen der Muskeldystrophie fanden sich an allen untersuchten Skeletmuskeln, nicht am Herzen und nicht an der glatten Muskulatur. Die Patientin hatte bis zu ihrem 50. Jahr als Buchbinderin gearbeitet und verlor erst mit 70 Jahren ihre Gehfähigkeit.

Zusammenhänge zwischen einem schweren Trauma der Halswirbelsäule und Sympathicusschädigung mit Auftreten einer Schultergürteldystrophie im Sinne der heute kaum noch diskutierten Hypothese von KURÉ (1931) werden als mögliche Ursache sporadischer symptomatischer Formen unseres Wissens in der neueren Literatur nur noch von BECKER (1964) kritisch erwähnt. Daß stärkere körperliche Belastungen den Prozeß möglicherweise einseitig beschleunigen, wurde auf Grund zweier eigener Beobachtungen bereits erwähnt. Nach ADAMS, DENNY-BROWN u. PEARSON (1962) haben ganz generell bei Dmp. Schädigungen des ZNS, peripherer Nerven und des Sympathicus keinerlei ätiologische oder zusätzliche pathogenetische Bedeutung. Bei *Begutachtungen* atrophischer Schulterveränderungen sind stets alle Muskeln, vor allem der proximalen Gliederpartien und außerdem auch die Blutsverwandten sorgfältig mitzuuntersuchen, da gleiche Erscheinungen bei Angehörigen hier in der Regel verschwiegen werden. Die Serumenzymwerte sind beim f.-sc.-h. Typ mehrheitlich geringfügig erhöht, oft auch normal (vgl. S. 208) und deshalb differentialdiagnostisch selten zu verwerten.

Die *Häufigkeit* des f.-sc.-h. Typs der Dmp. ist schwer zu beurteilen, sie scheint regional sehr verschieden zu sein. Wir erwähnten schon, daß diese Form unter dem Kriterium des dominanten Erbganges von einigen Forschern mit einem großen Krankengut, z.B. in Nordirland (STEVENSON), in London (WALSHE, zit. nach LEVISON) und in der Pariser Region (LAMY u. DE GROUCHY) überhaupt nie gesehen wurde, während sie im Krankengut von BECKER (1953) aus dem südbadischen Raum weitaus die Mehrzahl der Fälle darstellt. Daß hier nicht nur eine Selektion aus der Sicht der Vererbungsforschung vorliegt, wobei der dominante Erbgang natürlich viel ergiebiger ist, dafür spricht die aus klinischer Sicht von BECKMANN u. NAWRATH (1964) in Freiburg im Breisgau, d. h. in dem auch von BECKER durchforschten Gebiet angegebene Verteilung ihres Krankengutes. Auch sie sahen unter 19 Fällen von Dmp. 12 Kranke des f.-sc.-h. Typs, d. h. einen auffallend hohen Prozentsatz. MORTON u. CHUNG (1961) schätzen die Häufigkeit dieses Typus in den USA auf nur 2 Kranke pro Million der lebenden Bevölkerung oder auf 4 pro Million der Geborenen, gegenüber einer Häufigkeit von 279 Kranken des Duchenne-Typs pro Million Geborene (MORTON u. CHUNG, 1959). Im stark bevölkerungsdurchmischten Großstadtgebiet von Berlin konnten wir unter 221 eigenen Patienten mit Dmp. 27 Fälle des f.-sc.-h. Typus untersuchen; hinzu kommen 13 weitere aus diesen Sippen uns noch genannte Kranke, die nicht untersucht wurden. Somit liegt die Schätzung von MORTON u. CHUNG sicherlich weit unter der Häufigkeit des Leidens in Deutschland. Nach BECKER (1964) kommt es auch in Japan, China und unter der afrikanischen Bevölkerung vor. Dieser glaubt, daß auch die altägyptische Königin von Punt diesen Typus der Dmp. repräsentierte (vgl. S. 1 und Abb. I.1).

1.2.8.2   Differentialdiagnose. Wir möchten mit SEITZ (1957) annehmen, daß eine zuerst von ORANSKY (1927) aus Rußland als besondere Krankheit mitgeteilte Sippe mit Beteiligung des Gesichts, Atrophie des Schultergürtels und *besonders starkem Schwund der peronealen Muskulatur* nur eine Variante des f.-sc.-h. Typus der Dmp. darstellt, da ein selektiver Befall der peronealen Muskulatur als frühestes klinisches Zeichen der Beteiligung der unteren Extremitäten nach unserer Erfahrung sogar typisch ist und ein hier offenbar sippengebundener stärkerer Mitbefall der Peronealmuskulatur wohl ebensowenig die Annahme einer heterogenen Erkrankung rechtfertigt wie die eigene Beobachtung einer sippengebundenen ausgeprägteren Schwäche der Fingerextensoren im Rahmen des sonst typischen Krankheitsbildes. Bei dem ähnlichen Fall von SEITZ wurde die Diagnose Muskeldystrophie durch Biopsie und EMG gesichert. Der von HAUSMANOWA-PETRUSEWICZ u. ZIELINSKA (1962) beschriebene Fall dürfte ebenfalls hierher gehören (zum sogenannten scapulo-peronealen Syndrom, vgl. auch S. 286).

Schwierigkeiten in der Differentialdiagnose können sich ergeben gegenüber der scapulo-humeralen Form der spinalen progressiven Muskelatrophie nach VULPIAN u. BERNHARD und der proximalen pseudomyopathischen Spinalatrophie nach KUGELBERG u. WELANDER, wenn diese vorzugsweise den Schultergürtel befällt. Letztere Form tritt gelegentlich auch in dominanter Erbfolge auf (MAGEE u. DEJONG, 1960; KAESER, 1965; TSUKAGOSHI, 1966; HEYCK, 1966; FENICHEL u. Mitarb., 1967). Manchmal sind auch hier von Hirnnerven innervierte Muskeln, vor allem die Zunge, seltener das Gebiet des Facialis und des Vagus betroffen. Bei sichtbaren Fasciculationen ist die Unterscheidung leicht. In anderen Fällen ist die Differentialdiagnose nur mit Hilfe der Muskelbiopsie und des Elektromyogramms möglich. Das von LANDOUZY u. DÉJÉRINE angeführte, auch in neueren Darstellungen übernommene Kriterium der Verschonung des M. supra- und infraspinam bei der f.-sc.-h. Dmp. gegenüber dem Vulpian-Bernhard-Syndrom ist nicht zuverlässig (vgl. S. 44). Meist sind bei spinaler Genese die distalen Muskeln stärker mitbetroffen als bei der f.-sc.-h. Dmp. Die von DAWIDENKOW (1929) beschriebene „Familie Z" mit scapulo-peronealer Muskelatrophie zeigt Ähnlichkeit mit der von KAESER beschriebenen neuralen Form.

Bleiben Atrophien eindeutig auf den Schultergürtel beschränkt, müssen differentialdiagnostisch auch Schädigungen des Plexus brachialis, insbesondere Serratus-Lähmungen, aber auch Accessorius-Lähmungen durch Trauma, Prozesse im cervicalen Spinalbereich, Infekte oder toxische und medikamentöse Einwirkungen mit aller Sorgfalt ausgeschlossen werden. Die Unterscheidung wird erschwert, wenn die Muskeldystrophie des Schultergürtels im Anfang nur einseitig ausgeprägt ist. Schwierig kann auch die Abgrenzung gegenüber Zuständen nach Poliomyelitis sein, wenn die Angaben zur Anamnese unklar sind und die Progredienz schwer zu erkennen ist. Dies gilt besonders gegenüber der „chronischen Poliomyelitis", wobei Schwäche und Atrophien im Schulterbereich Jahre und Jahrzehnte nach einer durchgemachten Kinderlähmung erneut deutlicher und progredient werden (BODECHTEL, 1948). Solche Zusammenhänge sind angezweifelt worden (TUTHILL, 1962). Doch beobachteten wir selbst einen Patienten mit vorwiegend proximalen Schulter-Rumpf-Atrophien nach 1942 durchgemachter Poliomyelitis, bei dem sich erst 1967 eine auffallende Verschlechterung und starke Fasciculationen besonders im M. pectoralis bemerkbar machten. Dieser Patient bot bei klinischer Durchuntersuchung keine Zeichen einer anderweitigen Neuerkrankung, etwa einer neu hinzugetretenen Polyneuritis, womit TUTHILL derartige Verlaufsbilder erklärt hat. Hier ist zu beachten, daß oft das Elektromyogramm für die Unterscheidung zuverlässiger ist als der histopathologische Biopsiebefund, indem dieser bei chronischen Zuständen nach Poliomyelitis oft in großer Zahl sekundär myopathisch veränderte Muskelfasern zeigt, welche das Bild eines primär degenerativen Muskelleidens vortäuschen können (MITTELBACH, 1966; DRACHMAN u. Mitarb., 1967).

1.2.8.3 Ungewöhnliche Formen der progressiven Muskeldystrophien des facioscapulo-humeralen Typs oder mit dominantem Erbgang. Wir erwähnten einleitend, daß besonders bei autosomalem Erbgang der Dmp. neben einer Mehrzahl von Fällen mit typischem klinischem Verlauf nicht selten auch Varianten auftreten, welche der alten Auffassung von MILHORAT u. WOLFF (1943) recht zu geben scheinen, daß bei ein und demselben Erbgang alle klinischen Erscheinungsformen der Muskeldystrophie vorkommen können. Daß es scapulo-humerale und faciopelvicale Verlaufsformen gibt, die dem autosomal-recessiv vererbten Gliedergürteltyp zugeordnet werden müssen, wurde bereits erwähnt. Ungenügend bewiesen scheint u. E. noch das Vorkommen des f.-sc.-h. Typus mit recessivem Erbgang (vgl. S. 58). Doch können auch wir auf einen Fall hinweisen, der nach Sequenz und Lokalisation der Symptome zwar als f.-sc.-h. Typus, nach allen anderen Merkmalen jedoch viel eher als Duchenne-Form imponiert. Auch unter dem Merkmal der dominanten Vererbung begegnet man ungewöhnlichen Verlaufsbildern, die uns zeigen, daß zuverlässige Korrelationen zwischen Erbgang und klinischer Symptomatologie nicht bestehen. Darum erscheint uns die folgende Schilderung atypischer Fälle wesentlich.

1. *Frühen Krankheitsbeginn* und *rasche Progredienz* sowie *stark erhöhte Serumenzymaktivitäten*, d.h. typische Merkmale auch der Duchenne-Form, sahen wir bei einem Knaben des f.-sc.-h. Typs:

S. C. ♂, geb. 1952. Eltern und 2 Geschwister des Patienten wurden untersucht und zeigen klinisch keine Symptome einer Muskeldystrophie. Auch in der übrigen Familie sind keine Muskelleiden bekannt. Der 2 Jahre jüngere Bruder des Patienten zeigte leicht erhöhte Werte der Serumenzyme (in IE: ALD 7,3; CPK 1,6; LDH 237; GOT 32; GPT 16); ein präklinisches Zustandsbild kann demnach nicht sicher ausgeschlossen werden. Bei den Eltern und der 6jährigen Schwester des Patienten waren die Serumenzymwerte normal.

Der Patient zeigte schon bei der Geburt einen ausgeprägten „Tapirmund", und bereits in den ersten Lebenswochen fiel der Mutter Schlaffheit und Schwäche der Schultern auf. Wenn sie das Kind hochhob, glitten Schultern und Arme ihr durch die Hände, so daß sie es nicht in der üblichen Weise anheben konnte. Mit einem Jahr konnte der Knabe altersentsprechend normal gehen, doch wurden die „losen Schultern" und eine proximale Schwäche der Arme immer deutlicher. Mit 6 Jahren zeigten sich erstmals deutliche Gehstörungen, damals soll der Knabe auch besonders dicke Waden gehabt haben. Mit 8 Jahren hatte er bereits erhebliche Mühe beim Treppensteigen und Aufrichten. Bei der ersten persönlichen Untersuchung war er 10 Jahre alt. Er zeigte einen ausgeprägten Tapirmund, Lippenhypertrophie (Abb. I.21) und Unfähigkeit, die wulstigen Lippen zu spitzen und die Augen kräf-

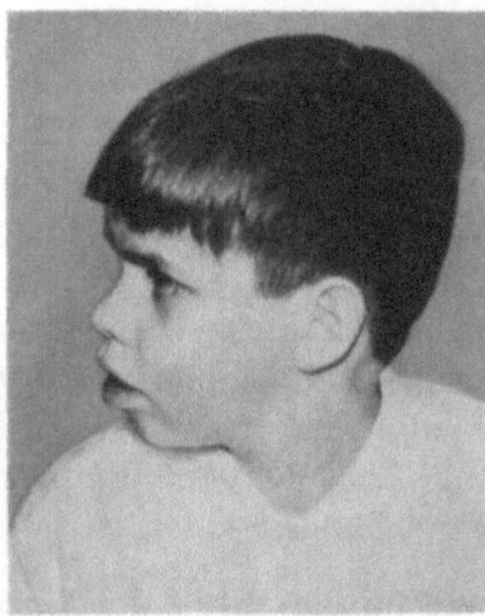

Abb. I.21   11jähriger Knabe mit rasch progredienter infantiler Verlaufsform vom facio-scapulo-humeralen Typ. Pseudohypertrophie und Bewegungsschwäche der Lippen (Tapirmund) seit Geburt. Genetische Klassifikation schwierig (vgl. Text)

tig zu schließen. Es bestanden bereits fortgeschrittene Atrophien des Schultergürtels mit Scapula alata und Unfähigkeit, die Arme weiter als 45° vom Körper abzuheben, starke Schwäche aller Rückenstrecker mit Haltungslordose, deutliche Schwäche des Iliopsoas, des Quadriceps femoris sowie der peronealen Muskulatur und typischer Watschelgang. Alle Reflexe außer BDR und ASR waren aufgehoben. Auffallend hohe Serumenzymwerte (höchste Werte in IE: ALD 25,0; CPK 22,0; LDH 545; GOT 29; GPT 34) wurden wiederholt bestätigt. Sie gleichen den in der Regel beim Duchenne-Typ erhobenen Befunden. Im Alter von 14 Jahren konnte das Kind nicht mehr gehen.

Die rasche Progredienz entspricht ebenfalls den klinischen Merkmalen des Duchenne-Typs, während die primäre Lokalisation der Symptome und der descendierende Verlauf für den f.-sc.-h. Typus kennzeichnend sind.

Ein ähnliches Krankheitsbild beschrieb JOHNSTON (1964) bei einem 16jährigen Mädchen, das kaum noch gehfähig war und ebenfalls Gesichtsbeteiligung aufwies. Serumenzyme wurden hier nicht bestimmt. Das isolierte Auftreten (wie in dem von JOHNSTON beschriebenen Fall) und die normalen Serumenzymwerte bei den Eltern unseres Patienten lassen an eine Neumutation denken.

2. Vorkommen von *absteigendem und aufsteigendem Verlauf innerhalb der gleichen Sippe* mit dominantem Erbgang sahen wir 3 mal. Nach BECKER (1957) soll dies bisher nie beobachtet worden sein.

Sippe Br.: Hier erkrankte die *Mutter* erst nach dem 40. Jahr an einer Beckengürtelschwäche. Der zunehmenden Behinderung beim Treppensteigen folgte eine Schwäche im Rücken mit Mühe beim Aufstehen. Erst 15 Jahre später stellte sie eine Schwäche der Arme fest. Schwäche der Gesichtsmuskulatur bestand weder früher noch bei der im 75. Lebensjahr vorgenommenen Untersuchung. Zu dieser Zeit konnte die Patientin noch sitzen, aber nicht mehr allein stehen. Schultergürtel, Sternocleidomastoideus und Quadriceps waren jetzt stark atrophisch. Die Atrophie des M. trapezius zeigte eine deutliche Asymmetrie: der einzige Befund, der zugleich mit dem hohen Alter im Sinne einer f.-sc.-h. Form interpretiert werden könnte.

Der einzige *Sohn* der Patientin konnte nie pfeifen. Mit 16 Jahren begann eine asymmetrische Atrophie der Schultern mit Schwäche. Erst mit 24 Jahren griff die Krankheit auf den Beckengürtel über. Bei der Untersuchung fand sich das klassische Bild der f.-sc.-h. Dmp. mit Facies myopathica, mangelndem Augenschluß, Schwäche und Atrophie der Lippen („rire en travers"), hochgradiger Schulteratrophie, Wespentaille und starker Schwäche auch der unteren Gliedmaßen. Die Sprache ist schlecht artikuliert. Nur mit äußerster Mühe und abstützenden Hilfsgriffen kann der jetzt 54 jährige Patient sich noch vom Stuhl erheben. Über weitere Erkrankungsfälle in der Familie war nichts zu erfahren, wobei aber der Eindruck einer Vertuschung weiterer Vererbungsindizien bestand.

Sippe W.: Hier konnten wir nur ein Mitglied selbst untersuchen. Die zu dieser Zeit 42 jährige Frau verspürte mit 9 Jahren erstmals nach einem Scharlach eine Gehschwäche und stolperte häufig. Sie konnte aber schon als Kind nicht pfeifen und fiel den Eltern dadurch auf, daß sie im Schlaf die Augen nicht völlig schloß. Angeblich erst nach einer Diphtherie mit 24 Jahren nahm die Gehschwäche stärkere Formen an mit Mühe beim Treppensteigen und Fußheberschwäche. Die Diagnose einer Muskeldystrophie wurde mit 37 Jahren gestellt. Erst jetzt fiel ihr auch eine Schwäche der Arme auf. Bei der Untersuchung durch uns konnte sie die Klinik noch zu Fuß betreten. Objektiv war der Schultergürtel jetzt wesentlich stärker betroffen als der Beckengürtel, die Atrophie rechts stärker als links. Die Patientin zeigte auch ausgeprägte asymmetrische Gnomenwaden (Umfang rechts 44,5 cm, links 42,0 cm). Die Lippen sind leicht verdickt, „rire en travers", Pfeifen unmöglich.

Zur Familie berichtet die Patientin, daß der *Großvater* ms. seit dem mittleren Lebensalter schlecht gehen konnte und erst sehr viel später auch eine Schwäche der Arme aufwies. Die *Mutter* der Patientin erkrankte mit 30 Jahren zuerst an einer Schultergürtelschwäche, sie konnte ebenfalls nicht pfeifen und im Schlaf die Augen nicht ganz schließen. Sie hatte auffallend starke Waden, bekam später auch ein „schwaches Kreuz", habe aber bis zu ihrem Tod mit 62 Jahren volle Gehfähigkeit behalten. Die einzige Tochter der Patientin fiel schon als Kind durch mangelnden Augenschluß im Schlaf auf. Sie erkrankte mit 20 Jahren an einer Schultergürtelschwäche mit Scapula alata, links mehr als rechts. Sie ist jetzt 25 jährig, verheiratet und kann seit einiger Zeit auch schlecht gehen.

Sippe G.: Hier liegt Erkrankung der Großmutter, der Mutter, des Sohnes und der Tochter vor. Die Mutter und der Sohn konnten untersucht werden[1].

Von der *Großmutter* wird berichtet, daß sie sich etwa seit dem 35. Jahr beim Aufstehen habe hochziehen müssen, später wegen Muskelschwäche bettlägerig wurde und kurz nach Kriegsende, vermutlich mitbedingt durch Unterernährung, im Alter von 46 Jahren starb.

Die *Mutter* (G. I., geb. 1927) fühlte sich bis nach ihrem 20. Lebensjahr gesund. Sie konnte auch immer ohne Mühe pfeifen. In der Landwirtschaft tätig, hatte sie seit dem 23. Jahr stärkere Schwierigkeiten, auf den Wagen zu steigen. Eine weitere auffallende Gehverschlechterung bemerkte sie nach den Geburten der beiden Kinder 1949 und 1954. Seither keine wesentliche Veränderung. Eine Schwäche in den Armen bemerkte sie erst seit 1964. Sie kann noch melken, waschen und den Haushalt verrichten. Objektiv: Sehr guter AZ. Starker Watschelgang. Stärkste Schwäche im Iliopsoas und Quadriceps. Die Patientin kann im Liegen das Bein nicht anheben, sich nur mit Drehen und den typischen Stützbewegungen in sitzende Stellung bringen. Nur sehr mäßige Schwäche der Arme, diese können noch gut über die Horizontale gehoben werden. Keine Scapula alata. M. biceps brachii deutlich schwächer als M. triceps brachii. Keinerlei subjektive oder objektive Symptome der Gesichtsmuskulatur. Serumenzyme nicht erhöht. Das Elektromyogramm (Dr. Sch.-P.) bestätigte das Vorliegen einer primären Myopathie. Eine Muskelbiopsie konnte nicht durchgeführt werden.

Erkrankt sind auch beide Kinder der Patientin. Der *Sohn* (G. S., geb. 1954) erlernte verzögert gehen und zeigte schon als Kleinkind Watschelgang. Mit 3 Jahren Treppensteigen nur mit Ziehen am Geländer. Bei einer Untersuchung 1957 vermochte er nicht allein aus dem Liegen aufzustehen und kaum Treppen zu steigen. Bei der Nachuntersuchung 1965 wesentlich besserer Funktionsstatus: Er hat zwar noch deutliche Mühe beim Treppensteigen, kann aber ebene Wege bis 5 km weit allein gehen. Geringer Watschelgang. Deutliche Atrophien des Schultergürtels, auch proximale Kraft der Arme beeinträchtigt. Keine Scapula alata. Mäßige Atrophien der Oberschenkel. Patient kann jetzt selbständig 2 Kniebeugen machen, auch ohne Abstützen aus liegender Stellung aufstehen. Offensichtlich sind die Symptome am Schultergürtel jetzt ausgeprägter als am Beckengürtel. Im Gesichtsbereich keinerlei Funktionsstörung. An den Extremitäten fehlen alle Eigenreflexe. Normale Serumenzymwerte. Das Elektromyogramm ist typisch für eine primäre Myopathie (Dr. Sch.-P.).

Die 5 Jahre ältere *Tochter* der Patientin konnte nicht untersucht werden. Nach den Angaben der Mutter leidet sie ebenfalls an einer Schwäche beim Gehen und Treppensteigen. Über eine Schwäche der Arme waren keine verwertbaren Angaben zu erhalten. Symptome im Gesichtsbereich sind der Mutter nicht bekannt.

Alle 3 Sippen gehören dem dominanten Vererbungstyp an, wobei in den 2 erstgenannten Familien neben Fällen mit den klassischen descendierenden Merkmalen des f.-sc.-h. Typs bei je einem Mitglied die Schwäche des Beckengürtels bzw. der unteren Extremitäten der Erkrankung des Schultergürtels vorausging. Bei der kranken Mutter der Sippe Br. entspricht der Verlauf in jeder Beziehung der auf-

---

[1] Die Möglichkeit der persönlichen Untersuchung der in der DDR lebenden Patienten ist Herrn Dr. P. SCHMIDT-PETER an der Orthopädischen Universitätsklinik der Charité (Direktor Prof. Dr. G. KAISER) zu verdanken.

steigenden Form des Gliedergürteltypus, während die ascendierend erkrankte Patientin der Sippe W. auch eine frühzeitige Beteiligung des Gesichts zeigte. Dies entspricht auch den Bildern, wie sie von STEVENSON (1953) und MOSER u. Mitarb. (1966) als facio-pelvicaler Typ ohne Anhalt für dominante Vererbung beschrieben wurden (vgl. S. 12). Bei der Sippe G. besteht keine Gesichtsmuskelbeteiligung. Die Mutter zeigt zweifellos einen ascendierenden Verlauf, während der jetzige Befund bei dem Sohn eine überwiegende Erkrankung des Schultergürtels erkennen läßt, wenngleich die Anamnese auf einen ascendierenden Verlauf deutet.

Aus solchen Beobachtungen muß man schließen, daß bei *jedem Typus* der Dmp., ausnahmsweise auch in Sippen der dominant vererbten f.-sc.-h. Form, *aufsteigend verlaufende Formen* vorkommen. Eine Interpretation, welche der Auffassung BECKERs entgegenkäme, der das Vorkommen aufsteigender und absteigender Verläufe in ein und derselben Sippe bisher für ausgeschlossen erachtete, wäre die Annahme, daß in Wirklichkeit auch bei diesen Kranken die ersten Symptome den Schultergürtel betrafen, aber so gering blieben, daß sie erst Jahrzehnte nach Bemerken der Gehschwäche auffielen. Aus diesem Grunde sahen wir keine zwingenden Bedenken, diese Fälle dem Typus III unserer Einteilung, d. h. der f.-sc.-h. Form der Dmp. (Tabelle I.1) zuzuordnen. Die Fragwürdigkeit und geringe Tragkraft der Gleichsetzung klinischer Verlaufsbilder mit Erbmerkmalen wird durch solche Ausnahmeerscheinungen jedoch offensichtlich.

3. *Aufsteigenden Verlauf als durchgehendes Merkmal bei dominantem Erbgang* fanden wir bei 4 weiblichen Patienten einer Sippe. Die in allen Fällen gleich verlaufende Erkrankung zeigten *2 Schwestern*, deren *Mutter* und die *Großmutter* ms. Selbst untersuchen konnten wir die beiden erkrankten Schwestern und deren gesunde Kinder (3 Söhne, 1 Tochter) sowie einen Bruder dieser Patientinnen und dessen Tochter. Letztere erwiesen sich bisher als gesund. Die Befunde der erkrankten Schwestern waren folgende:

H. V., geb. 1901. Die Erkrankung begann im Alter von 39 Jahren nach der Geburt des 2. Kindes mit Gehschwäche. Mit 52 Jahren konnte die Patientin keine Treppen mehr steigen, mit 58 Jahren nicht mehr gehen. Schwäche der Arme bemerkte sie erst mit 58 Jahren (Schwierigkeiten beim Kämmen der Haare). Eine Umfangzunahme der Waden begann etwa 1952. Bei der Untersuchung 1962 fand sich keinerlei Schwäche im Bereich der Gesichtsmuskulatur, die Patientin hat auch stets gut pfeifen können und nie eine Schwäche des Augenschlusses bemerkt. Im Schulterbereich sind Atrophien äußerlich nicht sichtbar. Die gestreckten Arme können nicht mehr bis zur Horizontalen gehoben werden. Der Biceps ist mäßig, der Triceps brachii nur geringfügig geschwächt. Die Patientin ist nicht mehr stehfähig. Beckengürtel und untere Extremitäten sind schwer betroffen. Die Oberschenkel und Unterschenkel können nicht mehr angehoben werden. Die Waden zeigen asymmetrische Pseudohypertrophie (Umfang rechts 40,7 cm, links 38,5 cm). Spitzfuß oder andere Kontrakturen fehlen. Unter den Serumenzymen erwiesen sich nur die Transaminasen als leicht erhöht (GOT 26, GPT 11 IE); ALD, CPK, LDH und MDH waren normal.

E. Sch., geb. 1909, Schwester der H. V. Hier begann die Gehschwäche mit 40 Jahren. Erst mit 50 Jahren setzte auch eine Schwäche der Arme ein. Die Patientin hatte niemals Zeichen einer Schwäche im Gesicht, eine solche ist auch heute nicht nachweisbar. Bei mäßiger Adipositas ist der distale Anteil der Oberschenkel deutlich atrophisch. Die Waden sind relativ dick, doch nicht sicher pseudohypertrophisch. Es besteht völlige Areflexie. Die mehrmals untersuchten Serumenzymwerte waren nie erhöht. Das Elektromyogramm und zweimal vorgenommene Biopsien aus dem M. vastus lateralis bestätigten die Diagnose einer progressiven Muskeldystrophie. 2 Söhne der Patientin sind gesund und haben normale Serumenzymwerte.

Beide an getrennten Orten lebenden Patientinnen sind geistig gebildet und über ihre Familie gut orientiert. Sie gaben übereinstimmend an, daß ihre *Mutter* ebenfalls kurz nach dem 40. Jahr an einer fortschreitenden Gehschwäche erkrankte; in späteren Jahren ergriff die Schwäche auch die Arme. Schwäche der Mimik oder des Augenschlusses habe nie bestanden. Sie starb mit 70 Jahren. Bei der *Großmutter* ms. hatte das Leiden mit gleichem eindeutig aufsteigendem Verlauf ebenfalls um das 40. Jahr begonnen. Sie starb mit 60 Jahren, konnte aber bis zuletzt noch stehen. Beide Enkeltöchter kannten sie und hatten nie Störungen der Mimik bemerkt.

Ein *dominanter Erbgang bei ascendierender Dmp.* aller Sippenmitglieder mit Manifestation *nur beim weiblichen Geschlecht* ist ungewöhnlich und unseres Wissens erstmals von uns (HEYCK u. LAUDAHN, 1965) beobachtet worden. Vermutlich handelt es sich hier um eine mit den 3 bekannten Typen der Dmp. nicht identische heterogene Erbform der Dmp. Auch SJÖVALL berichtete über 2 Sippen mit spät beginnender Beckengürtelerkrankung, bei welchen Mutter und Kinder erkrankt waren (Familie 90 und 91) und dominanter, möglicherweise aber pseudodominanter Erbgang vorlag, was bei der von uns untersuchten Sippe mit Erkrankung dreier Generationen auszuschließen ist. Einer Zuordnung dieser Form allein auf Grund des dominanten Erbganges zum f.-sc.-h. Typ stehen die klinischen Merkmale so sehr entgegen, daß wir sie als VI. Typus (vgl. Tabelle I.1) gesondert aufgeführt haben.

Eine ähnliche *Bindung* der Erkrankung *an das weibliche Geschlecht* sah WALTON (1955) bei 8 Mitgliedern einer Sippe des f.-sc.-h. Typs sowie HERTRICH (1957) bei einer noch größeren Sippe dieses Typus in 4 Generationen. Hier waren 3 Schwestern, 3 weibliche Kinder dieser Schwestern, die Mutter und Großmutter ms. sowie das Kind einer „gesunden"(?) Schwester der Probandin, insgesamt 9 Mitglieder dieser Familie, an einer Schultergürtelform der Dmp. erkrankt. Beteiligung der Gesichtsmuskulatur wird nur von einer Kranken berichtet. Der Verlauf war stets gutartig, der Krankheitsbeginn lag zwischen dem 17. und 57. Jahr.

Auf das weibliche Geschlecht beschränkte Manifestierung bei einem dominant vererbten Leiden kann als Zufall gedeutet werden, was aber im Hinblick auf die Sippentafeln von WALTON, HERTRICH und die neuerdings auch von HENSON u. Mitarb. (1967) mitgeteilte Beobachtung einer Familie, in welcher 8 weibliche und keines der männlichen Mitglieder an einer teils in der Kindheit, teils im Erwachsenenalter einsetzenden stets aufsteigenden Beckengürtelform erkrankten, kaum noch befriedigen kann. Auch bei der letzteren Sippe war der Erbgang dominant, indem 4 Schwestern in einer Generation sowie 4 von diesen geborene Töchter das Leiden hatten. Offenbar ist das hier beschriebene Bild mit dem von uns beobachteten Typus identisch.

Das Zustandekommen des Erbganges ist vorläufig schwer zu erklären. Dominant x-chromosomale Vererbung, bei welcher nach der Regel doppelt so viel weibliche wie männliche Sippenmitglieder erkranken (WORATZ konnte 1964 einen solchen Erbgang bei einer großen Sippe mit neuraler Muskelatrophie nachweisen) kommt nicht in Frage, da hier bei erkrankten Töchtern Krankheit des Vaters Voraussetzung ist. HENSON u. Mitarb. diskutieren das Problem unter eingehender Würdigung genetischer Erfahrungen, müssen sich aber auch mit der Vermutung eines autosomal-dominanten Erbganges mit auf das weibliche Geschlecht beschränkter Manifestierung begnügen. Die sogenannte *hologyne Vererbung* wurde zwar auch beim Menschen schon mehrfach beschrieben, im Sinne eines echten Erbmodus bisher aber nicht anerkannt.

1.2.9 Schlußbetrachtungen zum Klassifikationsproblem

Abweichungen von den Unterscheidungskriterien der bis heute anerkannten 3 heterogenen Typen der Dmp. innerhalb des historisch gewordenen Rahmens der von ERB zusammengefaßten Formen sind zwar in deutlicher Minderzahl neben den in die gegenwärtige Klassifikationslehre sich mehr oder weniger gut, zum mindesten zwanglos einfügenden Fällen. Sie sind aber — wie anhand neuerer Beobachtungen und eigener Erfahrungen zu zeigen war — doch häufig genug und den derzeitigen Kriterien z. T. so sehr widersprechend, daß man die *bisherige Klassifikation als* wissenschaftlich noch *unzureichend und* für die Zukunft sicherlich *erweiterungsbedürftig* bezeichnen muß. Ein aufmerksameres und kritischeres Studium abweichender Formen der Dmp. wird unser Wissen hier noch festigen müssen, um auf zukünftigen Wegen der Klassifikationserweiterung sicher zu gehen. Wenn wir in unserer Darstellung solchen Beobachtungen eine breitere Besprechung einräumten, so geschah es in der Verfolgung dieses auch für die Grundlagenforschung und Wertung zukünftiger pathogenetischer Erkenntnisse nicht unwichtigen Zieles.

Als krankheitsspezifisch weitgehend gesichert und auf Grund ihrer Kriterien auch klinisch klassifizierbar können heute der infantile Duchenne-Typ und dessen benignere Variante nach BECKER u. KIENER gelten, weil hier außer dem Erbgang auch die Verlaufsmerkmale der Krankheit, gestützt durch zusätzliche Kriterien der Serumenzymveränderungen wenigstens bei der Mehrzahl der Fälle ein durchaus charakteristisches sippengebundenes Bild bieten.

Wenig befriedigend erweist sich bei Kenntnis und Analyse zahlreicher Fälle und Sippen die bisherige klassifikatorische Definition der einheitlich als Gliedergürteltyp bezeichneten Form. Definiert man diese Gruppe allein nach dem Gesichtspunkt des autosomal-recessiven Erbgangs, dann zeigt sich eine auffallende, offenbar sippengebundene Variation klinischer Erscheinungsbilder, die starke Zweifel erweckt, daß es sich hier um eine einheitliche Erkrankung handelt. Gleicher Erbgang schließt heterogene Ursachen, d. h. Genschädigungen verschiedener Loci, nicht aus. Ziemlich gesichert erscheint jedenfalls nach klinischen und genetischen Erfahrungen, daß zum mindesten der ascendierende und descendierende Typus der Gliedergürtelform heterogene Krankheitsbilder repräsentieren.

Nicht wesentlich besser befriedigt die Situation bei den dominant vererbten Formen der Dmp., zu denen zwar als wohl weitgehend gesichertes homogenes Krankheitsbild der facio-scapulo-humerale Typus, daneben aber auch ganz andersgeartete Verlaufsformen mit sippengebundenen Merkmalen gehören, auf deren genetischen Aspekt sich die Aufmerksamkeit erst neuerdings richtet. Auch hier sehen wir uns heute gezwungen, wenigstens 2 heterogene Erkrankungstypen anzuerkennen.

Eine *neue Klassifikation* der ursprünglich von ERB zusammengefaßten Muskeldystrophien wird demnach vorbehaltlich zukünftiger noch weiterer Unterscheidungen heute mindestens 5 und unter gesonderter Berücksichtigung der gutartigen x-chromosomalen Verlaufsform sogar 6 heterogene Typen zu berücksichtigen haben:

I. den infantilen x-chromosomalen Duchenne-Typ,

II. den benignen x-chromosomalen Beckengürteltyp nach BECKER u. KIENER,

III. den autosomal-recessiv vererbten ascendierenden Gliedergürteltyp,

IV. den autosomal-recessiv vererbten descendierenden Gliedergürteltyp,

V. den dominant vererbten facio-scapulo-humeralen Typ nach LANDOUZY u. DÉJÉRINE,

VI. den dominant vererbten Beckengürteltyp.

1.2.10 Auslösende und auf den Verlauf einwirkende Faktoren

In der älteren Literatur wurden noch häufig Umweltfaktoren (Trauma, Infektionen, toxische Einwirkungen) als ursächliches Moment für das Manifestwerden der Dmp. diskutiert. Solche Angaben und die dabei zu berücksichtigenden Beobachtungen sind zuletzt wohl am ausführlichsten von BECKER (1953) nochmals besprochen worden. Sie betreffen vor allem die autosomal-recessiv vererbte Beckengürtelform. In der moderneren Literatur finden solche Zusammenhänge kaum mehr Beachtung, und wenn, dann nur Ablehnung.

BECKER steht derartigen Beziehungen ebenfalls skeptisch gegenüber, doch scheint auch ihm das häufig mitgeteilte Zusammentreffen früher durchgemachter Poliomyelitis mit Dmp. recht auffällig. In unserem Krankengut finden sich derartige Beobachtungen nicht. Ältere Angaben über solche Zusammenhänge bergen die Unsicherheit in sich, daß es sich bei den beschriebenen Fällen gar nicht um Muskeldystrophien gehandelt hat, da bis vor kurzem noch die hereditäre pseudomyopathische spinale Muskelatrophie (Kugelberg-Welander) in der Regel als Dmp. verkannt wurde. Daß bei diesem mit einem degenerativen Untergang der Vorderhornzellen verbundenen Krankheitsbild eine besondere Anfälligkeit für Poliomyelitis bestehen kann, wäre gemäß den Beobachtungen von BODECHTEL verständlich. In diesem Zusammenhang ist auch das immer wieder diskutierte und von vielen Autoren für unwahrscheinlich gehaltene Krankheitsbild der „chronischen Poliomyelitis" mit bevorzugtem Befall proximaler Muskelpartien zu erwähnen (vgl. S. 54).

Die rein auf Vererbung beruhende Ursache aller Formen der Dmp. gilt heute als gesichert. Die Sippenforschung hat mit hinlänglicher Sicherheit gezeigt (BECKER, 1957, 1958), daß die Häufigkeit des Auftretens des Leidens in betroffenen Familien und dessen Verteilung auf die verschiedenen Geschlechter den Mendelschen Gesetzen folgt.

Andererseits lehren die Erfahrungen an einem großen Krankengut, daß die recht häufigen Angaben, das Leiden habe nach einer Infektionskrankheit, einer Operation oder nach einem Unfall begonnen, glaubhaft erscheinen und nicht nur als zufällig oder einfaches Kausalitätsbedürfnis beiseitegeschoben werden können.

Nicht nur Infekte oder sonstige interkurrente Leiden, sondern alle Formen längerer *Immobilisierung* üben einen *ungünstigen Einfluß* auf den Verlauf der Muskeldystrophien aus. Wohl deshalb wird das Leiden gar nicht selten erstmals im Anschluß an derartige Ereignisse bemerkt, nachdem früher schon vorhandene Symptome nicht beachtet worden waren. Ausgesprochene Funktionsverschlechterungen werden ja auch in fortgeschritteneren Stadien der Krankheit gesehen, wenn fieberhafte Infekte, Frakturen, Operationen oder zu Therapieversuchen aufgezwungene Phasen der Bettruhe sich in den Gang der Krankheit einschalten. Daneben steht aber außer Zweifel, daß das Leiden auch auffällige phasisch auftretende Perioden der Verschlechterung zeigt, deren Ursachen unabhängig von erkennbaren Einflüssen, z. B. der Jahreszeit, sind, wobei noch unbekannte Veränderungen des Stoffwechselmilieus eine Rolle spielen mögen. Ein Studium dieser Zusammenhänge könnte für Fragen der Pathogenese des Leidens und besserer Behandlungsmöglichkeiten aufschlußreich und wertvoll sein, weshalb solche Beobachtungen ein stärkeres Interesse verdienen.

1.2.11 Neurologische Befunde

Die wesentlichen Erkennungszeichen der Dmp. sind der motorische Funktionsverlust, die Muskelschwäche mit oder ohne sichtbare Atrophien, deren Lokalisation und der progrediente Verlauf, nicht zuletzt auch das Alter des Kranken und der Nachweis der Heredität. Sonstige neurologische Symptome treten dabei in den Hintergrund. Sie beschränken sich auf einen *Ausfall der Eigenreflexe*, der vielleicht auch auf Mitschädigung der Muskelspindeln beruht und dessen Reihenfolge durch die zuerst von der Krankheit betroffenen Muskeln bestimmt wird.

Bei den Beckengürtelformen ist ein frühes *Erlöschen der Patellarsehnenreflexe* auf Grund der zu den initialen Symptomen zählenden Schwäche der Quadricepsmuskulatur charakteristisch, während die Achillessehnenreflexe infolge des längeren Intaktbleibens des Triceps surae meist noch längere Zeit erhalten bleiben. Nur ausnahmsweise findet man bei schon deutlich geschwächten Patienten die PSR noch erhalten, wobei wohl auch individuelle Unterschiede der allgemeinen Lebhaftigkeit der Reflexe mitspielen.

Bei Befall des Schultergürtels erlöschen je nach Überwiegen der Schwäche des Biceps oder Triceps brachii zuerst die BSR oder TSR, im ersteren Fall auch die Radius-Periost-Reflexe. Ein relativ langes Erhaltenbleiben der Armreflexe selbst bei erheblichen Schultergürtelatrophien wird aber öfters beobachtet. In weit fortgeschrittenen Stadien erlöschen sämtliche Reflexe, zuletzt auch die Bauchdeckenreflexe.

Eine erste systematische Zusammenstellung der Reflexveränderungen bei Dmp. verdanken wir DUBOWITZ (1964). Sie basiert auf der Untersuchung von 65 Kindern mit Dmp., davon 63 des Duchenne-Typs. PERLSTEIN (1965) veranschaulichte den progredienten Reflexverlust in Beziehung zum Funktionsstadium bei 64 Fällen des gleichen Typus anhand eines Diagramms, das in Abb. I.22 wiedergegeben ist.

Vereinzeltes Vorkommen des Babinski-Zeichens bei Muskeldystrophien wird in älteren Berichten (LÉRI u. Mitarb., 1923; BELL, 1943; LEVISON, 1951) genannt. WALTON u. NATRASS (1954) fanden es bei 104 Fällen nie, ebensowenig DUBOWITZ. Auch wir konnten es bei keinem unserer Fälle feststellen.

1961 berichteten HASSAN u. MOSTAFA über 27 Fälle mit „pseudohypertrophischer Muskeldystrophie" in Ägypten, von denen 10 Fälle positives Babinski-Zeichen aufwiesen. Bei einem Teil der Patienten wird das Vorliegen einer echten Muskeldystrophie durch EMG und Biopsie belegt. Die Autoren ziehen eine vielleicht rassisch bedingte Sonderform von Myopathie, kombiniert mit Pyramidenbahnschädigung und Beziehungen zur Friedreichschen Krankheit in Erwägung. Anga-

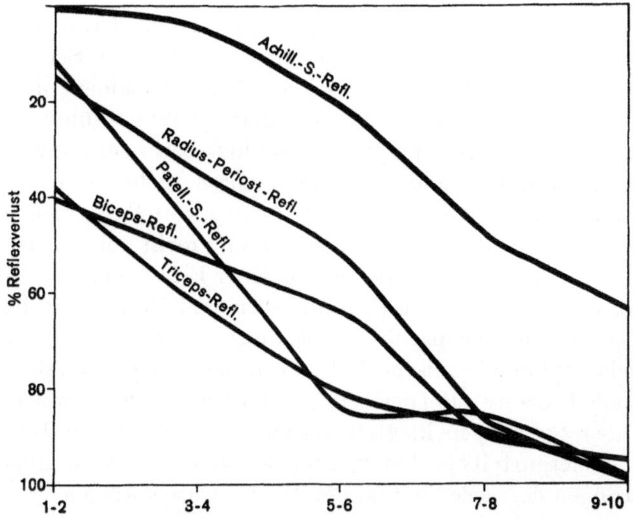

Abb. I.22   Graphische Darstellung der Reflexausfälle mit zunehmendem Funktionsverlust (Stadien 1—10 nach THOMPSON u. VIGNOS) auf Grund von Beobachtungen an 64 Patienten des Typs Duchenne. (Nach PERLSTEIN, 1965)

ben über Geschlecht, Alter, Erbgang und Enzymbefunde fehlen. Der Bericht erweckt Zweifel, ob es sich hier wirklich um primäre Myopathien handelt. Doch berichten auch EADIE u. Mitarb. (1963) aus Australien über 4 mit Pseudohypertrophie erkrankte Brüder im Alter zwischen 9 und 11 Jahren aus einer Muskeldystrophiker-Familie europäischer Herkunft mit x-chromosomalem Erbgang, welche ein eindeutig positives Babinskisches Zeichen hatten. Die Diagnose einer Dmp. scheint hier weitgehend gesichert (EMG, Muskelbiopsie); Enzymbefunde sind nicht mitgeteilt. Auffallend ist, daß in dieser Sippe Hohlfuß gehäuft auftritt: auch 2 der untersuchten Patienten mit positivem Babinski hatten Hohlfuß. In 2 Fällen waren die Achillessehnenreflexe gesteigert, bei den anderen beiden Patienten waren sie sehr lebhaft, während die Eigenreflexe an den Armen und die Patellarsehnenreflexe durchgehend fehlten.

EADIE u. Mitarb. nehmen bei dem beobachteten Bild ebenfalls eine Koppelung von Muskeldystrophie mit Friedreichscher Krankheit an, wie sie mehrfach von anderen Autoren bis in die neuere Zeit (GREENFIELD, SHY, ALVORD u. BERG, 1957; STEPHENS, HOOVER u. DENST, 1958; TYRER u. SUTHERLAND, 1961) gefunden und histopathologisch bestätigt wurde. Aus der älteren Literatur hat BING (1905) Beobachtungen über Kombination dieser beiden Leiden mitgeteilt. Auch das häufige Vorkommen von Myokarditis bei Friedreichscher Krankheit weist darauf hin, daß diese sich nicht allein auf das ZNS beschränkt. Sicher gehören Fälle von „Muskeldystrophie" mit Pyramidenzeichen nicht in die Gruppe der von ERB zusammengefaßten Krankheiten. Bei schweren Skoliosen in Endstadien der Dmp. sind auch Kompressionserscheinungen des Rückenmarkes als Ursache von Pyramidenzeichen in Betracht zu ziehen (KOLLARITS, 1906; LÉRI u. Mitarb., 1923). Doch haben wir und andere Autoren mit großem Krankengut solche Komplikationen nie gesehen.

Wesentlichen Wert gewinnt die genaue neurologische Untersuchung für den *Ausschluß* klinisch *ähnlicher Erkrankungen anderer Ätiologie*. Sensibilitätsstörungen, Reflexsteigerungen, Pyramidenzeichen, Fasciculationen der Muskulatur (besonders ist auf die Zunge zu achten), nachhaltige Wulstbildung bei Beklopfen der Muskulatur oder bulbäre Symptome (Schluckstörungen) sowie ausgeprägte Hypotonie der Gliedmaßen und Gelenke gehören nicht zum Bild der Dmp. Unterschiedlich wird die diagnostische Bedeutung von *Schmerzen* in den Gliedmaßen gewertet. Klagen über Wadenkrämpfe sind nicht selten. Im übrigen sind Schmerzen bei Dmp. nach allgemeiner und eigener Erfahrung eine Seltenheit und stets verdächtig auf andere Leiden (Polymyositis und ähnliche in die Gruppe der Kollagenosen gehörende Myopathien, Spätformen der hereditären proximalen spinalen Muskelatrophie, chronische Polyneuritiden mit proximalen Muskelparesen, andere spinale Prozesse). Bei den seltenen Fällen mit Dmp., welche in nennenswerter Weise über Schmerzen klagten, handelte es sich in der Regel um ältere Patienten des Gliedergürteltyps, bei welchen sekundäre Veränderungen, insbesondere Deformierungen der Gelenke und der Wirbelsäule vorlagen.

1.2.12 Die elektrische Reizdiagnostik bei Muskeldystrophien

Die schon von DUCHENNE (1849—1872) und ERB (1882—1891) ausgearbeiteten Kriterien der veränderten faradischen und galvanischen Erregbarkeit der Muskulatur bei atrophischen und dystrophischen Prozessen werden in der modernen Literatur der Myopathien kaum noch besprochen, nachdem die älteren Methoden der Elektrodiagnostik bei Muskelerkrankungen durch die differentialdiagnostisch aussagefähigere *Elektromyographie* (EMG) weitgehend ersetzt wurden. Diese hat sich heute ähnlich wie die Elektroencephalographie zu einer sehr differenzierten Fachdisziplin entwickelt. Die Elektromyographie der Myopathien und neurogenen Muskelatrophien wird deshalb in einem besonderen Kapitel besprochen. Wo die verhältnismäßig aufwendigen Einrichtungen und die ebenso notwendige Spezialausbildung des Untersuchers für die EMG fehlen, behält die klassische elektrische Reizdiagnostik immer noch ihren heute oft zu Unrecht vernachlässigten Wert für die Unterscheidung neuraler und primär myopathischer Zustandsbilder.

Charakteristisch für die Dmp. ist die in beginnenden Stadien meist noch normale und erst bei fortgeschrittenen Formen sich zeigende einfache quantitativ herabgesetzte *galvanische* und *faradische Erregbarkeit* ohne qualitative Veränderungen, insbesondere fehlt die *Entartungsreaktion* (EAR). Allerdings zeigen die Initialstadien neuromuskulärer Erkrankungen häufig ebenfalls nur quantitative Veränderungen der elektrischen Erregbarkeit und keine EAR. Doch ermöglicht die *Chronaxiemetrie* in solchen Fällen oft schon sehr früh eine Unterscheidung neurogener oder myogener Muskelschädigungen. Bei den primären Myopathien sind die Chronaxiewerte normal. Innerhalb der Gruppe der verschiedenen primären Myopathien läßt das Auftreten der myotonischen Reaktion (tetanische Nachkontraktion auf kurze tetanische Reize) die myotone Dystrophie, ferner die myasthenische Reaktion (progressive Abnahme der Zuckungsgröße nach wiederholten Reizen) die Myasthenia gravis leicht von der Dmp. unterscheiden. Die Polymyositis und ähnliche entzündliche Erkrankungen der Muskulatur (Lupus erythematodes, „Menopause-Myopathie") sowie endokrin oder exogen hervorgerufene Myopathien verhalten sich bei der elektrischen Untersuchung wie die Dmp. Die Methode erlaubt somit gegenüber diesen Krankheiten keine Unterscheidung. Dies gilt aber auch für das EMG.

1.2.13 Krankheitssymptome außerhalb der Skeletmuskulatur

1.2.13.1 Kardiomyopathie. Klinische und autoptische Untersuchungen weisen auf eine *häufige Beteiligung des Herzmuskels* am dystrophischen Prozeß hin, sowohl bei der Duchenne-Form wie beim Gliedergürteltyp. Klinisch äußern sie sich in Tachykardien, welche auch im Schlaf persistieren und offensichtlich von körperlicher Belastung unabhängig sind, ferner in den verschiedensten Formen von Arrhythmien. Bei Narkosen kann es nicht selten zu einem unerwartet raschen Herztod kommen, selbst ohne vorher erkennbare Störungen der Kreislauffunktion; eine Gefahr, vor welcher bei operativen Eingriffen nicht genug gewarnt werden kann. Auf Grund der allgemeinen Gebrechlichkeit und Bewegungsarmut der Patienten in fortgeschrittenen Stadien des Leidens bleiben die Zeichen der kardialen Insuffizienz oft lange im Hintergrund und unbeachtet. Hier kommt es erst bei schweren Kardiopathien zur klinischen Dekompensation.

Nicht selten sind subjektive Klagen über Herzsensationen (Schmerzen, Herzklopfen, Tachykardien) bei noch gehfähigen Muskeldystrophikern. Öfters beschrieben ist spontaner akuter Herztod in solchen Stadien. Der Tod bei den schwersten finalen Zustandsbildern, welche man heute in Pflegeheimen durch Antibiotica viel länger vor Infektionen und Pneumonien schützen und am Leben erhalten kann als früher, wird in der Regel neben Versagen der Atmung durch Herzschwäche mit Arrhythmien und Stauungssymptomen verursacht.

BERGER in Deutschland und ROSS in England haben 1883 wohl zuerst eine Beteiligung des Herzens am muskeldystrophischen Prozeß histopathologisch beschrieben. MEERWEIN (1904), BERBLINGER u. DUKENS (1929) sowie SCHLIEPHAKE (1929) und BOAS u. LOWENBERG (1931) wiesen auf die klinischen Kreislaufbefunde (Arrhythmien, ventrikuläre Tachykardien) bei Dmp. hin. VON MEYENBURG (1935) vertrat auf Grund seiner autoptischen Befunde die Ansicht, daß bei Dmp. wohl stets mehr oder weniger ausgesprochen spezifisch-myopathische Veränderungen des Herzmuskels vorliegen. In jüngster Zeit wurden pathologisch-anatomische Befunde dystrophischer Muskelveränderungen am Herzen ähnlich denjenigen der Skeletmuskulatur von zahlreichen Autoren beschrieben und auch von uns beobachtet (vgl. S. 100). Andererseits wurden bei der idiopathischen Kardiomyopathie auch Skeletmuskelbeteiligungen bekannt (vgl. S. 225).

Häufigere Befunde sind neben den *Rhythmusstörungen* starke *Dilatation* und/ oder *Hypertrophie* des Herzens bei der röntgenologischen Untersuchung bzw. im

Flächenkymogramm (BRUGSCH u. Mitarb., 1958). HOOEY u. JERRY (1964) und STORSTEIN (1964) fanden enorme Herzübergewichte von 860 bzw. 750 g, verursacht durch eine schwere Lipomatosis und Fibrosierung des gesamten Myokards. Der Vergleich mit der Pseudohypertrophie der Skeletmuskeln ist naheliegend.

Auskultatorisch werden öfters *systolische Geräusche* festgestellt. Auf ungewöhnlich leise Herztöne weisen neben anderen Autoren HOOEY u. JERRY hin. Stauungserscheinungen im großen und kleinen Kreislauf beschreiben ZATUCHNI u. Mitarb. (1961) und STORSTEIN (Ödeme, Leberstauung, Appetitverlust, Nausea, Erbrechen, Dyspnoe); erstere machen auf plötzliche schockartig auftretende kardiale Zwischenfälle mit Herzsensationen, Tachykardien, abdominalen Schmerzen und Erbrechen aufmerksam, welche zu überraschendem Tod führen können.

Die weitaus häufigsten Befunde sind Rhythmusstörungen mit Sinus-Tachykardien und Extrasystolen (GILROY u. Mitarb., 1963). Klinisch oder im Elektrokardiogramm wurden solche von RUBIN u. BUCHBERG (1952) bei 50% der untersuchten Muskeldystrophiker gefunden. Nach WEISENFELD u. Mitarb. (1952) kommen sie bei 85% (44 Fälle) vor. GILROY u. Mitarb. (1963) fanden Sinus-Tachykardien sogar bei 95% (124 von 131 Fällen) aller Muskeldystrophien. BRUGSCH u. Mitarb. und HOOEY u. JERRY bezeichnen die elektrokardiographischen Befunde als unspezifisch und mannigfaltig, da beide Ventrikel, nicht selten auch das atrio-ventrikuläre Überleitungssystem von myodegenerativen Prozessen betroffen sind. Beobachtet werden Niedervoltage, große Q- oder R-Zacken, verlängerter QRS-Komplex, Veränderung der ST-Strecke oder der T-Zacke. Als häufiges frühes Zeichen nennt STORSTEIN hohes R in V_1 und V_2. SCHOTT u. Mitarb. (1955) geben an, daß der Typ Duchenne der Dmp. sich vom Gliedergürteltyp durch hohe Amplituden des QRS-Komplexes unterscheide und solche Befunde als Differentialdiagnosticum zwischen diesen beiden Typen zu verwerten seien (vgl. dazu auch S. 224). Ähnliche Erfahrungen teilen SLUCKA u. HAUSMANOWA-PETRUSEWICZ (1965) mit auf Grund von 69 untersuchten Patienten: Unter 47 Kranken des Duchenne-Typs hatten 45 ein pathologisches EKG und 32 einen abnormen QRS-Komplex, was bei 31 Fällen des Gliedergürteltyps nur 1mal beobachtet wurde. Daß dieses Zeichen aber auch bei anderen Formen der Dmp. vorkommt, geht aus den kasuistischen Berichten von STORSTEIN u. KLINGE (1961) sowie von HOOEY u. JERRY hervor, welche Fälle des Gliedergürteltyps betreffen. Dystrophische Veränderungen wurden von diesen und anderen Autoren (zit. bei HOOEY u. JERRY) autoptisch auch innerhalb des Reizleitungssystems gefunden. Klinisch verursachten sie Schenkelblock, im EKG Verbreiterung oder Aufsplitterung des QRS-Komplexes, in einem Fall auch episodisches Vorhofflattern. Bemerkenswert ist, daß solche Patienten bei mehreren Voruntersuchungen keine Pulsanomalien zeigten. Gegenüber einem Teil der Angaben über Art und Häufigkeit kardiologischer Befunde ist Zurückhaltung am Platze, denn STORSTEIN fand bei einer gründlichen kardiologischen Durchuntersuchung von 20 Kranken mit Dmp. Typ Duchenne klinisch nur 5mal abnorme Befunde am Herzen. WALTON u. NATRASS (1954) sahen EKG-Veränderungen auch nur in 12 der 48 von ihnen untersuchten Fälle (vgl. dazu auch Tabelle III.16, S. 224).

Herzfunktionsstörungen können auch durch Myopathie und Schwäche im Bereich des Zwerchfelles und der Thoraxmuskulatur vorgetäuscht werden. Einschränkungen der Atemfunktion führen gelegentlich zu hochgradiger Verminderung der Vitalkapazität und körperlichen Leistungsbreite mit Dyspnoe bei geringster Anstrengung, bevor Zeichen einer Kardiopathie vorliegen.

So wies einer unserer Patienten mit Dmp. des Gliedergürteltyps, ein 43 jähriger Mann, welcher noch gehfähig und berufsfähig ist, schwere Symptome der Dyspnoe bei Treppensteigen u. dgl. auf. Klinische und elektromyographische Zeichen einer Kardiopathie liegen bisher nicht vor. Dagegen ist die Vitalkapazität auf 1000 bis 1100 ml reduziert und röntgenologisch sowohl die Beweglichkeit des Zwerchfells wie auch die inspiratorische Erweiterung des knöchernen Thorax sehr gering[1].

Der weitere Verlauf derartiger pulmonaler Insuffizienzen mit ständiger Hypoxämie führt erst sekundär zu einem Cor pulmonale mit vermindertem Herzminutenvolumen, wie KILBURN u. Mitarb. (1959) bei 8 Patienten mit Dmp. und myopathiebedingter Reduktion der Lungenfunktion zeigen konnten. Häufiger als bei Dmp. treten solche Syndrome bei der myotonischen Dystrophie von STEINERT in Erscheinung.

Unser eigenes Krankengut konnten wir nicht systematisch kardiologisch überprüfen. Eine so ungewöhnliche Häufung von Tachykardien oder EKG-Störungen, wie sie GILROY berichtet, trifft nach unseren Beobachtungen und auch denjenigen von BRUGSCH sicherlich nicht zu. Andererseits ist aber bei allen kreislaufbelastenden Situationen muskeldystrophischer Kranker, insbesondere Operationen und intensiverer Übungstherapie, die kardiale Gefährdung oder pulmonale Insuffizienz sorgfältig zu beachten. Bezüglich der pathologisch-anatomischen Veränderungen am Herzen wird auf S. 100 verwiesen.

1.2.13.2 Periphere Zirkulation. 1961 hat DEMOS aus dem Laboratorium von SCHAPIRA u. DREYFUS in Paris über Veränderungen der peripheren Zirkulationszeit bei muskeldystrophischen Kranken berichtet. Ausgangspunkt dieser Untersuchungen waren Beobachtungen über vasomotorische Veränderungen an den Akren bei Dmp.-Kranken und arteriographische Befunde eines verspäteten Blutrückflusses in die Venen (DEMOS u. ECOIFFIER, 1957). Zur Bestimmung der Kreislaufzeit diente die intravenöse Verabreichung eines Gemisches aus Fluorescin und Natriumdehydrocholansäure, wobei die Zeitspanne zwischen Arm-Arm-Zeit (Fluorescin) und Arm-Zungen-Zeit (Dehydrocholansäure) den Zeitwert für den peripheren Kreislauf angibt (DEMOS u. Mitarb., 1960). Bei 79 untersuchten Muskeldystrophien zeigten die Werte eine erhebliche Streuung, indem sie einmal kürzer, einmal länger, somit nicht spezifisch verändert waren (s. dazu auch S. 384).

Eindeutigere Ergebnisse mit Verkürzung der Zirkulationszeit fanden sich in den Frühstadien der Krankheit sowie in späteren Untersuchungen (SCHAPIRA u. Mitarb., 1962) bei weiblichen Sippenangehörigen (Mütter und Schwestern) von Kranken des Duchenne-Typs, deren erhöhte Serumenzymwerte auf heterozygoten Zustand (Konduktorinnen) schließen ließen (vgl. S. 206), während bei homozygot gesunden männlichen Verwandten keine signifikanten Veränderungen festzustellen waren.

Es ist naheliegend, Veränderungen im peripheren Kreislauf von Muskeldystrophiekranken durch den veränderten Stoffwechselbedarf der dystrophischen Muskulatur und als sekundäres Phänomen im Sinne einer Bedarfsanpassung der Durch-

---

[1] Die kardiologische und spiro-ergometrische Untersuchung dieses Patienten verdanken wir Herrn Prof. H. MELLEROWICZ. Leiter des Institutes für Leistungsmedizin, Berlin 30.

blutung zu erklären. Abweichungen der Kreislaufzeit bei präklinischen Stadien widersprechen einer solchen Erklärung nicht, da auch hier die Muskulatur pathologische Veränderungen aufweist. Nicht zu erklären wären auf diese Weise die auch bei Heterozygoten gefundenen Veränderungen.

DEMOS u. Mitarb. (1962) erwägen jedoch, daß vasculäre Störungen, nach ihrer Vermutung arterio-venöse Kurzschlüsse der Mikrozirkulation im Muskel bei der Pathogenese der Dmp. eine ursächliche Rolle spielen könnten. DEMOS (1963) führte auf der Basis dieser Konzeption Behandlungen der Kranken mit einem Vasodilatator (Vasculat) durch und bezeichnete diese als wirksam.

MONCKTON u. Mitarb. (1963) haben die Zirkulationszeit bei 16 Konduktorinnen von Dmp. Typ Duchenne ebenfalls gemessen (Decholin-Test) und fanden keine von Gesunden abweichenden Werte. DUDLEY u. GIBSON (1964) sahen bei capillarmikroskopischen Studien am Nagelbett von 29 Patienten mit Dmp. keine abnormen Befunde. Auch weicht der relative Blutgehalt im dystrophischen menschlichen Muskel von dem bei Gesunden nicht ab (BERG u. Mitarb., 1953). Nach ERBSLÖH u. KUNZE (1968) ist der PO_2 im Capillarblut des dystrophischen Muskels normal. Die Befunde von DEMOS bedürfen weiterer Überprüfung und können in ihren Ergebnissen und daran geknüpften Hypothesen bisher nicht als gesichert gelten.

Veränderungen der Zirkulationsgrößen im Muskel bei Dmp. vielleicht erklärend sind Befunde von ROMANUL (1964, 1965). Diese zeigen auf Grund histochemischer Differenzierung der verschiedenen Fasertypen nichtdystrophischer tierischer und menschlicher Skeletmuskulatur bei gleichzeitiger Darstellung der Capillaren, daß die einen besonders hohen oxydativen Stoffwechsel aufweisenden Muskelfasertypen auch eine entsprechend größere Dichte der die Fasern umgebenden Capillaren besitzen.

1.2.13.3 Knochensystem. Neben der Osteoporose und Deformierung der Wirbelsäule zeigen auch die Extremitätenknochen in fortgeschrittenen Stadien atrophische Veränderungen. Erste autoptische Beschreibungen der Knochenatrophie bei Dmp. lieferte SCHULTZE (1899). Er nahm an, daß diese auf einem eigenständigen *dystrophischen Prozeß im Knochengerüst* beruhe. Im Röntgenbild sieht man einen Verlust der Spongiosazeichnung. Die Diaphysenabschnitte zeigen Verschmälerung und ein glasrohrähnliches Aussehen. Bei Sektionen kann der Femurschaft eines Erwachsenen bis auf 12 mm Durchmesser verdünnt gefunden werden (eigene Beobachtungen bei einem 24jährigen Mann des Typus Duchenne). Das Knochenmark wird durch Fett ersetzt. Extremitätenfrakturen bei häufig fallenden Kranken führen oft das Ende der Gehfähigkeit herbei (s. Abb. I.23).

1941 lieferten EPSTEIN u. ABRAMSON detailliertere röntgenologische Studien der Knochenveränderungen bei Dmp. vom Duchenne-Typ und heben dabei hervor: Verkleinerung der Scapula mit Verflachung der Fossa articularis bei relativ großem Humeruskopf verglichen mit dem dünnen Humerusschaft, Verdünnung des Schaftes aller langen Extremitätenknochen mit Atrophie der Corticalis sowie Verformung des Beckens mit Coxa valga und Prominenz der Spina iliaca. Auch diese Autoren sind der Auffassung, daß ein von den Muskelatrophien unabhängiger, direkt auf das Knochensystem sich auswirkender mesodermaler Prozeß die Ursache sei und die Veränderungen sich nicht allein als Folge der Inaktivierung erklären lassen. Ähnlich äußern sich VORDERWINKLER (1949) und HALLEN (1965). Weitere Untersuchungen zur Pathologie der Knochenveränderungen bei Dmp. lieferten

Zellweger (1946) und Grundmann u. Beckmann (1963), welche die Genese offenlassen.

Wie unklar diese Dinge noch sind, zeigt eine neuere Studie von Girdany u. Danowski (1956) an 31 Kindern mit Dmp.: Von älteren Autoren (Schultze) beschriebene Schädeldeformitäten werden nicht bestätigt. An den oberen Extremitäten wurden knöcherne Veränderungen im Röntgenbild nicht festgestellt. Neben den Veränderungen im Hüftbereich, an der Wirbelsäule und an den unteren Extremitäten wurden fast regelmäßig Coxa-valga-Deformitäten, Zunahme der Höhe der Wirbelkörper (,,Caninisation") und trompetenartige Profile der Femur-Metaphysen gefunden. Nach Ansicht von Girdany u. Danowski stellen alle diese Veränderungen nichts Spezifisches dar und sind allein auf die Immobilisierung zurückzuführen. Verschmälerung der Corticalis der langen Röhrenknochen wurde nicht gesehen. Da das älteste der untersuchten Kinder 15 Jahre alt war, sind langjährige fortgeschrittene Stadien bei dieser Untersuchung nicht berücksichtigt.

Die Erklärung der Skeletveränderungen als reine *Inaktivitätsatrophie* schien auch uns bisher überzeugender, weil wir sie in einigen Fällen von pseudomyopathischer Spinalerkrankung nach Kugelberg u. Welander, bei welcher die Lokalisierung, Ausprägung und Dauer der Muskelatrophien den Verhältnissen bei der Dmp. entspricht, röntgenologisch nicht anders als bei Muskeldystrophien fanden. Zu einem anderen Urteil mit der Annahme eines eigenständigen primär dystrophischen Knochenprozesses kommt jedoch auch Stroinska-Kusiowa (1965), die die röntgenologischen Veränderungen bei Dmp.-Befunden bei Patienten mit progressiver Spinalatrophie, Werdnig-Hoffmannscher Erkrankung oder Zuständen nach Poliomyelitis gegenüberstellte. Die Autorin erkennt einen Unterschied darin, daß sich bei Dmp. vorwiegend das Knochenmark verengt und die Knochenrinde keinen Substanzverlust und keine Verschmälerung erleide (s. dazu aber Epstein u. Abramson!), während bei spinalen Muskelerkrankun-

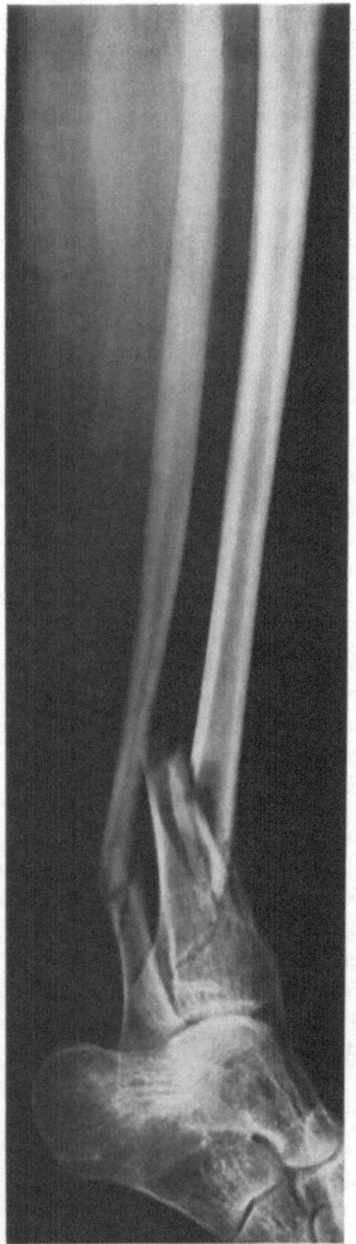

Abb. I.23   Unterschenkelfraktur bei einer 22 jährigen Patientin mit Dmp. des Gliedergürteltyps im Stadium schwerster Gehbehinderung. Das Leiden hatte hier schon im 3. Lebensjahr begonnen. Verschmälerung der Tibiadiaphyse. Atrophie der Spongiosa von Epiphyse und Fußknochen

gen mehr die Corticalis und weniger das Mark sich verschmälere. Es fehlen aber Zahlenangaben über die spinalen Vergleichsbefunde, wovon nur ein Fall demonstriert wird. Schwieriger wird es, der Vermutung der Autorin zu folgen, die Knochendystrophie gehe der Muskeldystrophie voraus, wenn sie sich auf Röntgenbefunde von kranken Duchenne-Fällen stützt, „die klinisch keine Muskelatrophie hatten". Das bisher mit so widersprechenden Befunden bearbeitete Problem bedarf sicherlich noch weiterer Studien (s. dazu auch S. 104 u. 217) und vor allem histopathologischer Vergleichsuntersuchungen an Autopsiematerial, die unseres Wissens bisher noch nie vorgenommen wurden.

1.2.13.4 Sehnen und Bänder. Unter den 149 von SJÖVALL untersuchten Fällen von Dmp. sind 48 mal Kontrakturen verzeichnet. Vermutlich wurden dabei nur ausgeprägtere Kontrakturen erfaßt, denn beim Duchenne-Typ und beim Gliedergürteltyp entstehen sie in späteren Stadien fast regelmäßig. Sehr häufig ist der Spitzfuß sogar das erste deutliche Krankheitszeichen. Seltener und spät einsetzend sind Kontrakturen beim f.-sc.-h. Typ. Verkürzung der Funktionseinheit Sehne — Muskel kann allein durch den fibrosierenden Prozeß in der Muskulatur erklärt werden, was bei einem von uns untersuchten Patienten mit in den Schultern und Armen beginnender Erkrankung vom Gliedergürteltyp (vgl. S. 36) im Sinne der Dystrophia retrahens sehr eindrucksvoll zu erkennen war. Häufig zeigen Kinder der Duchenne-Form schon im Frühstadium X-Beine (Abb. I.4 und I.5). Vermutlich ist auch dies Folge ungleicher Verteilung der Muskelzugkräfte (vgl. S. 25). Unseres Wissens wurden Gelenkkapseln und Sehnen bei der Dmp. bisher nicht histologisch untersucht. Die Frage einer primären Beteiligung am Krankheitsprozeß bleibt somit offen.

1.2.13.5 Fettsucht. Zunehmende Adipositas ist eine so häufige Erscheinung bei der Dmp., speziell beim Duchenne- und Gliedergürteltyp, daß sie nicht allein durch die erzwungene Bewegungsträgheit erklärt werden kann. Das letztere Moment spielt sicher mit, denn meist entwickelt sich die Fettsucht besonders auffällig im Stadium des Verlustes der Gehfähigkeit. Es erklärt aber nicht, warum ein Teil der Kranken nicht nur muskelatrophisch, sondern auch stets mager und fettarm bleibt, während andere ausgesprochen fettleibig werden. Die noch offenen Fragen einer eventuell auch den Fettstoffwechsel beeinflussenden metabolischen Anomalie werden im Kapitel III „Biochemie" (S. 151) besprochen.

Im Typus gleicht die Adipositas gelegentlich der Dystrophia adiposogenitalis (vgl. Abb. I.4). *Unterentwicklung der Hoden* und Genitalien ist öfters beschrieben (NYSSEN u. Mitarb., 1924; LANGERON u. Mitarb., 1929; OVERZIER u. BLEICHING, 1961). Der von OVERZIER u. BLEICHING angegebenen Hodenatrophie bei erniedrigter Gonadotropinsekretion bei Muskeldystrophien des Duchenne-Typs widersprechen die Untersuchungen von HERSCHBERG u. COIRAULT (1965), welche ein normales histologisches Bild der Hoden und normale Funktion der gonadotropen Sekretion, jedoch Hyposekretion der Testicularhormone fanden und letztere auf einen Verlust der Receptivität für das Choriongonadotropin zurückführen. Auch DANOWSKI u. Mitarb. (1956) fanden die Bildung gonadotroper Hormone bei Dmp. derjenigen gleichaltriger gesunder Kinder entsprechend (s. dazu Kapitel III „Biochemie", S. 218). Die Funktion der Schilddrüse, der Hypophyse und der Nebenniere (Mineralo- und Glucocorticoidsekretion) ist nach HERSCHBERG u.

COIRAULT beim Duchenne-Typ normal. Bei den auf gleicher Gen-Schädigung wie beim Duchenne-Typ basierenden, später beginnenden und gutartiger verlaufenden x-chromosomalen Dmp.-Formen nach BECKER u. KIENER ist die Fortpflanzungsfähigkeit bekanntlich nicht beeinträchtigt.

Eine auffällige Häufung des Cushing-Typs mit Striae bei Dmp., die BRUGSCH u. Mitarb. (1958) beschreiben, können wir nach unserer Erfahrung nicht bestätigen. Der auf Abb. I.4 zu sehende Kranke ist der einzige derartige Fall eigener Beobachtung. Daß der Habitus hier in keiner Beziehung zur Muskeldystrophie steht, geht daraus hervor, daß die Mutter und 2 gesunde Geschwister des Patienten den gleichen Typus der Adipositas zeigen. Auch können in ein und derselben Sippe adipöse Fälle von Dmp. neben atrophisch-kachektischen Verlaufsformen beobachtet werden. Fettleibigkeit und die für die Dmp. so charakteristische Lipomatosis im Muskelgewebe in einen Zusammenhang zu bringen, scheint uns nicht erlaubt, da letztere sich stets auch unabhängig von äußerer Adipositas entwickelt. HERSCHBERG u. COIRAULT vermuten, daß vielleicht eine Insuffizienz der intramuskulären Phosphorylierung die nicht verwertbare Glucose einer Lipogenese zuführt. Dennoch scheint die bei ein und derselben Krankheit so verschieden ausfallende Tendenz zur Fettsucht ein weitgehend noch von anderen, mit der Krankheit nicht zusammenhängenden Faktoren abhängiges Problem zu sein, dem wir auch bei nichtmuskeldystrophischen Individuen begegnen (vgl. zu diesem Problem auch S. 151).

1.2.13.6 Intelligenzdefekte und das Problem cerebraler Schädigungen. Schon die frühesten Beschreibungen der Dmp. enthalten Beobachtungen gehäufter geistiger Retardierung oder Debilität, insbesondere bei den infantilen Formen. So fand bereits DUCHENNE (1872) bei 13 Kindern mit diesem Leiden 5mal geistige Defekte. Ähnliche relevante Beobachtungen machten GOWERS (1879), VIZIOLI (1887) und ERB (1891). Für DUCHENNE war dies der Anlaß zu der Vermutung, eine corticale Läsion trophischer und psychischer Zentren könne die gemeinsame Ursache sowohl für den Muskelprozeß wie die Störungen der geistigen Funktion sein. Spätere Epochen der Forschung haben diesen Gesichtspunkt auf Grund der bis heute dominierenden Theorie einer primären Erkrankung der Muskelzelle als Irrtum gewertet; erst in neuerer Zeit wird solchen Vorstellungen wieder vermehrte Beachtung geschenkt (vgl. S. 237 u. 324).

Untersuchungen der späteren Zeit erbrachten z.T. eine Bestätigung dieser älteren Befunde, während andere Autoren eine relevante Häufung von geistigen Defekten bei Dmp. entweder überhaupt vermißten oder andere Faktoren (des Milieus, der Kontaktbehinderung mit der Umwelt u.a.m.) für eine nach ihrer Ansicht nur vorgetäuschte geistige Retardierung verantwortlich machten. So ergeben sich 3 Gruppen von Untersuchungsergebnissen:

1. Befunde, die eine relevante Häufung von Schwachsinn bei infantiler Dmp. bestätigen. BERLUCCHI (1934) stellte Zahlen der bisherigen Literatur und eigene Beobachtungen zusammen und ermittelte so unter insgesamt 359 Kranken 73 Fälle mit schweren geistigen Defekten. TRIPI (1947) sah unter 22 Patienten „pseudohypertrophischer" Dmp. 4 Fälle mit schwerem geistigem Defekt, 4 Fälle mit Debilität und 7 Fälle mit leichterer geistiger Retardierung. BECKER (1953) fand geistigen Rückstand bei 12% der Kinder mit Dmp., DEL CARLO GIANNINI u.

MARCHESCHI (1959) unter 7 Fällen des Duchenne-Typs 5mal eindeutigen Schwachsinn. WORDEN u. VIGNOS (1962) untersuchten 38 Patienten des Duchenne-Typs, von diesen hatten 26 Fälle einen IQ unter 90. 10 von 25 Patienten mit infantiler Dmp. (20 Knaben und 5 Mädchen, somit ein heterogenes Kollektiv) von GIORDANO u. BALDARO VERDE (1964) waren leicht bis schwer debil (IQ unter 84 bis 48). DUBOWITZ (1965) testete 27 Patienten mit Dmp. Duchenne und fand bei 17 Fällen (63%) einen IQ unter 70. Unter 10 von GAMSTORP u. SMITH (1964) untersuchten Patienten hatten 4 einen IQ unter 90. 33% der 42 von NIEDERMEYER u. Mitarb. untersuchten infantilen Fälle zeigten einen IQ unter 75. Die gleiche Prozentzahl deutlicher Debilität fanden ZELLWEGER u. HANSON (1967) bei ihren Patienten des gesicherten Duchenne-Typs. Bei Testergebnissen von 27 Patienten mit Dmp. Duchenne unseres eigenen Krankengutes ermittelte KUBATZKI (1969) einen Mittelwert des IQ von 91,7, bei 7 Fällen (26%) lag dieser bei 80 oder darunter.

2. Negative Befunde. WALTON u. NATRASS (1954) fanden unter 48 Patienten des Duchenne-Typs nur 4 Fälle mit leichter geistiger Retardierung, in keinem Fall ausgeprägteren geistigen Rückstand. Den geistigen Rückstand glaubten sie aus der körperlichen Behinderung und den sich daraus ergebenden Folgen für die intellektuelle Entwicklung erklären zu können. TRUITT (1955) verglich den Intelligenzgrad von 72 Knaben mit Dmp. mit demjenigen ihrer gesunden Geschwister, fand dabei keinen Unterschied und schloß daraus, daß das Intelligenzniveau „milieu-adäquat" und nicht durch organisch-biologische Faktoren geschädigt sei. Zu einer Negierung vermehrter Schwachsinnshäufigkeit bei Dmp. kommt auch FLIEGEL (1955).

3. Als Folge emotioneller Probleme, psychischer Belastung durch das Leiden, Isolierung von der Umwelt, Abwendung oder „Overprotection" seitens der Angehörigen erklären SCHORER (1964) sowie MORROW u. COHEN (1954) die ihres Erachtens nur vorgetäuschte Retardierung bei einer größeren Zahl von Kindern. Letztere ermittelten bei 29 Fällen einen mittleren IQ von 94, jedoch Rückstand in den schulischen Leistungen bei 50% der Kinder. ALLAN u. RODGIN (1960) fanden bei 30 Knaben des Typs Duchenne in der Hälfte der Fälle einen IQ über 95, bei der Gesamtheit der untersuchten Fälle lag der Quotient zwischen 14(!) und 117. Sie halten es ebenfalls für möglich, daß allein die angeführten reaktiven und umweltbedingten Einflüsse die Retardierung bedingen könnten, schließen aber eine organische Hirnschädigung nicht aus.

Bei der Deutung schulischer Schwierigkeiten müssen außerdem sprachlich-artikulatorische, auf Muskelschwäche beruhende Behinderungen mit in Betracht gezogen werden. Sie sind auf Grund einer Untersuchung von SANDER u. PERLSTEIN (1965) bei 50% der Kinder mit Dmp. Duchenne festzustellen. Es fragt sich aber, ob dies eine wesentliche Rolle spielen kann, da über Retardierung geistiger und schulischer Leistungen bei der facio-scapulo-humeralen Form der Dmp. keine Beobachtungen vorliegen, obgleich diese Kranken in der Regel schon früh und weitaus stärker mit sprachlichen Schwierigkeiten belastet sind als alle anderen Formen der Dmp.

Die Tatsache, daß Befunde über relativ sehr hohe Quoten von Intelligenzstörungen bei der Dmp. Duchenne gegenüber negativen Feststellungen derartiger Korrelationen bei weitem überwiegen, dürfte die effektive geistige Retardierung sichern. Daß manche Autoren sich an früheren klassifikatorischen Definitionen der infantilen Muskeldystrophie bzw. des Typs Duchenne orientierten und zu einem meist kleinen Teil auch weibliche Kinder in ihr Kollektiv mit einbezogen, kann die Aussagefähigkeit der Befunde nicht entscheidend beeinträchtigen. Abgesehen von vereinzelt mituntersuchten Fällen des Gliedergürteltyps und der facio-scapulo-humeralen Dmp., die ohne sicheren Aussagewert sind, ist die Frage einer Intelligenzbeeinträchtigung bei nicht dem Duchenne-Typ angehörenden Formen unseres Wissens nie ernstlich aufgegriffen worden. Doch bestehen kaum Zweifel, daß der Duchenne-Typ hier eine Sonderstellung einnimmt. Aus den Untersuchungen von WORDEN u. VIGNOS geht hervor, daß der entscheidende Zeitpunkt der Schädigung geistiger Funktionen in das frühe Stadium der Kindheit fällt und ein weiterer intellektueller Abbau im Sinne einer progredienten Demenz, wie wir ihn von der Myotonia dystrophica kennen, nicht mehr erfolgt. Jedenfalls fanden sie keinen Hinweis auf eine zunehmende Verschlechterung des Intelligenzniveaus mit Fortschreiten des muskeldystrophischen Prozesses. Dies wird zwar bei einem von DUBOWITZ mehrfach untersuchten Fall angenommen, die Dokumentation der Testergebnisse läßt aber kein absolutes, sondern nur ein altersrelatives Absinken der Leistung erkennen. Auch die Befunde von ALLAN u. RODGIN zeigen keine Beziehungen zwischen Intelligenzniveau und Stadium des körperlichen Funktionsverfalls; Korrelationen mit einem früheren oder späteren Alter bei Manifestwerden des Leidens werden ebenfalls vermißt.

Auf Grund dieser Befunde kann man annehmen, daß der *Zeitpunkt des die geistigen Funktionen schädigenden Vorganges ein sehr früher* ist, möglicherweise dem Manifestwerden der myopathischen Symptome schon vorausgeht, nur bei einem Teil der Fälle bleibende Folgen hinterläßt und vermutlich mit dem erkennbaren Beginn des Muskelleidens bereits abgeschlossen ist. Falls diese durch gezieltere Untersuchungen in der Zukunft noch besser zu sichernde Annahme zutrifft, könnte dies ein wichtiger Gesichtspunkt für die weitere Klärung der Ursachen des gehäuften Schwachsinns sein. Vergleichsuntersuchungen mit zu ähnlichen körperlichen Funktionsstörungen führenden chronischen Leiden des Kindesalters lassen heute schon mit ziemlicher Sicherheit ausschließen, daß es sich dabei nur um Folgen psychischer bzw. reaktiver und aus dem Milieu entstandener Faktoren handelt. Die meist im Bereich der einfachen Debilität sich bewegende Oligophrenie läßt nach eigenen Beobachtungen schwerwiegende sonstige Wesensveränderungen, insbesondere Charakterstörungen, in der Regel vermissen. Die Mehrzahl dieser Kinder zeigt eine gutmütig-phlegmatische Wesensart, speziell unter den Oligophrenen wird Gereiztheit oder depressives Verhalten nach unserer Erfahrung nicht gesehen. WORDEN u. VIGNOS führten Paralleluntersuchungen über den Intelligenzgrad bei 16 Kindern durch, bei welchen die Diagnose einer „Amyotonia congenita" gestellt worden war. Die Autoren fanden in dieser letzteren Gruppe ein Intelligenzniveau, das gesunden Kindern vergleichbaren Alters entsprach. DUBOWITZ (1965) kritisiert diese Methode, da es eine Krankheitseinheit „Amyotonia congenita" nach neuerer Erkenntnis nicht gibt (vgl. dazu S. 307) und somit ein wissenschaftlich unhaltbarer Vergleich mit einer heterogenen Kontrollserie vorliegt.

Aus unserem Krankengut hat KUBATZKI (1969) den IQ bei 27 Fällen von Dmp. Duchenne mit 12 Fällen hereditärer pseudomyopathischer Spinalatrophie des Typs Kugelberg-Welander verglichen. Die beiden Krankheitsformen bieten optimale Vergleichsmöglichkeiten, da sich das rein klinische Bild der Funktionsstörungen bei diesen beiden Krankheiten äußerlich bekanntlich kaum unterscheiden läßt. Gegenüber einem durchschnittlichen IQ von 91,7 bei den Duchenne-Fällen war bei den Kindern und Jugendlichen mit pseudomyopathischer Spinalatrophie ein durchschnittlicher IQ von 113,3 zu ermitteln. Kein einziger dieser Patienten hatte einen IQ unter 100. Der Unterschied ist hochsignifikant. Das Ergebnis weist sogar darauf hin, daß muskuläre Schwäche und alle daraus sich ergebenden indirekten Probleme eher ein Ansporn zu intellektuellem Leistungswillen sind.

Auf Grund dieser Untersuchungsbefunde ist man mit größerer Sicherheit berechtigt, organisch-stoffwechselbedingte Schädigungen als Ursache der häufigen Oligophrenie anzunehmen. GIORDANO u. BALDARO VERDE (1964) sahen eine Besonderheit darin, daß sie Debilität ausschließlich bei sporadischen Fällen der Dmp. Duchenne fanden. Wir können dies nicht bestätigen: In unserem Krankengut finden sich 3 Brüderpaare, wobei jeweils beide Brüder sogar stark debil waren. Allerdings konnte nur eines dieser Geschwisterpaare getestet werden, hier war auch ein Bruder der Mutter an Dmp. erkrankt.

Der Vermutung, daß im Blut kreisende *abnorme Stoffwechselprodukte aus der dystrophischen Muskulatur* schädlich auf Strukturen des Gehirns einwirken könnten, sind WORDEN u. VIGNOS nachgegangen. Sie verglichen die IQ-Werte mit den Werten der Serumaldolase und den Werten der Kreatinausscheidung im Urin, fanden aber keine verwertbaren Korrelationen. Diesem Vorgehen liegt ein vielversprechender Ansatz zugrunde. Die Schwierigkeit, derartige Korrelationen aufzudecken, liegt wohl vermutlich darin begründet, daß der Zeitpunkt einer metabolisch begründeten Hirnschädigung in der präklinischen Phase der Dmp. zu suchen ist. An einem eigenen Fall konnten wir zeigen (HEYCK, LAUDAHN u. CARSTEN, 1966), daß das Maximum der Serumenzymerhöhungen in das präklinische Stadium der Krankheit fällt (s. dazu S. 199 und Abb. III.17). Es handelte sich dabei um den Bruder eines erblich belasteten Duchenne-Kranken, bei welchem die Serumenzymwerte vom Zeitpunkt der Geburt bis in das 3. Lebensjahr hinein fortlaufend kontrolliert wurden. Daß die Überschwemmung des Blutes mit Enzymproteinen das Gehirn schädigt, dürfte weniger wahrscheinlich sein als die gleichzeitige Ausschwemmung sonstiger noch nicht erfaßter abnormer Stoffwechselabbauprodukte aus der Muskulatur (s. S. 144). Möglich wäre auch eine Schädigung durch Stoffe, die nicht aus der Muskulatur stammen, etwa im Sinne der hypothetischen „Myotoxine" (s. dazu S. 235). Dabei ist auch zu bedenken, daß das in frühesten Reifungsstadien befindliche Gehirn vulnerabler für derartige Schädigungen ist als das Gehirn des fortgeschritteneren Kindesalters. Diese Hypothese zu beweisen wird aber eine schwierige Aufgabe sein. Sie setzt vor allem voraus, eine genügende Anzahl präklinischer Fälle sehr frühzeitig zu erfassen und diese nicht nur hinsichtlich der Enzymveränderungen, sondern auch anderer im Blut und Urin vermehrt auftretender Metabolien systematisch zu untersuchen.

Geht man davon aus, daß der gleiche *Gendefekt*, welcher die Dystrophie der Muskelzellen bewirkt, zugleich auch unmittelbar das Gehirn schädigt (DUBOWITZ), würde man eher erwarten, daß auch die Hirnschädigung einen progressiven Verlauf im Sinne einer zunehmenden Demenz nimmt, wie es bei der Myotonia dystrophica der Fall ist. Zweifellos trifft dies bei der Dmp. Duchenne nicht in gleicher Weise zu, was eher zugunsten der Hypothese einer Sekundärschädigung spricht.

Berichte über *anatomisch-histologische Befunde am Gehirn* sind verhältnismäßig spärlich und meist nur als kurze Bemerkung in Mitteilungen über Sektionsbefunde zu finden, wobei das Gehirn als intakt bezeichnet wird (BERLUCCHI, 1934; BUTT, HALL u. COURVILLE, 1939; BECKER, 1953; McCORMACK u. SPALTER, 1966). Auf Grund seiner Hypothese einer trophischen Funktionsstörung der parasympathischen Innervation als Ursache der Dmp. hat KURÉ (1931) die Möglichkeit einer Schädigung autonomer Zentren im Zwischenhirn in Betracht gezogen, objektive Untersuchungen in dieser Richtung aber nicht durchgeführt. SLAUCK (1936), der die Theorien KURÉs sehr positiv bewertete, hat zwar eingehendere hirnanatomische Untersuchungen an den von KURÉ angeschuldigten Zentren vorgenommen, doch handelte es sich in diesen Fällen um die Myotonia dystrophica, wobei keinerlei pathologische Veränderungen gefunden wurden.

Eine modernere Untersuchung von ROSMAN u. KAKULAS (1966), die sich mit der Frage pathologisch-anatomischer Substrate geistiger Defekte bei Muskeldystrophikern befaßt, enthält neben Hirnbefunden von Patienten mit Myotonia dystrophica auch 3 Fälle von angeblicher Dmp. Duchenne mit Debilität. Leider sind hier die klinischen Kriterien zu wenig beweisend für die Richtigkeit der Diagnose, zumal es sich um (seit 1896!) aufbewahrtes, in Paraffin eingebettetes Autopsie-Material handelt. Nur in einem Fall (Fall 1) lag möglicherweise nach klinischer Schilderung ein mit 16 Jahren verstorbener sporadischer Fall von Dmp. Duchenne vor, der aber mit einer Geburtsasphyxie zur Welt kam. Bei dem zweiten Fall mit dieser Diagnose bestanden spastische Symptome der unteren Extremitäten; der dritte Fall hatte eine spastische Hemiparese und cerebrale Krämpfe. Unter den Befunden werden neuronale Heterotopien im subcorticalen Marklager sowohl bei den als Duchenne-Dmp. wie auch bei den als Myotonia dystrophica diagnostizierten Fällen als auffälligster und bei beiden Formen übereinstimmender Untersuchungsbefund beschrieben.

Auf Grund der Sippentafel eindeutiger als Duchenne-Typ gesichert ist der von JERVIS (1955) untersuchte Fall, bei welchem das Gehirn diffuse Demyelinisierungsprozesse im Marklager zeigte, ähnlich der diffusen Sklerose bei der Schilderschen Krankheit. Da es sich dabei um einen einmaligen Befund handelt, sind Nachuntersuchungen in dieser Richtung unter Hinzuziehung histochemischer Methoden für die weitere Forschung von Interesse.

Elektroencephalographisch wurden ebenfalls des öfteren abnorme Befunde bei Dmp. mitgeteilt, u.a. unspezifische generalisierte Rhythmusstörungen (WAYNE u. Mitarb., 1959; ASCIONE u. Mitarb., 1959; DI GRUTTOLA u. Mitarb., 1961; BUSCAINO u. PAOLOZZI, 1963) oder 14- und 6-per sec-positive Spitzen (WINFIELD u. Mitarb., 1958; PERLSTEIN u. Mitarb., 1960; NIEDERMEYER u. Mitarb., 1965). Allgemein waren solche Befunde am häufigsten bei den infantilen bzw. dem Duchenne-Typ entsprechenden Formen der Dmp. zu finden, wobei die Angaben zwischen 37% und 80% variieren. Zu bedenken sind dabei die großen Unsicherheiten bei der Deutung des kindlichen Hirnstrombildes auf Grund der außerordentlich großen Variabilität der Reifung des Kurvenbildes, d.h. der Etablierung eines dem Erwachsenen-EEG entsprechenden Grundrhythmus. Die Kriterien, was hier als abnorm zu bezeichnen ist oder nicht, sind auch bei erfahrenen Unter-

suchern recht verschieden. Die geschilderten Befunde liegen im allgemeinen innerhalb dieses diskutablen Unsicherheitsbereiches, das gilt besonders für Erscheinungen unter Hyperventilation oder photischer Stimulation. BARWICK u. Mitarb.
(1965) fanden unter 20 Patienten des Duchenne-Typs mit einem Durchschnittsalter
von rund 14 Jahren nur 3mal ein abnormes EEG, ähnliche unspezifische Befunde
waren bei einem Kollektiv gleichaltriger gesunder Kontrollpersonen sogar noch
häufiger. Die von anderen Autoren mehrfach beschriebenen positiven 6- und
14-per sec-Spitzen wurden nicht gesehen. Nur einer der Patienten war eindeutig
debil, der individuelle Befund dieses Falles wird leider nicht speziell erwähnt. In
gleicher Weise sprechen die Befunde von GAMSTORP u. SMITH (1964) bei 11 Patienten mit Dmp. Duchenne. Wir selbst haben nur 9 Patienten dieses Typs, davon 2
mit eindeutiger Debilität elektroencephalographisch untersuchen können und in
keinem Fall ein abnormes oder auch nur auffällig retardiertes Kurvenbild gesehen.

2. Pathologie und Histopathologie

2.1 Einleitung

Die Darstellung der histologischen Veränderungen im dystrophischen Muskel
durch ERB (1891) gilt heute als die klassische Grundlage unserer Kenntnisse. Seine
Feststellung, daß die klinisch so verschieden sich manifestierenden Typen der
Dmp. im histologischen Bild keine Unterschiede erkennen lassen, hat über Jahrzehnte die erst von der Erbforschung korrigierte Lehre gestützt, daß es sich bei
allen Formen der Dmp. ätiologisch um ein und dieselbe Krankheit handle. Spätere
Erfahrungen ließen dann erkennen, daß auch andere Muskelleiden, wie beispielsweise die dystrophische Myotonie, histopathologisch von den klassischen Muskeldystrophien kaum, streng genommen überhaupt nicht zu unterscheiden sind. Erst
relativ spät haben SLAUCK (1928) und WOHLFAHRT (1935) die Unterscheidungskriterien neuromuskulärer Atrophien gegenüber primär muskeldystrophischen
Prozessen im Muskelpräparat erkannt. Die Lichtmikroskopie vermag uns auch
heute über die tieferen Ursachen der erblichen Myopathien keine und selbst zu
Fragen der formalen Pathogenese nur geringe und unsichere Auskünfte zu geben.

Dennoch ist die Methode der Muskelbiopsie und die histologische Untersuchung
oft von entscheidendem Wert für die klinisch so häufig unsichere oder unmögliche
Differentialdiagnose zwischen den entzündlich bedingten erworbenen, den dystrophischen Myopathien und den neurogenen Krankheitsbildern. Andere, z.T.
modernere Methoden (Elektromyographie, Histochemie, Enzym- und sonstige
Laboratoriumsbefunde) können die Diagnose ebenfalls ermöglichen. Sie sind aber
der Histopathologie nur auf einem sehr beschränkten Sektor überlegen. Stets
wird der Pathologe auch diese Untersuchungsergebnisse neben der Kenntnis des
klinischen Bildes mit zu berücksichtigen haben, um gemeinsam mit dem Kliniker
im Sinne einer synoptischen Betrachtung zu brauchbaren Ergebnissen zu kommen.
Die von der Elektronenmikroskopie bisher erarbeiteten Ergebnisse der Pathomorphologie der Muskeldystrophien werden im Kapitel II dargestellt. Die wichtigsten Ergebnisse der Histochemie sind im Kapitel III über die Biochemie der
Dmp. mitberücksichtigt.

Ein kurzer *historischer* Rückblick auf frühe histopathologische Untersuchungen bei Dmp. findet sich bereits im ersten Kapitel des Buches. Erinnerung verdienen die Befunde von DUCHENNE, der schon 1872 die Beweise für den primär myopathischen Ursprung der von ihm entdeckten Krankheit auf Grund seiner eigenen histologischen Untersuchungen am Muskel wie auch auf Grund damals bereits bekannter Befunde am Nervengewebe und im Rückenmark eindeutig darlegte. Es war DUCHENNE, der zuerst die außerordentliche Variabilität der Muskelfaserdurchmesser und das häufige Vorkommen abnorm großer hypertrophischer Fasern als typisches Merkmal der Dmp. feststellte und mit Messungen belegte. Er beobachtete die granulären Auflösungserscheinungen der Querstreifung (die ERB später als Artefakte bezeichnete), das auffallende Hervortreten der Längsstreifung, die Rarefizierung der Fibrillen bis zu deren Auslöschung in fortgeschrittenen Stadien der Faserdegeneration sowie eine Homogenisierung (état fluxionnaire) des Sarkoplasmas, welche meist mit einer anfänglichen Volumenzunahme der Muskelfaser einhergehe. Die leeren Sarkolemmschläuche wurden von DUCHENNE beschrieben. Als weitere Auffälligkeit fand er die Hyperplasie des Bindegewebes. Er beobachtete sehr genau, daß die leeren Sarkolemmschläuche im Bindegewebe untergehen, doch sei letzteres niemals das Produkt einer fibrinoiden Entartung der Muskelfaser selbst, sondern eine sekundäre Erscheinung des Interstitium, zugleich auch die Ursache der Pseudohypertrophie. Die Fettwucherung im Interstitium folgt erst später.

Abb. I.24 zeigt ein Facsimile der Darstellung DUCHENNEs von den verschiedenen histologischen Veränderungen, die er mittels Biopsien mit einem Trokar und Färbung seiner Schnitte mit Karmin beobachten konnte. Auch die Blässe der dystrophischen Muskulatur wurde von ihm als typisch erkannt und als Folge der Fibrose erklärt.

In der Zeit zwischen den Publikationen DUCHENNEs und ERBs gelangten auch zahlreiche weitere gute histopathologische Beschreibungen des Muskels bei Dmp. in die Öffentlichkeit (vgl. dazu S. 4—6). Bis zu seiner großen, insbesondere auch die Histopathologie zur Darstellung bringenden Mitteilung (1891) hatte ERB 29 Fälle von Dmp. selbst untersucht. 60 Fälle seiner Kasuistik sind der Literatur entnommen. Sein histologisches Material stützt sich auf Biopsien von 16 Muskeln bei 7 Patienten und eine auswärts vorgenommene Sektion seines Assistenten LEIMBACH. Schon SCHULTZE hatte 1886 über histologische Befunde an 19 verschiedenen Muskeln eines zur Sektion gelangten Patienten berichtet, bei dem er Rückenmark und periphere Nerven intakt fand. Es handelte sich um einen Mann, der erst mit 27 Jahren erkrankte und mit 49 Jahren verstarb. Die Beschreibung läßt vermuten, daß es sich um die gutartigere x-chromosomale Form nach BECKER u. KIENER gehandelt hat. ERBs Urteil über die Intaktheit des zentralen und peripheren Nervensystems bei der Dmp. stützt sich neben dem Autopsiebefund seines Assistenten besonders auf diese Untersuchungen von SCHULTZE und weitere 11 von anderer Seite publizierte Sektionsberichte.

Wir nennen hier nur wenige Autoren, die sich nach ERB eingehender mit der Histopathologie der Dmp. befaßt haben: DURANTE (1902), MARINESCO (1910), JENDRASSIK (1911), V. MEYENBURG (1929), SLAUCK (1921, 1928, 1936), CURSCHMANN (1936), HASSIN (1943), ADAMS, DENNY-BROWN u. PEARSON (1954, 1962). GREENFIELD u. Mitarb. (1957) sowie PEARSON (1962, 1963, 1965).

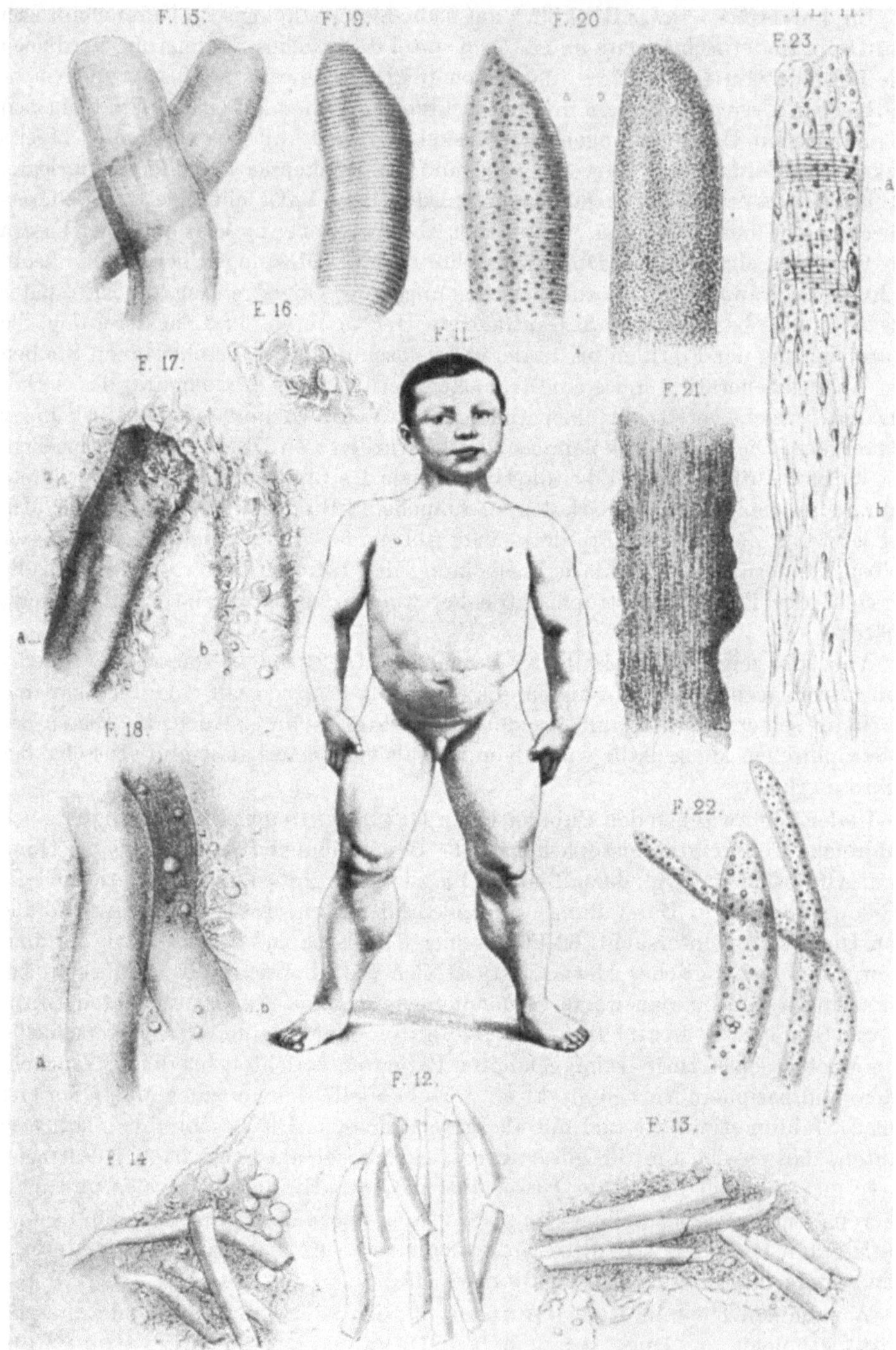

Abb. I.24   DUCHENNES Darstellung der verschiedenen Formen der Muskelfaserdegeneration bei Dmp. (Aus: Recherches sur la paralysie musculaire, 1868)

Zahlreiche weitere Autoren der älteren Zeit, die sich intensiver mit der Materie befaßten, werden von V. MEYENBURG genannt.

Keine der im histologischen Bild erkennbaren *einzelnen Veränderungen* bei Dmp. stellt etwas Spezifisches für diese Krankheit dar. Dies geht schon daraus hervor, daß gleiche Merkmale auch bei anderen Schädigungen der Muskulatur (z. B. Infektionen, Vergiftungen, traumatischen Einwirkungen, Fremdkörper-reaktionen, ja allein schon bei statischen oder funktionellen Fehlbeanspruchungen des Muskels) auftreten können. Offensichtlich erfaßt das Spektrum der licht-mikroskopischen Befunde immer nur *nachgeordnete Prozesse* in der Muskelzelle und im umgebenden Interstitium. Und doch liefert das Gesamtbild und vor allem die Anordnung der verschiedenen Veränderungen zumeist einen für dystrophische Prozesse weitgehend charakteristischen Befund. Dies gilt auch für Biopsien unter der Voraussetzung der richtigen Wahl des Muskels und ausreichend großer, sorg-fältig behandelter Gewebsstücke. Nach Möglichkeit soll das Material einem deutlich, aber nicht allzu schwer geschädigten Muskel entstammen.

Die Forderung an den Pathologen, allein aus Gewebsstücken ohne Wissen um das klinische Bild bestimmte Krankheiten sicher zu erkennen, wäre unrealistisch. Denn immer wieder zeigt die Erfahrung, daß das histologische Bild täuschen kann, wenn nicht Kliniker und Pathologe in engstem Kontakt zusammenarbeiten und die Diagnose gemeinsam gestellt wird. Einige Beispiele mögen dies erläutern. So fin-den sich bei Dmp. nicht selten ausgeprägte Infiltrate, die dem Bild der Myositis gleichen (vgl. Abb. I.40). Oder es zeigen sich bei einem klinisch sicheren Fall von Polymyositis die überwiegenden Merkmale eines dystrophischen Prozesses. Bei spi-nalen Atrophien können kleine Gruppen atrophischer Fasern durch Hypertrophie erhaltener Fasern mit myopathischen Veränderungsmerkmalen übersehen werden.

Auf Grund der Tatsache, daß auch bei neuralen Atrophien alle Formen dystro-phischer Faserdegenerationen vorkommen (MITTELBACH, 1966; DRACHMAN u. Mitarb., 1967) kann das Leiden dann als dystrophischer Prozeß verkannt werden. Die Unvermeidbarkeit von Fehlern bei einer allein auf der Histopathologie basie-renden Diagnostik hat am Beispiel der Abgrenzung der progressiven Muskeldystro-phie von den entzündlichen Muskelerkrankungen Frau HAUSMANOWA-PETRU-SEWICZ (1965) deutlich gemacht.

Die nicht leichte Unterscheidbarkeit spinaler und primär dystrophischer Pro-zesse wird offensichtlich, wenn man bedenkt, daß die Erkennung der pseudo-dystrophischen spinalen Muskelatrophien erst 1955/56 durch das EMG gesichert wurde und den Pathologen bis dahin entgangen war.

Für die Darstellung aus *eigenem Material*[1], das 145 Muskelbiopsien und eine von C. J. LÜDERS durchgeführte Sektion eines Kranken mit Dmp. umfaßt, stützen wir uns auf Präparate, bei welchen wir auf Grund des klinischen Bildes, der Enzym-befunde und des Elektromyogramms die Diagnose für gesichert halten. Die Histo-pathologie anderer, erst in letzter Zeit durch ihre besondere Morphologie erkannter erblicher Muskeldystrophieformen (Central Core Disease u. a. m.) wird bei der Darstellung dieser Krankheiten beschrieben.

---

[1] Alle unsere Präparate wurden im Institut von Herrn Chefarzt Dr. C. J. LÜDERS, Pa-thologische Abteilung des Städtischen Wenckebach-Krankenhauses, Berlin-Tempelhof, aufge-arbeitet und befundet. Wir sind Herrn Dr. LÜDERS in hohem Maße für seine Mitarbeit und seine Beratung, auch bei der Abfassung dieses Kapitels, zu Dank verpflichtet.

2.2 Makroskopische Befunde

Übereinstimmend wird seit DUCHENNE auf das *blasse Aussehen* dystrophischen Muskelgewebes hingewiesen. In fortgeschrittenen Stadien ist die Erklärung durch Einlagerung von Bindegewebe und Fett, was dem Gewebe oft ein streifiges Aussehen verleiht, sicherlich nicht falsch. Doch ist die blasse, als „Fischfleisch" bezeichnete Farbe auch schon bei Biopsien von initialen Stadien zu sehen, welche histologisch nur geringe Veränderungen und kein Fett, auch nur minimale Bindegewebsvermehrung aufweisen. Das gleiche zeigen Sektionen, bei welchen praktisch sämtliche quergestreiften Muskeln untersucht wurden (BONSETT, 1963). Wir werden die Blässe des dystrophischen Muskels in erster Linie auf den frühen *Verlust von Myoglobin* (PERKOFF, 1964) zurückführen müssen. Besteht Lipomatose, findet sich Fett nicht nur im Interstitium, sondern in kompakten Schichten auch unter der Muskelfascie, so daß man bei Biopsien oft erst in ziemlicher Tiefe auf Muskelgewebe gelangt. In Endstadien bestehen viele Muskeln, u. a. auch die Rückenstrekker, nur noch aus ockerfarbigem Fett. Auch völlig in Fett umgewandelte Muskeln bewahren die ursprüngliche Gestalt und lassen sich bei der Sektion gut isolieren. Selbst die Fiederung wird noch vom Fettgewebe imitiert (GRUNDMANN u. BECKMANN, 1963).

2.3 Histologisches Bild

2.3.1 Übersichtsbilder

Sie zeigen vor allem in Querschnittspräparaten ein regellos durcheinandergewürfeltes Bild *verschiedenster Faserkaliber*. Diese Regellosigkeit ist das Hauptkriterium, welches die dystrophischen Veränderungen von den felderförmig gruppierten Faseratrophien bei neuralen Prozessen unterscheidet. Die diffus verteilte Variabilität der Fasergröße ist auch eines der frühesten Merkmale der pathologischen Veränderung. In der gesunden Muskulatur des Erwachsenen sind die Fasern ziemlich gleichförmig und durch ihren engen Zusammenschluß mehr oder weniger polygonal gestaltet. Die Faserdurchmesser ($\varnothing$) erreichen normalerweise höchstens 80 μ. Bei Dmp. finden sich z. T. stark vergrößerte Kaliber bis 250 μ$\varnothing$ in regelloser Verteilung zwischen Fasern mittlerer und kleinster Größe. Sie verlieren ihren engen Kontakt, nehmen runde oder ovale Formen an und sind durch verbreiterte endomysiale Zwischenräume getrennt (Abb. I.25). Mit fortschreitendem Untergang von Fasern geht eine zunehmende Proliferation von Bindegewebe, später vor allem aber von Vacatfett einher (Abb. I.26). In schwer verändertem Gewebe sind nur noch einzelne Muskelfasern oder Fasergruppen neben bindegewebigen Elementen inmitten von an Masse überwiegendem Fettgewebe aufzufinden.

Bei Untersuchung von *Kleinkindern* ist zu berücksichtigen, daß hier auch beim gesunden Individuum bei Formolfixierung die Faserform noch überwiegend rund ist. Die Fasern sind zudem wesentlich schmäler, z. T. auch infolge der sich hier besonders stark auswirkenden technisch bedingten Schrumpfung, im Unterschied zum Gefrierschnitt (FENICHEL u. ENGEL, 1963). Damit erscheinen die endomysialen Zwischenräume größer, als es dem Nativbild entspricht. Eindeutig abnorme Kalibergröße und -schwankungen fand PEARSON (1962) bereits in präklinischen Stadien der Dmp. des Typ Duchenne, so u. a. schon bei einem 4 Monate

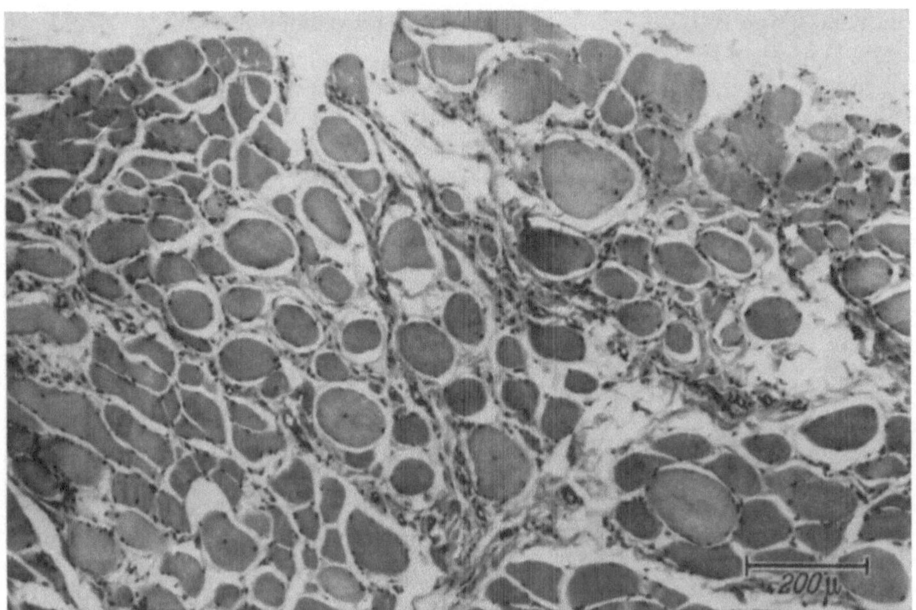

Abb. I.25　Dmp. Typ Duchenne. 9 Jahre. Patient noch gehfähig. M. vastus lateralis. Typisches Bild meist runder, z. T. verschmälert atrophischer, z. T. pseudohypertrophischer Muskelfasern in regelloser Durchmischung. Sarkolemmkerne mäßig vermehrt, häufig binnenständig. Bindegewebe vermehrt. Beginnende Lipomatosis. Formalin. Färbung HE

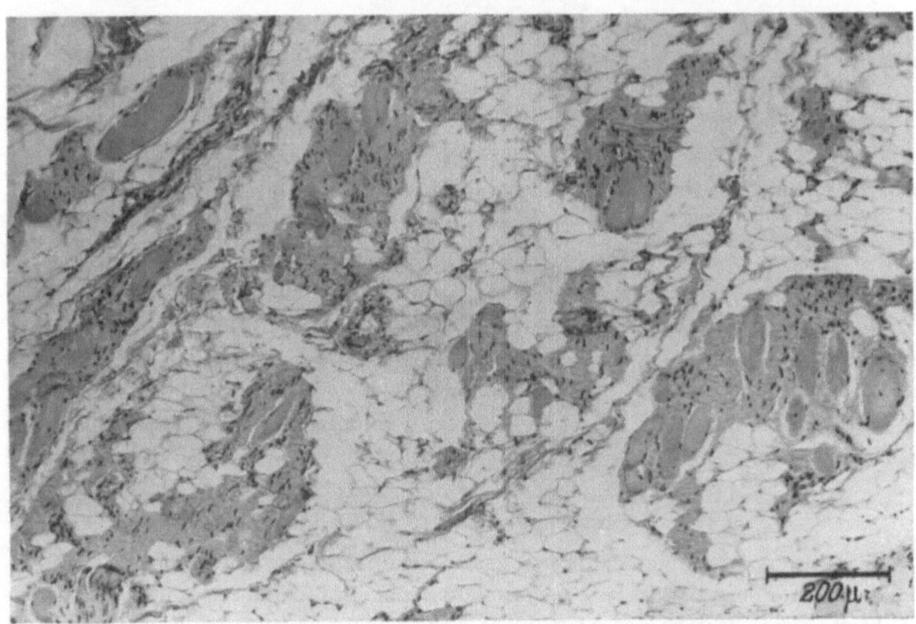

Abb. I.26　Dmp. Typ Duchenne. 27 Jahre. Sektionspräparat. M. sternocleidomastoideus. Stark fortgeschrittener Muskelfaseruntergang. 80% Vacatfett. Die noch vorhandenen Muskelfasern sind z. T. in Bindegewebszüge eingemauert, wenige Fasern noch leicht pseudohypertrophisch. Formalin. HE

alten Kind bis zu 100 $\mu\varnothing$ messende, für das Alter zweifellos stark hypertrophische Fasern. Wir sahen bei einem 7 Monate alten präklinischen Fall gleichen Typus, der bis heute im Alter von $2^1/_4$ Jahren außer extremen Serumenzymerhöhungen klinisch noch nichts von seiner Krankheit erkennen läßt, geringere Kaliberschwankungen, jedoch schon deutliche herdförmig massierte Fasernekrosen (Abb. I.27) und ein ausgesprocheneres interstitielles Ödem. In klinisch manifesten Stadien verwischt sich der herdförmige Charakter der Faserdegeneration, focal betonte Nekrosen oder stärkere Bindegewebsreaktionen werden aber auch hier noch beobachtet (Abb. I.37).

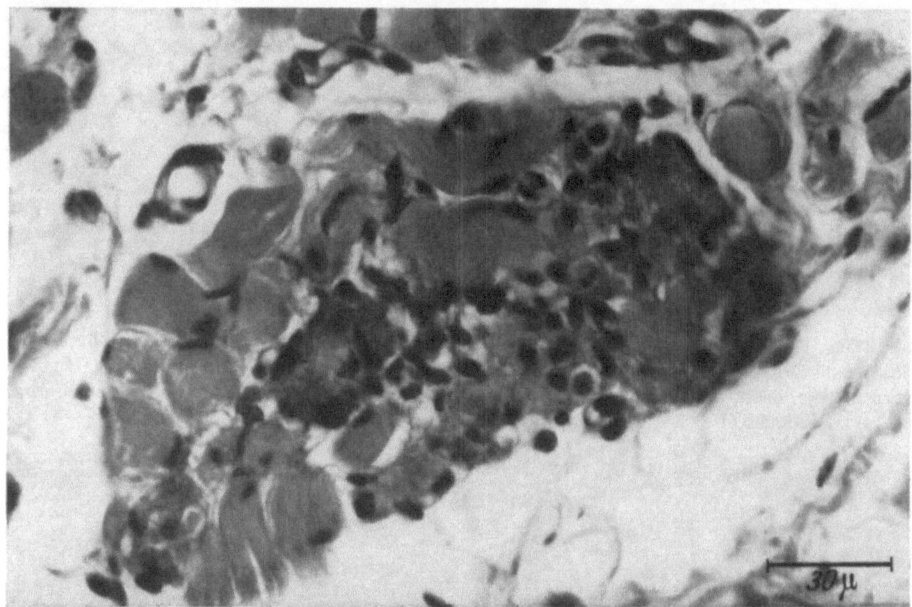

Abb. I.27   Dmp. Typ Duchenne. Präklinisches Stadium. 7 Monate. M. vastus lateralis. Herdförmige Faserdegeneration mit Homogenisierung, selten Vacuolisierung, Kernvermehrung, Hyperchromasie sowie starker Vermehrung histiocytärer Elemente. Endo- und perimysiales interstitielles Ödem. Formalin. HE

Querschnittsübersichtsbilder sind von entscheidendem Wert für die Differentialdiagnose dystrophischer Veränderungen gegenüber Atrophien neuraler und spinaler Genese. Auch bei letzteren finden sich Faserhypertrophien, doch treten sie hier in der Regel in Gruppen neben geschlossenen Bezirken atrophischer Faserfelder auf.

2.3.2   Veränderungen an der Muskelfaser selbst

Diese umfassen neben der abnormen Variabilität der Durchmesser die verschiedensten Formen der Degeneration von der einfachen Atrophie bis zu den mannigfachsten Bildern der Nekrobiose in regelloser Durchmischung. Gegenüber anderen Ursachen der Muskelschädigung ist die Häufigkeit von *Faserteilungen* (Abb. I.28) und das *Fehlen echter Regenerationserscheinungen* besonders charakteristisch. Auch sind dystrophisch-degenerative Faserveränderungen im Unterschied

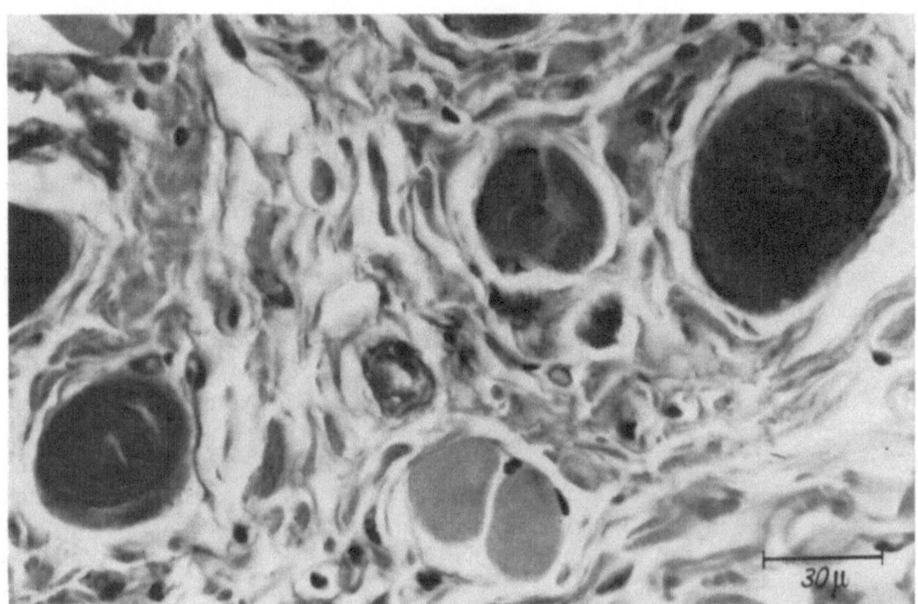

Abb. I.28   Dmp. Typ Duchenne. 8 Jahre. Noch gehfähig. M. vastus medialis. Fortgeschrittene interstitielle Bindegewebsvermehrung in Form lockerer Faserzüge. Verschiedene Formen der Faserteilung: links konzentrisch beginnend, Mitte oben unregelmäßig, unten dichotom mit in den Spalt eindringendem Sarkolemm und Reaktion des Sarkolemmkernes. Formalin. PAS

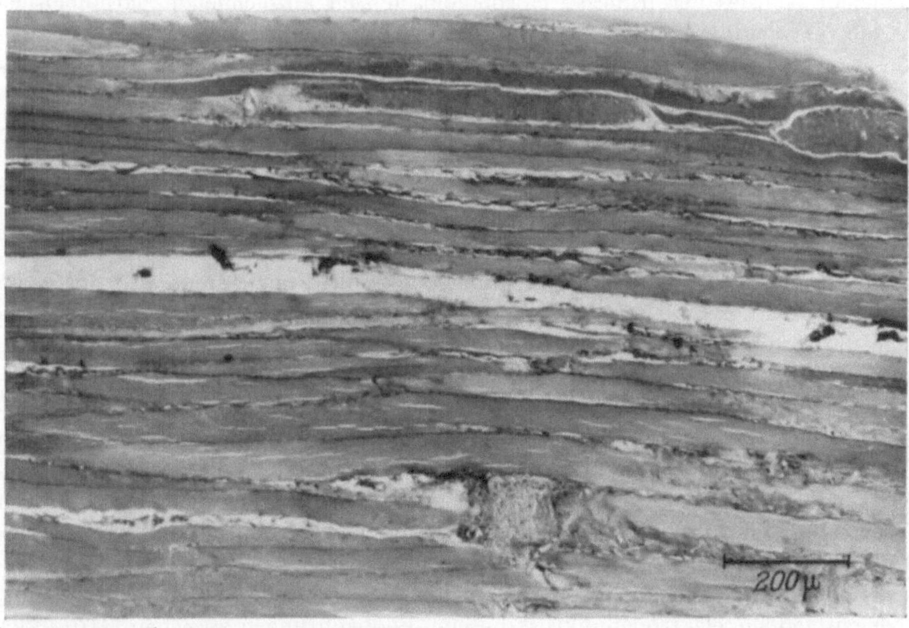

Abb. I.29   Dmp. Typ Duchenne. 8 Jahre. M. gastrocnemius. Längsschnitt. Zahlreiche atrophische Fasern, z. T. hyalinisiert, z. T. mit segmentaler pseudohypertropher Degeneration und Aufquellung, scholligem Zerfall und Kollaps angrenzender Fasersegmente. Focale Bindegewebsproliferation. Formalin. Azan

zu den spinal-neural bedingten Atrophien *stets segmental*, d.h. selten weist bei Betrachtung im Längsschnitt eine längere Strecke einer Muskelfaser annähernd gleiche Veränderungen auf (Abb. I.29). Das gilt besonders für die degenerativ bedingten *Faserhypertrophien*, aber auch für die Faserverschmälerungen. Pseudohypertrophische Faserabschnitte, welche oft Fibrillenverluste bis zur völligen Homogenisierung des Sarkoplasmas zeigen, lassen meist einen Kollaps unmittelbar angrenzender Segmente derselben Faser erkennen (Abb. I.30). Mit einer „physiologischen Funktionshypertrophie" relativ ungeschädigter Muskelfasern, worin ADAMS, DENNY-BROWN u. PEARSON (1962) auf Grund von Beobachtungen bei der dystrophischen Maus eine mögliche Ursache der Pseudohypertrophie vermuten, können segmentale Veränderungen schon deshalb nichts zu tun haben, weil eine Faser nie mehr leisten kann als das schwächste Glied ihrer Kette. Allerdings zeigen eigene Beobachtungen bei Gnomenwaden, daß es auch bei der menschlichen Dmp. zu echten Funktionshypertrophien kommen kann, die offenbar auf physiologischen Anpassungsvorgängen beruhen und somit die Vermutung der amerikanischen Autoren bestätigen (vgl. S. 96). Mit dem im pathologischen Schrifttum üblichen Begriff der pseudohypertrophischen Faserveränderungen, die einen rein degenerativen Quellungsprozeß verkörpern, hat diese Funktionshypertrophie unseres Erachtens nichts zu tun. Degenerativ-pseudohypertrophische Fasern werden in allen Muskeln bei Dmp. gefunden, einerlei ob der Muskel äußerlich hypertrophisch oder von Anfang an atrophisch erscheint.

Zu den *leichtesten Veränderungen* an sonst strukturell noch intakt erscheinenden Muskelfasern gehört wohl die verstärkte *basophile Anfärbung* des Sarkoplasmas. Vielleicht ist dies der früheste morphologisch sich abzeichnende pathologische Prozeß. Vermehrte Basophilie des Cytoplasmas ist vermutlich identisch mit einem von PEARSON (1962) nachgewiesenen gesteigerten RNS-Gehalt und damit Ausdruck eines erhöhten Stoffwechsels, wie er für die dystrophische Maus von KRUH u. Mitarb. (1960) in einem vermehrten Eiweißumsatz gefunden wurde. Diese Deutung entspricht allgemein-pathologischen Erfahrungen an anderen Organen (Leber, Herzmuskel). Die Basophilie kann aber auch mit einer erhöhten Diffusion von frei gewordenen Kernsubstanzen aus cytogenetisch geschädigten Muskelkernen zusammenhängen (HEYCK, LÜDERS u. LAUDAHN, 1966). Andere Autoren (DRAGER u. WALKER, 1962; PEARSON, 1962) deuten sie als Beweis für Regenerationsprozesse in der geschädigten Zelle (vgl. S. 95). Zu den „ersten" Erscheinungen gehören auch die *Veränderungen an den Sarkolemmkernen* und deren Vermehrung (s.u.). Alle weiterhin auftretenden Degenerationsmerkmale entziehen sich einer formal-pathogenetischen, d.h. die Vorgänge in eine zeitliche Folge einreihenden Deutung, da bei Veränderungen der einen Art Merkmale fehlen, welche an anderen Fasersegmenten als einzige und, wie man hier vermuten könnte, „früheste" Veränderung auffallen. So kann in spärlichen Fibrillenfragmenten oder dünnsten Faserresten, oft nur noch in Spuren im Bindegewebe auffindbar, noch Querstreifung erkennbar sein, während bei anderen Fasern Verlust der Querstreifung das einzige und vermeintlich erste Zeichen der Veränderung zu sein scheint, wogegen jedoch elektronenmikroskopische Beobachtungen sprechen (MÖLBERT u. MARX, 1965).

Auf Grund von Studien an präklinischen Biopsiepräparaten vermutet PEARSON, die *hyaline Degeneration* stelle eine der ersten Phasen der Muskelzellver-

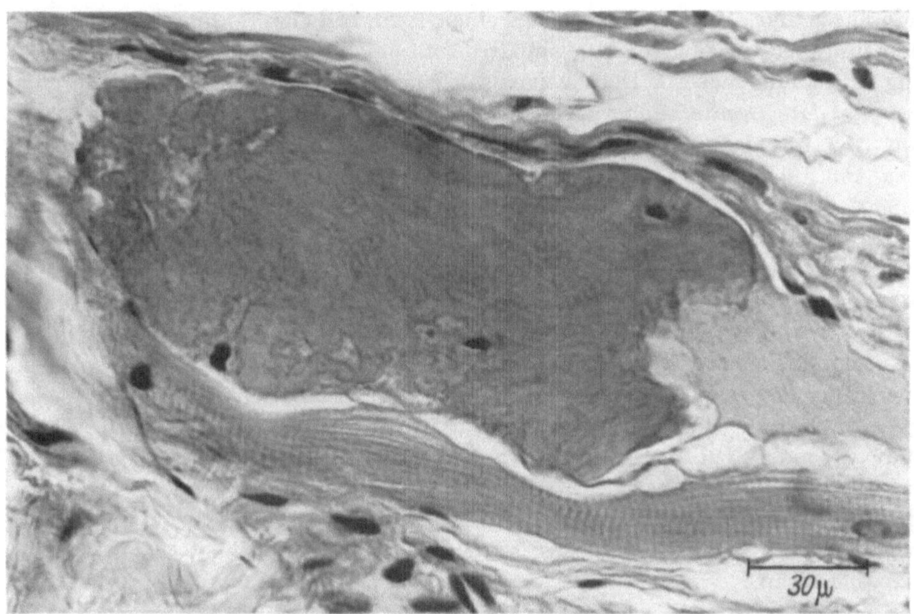

Abb. I.30   Dmp. Typ Duchenne. 8 Jahre. M. vastus lateralis. Massive kolbenförmige Aufquellung eines homogenisierten und schollig zerfallenden Fasersegments mit anschließendem Kollaps (links). Rechts: Auflösung und Verlust der Zellmembran? Formalin. HE

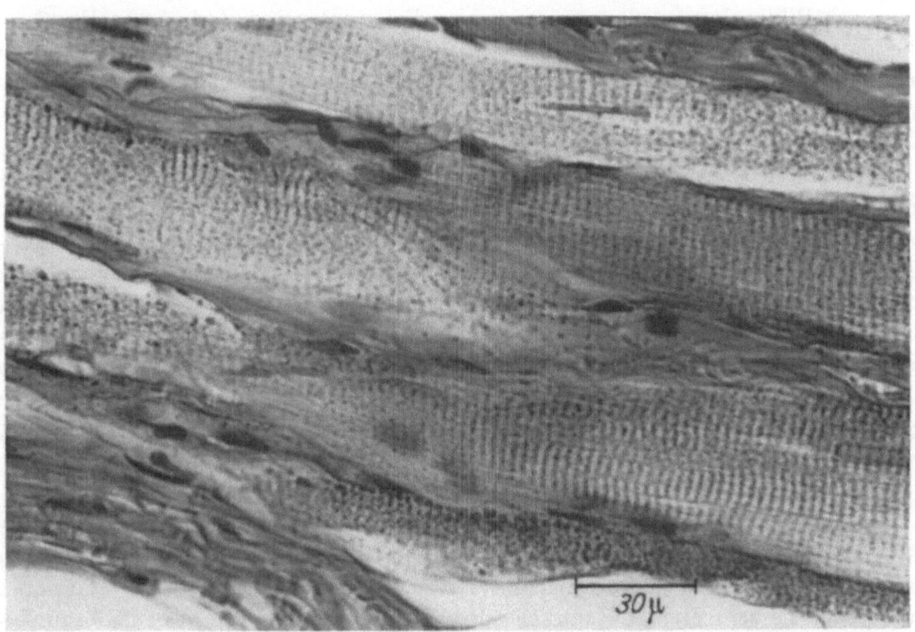

Abb. I.31   Dmp. Typ Duchenne. 8 Jahre. M. vastus medialis. Stadien granulärer Auflösung der anisotropen A-Streifen, z. T. mit Verquellung, z. T. mit vollständigem granulärem Zerfall den Querstreifung. Formalin. PAS

änderungen dar. Wir fanden sie bei einem sehr frühen präklinischen Stadium ebenfalls, aber zugleich schon granuläre Auflösungserscheinungen der Querstreifung an anderen Fasern. Doch zeigen auch unsere Beobachtungen, daß hyaline und *granuläre Degeneration* vorzugsweise bei noch mäßig fortgeschrittenen Stadien (Abb. I.31) gefunden werden. Daß ERB sie im Gegensatz zu DUCHENNE (vgl. dazu Abb. I.24) nicht sah und als Artefakt bezeichnete, mag damit zusammenhängen, daß er vorwiegend juvenile Formen untersuchte, wo auch wir sie seltener fanden.

Neben der die ganze Muskulatur einheitlich stark eosinophil färbenden und jegliche Struktur auflösenden hyalinen Degeneration finden sich andere Formen der *Homogenisierung* des Sarkoplasmas. Dieses färbt sich dabei schwächer als bei normalen Muskeln an. Gelegentlich sind nur Teile der Faser betroffen, wobei im Querschnitt neben homogenisierten Zonen noch gut erhaltene Fibrillen zu sehen sind. Zentrale oder zirkuläre „sarkoplasmatische Massen", wie sie WOHLFAHRT (1957) besonders bei Myotonia dystrophica beobachtete, wurden bei Dmp. von uns selten, von BETHLEM u. Mitarb. (1963) relativ häufig beobachtet. Dasselbe gilt nach diesen und anderen Autoren (DRACHMAN u. Mitarb., 1967) für die ebenfalls nichts Spezifisches bedeutenden „Ringbinden", welche wir allerdings bei Dmp. nie sahen.

Stark vergrößerte Fasersegmente sind meist weitgehend homogenisiert. Im Längsschnitt zeigen solche oft kolbenförmigen segmentalen *Aufblähungen* z. T. noch spärliche Fibrillenreste. Andere vollständig homogenisierte Fasern enthalten *schollige Verklumpungen* oder körnige Zerfallmassen; oft ist an solchen Stellen ein begrenzendes Sarkolemm nicht mehr zu erkennen (Abb. I.32). Längsschnitte ergeben auch Bilder der sogenannten *diskoiden Fragmentierung* (Abb. I.33). Ein Ausfließen von Sarkoplasma ist an Stellen des Kollapses neben stärker aufgeblähten membranlosen Fasersegmenten zu vermuten (Abb. I.30 und I.32). Bilder, die dies mit Sicherheit zeigen, haben wir aber nie gesehen, sie sind auch bei einem so eminent chronischen Prozeß kaum zu erwarten.

Fibrillenveränderungen zeigen sich sowohl im Querschnitt wie im Längsschnitt deutlich. Sie führen zu einem numerischen Fibrillenverlust, der mit einer (anfänglichen ?) Verdichtung und Verbreiterung ihrer Struktur verbunden ist. Das HE-Bild zeigt eine stärkere Konturierung gelichteter Fibrillen, wobei Querstreifung meist nicht mehr zu erkennen ist. In stärker degenerierten Fasern finden sich im z. T. homogenisierten Sarkoplasma oft nur noch wenige verquollene blasse fragmentierte Fibrillen von unregelmäßigem Verlauf. Oft zeigen gelichtete Fasern einen wellenförmigen Verlauf neben anderen, noch intakteren Fasern, welche gestreckt verlaufen (Abb. I.34). Vermutlich handelt es sich um Faserelemente, welche ihre Kontinuität eingebüßt haben und deshalb Schrumpfungen, wahrscheinlich mitbedingt durch die Fixierung, stärker ausgesetzt sind.

Vacuoläre Veränderungen sind nach unserer Erfahrung nicht so selten, wie ADAMS, DENNY-BROWN u. PEARSON angeben. Wir sahen sie schon im frühesten präklinischen Stadium (Abb. I.35). Wie andere nekrobiotische Veränderungen findet man sie bei manchen Kranken sowohl des Duchenne- wie des Gliedergürteltypus häufig, bei anderen Fällen nicht. Auch hinsichtlich des Vorkommens von *Fasernekrosen* bestehen unter den modernen Pathologen verschiedene Ansichten: Nach PEARSON sind sie selten, während ADAMS (1964) sie bei der Duchenne-Form

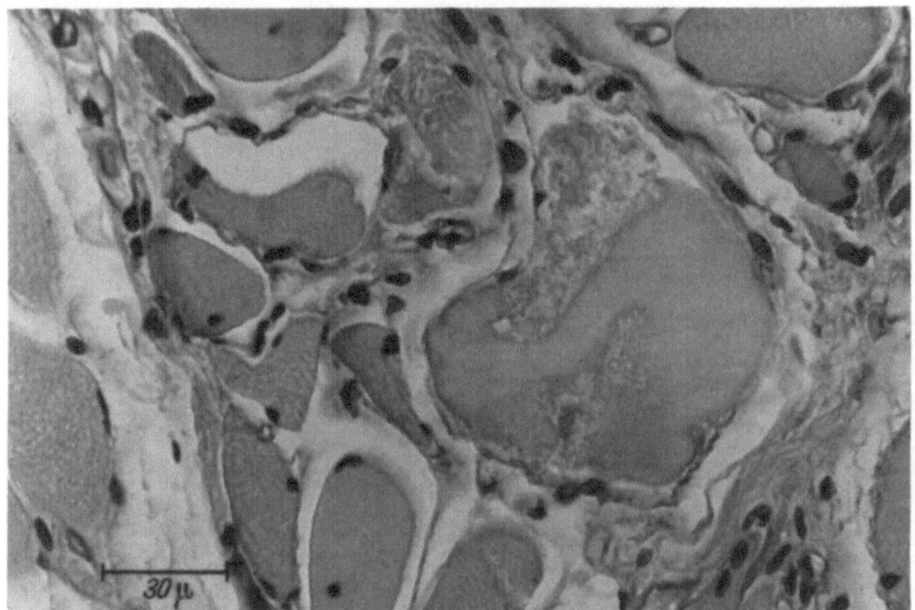

Abb. I.32   Dmp. Typ Duchenne. 27 Jahre. Sektionspräparat. Zunge. Faserhypertrophie mit
Homogenisierung, teilweise körnig-scholligem Zerfall der Fibrillen und Verlust des Sarkolemms.
Efflux von Sarkoplasma an solchen Stellen wahrscheinlich. Formalin. PAS

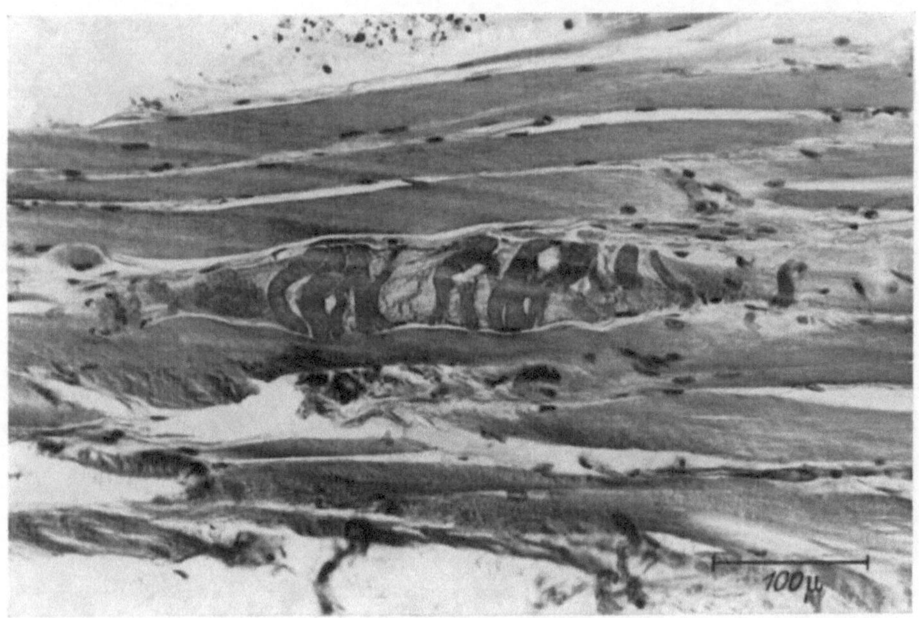

Abb. I.33   Dmp. Typ Duchenne. 11 Jahre. M. gastrocnemius. Discoider Zerfall einer degenerierten Faser. Formalin. HE

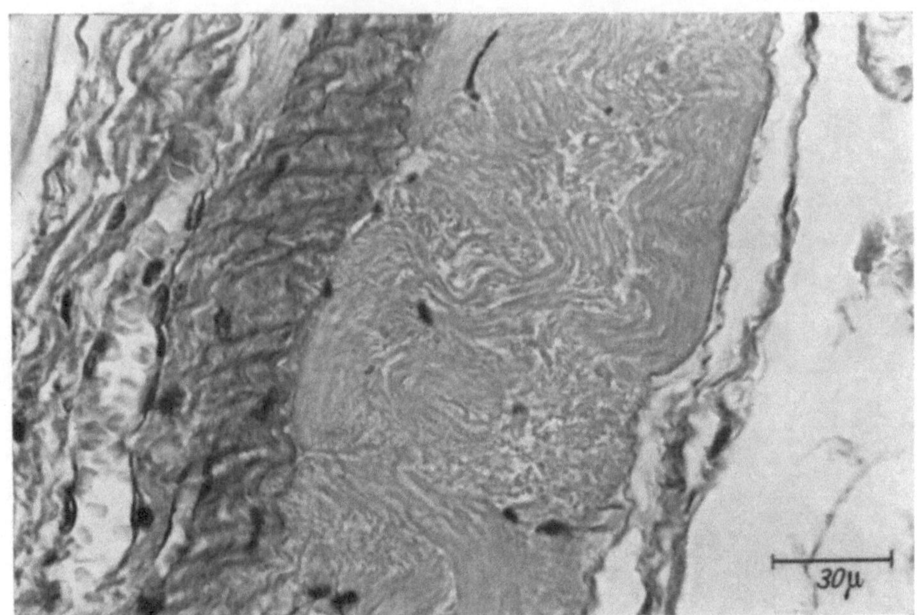

Abb. I.34   Dmp. Typ Duchenne. 27 Jahre. Sektionspräparat. M. sternocleidomastoideus.
Hypertrophische Faser mit Verlust der Querstreifung, Verquellung, wellenförmiger Defigura-
tion und Fragmentierung der Fibrillen. Angrenzend retrahierte Bindegewebszüge. Formalin.
PAS

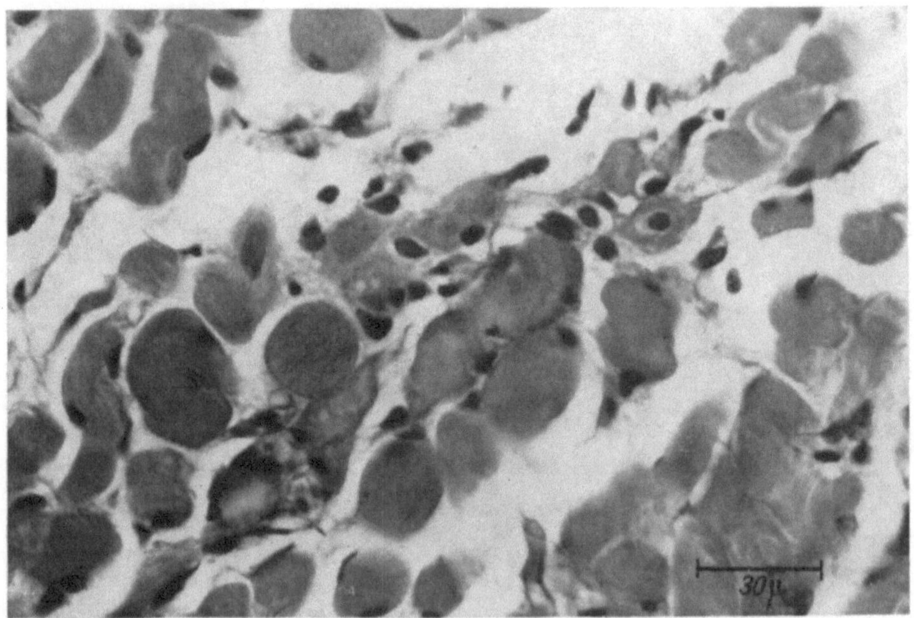

Abb. I.35   Dmp. Typ Duchenne. 7 Monate. Frühes präklinisches Stadium. Atrophisch degenerierende Muskelfasern im Vastus lateralis. Homogenisierung, Vacuolisierung, Kernhyper-
trophie und -hyperchromasie. Gleiches Excisat wie Abb. I.27. Formalin. HE

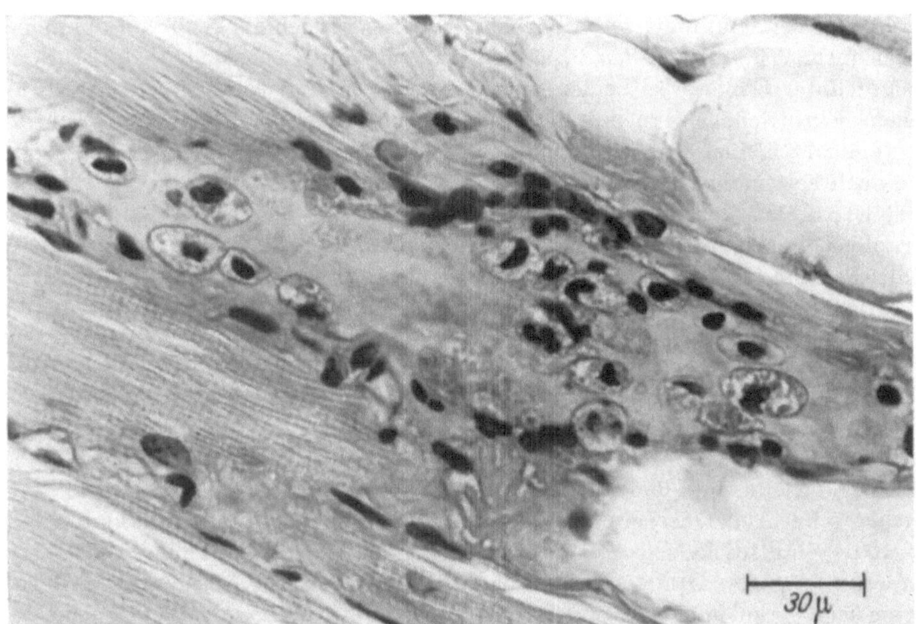

Abb. I.36 Dmp. Typ Duchenne. 9 Jahre. M. vastus medialis. Nekrotischer Faserabschnitt mit zahlreichen Makrophagen. Formalin. HE

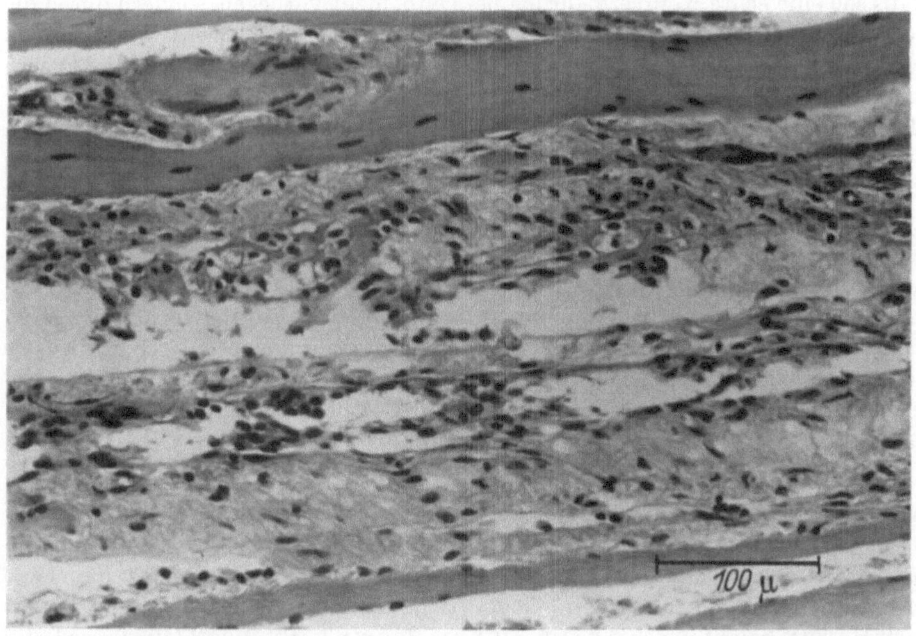

Abb. I.37 Dmp. Gliedergürteltyp. 26 Jahre. Noch berufstätig als Säuglingsschwester. M. gastrocnemius. Focal betonte Fasernekrosen mit massenhaft Makrophagen, Mikrophagen und Fettzellen. Daneben eine nur mäßig geschädigte, vermutlich noch funktionsfähige Muskelfaser. Formalin. HE

als häufig, bei den gutartigeren Formen der Dmp. jedoch als kaum vorkommend bezeichnet. Wir selbst sahen typische Nekrosen mit Verlust der Anfärbbarkeit ausgedehnter Gebiete bei beiden Formen relativ häufig. Die Abb. I.36 und I.37 zeigen nekrotische Fasern mit Makrophagen und anderen histiocytären Elementen, einmal bei einem 9 jährigen und noch gehfähigen Knaben des Duchenne-Typs, wie auch bei einem 26 jährigen, ebenfalls noch gehfähigen Mädchen des Gliedergürteltyps. Daß Nekrosen mit Makrophagen schon in den frühesten Phasen der Krankheit vorkommen, zeigt das Präparat eines 7 Monate alten Knaben im präklinischen Stadium (Abb. I.39).

2.3.2.1 Veränderungen an den Sarkolemmkernen. Sie gehören ebenfalls zu den frühzeitigsten Erscheinungen, gekennzeichnet durch Vermehrung der Zahl, Umformungen und vermehrte Binnenständigkeit. Der normale menschliche Skeletmuskel zeigt nur selten binnenständige Kerne; mehr als 2—3 solcher Kerne pro 100 Faserquerschnitte sind nach GREENFIELD u. Mitarb. (1957) pathologisch; im Säuglingsalter und in der Nähe von Sehneninsertionen können sie etwas zahlreicher sein. Auf Querschnitten gesunder menschlicher Skeletmuskulatur mit 5—10 µ Schnittdicke sollen 4—8 randständige Kerne pro Faser der Norm entsprechen (ADAMS, DENNY-BROWN u. PEARSON, 1962). Sie liegen unmittelbar unter dem Sarkolemm, auf Längsschnitten ist ihre Form länglich und flach.

Schon in frühen Stadien des dystrophischen Muskels nehmen sie eine mehr rundliche, auch vergrößerte Form an. Sie werden zahlreicher und häufiger binnenständig. Nach Untersuchungen von KITIYAKARA (1961) an der dystrophischen Maus soll eine echte Kernvermehrung bei Dmp. nicht vorliegen, sondern durch die Veränderung der Muskelfasern nur vorgetäuscht sein. Bei der Dmp. des Menschen trifft dies sicherlich nicht zu, typische Kernzeilen in noch relativ intakten Fasern lassen an einer echten Kernvermehrung nicht zweifeln. Das Auftreten solcher „Kernzeilen" nahe des Sarkolemms oder inmitten der Faser (Abb. I.38) hat schon ERB als charakteristisch beschrieben. In degenerierenden Fasern sind die Kerne häufig verquollen, vergrößert, auch unregelmäßig gestaltet; nicht selten trifft man Kerne mit sehr dichtem Chromatingerüst und prominenten Nucleoli an. Cytophotometrische Untersuchungen bei der dystrophischen Maus zeigen, daß alle Kerne diploid sind, eine Vermehrung des DNS-Gehaltes liegt nicht vor (KITIYAKARA). Durch Verschmelzung mehrerer regressiv veränderter Kerne können „Riesenkerne", gelegentlich kompakte Chromatinverklumpungen entstehen, bei der Verschmelzung von Kernzeilen auch sogenannte „Chromatinstäbe". Das nach unserer Erfahrung nicht häufige Vorkommen von Riesenkernen wird auch als Zeichen für Regenerationsvorgänge gedeutet (s. u.).

Binnenständige Kerne sind nicht selten von einem hellen, deutlich abgegrenzten cytoplasmatischen Hof umgeben. Die Unterscheidung, ob es sich dabei um Muskelkerne oder bereits aus dem Interstitium eingewanderte histiocytäre Elemente handelt, kann schwierig sein. Die von älteren Autoren (z. B. PICK) ausgesprochene Ansicht, daß Muskelkerne sich in phagocytierende Zellen umwandeln können, hat auch HASSIN bejaht. Nach ADAMS, DENNY-BROWN u. PEARSON (1962) wird dies heute von „allen Pathologen einhellig" abgelehnt. Die in nekrotischen Fasern z. T. massenhaft auftretenden Mikrophagen und Makrophagen (Abb. I.36 und I.37) sind sicher als histiocytäre Elemente anzusprechen.

Vermehrung von Satellitenzellen bei Dmp., zuerst beschrieben von LAGUENS (1963), haben auch MILHORAT u. Mitarb. (1966) bestätigt. Letztere deuten sie, ebenso wie MAURO (1961) als Vorstufen von Myeloblasten und Beweis für die prinzipielle Regenerationsfähigkeit dystrophischer Muskelzellen (s. u.).

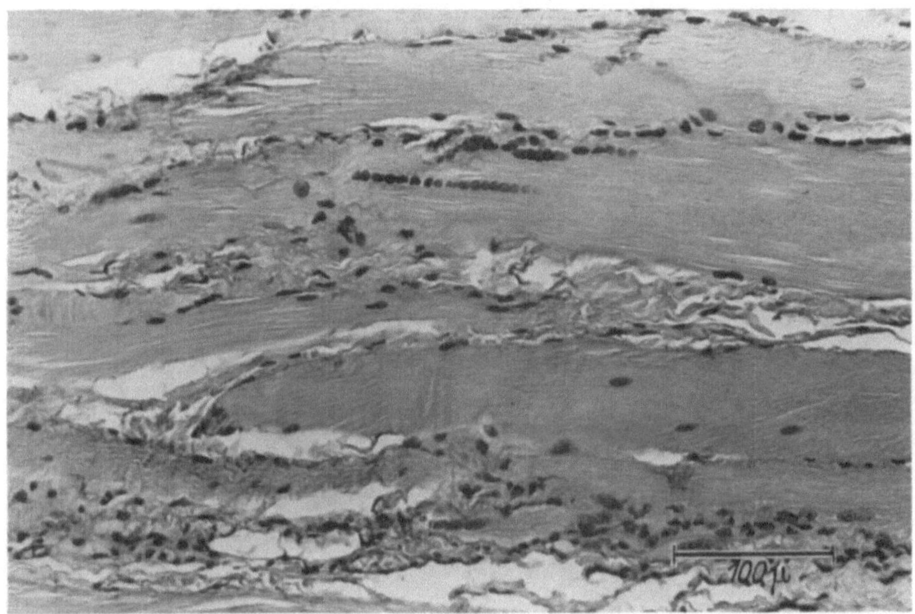

Abb. I.38   Dmp. Gliedergürteltyp. 19 Jahre. M. pectoralis. Kernvermehrung mit binnen- und randständigen Kernreihen. Interstitiell vorwiegend Fibrose. Formalin. HE

2.3.2.2 Veränderungen am Sarkolemm. Diese sind im lichtmikroskopischen Bild schwer zu beurteilen. Nach elektronenmikroskopischen Befunden beträgt die Dicke des eigentlichen Sarkolemms nur 70 Å und kann normalerweise im Lichtmikroskop nicht gesehen werden. Sichtbar sind demnach nur die stärkeren dem Sarkolemm anhaftenden, aus endomysialen Bindegewebselementen bestehenden Anteile der Muskelfaserumscheidung, welche unkorrekterweise oft als Zellmembran oder Sarkolemm bezeichnet werden. Unter pathologischen Verhältnissen ergeben sich aber andere Bedingungen. So wird seit BOWMAN (1840) ein Sichtbarwerden des Sarkolemms bei Traumatisierung des Muskels an den sogenannten „Retraktionskappen" der Faser angenommen (ADAMS, DENNY-BROWN u. PEARSON, 1962). Auch Präparate dystrophischer Muskeln zeigen oft eine Retraktion der Faser von ihrer Umscheidung, behalten aber eine zarte, noch sichtbare Membran (Abb. I.25). Ob diese aus mehr als dem eigentlichen Sarkolemm besteht, entzieht sich der lichtmikroskopischen Beurteilung. Im präklinischen Stadium der Dmp. sieht man Verquellungen der die Faser unmittelbar umhüllenden „Membran" besonders deutlich (Abb. I.39). Wie weit diese Verquellungen sich auf das Sarkolemm oder damit verhaftete Strukturelemente endomysialen Ursprungs beziehen, läßt sich nicht sagen.

Elektronenmikroskopisch wird an der eigentlichen Zellmembran eine basale und eine plasmatische Membran unterschieden. Befunde von MILHORAT u. Mitarb. (1966) zeigen in keinem Stadium der Dmp. einen Verlust der Basalmembran, während die plasmatische Membran sich speziell im Stadium der hyalinen Dege-

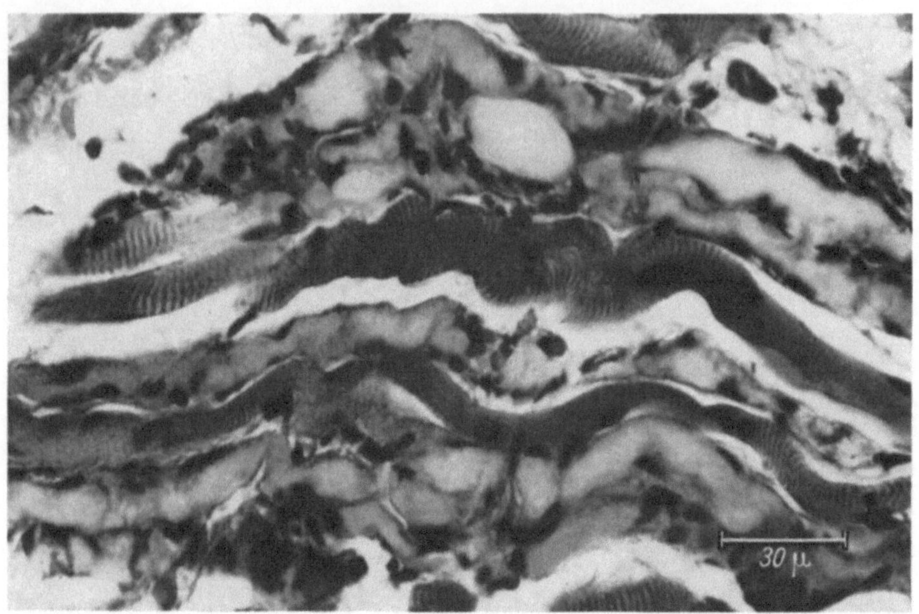

Abb. I.39   Dmp. Typ Duchenne. 7 Monate. Präklinisches Stadium. M. vastus lateralis. Starke Vermehrung der Sarkolemmkerne. Verquellungen mit Homogenisierung des Sarkoplasmas. Zum Teil granulärer Zerfall der anisotropen A-Streifen. Ödematöse Verquellung des Sarkolemms. Formalin. PAS

neration oft als stark verändert bis zerstört erweist. Wo dies der Fall war, fanden sie stets auch andere deutliche pathologische Veränderungen in der Muskelfaser. Somit ergeben sich auch elektronenmikroskopisch keine Befunde, die für eine initiale Veränderung an der Membran bei Dmp. sprechen. Eine Stütze für die Hypothese einer primären Membranpermeabilitätsstörung als Ursache für den frühen Austritt von Enzymproteinen (vgl. dazu S. 132 u. 238) aus der Muskelzelle und den daraus abgeleiteten Funktions- und Strukturverlust der Muskelfasern kann die Lichtmikroskopie demnach nicht liefern. Eigene Feststellungen, daß schon in den frühesten präklinischen Stadien der Dmp. Muskelfasernekrosen zu finden sind, stellen diese Vorstellung ohnehin in Frage (HEYCK, LÜDERS u. LAUDAHN, 1966).

2.3.3 Veränderungen im Interstitium

Den klassischen Beschreibungen DUCHENNES ist wenig hinzuzufügen. Die Proliferation reifen Bindegewebes und Fettgewebes (Vacatfett) ist bei den Muskeldystrophien besonders ausgeprägt, unterscheidet sich im Prinzip aber nicht von gleichen Veränderungen bei den neuralen Atrophien. Für die von BOURNE u.

GOLARZ (1959) auf Grund histochemischer Befunde erneut vertretene Vermutung, daß der pathologische Prozeß bei der Dmp. primär vom Bindegewebe ausgehe, liefert die einfache Histopathologie keine Anhaltspunkte, zumal präklinische Stadien der Dmp. bei schon ausgeprägten Veränderungen der Muskelfasern am interstitiellen Bindegewebe kaum etwas zeigen. Die früheste Veränderung im Interstitium scheint eine ödematöse Verquellung besonders im Perimysium (HEYCK, LÜDERS u. LAUDAHN, 1966) zu sein (Abb. I.35). Auch PEARSON (1962), der über viele Präparate dieses Stadiums verfügt, sah nur eine minimale Zunahme des interstitiellen Bindegewebes. Eine Lipomatose wird in diesen frühen Stadien vermißt. In fortgeschrittenen Zuständen zählt die interstitille Fibromatose und wahrscheinlich erst später einsetzende Lipomatose zu den auffälligsten, aber formalpathogenetisch leider nichts besagenden Veränderungen. Schon DUCHENNE betrachtete die interstitielle Bindegewebsvermehrung als etwas Sekundäres und sah darin die Ursache der Makropseudohypertrophien (Gnomenwaden usw.), während ADAMS (1964) letztere hauptsächlich auf die Lipomatosis zurückführt. Das im Endomysium und Perimysium vermehrt erscheinende Bindegewebe ist oft sehr unregelmäßig verteilt, eine echte quantitative Zunahme (Wucherung) wird sogar angezweifelt. Einzelne in leere Sarkolemmschläuche ausmündende Segmente sind oft eng von Bindegewebe eiugescheidet. An solchen Stellen mit kaum abzugrenzenden Übergängen von Sarkoplasma in kollagene Stränge kann eine Bildung von Kollagen innerhalb der Muskelfaser vorgetäuscht werden. Derartige, von älteren Autoren z.T. angenommene Metaplasien wurden schon von DUCHENNE wie von allen modernen Pathologen abgelehnt. Durch Retraktion entstehen z.T.

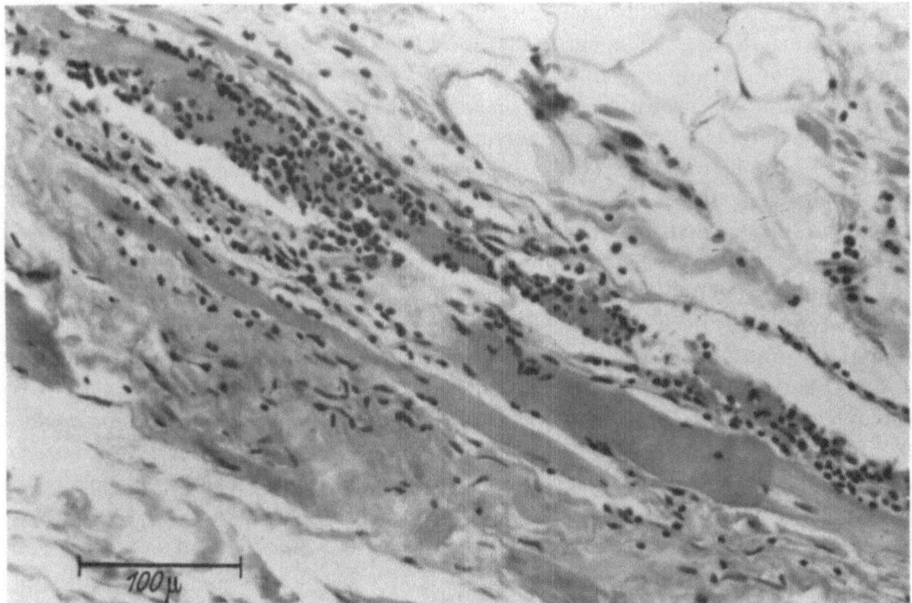

Abb. I.40   Dmp. Typ Duchenne. 8 Jahre. M. vastus medialis. Fortgeschrittene Lipomatosis und Fibrosis. Dazwischen eine Partie stark degenerierter Muskelfasern mit massierter Ansammlung histiocytärer Rundzellen, welche das Bild einer Myositis vortäuschen kann. Formalin. HE

Bilder mit enger Fältelung kollagener Fasern, manchmal auch gitterartige Maschen-
bildungen. Daß Kontrakturen bei der sogenannten Dystrophia retrahens (vgl. S. 36)
mit besonders reicher Bindegewebsretraktion in einem Zusammenhang stehen, wird
von Hallen (1965) erneut diskutiert. In stark fortgeschrittenen Stadien tritt das
Bindegewebe zurück, und es findet sich fast nur Fett mit einigen wenigen noch
verbliebenen Muskelfaserresten.

2.3.3.1 Histiocytäre Zellreaktionen. Diese finden sich schon in präklinischen
(Heyck, Lüders u. Laudahn, 1966), vorwiegend aber in mittleren Stadien der
Krankheit in der Umgebung degenerierender Fasern. Massiertere, von Rundzellen
beherrschte *herdförmige Infiltrate* sind nicht häufig (Abb. I.40), aber zu erwähnen,
da myositische Prozesse vorgetäuscht werden können (Hausmanowa-Petrusewicz, 1965). Kleinherdige Rundzellansammlungen fanden Horányi (1963) in
25%, Mumenthaler (1966) in 22% ihres Biopsiematerials. In anderen Gebieten,
besonders in und um große nekrotisch gewordene Fasern, herrschen Makrophagen,
Mikrophagen und Fettzellen vor (Abb. I.27, I.36 und I.37). Auch Greenfield
u. Mitarb. (1957) betonen die Unmöglichkeit, stets eine sichere histologische
Unterscheidung zwischen primär „degenerativen" und primär „entzündlichen"
Vorgängen zu treffen. Nach ihrer Erfahrung ist lediglich zu sagen, daß leukocytäre
Infiltrate für ein nichtneurogenes Krankheitsbild sprechen. In hochgradig veränderten und in Lipomatose übergegangenen Muskeln verstummen auch die
histiocytären Reaktionen.

2.3.4 Regeneration

In der nichtdystrophischen Skeletmuskulatur kommt es nach Schädigungen
(Trauma, Infekte, Intoxikationen) zu lebhaften Regenerationen, wobei die einfache
Sprossung erhalten gebliebener Fasern (Muskelknospen) und ein embryonaler
Typus der Neubildung durch Entwicklung von Myoblasten und mononucleären
Spindelzellen aus Faserresten mit erhaltenen Sarkolemmkernen unterschieden
werden. Die letztere Form der Regeneration wurde schon von Gussenbauer
(1871) und von Volkmann (1893) beschrieben, später wieder angezweifelt, aber
in jüngster Zeit durch die Untersuchungen von Adams, Denny-Brown u.
Pearson (1962) erneut bestätigt.

In der dystrophischen menschlichen Muskulatur kommen echte Fasersprossen
unter Bildung von Muskelknospen nicht vor, auch nicht nach experimentell gesetzten Schäden. Über die Fähigkeit der Regeneration durch Bildung von Myoblasten,
Zellspindeln und Myotuben durch Kernteilung bestehen verschiedene Ansichten.
Denny-Brown (1952), auch Horányi (1962) lehnen eine Regenerationsfähigkeit
dystrophischer Muskeln völlig ab und sehen darin ein besonderes Kennzeichen
der Dmp. Denny-Brown fand bei Re-Biopsien 11 Tage nach einer ersten Biopsie
von Patienten mit Dmp. im frischen Narbengewebe keinerlei Zeichen einer regene-
ratorischen Aktivität. 1962 haben Walker u. Drager das gleiche Experiment
bei 11 Patienten wiederholt, die Re-Biopsie wurde nach 4—7 Tagen vorgenommen.
In 5 Fällen sahen sie als regeneratorisch gedeutete Muskelkernveränderungen:
mitotische und amitotische Teilungen, stark basophil färbende Riesenkerne mit
prominenten Nucleoli sowie kernstabähnliche Formationen mit starker Basophilie
des umgebenden Sarkoplasmas. Nach in vivo gesetzten Schäden (Injektion von
Fremdkörpern oder Alkohol) im menschlichen dystrophischen Muskel hatten

Walton u. Adams (1956) Neubildung von Myoblasten und Myotuben, auch Neubildung von Fibrillen gefunden.

Pearson (1962) bejaht die Regenerationsfähigkeit dystrophischer Muskulatur ebenfalls. Nach seiner Erfahrung sieht man darauf hinweisende Zeichen in Biopsien bei klinischen Stadien kaum, dagegen häufiger an Präparaten präklinischer Stadien. Er konnte hier auch ohne vorausgegangene Traumatisierung kleine unregelmäßig spindelförmige Fasern demonstrieren, die sich stark basophil anfärben und vergrößerte Kerne mit stark prominenten Nucleoli enthalten. Mit der Azur-B-Färbung erbringt er den Nachweis einer der Basophilie entsprechenden Vermehrung von RNS, woraus auf eine echte Regenerationserscheinung geschlossen wird. Neuere sehr aufwendige Studien zu dieser Frage verdanken wir Gilbert u. Hazard (1965). Auch sie bejahen das Vorkommen von Muskelzellregenerationen bei Dmp. und demonstrieren ähnliche Bilder wie Pearson. Doch unterscheiden diese sich von sicheren Regenerationen bei Dermatomyositis, die zum Vergleich gezeigt werden, so sehr, daß hier doch Zweifel an einer echten Neubildung funktionstüchtiger Muskelfasern bestehen. Wir selbst fanden bei der Untersuchung eines präklinischen Frühstadiums (Heyck, Lüders u. Laudahn, 1966) ebenfalls Kerne mit dichtem Chromatingerüst und prominenten Nucleoli in kleinen und mittleren Fasern, z.T. mit stärkerer basophiler Färbung (Abb. I.39); doch zeigen alle diese Fasern Zeichen der Degeneration bis zur Nekrose, was von Pearson in seinen präklinischen Befunden nicht beschrieben wird. Derartige Kernreaktionen sowie vermehrte Basophilie bzw. Bildung von RNS können unsereres Erachtens auch allein durch Aktivitätssteigerung der Muskelzelle induziert sein, wie sie — bisher allerdings nur bei der dystrophischen Maus — in Form eines erhöhten Eiweißumsatzes der dystrophischen Muskelzelle nachgewiesen wurde (Kruh u. Mitarb., 1960).

Im Hinblick auf therapeutische Möglichkeiten, insbesondere Stimulation der Muskulatur durch Übungsbehandlung, kommt der Frage der Regenerationsfähigkeit große praktische Bedeutung zu. Die Fähigkeit des dystrophischen Muskels zu *frustranen Regenerationsansätzen* scheint zu bestehen. Dafür sprechen auch von Milhorat u. Mitarb. (1966) mitgeteilte elektronenmikroskopische Befunde. Klinisch sind sie wahrscheinlich von geringer Bedeutung, denn in den vielen Biopsien manifester Stadien der Dmp. haben wir, ebenso wie Pearson, Bilder vermutlicher Regeneration äußerst selten angetroffen. In diesem Zusammenhang sind auch die Untersuchungen von In-vitro-Zellkuren menschlich dystrophischer Muskulatur durch Geiger u. Garvin (1957) aufschlußreich. Sie zeigen, daß die dystrophische Muskelfaser zwar eine Fähigkeit zu abortivem Wachstum bis zu 1—3 mm Länge besitzt, im Unterschied zur gesunden Muskelzelle aber einem raschen Untergang unterliegt. Die Fasern vermögen nur Längsstreifung, aber keine Querstreifung zu entwickeln und nehmen rasch einen abnormen hypertrophischen Umfang an, worauf sie unter massenhafter Vermehrung von Kernen degenerieren und zerfallen. Die Analogie dieser Beobachtungen mit den von Walker u. Drager demonstrierten Bildern ist deutlich.

Ältere Autoren haben auch die auffallend häufigen *Faserteilungen* bei Dmp. als einen reparatorischen Versuch gedeutet. Später wurde diese Interpretation allgemein abgelehnt. Die Frage soll im Zusammenhang mit den Pseudohypertrophien besprochen werden.

Radioautographische Untersuchungen an der normalen und dystrophischen Maus lassen WALKER (1964) ebenfalls eine Regenerationstätigkeit der dystrophischen Muskelzelle annehmen. Er erzeugte Verletzungen der Muskulatur und markierte die Tiere bzw. sich regenerierende und teilende Muskelkerne mit Thymidin-H^3. Dabei fand er im dystrophischen Muskel die gleichen Regenerationsvorgänge, aber sehr viel langsamer verlaufend als bei gesunden Muskelfasern. Er schließt aus seinen Beobachtungen, daß alle Fasern, welche binnenständige Kerne enthalten, bereits regenerierte oder in Regeneration befindliche Muskelzellen seien. Ob diese bisherigen Auffassungen sehr widersprechenden Befunde und die Stichhaltigkeit der angewandten Methodik sich bestätigen, bleibt abzuwarten (vgl. dazu auch S. 90).

2.3.5 Das Problem der „Pseudohypertrophie"

Die Entstehung der *äußerlich auffallenden Muskelhypertrophien* wird verschieden interpretiert. DUCHENNE sah in der interstitiellen Fibrose die Ursache, spätere Autoren eher in der Lipomatose, woraus die Bezeichnung Pseudohypertrophie entstanden ist. Mit der Pseudohypertrophie der Einzelfaser in der histopathologischen Terminologie hat diese Erscheinung begrifflich und ätiologisch wahrscheinlich wenig oder gar nichts gemeinsam. ADAMS (1964) erwägt zwar, daß auch die Hypertrophie von Einzelfasern möglicherweise dabei eine Rolle spielt, wobei er sich auf die Beobachtungen an der dystrophischen Maus stützt. Die auffallende Prädilektion des Gastrocnemius für die Entstehung der sogenannten „Gnomenwaden" hat auch BERGMANN (1961) als kompensatorische Funktionshypertrophie gedeutet unter Hinweis darauf, daß die Kraft der Wadenmuskeln bei Dmp. weit länger erhalten bleibt als die aller anderen Muskeln und die Erhaltung des Gleichgewichts beim Gehen und Stehen oft nur noch durch die sehr stark eingesetzten Mm. gastrocnemii ermöglicht wird. Im orthopädischen Kapitel des Buches wird auf diese statisch-funktionellen Zusammenhänge näher eingegangen (vgl. S. 335).

Gnomenwaden entstehen immer erst im gehfähigen Alter. Eine weitere Auffälligkeit ist die ausgesprochene Härte der Waden in den Anfangsstadien ihrer hypertrophischen Entwicklung. Die zahlreichen von uns durchgeführten Biopsien am Gastrocnemius der rasch progredienten infantilen Duchenne-Formen der Dmp. mit oder ohne Gnomenwaden haben uns in der Frage, wie weit hier als Funktionshypertrophie zu deutende Faservergrößerungen eine Rolle spielen, nicht weiterführen können, da hier stets schon sehr ausgeprägte Veränderungen mit segmental pseudohypertrophischen und somit bereits degenerierten Fasern sowie reichlicher Fibrose und Lipomatose vorlagen, wobei die Befunde sich von anderen, auch klinisch bereits in Atrophie übergegangenen Muskeln, z. B. des Quadriceps femoris, nicht unterschieden.

Einen Hinweis darauf, daß die Entstehung von Gnomenwaden mit einer initialen echten Funktionshypertrophie einhergeht und das Moment der funktionellen Mehrbelastung zu den wesentlichen Ursachen zählt, gewannen wir bei der Biopsie des Gastrocnemius eines 52 jährigen Mannes, der an der gutartig verlaufenden x-chromosomalen Form der Dmp. vom Typus Becker-Kiener leidet. Dieser mit dem typischen Erbgang belastete Patient (vgl. S. 30) verspürte erst mit 48 Jahren eine deutliche Beckengürtelschwäche und zeigte neben einer Atrophie der Oberschenkel mächtige Gnomenwaden, die sich aber nach seiner Beobachtung schon in der Jugend entwickelt hatten. Die Waden waren außergewöhnlich hart und hatten einen Umfang von 43 bzw. 42 cm (vgl. Abb. I.7, S. 30). Die Funktionsprüfung ergab hier volle, vermutlich sogar überdurchschnittliche Kraft. Die Biopsie des Gastrocnemius (Abb. I.41) zeigte durchwegs ein noch fast geschlossenes Bild mehrheitlich echt *hypertrophischer Fasern* ($\varnothing$ 100 μ und mehr) mit intakten Fibrillen. Zeichen der Erkrankung fanden sich nur in Form einer deutlichen Kernvermehrung mit Binnenständigkeit und geringer herdförmiger Vermehrung des interstitiellen Bindegewebes.

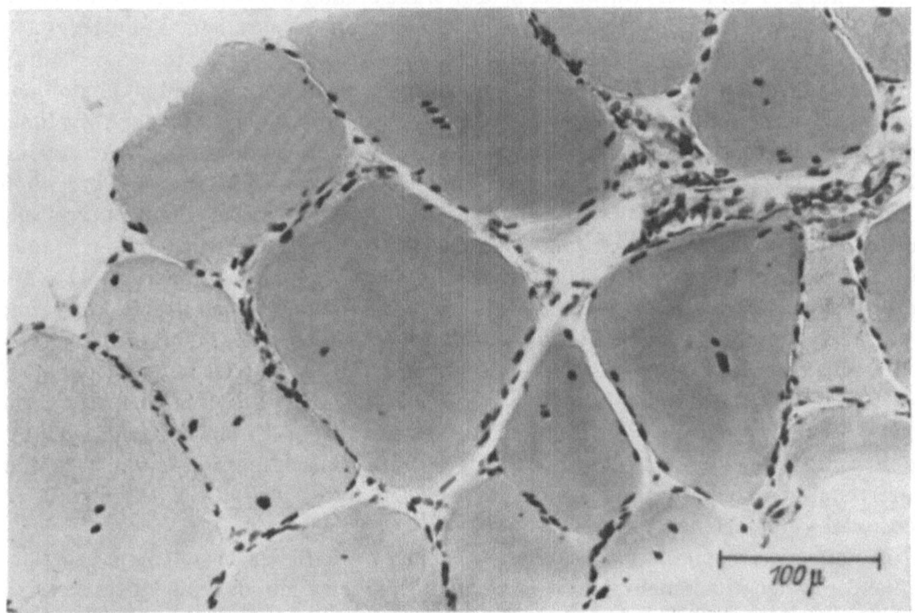

Abb. I.41   Dmp. benigner x-chromosomaler Typus. 52 Jahre. Noch geh- und berufsfähig. Starke Gnomenwaden. Biopsie aus dem M. gastrocnemius. Geschlossenes Mosaik mehrheitlich „echt" hypertrophischer Muskelfasern mit Durchmessern bis 150 μ. Kernvermehrung, zahlreiche binnenständige Kerne und geringe interstitielle Reaktionen zeigen die dystrophische Erkrankung an. (Auf Längsschnitten erweisen sich Querstreifung und Fibrillenstruktur intakt, was auf dem Querschnittbild schwer zu erkennen ist.) Formalin. Van Gieson

Wir glauben demnach, daß der Ausdruck „Pseudohypertrophie" den primären Ursachen des Phänomens nicht gerecht wird. Wie sehr das Moment funktioneller Mehrbelastung bei der Entstehung abnormer Muskelvergrößerungen mitspielt, konnte auch bei einem 25 jährigen Studenten gesehen werden, der ebenfalls an einer gutartiger verlaufenden Dmp. leidet und nach dem äußeren Bild allgemein ziemlich stark entwickelte Muskeln zeigt. Er befolgte die Aufforderung, seine Muskeln mit einem Trainingsgerät (sog. „Bullworker") eifrig zu üben. Bei der ersten Untersuchung wurde ein Oberarmumfang von 28 cm gemessen. Nach 1 Jahr Training stellte er sich wieder vor mit mächtigster Bicepsentwicklung. Der Oberarmumfang (unter Bicepsanspannung) war auf 35 cm angewachsen. Leistungsmäßig hatte er nichts gewonnen, aber auch nichts verloren. Daß in fortgeschritteneren Stadien Bindegewebe und Vacatfett die Hauptmasse der nunmehr nur noch als „pseudohypertrophisch" zu bezeichnenden Muskeln ersetzen, steht der Interpretation einer anfänglichen echten Funktionshypertrophie nicht entgegen. Es bleibt auch unbefriedigend, in funktionellen Momenten die alleinige Ursache dieser Erscheinung zu sehen, indem Zusammenhänge mit einer solchen Mehrbelastung bei anderen Muskeln (Lippenhypertrophie bei Tapirmund, Makroglossie) schwer zu erkennen sind.

Als ein weiterer möglicherweise reparatorischer Vorgang in der dystrophischen Muskulatur sind die *Faserteilungen* zu diskutieren. Dichotome und mehrfache Faserteilungen kommen sowohl bei neuralen Atrophien wie bei Dmp. vor und sind von PAPPENHEIMER u. ERB mit besonderer Sorgfalt beschrieben. Nach PAPPENHEIMER (zit. nach V. MEYENBURG) haben sie nichts mit einer Regeneration zu tun. Im normalen Muskel sollen Faserteilungen nach dem 5. Embryonalmonat nicht mehr vorkommen (CUAJUNCO, 1942). Bei der Dmp. sind Bilder der Aufsplitterung degenerierender Fasern häufiger und schwer anders zu deuten als alle anderen Erscheinungen des Faserunterganges. Andererseits beobachtet man aber auch Teilungsvorgänge an noch intakt erscheinenden Fasern, wobei die Tochterfasern ein normal aussehendes Sarkolemm erhalten, das zusammen mit feinsten Bindegewebsfasern in die bei der Teilung sich bildenden Spalten eindringt. Ein auf embryonale Entwicklungsmechanismen zurückgreifender, vermutlich auch nur frustraner reparatorischer Vorgang durch Faserteilungen erscheint nicht ausgeschlossen, zumal wir von der Duchenne-Form der Dmp. auf Grund der schon bei der Geburt stark erhöht gefundenen Serumenzyme (HEYCK, LAUDAHN u. CARSTEN, 1966) wissen, daß die Erkrankung bereits in der Embryonalzeit beginnt, auch wenn das Leiden erst Jahre nach der Geburt klinisch manifest wird. Wie weit Faserteilungen auch zu numerischen Hyperplasien der Muskulatur beitragen können, bleibt eine offene Frage.

Pseudohypertrophien, insbesondere „Gnomenwaden" finden sich auch bei anderen chronischen Muskelleiden, die speziell den Beckengürtel und die Oberschenkelmuskulatur, insbesondere den Quadriceps lähmen. Neben häufigerem Vorkommen bei der Myotonia congenita sieht man Wadenhypertrophien u. a. gelegentlich auch bei Myotonia dystrophica, bei der pseudomyopathischen proximalen spinalen Muskelatrophie, bei der sogenannten „Menopause-Myopathie" (eigene Beobachtung), bei Polymyositis (DOWBEN u. Mitarb., 1965) sowie bei Gesunden! Besonders unglücklich ist der Gebrauch der Bezeichnung „pseudohypertrophische Muskeldystrophie" als Synonym für den x-chromosomalen Duchenne-Typ, die in Anlehnung an die historische französische Terminologie im modernen angelsächsischen Schrifttum noch öfters gefunden wird. Pseudohypertrophien kommen bei allen Formen der Muskeldystrophie vor; beim Duchenne-Typ sind sie nur besonders häufig, aber keineswegs obligatorisch (vgl. dazu S. 23 und Tabelle I.1).

2.3.6 Muskelspindeln

Veränderungen sind hier nach Untersuchungen von GREENFIELD u. Mitarb. (1957) und ADAMS, DENNY-BROWN u. PEARSON (1958, 1962) sowie älteren Autoren (s. bei V. MEYENBURG, 1929) sowohl bei dystrophischen wie bei neuromuskulären Prozessen nicht zu finden, nach GREENFIELD u. Mitarb. allerdings

oft auch schwer zu beurteilen, wenn Schnitte nicht die Mitte der Spindel treffen.
LAPRESLE u. MILHAUD (1964) haben sich erneut mit solchen Untersuchungen
befaßt und beschreiben bei der Dmp. in 10 von 15 untersuchten Präparaten auch
Atrophie und *Degeneration der intrafusalen Muskelfasern*, in 2 Fällen starke
Proliferation des perikapsulären Bindegewebes; nur bei 3 Präparaten fanden sie
die Muskelspindeln intakt. Gleiche Veränderungen sahen sie bei neuromuskulären
Erkrankungen, somit zeigen sich hier keine Unterscheidungsmerkmale. Die Befunde
sind aber deshalb von besonderem Interesse, weil es schwer fällt, den frühen Verlust der Patellarsehnenreflexe bei Dmp. ohne Annahme einer Miterkrankung des
neuromuskulären Reflexapparates zu erklären.

2.4   Topographie des Muskelbefalls

Über die graduellen Unterschiede in der Beteiligung der quergestreiften Muskulatur am dystrophischen Prozeß unter Berücksichtigung aller Muskeln liegen von
pathologischer Seite nur wenige Untersuchungen vor. Schon BERGER (1883) hatte
bei der Autopsie einer „pseudohypertrophischen" infantilen Dmp. histologisch
eine Miterkrankung der Kehlkopfmuskeln gefunden. GOWERS (1895) beschrieb
die Beteiligung der Zunge und der Masseteren, BRAUNWARTH (1913) Atrophie und
typische histopathologische Veränderungen des Zwerchfells. LANDOUZY u. DÉJÉ-
RINE (1886) begründeten die Sonderstellung des facio-scapulo-humeralen Typs
neben den besonderen klinischen und erblichen Merkmalen mit der Untersuchung
sehr zahlreicher Muskeln eines Sektionsfalles und der Aufstellung einer speziellen
Topik der am Schultergürtel und an den Gesichtsmuskeln gefundenen Veränderungen. Eine systematische Untersuchung praktisch aller Skeletmuskeln eines an
Dmp. Typ Duchenne verstorbenen Patienten lieferte unseres Wissens erst BON-
SETT (1963). Sie zeigt, daß der Prozeß generell ist und keinen Skeletmuskel verschont, wenngleich z. T. entsprechend der klinischen Erfahrung der Grad der
Veränderung sehr verschieden ausfällt (s. u.). Bei einem eigenen, von LÜDERS
untersuchten Sektionsfall zeigten ebenfalls alle histologisch überprüften Muskeln
(Biceps, Pectoralis, Deltoideus, Sartorius, Quadriceps, Sternocleidomastoideus,
Psoas maior, Zunge, Zwerchfell und quergestreifte Muskulatur des Oesophagus)
dystrophische Veränderungen. BOSANQUET u. Mitarb. (1960) fanden histologisch
auch einen Befall der äußeren Augenmuskeln bei der Dmp. Typ Duchenne.

Ungesichert ist die Vermutung, daß ein genereller, wenn auch leichterer Befall
aller Skeletmuskeln auch bei den benigneren Gliedergürtelformen und dem facio-
scapulo-humeralen Typ vorliegt, da derart umfassende Untersuchungen hier unseres Wissens bisher nicht vorgenommen wurden. Bei einem klinisch nur im Gesicht
und am Schultergürtel erkrankten Fall des letzteren Typus untersuchten wir
bioptisch neben dem Trapezius und M. rhomboideus auch den M. gastrocnemius
und fanden auch hier typische, wenngleich nur leichte Veränderungen.

Die Frage nach der Ursache der *Prädilektion* bestimmter Muskeln ist histopathologisch bei Anwendung einfacher Färbeverfahren nicht zu klären. Ältere
Autoren, wie BABINSKI u. ONANOFF (1888) und GRADENIGO (zit. nach v. MEYEN-
BURG), vermuteten eine Beziehung zwischen Lokalisation und embryonaler Entwicklung, wonach die am frühesten angelegten proximalen Muskeln zuerst erkranken. Bei der dystrophischen Maus fanden MEIER, WEST u. HOAG (1965) zuerst die

Zunge schon am 20. Embryonaltag erkrankt, darauffolgend die Masseteren und der Psoas, also zu einer Zeit, wo Funktionsbeanspruchungen noch keinerlei Einfluß haben können. Kuré (1931) glaubte, daß eine stärkere sympathische Innervation der proximalen Muskeln die Prädilektion bestimme; letztere Hypothese ist mit der Widerlegung der Lehre Kurés, die Dmp. sei durch eine Erkrankung des Grenzstranges und der sympathischen Rückenmarkzellen hervorgerufen, hinfällig. Bonsetts Untersuchungen stützen die Auffassung von v. Meyenburg, wonach die vorwiegend *Haltefunktionen dienenden Muskeln* zuerst erkranken. Die von ihm ermittelte Sequenz des Erkrankungsgrades der verschiedenen Muskeln läßt Beziehungen zur Ontogenese oder Phylogenese mit ziemlicher Sicherheit ausschließen.

Nach Bonsett kommt der in der Anlage bestimmten Funktion eine fundamentale Bedeutung für die Prädilektion zu, indem spärlich beanspruchte Muskeln mit überwiegend phasischer Funktion weniger geschädigt sind, dagegen Muskeln mit überwiegender Haltefunktion („sustained activity") die stärksten Veränderungen aufweisen. Bonsett belegt dies u.a. mit der wesentlich schwereren Erkrankung des M. psoas gegenüber dem M. iliacus. Beide Muskeln sind Hüftbeuger, doch hat der von der Wirbelsäule entspringende M. psoas wesentlich stärkere Haltefunktion als der M. iliacus. Ähnliche Funktionsunterschiede bestehen zwischen dem M. gastrocnemius und M. soleus. Ersterer hat, anders als der Soleus, zugleich wesentliche Haltefunktionen und zeigt auch weit stärkere pathologische Veränderungen.

Solche Zusammenhänge dürften sich noch besser klären lassen, wenn über die Zusammensetzung der einzelnen Muskeln aus tonischen und phasischen Muskelfasern und deren Unterschiede im biochemischen Verhalten genauere Kenntnisse vorliegen. Untersuchungsbefunde, soweit sie auf diesem Gebiet vorliegen, sind dem Kapitel III „Biochemie" (S. 169ff.) zu entnehmen.

2.5 Herzmuskel

Die ersten Beschreibungen dystrophischer Veränderungen am Herzmuskel lieferten Berger (1883) und Ross (1883). Weitere Befunde teilten u. a. Bunting (1908), Globus (1923), Berblinger u. Dukens (1929) mit, in neuerer Zeit Hassin (1943), Zatuchni u. Mitarb. (1951), Rubin u. Buchberg (1952), Storstein u. Mitarb. (1954, 1955), Grundmann u. Beckmann (1963), Kaboth (1963), Storstein (1964) sowie Hooey u. Jerry (1964). Ausführlichere Literatur nennen Zatuchni u. Mitarb., Rubin u. Buchberg, Storstein und Hooey u. Jerry.

Überwiegend scheint es sich bei diesen Befunden um Kranke des Duchenne-Typs zu handeln. Doch sind gleiche dystrophische Prozesse auch beim Gliedergürteltyp (Storstein u. Klinge, 1961) und facio-scapulo-humeralen Typus (Hooey u. Jerry, 1964) beschrieben. Bei zur Sektion gelangenden Fällen des Duchenne-Typs sind sie zu etwa 50 % nachzuweisen (s. dazu S. 66 u. 224). Von Interesse ist vielleicht in diesem Zusammenhang, daß bei der dystrophischen Maus Veränderungen am Herzmuskel erst in präfinalen Stadien gesehen werden, während die Skeletmuskulatur schon in der Embryonalphase erkrankt (Meier, West u. Hoag, 1965). Die Veränderungen entsprechen in allen wesentlichen Kriterien denjenigen der Skeletmuskulatur. *Makroskopisch* ist der Herzmuskel blaß,

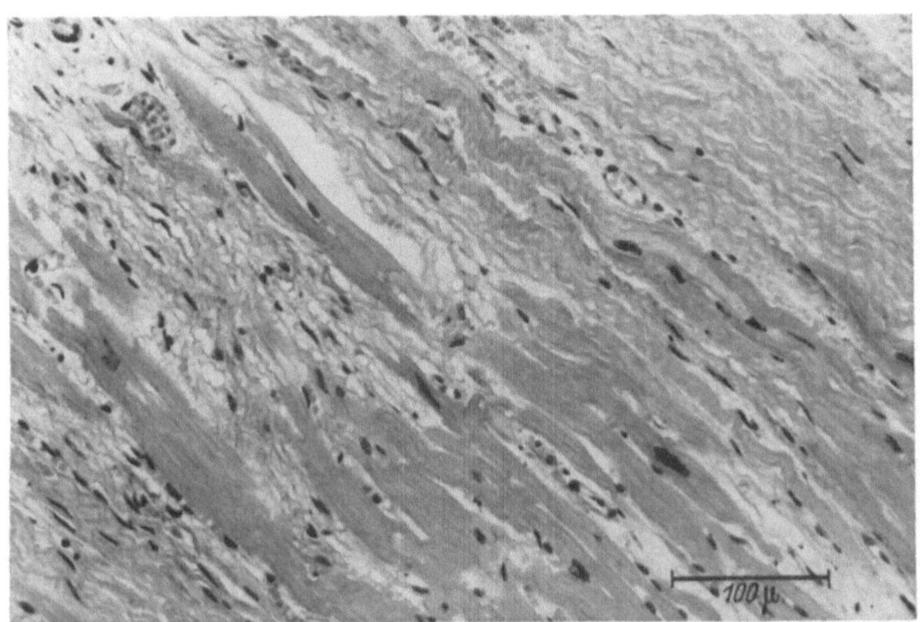

Abb. I.42   Dmp. Typ Duchenne. 27 Jahre. Sektionspräparat. Linke Herzkammerhinterwand.
Disseminierter Ausfall von Muskelfasern und Ersatz durch kollagene Faserzüge. Die Muskelfasern zeigen Verlust der Querstreifung, Auffaserung, nur selten Homogenisierung. Kerne
kaum vermehrt, z. T. pyknotisch, z. T. hyperchromatisch oder zu Riesenzellen umgewandelt.
Histiocytäre Reaktionen sind äußerst gering. Formalin. HE

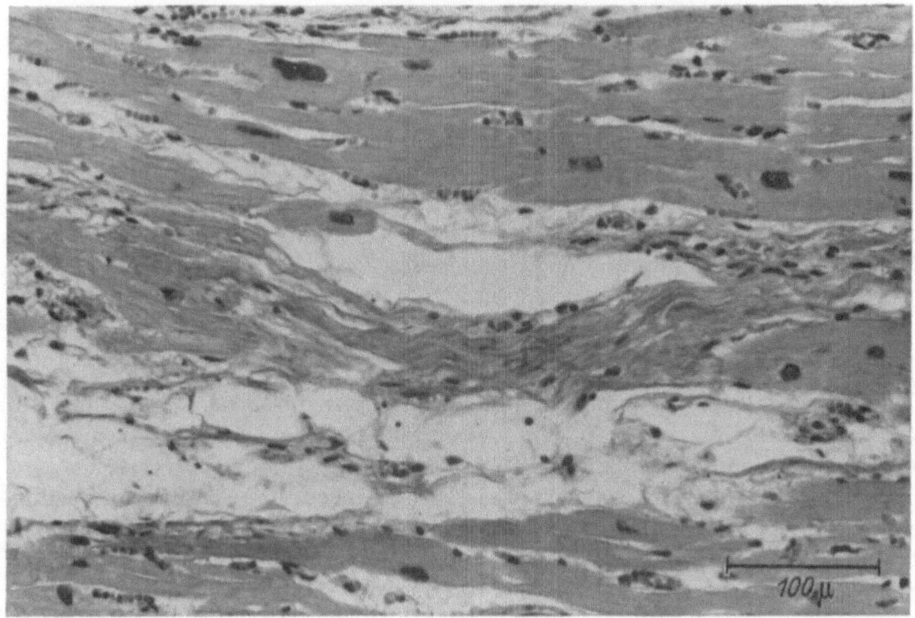

Abb. I.43   Gleiches Präparat wie Abb. I.42. Dystrophischer Bezirk mit stärkerer Lipomatosis.
Kollaps einer Muskelfaser mit Übergang in einen kollagenen Strang. Mehrere Riesenkerne.
Formalin. HE

gelegentlich enorm hypertrophisch mit Herzgewichten bis 860 g (HOOEY u. JERRY) oder schlaff dilatiert. Subepikardial oder interstitiell kann reichlich Fett eingelagert sein. GRUNDMANN u. BECKMANN fanden Vacatfett besonders reichlich in der Papillarmuskulatur. Myokardfibrose tritt diffus oder in Form disseminierter Schwielen auf. BEVANS (1945) fand sie vorzugsweise in Nähe des Epikard. Bei einem eigenen Befund waren sie hauptsächlich in der linken Kammerhinterwand anzutreffen, Vacatfett war hier nur spärlich vorhanden (Abb. I.42 und I.43). Schwielen im Sinusknoten und Reizleitungssystem bei einem Kranken mit akutem Schenkelblock sind von THOMAS (1962) beschrieben. Eine rhythmische Anordnung disseminierter Schwielen fand KABOTH. Bestimmte Regeln hinsichtlich Lokalisation der Prozesse am Herzen scheinen sich nicht aufstellen zu lassen, wenn man die verschiedenen beschriebenen Befunde vergleicht. Die erkrankten Myokardfasern zeigen grundsätzlich die gleichen Veränderungen wie an der Skeletmuskulatur: Verlust der Querstreifung, Atrophie, segmentale Pseudohypertrophie, Faserkollaps mit Übergang in leere Sarkolemmschläuche, seltener Homogenisierung, Vacuolisierung, granulären Zerfall und Phagocytose mit Vermehrung histiocytärer Elemente. Die Muskelkerne sind häufig vergrößert und sehr chromatinreich oder pyknotisch; Kernzeilen oder andere Hinweise auf eine echte Kernvermehrung haben wir nicht gesehen.

2.6 Glatte Muskulatur

Vermutlich hat BUNTING 1908 erstmals bei Dmp. vacuoläre Degenerationsmerkmale in Fasern der glatten Muskulatur der Magenwand beschrieben. Da klinische Symptome einer Schädigung der glatten Muskulatur bei Dmp. relativ wenig in Erscheinung treten, ist deren Beteiligung am dystrophischen Prozeß selten Beachtung geschenkt worden. 1945 beschrieb aber auch BEVANS atrophische und ödematös verquollene Fasern in der Darm- und Blasenmuskulatur. In jüngster Zeit haben HUVOS u. PRUZANSKI (1967) diese Fragestellung erneut aufgegriffen. Sie untersuchten Autopsiematerial von 3 an Dmp. verstorbenen Kranken, von denen 2 der Beschreibung nach dem Duchenne-Typ angehörten. Die Befunde bestätigen das Vorkommen wachsiger oder hyaliner Degeneration und focaler Nekrosen, auch von Lipomatosis und Fibrosis in der glatten Muskulatur des Oesophagus, der Magenwand, des Jejunum und der Harnblase.

2.7 Gefäße

Im Unterschied zur Polymyositis und anderen entzündlichen Myopathien auf der Basis pararheumatischer Autoimmunerkrankungen sind bei Dmp. sichere Veränderungen an den Blutgefäßen nicht zu finden. Die ältere Literatur (vgl. v. MEYENBURG) enthält vereinzelte Angaben über Verdickungen von Gefäßwandabschnitten, denen eine spezielle Bedeutung vermutlich nicht zukommt. Auch JERUSALUM (1967) fand oft eine Mediaverdickung und einen Kernreichtum in kleinen intramuskulären Arterien. Einige diskrete Gefäßveränderungen sind bei elektronenmikroskopischen Befunden beschrieben (MILHORAT u. Mitarb., 1966). Mit Fortschreiten des Unterganges von Muskelgewebe und Zunahme der Lipomatose wird die Zahl der Gefäße immer spärlicher. Für Hypothesen einer für die Pathogenese der Dmp. bedeutungsvollen Störung der Blutzirkulation in der Endstrombahn (DEMOS, 1963) liefert die Morphologie keinerlei Stütze, insbesondere fehlen von den Capillaren ausgehende Veränderungen. Von JAMES (1962) und ROSSI u. JAMES (1964) wurden als spezifisch aufgefaßte Veränderungen (mikrocystische Degeneration der Tunica media) an den kleinen Coronararterien im Gebiet des Reizleitungssystems beschrieben (2 Fälle).

2.8 Periphere Nerven

Veränderungen sind mit Ausnahme knospenartiger Auftreibungen blind endender motorischer Axone im Vacatfett schwer degenerierter Muskeln (ADAMS, DENNY-BROWN u. PEARSON, 1962) bei Dmp. nicht bekannt. Schrumpfung der *motorischen Endplatte* an degenerierenden Muskelfasern wird von COËRS u. WOOLF (1959) beschrieben. Aberrierende Filamente des Neuroms nahe der Endplatte, welche sich im Endomysium verlieren und dort Endknospen bilden, „wie auf der Suche nach einer neuen Muskelfaser", konnten BOWDEN u. GUTMANN (1946) zeigen. Mittels der Vitalfärbung mit Methylenblau (COËRS) demonstrierten STEPHENS u. GOLD (1963) perlförmig aufgeblähte Axone mit terminaler Verästelung und Innervation von 3—5 benachbarten Muskelfasern, was die Autoren auf eine Re-Innervation relativ intakter Fasersegmente schließen läßt. Elektronenmikroskopische Befunde von JEDRZEJOWSKA u. Mitarb. (1965) lassen vermuten, daß die Vitalität der Neurone im Gebiet der Endplatte nicht vermindert ist und die beobachteten Veränderungen Sekundärerscheinungen einer primären Muskelfasererkrankung darstellen. In schwer veränderten und praktisch nur noch aus Vacatfett bestehenden dystrophischen „Muskeln" finden sich neben Muskelspindeln noch reichlich intakte Nervenfasern, wogegen bei neuromuskulären Atrophien nicht selten auch degenerierende Nervenfasern zu sehen sind, was für die Diagnose eine Hilfe sein kann.

Die Abhängigkeit spezifischer Eigenschaften des Stoffwechsels roter und weißer Muskelfasern von ihrer Innervation zeigen die Kreuz-Innervierungsexperimente (s. dazu S. 237).

2.9 Zentralnervensystem

Intaktheit des Rückenmarks, insbesondere der Vorderhornzellen, sind ein führendes Kriterium bei Sektionen, woraus DUCHENNE schon 1855 auf die primär myopathische Genese der Dmp. schloß. Damalige (vgl. S. 6) und spätere in den Darstellungen ERBs, insbesondere seiner letzten Schrift aus dem Jahre 1910, wieder auftauchende Unsicherheiten bezüglich zentralnervöser Läsionen, die auch von SLAUCK (1936) noch diskutiert werden, beruhen möglicherweise auf Untersuchungsbefunden bei Kranken, die klinisch als Muskeldystrophie verkannt wurden, in Wirklichkeit aber spinale Erkrankungen vom Typ Kugelberg-Welander darstellten (vgl. S. 79).

Seit SLAUCK lassen die Untersuchungen keinerlei Zweifel über die Intaktheit des Rückenmarks bei Dmp. Die Angaben KURÉs einer Erkrankung des *Grenzstranges* und der in die Muskulatur führenden sympathischen Nerven fanden ebensowenig Bestätigung wie die einer Erkrankung der Ursprungszellen des Sympathicus in den spinalen Seitenhörnern (KURÉ u. OKINAKA, 1930; VORDER-

WINKLER, 1949). Bei einem Kranken vom Duchenne-Typ, der unter schwerster dystrophischer Lipomatosis mit 27 Jahren verstarb, sahen wir keinen Verlust, aber einzelne z.T. deutlich pyknotisch veränderte Vorderhornzellen. Diese mit retrograder Degeneration zu erklärenden geringen Befunde waren im mittleren Brustmark ausgeprägter als im Halsmark und fehlten im Lendenmark; sonstige Zeichen einer Rückenmarkveränderung fehlten (den Sektionsbefund verdanken wir Herrn C. J. LÜDERS). Ähnliches sahen GRUNDMANN u. BECKMANN (1963). Auch ADAMS, DENNY-BROWN u. PEARSON (1962) beschrieben eine leichte, sekundäre numerische Reduktion von Vorderhornzellen bei Fällen, deren Muskulatur praktisch völlig geschwunden ist.

2.10 Knochen und sonstige Organe

Die z.T. schon früh, teilweise auch erst relativ spät einsetzende *Osteoporose* der Wirbelsäule, seltener der Rippen, und daran sich anschließende *Deformitäten* (vor allem Skoliosen, seltener Trichterbrust u.a.m.), sowie der Markschwund und die oft hochgradige Verschmälerung der Schaftabschnitte der Extremitätenknochen wurden bisher meist als sekundäre Folge der Muskelschwäche und Inaktivität gedeutet. Eine spezifische Miterkrankung des Knochens am dystrophischen Prozeß ist nicht erwiesen. Sie wird allerdings von mehreren Autoren (vgl. S. 68) ohne histologisches Beweismaterial auf Grund von Röntgenbefunden oder einer Erhöhung des Serum-Calciums (vgl. S. 217) angenommen. Da man identische Röntgenbefunde bei pseudomyopathischen spinalen Atrophien sieht, erscheint die Annahme einer spezifischen „Dystrophia ossea" (HALLEN, 1965) so lange schlecht begründet, als Unterschiede der Feinstruktur oder Histochemie des Skelets zwischen dystrophischen und spinal bzw. neural bedingten Muskelerkrankungen nicht nachgewiesen sind.

Über Strukturveränderungen anderer Organe, insbesondere der *endokrinen Drüsen* bestehen keine gesicherten Kenntnisse. Doch sind darauf gerichtete Untersuchungen (vgl. dazu Kapitel III „Biochemie") relativ spärlich und wenig beweiskräftig, solange es sich nur um Einzelbefunde handelt. OVERZIER u. BLEICHING (1961) fanden bei Dmp. Typ Duchenne Hodenatrophie mit chromaffin-negativen Zellen im histologischen Bild. Klinisch ist Hypogonadismus von TURNER u. BLOOM (1966) bei einem Fall beschrieben, dessen klinische Einordnung als Dmp. Zweifel erweckt. HERSCHBERG u. COIRAULT (1965) fanden bei 2 Sektionsfällen von Dmp. Typ Duchenne Hoden und Spermiogenese intakt, ebenso die *Nebennieren* und das *Pankreas*.

Bezüglich einiger an der *Leber* und den *Nieren* beschriebener Befunde wird auf das Kapitel Biochemie verwiesen. Zur Ursache der von KUHN u. EY gefundenen Innenohrschwerhörigkeit beim Glieder- und Schultergürteltyp der Dmp. liegen morphologische Untersuchungen bisher nicht vor.

2.11 Histopathologische Befunde bei Heterozygoten (= Konduktorinnen) des Duchenne-Typs

Die an anderer Stelle (S. 206) zu besprechenden Befunde gesteigerter Serumenzymaktivitäten bei Müttern, z.T. auch weiblichen Geschwistern von Kranken des x-chromosomal vererbten Typus legten die Vermutung nahe, daß bei den klinisch nicht manifesten heterozygoten Gen-Trägern sich in der Muskulatur ähnliche, wenn auch diskretere histopathologische Veränderungen als Ursache der Enzymerhöhungen finden müßten.

Den ersten Nachweis solcher Veränderungen erbrachte DUBOWITZ (1963) durch Biopsien bei 4 *Müttern* von Patienten des Duchenne-Typs. Den Anstoß zu der Untersuchung gab die Beobachtung von Wadenhypertrophien bei einer dieser Frauen, auch hatten 3 der Frauen erhöhte Serumwerte der CPK. In 3 Fällen zeigte der Gastrocnemius Veränderungen im Sinne abnorm variierender Muskelfaserdurchmesser, Proliferation und vermehrter Binnenständigkeit von Sarkolemmkernen, Faseraufspaltungen, auch Proliferation endomysialen Bindegewebes. Vereinzelt fanden sich auch Fasern im Zustand hyaliner Degeneration oder Phagocyten enthaltend.

Ähnliches konnten auf Grund von Biopsien bei 3 weiblichen *Geschwistern* von Duchenne-Patienten 1963 PEARSON, FOWLER u. WRIGHT berichten. Diese waren im jugendlichen Alter und durch erhöhte Serumenzymbefunde als heterozygote Gen-Trägerinnen gekennzeichnet. Bei 2 Biopsien zeigten sich relativ diskrete focal eingestreute Faserveränderungen mit Kernvermehrung und verstärkter basophiler Anfärbung des Sarkoplasmas.

Eine weitere Bestätigung solcher Befunde lieferte 1965 EMERY. Er untersuchte den Gastrocnemius bei 8 „Duchenne-Müttern", in 7 Fällen fanden sich pathologische Veränderungen. Die Befunde variieren zwischen abnormer Streuung der Fasergrößen und deutlicheren Degenerationserscheinungen (Hyalinose, Fasernekrosen und Phagocytose). Bei 2 dieser heterozygoten Frauen glaubt EMERY eine leichte manifeste Muskelschwäche festgestellt zu haben.

Auch STEPHENS u. LEWIN (1965) fanden bei 3 von 4 untersuchten Konduktorinnen isolierte in gesunde Muskulatur eingebettete und durch besonders starke pathologische Veränderungen auffallende Fasern. Diese zeigen segmentale Auflösung der Fibrillenstruktur, Einwanderung von Makrophagen, vacuoläre Degeneration bis zum Stadium nekrotischer Faserauflösung mit Phagocytose (Abb. I.44) und leere Sarkolemmschläuche. Ähnliche Veränderungen demonstrierten PEARCE u. Mitarb. (1966) bei allen 8 untersuchten, durch Erbgang und erhöhte Serumenzymwerte gesicherten Konduktorinnen. MILHORAT u. Mitarb. (1966) konnten solche Befunde bei 11 von 17 bioptisch untersuchten Konduktorinnen erneut bestätigen.

Sie ergänzten diese Untersuchungen durch *elektronenmikroskopische* Befunde. Hier zeigten sich auch Veränderungen des plasmatischen Anteils der Zellmembran; außerdem fanden sich Zeichen der Muskelzellregeneration (Satellitenzellen). Die Autoren betonen die gute Übereinstimmung der Veränderungen mit den Befunden bei manifest Erkrankten.

Bemerkenswert in diesem letzteren Bericht ist, daß unter 24 auf Serumenzymveränderungen untersuchten *Vätern* von Duchenne-Patienten 4 mal deutliche, in einem Fall sogar sehr starke Erhöhungen der CPK-Werte und bei der Biopsie auch Faserhypertrophien der Muskulatur gefunden wurden. Dieser in das anscheinend so gesicherte genetische Schema nicht einzuordnende Befund wird damit zu erklären versucht, daß es sich hier vielleicht um eine autosomal-recessiv vererbte Form des Leidens gehandelt hat. Doch haben auch BECKMANN u. JERUSALEM (1966) bei dem gesunden Vater von 2 Patienten des Duchenne-Typs deutlichere degenerativ-dystrophische Muskelveränderungen bei der Biopsie gefunden und daraus die Vermutung abgeleitet, daß einer zusätzlichen Genmutation beim Vater an einem autosomalen Chromosom bei der Manifestierung der x-chromosomalen Dmp. eine Bedeutung zukomme. Jedenfalls handelt es sich hier um eine noch schwer einzuordnende, aber beachtenswerte Beobachtung.

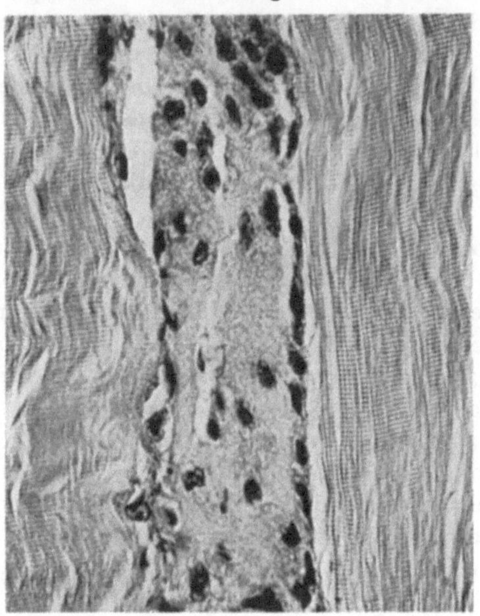

Abb. I.44   Histologischer Befund bei einer Konduktorin, Mutter eines Knaben mit Dmp. des Duchenne-Typs, ohne manifeste Zeichen der Krankheit, aber mit erhöhten Serumenzymwerten der CPK: Zwischen normalem Muskelgewebe scholliger Zerfall und Nekrose mit Makrophagen einer Einzelfaser. (Nach STEPHENS u. LEWIN, 1965)

Zu einiger *Vorsicht* bei der Beurteilung leichterer histopathologischer Veränderungen in der Muskulatur mahnen die Befunde von KAKULAS u. MASTAGLIA (1966), die bei 397 Autopsien von nichtmyopathischem Sektionsgut in 63% der Fälle im M. deltoideus abnorme Bilder sahen; darunter zu 13% felderförmige Denervierungsatrophien, 10% entzündliche und 10% degenerative oder nekrotische Veränderungen!

Literatur zum Kapitel I

1. ADAMS, R. D.: Pathological reactions of the skeletal muscle fibre in man. In: Disorders of Voluntary Muscle. Edit. by J. N. WALTON. London: J. A. Churchill 1964.
2. —, D. DENNY-BROWN, and C. M. PEARSON: Diseases of Muscle. A Study in Pathology. New York: Harper & Row 1953, 2nd edit. 1962.
3. AEBI, U., R. RICHTERICH, J. P. COLOMBO and E. ROSSI: Progressive muscular dystrophy. II. Biochemical identification of the carrier state in the recessive sex-linked juvenile (Duchenne) type by serum creatine-phosphokinase determinations. Enzym. biol. clin. 1, 61 (1961/62).
4. ALLAN, J. E., and D. W. RODGIN: Mental retardation in association with progressive muscular dystrophy. Amer. J. Dis. Child. 100, 208 (1960).
5. ARAN, F. A.: Recherches sur une maladie non encore décrite du système musculaire (Atrophie musculaire progressive). Arch. gén. Méd. 24, 4, 172 (1850).

6. ASCIONE, A., F. MATANO e C. SERRA: Aspetti elettroencefalografici, elettromiografici, enzimoplasmatici e prospettive terapeutiche nella distrofia muscolare progressiva. Rif. med. **73**, 789 (1959).

7. BABINSKI, J., et M. ONANOFF: Myopathie progressive primitive. Sur la corrélation qui existe entre la prédisposition de certains muscles à la myopathie et la rapidité de leur développement. C. R. Soc. Biol. (Paris) **40**, sér. 8, Tome 5, p. 145 (1888).

8. BARNES, S.: A myopathic family; with hypertrophic, atrophic and terminal (distal in upper extremities) stages. Brain **55**, 1 (1932).

9. BARWICK, D. D., J. W. OSSELTON, and J. N. WALTON: Electroencephalographic studies in heriditary myopathy. J. Neurol. Neurosurg. Psychiat. **28**, 109 (1965).

10. BECKER, P. E.: Dystrophia musculorum progressiva. Stuttgart: G. Thieme 1953.

11. — Die Myopathien. Handbuch der inneren Medizin. Bd. 5/II. Berlin-Göttingen-Heidelberg: Springer 1953.

12. — Neue Ergebnisse der Genetik der Muskeldystrophien. Acta genet. (Basel) **7**, 305 (1957).

13. — Zur Genetik der Muskeldystrophien. Arch. Klaus-Stift. Vererb.-Forsch. **33**, 32 (1958).

14. — Two new families of benign sex-linked recessive muscular dystrophy. Rev. canad. Biol. **21**, 551 (1962).

15. — Zur Genetik der Myotonien. Internist (Berl.) **4**, 384 (1963).

16. — Myopathien. In: Humangenetik. Ein kurzes Handbuch. Hrsg. von P. E. BECKER. Bd. III/1. Stuttgart: G. Thieme 1964.

17. — Neues zur Genetik der Myopathien. In: Myopathien. Hrsg. von R. BECKMANN. Stuttgart: G. Thieme 1965.

18. — u. F. KIENER: Eine neue x-chromosomale Muskeldystrophie. Arch. Psychiat. Nervenkr. **193**, 427 (1955).

19. BECKMANN, R., u. F. JERUSALUM: Male carriers of Duchenne-type muscular dystrophy? Lancet **1966 II**, 1138.

20. — u. H. NAWRATH: Sozialmedizinische Situationen bei Patienten mit progressiver Muskeldystrophie in der Bundesrepublik und anderen Ländern unter Berücksichtigung der Hilfsmöglichkeiten nach dem Bundessozialhilfegesetz. Med. Welt (Stuttg.) **1964**, 1993.

21. BELL, J.: On pseudohypertrophic and allied types of progressive muscular dystrophy. In: The Treasury of Human Inheritance. Edit. by R. A. FISHER. Vol. IV/4. Cambridge University Press 1943, p. 283.

22. BERBLINGER, W., u. J. DUKENS: Der kardiointestinale Symptomenkomplex bei der progressiven Muskeldystrophie. Z. Kinderheilk. **47**, 1 (1929).

23. BERG, L., F. G. EBAUGH, G. M. SHY, B. HORVATH, and J. CUMMINGS: Muscular dystrophy. Blood content of dystrophic muscles. J. appl. Physiol. 8, 31 (1953).

24. BERGER, O.: Über Pseudohypertrophie der Muskeln. Arch. Psychiat. Nervenkr. **14**, 625 (1883).

25. BERGMANN, B.: Über die Entstehung der sogenannten Gnomenwaden bei progressiver Muskeldystrophie. Dtsch. Z. Nervenheilk. **183**, 48 (1961).

26. BERLUCCHI, C.: Su di una speciale forma di grave frenastenia accompagnate da miosclerosi. Riv. Pat. nerv. ment. **44**, 452 (1934).

27. BETHLEM, J., and G. K. VAN WIJNGAARDEN: The incidence of ringed fibres and sarcoplasmatic masses in normal and diseased muscle. J. Neurol. Neurosurg. Psychiat. **26**, 326 (1963).

28. BEVANS, M.: Changes in the musculature of the gastrointestinal tract and in the myocardium in progressive muscular dystrophy. Arch. Path. **40**, 225 (1945).

29. BING, R.: Kongenitale, heredofamiliäre und neuromuskuläre Erkrankungen. Handbuch der inneren Medizin. Hrsg. von BERGMANN u. STAEHELIN. Bd. IV. Berlin: Springer 1926.

30. BOAS, E. P., and H. LOWENBERG: The heart in progressive muscular dystrophy. Arch. intern. Med. **47**, 376 (1931).

31. BODECHTEL, G.: Die nuklearen Atrophien: Ein postpoliomyelitisches Zustandsbild. Dtsch. Z. Nervenheilk. **158**, 439 (1948).

32. BONSETT, CH. A.: Pseudohypertrophic muscular dystrophy. Neurology (Minneap.) **13**, 728 (1963).

33. BOSANQUET, F. B., P. M. DANIEL, and H. B. PARRY: In: Structure and Function of Muscle. Edit. by G. H. BOURNE. Vol. III. New York: Academic Press 1960, p. 331.
34. BOURNE, G. H., and M. N. GOLARZ: Human muscular dystrophy as an aberration of the connective tissue. Nature (Lond.) 183, 1741 (1959).
35. BOWDEN, R. E. M., and E. GUTMANN: Observation in a case of muscular dystrophy, with reference to diagnostic significance. Arch. Neurol. Psychiat. (Chic.) 56, 1 (1946).
36. BOWMAN, W.: On the minute structure and movements of voluntary muscle. Phil. Trans. part II, 130, 457 (1840).
37. BRAMWELL, E.: Observations on myopathy. Proc. roy. Soc. Med. 16, 1 (1923).
38. BRANDT, S.: Werdnig-Hoffmann's Infantile Progressive Muscular Atrophy. Copenhagen: Ejnar Munksgaard 1950.
39. BRAUNWARTH: Ein Fall von Dystrophia musculorum progressiva. Tod durch Zwerchfelllähmung. Z. klin. Med. 78, 361 (1913).
40. BRÜNNICHE: Tilfaelde af pseudohypertrofisk Muskelparalyse. Nord. med. Ark. 2 R. 1, 257 (1874).
41. BRUGSCH, J., u. K. BROCKMANN-ROHNE: Untersuchungen zur klinischen Problematik der progressiven Muskeldystrophie. Leipzig: G. Thieme 1958.
42. BUNTING, C. H.: Chronic fibrous myocarditis in progressive muscular dystrophy. Amer. J. med. Sci. 135, 244 (1908).
43. BUSCAINO, G. A., e C. PAOLOZZI: L'elettroencefalogramma in 100 miopatici. Acta neurol. (Napoli) 18, 828 (1963).
44. CESTAN, R., et P. LEJONNE: Une myopathie avec rétractions familiales. Nouv. Iconogr. Salpêt. 1902, 38.
45. CHARCOT, P.: Leçons du Mardi à la Salpêtrière, 1887—1888. 2ème édit. Paris 1892.
46. CHUNG, C. S., and N. E. MORTON: Discrimination of genetic entities in muscular dystrophy. Amer. J. hum. Genet. J. 11, 339 (1959).
47. — — and H. A. PETERS: Serum enzymes and genetic carriers in muscular dystrophy. Amer. J. hum. Genet. 12, 52 (1960).
48. COËRS, C., and A. L. WOOLF: The Innervation of Muscle. A Biopsy Study. Oxford: Blackwell Sci. Publ. 1959.
49. COSTE e GIOJA: Ref.: Schmidts Jb. ges. Med. 24, 176 (1839).
50. CRUVEILHIER, M.: Sur la paralysie musculaire progressive atrophique. Arch. gén. Méd. 1853 et 1856.
51. CUAJUNCO, F.: Development of the human motor end plate. Contr. Embryol. Carneg. Instn 30, 127 (1942).
52. CURSCHMANN, H.: Dystrophia musculorum progressiva. In: Handbuch der Neurologie. Hrsg. von O. BUMKE u. O. FOERSTER. Bd. 16. Berlin: Springer 1936, S. 431—497.
53. DANOWSKI, T. S., R. M. BASTIANI, F. D. MCWILLIAMS, F. M. MATTER, and L. GREENMAN: Muscular dystrophy. IV. Endocrine studies. Amer. J. Dis. Child. 91, 356 (1956).
54. DARWALL, M. J.: Observation of a particular kind of paralysis. London med. J. 7, 301 (1831). Zit. in: Disorders of Voluntary Muscle. Edit. by J. N. WALTON. London: J. A. Churchill 1964.
55. DAWIDENKOW, S. N.: Über die scapulo-peroneale Amyotrophie (Die Familie „Z"). Z. ges. Neurol. Psychiat. 122, 628 (1929).
56. — Über die Vererbung der Dystrophia musculorum progressiva und ihrer Unterformen. Arch. Rass. Ges. Biol. 22, 169 (1930).
57. DEL CARLO GIANNINI, G., e M. MARCHESCHI: Sui disturbi psichici nella distrofia muscolare primitiva. Sist. nerv. 6, 461 (1959).
58. DEMOS, J.: Un nouveau problème posé par la myopathie humaine. Bull. Soc. méd. Hôp. Paris 77, 636 (1961).
59. — Essai d'appréciation d'une action thérapeutique éventuelle au cours de la myopathie. Étude critique de l'action du P-hydroxy-phényl-butyl-amino-éthanol (Vasculat). Sem. Hôp. Paris 39, 572 (1963).
60. —, C. BOHUON et J. MAROTTEAUX: Une nouvelle technique de mesure de temps de circulation générale de bras à bras. Rev. franç. Étud. clin. biol. 5, 707 (1960).
61. —, C. DREYFUS, F. SCHAPIRA et G. SCHAPIRA: Anomalies biologiques chez les transmetteurs apparemment sains de la myopathie. Rev. canad. Biol. 21, 587 (1962).

62. — et J. ECOIFFIER: Troubles circulatoires au cours de la myopathie. Études artério-graphiques. Rev. franç. Étud. clin. biol. 2, 489 (1957).

63. DENNY-BROWN, D.: The nature of muscular diseases. Canad. med. Ass. J. 67, 1 (1952).

64. DI GRUTTOLA, G., G. FANUELE e M. BERNI CANANI: Indagini elettroencefalografiche in bambini con distrofia muscolare progressiva. Boll. Soc. ital. Biol. sper. 37, 847 (1961).

65. DOWBEN, R. M., G. F. VAWTER, A. BRANDFONBRENNER, S. P. SNIDERMAN, and R. D. KAEGY: Polymyositis and other diseases resembling muscular dystrophy. Arch. intern. Med. 115, 584 (1965).

66. DRACHMAN, D. B., S. R. MURPHY, M. P. NIGAM, and J. R. HILLS: "Myopathic" changes in chronically denervated muscle. Arch. Neurol. (Chic.) 16, 14 (1967).

67. DRAGER, B. E., and G. A. WALKER: Evidence of regeneration in repeat biopsy of dys-trophic human muscle. Neurology (Minneap.) 12, 381 (1962).

68. DREIFUSS, F. E., and G. R. HOGAN: Survival in x-chromosomal muscular dystrophy. Neuroolgy (Minneap.) 11, 734 (1961).

69. DUBOWITZ, V.: Progressive muscular dystrophy of the Duchenne type in females and its mode of inheritance. Brain 83, 432 (1960).

70. — Myopathic changes in a muscular dystrophy carrier. J. Neurol. Neurosurg. Psychiat. 29, 322 (1963).

71. — Myopathic changes in muscular dystrophy carriers. Proc. roy. Soc. Med. 56, 810 (1963).

72. — Infantile muscular atrophy. A seven year study with particular reference to a slowly progressive form. Rev. Neurol. Psychiat. 110, 558 (1964).

73. — The reflexes in progressive muscular dystrophy. Develop. Med. Child Neurol. 6, 621 (1964).

74. — Intellectual impairment in muscular dystrophy. Arch. Dis. Childh. 40, 296 (1965).

75. — and A. G. E. PEARSE: A comparative histochemical study of oxydative enzyme and phosphorylase activity in skeletal muscle. Histochemie 2, 105 (1960).

76. — and A. G. E. PEARSE: Enzyme activity of normal and dystrophic human muscle: A histochemical study. J. Path. Bact. 81, 365 (1961).

77. DUCHENNE DE BOULOGNE, G.: Recherches électro-physiologiques, pathologiques et thérapeutiques, adressés à l'Académie des Sciences (Paris) le 21 mai 1849. Arch. gén. Méd. 1849.

78. — Étude comparée des lésions anatomiques dans l'atrophie musculaire graisseuse progressive et dans la paralysie générale. Un. méd. Prat. franç. 1852.

79. — Paralysie atrophique graisseuse de l'enfance; son diagnostic, son pronostic et son traitement par l'électrisation localisée. Bull. Acad. Méd. (Paris) 19, 1056 (1854).

80. — De l'électrisation localisée et son application à la pathologie et à la thérapeutique. Paris: Baillière & Fils 1855, 2ème édit. 1861, 3ème édit. 1872.

81. — Recherches sur la paralysie musculaire pseudohypertrophique ou paralysie myo-sclérosique. Arch. gén. Méd. 11, 5, 179, 305, 421, 552 (1868).

82. DUDLEY, M., and W. C. GIBSON: Photomicrographic study on the capillary nail beds of muscular dystrophy patients. Canad. med. Ass. J. 90, 1226 (1964).

83. DURANTE, G.: Anatomie pathologique des muscles. In: Manuel d'Histologie Patholo-gique. Édit par CORNIL et RANUIER. Paris: F. Alcan 1902.

84. EADIE, M. J., J. H. TYRER, and J. M. SUTHERLAND: Significance of extensor plantar responses in muscular dystrophy. Arch. Dis. Childh. 38, 13 (1963).

85. EMERY, A. E. H.: Clinical manifestations in two carriers of Duchenne muscular dystrophy. Lancet 1963, 1126.

86. — Muscle histology in carriers of Duchenne muscular dystrophy. J. med. Genet. 2, 1 (1965).

87. ENGEL, W. K.: The essentiallity of histo- and cytochemical studies of skeletal muscle in the investigation of neuromuscular disease. Neurology (Minneap.) 12, 778 (1962).

88. EPSTEIN, B. S., and J. L. ABRAMSON: Roentgenologic changes in the bones in cases of pseudohypertrophic muscular dystrophy. Arch. Neurol. Psychiat. (Chic.) 46, 868 (1941).

89. ERB, W. H.: Handbuch der Elektrotherapie. Leipzig: F. C. Vogel 1882.

90. — Juvenile Form der progressiven Muskelatrophie. Neurol. Cbl. 3, 452 (1883).

91. — Über die „juvenile Form" der progressiven Muskelatrophie, ihre Beziehungen zur sogenannten Pseudohypertrophie der Muskeln. Dtsch. Arch. klin. Med. **34**, 467 (1884).
92. — Muskelbefund bei der juvenilen Form der Dystrophia musculorum progressiva. Neurol. Cbl. **13**, 289 (1886).
93. — Dystrophia muscularis progressiva. Volkmanns Sammlg. klin. Vortr. Nr. 2 (1890).
94. — Dystrophia muscularis progressiva. Klinische und pathologisch-anatomische Studien. Dtsch. Z. Nervenheilk. **1**, 13, 173 (1891).
95. — Über Schwierigkeiten in der Diagnose der Dystrophia muscularis progressiva. Dtsch. med. Wschr. **36**, 1865 (1910).
96. ERBSLÖH, F., u. K. KUNZE: Pathogenic importance of local hypoxia in human skeletal muscle in myopathies. Tagung der Roy. Soc. Med. Sect. Neurol. u. der Dtsch. Ges. f. Neurol., 2.—3. V. 1968, London.
97. EULENBURG, A., and R. COHNHEIM: Ergebnisse der anatomischen Untersuchung eines Falles von sogenannter Muskelhypertrophie. Verh. Berl. med. Ges. **1**, 191 (1866).
98. FENICHEL, G. M., E. S. EMERY, and P. HUNT: Neurogenic atrophy simulating facio-scapulo-humeral dystrophy. A dominant form. Arch. Neurol. (Chic.) **17**, 257 (1967).
99. — and W. K. ENGEL: Histochemistry of muscle in infantile spinal muscular atrophy. Neurology (Minneap.) **13**, 1059 (1963).
100. FLIEGEL, M.: Proc. of the 1st National Conference on the Education of the Child with Muscular Dystrophy. New York 1955.
101. FRIEDREICH, N.: Über progressive Muskelatrophien, über wahre und falsche Muskel-hypertrophie. Berlin 1873.
102. GAMSTORP, I., and M. SMITH: Eegfynd och testresultat vid myopati och denervations-atrofi i barnaaldern. Nord. Med. **72**, 998 (1964).
103. GEIGER, R. S., and J. S. GARVIN: Pattern of regeneration of muscle from progressive muscular dystrophy patients cultivated in vitro as compared to normal human skeletal muscle. J. Neuropath. exp. Neurol. **16**, 532 (1957).
104. GILBERT, R. K., and J. B. HAZARD: Regeneration in human skeletal muscle. J. Path. Bact. **89**, 503 (1965).
105. GILROY, J., J. L. CAHALAN, R. BERMAN, and M. NEUMAN: Cardiac and pulmonary complications in Duchenne's progressive muscular dystrophy. Circulation **27**, 484 (1963).
106. GIORDANO, S., e J. BALDARO VERDE: Rapporto tra difetto mentale e distrofia muscolare progressiva dell'infanzia. Infanz. anorm. **60**, 749 (1964).
107. GIRDANY, B., and T. S. DANOWSKI: Muscular dystrophy. II. Radiologic findings in relation to severity of disease. Amer. J. Dis. Child. **91**, 339 (1956).
108. GLOBUS, J. H.: The pathologic findings in the heart muscle in progressive muscular dystrophy. Arch. Neurol. Psychiat. (Chic.) **9**, 59 (1923).
109. GOEBELL, H.: Ein Beitrag zur klinisch-genetischen Beurteilung der Dystrophia musculo-rum progressiva (Erb). Fortschr. Neurol. Psychiat. **30**, 529 (1962).
110. GOWERS, W. R.: Pseudo-hypertrophic Muscular Paralysis: A Clinical Lecture. London: Churchill 1879.
111. GREENE, L.: Emotional factors in children with muscular dystrophy. Proc. of the 2nd Medical Conference of the Muscular Dystrophy Association of America, New York, May 17—18, 1952, p. 114.
112. GREENFIELD, J. G., G. M. SHY, E. C. ALVORD, and L. BERG: An Atlas of Muscle Pathology in Neuromuscular Diseases. Edinburgh and London: Livingstone 1957.
113. GRIESINGER, W.: Über Muskelhypertrophie. Arch. Heilk. **6**, 1 (1865).
114. GRUNDMANN, E., u. R. BECKMANN: Zur pathologischen Anatomie der Dystrophia musculorum progressiva. Beitr. path. Anat. **127**, 335 (1963).
115. GUMMERSBACH, H.: Zur Erbbiologie und Klinik der progressiven Muskeldystrophie. Dissertation, Düsseldorf 1952.
116. GUSSENBAUER, C.: Über die Veränderungen des quergestreiften Muskelgewebes bei der traumatischen Entzündung. Langenbecks Arch. klin. Chir. **12**, 1011 (1871).
117. HAIDENHAIN, M.: Beobachtungen über die progressiven Veränderungen der Muskeln bei Dystrophia myotonia. Münch. med. Wschr. **3**, 1 (1918).

118. HALLEN, O.: Über die Dystrophia ossea und andere Skelettveränderungen bei der Dystrophia muscularis progressiva. Berichte 8. Int. Kongr. Neurologie, Wien 1965, Bd. II, S. 118.

119. — Über die Dystrophia muscularis progressiva retrahens. In: Progressive Muskeldystrophie, Myotonie, Myasthenie. Hrsg. von E. KUHN, Berlin - Heidelberg - New York: Springer 1966, S. 86.

120. HANHART, E.: Die Genealogie der 6 sicheren und 4 wahrscheinlichen Fälle von neurogener, proximaler Amyotrophie (Kugelberg-Welander) in einer Sippe des Isolat I. Arch. Klaus-Stift. Vererb.-Forsch. 37, 175 (1962). (Siehe dort frühere Arbeiten über diese Sippe.)

121. HAPKE, E. J.: Pulmonary function in muscular dystrophic children as observed over a two-year period. 4th Symposium on Current Research in Muscular Dystrophy, London, 11th — 12th Jan. 1968.

122. HASSAN, A. H., and M. M. MOSTAFA: Signs of pyramidal tract lesions in Egyptian cases of muscle dystrophy. 7th Int. Congr. Neurology, Rome 1961. Excerpta Medica Foundation, Amsterdam, Int. Congr. Ser. 38, 162 (1961).

123. HASSIN, G. B.: The histopathology of progressive muscular dystrophy. J. Neuropath. exp. Neurol. 2, 315 (1943).

124. HAUSMANOWA-PETRUSEWICZ, I., u. S. ZIELINSKA: Zur nosologischen Stellung des scapulo-humeralen Syndroms. Dtsch. Z. Nervenheilk. 183, 377 (1962).

125. — Abgrenzung der progressiven Muskeldystrophie von den entzündlichen Muskelerkrankungen. In: Progressive Muskeldystrophie, Myotonie, Myasthenie. Hrsg. von E. KUHN. Berlin-Heidelberg-New York: Springer 1966, S. 115.

126. HELLER, A.: Nachtrag zu den klinischen Beobachtungen über die bisher als Muskelhypertrophie bezeichnete Lipomatosis luxurians musculorum progressiva. Dtsch. Arch. klin. Med. 2, 603 (1867).

127. HENSON, T. E., I. MÜLLER, and W. DeMYER: Hereditary myopathy limited to females. Arch. Neurol. (Chic.) 17, 238 (1967).

128. HERDON, R. A.: Muscular dystrophy survey. Survey of hereditary blindness. Poliomyelitis twin studies. Amer. J. hum. Genet. 6, 65 (1954).

129. HERSCHBERG, A. D., u. R. COIRAULT: Innere Sekretion und Kohlenhydratstoffwechsel bei der Dystrophia musculorum progressiva Duchenne-Erb. In: Myopathien. Hrsg. von R. BECKMANN. Stuttgart: G. Thieme 1965, S. 127.

130. HERTRICH, O.: Kasuistische Mitteilung über eine Sippe mit dominant vererblicher, wahrscheinlich weiblich geschlechtsgebundener progressiver Muskeldystrophie des Schultergürteltyps. Nervenarzt 28, 325 (1957).

131. HEUBNER, O.: Ein paradoxer Fall von infantiler progressiver Muskelatrophie. Beitr. Path. Anat. klin. Med. (Festschrift für E. L. Wagner). Leipzig: F. C. Vogel 1887, S. 20—50.

132. HEYCK, H.: Abgrenzung der progressiven Muskeldystrophie von den erblichen spinalen Muskelerkrankungen. Mitteilung eines spinalen Krankheitsbildes mit „Riesenmuskelfasern". In: Progressive Muskeldystrophie, Myotonie, Myasthenie. Hrsg. von E. KUHN. Berlin-Heidelberg-New York: Springer 1966, S. 120.

133. — u. G. LAUDAHN: Fermentchemische Serumbefunde. In: Myopathien. Hrsg. von R. BECKMANN. Stuttgart: G. Thieme 1965.

134. — — u. P.-M. CARSTEN: Enzymaktivitätsbestimmungen bei Dystrophia musculorum progressiva. IV. Die Serumenzymkinetik des präklinischen Stadiums des Typus Duchenne während der ersten 2 Lebensjahre. Klin. Wschr. 44, 695 (1966).

135. —, C. J. LÜDERS u. G. LAUDAHN: Beiträge zur Dystrophia musculorum progressiva. V. Histopathologische Befunde im präklinischen Stadium der Dystrophia musculorum progressiva Typ Duchenne. Klin. Wschr. 44, 813 (1966).

136. HOOEY, M. A., and L. M. JERRY: The cardiomyopathy of muscular dystrophy. Report of two cases with a review of the literature. Canad. med. Ass. J. 90, 771 (1964).

137. HORÁNYI, B.: Über die neurologische Bedeutung muskelbioptischer Untersuchungen. Acta morph. Acad. Sci. hung. 12, 163 (1963).

138. HUVOS, A. G., and W. PRUZANSKI: Smooth muscle involvement in primary muscle disease. II. Progressive muscular dystrophy. Arch. Path. 83, 234 (1967).

139. JACKSON, C. E., and J. H. CAREY: Progressive muscular dystrophy: autosomal recessive type. Pediatrics 28, 77 (1961).

140. JEDRZEJOWSKA, H., A. G. JOHNSON, and A. L. WOOLF: The intramuscular nerve endings in muscular dystrophy. Acta neuropath. (Berl.) 5, 225 (1965).
141. JENDRASSIK, E.: Die hereditären Krankheiten. Handbuch der Neurologie. Hrsg. von LEWANDOWSKY. Bd. II. Berlin: Springer 1911.
142. JEQUIER, M.: Dystrophie musculaire progressive. Transmission récessive avec atteinte d'une conductrice. Arch. Klaus-Stift. Vererb.-Forsch. 25, 527 (1950).
143. JERUSALUM, F.: Die bioptisch-histologische Differentialdiagnose der Polymyositis und der progressiven Muskeldystrophie. Dtsch. Z. Nervenheilk. 191, 125 (1967).
144. JOHNSTON, H. A.: Severe muscular dystrophy in girls. J. med. Genet. 1, 79 (1964).
145. JUSTIN-BESANÇON, L., H. PEQUIGNOT, F. CONTAMIN, PH. DELAVIERRE et P. ROLLAND: Myopathie du type Landouzy-Déjérine. Rapport d'une observation historique. Sem. Hôp. Paris 40, 2990 (1964).
146. KABOTH, W.: Zur Pathomorphologie der Myopathien und über einen Fall von Herzbeteiligung bei progressiver Muskeldystrophie. Med. Welt (Stuttg.) 1963, 1302.
147. KAESER, H. E.: Scapulo-peroneal muscular atrophy. Brain 88, 407 (1965).
148. KAKULAS, B. A., and F. L. MASTAGLIA: Type and incidence of lesions found in a human necropsy survey of skeletal muscle. Proc. Austr. Ass. Neurol. 4, 35 (1966).
149. KEHRER, F.: Beitrag zur Lehre von den hereditären Muskeldystrophien. Dissertation, Freiburg 1908.
150. KEITH, A.: Man's posture: its evolution and disorders. Brit. med. J. 1, 546 (1923).
151. KELTZ, H.: The effect of respiratory muscle dysfunction on pulmonary function. Amer. Rev. resp. Dis. 91, 934 (1965).
152. KILBURN, K. H., J. EAGAN, H. SIEKER, and H. HEYMAN: Cardiopulmonary insufficiency in myotonic and progressive muscular dystrophy. New Engl. J. Med. 261, 1089 (1959).
153. KITIYAKARA, A.: Cytologic study of dystrophia muscularis mouse muscle. Arch. Path. 71, 579 (1961).
154. KLOEPFER, H. W., and C. TALLEY: Autosomal recessive inheritance of Duchenne-type muscular dystrophy. Ann. hum. Genet. 22, 138 (1958).
155. KOLLARITS, J.: Beiträge zur Kenntnis der vererbten Nervenkrankheiten. Dtsch. Z. Nervenheilk. 30, 293 (1906).
156. KOSTAKOW, S.: Die progressive Muskeldystrophie, ihre Vererbung und Glykokollbehandlung. Klin. Wschr. 13, 219 (1934).
157. — u. K. BODARWE: Gibt es einen einheitlichen Erbgang bei der progressiven Muskeldystrophie? Dtsch. Arch. klin. Med. 181, 611 (1938).
158. — u. F. DERIX: Familienforschung in einer muskeldystrophischen Sippe und die Erbprognose ihrer Mitglieder. Dtsch. Arch. klin. Med. 180, 585 (1937).
159. KRECKE, A.: Über die myopathische Form der progressiven Muskelatrophie mit Beteiligung der Gesichtsmuskeln. Münch. med. Wschr. 1886, Nr. 15.
160. KRUH, J., J. C. DREYFUS, G. SCHAPIRA, and G. O. GEY JR.: Abnormalities of muscle protein metabolism in mice with muscular dystrophy. J. clin. Invest. 39, 1180 (1960).
161. KRYSCHOWA, N., u. W. ABOWJAN: Zur Frage der Heredität der Pseudohypertrophie Duchenne. Z. ges. Neurol. Psychiat. 150, 421 (1934).
162. KUBATZKI, J.: Zum Problem der Intelligenzminderung bei progressiver Muskeldystrophie Typ Duchenne. Dissertation, Freie Universität Berlin 1969.
163. KUGELBERG, E., and L. WELANDER: Heredo-familial juvenile muscular atrophy simulating muscular dystrophy. Arch. Neurol. Psychiat. (Chic.) 75, 500 (1956).
164. KUHN, E., u. W. EY: Innenohrschwerhörigkeit bei Dystrophia myotonica und Dystrophia muscularis progressiva. Dtsch. med. Wschr. 91, 947 (1966).
165. KURÉ, K.: Die vierfache Muskelinnervation. Berlin u. Wien 1931.
166. — u. S. OKINAKA: Behandlung der Dystrophia musculorum progressiva durch kombinierte Injektionen von Adrenalin und Pilocarpin. Klin. Wschr. 9, 1168 (1930).
167. KUROIWA, Y., and T. MIYAZAKI: Epidemiological study of myopathy in Japan. In: Exploratory concepts in muscular dystrophy and related disorders. Edit. by A. T. MILHORAT. Excerpta Medica Foundation, Amsterdam, Int. Congr. Ser. 147, 98 (1967).
168. LADAME, P. L.: Contribution à l'étude de la myopathie atrophique progressive. Rev. Méd. (Paris) 6, 817 (1886).

169. LAGUENS, R.: Satellite cells of skeletal muscle fibers in human progressive muscular dystrophy. Virchows Arch. path. Anat. **336**, 564 (1963).

170. LAMY, M., et J. DE GROUCHY: L'hérédité de la myopathie (formes basses). J. Génét. hum. **3**, 219 (1954).

171. LANDOUZY, L., et J. DÉJÉRINE: De la myopathie atrophique progressive (myopathie héréditaire) débutant dans l'enfance, par la face, sans altération du système nerveux. C. R. Acad. Sci. (Paris) **98**, 53 (1884).

172. — — De la myopathie atrophique progressive; myopathie sans neuropathie, débutant d'ordinaire dans l'enfance, par la face. Rev. Méd. (Paris) **5**, 81, 253 (1885).

173. — — Nouvelles recherches cliniques anatomopathologiques sur la myopathie atrophique progressive à propos de six observations nouvelles, dont une avec autopsie. Rev. Méd. (Paris) **6**, 977 (1886).

174. LANGERON, L., R. GALIÈGNE et P. DUQUESNE: Myopathie et troubles endocrines. J. Méd. Lyon **10**, 369 (1929).

175. LAUDAHN, G., u. H. HEYCK: Muskelenzymbefunde bei progressiver Muskeldystrophie. In: Myopathien. Hrsg. von R. BECKMANN. Stuttgart: G. Thieme 1965, S. 165.

176. — — u. F. FEUSTEL: Enzyme im Serum bei Muskelkrankheiten. In: Praktische Enzymologie. Hrsg. von F. W. SCHMIDT. Bern u. Stuttgart: H. Huber 1968.

177. LEEGAARD, CH.: Om dystrophia musculorum progressiva. Norsk Mag. Laegevidensk. nr. 2 (1905). Zit. nach SJÖVALL.

178. LÉRI, A., L. GIROT et G. BASCH: L'extension réflexe des orteils chez les myopathiques. Rev. neurol. **30**, 247 (1923).

179. LEVISON, H.: Dystrophia musculorum progressiva. Copenhagen: Ejnar Munksgaard 1951.

180. LEWIN, A.: Zur Pathologie der progressiven Muskelatrophie und verwandter Zustände. Dtsch. Z. Nervenheilk. **2**, 139 (1892).

181. LEYDEN, E.: Klinik der Rückenmarks-Krankheiten. Bd. II. Berlin: Hirschwald 1876.

182. LICHTHEIM, L.: Progressive Muskelatrophie ohne Erkrankung der Vorderhörner des Rückenmarks. Arch. Psychiat. Nervenkr. **8**, 521 (1878).

183. LUTZ, C.: Zwei weitere Fälle von sogenannter Muskelhypertrophie (Lipomatosis luxurians musculorum progressiva). Dtsch. Arch. klin. Med. **3**, 358 (1867).

184. LYON, M. F.: Gene action in the x-chromosome of the mouse. Nature (Lond.) **190**, 372 (1961).

185. — Sexchromatin and gene action in the mammalian x-chromosome. Amer. J. hum. Genet. **14**, 135 (1962).

186. MABRY, C. CH., J. E. ROECKEL, R. L. MUNICH, and D. ROBERTSON: X-linked pseudohypertrophic muscular dystrophy with a late onset and slow progression. New Engl. J. Med. **273**, 1062 (1965).

187. MAGEE, K. R., and R. N. DEJONG: Neurogenic muscular atrophy simulating muscular dystrophy. Arch. Neurol. (Chic.) **2**, 677 (1960).

188. MARIE, P., et G. GUINON: Formes cliniques de la myopathie progressive primitive. Rev. Méd. (Paris) **5**, 793 (1885).

189. MARINESCO, G.: Maladies des muscles. In: Nouveau Traité de Médecine. Édit par BROUARDEL, GILBERT et THOINOT. Tome 38. Paris: Baillière 1910.

190. MAURO, A.: Satellite cell of skeletal muscle fiber. J. biophys. biochem. Cytol. **9**, 493 (1961).

191. McCORMACK, W. M., and H. F. SPALTER: Muscular dystrophy, alveolar hypoventilation, and papilledema. J. Amer. med. Ass. **197**, 957 (1966).

192. MEERWEIN: Zit. nach E. P. BOAS, and H. LOWENBERG: The heart in progressive muscular dystrophy. Arch. intern. Med. **47**, 376 (1931).

193. MEIER, H., W. T. WEST, and W. G. HOAG: Preclinical histopathology of mouse muscular dystrophy. Arch. Path. **80**, 165 (1965).

194. MERYON, E.: On granular and fatty degeneration of the voluntary muscles. Med.-chir. Trans. **35**, 73 (1852).

195. MEYENBURG, H. V.: Die quergestreifte Muskulatur. In: Handbuch der speziellen pathologischen Anatomie und Histologie. Hrsg. von F. HENKE u. O. LUBARSCH. Bd. IX/1. Berlin: Springer 1929, S. 299ff.

196. — Über die Bedeutung der Myocarderkrankung bei der progressiven Muskeldystrophie. Schweiz. med. Wschr. **1935**, 217.

197. MILHORAT, A. T., S. A. SHAFIQ, and L. GOLDSTONE: Changes in muscle structure in dystrophic patients, carriers, and normal siblings seen by electron microscopy; correlation with levels of serum creatinephosphokinase (CPK). Ann. N. Y. Acad. Sci. 138, 246 (1966).

198. — and H. G. WOLFF: Studies in diseases of muscle. XII. Heredity of progressive muscular dystrophy; relationship between age at onset of symptoms and clinical course. Arch. Neurol. Psychiat. (Chic.) 49, 641 (1943).

199. MILLER, R. D., et al.: Exertional dyspnea: A primary complaint in unusual cases of progressive muscular atrophy and amyotrophic lateral sclerosis. Ann. intern. Med. 46, 119 (1957).

200. MINKOWSKI, M., u. A. SIDLER: Klinische und genealogische Untersuchungen zur Kenntnis der progressiven Muskeldystrophie. Arch. Klaus-Stift. Vererb.-Forsch. 3, 239 (1928).

201. MITTELBACH, F.: Die Begleitmyopathie bei neurogenen Atrophien. Berlin-Heidelberg-New York: Springer 1966.

202. MÖBIUS, P. J.: Über die hereditären Nervenkrankheiten. Volkmanns Samml. Klin. Vorträge, Ausg. 13, Abt. II, Inn. Med. Nr. 57, S. 1505 (1879).

203. MÖLBERT, E., u. H. MARX: Elektronenmikroskopische Befunde bei Myopathien. In: Myopathien. Hrsg. von R. BECKMANN. Stuttgart: G. Thieme 1965.

204. MONCKTON, G., and B. LUDVIGSEN: The identification of carriers in Duchenne muscular dystrophy. Canad. med. Ass. J. 89, 333 (1963).

205. MORROW, R. S., and J. COHEN: The psycho-social factors in muscular dystrophy. J. Child Psychiat. (N.Y.) 3, 70 (1954).

206. MORTON, N. E., and C. S. CHUNG: Formal genetics of muscular dystrophy. Amer. J. hum. Genet. 11, 360 (1959).

207. — — Genetics of muscular disorders. 2nd Int. Conf. Human Genetics, Rome 1961. Excerpta Medica Foundation, Amsterdam 1961.

208. — — and H. A. PETERS: Genetics of muscular dystrophy. In: Muscular Dystrophy in Man and Animals. Edit. by G. H. BOURNE and M. N. GOLARZ. Basel u. New York: S. Karger 1963.

209. MOSER, H., U. WIESMANN, R. RICHTERICH u. E. ROSSI: Progressive Muskeldystrophie. VI. Häufigkeit, Klinik und Genetik der Duchenne-Form. Schweiz. med. Wschr. 94, 1610 (1964).

210. — — — — Progressive Muskeldystrophie. VIII. Häufigkeit, Klinik und Genetik der Typen I und II. Schweiz. med. Wschr. 96, 169 (1966).

211. MOSSDORF, F.: Ein zweiter Fall von Beteiligung der Gesichtsmuskulatur bei der juvenilen Muskelatrophie. Neurol. Cbl. Nr. 1 (1885).

212. MUMENTHALER, M.: Die histologische Diagnostik der progressiven Muskeldystrophie. In: Progressive Muskeldystrophie, Myotonie, Myasthenie. Hrsg. von E. KUHN. Berlin-Heidelberg-New York: Springer 1966, S. 19.

213. —, T. BOSCH, E. KATZENSTEIN u. F. LEHNER: Über den isolierten Befall des M. quadriceps femoris bei der Dystrophia musculorum progressiva. Confin. neurol. (Basel) 18, 416 (1958).

214. NATRASS, F. J.: Primary diseases of muscle. In: Modern Trends in Neurology. II. Ser. Edit. by D. WILLIAMS. London: Butterworth 1957.

215. NIEDERMEYER, E., H. ZELLWEGER, and T. ALEXANDER: Central nervous system manifestations in myopathies. Berichte 8. Int. Kongr. Neurologie, Wien 1965, Bd. II, S. 293.

216. NYSSEN, R., et L. v. BOGAERT: Myopathie juvenile hypertrophique et troubles endocrines. J. Neurol. Psychiat. 24, 97 (1924).

217. OHNO, S., W. D. KAPLAN, and R. KINOSITA: Formation of the sex chromatin by a single X-chromosome in liver cells of Ratus norvegicus. Exp. Cell Res. 18, 415 (1959).

218. OPPENHEIM, H.: Lehrbuch der Nervenkrankheiten. 6. Aufl. Bd. I. Berlin: S. Karger 1913, S. 320.

219. ORANSKY, W.: Über einen hereditären Typus progressiver Muskeldystrophie. Dtsch. Z. Nervenheilk. 99, 147 (1927).

220. OVERZIER, C., and E. P. BLEICHING: Testicular atrophy in dystrophia musculorum (Erb). Lancet 1961 II, 1046.

221. PEARCE, G. W., J. M. S. PEARCE, and J. N. WALTON: The Duchenne-type muscular dystrophy: histopathological studies of the carrier state. Brain 89, 109 (1966).
222. PEARSON, C. M.: Biochemical and histological features of early muscular dystrophy. Rev. canad. Biol. 21, 533 (1962).
223. — Histopathological features of muscle in the preclinical stages of muscular dystrophy. Brain 85, 109 (1962).
224. — Muscular dystrophy. Review and recent observations. Amer. J. Med. 35, 632 (1963).
225. — Pathology of human muscular dystrophy. In: Muscular Dystrophy in Man and Animals. Edit. by G. H. BOURNE and M. N. GOLARZ. Basel u. New York: S. Karger 1963.
226. — The histopathology of some human myopathies. In: Muscle. Proc. of the Symposium held at the Faculty of Medicine, University of Alberta. Edit. by W. M. PAUL, E. E. DANIEL, C. M. KAY and G. MONCKTON. Oxford: Pergamon Press 1965.
227. —, W. M. FOWLER, and ST. W. WRIGHT: X-chromosome mosaicism in females with muscular dystrophy. Proc. nat. Acad. Sci. (Wash.) 50, 24 (1963).
228. PEARSON, K.: Two new pedigrees of muscular dystrophy. Ann. Eugen. (Lond.) 5, 179 (1933).
229. PERKOFF, G. T.: Studies of human myoglobin in several diseases of muscle. New Engl. J. Med. 270, 263 (1964).
230. PERLSTEIN, M. A.: Deep-tendon reflexes in pseudohypertrophic muscular dystrophy. J. Amer. med. Ass. 193, 540 (1965).
231. —, F. A. GIBBS, E. L. GIBBS, and M. D. STEIN: Electroencephalogram and myopathy. Relation between muscular dystrophy and related diseases. J. Amer. med. Ass. 173, 1329 (1960).
232. PÖCH, H., u. P. E. BECKER: Eine Muskeldystrophie auf einem altägyptischen Relief. Nervenarzt 26, 528 (1955).
233. POORE, C. T.: Pseudohypertrophic muscular paralysis, with an analysis of cases. N. Y. med. J. 21, 580 (1875).
234. REMAK, E.: Über die gelegentliche Beteiligung der Gesichtsmuskulatur bei der juvenilen Form der progressiven Muskelatrophie. Neurol. Cbl. 3, 337 (1884).
235. RICHTERICH, R., S. ROSIN, U. AEBI, and E. ROSSI: Progressive muscular dystrophy. V. The identification of the carrier state in the Duchenne type by serum creatine kinase determination. Amer. J. hum. Genet. 15, 133 (1963).
236. RIESE, W.: Über familiäre, vererbbare Dystrophien der Gesichtsmuskulatur. Dtsch. Z. Nervenheilk. 75, 214 (1922).
237. ROMANUL, F. C. A.: Distribution of capillaries in relation to oxidative metabolism of skeletal muscle fibers. Nature (Lond.) 201, 307 (1964).
238. — Capillary supply and metabolism of muscle fibers. Arch. Neurol. (Chic.) 12, 497 (1965).
238a. ROSMAN, N. P., and B. A. KAKULAS: Mental deficiency associated with muscular dystrophy. A neuropathological study. Brain 89, 769 (1966).
239. ROSS, J.: On a case of pseudohypertrophic paralysis. Brit. med. J. 1, 200 (1883).
240. ROTTHAUWE, H. W., u. S. KOWALEWSKI: Klinische und biochemische Untersuchungen bei Myopathien. II. Die Bedeutung der CPK und ALD für die Identifizierung von Heterozygoten der recessiv x-chromosomalen Formen der progressiven Muskeldystrophie (Typ IIIa und b). Klin. Wschr. 43, 150 (1965).
241. — — Klinische und biochemische Untersuchungen bei Myopathien. III. Recessiv x-chromosomale Muskeldystrophie mit relativ gutartigem Verlauf. Klin. Wschr. 43, 158 (1965).
242. RUBIN, I. L., and A. S. BUCHBERG: The heart in progressive muscular dystrophy. Amer. Heart J. 43, 161 (1952).
243. SANDER, L. J., and M. A. PERLSTEIN: Speech mechanism in pseudohypertrophic muscular dystrophy. Amer. J. Dis. Child. 109, 538 (1965).
244. SCHAPIRA, G., J. FRÉZAL, J. DEMOS et J. C. DREYFUS: Temps de circulation chez les parents et dans la fratrie des myopathes. Étude statistique et génétique. Rev. franç. Étud. clin. biol. 7, 379 (1962).
245. SCHORER, C. E.: Muscular dystrophy and the mind. Psychosom. Med. 14, 5 (1964).
246. SCHULTZE, F.: Über den mit Hypertrophia verbundenen Muskelschwund. Wiesbaden: J. F. Bergmann 1886.

247. — Über Combination von familiärer progressiver Pseudohypertrophie der Muskeln mit Knochenatrophie und von Knochenatrophie mit der „Spondylose rhizomélique" bei 2 Geschwistern (mit Sektionsbefund bei einem der Fälle). Dtsch. Z. Nervenheilk. 14, 459 (1899).
248. SEITZ, D.: Zur nosologischen Stellung des sogenannten scapulo-peronealen Syndroms. Dtsch. Z. Nervenheilk. 175, 547 (1957).
249. SEMMOLA: Sopra due malattie non ancora descritte. Ref.: Schmidts Jb. ges. Med. 24, (1839).
250. SHERWIN, A. C., and R. S. McCULLY: Reactions observed in boys of various ages (ten to fourteen) to a crippling, progressive and fatal illness (muscular dystrophy). J. chron. Dis. 13, 59 (1961).
251. SIDLER, A.: Beitrag zur Vererbung der progressiven Muskeldystrophie. Arch. Klaus-Stift. Vererb.-Forsch. 19, 213 (1944).
252. SJÖVALL, B.: Dystrophia musculorum progressiva. Eine erblichkeitsmedizinische und klinische Studie. Acta psychiat. scand. Suppl. X (1936).
253. SLAUCK, A.: Beiträge zur Kenntnis der Muskelpathologie. Z. ges. Neurol. Psychiat. 71, 352 (1921).
254. — Histopathologische Untersuchungen bei neuraler Myopathie. Klin. Wschr. 2, 2245 (1928).
255. — Pathologische Anatomie der Myopathien. In: Handbuch der Neurologie. Hrsg. von O. BUMKE u. O. FOERSTER. Bd. 16. Berlin: Springer 1936, S. 421—431.
256. SLUCKA, C., u. I. HAUSMANOWA-PETRUSEWICZ: Zmiany elektrokardiograficzne w postepujacej dystrofii miesniowej. Neurol. Neurochir. Psychiat. pol. 15, 685 (1965).
257. STEINERT, H., u. VERSÉ: Dystrophia musculorum progressiva retrahens; Kasuistisches und Kritisches zur Lehre von den hereditären Krankheiten. Mitt. Grenzgeb. Med. Chir. 21, 105 (1909).
258. STEPHENS, J. W., and G. GOLD: The pattern of terminal innervation in human muscular dystrophy. Trans. Amer. neurol. Ass. 99, 46 (1963).
259. STEPHENS, J., M. L. HOOVER, and J. DENST: On familial ataxia, neural amyotrophy, and their association with progressive external ophthalmoplegia. Brain 81, 556 (1958).
260. — and E. LEWIN: Serum enzyme variations and histological abnormalities in the carrier state in Duchenne dystrophy. J. Neurol. Neurosurg. Psychiat. 28, 104 (1965).
261. STEVENSON, A. C.: Muscular dystrophy in Northern Ireland. I. An account of 51 families. Ann. Eugen. (Lond.) 18, 50 (1953).
262. STORSTEIN, O.: The heart in progressive muscular dystrophy. Exp. Med. Surg. 22, 13 (1964).
263. — and K. AUSTRARHEIM: Progressive muscular dystrophy of the heart. Acta med. scand. 150, 431 (1955).
264. — and F. O. KLINGE: Heart involvement in progressive muscular dystrophy. Acta psychiat. scand. 36, 489 (1961).
265. STROINSKA-KUSIOWA, B.: Radiologische Veränderungen der langen Röhrenknochen in der Dystrophia musculorum progressiva. Berichte 8. Int. Kongr. Neurologie, Wien 1965, Bd. II, S. 265.
266. SVINYARD, C. A., G. G. DEAVER, and L. GREENSPAN: Gradients of functional ability of importance in rehabilitation of patients with progressive muscular and neuromuscular diseases. Arch. phys. Med. 38, 574 (1957).
267. THOMAS, N. J.: Amer. Heart J. 63, 48 (1962). Zit. nach M. A. HOOEY and L. M. JERRY.
268. THOMASEN, E.: Myotonia. Aarhus: Universitetsforlaget 1948.
269. THOMPSON, R. A., and P. J. VIGNOS: Serum aldolase in muscle disease. Arch. intern. Med. 103, 551 (1959).
270. TRIPI, G.: I disturbi psichici nei miopatici. Rass. Studi psichiat. 36, 260 (1947).
271. TRÖMNER, E.: Dystrophia myosclerotica. Dtsch. Z. Nervenheilk. 85, 196 (1925).
272. TRUITT, C. J.: Personal and social adjustments of children with muscular dystrophy. Amer. J. phys. Med. 34, 124 (1955).
273. TSCHERNING, R.: Muskeldystrophie und Dementia praecox. Ein Beitrag zur Erblichkeitsforschung. Z. ges. Neurol. Psychiat. 69, 169 (1921).
274. TSUKAGOSHI, H., et al.: Kugelberg-Welander syndrome with dominant inheritance. Arch. Neurol. (Chic.) 14, 378 (1966).

275. TURNER, R. C., and A. BLOOM: Hypogonadism and muscular dystrophy. Proc. roy. Soc. Med. **59**, 23 (1966).

276. TYLER, F. H., and F. E. STEPHENS: Studies in disorders of muscle. II. Clinical manifestations and inheritance of facioscapulohumeral dystrophy in a large family. Ann. intern. Med. **32**, 640 (1950).

277. TYRER, J. H., and J. M. SUTHERLAND: The primary spinocerebellar atrophies and their associated defects, with a study of the foot deformity. Brain 84, 289 (1961).

278. VIRCHOW, R.: Ein Fall von progressiver Muskelatrophie. Virchows Arch. path. Anat. 8, 537 (1855).

279. VIZIOLI, R. (1887): Zit. nach S. GIORDANO e J. BALDARO VERDE.

280. VOLKMANN, R.: Über die Regeneration des quergestreiften Muskelgewebes beim Menschen und beim Säugetier. Beitr. path. Anat. **12**, 233 (1893).

281. VORDERWINKLER, K.: Zur Pathogenese der progressiven Muskeldystrophie. Dtsch. Z. Nervenheilk. **161**, 12; **163**, 255 (1949).

282. WACHSMUTH, A.: Über progressive Muskelatrophie. Z. ration. Med. 7 (1855).

283. WALKER, B. E.: Radioautographic investigations of muscular dystrophy in mouse. Tex. Rep. Biol. Med. **22**, Suppl. I, 940 (1964).

284. — and G. A. DRAGER: Evidence of regeneration in repeat biopsies of dystrophic human muscle. Neurology (Minneap.) **12**, 381 (1962).

285. WALTON, J. N.: On the inheritance of muscular dystrophy. Ann. hum. Genet. **20**, 1 (1955).

286. — The inheritance of muscular dystrophy: further observations. Ann. hum. Genet. **21**, 40 (1956).

287. — The inheritance of muscular dystrophy. Acta genet. (Basel) **7**, 318 (1957).

288. — The limp child. J. Neurol. Neurosurg. Psychiat. **20**, 144 (1957).

289. — Muscular dystrophy and its relation to the other myopathies. In: Neuromuscular Disorders. Res. Publ. Ass. nerv. ment. Dis. **38**, 378 (1960).

290. — Muscular dystrophy and related disorders. In: Clinical Aspects of Genetics. Edit. by F. A. JONES. London: Pitman 1961.

291. — Muscular dystrophy: some recent advances in knowledge. Brit. med. J. 1, 1271, 1344 (1964).

292. — (Edit.): Classification of the neuromuscular disorders. Appendix A to the minutes of the Meeting of the Research Group on Neuromuscular Diseases, held in Montreal, Canada, on 21 September, 1967. J. neurol. Sci. **6**, 165 (1968).

293. — and R. D. ADAMS: The response of the normal, the denervated and the dystrophic muscle-cell to injury. J. Path. Bact. **72**, 273 (1956).

294. — and F. J. NATRASS: On the classification, natural history and treatment of the myopathies. Brain **77**, 169 (1954).

295. WAYNE, H. L., and A. N. BROWNE-MAYERS: Clinical and EEG-observations in patients with progressive muscular dystrophy. Dis. nerv. Syst. **20**, 288 (1959).

296. WEITZ, W.: Über die Vererbung bei der Muskeldystrophie. Dtsch. Z. Nervenheilk. **72**, 143 (1921).

297. WERTHEMANN, A.: Über kombinierte familiäre Nerven- und Muskel-Krankheiten. Z. ges. Neurol. Psychiat. **111**, 683 (1927).

298. WESTPHAL, C.: Über einige Fälle von progressiver Muskelatrophie mit Beteiligung der Gesichtsmuskeln. Charité-Ann. **11**, 377 (1886).

299. WHARTON, B. A.: An unusual variety of muscular dystrophy. Lancet **1965** I, 248.

300. WIESENDANGER, M.: Über die hereditäre neurogene proximale Amyotrophie (Kugelberg-Welander). Arch. Klaus-Stift. Vererb.-Forsch. **37**, 147 (1962).

301. WINFIELD, D., L. P. BRITT, and R. RASKIND: EEG findings in pseudohypertrophic muscular dystrophy. Sth. med. J. (Bgham, Ala.) **51**, 1251 (1958).

302. WOHLFAHRT, S., and G. WOHLFAHRT: Mikroskopische Untersuchungen an progressiven Muskelatrophien unter besonderer Rücksichtnahme auf Rückenmarks- und Muskelbefunde. Acta med. scand., Suppl. **63** (1935).

303. WOHLFAHRT, G.: Über das Vorkommen verschiedener Arten von Muskelfasern in der Skelettmuskulatur des Menschen und einiger Säugetiere. Acta psychiat. scand., Suppl. **12** (1937).

304. — Muscular atrophy in diseases of the lower neuron. Arch. Neurol. Psychiat. (Chic.) **61**, 599 (1949).
305. WORATZ, G.: Neurale Muskelatrophie mit dominantem x-chromosomalem Erbgang. Berlin: Akademie-Verlag 1964.
306. WORDEN, D. K., and P. J. VIGNOS JR.: Intellectual function in childhood progressive muscular dystrophy. Pediatrics **29**, 968 (1962).
307. WORSTER-DROUGHT, C.: Muscular dystrophy of pseudohypertrophic type at the age of 45. Proc. roy. Soc. Med. **24**, 1059 (1931).
308. ZATUCHNI, J., E. E. AEGERTER, L. MOLTHAN, and C. S. SHUMAN: The heart in progressive muscular dystrophy. Circulation **3**, 846 (1961).
309. ZELLWEGER, H.: Über Knochenveränderungen bei der Dystrophia musculorum progressiva. Ann. paediat. (Basel) **167**, 287 (1946).
310. — and J. W. HANSON: Slowly progressive X-linked recessive muscular dystrophy (Type III b). Report of cases and review of the literature. Arch. intern. Med. **120**, 525 (1967).
311. — — Psychometric studies in muscular dystrophy type III a (Duchenne). Develop. Med. Child Neurol. **9**, 576 (1967).
312. ZIMMERLIN, F.: Über hereditäre (familiäre) progressive Muskelatrophie. Z. klin. Med. **7** (1884).

Kapitel II

Feinstrukturelle Veränderungen bei der Muskeldystrophie

Von Elisabeth Freund-Mölbert

Dystrophische Erkrankungen der Muskulatur zeigen feinstrukturelle Veränderungen, die nicht nur das lichtmikroskopisch-histologische Bild [vgl. 31] ergänzen und erweitern, sondern darüber hinaus eine Abgrenzung anderer Myopathieformen des quergestreiften Skeletmuskels, wie entzündliche Veränderungen, hormonelle Störungen oder neurogen bedingte Veränderungen, erlauben.

Durch ihre funktionelle Sonderstellung besitzt die quergestreifte Skeletmuskelzelle eine spezifische feinstrukturelle Organisation, die an ihre Arbeitsleistung angepaßt ist und sie von Zellen anderer Organe unverwechselbar unterscheidet.

Die normale Feinstruktur der Skeletmuskelzelle ist weitgehend, zum Teil bis in den makromolekularen Bereich, beschrieben [vgl. 5, 16, 17, 39, 51]. Es werden in der Regel zwei Typen von quergestreiften Muskelzellen unterschieden, die morphologische Abweichungen durch ihren Gehalt an Organellen [1, 3, 25, 36] sowie durch ihre räumliche Ausdehnung aufweisen. Entsprechend dieser Klassifikation wird ein roter und ein weißer Typ von Muskelfasern unterschieden. Von den roten mitochondrienreichen Fasern sollen ihrerseits zwei weitere Untertypen bestehen [1, 36, 40, 50].

Bei der menschlichen Muskeldystrophie (MD) [vgl. 2, 4, 15, 21, 22, 23, 24, 26, 27, 29, 37, 38, 44, 53] zeigt das morphologische Bild des befallenen Muskels eine Atrophie und Degeneration, sowohl bei den roten mitochondrienreichen wie auch den weißen mitochondrienarmen quergestreiften Muskelzellen.

Vor allem durch die Beobachtung im Elektronenmikroskop konnten die degenerativen Spätstadien, die lichtmikroskopisch-histologisch bei diesem Krankheitsbild faßbar werden, von einem Frühstadium mit andersartigen morphologischen Veränderungen abgegrenzt werden.

Dem Stadium des Mitochondrien-, Glykogen- und Myofibrillenschwundes geht in der betroffenen menschlichen quergestreiften Muskelzelle ein Stadium der Vermehrung von Organellen und Strukturen voraus, die in den Energiestoffwechsel und in die Syntheseleistung der Zelle eingeschaltet sind. Damit muß morphologisch ein Frühstadium der Erkrankung, das durch eine Hypertrophie der cellulären Feinstrukturen gekennzeichnet ist, von einem regressiven, der Hypertrophie folgenden Stadium unterschieden werden.

1. Das Frühstadium

Die *Zellkerne* sind in den Frühstadien der Veränderung randständig und lassen eine starke Anhäufung nucleärer Granula an der Kernmembran erkennen. Auch sind Ausschleusungsvorgänge dieser Granula durch die Kernmembran hindurch zu beobachten.

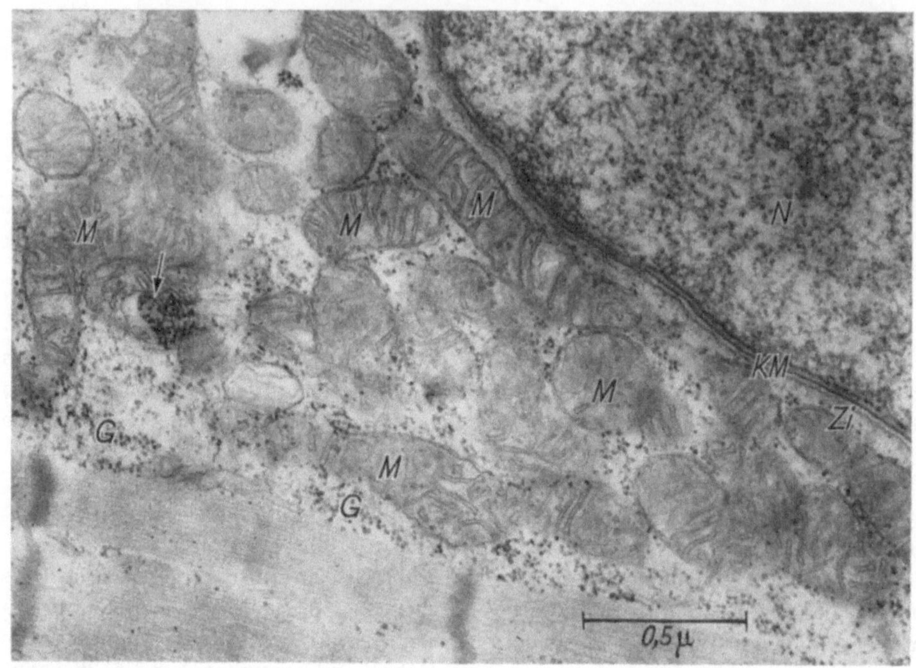

Abb. II.1

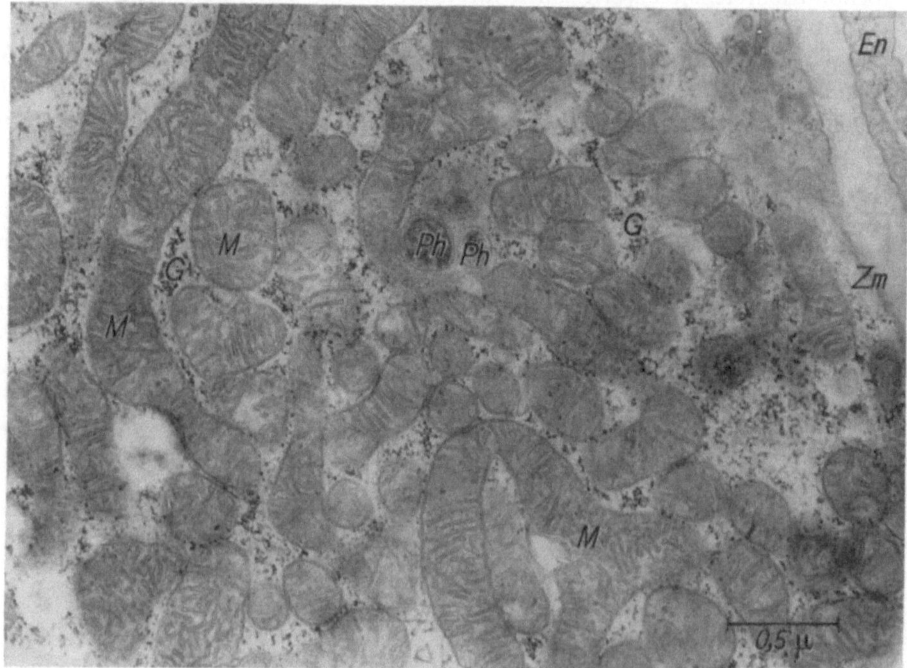

Abb. II.2

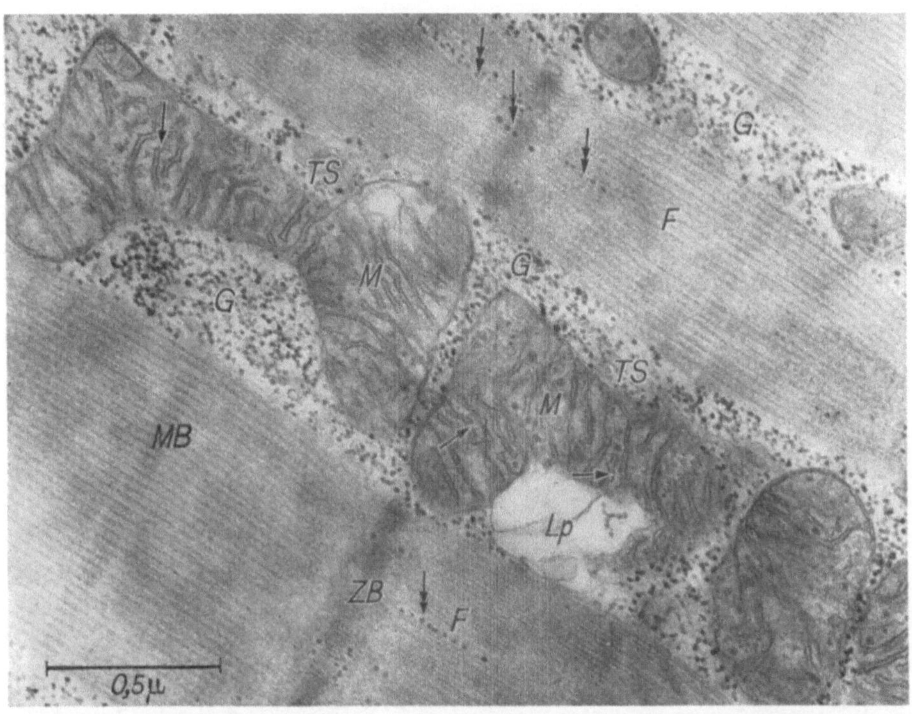

Abb. II.3   Ausschnitt aus einer quergestreiften Muskelzelle bei MD. Die interfibrillären Spalten sind von vergrößerten Mitochondrien (*M*) ausgefüllt, die einen ganzen Sarkomerenabschnitt einnehmen können. Die Cristae liegen z. T. in Zickzack-Form vor (→). Zwischen den Cristae sind Mitochondriengranula. Um die Mitochondrien Glykogen (*G*) z. T. zwischen den Myofilamenten (⇢). Myofilamente (*F*), Z-Band (*ZB*), M-Band (*MB*), tubuläres System (*TS*), Lipidtropfen (*Lp*) mit herausgelöstem Inhalt. Vergr. 46 000 ×

←

Abb. II.1   Menschliche Skeletmuskulatur bei MD. Zellkernareal im Frühstadium der Erkrankung. Zellkern (*N*) mit Kernmembran (*KM*), daran angrenzend eine Zisterne des endoplasmatischen Reticulums (*Zi*). Mitochondrien (*M*) in verschiedener Größe mit quergestellten Cristae. Das Chondriom als Ganzes vermehrt. Glykogenpartikeln (*G*) z. T. im tubulären System eingeschlossen (→). Vergr. 43 000 ×

Abb. II.2   Ausschnitt aus einer zellmembrannah gelegenen Zone bei MD. Das vergrößerte Chondriom zeigt stark verlängerte und verzweigte Mitochondrien (*M*), autophage Vacuolen (*Ph*). Glykogen (*G*) liegt in verschiedenen Abbaustufen vor. Zellmembran (*Zm*), Endothelzelle (*En*). Vergr. 29 000 ×

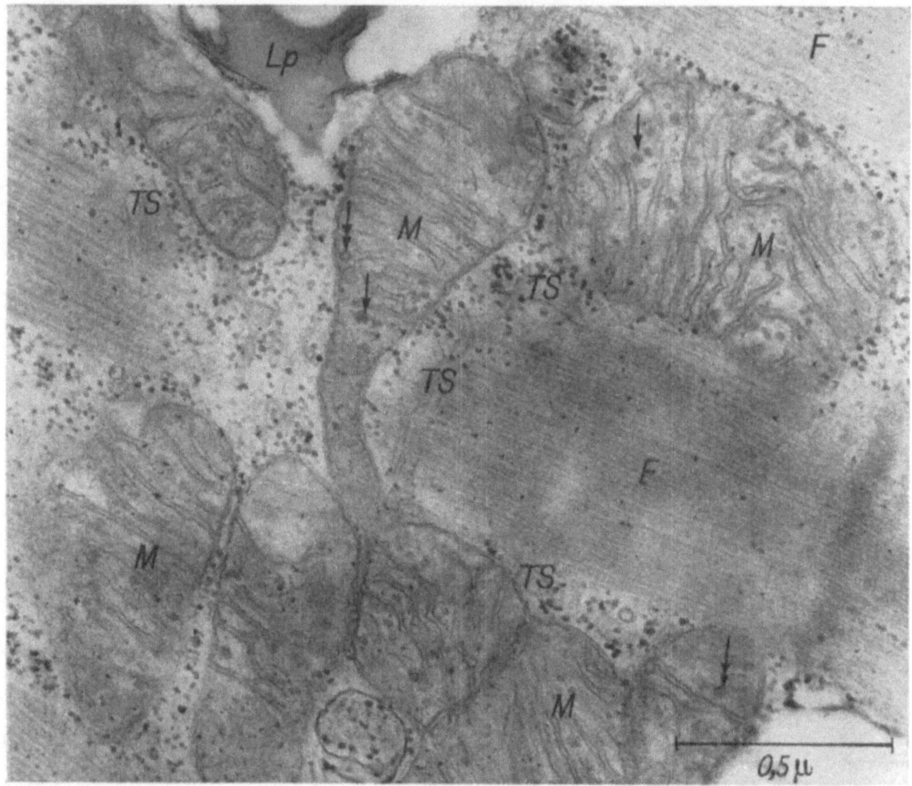

Abb. II.4   Vergrößerte Mitochondrien (*M*) in den Spalten zwischen den Myofibrillen (*F*) und in Höhe des Z-Bandes, mit großen Mitochondriengranula (→), z. T. mit zentraler Aufhellung (⇢). Transversales tubuläres System (*TS*), Lipidtropfen (*Lp*) mit Myelinfiguren. Vergr. 57 000×

Das Zellkernareal ist mit *cytoplasmatischen Organellen* dicht besetzt. Die Zunahme betrifft vor allem die *Mitochondrien* [27] (Abb. II.1 und II.2). Sowohl in den Muskelzellen des roten wie auch des weißen Typs wird die Vermehrung des Chondrioms beobachtet. Ebenfalls erfolgt eine Vermehrung und Vergrößerung der Mitochondrien in den interfibrillären Spalten der betroffenen Zellen. Sie führen zu einer Abstandsvergrößerung der Myofibrillenzüge (Abb. II.3, II.4 und II.5). Die Vergrößerung der Mitochondrien erfolgt in der Hauptsache durch eine starke Verlängerung [26, 27]. Jedoch liegen bisher noch keine Daten darüber vor, in welcher Weise die Vergrößerung der Mitochondrien erfolgt. Es könnte sowohl ein Längenwachstum wie auch eine nicht erfolgte Teilung Ursache der Mitochondrienvergrößerung sein. Aufschluß hierüber kann nur ein Studium der mitochondrialen DNS geben (Abb. II.16 b). Die Cristae der Mitochondrien verlaufen in der Regel beim Typ Duchenne und bei der facio-scapulären sowie dem Beckengürtel-Typ der MD quer zur langen Achse der Mitochondrien. Nur extrem selten sind längsverlaufende Cristae zu beobachten. Werden Mitochondrien mit scheinbar längsorientierten Cristae beobachtet, so handelt es sich immer um ein Wachstumsstadium, bei dem sich

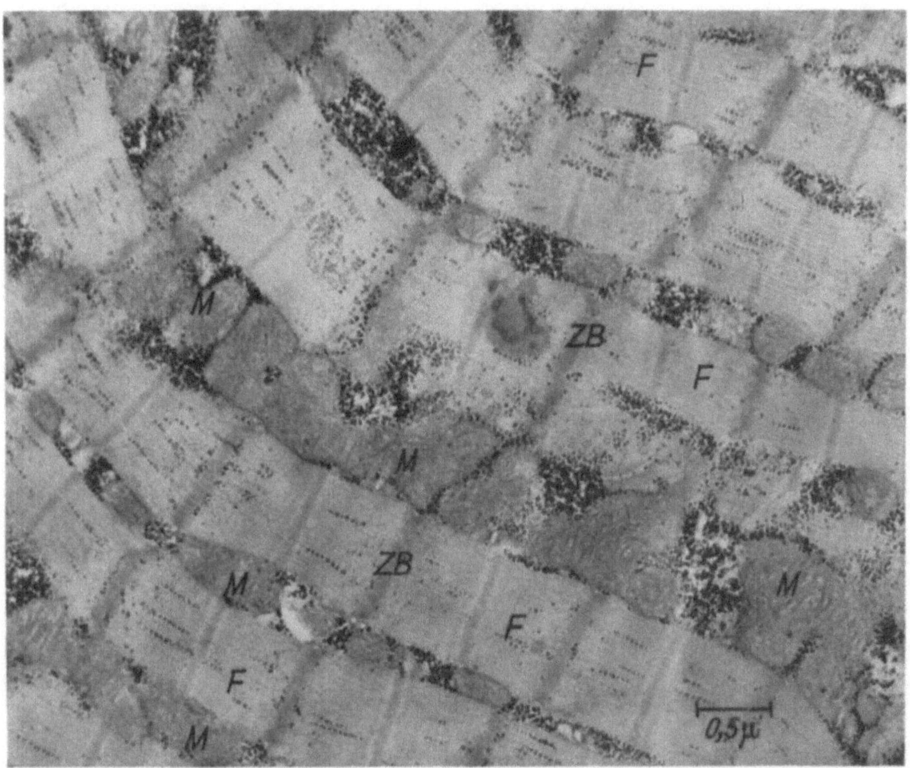

Abb. II.5   Ausschnitt aus einer Muskelzelle bei MD. Zwischen den Myofibrillen (F) mit breiten Z-Bändern (ZB) vergrößerte Mitochondrien (M). Starke Glykogenablagerungen. Vergr. 20000 ×

die Cristae zur Längsachse von ausgesproßten Mitochondrienseitenästen umorientieren (Abb. II.3 und II.4). Die quergestellten Kulissen der Cristae verlaufen nicht immer in einer Ebene, sondern sind in gewellten Schichten angeordnet. Daher erscheinen sie im Profil als Zickzack-Strukturen. In solchen Mitochondrien findet sich eine große Zahl von Mitochondriengranula. Die Granula sind von unterschiedlicher Größe und unterschiedlicher Dichte. Einige von ihnen besitzen eine zentrale Aufhellung. Außer diesen etwa 300 Å großen Granula sind etwa 140 Å große, sehr dichte Granula zu finden. Diese sind nicht in allen Mitochondrien zu beobachten (Abb. II.3 und II.4). Schon während der extremen Mitochondrienvermehrung sind in der Umgebung der Mitochondrien kleinere mit dichtem Inhalt angefüllte Körper zu finden, die als autophage Lysosomen angesprochen werden können. In ihnen sind Reste von Mitochondrien oder auch nur noch Myelinfiguren (Abb. II.2, II.6, II.7 und II.10) zu beobachten. Gleichzeitig mit dem Auftreten dieser dem intracellulären Abbau dienenden Körper treten große Lipidtropfen auf sowie einige *Pigmentgranula* (Abb. II.6 und II.10). Auch die Lipidtropfen, die im Bereich der Mitochondrien liegen und mit ihnen in Kontakt stehen, zeigen oft Reste von Myelinfiguren (Abb. II.4). Die Pigmentgranula lassen sich bevorzugt im Zellkernareal in der Nähe der Cytoplasmamembran nachweisen.

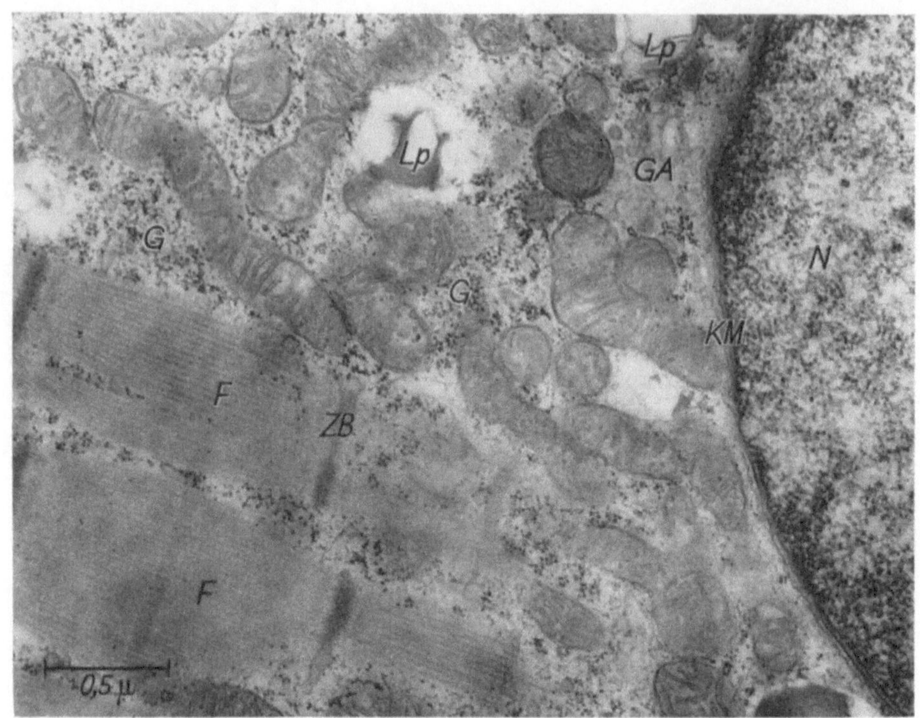

Abb. II.6

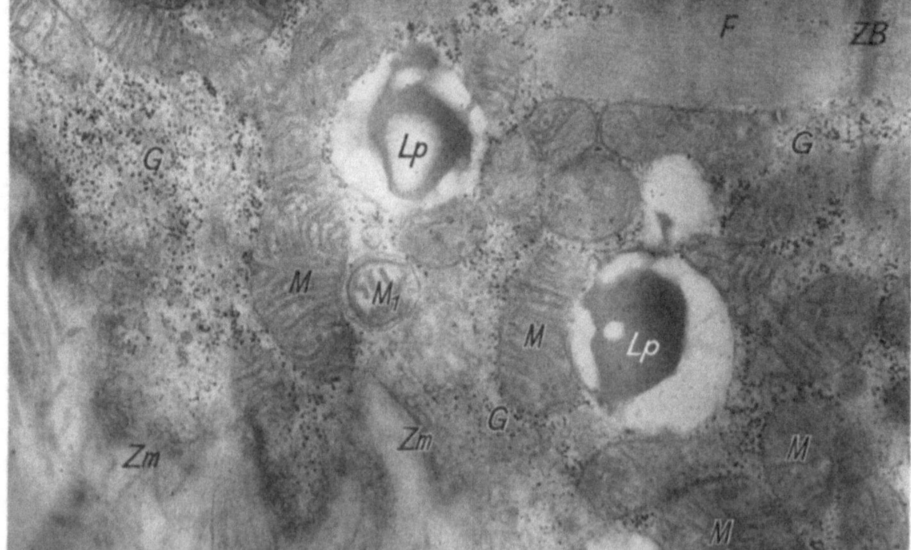

Abb. II.7

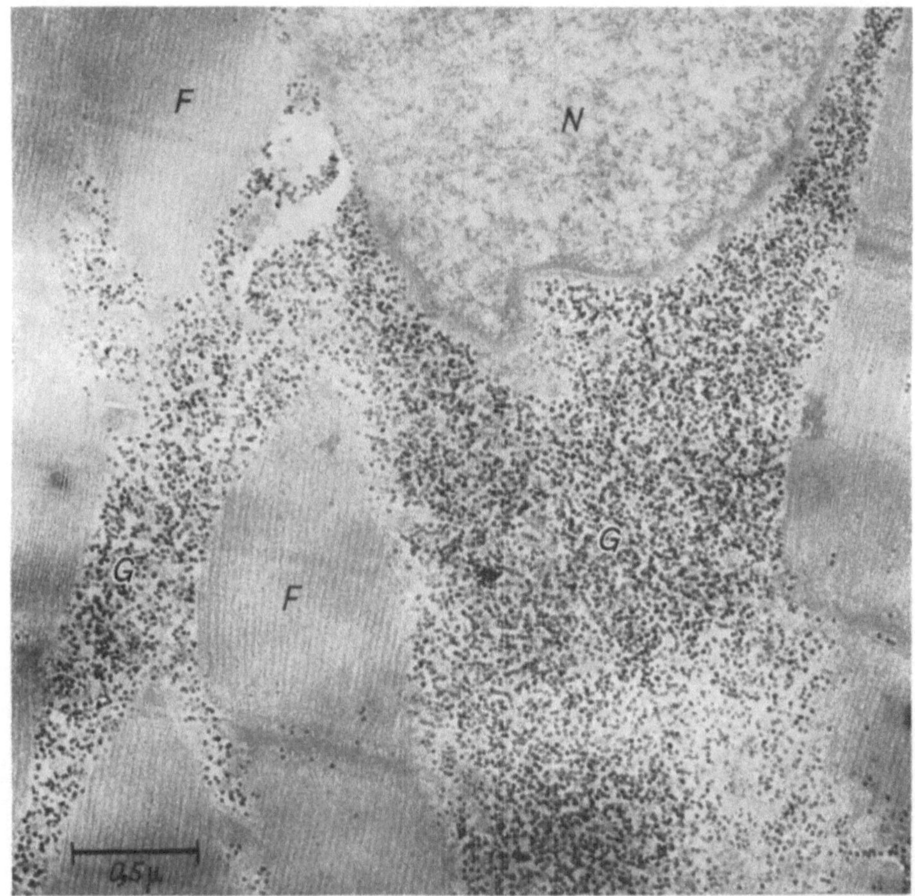

Abb. II.8   Starke Glykogen (G)-Vermehrung im Zellkernareal und in den interfibrillären Spalten. Myofibrillen (F), Zellkern (N). Vergr. 33 000 ×

←

Abb. II.6   Zellkernareal einer Muskelzelle bei MD. Zellkern (N) mit granulärem Material an der Kernmembran (KM). Die Chondriomvermehrung ist durch die Einlagerung von Lipidtropfen (Lp) nicht so stark ausgeprägt. Golgi-Apparat (GA). Glykogen (G) z. T. nur schwach anfärbbar. Myofibrillen (F) mit dichtem Z-Band (ZB). Vergr. 33 000 ×

Abb. II.7   Zellmembrannah gelegener Bezirk einer Skeletmuskelzelle bei MD. Zwischen den verlängerten Mitochondrien (M) eingelagert Lipidtropfen (Lp). Mitochondrium (M_1) wird in eine autophage Vacuole eingeschlossen. Glykogen (G) z. T. schwach anfärbbar. Myofibrillen (F) mit ausgeprägtem Z-Band (ZB). An der Zellmembran (Zm) starke Pinocytoseaktivität. Im Extracellularraum quergestreifte Fibrillen (Fi). Bei → Fibroblastenfortsatz. Vergr. 34 000 ×

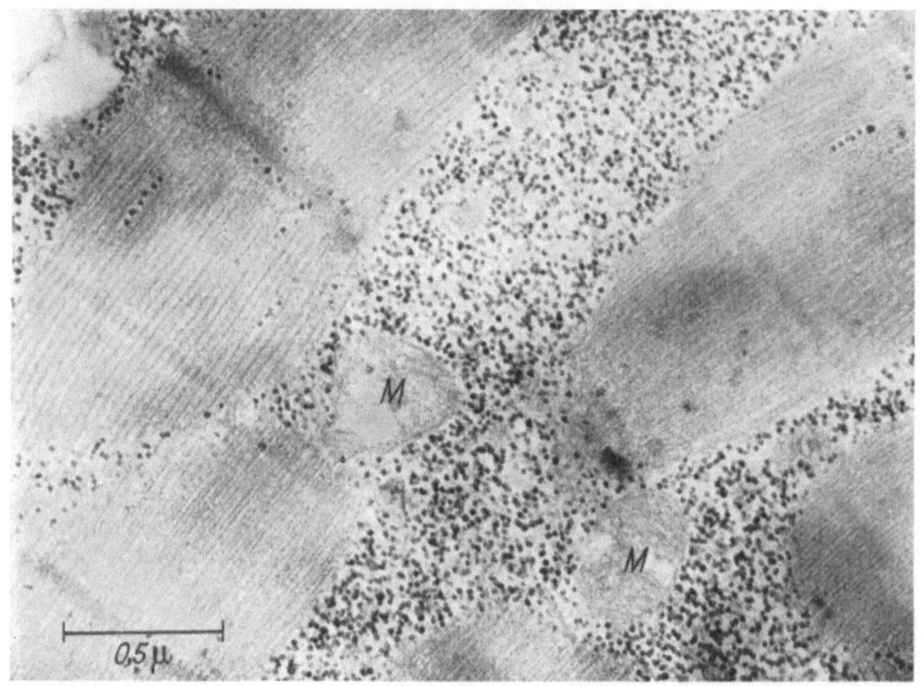

Abb. II.9   Glykogenvermehrung in den Interfibrillarräumen. Die Mitochondrien (*M*) zeigen
Degenerationen. Vergr. 43 000 ×

Die *Ribosomen* sind im Frühstadium der Veränderungen sehr zahlreich [vgl. 34].
Es liegen aber für die Ribosomen keine statistischen Daten darüber vor, ob sie als
Polysomen oder als monomere Ribosomen vorliegen.

In einigen Zellen ist das *Glykogen* stark vermehrt. Es findet sich im Zellkernareal und in den interfibrillären Spalten abgelagert (Abb. II.8 und II.9) und ist
in der Regel den Mitochondrien direkt benachbart. In einigen Fällen läßt sich
das Glykogen in den Zisternen des tubulären Systems nachweisen. Es liegt in
verschiedenen Abbaustufen vor, kenntlich an der unterschiedlich starken Anfärbbarkeit mit Pb^{2+} (Abb. II.4) [vgl. 18].

Die *Myofibrillen* lassen zu Beginn der cellulären Veränderungen normale, oft
aber stärker kontrastierbare Z-Bänder erkennen (Abb. II.5 und II.10). Die ersten
beobachtbaren Fibrillendegenerationen erscheinen im elektronenmikroskopischen
Bild als eine Verdichtung und Homogenisierung der Fibrillen innerhalb eines
Sarkomerenabschnittes [23]. Diese Zonen haben während der beginnenden Myo-
filamentdegeneration eine dem Z-Band ähnliche Dichte. Diese Veränderungen
wurden auch in quergestreiften Muskelzellen mit weitgehend normalen Strukturen
bei Mensch und Tier beobachtet [35]. Nach Auflösung der den Sarkomerenabschnitt
umfassenden Verdichtung bleiben nur einige unregelmäßig angeordnete Fibrillen
bestehen, die kein fibrilläres Ordnungsgefüge mehr besitzen (Abb. II.14). Schließlich fallen sie der Auflösung anheim.

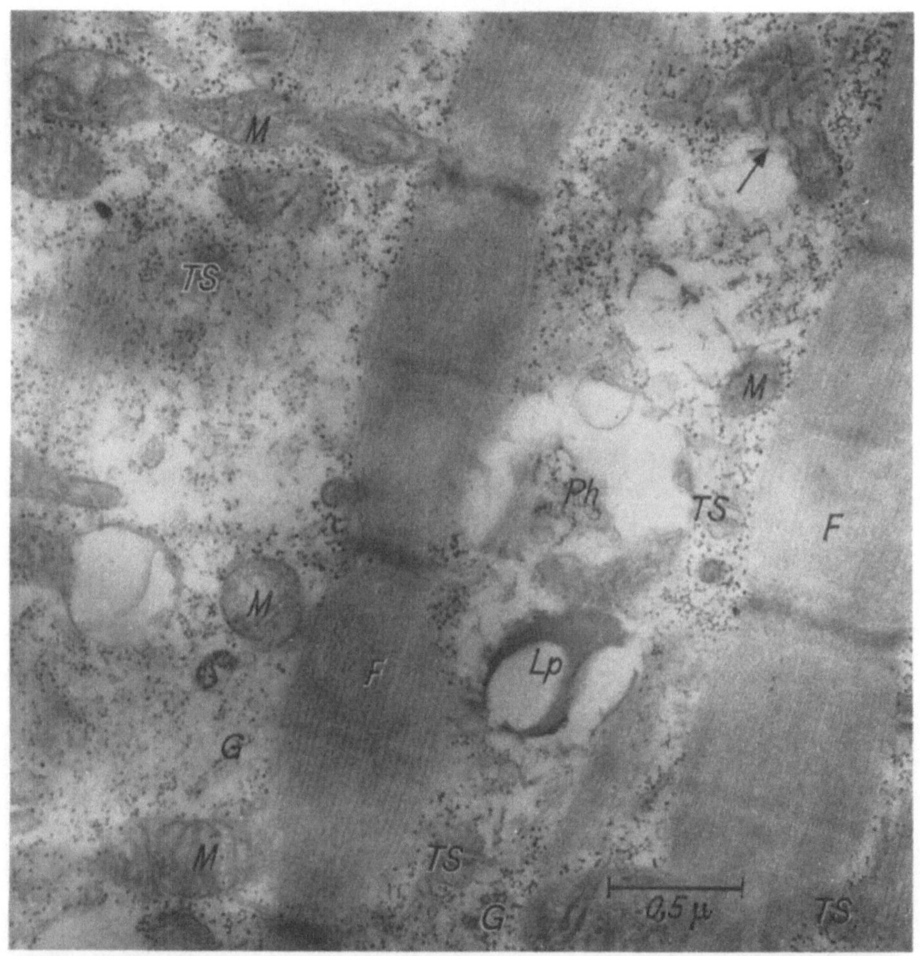

Abb. II.10   Untergangsstadien der Organellen des Interfibrillarraumes. Mitochondrien (M) klein, z. T. abgebaut ($\rightarrow$). Autophage Vacuolen (Ph) und Lipidtropfen (Lp). Einige Glykogenpartikeln (G). Die Myofibrillen (F) mit unterschiedlichem Kaliber. Das tubuläre System (TS) erhalten. Vergr. 35 000 $\times$

2. Das degenerativ-atrophische Stadium

Neben diesen Frühveränderungen erfolgt der Abbau und die Auflösung der Myofilamente durch Dehiscens an den Myosinbrücken mit anschließendem körnigen Zerfall der Actin- und der Myosinfilamente. Dieser Abbau erfolgt erst im regressiven Stadium der Zellveränderungen, zu einem Zeitpunkt, bei dem die Mitochondrien stark vermindert sind (Abb. II.11 und II.12). Auffallend lange bleiben bei den zerfallenden und sich verschmälernden Myofibrillen die Z-Band-Strukturen noch erhalten (Abb. II.10). Der Abbau der Mitochondrien erfolgt entweder über das Stadium der vacuoligen Degeneration oder Hyalinisierung [vgl. 23]

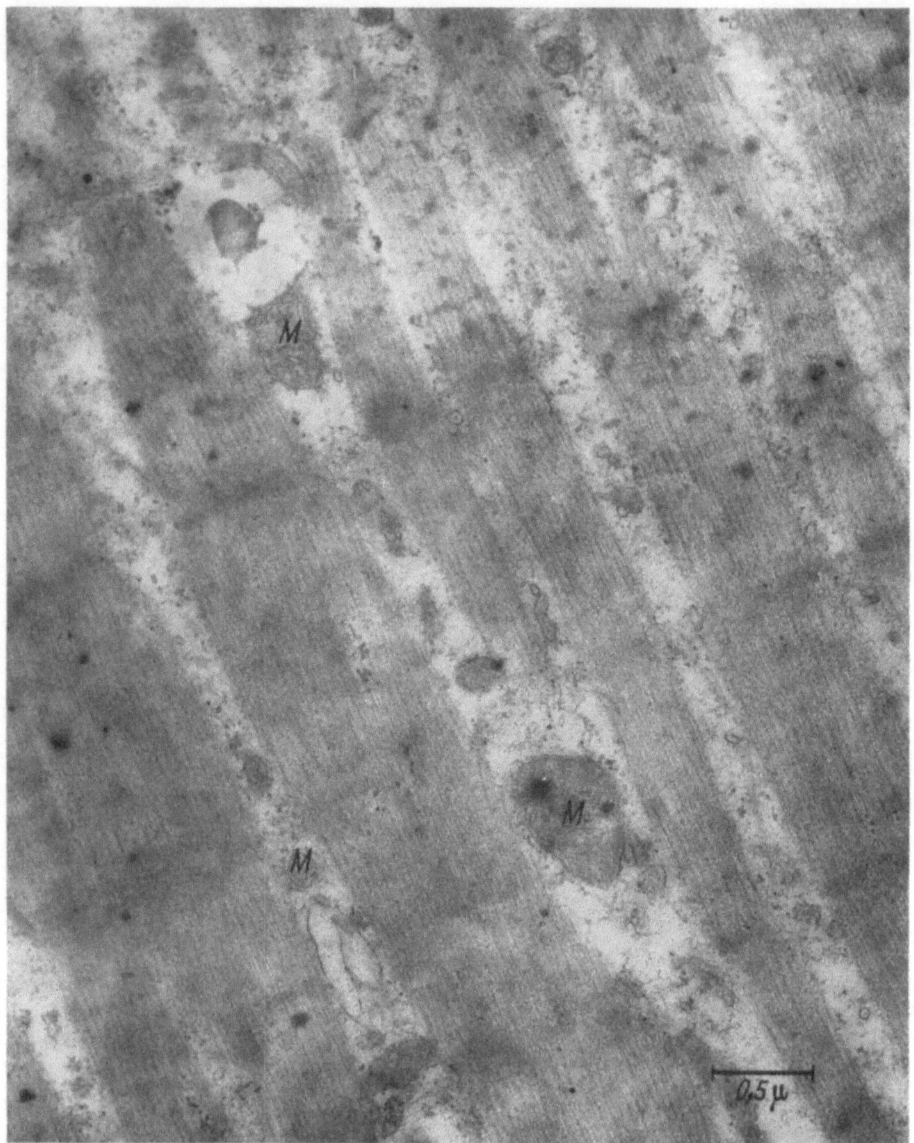

Abb. II.11 Degenerativ-atrophisches Stadium der MD. Die Myofibrillen verschmälert. Die Interfibrillarräume bis auf Reste von Mitochondrien (M) leer. Kein Glykogen mehr nachweisbar. Vergr. 26 000 ×

oder über eine Verdichtung der Mitochondrienmatrix oder eine Cristolyse mit Aufhellung und Substanzminderung der Matrix (Abb. II.6). Die Verdichtung geht oft mit einer starken Verformung der Mitochondriengestalt einher, so daß hantelförmige oder an einem Ende stark ausgezogene Mitochondrien erkennbar werden. Im nachfolgenden Stadium sind nur kleine, verdichtete Mitochondrien oder in kleine Vesikel umgewandelte Mitochondrien anzutreffen (Abb. II.11). Die vacuolige

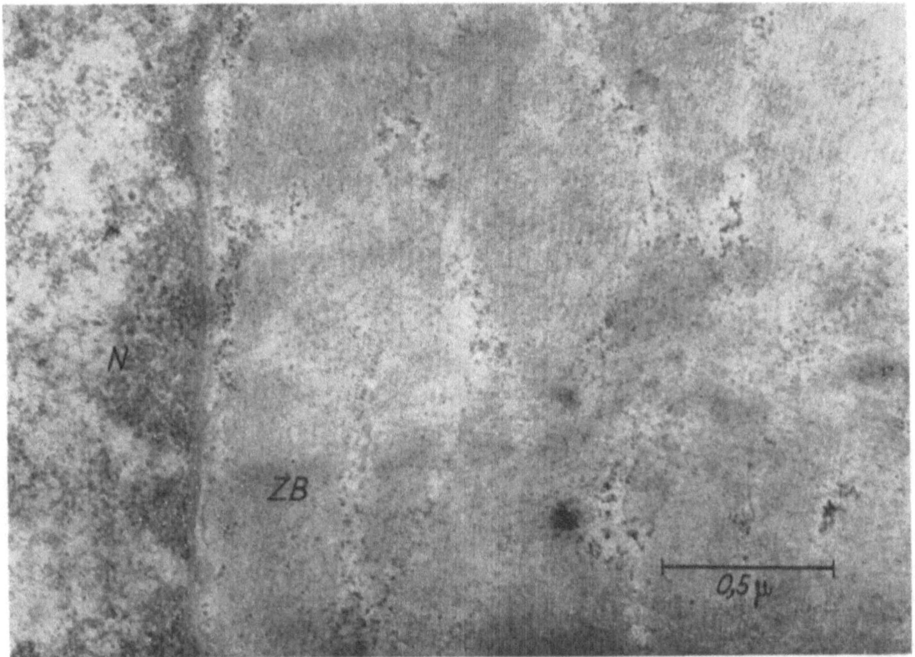

Abb. II.12   Degenerativ-atrophisches Stadium der MD. Die Myofibrillen unregelmäßig zusammengesintert mit körnigem Zerfall der Myofilamente. Reste der Z-Bänder (*ZB*) noch erhalten. Zellkern (*N*). Vergr. 45 000×

Degeneration erfolgt bevorzugt in Zellen, die einer schnellen Auflösung anheimfallen, während die verdichteten und verformten Mitochondrien eher bei den langsamer verlaufenden Degenerationsprozessen zu beobachten sind.

Auch ein Abbau über autophage Vacuolen oder über eine myelinartige Degeneration kann beobachtet werden (Abb. II.2, II.6, II.7 und II.10). Danach erfolgt die Verminderung des Chondrioms nach seiner anfänglichen Hypertrophie über die bisher bekannten Mechanismen des Mitochondrienabbaues: Die Hypertrophie des Chondrioms, die der Atrophie und Degeneration vorausgeht, scheint einem allgemeinen pathogenetischen Prinzip zu entsprechen, daß Störungen im cellulären Stoffwechsel primär mit einer Vermehrung der cellulären Strukturen beantwortet werden.

Zum Zeitpunkt der regressiven Vorgänge an den Mitochondrien ist der Glykogenbestand der Skeletmuskelzellen — im Gegensatz zu den Frühstadien — nur noch sehr gering. Zwischen den stark verschmälerten Myofibrillen eingestreut sind wenige Reste von Glykogenpartikeln anzutreffen. Das tubuläre System tritt in der Regel erst in der regressiven Phase der Zellschädigung stärker hervor (Abb. II.10). Durch die Verschmälerung der Myofibrillen, die bevorzugt randständig in Zellmembrannähe beginnt und nach dem Zellzentrum fortschreitet, und durch die Abnahme der Mitochondrien und des Glykogens sind die Zellelemente in den myofibrillären Spalten so verringert, daß organellfreie oder -arme Räume in den Zellen entstehen (Abb. II.11 und II.12). Das longitudinale tubuläre System ist in der Mehrzahl der veränderten Zellen vacuolär aufgetrieben, während das transversale tubuläre System, das bevorzugt der Reizleitung dient, unverändert erscheint und seine räumliche Lage in der Höhe des I-Bandes beibehält (Abb. II.10).

Zwischen den degenerativ veränderten oder auch sich morphologisch noch normal darstellenden Muskelzellen sind Fettgewebszellen eingestreut, die die Muskelzüge

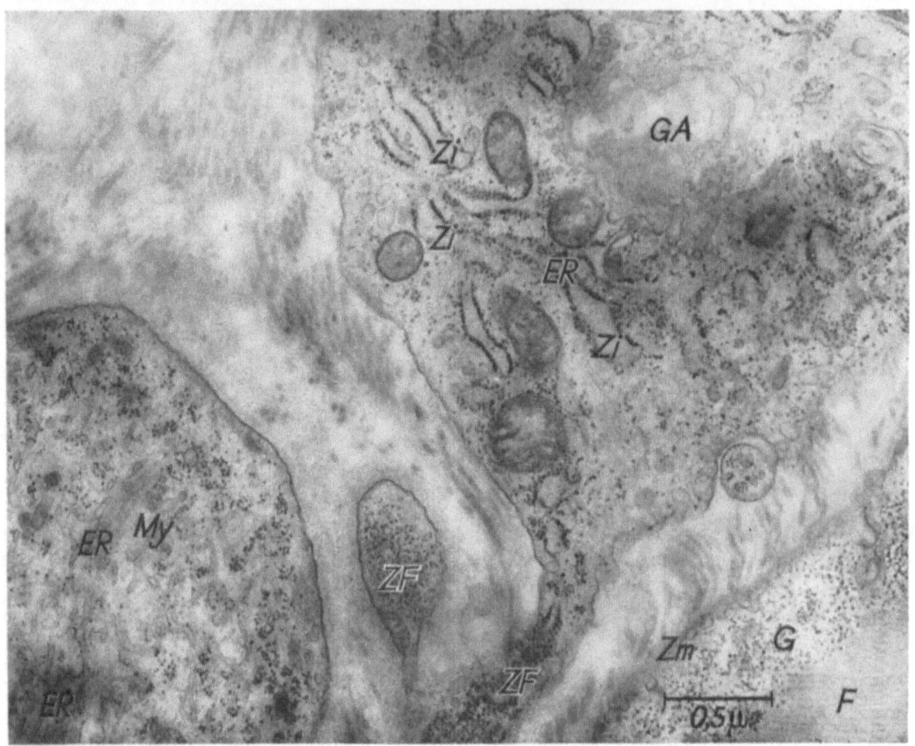

Abb. II.13 Muskulatur bei MD. Rechts unten im Bild Ausschnitt aus einer Muskelzelle mit Myofibrillen (F), Glykogen (G) und Zellmembran (Zm) mit Pinocytoseaktivität. Der Fibroblast (rechts im Bild) zeigt ein gut ausgebildetes Ergastoplasma (ER) mit Polysomen besetzt. Die Zisternen sind erweitert (Zi). Golgi-Apparat (GA), Zellfortsätze des Fibroblasten (ZF). Im Extracellularraum reichlich feine Fasern und quergestreifte Fibrillen. Ausschnitt aus einem Myoblasten (My) mit reichlich Ribosomen und endoplasmatischem Reticulum (ER). In diesem Bereich der Zelle keine Myofibrillenausbildung sichtbar. Vergr. 28 000×

→

Abb. II.14   Ausschnitt aus einer Skeletmuskelzelle einer Überträgerin der MD mit etwas vergrößerten Mitochondrien (M) in Höhe des Z-Bandes, z. T. durch Lipidtropfen (Lp) ersetzt. Bei → ein langgestrecktes Mitochondrium. Disseminierte Filamentuntergänge. Vergr. 22 000×. (Biopsiematerial von S. Kowalewski, H. W. Rotthauwe u. M. Blumenthaler, Universitäts-Kinderklinik Bonn, zur Verfügung gestellt)

Abb. II.15   Flachschnitt durch die Zellmembran einer Muskelzelle entsprechend Abb. II.14. Dichte Verfilzung der Zellmembran (Zm) mit quergestreiften Fibrillen des Extracellularraumes. Glykogen (G), Myofibrillen (F). Vergr. 41 000×

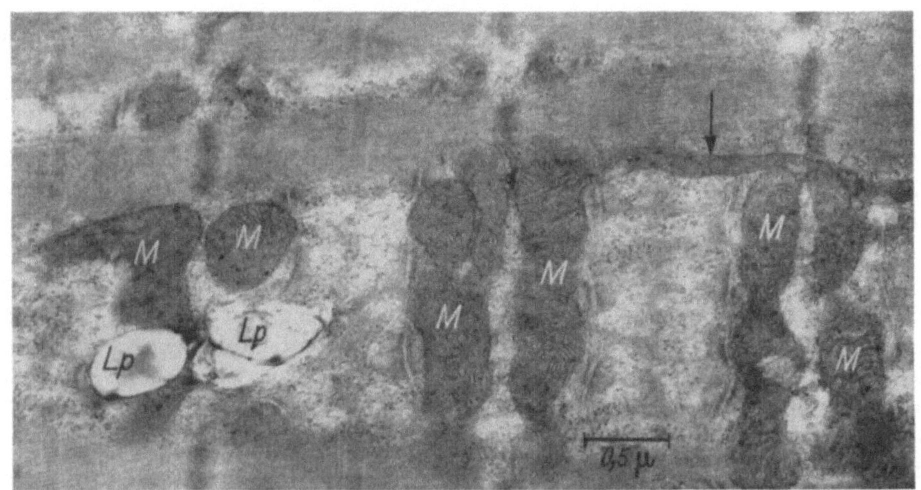

Abb. II.14

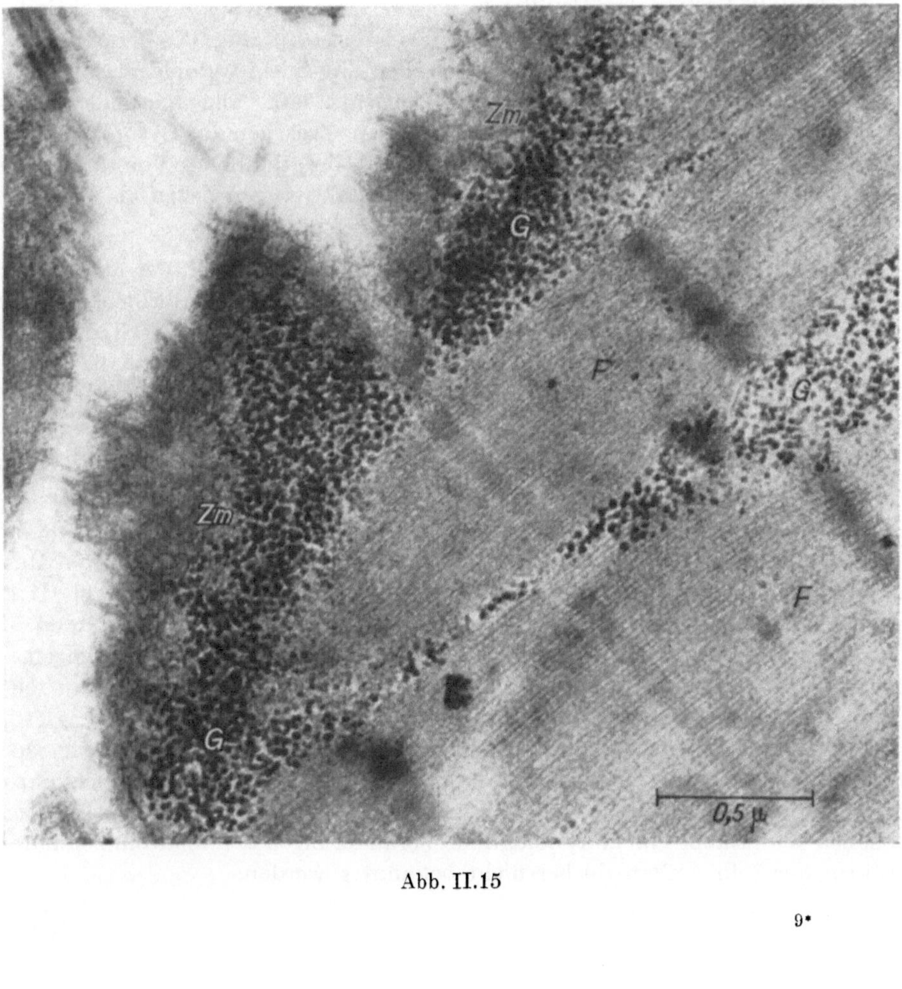

Abb. II.15

auseinanderdrängen. Vor allem in Nähe der Capillaren sind zwischen den einzelnen Muskelzellen, die entsprechend dem Grad der Degeneration verschiedene Faserdurchmesser aufweisen, Fibroblasten eingewuchert. Oft sind auch breite Bindegewebszüge zwischen Resten von Muskelzellen anzutreffen. Zwischen die Muskelzellen können die Fortsätze der Fibroblasten vom Typ B als dünne polypenartige Zellausläufer hineinragen. Diese Fortsätze sind von breiten Zügen von Bindegewebsfibrillen eingehüllt. Auch in Capillarnähe, um die Adventitiazellen, finden sich reife und in Ausreifung befindliche Fibrillen. Die Querstreifung dieser Fibrillen ist im Dünnschnitt gut zu erkennen. Die starke Zellaktivität der Fibroblasten läßt sich an vergrößerten Zellkernen, deren Kernmembran dicht mit Granula besetzt ist, erkennen. Ihr endoplasmatisches Reticulum befindet sich im Stadium der Umwandlung zu Ergastoplasma. Die mit Ribosomen bzw. Polysomen besetzten Membranen der Zisternen umschließen ein mitteldichtes Material, das z.T. einen fibrillären Charakter erkennen läßt und Protofibrillen darstellt. Diese Protofibrillen werden entweder durch Kommunikationen von Zisternen des Ergastoplasmas und dem extracellulären Raum entlassen, oder sie werden im Extracellularraum durch Abschnürung eines Teiles des Zelleibes des Fibroblasten und dessen nachfolgenden Untergang frei (Abb. II.13).

Die Endothelzellen der Capillaren zeigen eine starke Pinocytoseaktivität (Abb. II.2). Morphologisch sind sie jedoch nicht weiter auffällig. Die Pericyten oder Adventitiazellen umscheiden die Endothelzellen mit einem Cytoplasmasaum. Sie haben weitverzweigte Fortsätze. Ihr Cytoplasma läßt alle morphologischen Zeichen für eine gesteigerte Zellaktivität erkennen. Zwischen den Cytoplasmafortsätzen können quergestreifte Fibrillen oder auch ihre dünneren Vorstufen ohne Querstreifung beobachtet werden, so daß diese aktivierten Zellen als Vorläufer von Fibroblasten angesehen werden können.

In den Endstadien der Atrophie sind die Zellen sehr schmal, der aufgehellte, nun substanzarme Zellkern kann zentral liegen, und die Myofibrillen besitzen einen Bruchteil ihres ursprünglichen Durchmessers. Degenerative Stadien von Mitochondrien finden sich oft nur noch in Nähe des Zellkerns, während die Anordnung der Mitochondrien in Höhe des Z-Bandes verschwunden ist. Trotz der Atrophie der Zellorganellen sind nur wenige Pigmentgranula oder Lysosomen in den Muskelzellen zu beobachten. Eine geringgradige Lysosomenvermehrung ist ausschließlich in Zellen des Extracellularraumes zu finden.

In einigen Fällen können bei den Überträgerinnen (Carriers) [7, 10, 19, 38, 52] der Muskeldystrophie feinstrukturelle Veränderungen an der quergestreiften Muskulatur gefunden werden, die den Frühstadien der MD entsprechen (Abb. II.14 und II.15). Die Muskelzellen zeigen geringgradig vergrößerte Mitochondrien, in Höhe des Z-Bandes gelegen, sowie einige Lipidtropfen und disseminiert in einzelnen Sarkomerenabschnitten Filamentuntergänge (Abb. II.14). Die Zellmembran zeigt oft eine innige Verflechtung mit Fibrillen des Extracellularraumes (Abb. II.15). Die konventionelle Dünnschnittechnik erlaubt keine Aussagen über die Feinstruktur der Zellmembran. Hierzu müssen andere Methoden der elektronenmikroskopischen Darstellung angewandt werden, die aber bisher unberücksichtigt geblieben sind. Daher sind morphologische Veränderungen der makromolekularen Struktur der Zellmembran bisher nicht bekannt geworden.

Die sehr heterogen zusammengesetzte MD schließt noch eine Reihe von Krankheitsbildern ein, die klinisch der MD ähnlich sind, bei denen es sich z.T. um strukturelle Anomalien der quergestreiften Muskulatur handelt.

Bei einer dieser Myopathieformen konnten in den Mitochondrien der quergestreiften Muskulatur *lamelläre Strukturen* gefunden werden [21, 30, 41, 42, 46, 54]. Auch bei den Myopathieformen, die als Graefesche Ophthalmoplegie beschrieben waren [55], sind ähnliche Einschlüsse zu finden. Diese lamellären Strukturen fanden sich bevorzugt in stark vergrößerten sog. *Riesenmitochondrien* [20, 41, 42], als megaconiale Form beschrieben [46], oder in Arealen der Zelle mit stark vermehrtem Chondriom (pleoconiale Form) [46]. Beide Formen können jedoch gleichzeitig in der betroffenen Muskulatur nachgewiesen werden [20]. Diese Ablagerungen werden von kristalloid angeordneten Einzelmolekülen (Abb. II.16) gebildet, die ein hexagonal angeordnetes Gitter darstellen, dessen Gitterschichten gegeneinander versetzt sind. Diese parakristallinen Einschlüsse werden zwischen den Doppelmembranen (Abb. II.17) im Cristaeinnenraum abgelagert [20, 41] (Abb. II.16 und II.17). Diese Parakristalle können so stark aufwachsen, daß sie das gesamte Mitochondrium ausfüllen und nur noch von einer der Cristae-Unit-Membranen und der Mitochondrienhüllmembran umgeben sind (Abb. II.16). Diesen parakristalloiden Ablagerungen geht oft eine charakteristische Umlagerung der Cristae mitochondriales voraus. Die Cristae lagern sich parallel zur Längsachse des Mitochondriums (Abb. II.16a). Ein Teil dieser Mitochondrien mit den umorientierten Cristae biegt sich kreisförmig zusammen, so daß die beiden freien Enden miteinander verschmelzen können. Auf diese Art entstehen konzentrisch geschichtete Cristae [20].

In normaler Skelet- und Augenmuskulatur [35] konnten solche intramitochondrialen Ablagerungen ebenfalls beobachtet werden, wenn auch in wesentlich geringerem Umfang. Außer den intracristaernalen Ablagerungen werden bei dieser Myopathie in einigen der Mitochondrien runde, stark elektronendichte Körper beobachtet. Erfolgt eine extrem starke Vermehrung des Chondrioms, so sind viele der Mitochondrien vacuolär und lassen nur sehr wenige Cristae in abnormer Anordnung erkennen.

Im Stadium einer extremen Mitochondrienvermehrung ist in der Zelle ein starker Gehalt an Glykogenpartikeln zu erkennen. Vor allem in Höhe des Z-Bandes zwischen den I-Band-Filamenten, das Z-Band gleichsam umhüllend, wird eine starke Ablagerung von Glykogenpartikeln beobachtet [20].

Eine weitere Strukturanomalie des Skeletmuskels ist als „*Nemaline Myopathy*" beschrieben [6, 11, 45]. Sie stellt eine Anomalie der kontraktilen Substanz dar. Es finden sich herdförmig über die Zelle verteilt stäbchenartige Strukturen, die eine Querstreifung vermissen lassen. Diese stäbchenförmigen Körper bestehen aus parallelen Scheiben, die dem Z-Band ähnlich sind [12, 14, 48]. Sie entstammen dem Z-Band und stellen vermutlich Tropomyosin B dar [14, 33].

Bei der „*Central Core Disease*" [9, 47] finden sich in den quergestreiften Skeletmuskelzellen eine oder mehrere Zonen abnormer Fibrillen. Die Fibrillen bestehen nur aus A-Band-Filamenten (Myosin) während ein Z-Band nicht zu beobachten ist. In diesen Regionen, den „cores", sind die Myofibrillen zumeist nicht orientiert, und es fehlt der interfibrilläre Spalt, da die Mitochondrien stark reduziert sind oder vollständig fehlen können [13, 43].

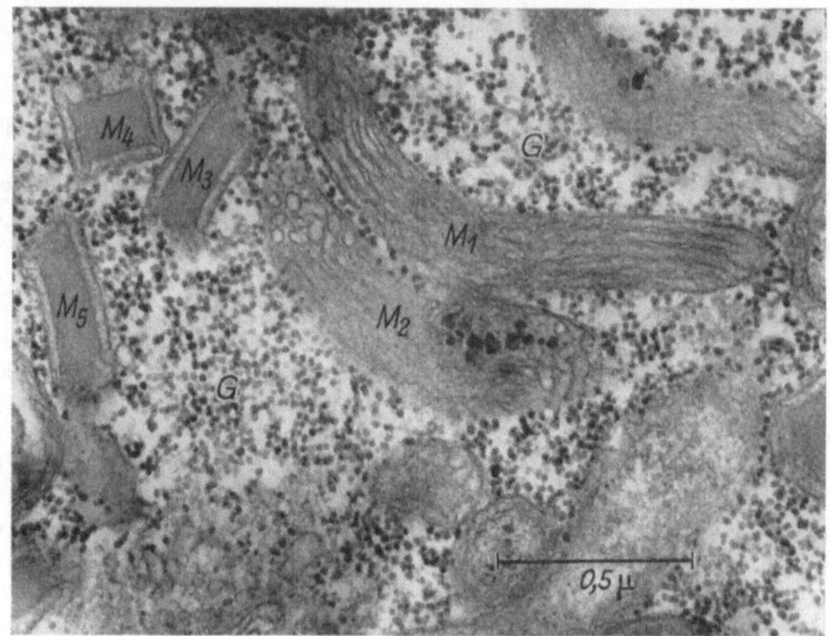

Abb. II.16 a

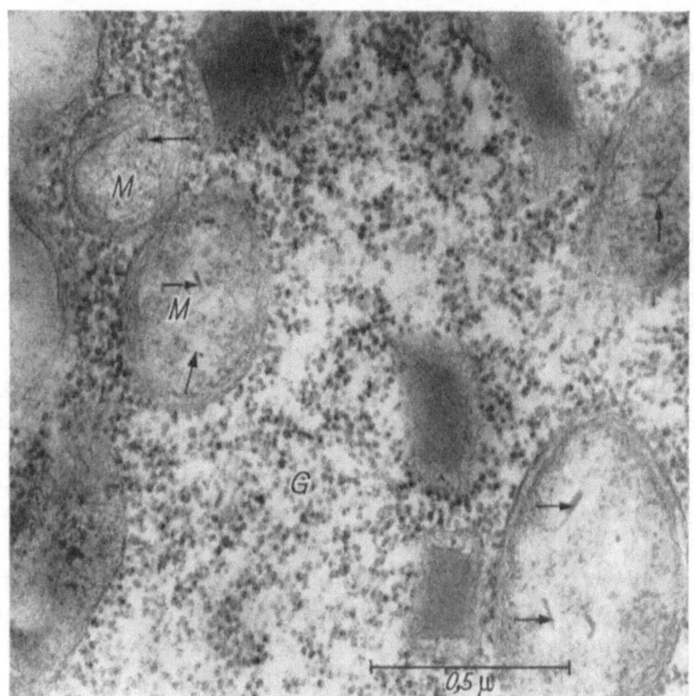

Abb. II.16 b

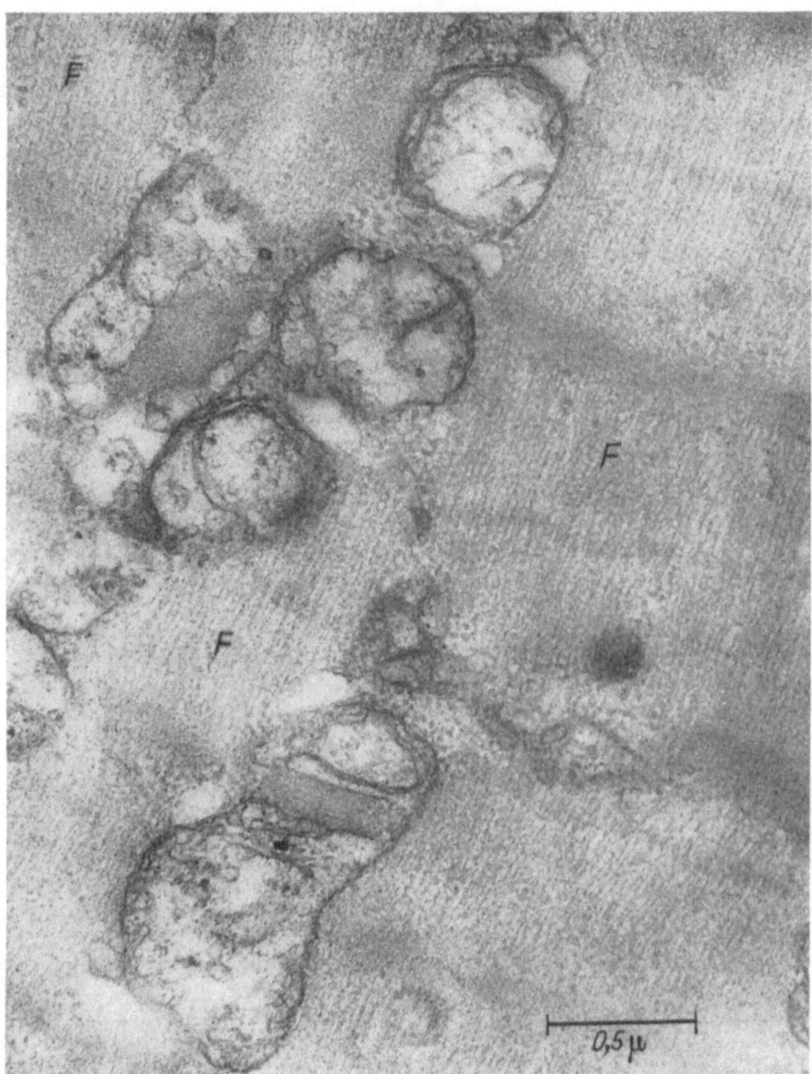

Abb. II.17 Mitochondrien mit parakristallinen Ablagerungen aus dem M. biceps brachii bei oculärer MD. Die parakristallinen Körper nehmen ihren Ausgang von Ablagerungen innerhalb der Cristae-Unit-Membranen. Ein Teil der Mitochondrien ist vacuolär umgewandelt. Myofibrillen (F). Vergr. 39 000 ×

←

Abb. II.16 a u. b Ausschnitt aus einer Muskelzelle des M. biceps brachii bei oculärer MD

a Die Mitochondrien zeigen längsorientierte Cristae (M_1, M_2) mit dichten Matrixkörperchen oder mit parakristallinen Ablagerungen innerhalb der Cristae-Unit-Membranen (M_3, M_4, M_5). Um die Mitochondrien Glykogen (G). Vergr. 51 000 ×

b Mitochondrien mit parakristallinen Ablagerungen und vacuolär umgewandelte Mitochondrien (M), die entlang ihrer Hüllmembran eine einschichtige Cristaeauskleidung zeigen. In der Mitochondrienmatrix zusammengesinterte (Praep.-Artefakt) DNS (→). Glykogen (G). Vergr. 52 000 ×

Eine Myopathie mit sehr schmalen Fasern wird als ,,*Myotubular Myopathy*" [49] bezeichnet. Die extrem schmalen Muskelzellen verharren in einem embryonalen Stadium. In den zentralen Bezirken der schmalen Zellen lassen sich ein Zellkern, Mitochondrien oder Myelinfiguren, die aus den Mitochondrien entstanden sind, nachweisen. Die Muskelzellen sind völlig frei von Myofilamenten. Es finden sich auch keine frühen Z-Bänder oder Ribosomen in diesen Zellen [48].

Literatur zum Kapitel II

1. BAJUSZ, E.: "Red" skeletal muscle fibers: relative independance of neural control. Science **145**, 938 (1964).
2. BECKMANN, R., u. E. MÖLBERT: Biochemische und elektronenmikroskopische Befunde bei progressiver Muskeldystrophie. Mschr. Kinderheilk. **110**, 216 (1962).
3. BUBENZER, H. J.: Die dünnen und die dicken Muskelfasern des Zwerchfells der Ratte. Z. Zellforsch. **69**, 520 (1966).
4. CAULFIELD, J. B., and E. S. WEBSTER: Electron microscopic observations on the dystrophic hamster muscle. Ann. N. Y. Acad. Sci. **138**, 151 (1966).
5. CHIAKULAS, J. J., and J. E. PAULY: A study of postnatal growth of skeletal muscle in the rat. Anat. Rec. **152**, 55 (1965).
6. COHEN, E., E. G. MURPHEY, and W. L. DONAHUE: Light and electron microscopic studies of myogranules in a child with hypotonic muscle weakness. Canad. med. Ass. J. **89**, 983 (1963).
7. COLEMAN, R. F., T. L. MUNSAT, C. M. PEARSON, A. W. NIENHUIS, L. R. THOMPSON, and W. J. BROWN: Histochemical detection of the carrier in various myopathies. Excerpta Medica Foundation, Amsterdam, Int. Congr. Ser. **154**, 15 (1967).
8. DAVID, H.: Elektronenmikroskopische Organpathologie. Berlin: Verlag Volk und Gesundheit 1967.
9. DUBOWITZ, V., and M. PLATTS: Central core disease of muscle with focal wasting. J. Neurol. Neurosurg. Psychiat. **28**, 432 (1965).
10. EMERY, A. E. H.: Carrier detection in sex-linked muscular dystrophy. Hum. Genet. **14**, 318 (1965).
11. ENGEL, W. K., T. WANKO, and G. M. FENICHEL: Nemaline myopathy: A second case. Arch. Neurol. (Chic.) **11**, 22 (1964).
12. GONATAS, N. K.: The fine structure of the rod-like bodies in nemaline myopathy and their relation to the z-disc. J. Neuropath. exp. Neurol. **25**, 409 (1966).
13. —, M. C. PEREZ, G. M. SHY, and J. EVANGELISTA: Central "core" disease of skeletal muscle. Ultrastructural and cytochemical observations in two cases. Amer. J. Path. **47**, 503 (1965).
14. —, G. M. SHY, and E. H. GODFREY: Nemaline myopathy. The origin of nemaline structures. New Engl. J. Med. **274**, 535 (1966).
15. HEYCK, H., G. LAUDAHN u. P.-M. CARSTEN: Enzymaktivitätsbestimmungen bei Dystrophia musculorum progressiva. IV. Die Serumenzymkinetik im präklinischen Stadium des Typus Duchenne während der ersten zwei Lebensjahre. Klin. Wschr. **44**, 695 (1966).
16. HUXLEY, H. E.: Muscle cells. In: The Cell. Edit. by BRACHET and MIRSKY. Vol. IV. New York: Academic Press 1960, p. 366.
17. — and W. BROWN: The low-angle x-ray diagram of vertebrate striated muscle and its behaviour during contraction and rigor. J. molec. Biol. **30**, 383 (1967).
18. JONASESCO, V., et N. LUCA: Espace extracellulaire et assimilation du glucose dans les myopathies et les affections neurogènes amyotrophiantes. Psychiat. et Neurol. (Basel) **151**, 328 (1966).
19. KARPATI, G., and W. K. ENGEL: Histochemical study of skeletal muscle in carriers of Duchenne dystrophy. Excerpta Medica Foundation, Amsterdam, Int. Congr. Ser. **154**, 15 (1967).
20. KETELSEN, U.-P., H. BERGER u. E. R. G. FREUND-MÖLBERT: Feinstrukturelle Befunde bei der progressiven oculären Muskeldystrophie unter besonderer Berücksichtigung der Mitochondrienveränderungen. Beitr. path. Anat. **138**, 223 (1968).

21. LUFT, R., D. IKKOS, C. PALMIERI, L. ERNSTER, and B. AFZELIUS: A case of severe hypermetabolism of nonthyroid origin with a defect in the maintenance of mitochondrial respiratory control: A correlated clinical, biochemical and morphological study. J. clin. Invest. **41**, 1776 (1962).
22. MEIER, H.: Muscular dystrophy, a hereditary disorder in mice: An inborn error of muscle differentiation. Excerpta Medica Foundation, Amsterdam, Int. Congr. Ser. **154**, 12 (1967).
23. MILHORAT, A. T., L. GOLDSTONE u. A. SHAFIQ: Der heutige Stand von Erforschung und Behandlung der Muskeldystrophie. In: Myopathien. Hrsg. von R. BECKMANN. Stuttgart: G. Thieme 1965, S. 6.
24. —, S. A. SHAFIQ, and L. GOLDSTONE: Changes in muscle structure in dystrophic patients, carriers and normal siblings seen by electron microscopy; correlation with levels of serum creatinephosphokinase (CPK). Ann. N. Y. Acad. Sci. **138**, 246 (1966).
25. MÖLBERT, E: Die Orthologie und Pathologie der Parenchymzelle im elektronenmikroskopischen Bild. Habilitationsschrift, Freiburg/Br. 1961.
26. — Elektronenmikroskopische Untersuchungen bei Myopathien. In: Päd. Fortbildungskurse Bd. 18. Basel u. New York: S. Karger 1966, S. 63.
27. — u. R. MARX: Elektronenmikroskopische Befunde bei Myopathien. In: Myopathien. Hrsg. von R. BECKMANN. Stuttgart: G. Thieme 1965, S. 89.
28. MOSER, H., U. WIESMANN, R. RICHTERICH u. E. ROSSI: Progressive Muskeldystrophie. VIII. Häufigkeit, Klinik und Genetik der Typen I und II. Schweiz. med. Wschr. **96**, 169 (1966).
29. — — — — Progressive Muskeldystrophie. VIII. Häufigkeit, Klinik und Genetik der Typen I und II. Schweiz. med. Wschr. **96**, 205 (1966).
30. MUKUNO, K.: The fine structures of the human extraocular muscles. I. A "laminated structure" in the muscle fibers. Folia ophthal. jap. **17**, 902 (1966).
31. MUMENTHALER, M.: L'histopathologie des myopathies. In: Päd. Fortbildungskurse Bd. 18. Basel u. New York: S. Karger 1966, S. 47.
32. MUNSAT, T. L., R. COLEMAN, H. PRICE, and C. M. PEARSON: Congenital myopathies. Excerpta Medica Foundation, Amsterdam, Int. Congr. Ser. **154**, 21 (1967).
33. NIENHUS, A. W., R. F. COLEMAN, W. J. BROWN, T. L. MUNSAT, and C. M. PEARSON: Nemaline myopathy. A histopathologic and histochemical study. Amer. J. clin. Path. **48**, 1 (1967).
34. NIHEI, T., and G. MONCKTON: Some aspects of ribosomal and nuclear activity in normal and dystrophic human muscle. Excerpta Medica Foundation, Amsterdam, Int. Congr. Ser. **154**, 10 (1967).
35. ORCI, L., W. G. FORSSMANN, A. MATTER, R. PICTET u. CH. ROUILLER: Phasenkontrastoptische und ultrastrukturelle Untersuchungen über Degenerationsformen der Skelettmuskelfasern von Laboratoriumstieren und vom Menschen. Z. Zellforsch. **84**, 24 (1968).
36. PADYKULA, H. A., and G. F. GAUTHIER: Morphological and cytochemical characteristics of fiber types in normal mammalian skeletal muscle. In: Exploratory concepts in muscular dystrophy and related disorders. Edit. by A. T. MILHORAT. Excerpta Medica Foundation, Amsterdam, Int. Congr. Ser. **147**, 117 (1967).
37. PEARCE, G. W.: Electron microscopy in the study of muscular dystrophy. Ann. N. Y. Acad. Sci. **138**, 138 (1966).
38. —, J. M. S. PEARCE, and J. N. WALTON: The Duchenne type muscular dystrophy: histopathological studies of the carrier state. Brain **89**, 109 (1966).
39. PORTER, K. R., u. M. A. BONNEVILLE: Einführung in die Feinstruktur von Zellen und Geweben. Berlin-Heidelberg-New York: Springer 1965.
40. SCHMALBRUCH, H.: Fasertypen der menschlichen Muskulatur. Klin. Wschr. **45**, 755 (1967).
41. SHAFIQ, S. A., A. T. MILHORAT, and M. A. GORYCKI: Giant mitochondria in human muscle with inclusions. Arch. Neurol. (Chic.) **17**, 666 (1967).
42. SHY, G. M., and N. K. GONATAS: Human myopathy with giant abnormal mitochondria. Science **145**, 493 (1964).
43. — Chemical abnormalities associated with muscle disease. Arch. phys. Med. **47**, 126 (1966).
44. — Chemical and morphological abnormalities in muscle disease. Ann. N. Y. Acad. Sci. **138**, 232 (1966).

45. —, W. K. Engel, J. E. Somers, and T. Wanko: Nemaline myopathy. Brain **86**, 793 (1963).
46. —, N. K. Gonatas, and M. Perez: Two childhood myopathies with abnormal mitochondria. I. Megaconial myopathy. II. Pleoconial myopathy. Brain **89**, 133 (1966).
47. — and K. R. Magee: A new congenital non-progressive myopathy. Brain **79**, 793 (1956).
48. Spiro, A. J., and C. Kennedy: Hereditary occurrence of nemaline myopathy. Arch. Neurol. (Chic.) **13**, 155 (1965).
49. —, G. M. Shy, and K. N. Gonatas: Myotubular myopathy. Persistence of fetal muscle in an adolescent boy. Arch. Neurol. (Chic.) **14**, 1 (1966).
50. Stein, J. M., and H. A. Padykula: Histochemical classification of individual skeletal muscle fibers of the rat. Amer. J. Anat. **110**, 103 (1962).
51. Stockinger, L.: Struktur der Skelettmuskulatur unter besonderer Berücksichtigung der Elektronenmikroskopie. Neurol. psychiat. **6**, 418 (1967).
52. Walton, J. N., D. Gardner-Medwin, and P. Hudgson: Carrier detection in the Duchenne type muscular dystrophy. Excerpta Medica Foundation, Amsterdam, Int. Congr. Ser. **154**, 14 (1967).
53. Wechsler, W.: Comparative electron microscopic studies on various forms of muscle atrophy and dystrophy in animals and man. Ann. N. Y. Acad. Sci. **138**, 113 (1966).
54. Wijngaarden, G. K. van, J. Bethlem, A. E. F. H. Meijer, W. Ch. Hülsmann, and C. A. Feltkamp: Skeletal muscle disease with abnormal mitochondria. Brain **90**, 577 (1967).
55. Zintz, R.: Dystrophische Veränderungen in äußeren Augenmuskeln und Schultermuskeln bei der sog. progressiven Graefeschen Ophthalmoplegie. In: Progressive Muskeldystrophie, Myotonie, Myasthenie. Hrsg. von E. Kuhn. Berlin-Heidelberg-New York: Springer 1966, S. 109.

Kapitel III

Die Biochemie der progressiven Muskeldystrophie

Abkürzungen

(EC = Schlüsselzahlen der Enzymkommission der International Union of Biochemistry)

ADP	Adenosindiphosphat	LDH	Lactatdehydrogenase
AL	Alanin		(EC 1.1.1.27)
ALD	Fructose-1,6-diphosphat-	LEU	Leucin
	Aldolase (EC 4.1.2.13)	LYS	Lysin
AMP	Adenosinmonophosphat	MDH	Malatdehydrogenase
ARG	Arginin		(EC 1.1.1.37)
ASP	Asparagin	METH	Methionin
ASP-S	Asparaginsäure	METH-	
ATP	Adenosintriphosphat	SULFOXYD	Methionin-Sulfoxyd
ATPase	Adenosintriphosphatase	METHYL-	
	(EC 3.6.1.4)	HIST	Methylhistidin
CcR I	$NADH_2$-Cytochrom-c-	MK	Myokinase (Adenylat-
	Reduktase (EC 1.6.2.1)		kinase) (EC 2.7.4.3)
CcR II	$NADPH_2$-Cytochrom-c-	NAD	Nicotinamidadenin-
	Reduktase (EC 1.6.2.3)		dinucleotid
CPK	Kreatin(phospho)kinase	NADP	Nicotinamidadenin-
	(EC 2.7.3.2)		dinucleotidphosphat
CTP	Cytidintriphosphat	ORN	Ornithin
ENOL	Enolase (EC 4.2.1.11)	PFA	Fructose-1-phosphat-
FDPase	Fructose-1,6-diphos-		Aldolase (Phosphofruct-
	phatase (EC 3.1.3.11)		aldolase) (EC 4.1.2.7)
FUM	Fumarase (EC 4.2.1.2)	PGDH	6-Phosphogluconat-
GAPDH	Glycerinaldehydphos-		dehydrogenase
	phatdehydrogenase		(EC 1.1.1.43)
	(EC 1.2.1.12)	PGI	Phosphoglucose-
GDH	α-Glycerophosphat-		Isomerase (EC 5.3.1.9)
	dehydrogenase	PGK	Phosphoglyceratkinase
	(EC 1.1.1.8)		(EC 2.7.2.3)
GDP	Guanosindiphosphat	PGluM	Phosphoglucomutase
GLDH	Glutamatdehydrogenase		(EC 2.7.5.1)
	(EC 1.4.1.3)	PGM	Phosphoglyceratmutase
GLUT-S	Glutaminsäure		(EC 5.4.2.1)
GLY	Glycin (Glykokoll)	PK	Pyruvatkinase
GOT	Glutamat-Oxalacetat-		(EC 2.7.1.40)
	Transaminase (EC 2.6.1.1)	PROL	Prolin
GPT	Glutamat-Pyruvat-	SAR	Sarkosin
	Transaminase (EC 2.6.1.2)	SDH	Sorbitdehydrogenase
GTP	Guanosintriphosphat		(EC 1.1.1.14)
G-6-PDH	Glucose-6-phosphat-	SER	Serin
	dehydrogenase	TAUR	Taurin
	(EC 1.1.1.49)	THRE	Threonin
HIST	Histidin	TIM	Triosephosphatisomerase
HK	Hexokinase (EC 2.7.1.1)		(EC 5.3.1.1)
ICDH	Isocitratdehydrogenase	TYR	Tyrosin
	(NADP) (EC 1.1.1.42)	UDP	Uridindiphosphat
IDP	Inosindiphosphat	UDPG	Uridindiphosphatglucose
ISOLEU	Isoleucin	UTP	Uridintriphosphat
ITP	Inosintriphosphat	VAL	Valin

1. Einführung

Im Jahre 1962 wurde von den hervorragenden französischen Forschern JEAN-CLAUDE DREYFUS und GEORGES SCHAPIRA erstmalig eine Zusammenstellung und kritische Bewertung aller bis dahin bekannten biochemischen Untersuchungsergebnisse bei den erblichen Myopathien vorgenommen [253]. Die unter dem Titel „Biochemistry of Hereditary Myopathies" veröffentlichte Monographie hat großes Interesse hervorgerufen und die Forschung auf diesem Gebiet wesentlich stimuliert. Seitdem hat die Zahl der Einzelbefunde außerordentlich zugenommen, wobei besonders die verschiedenen Formen der progressiven Muskeldystrophien mit einer Fülle neuer Untersuchungsergebnisse hervorragen. Zwar konnte die molekulare Genetik dieser Leiden immer noch nicht geklärt werden, doch hat die moderne biochemische Forschung einige Anhaltspunkte geliefert und die Richtung für zukünftige, möglicherweise Erfolg versprechende Untersuchungen gewiesen.

Biochemische Befunde bei den menschlichen progressiven Muskeldystrophien finden sich in großer Zahl verstreut in der gesamten Weltliteratur. In diesem Beitrag wird versucht, die Befunde so vollständig wie möglich zu erfassen, zu ordnen und einander vergleichend gegenüberzustellen, so daß der gegenwärtige Stand der Forschung sichtbar wird. Zur Verbesserung der Übersichtlichkeit dienen Tabellen, in denen — nach Stoffwechselbereichen getrennt — die Untersuchungsergebnisse in der Muskulatur, im Blut oder Serum und im Harn zusammengestellt wurden. In dem klinisch besonders wichtigen Kapitel über die Enzymologie werden auch die entsprechenden Befunde bei den neurogenen Muskelatrophien zum Vergleich herangezogen. Ferner werden die Ergebnisse biochemischer Untersuchungen bei der erblichen Muskeldystrophie der Maus und bei der E-Avitaminose verschiedener Laboratoriumstiere in Übersichtstabellen mit den bei der menschlichen Muskeldystrophie erhobenen Befunden verglichen. Im Text der einzelen Kapitel finden die Untersuchungsergebnisse bei den tierischen Myopathien nur dann Berücksichtigung, wenn sie zum Verständnis entsprechender Befunde bei der menschlichen Muskeldystrophie beitragen können oder wenn derartige Untersuchungen beim Menschen noch nicht gemacht wurden, aber möglich sind und richtungsweisend sein können.

Zur Beurteilung der hier zusammengestellten biochemischen Befunde ist noch eine Vorbemerkung notwendig. Die Fülle der Ergebnisse kann den Eindruck hervorrufen, daß die pathologische Biochemie der Muskeldystrophie schon erstaunlich vielseitig, gut und gründlich durchuntersucht ist. Die Verläßlichkeit vieler Befunde läßt jedoch zu wünschen übrig, da nicht selten Untersuchungsverfahren angewendet wurden, die mit erheblichen methodischen Mängeln behaftet sind. Außerdem ist ein Vergleich der von verschiedenen Untersuchern erhobenen Befunde oft schwierig oder unmöglich, da keine einwandfreie Klassifikation der Patienten nach Krankheitsformen erfolgte oder Angaben über Dauer und Schwere des Leidens im Einzelfall fehlen. Ferner haben die wenigsten Untersucher ihre Versuchsergebnisse statistisch überprüft; das gilt besonders für die Muskelanalysen und erklärt sich nicht zuletzt durch den jeweiligen Mangel an einem ausreichend großen Normalkollektiv als Vergleichsbasis für die Meßdaten im kranken Gewebe. Diese Tatsachen sollten Veranlassung geben, die Befunde mit der notwendigen Kritik zu beurteilen. Da viele der genannten Faktoren leider auch heute noch bei klinisch-biochemischen

Untersuchungen vernachlässigt werden, wird in den einzelnen Kapiteln auf die Problematik spezieller Untersuchungsverfahren und auf die wichtigsten Grundlagen zur Bewertung der Befunde näher eingegangen.

2. Störungen in einzelnen Stoffwechselbereichen

2.1 Kohlenhydrat-Stoffwechsel

Zahlreiche ältere und neuere Befunde beweisen, daß der Kohlenhydrat-Stoffwechsel bei der Muskeldystrophie wesentlich gestört ist. Eine Zusammenstellung der in der Literatur veröffentlichten Untersuchungsergebnisse findet sich in Tabelle III.1. In der *Muskulatur* läßt sich eine Verminderung des Glykogens feststellen, die dem histopathologischen Schweregrad der Krankheit nicht immer parallel geht. Bestimmungen des Muskelglykogens bei Gesunden während einer Belastung am Fahrradergometer haben ergeben, daß unter der Arbeitsbelastung das Glykogen abnimmt, nach Arbeitsende aber bald wieder ansteigt [82]. Daraus könnte geschlossen werden, daß für den wechselnden Glykogengehalt der dystrophischen Muskulatur auch die funktionelle Belastungsfähigkeit der befallenen

Tabelle III.1 *Quantitative Abweichungen von Substraten und Metaboliten des Kohlenhydrat-Stoffwechsels bei Patienten mit progressiver Muskeldystrophie*

Substrat	Muskulatur	Blut bzw. Serum	Harn
Brenztraubensäure	normal bis leicht erhöht [676, 677]	normal [189, 364, 451, 453] erhöht [64, 540, 572, 573, 676, 677, 712, 760]	—
Citronensäure	normal bis leicht erhöht [676, 677]	erniedrigt [387, 453, 676, 677]	normal [677]
Glucose	—	normal [197, 198, 393, 394, 395, 441, 676, 833, 955] Halbwertszeit injizierter Glucose verlängert [455]	—
Glucose-6-phosphat	normal bis leicht erniedrigt [399]	normal [540]	—
Glykogen	normal bis erniedrigt [208, 253, 290. 291, 399, 932, 969]	—	—
α-Ketoglutarsäure	—	erhöht [540, 676, 677]	—
Milchsäure	erniedrigt [115, 208, 795, 888] leicht erhöht [399]	leicht bis deutlich erhöht [364, 451, 453, 540. 676, 760]	—
Oxalessigsäure	—	normal [676, 677]	—
Pentose(n)	—	—	normal [591, 748, 793, 971]
Polysaccharide	—	erhöht [645]	—

Muskelgruppen eine Rolle spielt. Weder die Glykogenabnahme noch die Veränderungen der anderen bisher untersuchten Stoffwechselzwischenprodukte sind typische Symptome der Muskeldystrophie: Gleichartige oder ähnliche Befunde können auch bei anderen Myopathien erhoben werden und müssen als pathogenetisch bedeutungslose Folgeerscheinungen angesehen werden [253].

Einen besseren Einblick in den Kohlenhydrat-Stoffwechsel geben die *Blutuntersuchungen*, zumal hier durch geeignete Funktions- oder Belastungsproben charakteristische Störungen des Glucoseumsatzes leichter erkannt werden können.

Die Hypoglykämie, die nach älteren Untersuchungen [466, 600] ein charakteristisches Symptom der Muskeldystrophie sein sollte, läßt sich mit moderner Methodik nicht bestätigen. Übereinstimmend werden heute stets normale Nüchternblutzuckerwerte bei den Patienten gefunden. Dagegen fallen jedoch Glucosetoleranz-Proben deutlich pathologisch aus: nach oraler oder intravenöser Zufuhr von Glucose steigt der Blutzucker entweder stärker an als bei Gesunden, oder die Blutzuckerkurve zeigt mit einem verzögerten Abfall einen diabetischen Verlaufstyp (vgl. Tabelle III.2). Dieses Verhalten ist um so ausgeprägter, je weiter fortgeschritten die Krankheit ist [395]. Identische Blutzuckerkurven erhält man auch nach der intramuskulären Injektion vom 2 mg Glucagon. Beim Adrenalintoleranz-Test ist der Blutzuckeranstieg zwar geringer, doch fallen die Werte ebenfalls verzögert zum Ausgangsbereich ab. Aus den Versuchen kann geschlossen werden, daß die Glykogenmobilisation aus der Leber offenbar normal ist, der Verbrauch der freigesetzten oder zugeführten Glucose aber langsamer als normal erfolgt. Dafür spricht auch die verlängerte Halbwertszeit i. v. injizierter Glucose [455] und die geringere arterio-venöse Differenz der Glucose in den Femoralgefäßen [248, 451]. Ebenso zeigen der Insulintoleranz-Test [101, 198, 199, 201, 609] und der Tolbutamid-Test [101, 191] die herabgesetzte Glucoseutilisation.

Die erwähnten Belastungsproben führen bei Gesunden stets zu einem gleichzeitigen Abfall des anorganischen Phosphats und des Kaliums im Serum. Diese Veränderungen treten bei Patienten mit Muskeldystrophie nicht auf oder sind nur sehr gering ausgeprägt. Daraus wurde geschlossen, daß bei der Muskeldystrophie auch die intramuskulären Phosphorylierungsprozesse in vermindertem Umfang ablaufen [395, 959]. Vermutlich können alle Beobachtungen, die die verzögerte Glucoseutilisation deutlich machen, ausschließlich auf die Volumenreduktion der gesunden Muskelmasse zurückgeführt werden. Dafür spricht auch, daß die Belastungsproben immer pathologischer ausfallen, je weiter die Krankheit und damit der Muskelschwund fortschreitet. Die herabgesetzte Glucoseutilisation läßt die Frage aufkommen, ob der nicht verwertete Zucker möglicherweise der Lipogenese zugeführt wird und daraus der erhöhte Fettgehalt der dystrophischen Muskulatur erklärt werden kann [395]. Für diese Hypothese gibt es zwar gewisse Anhaltspunkte die aus dem Verhalten der Enzyme des Pentosephosphat-Shunts in der dystrophischen Muskulatur abgeleitet werden können (s. S. 181 ff.); der Beweis für eine gesteigerte Lipidsynthese steht jedoch noch aus.

Durch die gleichzeitige Gabe eines Biguanids mit Glucose konnten HERSCHBERG u. COIRAULT [395] bei Muskeldystrophie-Patienten, die nach Glucose allein mit einem pathologischen Blutzuckeranstieg reagierten, die Verlaufskurve normalisieren. Einige Patienten wurden deshalb über mehrere Monate mit Biguaniden behandelt. Der normalisierende Effekt auf den Blutzucker hielt für die Dauer der

Tabelle III.2 *Funktionsuntersuchungen des Kohlenhydrat-Stoffwechsels bei Muskeldystrophie*

Test	Methodik	Ergebnis	Literatur
1. Adrenalin-toleranz-Test	0,01 ml 1:1000/kg s.c.	pathologisch: subnormaler Glucoseanstieg und verzögerter -abfall, geringerer Abfall von anorganischem Phosphat, Kalium und Gesamt-CO_2 im Serum als bei Gesunden	[191, 201, 275, 307]
2. Biguanid-Test	1,0 g N,N-Dimethyl-guanylguanidin gleichzeitig mit 1,0 g Glucose/kg p.o.	Normalisierung des Blutzucker-verlaufs bei Patienten, die nach Glucose allein (s. 4) mit patholo-gisch erhöhten Werten reagieren. Ohne Einfluß bei Patienten mit normalen Glucosebelastungs-Kurven.	[395]
3. Glucagon-Test	2,0 mg i.m.	pathologisch: stärkerer Anstieg und verzögerter Abfall der Blut-zuckerwerte (diabetischer Typ)	[393, 394, 395]
4. Glucosetoleranz-Test	a) 0,5—1,0 g/kg i.v.	pathologisch: diabetischer Ver-laufstyp der Blutzuckerwerte, geringerer Abfall des anorgani-schen Serumphosphats normal: Blutzucker- und Phosphatänderungen nicht signifikant	[395] [198, 199]
	b) 1,0 g/kg p.o. oder 15 g/m² Körper-oberfläche i.v.	pathologisch: diabetischer Ver-laufstyp der Blutzuckerwerte (bei wenigen Patienten allerdings auch normaler Ausfall [395, 451])	[394, 395]
5. Insulintoleranz-Test	a) 0,1—0,3 E/kg i.v.	pathologisch: 30 min nach In-jektion geringerer Abfall von Blutzucker, anorganischem Phosphat, Serum-Kalium und Gesamt-CO_2 als bei Gesunden	[101, 198, 199, 201]
	b) 0,1 E/kg i.v., zu-sätzlich 0,5 g Glucose/kg p.o.	pathologisch: Hyperglykämie anstelle einer Hypoglykämie; keine Serum-Phosphat- und -Kaliumänderungen	[101, 199, 609]
6. Tolbutamid-Test	1,0 g i.v. bzw. 20 mg/kg i.v.	pathologisch: geringerer Abfall der Blutzuckerwerte in der Zeiteinheit	[101, 191]

Therapie an, hörte aber mit dem Absetzen der Behandlung sofort auf. Nach dem heutigen Stand unserer Kenntnisse erhöhen die Biguanide die Zellpermeabilität für Glucose im Muskelgewebe und potenzieren vermutlich auch die blutzucker-senkende Wirkung des Insulins. Da sie gleichzeitig die Lipogenese hemmen, sollte dieser interessante Therapieversuch nicht unbeachtet bleiben, sondern unter Ein-beziehung moderner biochemischer Untersuchungsverfahren des Kohlenhydrat- und Fett-Stoffwechsels wiederholt werden.

Die Erhöhung der Brenztraubensäure im Serum ist ein unspezifischer Befund, der auch bei vielen anderen Krankheiten sowie bei neuralen und spinalen Muskelatrophien vorkommt [538, 677] (s. Tabelle III.1). Beim Gliedergürteltyp und bei der facio-scapulo-humeralen Form der Muskeldystrophie kommen anscheinend öfter erhöhte Werte vor als bei der Duchenne-Form [364]. Ein ähnliches Verhalten zeigt der Lactatspiegel im Blut. Die arterio-venöse Milchsäuredifferenz ist bei den Patienten normal bis leicht erhöht [248]. Als Zeichen der gestörten Glykose steigt die venöse Milchsäurekonzentration bei Vorderarmarbeit in Ischämie weniger stark an als bei muskelgesunden Kontrollpersonen [453]. Ein auffälliger Befund ist die signifikante Erniedrigung des Citronensäure-Spiegels im Blut, die von allen Myopathien ausschließlich bei der Muskeldystrophie vorkommen soll [387, 453, 676, 677]. Eine Abhängigkeit der Citronensäurewerte vom Lebensalter des Patienten oder vom Krankheitstyp bzw. eine Korrelation mit dem Verlauf oder der Dauer des Leidens konnte nicht nachgewiesen werden. Auch bei Müttern und Brüdern von Duchenne-Patienten sowie bei Geschwistern und Kindern von Patienten mit der Gliedergürtel-Form ist die Citronensäure-Konzentration im Blut häufig erniedrigt. Die Ursache für diesen Befund könnte in einem spezifischen Enzymdefekt innerhalb der Leber oder Niere beruhen [676—678].

Im *Harn* von Patienten mit Muskeldystrophie ist der Gehalt an Citronensäure normal [677]. Längere Zeit galt als typischer Befund eine Ribosurie [239, 448, 638, 703, 950, 951]. Mit modernen, chromatographischen Untersuchungsverfahren ließ sich jedoch nachweisen, daß dieser mit colorimetrischen Methoden erhobene Befund nicht zutrifft und die Pentoseausscheidung tatsächlich normal ist [591, 748, 793, 971]. Freie Ribose findet sich überhaupt nicht im Harn, und die gebundene Ribose ist bei Gesunden wie Muskeldystrophie-Patienten in gleich geringer Menge vorhanden [793].

2.2 Eiweiß-Stoffwechsel

Die Befunde über quantitative Abweichungen von Substraten und Metaboliten des Proteinstoffwechsels in Muskulatur, Blut und Harn von Muskeldystrophie-Patienten wurden in Tabelle III.3 zusammengestellt. Ein auffälliger Befund ist die Verminderung freier *Aminosäuren* in der Muskulatur, die mit einer entsprechenden Erhöhung der Serumkonzentrationen und vor allem mit einer erheblichen Aminoacidurie verbunden ist. Die Hyperaminoacidurie wurde erstmalig 1948 von AMES u. RISLEY [13] beschrieben und seitdem von zahlreichen Nachuntersuchern bestätigt. Sie kommt fast ausschließlich bei der Muskeldystrophie vom Typ Duchenne und Becker-Kiener vor, fehlt meist bei Kranken mit dem Gliedergürtel-Typ und der facio-scapulo-humeralen Form der Krankheit [175, 460], kann jedoch bei Patienten mit Myotonia dystrophica auftreten [91]. Bei spinalen Muskelatrophien und entzündlichen Muskelkrankheiten wurde ebenfalls keine Hyperaminoacidurie gefunden [175].

Der Befund ist aber auch bei Duchenne-Kranken nicht ganz konstant oder einheitlich: die vermehrte Ausscheidung kann einzelne oder alle Aminosäuren betreffen, im Verlauf wechseln Hyperaminoacidurien und Normalbefunde, und bei fortgeschrittenen Fällen werden einzelne Aminosäuren auch in verminderter Konzentration ausgeschieden [50, 80, 161, 331, 920]. Es wird vermutet, daß die

Ausscheidungsgrößen ähnlich wie bei Tieren ernährungsbedingt schwanken können [130, 717]; therapeutische Maßnahmen haben offenbar kaum einen Einfluß [17, 80]. Bei längerer Dauer der Krankheit geht im allgemeinen die Gesamtmenge der freien Aminosäuren im Harn zurück [431]. Interessanterweise kommen Hyperamino-

Tabelle III.3   *Quantitative Abweichungen von Substraten und Metaboliten des Protein-Stoffwechsels bei Patienten mit progressiver Muskeldystrophie*

Substrat	Muskulatur	Blut bzw. Serum	Harn
Amino-säuren, freie	erhöht (ASP-S, GLUT-S, METH-SULFOXYD, ORN, SER) [644] erniedrigt (ARG, LYS, TAUR) [644] erniedrigt (ARG, ASP, ASP-S, GLUT-S, GLY, HIST, LEU, LYS, METH, THRE, TYR, VAL) [662]	erhöht (GLY, ISO-LEU, LEU, LYS; vermindert AL) [292, 431, 684] (im Liquor normal [292])	erhöht: AL [67, 80, 175, 644], ARG [175, 440, 508], GLUT-S [80, 644], GLY [67, 80, 175, 372, 431, 440, 644, 917], HIST [67, 80, 175, 648, 917], ISOLEU [91, 440], LEU [91, 175, 440], LYS [67, 175, 917], METH [91, 175, 440], METH-SULFOXYD [644], METHYL-HIST [91], PROL [175, 508, 917], SAR [91, 644], SER [67, 644], TAUR [80, 440, 644, 648], THRE [67, 440, 508], TYR [175], VAL [91, 440] normal: Hydroxyprolin [496]
Guanidin-essigsäure (Glyko-cyamin)	—	normal [189] erhöht [175]	normal [189] erhöht [175, 880]
Kreatin	erniedrigt [146, 314, 630, 666, 777, 794, 795, 932, 969]	erhöht [72, 73, 189, 197, 899]	erhöht [189, 323, 554, 622, 630, 899, 956 u. v. a.]
Kreatinin	erniedrigt [115]	erniedrigt [167, 189, 197, 439, 466, 655]	erniedrigt [189, 603, 613, 622, 899, 932, 956]
Peptide Anserin	erniedrigt [253]	—	erhöht [735]
Carnosin	erniedrigt [253]	—	erhöht [735]
Prolyl-hydroxy-prolin	—	—	vereinzelt erhöht [494]
Proteine Gesamt-protein	stark erniedrigt [244, 399, 401, 428, 540, 794, 889, 969]	normal [64, 197, 700, 899] oft erniedrigt [654]	—
Albumine	keine signifikanten Abweichungen [330]	normal bis erniedrigt [64, 197, 654]	—
Globuline	keine signifikanten Abweichungen [330]	normal bis erhöht [64, 197, 654]	—

Tabelle III.3 Fortsetzung

Substrat	Muskulatur	Blut bzw. Serum	Harn
Elektro-phore-tische Auf-trennung	keine signifikanten Abweichungen [548]	α-Globuline erhöht [64, 183, 257, 449, 450, 459, 562, 563, 610, 675, 698, 700, 955] β-Globuline erhöht [449, 700, 955] Immunelektrophore-tisch: zusätzliche Bande im β_1-Bereich [27, 28, 29] γ-Globuline erhöht [64]	— — —
Elastin	stark erhöht [244]	—	—
Kollagen	stark erhöht [244, 246, 428, 794, 968]	—	—
Myosin	erniedrigt [147, 427, 648, 827, 945, 968]	—	—
Proteide Glyko-proteide	—	nach elektrophore-tischer Trennung: Acetylneura-minsäure erhöht, Fucose normal, Hexosamine, Hexosen erniedrigt [700]	Mucoproteide erhöht [123, 154]
Lipo-proteide	—	α- und β-Lipoproteide normal bis leicht erhöht [292, 610, 700]	—
Myoglobin	erniedrigt [150, 151, 432, 608]	—	gelegentlich Myoglobinurie [2, 566]
SH-Gruppen (Frei und Gesamt)	—	leicht erniedrigt [764]	—

acidurien auch bei heterozygoten Anlageträgerinnen der Duchenneschen Muskel-dystrophie, bei Müttern und selbst bei Vätern von Kranken vor [67, 91, 431].

In Tabelle III.3 sind diejenigen Aminosäuren aufgeführt, deren gesteigerte Ausscheidung besonders auffällig ist. Daneben wird auch eine Anzahl bisher unidentifizierter Aminosäuren und einzelner guanylierter Aminosäuren, die im Normalharn praktisch nicht zu beobachten sind, ausgeschieden [91, 175]. Obwohl Zahl und Menge der ausgeschiedenen Aminosäuren im Einzelfall von der Größe der tubulären Rückresorption beeinflußt werden [80, 349, 917], ist die Hyperamino-acidurie sicherlich nicht die Folge einer primären oder sekundären Hemmung der

tubulären Rückresorption, wie z. B. von BRICK [130] angenommen wurde. Auch
eine kompetitive Hemmung der Rückresorption durch die hohe auszuscheidende
Kreatinmenge ist nicht wahrscheinlich, da zwischen der Größe der Aminoacidurie
und Kreatinurie keine Korrelation besteht [80]. Als Ursache der erhöhten Blut-
spiegel und Ausscheidungsrate der Aminosäuren kommt vor allem ihr gesteigerter
Efflux aus dem dystrophischen Muskelgewebe in Frage [13].

Eine weitere Rolle kann auch die Unfähigkeit der kranken Muskelzellen spielen,
die angebotenen Aminosäuren richtig zu verwerten [175, 431]. Ein relativ konstanter Befund ist die oft hochgradig vermehrte Ausscheidung von Glycin. Unter
Berücksichtigung der gleichzeitig vorhandenen Argininurie wurde von CLOTTEN
[175] auf die Möglichkeit hingewiesen, daß die Mehrausscheidung gerade dieser
beiden Aminosäuren auf einer partiellen Transamidierungsstörung in der Muskelzelle beruhen könnte. Daß die Transamidierung nicht völlig blockiert ist, geht aus
der stark vermehrten Ausscheidung von Guanidinessigsäure hervor. Andererseits
hält es CLOTTEN auch für denkbar, daß sich hier ein frustaner Versuch des Organismus widerspiegelt, durch vermehrte Anlieferung beider Aminosäuren die
Kreatinsynthese zu steigern. Dabei kann die Arginin-Glycin-Transamidase zuerst
noch voll aktiv sein, um erst im späteren Verlauf durch den sich konsekutiv ansam-
melnden Ornithin-Überschuß gehemmt zu werden. Eine erhöhte Ornithin-Kon-
zentration im Muskel wurde tatsächlich nachgewiesen [644]. Daraus ließe sich
zwanglos die Glycin-Argininurie und die gesteigerte Ausscheidung der Guanidinessigsäure erklären. Die erhöhte Konzentration der Guanidinessigsäure in Blut und
Harn [175, 880] läßt auch vermuten, daß dieses Zwischenprodukt der Kreatinsynthese durch das Unvermögen der kranken Muskelzelle, aktives Methionin zu
bilden, nicht methyliert werden kann und deshalb ausgeschieden wird [175, 411].
Daraus würde sich auch die vermehrte Ausscheidung von freiem Methionin erklären. Vorläufig läßt sich die Gesamtheit der Befunde jedoch schwer interpretieren,
und es sind noch viele weitere Untersuchungen notwendig, um die Pathologie des
Aminosäure-Stoffwechsels bei der Muskeldystrophie wirklich aufzuklären.

Zu den klassischen, pathologisch-biochemischen Befunden bei der Muskeldystrophie gehören die Veränderungen im Stoffwechsel des *Kreatins*: meist besteht
eine starke Kreatinurie, während die Ausscheidung des Kreatinins vermindert ist.
Dieser Befund, der erstmalig 1909 von LEVENE u. KRISTELLER [554] beschrieben
wurde, konnte von zahlreichen Nachuntersuchern bestätigt werden. Zunächst
bestand die Hoffnung, hiermit eine spezifische Stoffwechselstörung bei der Muskeldystrophie erfaßt zu haben, die möglicherweise sogar für die Pathogenese der
Krankheit von Bedeutung sein könnte. Diese Hoffnung hat sich nicht erfüllt. So
findet man eine gesteigerte Kreatinurie und eine Verminderung der Kreatininausscheidung auch bei vielen neurogenen Muskelatrophien und bei toxisch, entzündlich oder ischämisch bedingten Myopathien [189, 520, 624—626, 628, 697,
884, 948, 1000, 1013].

Bei der Duchenneschen Form ist die Kreatinurie gewöhnlich ausgeprägt, während sie bei den übrigen Formen oft erst in den fortgeschrittenen Stadien auftritt.
Auch im Serum von Duchenne-Patienten lassen sich erhöhte Kreatin- und erniedrigte Kreatininkonzentrationen nachweisen. Beide Substanzen sind dagegen in
der Muskulatur bei allen Dystrophieformen erniedrigt, wobei die Kreatin-Vermin-
derung wiederum bei den Duchenne-Kranken am stärksten ausgeprägt ist [969].

Nach unseren heutigen Kenntnissen ist die Kreatinsynthese, die „prämuskulär", d.h. in Leber, Niere und Pankreas stattfindet, bei der Muskeldystrophie nicht gestört [72, 73, 116, 825]. Die pathologischen Serum- und Harnbefunde sind deshalb entweder eine einfache Folge der verminderten Muskelmasse (Kreatinangebot übersteigt den Bedarf) oder kommen durch eine Störung des intramuskulären Kreatinstoffwechsels bzw. eine Kombination beider Möglichkeiten zustande. Durch verschiedene Untersuchungsmethoden wurde versucht, diesen Mechanismus aufzuklären.

So fällt der *Kreatintoleranz-Test* bei allen Kranken pathologisch aus: nach oraler Gabe von 10—30 mg Kreatin pro Kilogramm Körpergewicht kommt es zu einer länger anhaltenden Hyperkreatinämie und vermehrten Kreatinurie; im Gegensatz zu Gesunden, die 70—100% der eingegebenen Menge retinieren, scheiden die Patienten den größten Teil wieder aus [116, 189, 197, 325, 411, 621, 623, 899]. Wird aus der Diät vorübergehend das Eiweiß ganz fortgelassen, so nimmt die Kreatinurie ab und hört schließlich fast ganz auf [116]. Daraus kann gefolgert werden, daß im Harn der Patienten stets der Überschuß an neu synthetisiertem Kreatin gefunden wird, die Kreatinurie also nicht durch einen Efflux des Muskelkreatins aus den geschädigten Zellen zustandekommt. Nach Zufuhr von N^{15}-markiertem Glycin kommt es bei den Kranken zu einer schnellen Ausscheidung von markiertem Kreatin und einer nur sehr geringen Menge von markiertem Kreatinin [72, 73]. Dieser Befund spricht für eine Störung in der Entstehung oder im Abbau des Kreatinphosphats [1002]; denn nach heutiger Anschauung wird das Kreatinin aus dem Kreatin gebildet, das bei der Muskeltätigkeit durch den Zerfall von Kreatinphosphat entsteht und nicht wieder in den Phosphorylierungsprozeß einbezogen wird.

Aus der Gesamtheit der Versuche geht hervor, daß endogen gebildetes wie exogen zugeführtes Kreatin in der erkrankten Muskulatur nicht fixiert wird. Nun ist auch das Kreatinphosphat in der dystrophischen Muskulatur deutlich vermindert [651, 667, 794, 932, 969], und außerdem findet sich eine Aktivitätsabnahme der Kreatinphosphokinase (CPK), d.h. desjenigen Enzyms, das die Bildung von Kreatinphosphat aus ATP und Kreatin katalysiert. Aus diesen Befunden entstand die Hypothese von einer Phosphorylierungsstörung des Kreatins als Ursache der Kreatinurie: Der CPK-Verlust hat eine geringere Bildung von Kreatinphosphat zur Folge und führt damit auch zu einer Ausscheidung des überschüssigen Kreatins mit dem Harn [932]. Diese Hypothese besitzt eine gewisse Wahrscheinlichkeit für die fortgeschrittenen Stadien der Duchenneschen Muskeldystrophie. Für die Frühstadien bzw. bei muskeldystrophischen Kindern bis zum 8. Lebensjahr trifft sie sicherlich nicht zu; denn hier ist weder die CPK vermindert noch findet sich eine vermehrte Kreatinausscheidung, obwohl klinische und andere biochemische Symptome deutlich ausgeprägt sind (s. auch S. 155). Es muß deshalb z.Z. angenommen werden, daß die Veränderungen im Kreatinstoffwechsel keine pathogenetische Bedeutung für die Muskeldystrophie haben, sondern nur Folgeerscheinungen des dystrophischen Prozesses sind. Welche intracellulären Vorgänge jedoch im einzelnen die Kreatinstoffwechselstörung bedingen, kann auch heute noch nicht übersehen werden.

Ein weiterer interessanter Befund ist die Verminderung von *Anserin* (β-Alanylmethylhistidin) und *Carnosin* (β-Alanylhistidin) in der dystrophischen Muskulatur;

beide Peptide werden im Harn in erhöhter Konzentration ausgeschieden [253, 735].
Über die physiologische Bedeutung dieser Substanzen in der menschlichen Muskulatur ist praktisch nichts bekannt. In der Muskulatur einiger Tierarten wirkt
Anserin als Hemmstoff verschiedener Enzyme, so z.B. der CPK, der Myosin-ATPase und der Mg^{++}-aktivierbaren ATPase; β-Alanin oder 1-Methylhistidin
allein haben diese Wirkung nicht [590]. Im Gegensatz dazu aktiviert Carnosin
bei der Ratte (nicht beim Kaninchen) die Skeletmuskel-CPK; beim Kaninchen
hemmt es ebenfalls die Myosin-ATPase [590]. Carnosin scheint bei Tieren auch bei
der Erregungsübertragung vom Nerven auf den Muskel mitzuwirken [831]. Die
Abnahme von Carnosin im dystrophischen Muskel ist offenbar unspezifisch, da
auch bei neurogenen Muskelatrophien Verminderungen gefunden wurden [1028].

Das *Gesamteiweiß* der Muskulatur nimmt im Verlauf der Krankheit um so
stärker ab, je mehr Muskelgewebe durch den dystrophischen Prozeß zugrunde geht.
Die dadurch bedingte relative Vermehrung des Binde- und Stützgewebes bedingt
einen erheblichen Anstieg von *Kollagen* und *Elastin* in den betroffenen Muskelabschnitten. Physikalisch-chemische Untersuchungen des extrahierbaren Proteins
sowie des Kollagens haben bisher keinen Anhalt für Abweichungen in deren Molekularstruktur ergeben [253, 330, 548]. Bei der tierischen Muskeldystrophie läßt
sich eine Steigerung des Proteinumsatzes in der Muskulatur nachweisen [42, 177,
515, 849, 850, 874]. Vermutlich besteht auch bei der menschlichen Muskeldystrophie — zumindest in den Frühstadien — eine kompensatorisch gesteigerte Eiweißsynthese. Wegen der erheblichen methodischen und technischen Schwierigkeiten
derartiger Untersuchungen am Menschen steht hier aber der Beweis noch aus.

Bei der elektrophoretischen Trennung der *Serumproteine* finden sich meist
unspezifische Zunahmen einzelner Globulinfraktionen. Von einigen Autoren wird
allerdings hervorgehoben, daß überwiegend die α_2-Globuline vermehrt sind, wobei
eine Spaltung des α_2-Peaks im Elektrophoresediagramm nahezu charakteristisch
sein soll [257]. Die Vermehrung der α_2-Globuline soll außerdem mit den Aktivitätswerten der Serum-Aldolase korrelieren [450] und auch bei Blutsverwandten der
Kranken nachweisbar sein [459]. Ursache des α_2-Anstiegs könnte die Vermehrung
der Acetylneuraminsäure (Sialinsäure) im Serum sein, die eine hohe Affinität zu
den α_2-Globulinen hat [108, 957]. Die Vermutung, daß dadurch der gesteigerte
Proteinabbau der Grundsubstanz des interstitiellen Gewebes zum Ausdruck
kommt, ließ sich bisher nicht beweisen [253].

Mit Hilfe der *Immunelektrophorese* konnte ASKANAS [27, 29] im Serum von
Duchenne-Patienten eine zusätzliche Bande in der Zone der β_1-Globuline nachweisen, die als *Hämopexin* oder verwandte Verbindung gedeutet wurde. Ein gleichartiger Befund konnte auch bei 14 von 20 heterozygoten Anlageträgerinnen der
Krankheit erhoben werden. Da Hämopexin eine gewisse Affinität zu Hämoglobin
oder Myoglobin hat, dient die erhöhte Serumkonzentration möglicherweise zur
Bindung des aus der kranken Muskulatur eingeschwemmten Myoglobins [28]. Bei
Patienten mit verschiedenen neurogenen Muskelatrophien ergab die gleiche immunelektrophoretische Methode dagegen eine größere Zahl von Präcipitationslinien
in der Zone der α_2-Globuline, deren Bedeutung noch unklar ist [26].

Ein weiterer auffallender Befund bei der progressiven Muskeldystrophie ist die
starke Verminderung des *Myosins*. Schon frühzeitig wurde vermutet [413], daß
auch die Primärstruktur des Myosins in der dystrophischen Muskulatur verändert

sein könnte. Physikalisch-chemische Untersuchungen von Lösungen extrahierten Myosins ergeben zwar einige Abweichungen von der Norm [243, 427, 428, 887]; hierbei handelt es sich jedoch nicht um primär molekulare Strukturveränderungen, sondern um unspezifische, sekundäre Veränderungen infolge der Einwirkung des pathologischen intracellulären Ionenmilieus auf das Myosin [243, 887]. Ähnlich ist die Situation bei der hereditären Muskeldystrophie der Maus und des Huhnes: eine ursprünglich vermutete, genetisch bedingte Abnormität der Myosinstruktur [866] konnte bei Nachuntersuchungen nicht bestätigt werden [45, 649].

Relativ frühzeitig nimmt das *Myoglobin* in der dystrophischen Muskulatur ab. Schon 1937 vermutete MELDOLESI [607, 608], daß diese Abnahme eine primäre Bedeutung für die Genese der Krankheit haben könnte. Bei neueren Untersuchungen wurde deshalb besonders darauf geachtet, ob das Myoglobin der dystrophischen Muskulatur in seiner Primärstruktur von dem Myoglobin gesunder Muskulatur abweicht. WHORTON u. Mitarb. [1005, 1006] stellten bei spektrophotometrischen Untersuchungen von extrahiertem und gereinigtem Metmyoglobin aus dystrophischer Muskulatur Abweichungen der Absorptionsmaxima im Bereich des sichtbaren Lichtes fest. MIYOSHI u. Mitarb. [640] fanden auch im UV-Bereich eine Linksverschiebung des Absorptionsmaximums, die jedoch nur bei Metmyoglobin-Lösungen aus der Muskulatur von Duchenne-Patienten, nicht dagegen von Patienten mit der Gliedergürtelform oder spinalen Muskelatrophien nachweisbar war. Auch bei Heterozygoten der Duchenneschen Muskeldystrophie wurden ähnliche Veränderungen gefunden [577]. Diese Befunde beweisen jedoch noch nicht das Vorliegen eines abnormen Myoglobins, sondern erklären sich eher durch eine Änderung im mengenmäßigen Verhältnis verschiedener molekularer Formen der Myoglobine.

So stellten 1955 SINGER u. Mitarb. [851] mit elektrophoretischen und spektrometrischen Methoden die Existenz einer „fetalen" Form des Myoglobins fest. Diese Form soll im Laufe der ersten 6 Lebensmonate allmählich durch die „adulte" Form ersetzt werden. In einer Nachuntersuchung durch SCHNEIDERMAN [915] konnten die Befunde von SINGER zunächst nicht bestätigt werden und wurden als Methodikfehler angesehen. Durch die Arbeiten von PERKOFF u. Mitarb. [749, 751—753] wurde dann eine teilweise Aufklärung dieses schwierigen und bedeutsamen Problems ermöglicht. PERKOFF erhielt bei der chromatographischen Trennung von menschlichem Myoglobin aus gesunder Muskulatur von Erwachsenen zwei größere Fraktionen, nämlich saures (F_1) und alkalisches Metmyoglobin (F_2). Beide Fraktionen, die als MbA zusammengefaßt wurden, machten 70—85% des Gesamtmyoglobins aus. Die dritte noch eluierbare kleine Fraktion (F_3) wurde als „fetales" Myoglobin aufgefaßt, da sie über 90% des Gesamtmyoglobins in der Muskulatur menschlicher Feten stellt. Dieses Verhältnis kehrt sich erst nach der Geburt um. In der adulten Muskulatur kann die geringe Menge papierelektrophoretisch nicht erfaßt werden; das ist der Grund für das „Verschwinden" dieser Komponente bei den Untersuchungen von SINGER. Bei der Duchenneschen Dystrophie überwiegt nach den Befunden von PERKOFF die F_3-Fraktion in der Skeletmuskulatur, mitunter fehlen F_1 und F_2 sogar völlig; in der Herzmuskulatur besteht dagegen eine normale Verteilung. Keine Abweichungen ließen sich bei der facio-scapulo-humeralen Form und bei der myotonen Dystrophie feststellen. Bemerkenswert ist jedoch, daß auch bei Patienten mit Dermatomyositis und Myoglobinurie der fetale F_3-Typ in der Muskulatur dominierte.

Nach neuesten Untersuchungsergebnissen von WOLFSON [1023] und auch von PERKOFF selbst [754] muß allerdings bezweifelt werden, ob es sich bei dem F_3-Proteid um ein fetales *Myoglobin* handelt: nach seiner Molekülgröße handelt es sich eher um ein *Hämoglobin*. Wichtig ist jedoch, daß zwischen den Myoglobin-Arten der gesunden und kranken Muskulatur keine primären Strukturunterschiede bestehen: demnach handelt es sich bei der Muskeldystrophie nicht um *qualitative* Abweichungen, sondern nur um eine — allerdings erhebliche — Änderung des Mengenverhältnisses der normalen molekularen Formen zueinander [753]. Die Ursache hierfür bleibt zunächst offen; gewisse Parallelen bestehen zu dem Verhalten der LDH-Isoenzyme bei dem Duchenne-Typ der Muskeldystrophie (vgl. S. 188ff.).

Für eher quantitative als qualitative Änderungen des Myoglobins sprechen auch die Befunde von BOYER u. Mitarb. [121]. Die Elektrophorese von Myoglobin-Ultrafiltraten ergab bei der Untersuchung von 200 Individuen neben der als Mb^+ bezeichneten Hauptkomponente nur 2 Varianten: $Mb^{Aberdeen}$ und $Mb^{Annapolis}$. In beiden Fällen ließ sich keine Myopathie nachweisen. Da jede Variante als Heterozygote sowohl bei der Mutter als auch beim Sohn erschien, ist der genetisch strukturelle Ort für die Hauptkomponente Mb^+ notwendigerweise autosomal. Es erscheint den Untersuchern daher fragwürdig, die geschlechtsgebundene Duchenne-Form der Muskeldystrophie auf eine strukturelle Myoglobin-Abnormität zurückzuführen.

2.3 Lipid-Stoffwechsel

Unter den Bedingungen maximaler Aktivität wird die erforderliche Energie für die Muskeltätigkeit praktisch ausschließlich durch den anaeroben Abbau der Kohlenhydrate geliefert. Im ruhenden Muskel spielt aber — entgegen älteren Ansichten — die aerobe Oxydation von Fettsäuren oder Lipiden eine erhebliche Rolle für die Energielieferung [15, 326]. Im dystrophischen, mehr oder minder inaktivierten Muskel tritt frühzeitig eine endo- und perimysiale Fettvermehrung auf, die im Verlauf der Krankheit immer mehr zunimmt und oft das Maß einer einfachen Fettgewebs-Vacatwucherung übersteigt. Daraus ergibt sich die Frage, ob die excessive Fettproduktion möglicherweise ein fundamentaler Defekt bei der Muskeldystrophie ist [200].

Tabelle III.4 *Quantitative Abweichungen von Substraten und Metaboliten des Lipid-Stoffwechsels bei Patienten mit progressiver Muskeldystrophie*

Substrat	Muskulatur	Blut bzw. Serum
Cholesterin, Gesamt-	erhöht [103]	normal [64, 395, 700] erniedrigt [195, 197, 198, 240, 600, 654, 959]
Fett, extrahierbares Fettsäurezusammensetzung des extrahierbaren Fettes	erhöht [200, 428, 968] normal [747]	—
Phospholipide, Gesamt-	normal bis leicht erniedrigt [103, 595]	normal bis leicht erniedrigt [257, 700]
Q: Cholesterin/Phospholipide	—	normal bis erniedrigt [257, 700]

Wie die Tabelle III.4 zeigt, ist neben dem Fett- auch der Cholesteringehalt der dystrophischen Muskulatur erhöht. Bisher fehlt bei der menschlichen Muskeldystrophie aber noch jeder Beweis, daß die Cholesterin- und Fettsynthese in der Muskulatur tatsächlich gesteigert ist. Bei der hereditären Muskeldystrophie der Maus konnte dieser Nachweis geführt werden [475—477, 770]. Wie an anderer Stelle (s. S. 181) noch näher geschildert wird, steigt jedoch sowohl bei der tierischen als auch bei der menschlichen Muskeldystrophie die Aktivität von Enzymen des Pentosephosphat-Shunts in der Muskulatur an; daraus kann eine vermehrte Bildung von NADP resultieren, die wiederum zu einer gesteigerten Fettsynthese führt [842]. Da diese Enzyme jedoch generell im Fettgewebe eine bis hundertfach höhere Aktivität haben als im Muskelgewebe, ist ihre hohe Aktivität in Extrakten dystrophischer Muskulatur möglicherweise nur durch den hohen Fettgehalt der untersuchten Proben bedingt. Weitere Untersuchungen sind notwendig, um hier Ursachen und Folgen voneinander zu trennen.

Von SIEDLER u. Mitarb. [847] wurde die Hypothese aufgestellt, daß die Muskeldystrophie durch eine Störung im Stoffwechsel der mehrfach ungesättigten Fettsäuren zustande kommt; es wurde ein Block in der Umwandlung von Linoleat und Arachidonat in Δ-4, 7, 10, 13, 16, 19-Docosahexaenoat angenommen. Nach den Untersuchungsergebnissen von HOLMAN u. Mitarb. [418] trifft diese Annahme jedoch nicht zu, da sie auf einer falschen Interpretation der Versuchsergebnisse beruhen soll. Bisher wurden in der Fettsäurezusammensetzung des extrahierbaren Fettes auch keine wesentlichen Abweichungen von der Norm gefunden [747]. Ebenso finden sich keine signifikanten Konzentrationsänderungen einzelner Phospholipide [595].

Die Untersuchungsergebnisse über den *Cholesterin-Spiegel* im Serum von Muskeldystrophie-Patienten sind uneinheitlich. Nach älteren Angaben besteht meist eine signifikante Erniedrigung, die vom Krankheitsstadium unabhängig sein soll. Neuere Untersuchungen ergaben jedoch Normalwerte für Gesamt-Cholesterin [64, 395, 700] und ebenfalls normale oder unwesentlich erhöhte Konzentrationen des freien Cholesterins [700].

Eine interessante Beobachtung wurde 1962 von HOSEIN u. Mitarb. [429] gemacht. Die intramuskuläre Injektion des nichtnatürlichen Äthylesters von γ-Butyrobetain führt bei Ratten zu praktisch allen biochemischen Zeichen der Muskeldystrophie: Serumenzymanstieg, Kreatinurie, verminderte Kreatininausscheidung, Abnahme von Kreatinphosphat und Adenosintriphosphat im Muskel usw. Normalerweise sollen sich im Muskel Betainstrukturen bei Coenzym A-Estern in den Sarkosomen finden; diese Verbindungen haben acetylcholin-ähnliche Wirkungen. Die genannten Untersucher halten es für möglich, daß die Freisetzung der natürlichen Betain-CoA-Ester als Folge des dystrophischen Prozesses für eine Reihe von biochemischen Symptomen bei der Muskeldystrophie verantwortlich sein könnte. Entsprechende Untersuchungen sind beim Menschen bisher noch nicht vorgenommen worden.

Ein weiterer interessanter Befund wurde von GOULD u. COLEMAN [366, 367] bei der dystrophischen Maus erhoben. Die Autoren untersuchten in Muskelhomogenaten gesunder und kranker Mäuse die Acetessigsäurebildung aus der Fettsäureoxydation. In Homogenaten von gesunden, eine Woche alten Mäusen kam es zu einer starken Anhäufung von Acetessigsäure; in Homogenaten von zwei

Wochen alten Tieren ging diese Anhäufung um etwa die Hälfte zurück, betrug in der fünften Lebenswoche nur noch etwa 5% der Werte der ersten Woche und blieb dann für die Dauer des weiteren Lebens auf dieser niedrigen Konzentration. In Muskelhomogenaten von dystrophischen Mäusen war dieser Abfall nicht festzustellen: hier blieb die hohe Anhäufungsrate über das ganze Leben hinweg bestehen. GOULD u. COLEMAN schlossen aus ihren Untersuchungen, daß in der dystrophischen Muskulatur offenbar keine enzymatische Reduktion der Acetessigsäure erfolgt. Diese Versuche sind unseres Wissens bisher von anderer Seite nicht reproduziert worden. Gleichartige Untersuchungen an Homogenaten von menschlicher Muskulatur scheinen sinnvoll, sollten allerdings — soweit möglich — die Metaboliten und Enzyme des Acetyl-Coenzym A-Stoffwechsel mit einbeziehen.

Verglichen mit dem Kohlenhydrat- oder Eiweiß-Stoffwechsel und anderen Gebieten der Biochemie ist der Lipid-Stoffwechsel bei der menschlichen Muskeldystrophie noch sehr ungenügend untersucht. Eine Erweiterung unserer Kenntnisse scheint nach den eingangs erwähnten Hinweisen auf die vorhandenen Lücken dringend angezeigt.

2.4 Nucleinkörper und energiereiche Phosphatverbindungen

Die hier erhobenen Befunde können der Tabelle III.5 entnommen werden. Es ist auch heute noch außerordentlich schwierig, die stationären Konzentrationen der energiereichen Phosphatverbindungen in der menschlichen Muskulatur exakt zu bestimmen. Die Frier-Stop-Technik, bei der eine Gewebeprobe mit einer geeigneten, tiefgekühlten Scherenzange entnommen wird, läßt sich beim Menschen nicht in jedem Fall anwenden. Meist müssen die Analysen in der Muskelprobe durchgeführt werden, die bei üblicher Biopsietechnik gewonnen wurde. Bei der außerordentlichen Labilität von Kreatinphosphat und Adenosintriphosphat hängt aber alles von der Schnelligkeit ab, mit der das Gewebe entnommen und tiefgefroren wird, bevor die eigentliche Analyse beginnt. Es ist deshalb nicht verwunderlich, daß in älteren Untersuchungen meist eine sehr starke Verminderung der ATP und entsprechend höhere Konzentrationen von ADP und AMP in der dystrophischen Muskulatur gefunden wurden. Bei verbesserter, schneller Entnahme- und Aufarbeitungstechnik läßt sich dagegen überhaupt kein AMP nachweisen [969], die ADP-Konzentration ist meist normal, und ATP ist nur in fortgeschrittenen Fällen des Duchenne-Typs der Muskeldystrophie eindeutig vermindert [114, 794, 969].

Die der Zelle zur Verfügung stehende Energie hängt wesentlich vom Konzentrationsverhältnis dieser Stoffe ab. In dem besonders wichtigen System ATP/ADP führt die absolut stärkere Abnahme der ATP-Konzentration zu einer Erniedrigung des Quotienten und bedeutet den Verlust an freier Energie. Bisher konnte nicht bewiesen werden, daß dieser Vorgang dem Auftreten morphologischer Zellschäden vorausgeht. Da zur Aufrechterhaltung der normalen Zellpermeabilität eine bestimmte Energiemenge notwendig ist, hätte ein derartiger Befund zur Unterstützung der Hypothse einer „primären Permeabilitätsstörung" der Muskelzellen bei der Muskeldystrophie herangezogen werden können. Die relativ spät einsetzende Verminderung der muskulären ATP-Konzentration macht es jedoch viel

Tabelle III.5   *Quantitative Abweichungen von Produkten und Substraten aus dem Stoffwechsel der Nucleinkörper und energiereichen Phosphatverbindungen bei Patienten mit progressiver Muskeldystrophie*

Substrat	Muskulatur	Blut
Adenosinmonophosphat (AMP)	nicht nachweisbar [969]	normal [540]
Adenosindiphosphat (ADP)	normal bis leicht erniedrigt [794, 969]	normal [540]
Adenosintriphosphat (ATP)	bei Duchenne-Typ [114, 794, 969]	normal [677, 932] leicht erhöht [540]
ATP/ADP	bei Duchenne-Typ erniedrigt [794, 969]	—
Hexosephosphate	erhöht [290, 794]	Glucose-6-phosphat normal [540] Fructose-6-phosphat nicht nachweisbar* [540]
Kreatinphosphat	erniedrigt [651, 667, 794, 932, 969]	—
Kreatinphosphat/Kreatin	bei Duchenne-Typ erniedrigt [969]	—
Nicotinamidadenindinucleotid (NAD)	—	normal [540, 932] (NAD bei MD-Patienten im Harn ausgeschieden, nicht bei Gesunden [507])
Nicotinamidadenindinucleotidphosphat (NADP)	—	
Nucleinsäuren (RNS, DNS)	leicht erhöht [392, 596] normal [648]	—

* Mit der angewandten enzymatischen Methodik auch bei Gesunden nicht nachweisbar.

wahrscheinlicher, daß auch dieser Prozeß nur eine Folgeerscheinung ist und keine primäre pathogenetische Bedeutung hat.

Ein weiteres energiereiches Phosphat ist das Kreatinphosphat, das mit ATP im Gleichgewicht steht; diese Reaktion wird durch die Kreatinphosphokinase katalysiert:

$$\text{Kreatinphosphat} + \text{ADP} \overset{\text{CPK}}{\rightleftharpoons} \text{ATP} + \text{Kreatin}.$$

Im Kreatinphosphat liegt eine Energiereserve vor, die jederzeit schnell in Anspruch genommen werden kann, um ATP zu regenerieren. Dieses System hat vor einem größeren ATP-Speicher den Vorteil, daß durch ATP-Spaltung nicht das oben erwähnte ungünstige ATP/ADP-Verhältnis entstehen kann. An der absoluten Abnahme des Kreatinphosphats im dystrophischen Muskel, die quantitativ die Verminderung des Gesamt-Kreatins übersteigt [969], ist nicht zu zweifeln. Über den Zeitpunkt, zu dem diese Abnahme erstmalig auftritt, ist allerdings auch hier nichts bekannt. Von TADA u. Mitarb. [932] wurde vermutet, daß dieser Vorgang sehr früh in der Pathogenese der Krankheit einsetzt und mit der Aktivitätsabnahme der CPK in der Muskulatur zusammenhängt. Auch AEBI u. Mitarb. [5] messen diesem Befund große Bedeutung zu und schließen sogar nicht aus, daß der Verlust an CPK in einem kausalen Zusammenhang mit der Entwicklung der Duchenne-Form der Muskeldystrophie steht. Nach TADA ist das in der Leber gebildete Kreatin leicht muskelzellpermeabel, das intracellulär durch die CPK entstehende Kreatinphosphat dagegen nur schwer permeabel, wodurch es intracellulär fixiert bleibt. Der bei der Muskeldystrophie nachweisbare CPK-Verlust bewirkt nach diesen Autoren den geringen Gehalt der Muskelzellen an Kreatinphosphat und erklärt zugleich die typische Kreatinurie, die als Folge der Ausscheidung des überschüssigen Kreatins aufgefaßt wird.

Eine Voraussetzung dieser Hypothese ist der frühzeitige CPK-Verlust der Muskelzellen. In der Tat wollen TADA u. Mitarb. diesen Nachweis geführt und sogar in den noch intakten Muskeln von Dystrophie-Patienten eine absolute Verminderung dieses Enzyms festgestellt haben. Diesen Befund können wir nicht bestätigen. Wie unsere eigenen, umfangreichen Untersuchungen gezeigt haben, ist die Muskel-CPK in den Frühstadien der Duchenne-Form keineswegs vermindert, sondern liegt in ihrer mittleren Aktivität sogar etwas über der Norm (vgl. Abb. III.10). Eine signifikante Abnahme der Aktivität tritt erst im weiteren Krankheitsverlauf auf. Wir sind daher der Meinung, daß weder die CPK noch das Kreatinphosphat bzw. die Wechselwirkung zwischen beiden eine pathogenetisch bedeutsame Rolle bei der Muskeldystrophie spielen. Für diese Ansicht und gegen die Hypothese von TADA sprechen auch die Befunde von MENNE [614], der bei muskeldystrophischen Kindern bis zum Alter von 8 Jahren keine erhöhte Kreatinausscheidung im Harn fand; erst nach dem achten Lebensjahr stieg die Ausscheidung auf anomal hohe Werte an (s. auch S. 148).

Von den weiteren Muskelbefunden sind hier die besonders in den Frühstadien der Duchenne-Dystrophie erhöhten Werte der Ribonucleinsäure zu nennen, die als Ausdruck regenerativer Prozesse im Gewebe gedeutet werden können [596]. Die geweblichen Regenerationsversuche bleiben aber möglicherweise deshalb vergeblich, weil die kompensatorisch gesteigerte RNS-Synthese den gleichfalls gesteigerten Verlust nicht wettmachen kann: da die lösliche Ribonucleinsäure ein wesentlich geringeres Molekulargewicht hat als die meisten Zellenzyme, könnte ihr Efflux aus den geschädigten Zellen auch rascher erfolgen als der der Enzyme, die in so hoher Aktivität im Serum nachweisbar sind [596]. Die bisher vorliegenden, wenigen Untersuchungsergebnisse erlauben jedoch noch keine sichere Interpretation: es gibt wenigstens drei Arten von Ribonucleinsäuren in den Zellen — ribosomale (etwa 85%), lösliche (10%) und Messenger-RNS (5%) —, und über die mögliche Änderung des Verhältnisses dieser Ribonucleinsäuren zueinander ist noch nichts bekannt.

Untersuchungen der Adenin- und Pyridinnucleotide sowie der Hexosephosphate im Blut ergaben keine pathologischen Abweichungen bei der Muskeldystrophie. Auffällig ist der Befund von KONDO u. Mitarb. [507] über die Ausscheidung von NAD im Harn der Kranken; bei Gesunden war dieses Coenzym nicht nachweisbar. Ein wichtiger Metabolit der Purinbiosynthese, das 4-Amino-5-imidazolcarboxamid, wird im Harn der Patienten in normaler Menge ausgeschieden [603, 859]. Daraus könnte geschlossen werden, daß keine groben Störungen der Gesamt-Purinsynthese vorliegen [603].

3. Enzympathologie der Muskeldystrophie

3.1 Muskelenzyme

3.1.1 Grundlagen zur Beurteilung der Muskelenzymbefunde

Der Proteinverlust des Muskels ist eine der auffallendsten Veränderungen bei der progressiven Muskeldystrophie. Durch die grundlegenden und systematischen Arbeiten, die 1953 von der Arbeitsgruppe um DREYFUS u. SCHAPIRA [242, 244, 246, 889] begonnen wurden, wissen wir, daß dieser Verlust nicht zuletzt die Enzymproteine betrifft. Viele Untersucher haben seitdem diese Forschungsrichtung aufgegriffen, und in den letzten 15 Jahren ist das Verhalten von rund 60 Muskelenzymen bei den verschiedenen Formen dieser Krankheit näher untersucht worden. Das große Interesse an derartigen Untersuchungen ist verständlich, ist es doch von der Hoffnung getragen, durch den Nachweis eines genetisch determinierten Enzymdefekts die Ätiologie der Krankheit aufzuklären. Diese Hoffnung hat sich bis jetzt leider noch nicht erfüllt. Trotzdem hat uns die Gesamtheit der Untersuchungen ein großes Stück vorwärts gebracht und unsere Kenntnisse über die Enzymdynamik bei dieser Krankheit wesentlich erweitert.

Das, was wir heute über die Enzympathologie der Muskeldystrophie wissen, bezieht sich fast ausschließlich auf *quantitative* Abweichungen vom Normalen. Dabei ist der Begriff „quantitativ" auch nur ein relativer: Bei jeder Enzymbestimmung — gleichgültig ob im Muskel oder im Serum — wird ja nicht die wahre Konzentration, sondern nur die *Aktivität* dieses Enzyms gemessen. Wird die Messung unter optimalen Milieubedingungen für jedes Enzym durchgeführt, so kann erwartet werden, daß der effektive Umsatz an Substrat der Enzymkonzentration proportional ist. Diese Erwartung erfüllen zwar die meisten Enzyme, doch gibt es auch viele Ausnahmen. Vor allem muß aber betont werden, daß die „optimalen" Testbedingungen nicht immer gewährleistet sind und allein dadurch viele widersprüchliche Ergebnisse in der Literatur zu erklären sind.

Die Bedeutung, die enzymatische Untersuchungen auch zukünftig noch für die biochemische Grundlagenforschung bei Myopathien haben werden, läßt es gerechtfertigt erscheinen, diesem Kapitel einige Bemerkungen zur Methodik voranzustellen. Eine unabdingbare Voraussetzung für die Beurteilungsmöglichkeit von Enzymbefunden in der kranken Muskulatur ist außerdem die Kenntnis der Enzymverteilungsmuster in der gesunden menschlichen Muskulatur und ihre Beeinflussung durch verschiedene, nichtmyopathiebedingte Faktoren. Diese notwendigen Grundlagen sollen deshalb anschließend ebenfalls kurz zusammengefaßt werden.

3.1.1.1 Methodisches. Enzymuntersuchungen des Muskels können mit histochemischen oder mit biochemischen Methoden durchgeführt werden. Bei der *histochemischen Technik* wird ein frischer Gewebeschnitt in eine geeignete Substratlösung eingebracht. Das Reaktionsprodukt, das durch die spezifische Wirkung des entsprechenden Gewebeenzyms auf das Substrat entsteht, ist entweder direkt mikroskopisch sichtbar oder kann durch chemische Hilfsreaktionen in unlösliche, optisch nachweisbare Produkte überführt werden. Der große Vorteil dieser Methode ist, daß das Reaktionsprodukt in der Zelle am Ort der enzymatischen Aktivität liegenbleibt und dadurch die Bindung des Enzyms an bestimmte

Strukturelemente der Zelle zu erkennen gibt. Einige Nachteile dieser Methode sind: Überblick über ein relativ winziges Areal des untersuchten Gewebes (z. B. eines kranken Muskels); schwer kontrollierbare Verlagerungen und Readsorptionen der Enzyme an anderen Zellstrukturen als Folge der notwendigen Vorbehandlung des frischen Gewebes; schließlich wirkt sich häufig die Verwendung unnatürlicher Elektronenacceptoren (meist Tetrazoliumverbindungen) beim Nachweis von Oxydoreduktasen nachteilig aus und führt zu falschen Verteilungsmustern der Enzyme.

Bei der *biochemischen Methodik* wird eine Gewebeprobe in einem geeigneten Suspensions- oder Extraktionsmedium unter Kühlung homogenisiert. Nach Zentrifugierung des Homogenats werden die einzelnen Enzymaktivitäten im Überstand bestimmt. Aus dem Gesamthomogenat können zunächst auch durch Differential- oder Gradientenzentrifugierung einzelne Zellfraktionen hergestellt werden — z. B. Zellkerne, Mitochondrien, Mikrosomen, Cytoplasma — die anschließend extrahiert und auf Enzymaktivität untersucht werden. Vorteilhaft ist bei dieser Methode der freie Kontakt zwischen Enzym und Substrat sowie die Verwendung natürlicher Elektronenacceptoren (z. B. NAD, NADP) bei der Aktivitätsmessung.

Die Verwendung unterschiedlicher Elektronenacceptoren ist eine der Hauptursachen für die gegensätzlichen Befunde, die man bei der vergleichenden Aktivitätsmessung ein und desselben Gewebeenzyms mit histochemischer und biochemischer Methodik erhalten kann. So gibt es in der Literatur z. B. Angaben über histochemisch normale Aktivitäten der Succinat-Dehydrogenase, 5′-Nucleotidase, Glucose-6-phosphat-dehydrogenase und Phosphorylase in dystrophischer Muskulatur [262, 357, 384, 801], während andere Autoren bei biochemischer Messung deutliche Zu- oder Abnahmen dieser Enzymaktivitäten fanden [18, 242, 401, 540, 597, 795, 938]. Ebenso stehen Mitteilungen, nach denen Enzyme wie die GAPDH, GDH und LDH histochemisch hohe Aktivitäten in „roten" und niedrige Aktivitäten in „weißen" Muskelfasern haben, im Gegensatz zu den biochemisch erhaltenen Befunden (vgl. S. 168ff. und Tabelle III.8). Hier liegen die Fehlerquellen auf seiten der histochemischen Methodik, bei der sich der wechselnde Gehalt des untersuchten Gewebes an Diaphorasen störend bemerkbar macht: ist gleichzeitig eine hohe Diaphoraseaktivität vorhanden, so ergibt sich nämlich ein wirksamerer Elektronentransport zu dem als Acceptor verwendeten Tetrazoliumsalz und dadurch eine stärkere Formazanbildung und -ablagerung, die eine hohe Aktivität der eigentlich untersuchten Dehydrogenase vortäuscht [94, 726]. Irrtümer können sich auch daraus ergeben, daß das viel verwendete Tetrazoliumsalz NBT (Nitro Blue Tetrazolium) selektiv an Mitochondrien und an das sarkoplasmatische Reticulum gebunden wird [285]. Schließlich birgt auch die nichtenzymatische Umgehung der Coenzyme NAD-H bzw. NADP-H durch Phenazinmethosulfat (PMS) Fehler, da von PMS Elektronen nicht nur auf NBT übertragen werden, sondern über den sogenannten „PMS-Shunt" auch auf die Cytochromoxydase; dieser Shunt muß dann wieder durch Cyanid oder Azid blockiert werden [285]. Diese Fehlerquellen treten bei der biochemischen Methodik nicht auf, so daß die hier erhaltenen Ergebnisse im allgemeinen als verläßlicher angesehen werden [801].

Aber auch die biochemische Methodik hat zahlreiche Unsicherheitsfaktoren. Zunächst erscheint es vorteilhaft, daß bei der Homogenisierung ein relativ großes

Stück Gewebe verarbeitet wird, das — im Gegensatz zum histologischen Schnitt — einen besseren Überblick über die durchschnittlichen Muskelenzymaktivitäten liefert. Es muß hier ja auch bedacht werden, daß im pathologischen Fall, also z. B. bei der Muskeldystrophie, der krankhafte Prozeß nicht alle Muskelfasern betrifft oder nicht in allen Fasern gleichmäßig fortgeschritten ist. Dieser Vorteil wird aber dadurch aufgehoben, daß bei der Aufarbeitung des Muskelgewebes neben Muskelzellenzymen auch ein nicht genau zu erfassender Anteil an Enzymen des *Binde-* und *Fettgewebes* extrahiert und mitgemessen wird.

In der gesunden Muskulatur treten diese Gewebearten gegenüber der Masse der Muskelzellverbände in den Hintergrund; sie enthalten außerdem pro Gewichtseinheit wesentlich weniger extrahierbares Protein, und die spezifische Aktivität ihrer Enzyme ist meist geringer als die der Muskelenzyme. Allerdings gibt es hier Ausnahmen: so kann im reinen Bindegewebe die Aktivität der GLDH bis 60fach höher sein als im Muskelgewebe [209], im reinen Fettgewebe ist sie etwa 10fach höher, und zwei weitere Enzyme, G-6-PDH und PGDH, kommen im Fettgewebe in etwa 100fach höherer Aktivität vor als im Muskel [540, 541] (vgl. Abb. III.1)

Pathologische Vermehrungen des Binde- und Fettgewebsanteiles der Muskulatur werden demnach das Enzymmuster stark verzerren. Bei der Muskeldystrophie nimmt zwar das kollagene Gewebe kaum zu, sein relativer Gehalt kann sich jedoch durch das Verschwinden des echten Muskelgewebes bis fünffach steigern [252]. Es wurde deshalb vorgeschlagen, die bei der Homogenatmethodik ermittelten Enzymaktivitäten auf „Nicht-Kollagen-Eiweiß" (aus Protein-Stickstoff minus Kollagen-Stickstoff) zu beziehen, um Werte für das verbliebene echte Muskelgewebe zu erhalten [252, 968, 991 u. a.].

Die Untersuchungen von DELBRÜCK [209—211] haben aber gezeigt, daß verschiedene Hauptkettenenzyme auch im kollagenen Gewebe in hoher Aktivität vorkommen und die Fähigkeit dieses Gewebes zu intensivem aerobem und anaerobem Stoffwechsel beweisen. Die spezifische metabolische Leistung des Bindegewebes ist an die Bindegewebszellen gebunden, die nur einen geringen Teil des Gesamtgewebes ausmachen, da der überwiegende Teil als Kollagen oder Elastin den nichtcellulären Bindegewebsstrukturen angehört. Kollagen und Elastin werden aber von den meisten Suspensionsmedien nicht gelöst und bleiben im Sediment des Homogenats; da die Aktivitätsbestimmung der extrahierten Enzyme aber im Überstand erfolgt, ist eine Bestimmung und der Abzug von Kollagen-Eiweiß unnötig. Ist andererseits der Bindegewebsanteil einer pathologischen Muskelprobe hoch und das angewendete Extraktionsverfahren wirkungsvoll, so wird der Aktivitätsanteil der Enzyme der Bindegewebszellen an der Gesamtaktivität der Enzyme im Überstand bedeutend sein. Auch hier ist deshalb der Bezug der gemessenen Aktivitäten auf Nicht-Kollagen-Eiweiß unrichtig. Sollen die Enzymaktivitäten auf reines Muskelgewebe bezogen werden, so müßte neben dem Bindegewebsanteil auch der Fettgehalt der Proben quantitativ berücksichtigt werden. Das aber ist aus methodischen Gründen noch nicht möglich.

Die Festlegung von *Bezugsgrößen* für die Enzymaktivitäten, die im Muskelextrakt gemessen werden, bietet überhaupt noch viele Schwierigkeiten. Der Bezug der Aktivitätseinheiten auf die ideale Größe „Zellzahl" ist nicht möglich, da die histometrischen und chemischen Verfahren zur Bestimmung der Zellzahl (z. B. über die Bestimmung des DNS-Gehaltes) entweder zu zeitraubend oder methodisch begrenzt sind und auch ungenau werden, wenn bei pathologischen Prozessen Rundzellinfiltrate im Muskelgewebe auftreten. Die beste Kompromißlösung bleibt vorläufig der Bezug auf das lösliche, extrahierte *Gesamtprotein* und/oder das *Feuchtgewicht* der Probe, wobei die Deutung der Ergebnisse durch das histologische Bild noch weiter gesichert werden kann.

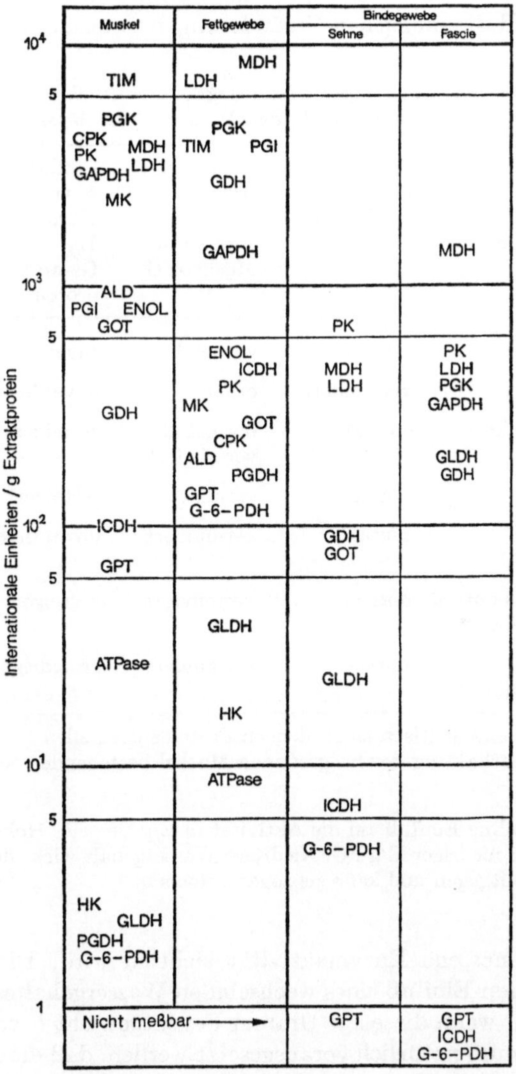

Abb. III.1   Enzymmuster vom menschlichen Muskel-, Fett- und Bindegewebe [541]. Werte für Bindegewebe übernommen von DELBRÜCK [209]

Wird die Aktivität eines Enzyms auf Gramm extrahiertes Gesamtprotein bezogen, so ist jedoch zu berücksichtigen, daß für die gemessene Aktivität nur der Anteil an *Enzymprotein* innerhalb der heterogenen Gesamtproteinmenge verantwortlich ist. Das quantitative Verhältnis zwischen Enzymeiweiß und Nicht-

Enzymeiweiß (Strukturprotein) bleibt unbekannt, vermutlich ist aber der Anteil an Strukturprotein stets größer.

Bei Myopathien nimmt der Eiweißgehalt des Muskels meist ab. In Abhängigkeit von der Art und Schwere des Krankheitsprozesses werden die Struktur- und Enzymproteinanteile der Zellen relativ und absolut zueinander verschoben. Demgemäß ändert sich auch ihr Verhältnis in der extrahierten Gesamtproteinmenge. In Tabelle III.6 sind die möglichen Veränderungen so zusammengestellt, daß der

Tabelle III.6 *Beeinflussung der gemessenen Enzymaktivitäten durch pathologische Änderung der Bezugsgrößen „Eiweiß" und „Feuchtgewicht" der Muskelproben*

Gehalt an		Wassergehalt pro g Muskel-FG	Extrahierbares Gesamtprotein pro g Muskel-FG	Einfluß auf die gemessene Aktivität im Vergleich zur Norm	
Strukturprotein*	Enzymprotein			E/g Gesamtprotein	E/g Feuchtgewicht
pro g reines Muskelgewebe					
normal	normal	erhöht	vermindert	unverändert	erniedrigt
normal	normal	vermindert	erhöht	unverändert	gesteigert
normal bis vermindert	vermehrt	normal	normal bis vermindert	gesteigert	gesteigert
vermindert	normal	normal	vermindert	gesteigert	unverändert
gleichmäßig vermindert**		normal	vermindert	unverändert	erniedrigt
stark vermindert	weniger stark vermindert	normal	vermindert	gesteigert	erniedrigt
vermindert	stark vermindert	normal	vermindert	erniedrigt	stark erniedrigt

* Gesamtheit des enzymatisch nicht aktiven Proteins der Zellen.

** Unter Aufrechterhaltung des im gesunden Muskel bestehenden mengenmäßigen Verhältnisses zueinander.

Der Wassergehalt ist ohne Einfluß auf die Aktivität in E/g Protein. Hoher Wassergehalt bedingt weitere Senkung niedriger E/g FG. Niedriger Wassergehalt wirkt der Erniedrigung der Aktivität in E/g FG entgegen und kann sie sogar aufheben.

Einfluß auf die gemessene Enzymaktivität sichtbar wird. Die Tabelle berücksichtigt außerdem den Einfluß eines wechselnden Wassergehaltes des Muskels auf die Aktivitätswerte, wenn diese auf Gramm Feuchtgewicht bezogen werden. Für alle Kalkulationen muß natürlich vorausgesetzt werden, daß die Aufarbeitung des Gewebes und Messung der Enzymaktivitäten unter stets gleichbleibend optimalen Bedingungen erfolgen. Es muß jedoch betont werden, daß es noch eine Reihe weiterer Faktoren gibt, die über eine Änderung des Enzymproteins zu einer schwer oder gar nicht erkennbaren Beeinflussung der Meßergebnisse führen. Von diesen Faktoren sollen hier nur die kompensatorisch gesteigerte Enzymsynthese in noch gesunden Abschnitten eines dystrophischen Muskels oder die intracelluläre Denaturierung von Enzymproteinen genannt werden [541].

Es wurde bereits erwähnt, daß durch die gleichzeitige Extraktion von Enzymen des Binde- und Fettgewebes eine Verzerrung des muskeleigenen Enzymmusters eintreten kann. In gleicher Weise wirkt sich ein höherer *Blutgehalt* der homogenisierten Muskelproben aus. Nach unserer Erfahrung muß in Biopsiematerial mit einem Blutgehalt von 5—15% gerechnet werden. Während die weißen Zellen wegen ihrer relativ geringen Zahl vernachlässigt werden können, ist eine Beeinflussung des Muskelenzymmusters durch verschiedene Enzyme der Erythrocyten durchaus möglich. Hier sind besonders die Myokinase, die Glucose-6-phosphat-Dehydrogenase und die 6-Phosphogluconat-Dehydrogenase zu nennen, deren Aktivität in den Erythrocyten sehr hoch ist. Da besonders die beiden letztgenannten Enzyme sowohl bei experimentellen als auch bei menschlichen Dystrophien auffällige Aktivitätsanstiege zeigen (s. S. 181), muß der wechselnde Blutgehalt der untersuchten Proben hier entsprechend berücksichtigt werden. In diesem Zusammenhang muß auch erwähnt werden, daß in der dystrophischen Muskulatur oft größere Ansammlungen von *Makrophagen* vorkommen, die ebenfalls reich an den Enzymen der Glucoseoxydation sind [821].

Homogenattechnik und anschließende biochemische Analyse sind die heute am häufigsten verwendeten Verfahren zur vergleichenden Untersuchung gesunder und kranker Muskulatur. Im Hinblick auf die Enzymbestimmungen soll deshalb noch einmal hervorgehoben werden, daß verläßliche und reproduzierbare Ergebnisse nur dann zu erwarten sind, wenn zwei wichtige Voraussetzungen erfüllt sind:

1. die Enzymaktivitätsmessungen erfolgen in frisch verarbeitetem Material (Einfrieren führt zum Aktivitätsverlust zahlreicher Enzyme) und

2. die Meßbedingungen müssen für *Muskelenzyme* optimal sein.

Der zweite Punkt ist deshalb besonders wichtig, weil viele Untersucher die Aktivitätsbestimmungen nach in der Literatur beschriebenen Methoden durchführen, die ursprünglich für ganz andere Organe (z. B. Leber oder Herzmuskel) entwickelt worden sind. Wir wissen aber aus eigener Erfahrung, daß derartige Methoden nur in den seltensten Fällen übertragbar sind. Vor dem Beginn routinemäßiger Messungen muß daher die optimale Zusammensetzung des Testansatzes für jedes Muskelenzym bekannt sein, und die Grenzen der Proportionalität zwischen Enzymmenge (= Volumeneinheit Homogenatüberstand) und Enzymaktivität müssen feststehen.

Abschließend soll noch auf eine Fehlerquelle hingewiesen werden, die sich bei der Aufstellung von „Normalwerten" aus der Verwendung von Autopsiematerial ergeben kann. Einige Untersucher [262, 498, 841] vergleichen Muskelenzymaktivitäten bei Myopathien mit entsprechenden Meßwerten, die sie in *Leichenmuskulatur* ermittelt haben. Wie eigene Untersuchungen [544] gezeigt haben, ändert sich zwar die Aktivität einiger Enzyme in der Leichenmuskulatur bis zu 4 Tage nach dem Tode im Vergleich zu den Durchschnittswerten in frischer, bioptisch gewonnener Muskulatur kaum, doch sinkt die Aktivität anderer sehr schnell ab. Wie die Abb. III.2 zeigt, gehören zu den letzteren ALD, ENOL, ICDH, GAPDH, GOT, PK und die Cytochrom-c-Reduktasen, sämtlich Enzyme, deren Verhalten bei der Muskeldystrophie besonders interessant ist (vgl. S. 179 ff.). An Leichenmuskulatur erhaltene Werte sollten deshalb nicht als normale Referenzwerte für klinisch-biochemische Untersuchungen verwendet werden.

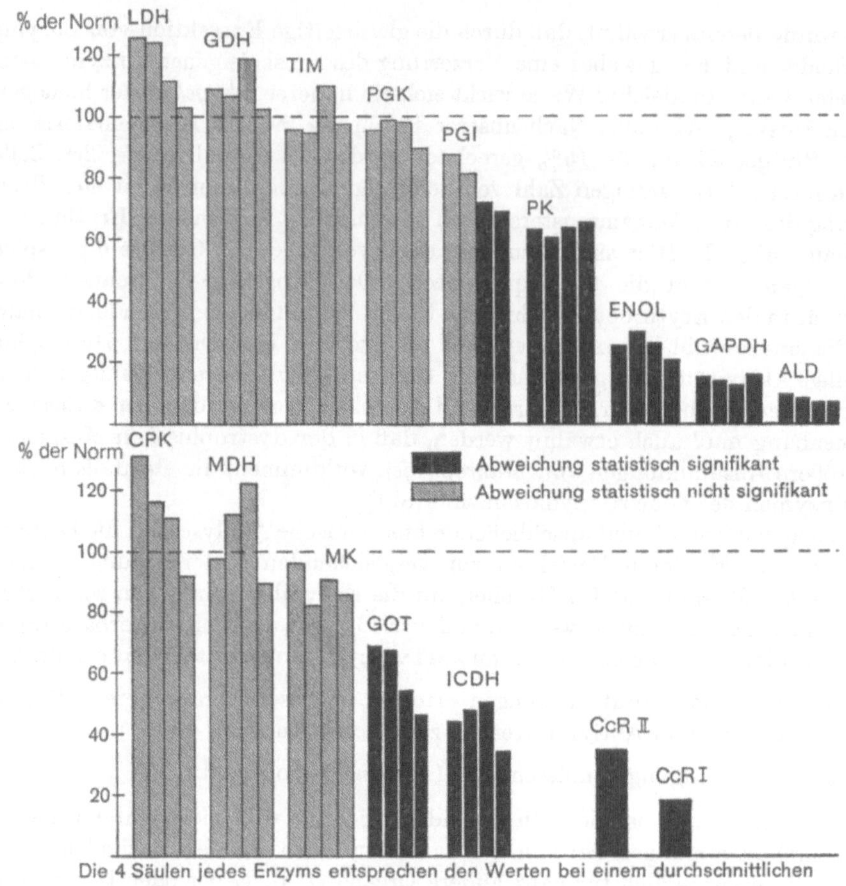

Abb. III.2　　Abweichung der Enzymaktivitäten in der Skeletmuskulatur von 65 Leichen gegenüber dem normalen Mittelwert (= 100) dieser Enzyme in vitaler Muskulatur (35 Fälle)

3.1.1.2 Enzymmuster und intracelluläre Verteilung von Enzymen im gesunden Skeletmuskel. Bis vor wenigen Jahren war über das Enzymspektrum der gesunden menschlichen Muskulatur noch erstaunlich wenig bekannt. Selbst in den zahlreichen Publikationen, die das Verhalten von Muskelenzymen bei Myopathien zum Gegenstand hatten, fanden sich nur unzureichende Angaben über das normale Aktivitätsmuster. Die Zahl der untersuchten Enzyme und Muskelproben war gering, und auf mögliche Aktivitätsunterschiede zwischen verschiedenen Muskeln wurde nicht geachtet. Wir haben deshalb eigene Untersuchungen angestellt und mit Hilfe der Homogenattechnik und anschließender optisch-enzymatischer Messung die Aktivität von 25 Hauptkettenenzymen in 127 bioptisch gewonnenen Muskelproben von Gesunden bestimmt; gleichzeitig wurde die intracelluläre Verteilung der Enzyme geprüft [540, 541, 545, 547]. Aus den erhaltenen Meßwerten wurden zunächst die Normalbereiche der einzelnen Enzymaktivitäten errechnet. Die Zahl der Einzelmessungen erlaubte außerdem den Vergleich verschiedener Muskeln oder Muskelgruppen.

Bei dem Vergleich der Enzymaktivitäten in den einzelnen, anatomisch definierten Muskeln waren keine charakteristischen Unterschiede festzustellen. Allerdings muß dabei berücksichtigt werden, daß von einigen Muskeln zu wenig Proben vorlagen. Dieser Befund änderte sich auch nicht, wenn mehrere Muskeln entsprechend ihrer neurosegmentalen Versorgung zu Gruppen zusammengefaßt und die mittleren Enzymaktivitäten dieser Gruppen miteinander verglichen wurden. Signifikante Unterschiede ergaben sich jedoch, wenn alle *Extremitätenmuskeln* zu einer Gruppe zusammengefaßt und der Gruppe der *Rumpfmuskeln* gegenübergestellt wurden. Von den 77 Biopsieproben aus der Extremitätenmuskulatur stammten 52 vom M. gastrocnemius bzw. M. quadriceps femoris, der Rest verteilte sich auf verschiedene Muskeln der unteren und oberen Extremitäten. Die 50 Biopsieproben aus der Rumpfmuskulatur waren überwiegend Bauchmuskeln (M. rectus und M. obliquus abdominis); 7 Proben wurden dem M. erector trunci entnommen.

In Abb. III.3 sind die durchschnittlichen Aktivitäten der Rumpfmuskulatur gleich 100 gesetzt und die Durchschnittswerte der Extremitätenmuskulatur als

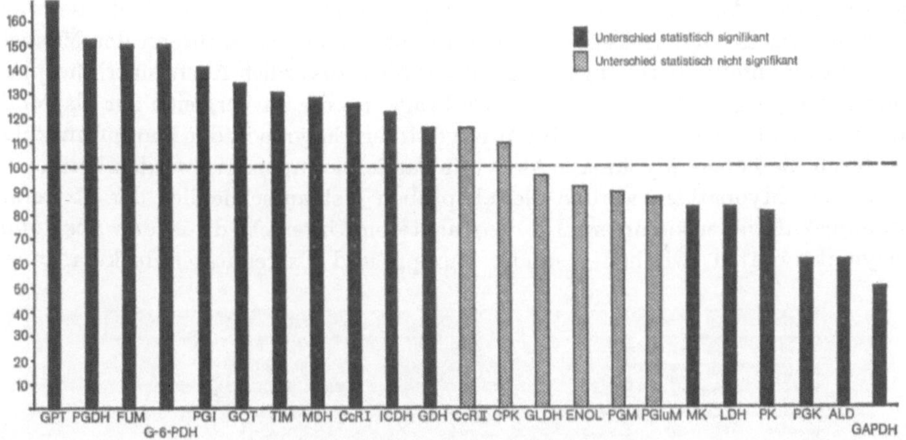

Abb. III.3   Vergleich der durchschnittlichen Enzymaktivitäten in Rumpfmuskulatur und Extremitätenmuskulatur (Aktivitätswerte der Rumpfmuskulatur = 100; Rumpfmuskulatur = 50 Biopsien, Extremitätenmuskulatur = 77 Biopsien)

prozentuale Abweichungen davon dargestellt. Der Vergleich zeigt, daß die Rumpfmuskulatur durch eine höhere Aktivität glykolytischer Enzyme gekennzeichnet ist, während in der Extremitätenmuskulatur die Aktivität der respiratorisch orientierten Enzyme, d. h. der Enzyme des Citratcyclus und seiner Seitenwege, höher liegt. Abgesehen von den letztgenannten Enzymen ist in der Extremitätenmuskulatur auch die Aktivität von Enzymen des Pentosephosphat-Cyclus bzw. Glycerin-1-phosphat-Cyclus, d.h. der G-6-PDH, PGDH und GDH, signifikant höher. Von den glykolytischen Enzymen haben ENOL, PGluM und PGM etwa gleiche Aktivitäten in beiden Muskelgruppen, und nur zwei Enzyme, nämlich PGI und TIM, weisen in den Extremitätenmuskeln vergleichsweise höhere Aktivitäten auf. Bezieht man die Aktivität respiratorisch orientierter Enzyme auf ein kenn-

zeichnendes Enzym der Glykolyse, z. B. auf die LDH, so ergeben die höheren
Quotienten bei den Extremitätenmuskeln ebenfalls einen deutlichen Hinweis für
die stärkere Ausprägung des oxydativen Stoffwechsels in dieser Muskelgruppe
(Tabelle III.7).

Tabelle III.7 *Quotienten aus Muskelenzymaktivitäten des aeroben Stoffwechsels
und der LDH (alle Werte $\times 10^3$)*

	M. erector trunci	M. rectus abdo- minis	M. obliquus externus	M. pectoralis major	M. glutaeus maximus	M. gastro- cnemius	M. quadri- ceps femoris
MDH/LDH	1320	1140	1390	1510	2020	1730	2250
FUM/LDH	48	44	48	48	130	200	95
ICDH/LDH	36	31	24	24	46	45	41

Die CPK-Aktivität ist in beiden Gruppen nicht signifikant verschieden, aber
die Myokinase-Aktivität liegt in der Gruppe der Extremitätenmuskeln deutlich
niedriger. Da die Myokinase aus Adenosindiphosphat, das während der Muskel-
kontraktion anfällt, unabhängig vom Citratcyclus zusätzlich Adenosintriphosphat
bilden kann, ergibt sich die interessante Frage, ob die im Vergleich zur Extremitätenmuskulatur niedrigere Aktivität oxydativer Enzyme in der Rumpfmuskulatur durch die höhere Myokinase-Aktivität partiell kompensiert werden kann.

Bei den Myopathien werden Gewebeproben fast ausschließlich der Extremitätenmuskulatur entnommen. Die beobachteten Unterschiede in den absoluten
Enzymaktivitäten zwischen gesunder Rumpf- und Extremitätenmuskulatur er-

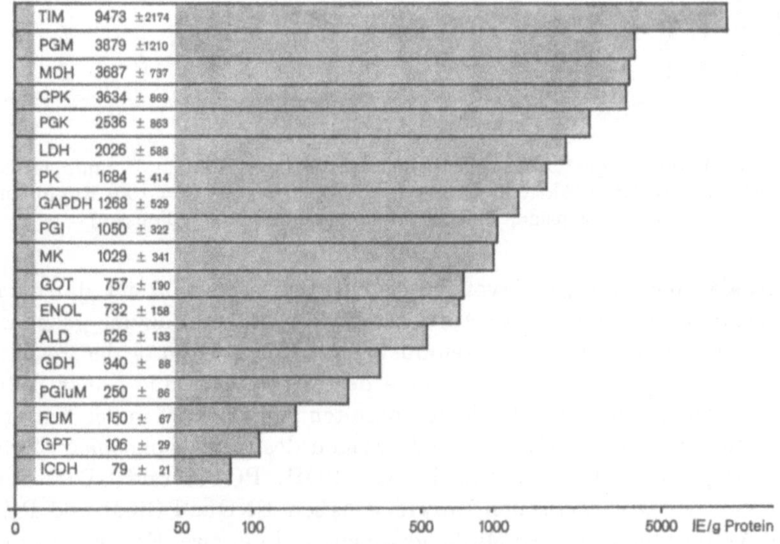

Abb. III.4 Muskelenzyme des gesunden Skeletmuskels. Mittelwerte und Standardabweichungen von 18 Enzymen (IE/g Extraktprotein). Extremitätenmuskulatur — 77 Biopsien

fordern daher, daß nur die Enzymwerte der Extremitätenmuskulatur als Vergleichsbasis zur Beurteilung von Aktivitätsänderungen im myopathischen Gewebe herangezogen werden. In Abb. III.4 sind die Mittelwerte und Standardabweichungen der von uns in Extremitätenmuskulatur gemessenen Enzymaktivitäten zusammengestellt. Alle Werte sind in Internationalen Einheiten (IE) ausgedrückt und bezeichnen den Substratumsatz in Mikromol pro Minute bei 25 °C unter optimalen Bedingungen; der Bezug erfolgte auf Gramm extrahiertes Gesamtprotein. Wegen ihrer relativ geringen Aktivität konnten die folgenden Enzyme nicht in die Abb. III.4 aufgenommen werden:

ATPase	$24{,}0 \pm 7{,}7$ IE/g Extraktprotein
Cytochrom-c-Reduktase (NAD-H)	$2{,}9 \pm 1{,}3$ IE/g Extraktprotein
Cytochrom-c-Reduktase (NADP-H)	$1{,}5 \pm 0{,}8$ IE/g Extraktprotein
Glutamat-Dehydrogenase	$2{,}1 \pm 0{,}9$ IE/g Extraktprotein
Glucose-6-phosphat-Dehydrogenase	$1{,}5 \pm 0{,}4$ IE/g Extraktprotein
Hexokinase	$3{,}1 \pm 1{,}2$ IE/g Extraktprotein
6-Phosphogluconat-Dehydrogenase	$4{,}1 \pm 1{,}4$ IE/g Extraktprotein

Die *intracelluläre Verteilung* konnte von 21 Enzymen geprüft werden [541, 547]. Dazu wurden jeweils 50—100 g gesunden Muskels (frische Amputationspräparate) homogenisiert; Differentialzentrifugierung des Homogenats führte dann zu vier Zellfraktionen: Zellkerne, Mitochondrien, Mikrosomen und Cytoplasma. Während die Zellkernfraktion neben freien Zellkernen noch Fibrillen und Membranreste enthielt, waren die anderen Fraktionen frei von strukturellen „Verunreinigungen". Anschließend wurden die Enzymaktivitäten in den Fraktionen bestimmt. Von der Gesamtaktivität jedes Enzyms wurden 90—97% als Summe der Aktivitäten in den vier Zellfraktionen wiedergefunden. Mit Ausnahme der Mikrosomenfraktion ist das gefundene Verteilungsverhältnis in Abb. III.5 dargestellt. Die Abbildung zeigt, daß der größte Teil der geprüften Enzyme im Cytoplasma (Sarkoplasma) der Muskelzellen lokalisiert ist; nur die GLDH ist ausschließlich mitochondrial fixiert. Eine überwiegend mitochondriale Bindung zeigen auch die Cytochrom-c-Reduktasen. Einige Enzyme, darunter besonders ATPase, GOT, ICDH und MDH, sind in wechselndem Maße sowohl an Membranstrukturen und Mitochondrien gebunden als auch frei im Cytoplasma gelöst. Auf die Mikrosomenfraktion wurde in der Darstellung verzichtet, da der Aktivitätsanteil der Mehrzahl der Enzyme hier unter 1% lag; Ausnahmen machten nur die Hexokinase mit 1,5% und die ATPase mit 2,9% der Gesamtaktivität. Andere Untersucher, die in der Folgezeit die intracelluläre Lokalisation von ALD, CPK, GLDH, ICDH, LDH, MDH und MK im menschlichen Skeletmuskel untersuchten, kamen zu praktisch identischen Befunden [498, 713].

Die meisten der hier untersuchten Enzyme unterscheiden sich in Rumpf- und Extremitätenmuskulatur durch die Höhe ihrer absoluten Aktivitätswerte. Vergleicht man jedoch relative Aktivitäten, so verwischen sich diese Unterschiede, und es bilden sich *proportionskonstante Enzymgruppen*, die Aussagen über die funktionelle Organisation der Enzymketten erlauben. Ein derartiger Vergleich wird möglich, wenn z. B. die Aktivität des „Schlüsselenzyms" der Glykolyse — der GAPDH — gleich 1 gesetzt wird und alle anderen Aktivitäten darauf bezogen werden [758]. Aus Abb. III.6 geht hervor, daß die so erhaltenen proportions-

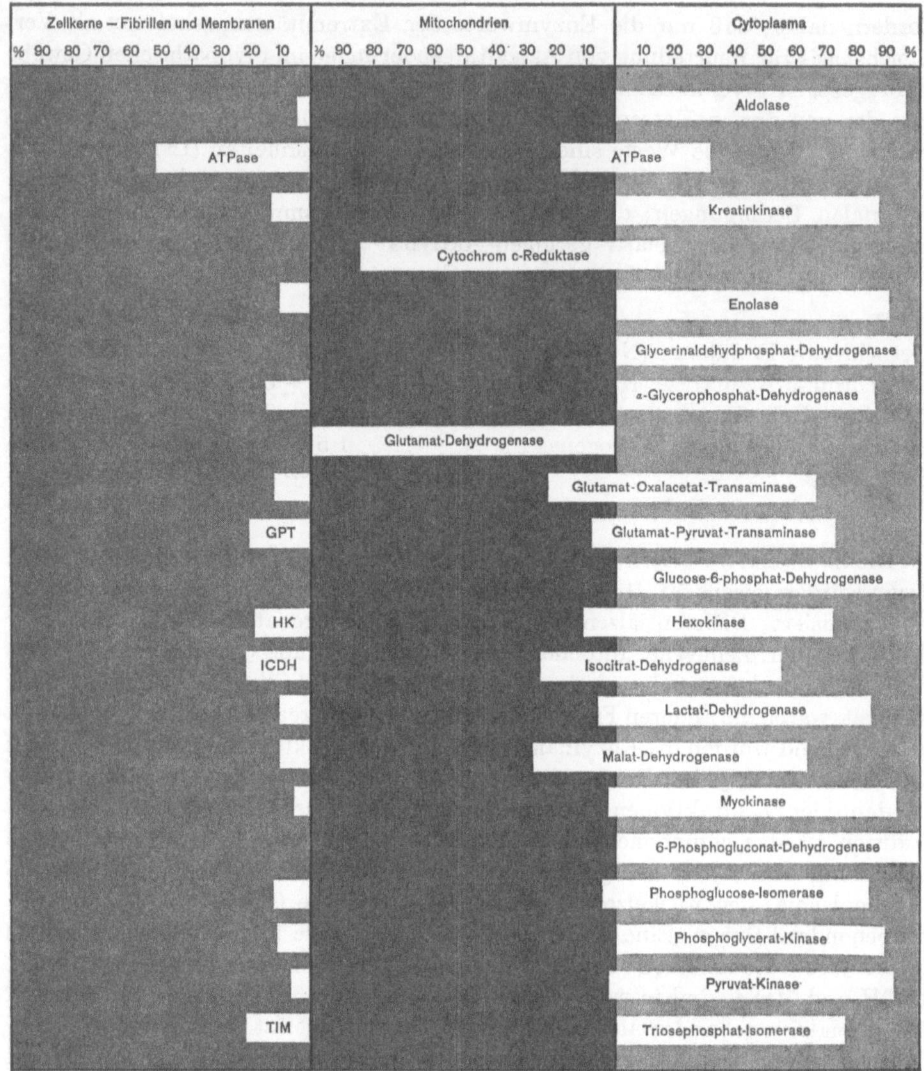

Abb. III.5   Intracelluläre Verteilung von Enzymen in gesunder menschlicher Skeletmuskulatur

konstanten Enzymgruppen in den verschiedenen Muskeln prinzipiell identisch sind. Wie schon für viele andere Gewebe nachgewiesen, gilt das besonders für die „Phospho-Triose-Glycerat-Gruppe", die von den Enzymen ENOL, GAPDH, PGK, PGM und TIM gebildet wird. Die fünf Enzyme der PTG-Gruppe bilden eine funktionelle Einheit und repräsentieren einen Abschnitt des Kohlenhydrat-Stoffwechsels, in dem keine Verzweigungen ansetzen. Es zeigt sich ferner, daß auch die anderen Enzyme der Glykolyse proportionskonstant sowohl untereinander als auch zur GAPDH sind.

Bei den Enzymen des oxydativen Stoffwechsels besteht ebenfalls ein proportionskonstantes Aktivitätsmuster, doch finden sich hier einige Unregelmäßig-

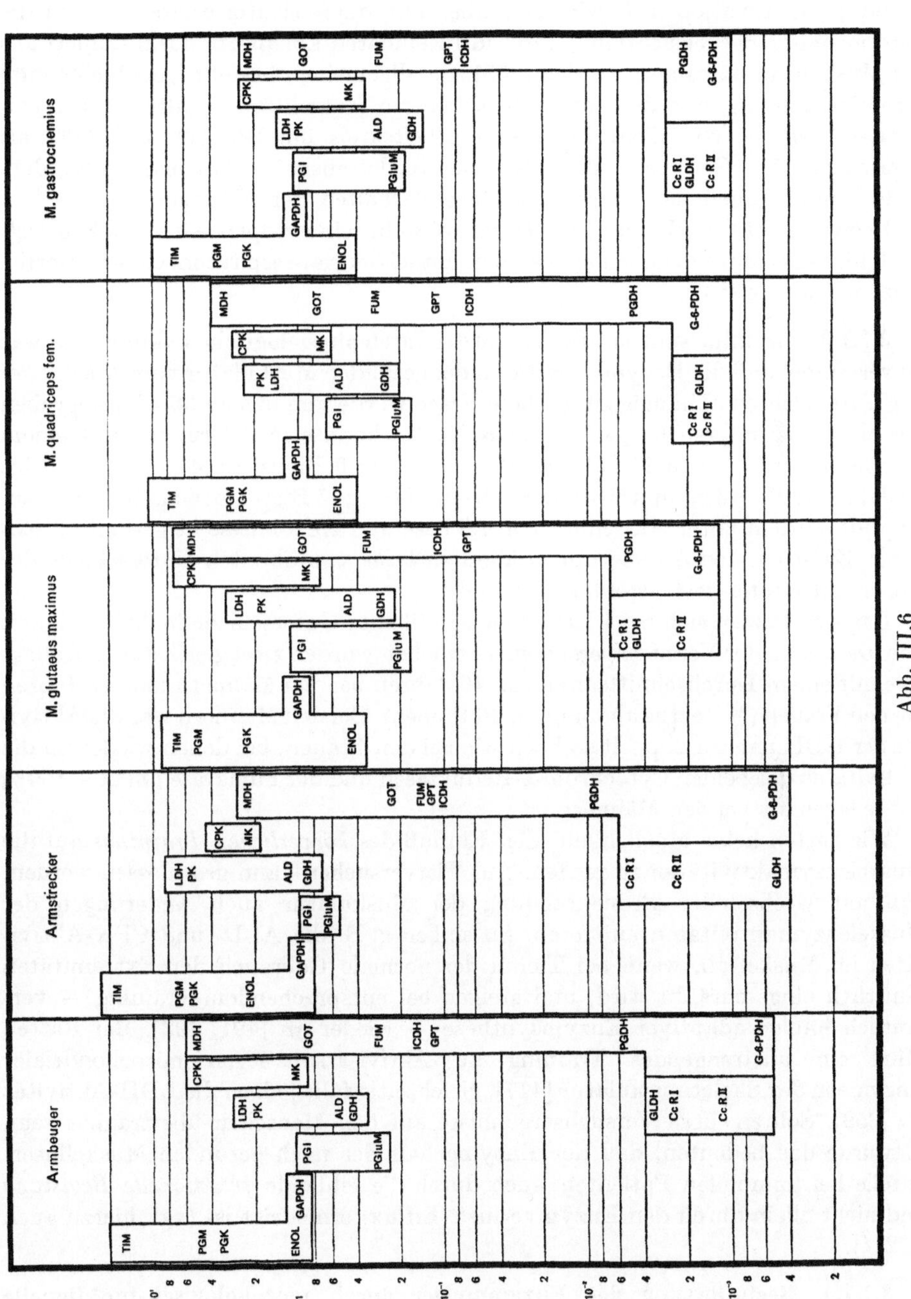

Abb. III.6

keiten. Diese Abweichungen sind methodisch bedingt: den in Abb. III.6 dargestellten Mustern liegen die Meßwerte im Überstand des Gesamthomogenates zugrunde; die Relationen lassen sich aber nur dann richtig erfassen, wenn die Enzyme unter Berücksichtigung ihrer intracellulären Lokalisation fraktioniert aus der Muskulatur extrahiert werden [758]. Im allgemeinen besteht jedoch eine gute Übereinstimmung mit den durch fraktionierte Extraktion erhaltenen Enzymmustern, wie sie vor allem durch den Arbeitskreis um BÜCHER u. PETTE als typisch für viele Gewebe — darunter auch Skeletmuskel — beschrieben wurden. Dafür spricht auch das charakteristische Verhalten der NAD-spezifischen Dehydrogenasen G-6-PDH und PGDH, die, obwohl rein cytoplasmatisch lokalisiert, auch hier konstante Proportionen zu den mitochondrial-respiratorisch orientierten Enzymen aufweisen.

3.1.1.3 Beeinflussung der Enzymmuster durch physiologische Faktoren. Es war zu vermuten, daß die Enzymaktivitäten der gesunden Muskulatur vom *Lebensalter* der Untersuchten abhängig sind. Diese Frage wurde von uns an 36 Biopsieproben des M. rectus untersucht [547]. Das Kollektiv konnte in 3 Gruppen mit einem Durchschnittsalter von 21 Jahren (10—29 Jahre; 9 Biopsien), 41 Jahren (30 bis 49 Jahre; 12 Biopsien) und 59 Jahren (50—69 Jahre; 15 Biopsien) eingeteilt werden. Geprüft wurden unter Ausschluß von ATPase und Hexokinase insgesamt 23 Enzyme. Zwischen den Altersgruppen konnten *keine* signifikanten Unterschiede der Enzymaktivitäten festgestellt werden.

Dagegen fanden sich bei 4 Enzymen signifikante Unterschiede in Abhängigkeit vom *Geschlecht* der Versuchspersonen. Verglichen wurden zwei gleichstarke Kollektive mit einem Durchschnittsalter von 46 Jahren bei den Männern und 47 Jahren bei den Frauen (M. rectus abdominis; 36 Proben). Bei den Männern war die Aktivität der GDH nahezu doppelt so hoch wie bei den Frauen, bei denen wiederum die Aktivitäten der beiden Cytochrom-c-Reduktasen und der Fumarase um 50—100% höher lagen als bei den Männern.

Wir hatten keine Möglichkeit, den Einfluß des *körperlichen Trainings* auf die Muskelenzymaktivitäten zu prüfen. Aus Tierversuchen kann geschlossen werden, daß mit wechselnder Beanspruchung der Muskulatur auch Änderungen der Muskelenzymaktivitäten auftreten. So sinken z. B. die ALD- und CPK-Aktivitäten im Muskel ab, wenn bei Tieren der normale Gebrauch der Extremitäten künstlich eingeschränkt wird, und steigen bei entsprechendem Training — vermutlich infolge adaptiver Enzymsynthese — wieder an [491, 492]. Bei Ratten führt ein anstrengendes Training zu Aktivitätsanstiegen mitochondrialer Enzyme in der Skeletmuskulatur [417], gleichzeitig fällt jedoch die LDH-Aktivität ab [359]. Sollten diese Versuchsergebnisse auf den Menschen übertragbar sein, so würde das bedeuten, daß der Enzymgehalt der noch gesunden Muskelfaseranteile bei immobilen Patienten auch durch die fehlende *funktionelle Belastung* und nicht allein durch den Enzymverlust (Efflux) erniedrigt ist (vgl. hierzu auch S. 214).

3.1.1.4 Beeinflussung der Enzymmuster durch morphologisch-funktionelle Faktoren: rote und weiße Muskelfasern. Die unterschiedlichen Enzymmuster der Rumpf- und Extremitätenmuskulatur lassen vermuten, daß in beiden Gruppen ein verschiedenes Mischungsverhältnis von „roten" und „weißen" Muskelfasern vorliegt. Durch morphologische und histochemische Untersuchungen ist seit längerer Zeit bekannt, daß auch die *menschliche* Skeletmuskulatur — wie die der Amphibien, Reptilien, Fische, Vögel und Säuger — ein variables Gemisch zweier Fasertypen darstellt, die als „rote" und „weiße" Fasern bezeichnet werden [95, 261, 262, 283, 284]. In der älteren Literatur wird für beide Fasertypen eine Reihe von Synonyma verwendet, z. B. sarkoplasmareiche und sarkoplasmaarme Fasern [503], dark or cloudy und light or pale fibers [69], opaque und clear fibers [218], Fasern mit Fibrillenstruktur und Fasern mit Feldstruktur [514], schmale und dicke Fasern [1021].

An bestimmten tierischen Muskeln, die entweder ganz überwiegend aus roten oder fast nur aus weißen Fasern bestehen, wurden die funktionellen Unterschiede beider Faserarten schon 1873 von RANVIER [733] erkannt. Während rote Muskeln eine tonische Funktion haben, also hauptsächlich für Dauertätigkeit eingerichtet sind, reagieren weiße Muskeln mit tetanischen Kontraktionen auf die Anforderungen kurzfristiger Arbeitsbelastungen. In der Folgezeit wurden auch mehr und mehr biochemische Unterschiede zwischen den Fasertypen gefunden. Hier interessiert besonders die Tatsache, daß in den roten Fasern die Aktivität der oxydativen Enzyme und damit der aerobe Stoffwechsel dominiert, während in den weißen Fasern durch höhere Aktivität der glykolytischen Enzyme der anaerobe Stoffwechsel begünstigt ist [7, 9, 33, 96, 232, 233, 260—262, 688, 690, 691, 798]. Trotz der absoluten Aktivitätsunterschiede sind die Hauptkettenenzyme in beiden Faserarten identisch organisiert: so bilden z. B. die Enzyme der Glykolyse in den roten Fasern die gleichen proportionskonstanten Gruppen wie in den weißen Fasern [758]. Die wichtigsten bisher bekannten funktionellen und biochemischen Unterschiede beider Faserarten sind in Tabelle III.8 zusammengestellt.

In der letzten Zeit ist noch eine dritte Faserart beschrieben worden, die nach Durchmesser und Enzymgehalt eine Mittelstellung zwischen roten und weißen Fasern einnimmt und deshalb als „intermediäre" Faser bezeichnet wird [685, 688, 689, 691, 923, 1012]. Im Gegensatz zum tierischen Muskelgewebe ist diese Faserart in der menschlichen Muskulatur mit enzymatisch-histochemischer Methodik jedoch nicht immer eindeutig abgrenzbar [691].

Während bei manchen Tierarten überwiegend „rote Muskeln" schon makroskopisch von „weißen Muskeln" abgegrenzt werden können, ist eine solche Differenzierung beim Menschen nicht möglich. Überhaupt ist über das Mischungsverhältnis roter und weißer Fasern in den verschiedenen menschlichen Muskeln noch sehr wenig bekannt [547]. Nach den bisher vorliegenden und z.T. uneinheitlichen Befunden einiger Untersucher haben folgende Muskeln relativ mehr rote als weiße Fasern: M. pectoralis major, M. rectus, M. obliquus internus, M. transversus abdominis, M. tibialis anterior und einige Kehlkopfmuskeln [501, 502, 840, 909]; mehr weiße als rote Fasern sollen im M. deltoideus, M. sternocleidomastoideus, M. semimembranaceus und M. vastus lateralis vorkommen [501, 502, 798, 909, 952], während eine gleichmäßige Verteilung beider Faserarten im M. biceps brachii, M. quadratus femoris und M. gastrocnemius bestehen soll [501, 502, 840]. Aus den eigenen Untersuchungsergebnissen [547] könnte abgeleitet werden, daß die absolute Zahl weißer Fasern in Rumpf- und Extremitätenmuskulatur stets höher ist als die der roten, daß aber den Extremitätenmuskeln relativ mehr rote Fasern beigemischt sind als den Rumpfmuskeln.

Tabelle III.8   *Funktionelle und biochemische Differenzierung roter und weißer Muskelfasern*

	Rote Fasern	Weiße Fasern	Literatur
Funktionelle Charakteristika	Langsame, länger anhaltende Kontraktionen = Dauertätigkeit	Schnelle, kurze Kontraktionen = plötzliche Belastung	RANVIER, 1873 [773] und viele Folgearbeiten
Mitochondrienzahl	hoch	niedrig	[341, 661, 758, 870]
Zahl umgebender Capillaren	hoch	niedrig	[791, 792, 865, 984]
Stoffwechsel-Charakteristika			
Aerober Stoffwechsel	stark ausgeprägt	geringer	[7, 9, 33, 96, 232, 233, 260, 261, 262, 688, 691, 798]
Anaerober Stoffwechsel	geringer	stark ausgeprägt	
Aminosäure-Umsatz	hoch	niedrig	[89, 691]
Ca^{++}-Aufnahme in Zellfraktionen	niedrig	hoch	[870]
Fettsäure-Umsatz	hoch	niedrig	[691]
Proteinsynthese	hoch	niedrig	[173]
Enzymaktivitäten			
Aldolase (F-1,6-DP)	niedrig	hoch	[203]
Amylo-1,4-1,6-Transglucosidase	niedrig	hoch	[400]
ATPase (Mitochondrien)	hoch	niedrig	[391]
ATPase (Myosin)	niedrig	hoch	[267, 283, 285, 688, 830, 870]
Benzidinperoxydase (Myoglobin)	hoch	niedrig	[283, 285]
Cytochrom c	hoch	niedrig	[385, 758]
Cytochrom-Oxydase	hoch	niedrig	[203, 283, 285, 686, 791]
Diaphorasen (NAD, NADP)	hoch	niedrig	[97, 260, 261, 262, 267, 283, 285, 606, 687, 691]
Dihydroorotsäure-Dehydrogenase	hoch	niedrig	[285]
Enolase	niedrig	hoch	[758]
Esterasen	hoch	niedrig	[285, 661, 690]
Fructose-1,6-diphosphat-Phosphatase	niedrig	hoch	[696]
Glucose-6-phosphat-Dehydrogenase	hoch	niedrig	[203, 691, 758]
Glucose-6-phosphat-Phosphatase	hoch	niedrig	[696]
Glutamat-Dehydrogenase	hoch	niedrig	[260, 261, 691, 725, 758]
Glutamat-Oxalacetat-Transaminase	hoch	niedrig	[203]
Glycerinaldehydphosphat-Dehydrogenase	niedrig	hoch	[758]
Glycerin-1-phosphat-Dehydrogenase	niedrig	hoch	[96, 97, 203, 283, 285, 725]
Glykogen-Phosphorylase*	niedrig	hoch	[931]
Glykogen-Synthetase**	hoch	niedrig	[106, 285, 400, 931]
β-Hydroxybutyrat-Dehydrogenase	hoch	niedrig	[260, 261, 691, 725]
Isocitrat-Dehydrogenase	hoch	niedrig	[203, 260, 261, 691, 725, 758]
Kreatinphosphokinase	niedrig	hoch	[758]

* α-1,4-glucan: orthophosphat-glucosyltransferase.
** UDPG: α-1,4-glucan-α-4-glucosyltransferase.

Tabelle III.8   Fortsetzung

	Rote Fasern	Weiße Fasern	Literatur
Lactat-Dehydrogenase (LDH)	niedrig	hoch	[33, 94, 96, 203, 285, 341, 696, 801, 1011]
LDH-Isoenzyme	LDH-1, -2 und -3 überwiegen	LDH-4 und -5 überwiegen	[95, 203, 204, 333, 801, 1012]
Lipase	hoch	niedrig	[340, 342]
Malat-Dehydrogenase	hoch	niedrig	[203, 260, 261, 725, 798]
Monoaminoxydase	hoch	niedrig	[726]
Myokinase	niedrig	hoch	[758]
Phospho-enol-pyruvat-Carboxykinase	niedrig	hoch	[696]
Phosphofructokinase	niedrig	hoch	[696]
6-Phosphogluconat-Dehydrogenase	hoch	niedrig	[758]
Phosphoglycerat-Kinase	niedrig	hoch	[758]
3-Phosphoglycerat-Mutase	niedrig	hoch	[758]
Phosphorylase	niedrig	hoch	[106, 203, 262, 264, 267, 283, 285, 339, 606, 690, 725]
Pyruvatkinase	niedrig	hoch	[203]
Succinat-Dehydrogenase	hoch	niedrig	[36, 51, 52, 260, 261, 283, 285, 400, 661, 685, 688, 691, 725]
Triosephosphat-Isomerase	niedrig	hoch	[758]
Substanz-Analysen			
Asparagin	hoch	niedrig	[513]
Glutamin	hoch	niedrig	[513]
Glutaminsäure	hoch	niedrig	[513]
Glykogen	niedrig	hoch	[33, 57, 107, 283, 285, 341, 688, 798]
Glykokoll	niedrig	hoch	[513]
Hydroxyprolin	niedrig	hoch	[52]
Kollagen	niedrig	hoch	[52]
Kreatin	niedrig	hoch	[784]
Kreatinin	niedrig	hoch	[784]
Kreatinphosphat	niedrig	hoch	[488, 688]
Lipide	hoch	niedrig	[57, 341, 661, 798]
Myoglobin	hoch	niedrig	[168, 203, 385, 798]
Zink	hoch	niedrig	[162]

Die unterschiedlichen und oft gegensätzlichen Befunde, die mit biochemischen oder enzymatisch-histochemischen Untersuchungsverfahren über das Mischungsverhältnis der Fasern in menschlicher Muskulatur erhalten werden, sind z. T. methodisch bedingt (vgl. S. 157), z. T. spielen äußere Faktoren eine Rolle. So sind z. B. bei älteren Menschen innerhalb der verschiedenen Muskelbündel schon immer einzelne Fasern in wechselndem Maße atrophiert; die Atrophie geht histochemisch aber mit der Abnahme einiger Enzymaktivitäten einher, wodurch eine falsche Klassifikation der Fasertypen möglich ist [202].

Die Tatsache, daß es in der *gesunden* Muskulatur mindestens zwei Fasertypen gibt, die sich biochemisch erheblich unterscheiden, ist an sich schon für die richtige

Beurteilung biochemischer Befunde in der *kranken* Muskulatur von außerordentlicher Bedeutung. Darüber hinaus kann dieser Befund möglicherweise zur Aufklärung der biochemischen Pathogenese derjenigen Myopathien beitragen, die sich — wie z. B. der Duchenne-Typ der progressiven Muskeldystrophie — vermutlich schon fetal manifestieren. Es ist deshalb wichtig, die fetale Entwicklung und Differenzierung der roten und weißen Fasern zu untersuchen.

Bei Nagetieren und auch bei Rhesusaffen sind die Faserarten meist schon zum Zeitpunkt der Geburt oder wenige Wochen danach voll differenziert [52, 265]. Die Differenzierungsvorgänge beim Menschen wurden besonders von DUBOWITZ [265, 268] und FENICHEL [305] untersucht. Danach sind die Muskelfasern bis zur 20. Fetalwoche noch undifferenziert; zwischen der 20. und 26. Woche beginnt die Differenzierung, wobei zunächst die Masse der Fasern vom weißen Typ ist und nur 3—10% auf den roten Typ fallen. Von der 30. Woche an sind dann beide Faserarten gleich verteilt, und dieses Bild besteht auch bei der Geburt. Nach FENICHEL ist besonders bemerkenswert, daß sich beide Fasertypen als getrennte Populationen entwickeln.

Die biochemischen Unterschiede zwischen den roten und weißen Fasern sind offenbar von der Art der Innervierung abhängig. Führt man z. B. bei Tieren eine Kreuzinnervierung roter und weißer Muskeln durch, so kehrt sich das typische Enzymmuster jeder Faserart um: die roten Fasern entsprechen in ihrem enzymatisch-histochemischen Verhalten nach einiger Zeit weißen Fasern, während ursprünglich weiße Fasern das Enzymbild roter Fasern erhalten [267]. Auch die biochemische Untersuchung kreuzinnervierter Muskeln mittels der Homogenattechnik zeigt die Umkehr einiger Enzymaktivitäten (ALD, ICDH, MDH, PK) und Änderungen im elektrophoretischen Verhalten der löslichen Muskelproteine [377, 268]. Aus diesen Befunden ergibt sich sofort folgende Frage [267]: Wenn das Zentralnervensystem einen derartig tiefgreifenden Einfluß auf die biochemische Differenzierung der Skeletmuskulatur hat, könnten dann die sogenannten primären Myopathien — z. B. also die Muskeldystrophie — nicht doch neurogen bedingt, d. h. Folgeerscheinungen einer Störung neuraler Regelmechanismen sein ? Diese interessante Hypothese führt gleich zu der nächsten Frage, ob nämlich eine der beiden Faserarten, und gegebenenfalls welche, spezifisch in den dystrophischen Prozeß einbezogen ist. Auf diese Probleme soll an anderer Stelle (s. S. 185 ff.) näher eingegangen werden.

3.1.2 Enzymaktivitäten im Muskel bei progressiver Muskeldystrophie

Die ersten und grundlegenden Untersuchungen über das Verhalten von Muskelenzymen bei der progressiven Muskeldystrophie wurden 1954 von dem Arbeitskreis um DREYFUS u. SCHAPIRA durchgeführt [244]. Als auffälligster Befund ergab sich eine starke Aktivitätsabnahme glykolytischer Enzyme, vorzugsweise der Phosphorylase und Aldolase, während die Enzyme der Endoxydation normale oder nur gering verminderte Aktivitäten zeigten [889]. Zahlreiche Nachuntersucher bestätigten diesen Befund. Dabei wurden die Untersuchungen auf mehr und mehr Enzyme ausgedehnt, so daß heute in der Literatur Angaben über das Verhalten von mehr als 60 Enzymen zu finden sind. In der Tabelle III.9 sind diese Befunde zusammengestellt. Die Tabelle enthält außerdem die jeweils zugehörigen Serum-

Tabelle III.9   *Enzymaktivitäten in Muskulatur und Blut von Patienten*
mit progressiver Muskeldystrophie

Enzym	Muskulatur	Blut bzw. Serum	Bemerkungen (M = Muskel, B = Blut)
Aconitase	normal [246, 249]	—	M: bezogen auf Gramm FG erniedrigt
Adenylatdeaminase	erniedrigt [744, 745, 974, 975]	normal [746]	—
Aldolase, Fructose-1,6-diphosphat	erniedrigt [18, 242, 244, 246, 249, 401, 531, 540, 592, 648, 795, 889, 932]	erhöht [62, 64, 76, 129, 138, 139, 149, 169, 244, 247, 249, 288, 294, 360, 371, 402, 450, 451, 461, 540, 610, 615, 616, 636, 727, 818, 838, 845, 868, 878, 881, 886, 899, 905, 932, 945, 946, 969, 1001 u. v. a.]	M: schon bei präklinischen Fällen erniedrigt B: besonders bei Duchenne Auch im Harn von Duchenne-Patienten signifikant erhöht [677]
Aldolase-Isoenzyme	normal [445]	—	vgl. Abschnitt Isoenzyme
Aldolase, Fructose-1-phosphat	—	normal [64, 180, 317, 353, 522, 894, 1022]	B: bei Duchenne ein Bericht über signifikante Erhöhung [677]
Arylsulfatase	erhöht [528, 531]	—	M: bereits präklinisch erhöht; keine Erhöhung bei neurogenen Atrophien [531]
ATPase	normal bis erniedrigt [401, 540, 968]	normal [169]	M: Erniedrigung hauptsächlich bei Duchenne
Cholinesterasen	—	normal bis leicht erhöht [64, 139, 164, 301, 346, 555, 576, 677, 683]	B: spricht gegen begleitende Leberschäden
Cytochrom c	erniedrigt [961]	—	—
Cytochrom-Oxydase	normal [246, 249]	—	M: bezogen auf Gramm FG erniedrigt
Cytochrom-Reduktasen (NAD; NADP)	erniedrigt [545, 547]	—	M: NAD-Cyt-R stärker erniedrigt
Enolase	erniedrigt [401, 540]	normal [353]	M: sehr frühzeitig erniedrigt [547]
Fumarase	erniedrigt [246, 249, 545]	bei Gesunden und Kranken nicht nachweisbar [353]	M: bezogen auf den Durchschnittswert in gesunder Extremitätenmuskulatur nicht signifikant erniedrigt

Tabelle III.9   Fortsetzung

Enzym	Muskulatur	Blut bzw. Serum	Bemerkungen (M = Muskel, B = Blut)
Glucose-6-phosphat-Dehydrogenase	erhöht [401, 404, 540]	normal [84, 905] bis erhöht [402, 540]	M: bezügl. Herkunft aus Binde- und Fettgewebe vgl. Text
β-Glucuronidase	erhöht [531]	—	M: präklinisch erhöht
Glutamat-Dehydrogenase	erhöht [401, 404, 540]	leicht erhöht [402, 540, 542]	M: bezügl. Bindegewebsherkunft vgl. Text B: bezügl. Mitochondrien-Schädigung vgl. Text
Glutamat-Oxalacetat-Transaminase (GOT)	normal bis erniedrigt [401, 497, 540, 592]	erhöht [5, 64, 76, 129, 139, 169, 245, 258, 292, 363, 371, 375, 402, 479, 480, 497, 540, 589, 610, 615, 616, 659, 663, 727, 785, 823, 838, 848, 881, 899, 905, 932, 946, 1001 u. v. a.]	M: erst in fortgeschrittenen Stadien Abnahme B: am stärksten bei Duchenne
GOT-Isoenzyme	normal [485, 735]	normal [485, 796]	vgl. Abschnitt Isoenzyme
Glutamat-Pyruvat-Transaminase	normal bis erniedrigt [249, 401, 497, 540, 592]	erhöht [5, 64, 129, 139, 169, 245, 258, 292, 371, 375, 402, 479, 497, 540, 589, 615, 616, 659, 727, 785, 823, 838, 848, 881, 882, 899, 905, 932, 946 u. v. a.]	B: am stärksten bei Duchenne
Glutathion-Reduktasen (NAD; NADP)	gering erniedrigt [499]	erhöht [499]	—
Glycerinaldehyd-3-phosphat-Dehydrogenase	erniedrigt [401, 540, 592]	leicht erhöht [383, 615, 616]	M: sehr frühzeitig erniedrigt [547]
Glycerin-1-phosphat-Dehydrogenase	normal bis erniedrigt [401, 540]	leicht erhöht [383, 615, 616]	M: bei Duchenne Tendenz zur Erniedrigung
Hexokinase	normal [401, 540, 795]	—	—
α-Hydroxybutyrat-Dehydrogenase	erniedrigt [470, 1014]	erhöht [470, 580, 709, 1014]	—
Isocitrat-Dehydrogenase (ICDH)	normal [401, 540]	erhöht [353]	M: anfänglich deutlich gesteigert [547]
ICDH-Isoenzyme	ICDH-2 fehlt fakultativ [489]	—	vgl. Abschnitt Isoenzyme

Tabelle III.9   Fortsetzung

Enzym	Muskulatur	Blut bzw. Serum	Bemerkungen (M = Muskel, B = Blut)
Kathepsine (Prote-asen, Peptidasen)	stark erhöht [744, 745]	(Dipeptidasen normal [860])	—
Kreatinphospho-kinase (CPK)	erniedrigt [401, 422, 486, 497, 531, 540, 592, 795, 932, 968]	stark erhöht [4, 5, 6, 171, 181, 249, 250, 252, 271, 318, 319, 320, 371, 402, 433, 497, 540, 615, 616, 693, 694, 721, 781, 881, 899, 962, 974, 975 u. v. a.]	B: diagnostisch und differential-dia-gnostisch am besten verwertbar
CPK-Isoenzyme	normal [486]	normal [857], begleitende Herzmuskel-Bande (?) [963]	M: vgl. Abschnit Isoenzyme B: 2—3 elektroph. Banden
Lactat-Dehydro-genase (LDH)	erniedrigt [401, 497, 540, 1014]	erhöht [5, 64, 139, 169, 247, 288, 363, 402, 497, 540, 610, 615, 616, 780, 853, 868, 881, 891, 899, 905, 932, 1001, 1003, 1004 u. v. a.]	M: hauptsächlich im Verlauf des Duchenne anfangs deutlich gesteigert [547, 592, 932] B: am stärksten Duchenne
LDH-Isoenzyme	LDH-4 und -5 stark vermindert, LDH-5 mitunter fehlend [132, 157, 251, 277, 330, 484, 549, 735, 737, 839, 953, 1008, 1009]	LDH-1, -2 und -3 erhöht [735, 780, 1008], gelegentlich auch LDH-5 [1020, 1040], häufig auch normal [277, 564]	M, B: fakultative Befunde; vgl. Abschnitt Isoenzyme
Lysozym	—	leicht erniedrigt [970]	—
Malat-Dehydro-genase (MDH)	anfangs normal [180, 401, 497, 531, 592], später erniedrigt [547]	erhöht [169, 180, 230, 247, 402, 497, 540, 615, 616, 878, 881, 905]	B: am stärksten bei Duchenne
MDH-Isoenzyme	normal [489, 735], fakultativ „fetales" Bild (Fehlen einer Bande) [157, 444]	—	vgl. Abschnitt Isoenzyme
Myokinase (Adenylatkinase)	erniedrigt [401, 500, 540, 547. 745]	erhöht [500]	M: anfänglich gesteigert [547] B: unsichere Be-stimmung, gering-ste Hämolyse stört
NAD, NADP	—	normal [540]	Duchenne: NAD wird im Harn aus-geschieden [507]
5-Nucleotidase	erhöht [744, 745]	normal [169]	—
Ornithincarbamyl-Transferase	—	normal [353]	—

Tabelle III.9   Fortsetzung

Enzym	Muskulatur	Blut bzw. Serum	Bemerkungen (M = Muskel, B = Blut)
Phosphatasen, alkalische	normal [290, 291]	normal [64, 197, 571, 889, 955, 1001]	M: Substrat β-Glycerophosphat
Phosphatasen, saure	erhöht [744, 745]	normal [571, 955]	B: periodische Erhöhungen kommen vor [146, 164]
Phosphofructokinase	—	bei Gesunden und Kranken nicht nachweisbar [353]	—
Phosphoglucomutase	erniedrigt [180, 242, 244, 246, 545, 889]	erhöht [180, 905]	B: frühzeitig [905]
6-Phosphogluconat-Dehydrogenase	erhöht [401, 404, 540]	erhöht [353]	M: bezügl. Herkunft aus Binde- und Fettgewebe vgl. Text
Phosphoglucose-Isomerase	normal [401, 540]	erhöht [246, 247, 371, 647, 888, 889, 899, 945, 1004]	M: anfänglich gesteigert
Phosphoglycerat-Kinase	erniedrigt [401, 540]	—	—
3-Phosphoglycerat-Mutase	erniedrigt [545]	—	—
Phosphorylase (a, b)	stark erniedrigt [18, 242, 244, 246, 249, 399, 518, 795, 889]	erhöht [244] bei Gesunden und Kranken nicht nachweisbar [353]	B: Aktivitäten a + b [244]
Pyruvatkinase	erniedrigt [401, 540]	—	M: anfänglich gesteigert [547]
Ribonucleasen	erhöht [1]	Desoxyribonuclease normal [249, 899]	—
Sorbit-Dehydrogenase	—	normal [347], zum Teil erhöht [402, 403, 540]	—
Succinat-Dehydrogenase	normal bis leicht erhöht [246, 249, 968]	—	—
Succinat-Oxydase	normal [246, 249]	—	M: bezogen auf Gramm FG erniedrigt
Transketolase	leicht erniedrigt [180]	normal [84, 905]	—
Triosephosphat-Isomerase	erniedrigt [401, 540]	erhöht [353]	M: bei Duchenne frühzeitig erniedrigt [547]

enzymbefunde, um entsprechende Vergleiche zu ermöglichen. Bei den Muskelenzymen beziehen sich die Angaben fast ausschließlich auf Ergebnisse, die mit der Homogenattechnik erhalten wurden.

Betrachtet man die Tabelle, so scheint die Enzympathologie der Muskeldystrophie schon erstaunlich gut und gründlich durchuntersucht zu sein. Die Bewertung der Befunde muß jedoch mit großer Kritik erfolgen. Dafür gibt es mehrere Gründe: Erstens sind viele Untersuchungen mit den methodischen Mängeln behaftet, die im einzelnen weiter oben näher beschrieben wurden. Zweitens haben die wenigsten Untersucher ihre Versuchsergebnisse statistisch überprüft, nicht zuletzt auch deshalb, weil kein ausreichend großes Normalkollektiv als Vergleichsbasis vorlag. Drittens ist in vielen Arbeiten keine einwandfreie Klassifikation der Patienten vorgenommen worden. Zwar beziehen sich die meisten Angaben auf Kranke mit dem Duchenne-Typ der Muskeldystrophie, doch wird sehr häufig auch nur von „juvenilen" oder „adulten" Formen der Krankheit gesprochen. Viertens sind schließlich in der Mehrzahl der Fälle Dauer und Stadium der Krankheit unberücksichtigt geblieben, ein Fehler, der allein viele divergierende Befunde in der Literatur erklärt.

Um die Bedeutung gerade des letzten Punktes zu beweisen, sollen hier eigene Befunde angeführt werden, die an einem Krankengut von 82 Patienten mit progressiver Muskeldystrophie erhoben wurden. Dabei handelte es sich um 61 Patienten mit dem Duchenne-Typ, um 15 mit dem Gliedergürteltyp und 6 Kranke mit der facio-scapulo-humeralen Form. Bei allen wurden Muskelbiopsien durchgeführt und die Enzymaktivitäten im Homogenatüberstand gemessen [401, 409, 540, 545, 547]. Betrachten wir zunächst das Ergebnis bei den 61 Duchenne-Fällen.

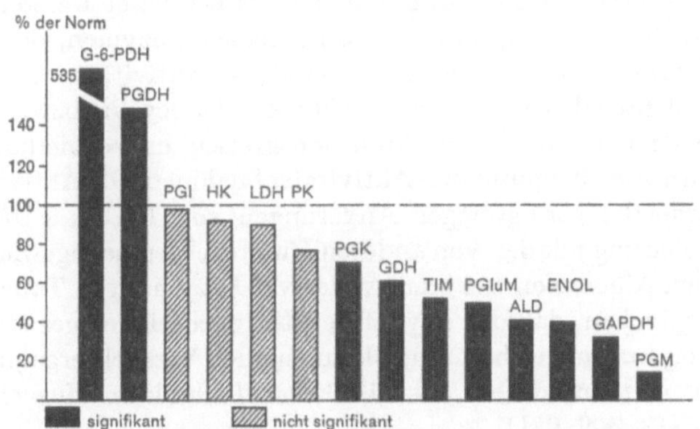

Abb. III.7   Muskelenzyme bei Muskeldystrophie Typ Duchenne.
Enzyme der Glykolyse

In den Abb. III.7 und III.8 sind die Aktivitätsmittelwerte von 25 Muskelenzymen als prozentuale Abweichung von den arithmetischen Mittelwerten in gesunder Extremitätenmuskulatur dargestellt. Der individuell verschiedene klinische Schweregrad der Krankheit, die Krankheitsdauer oder der histopathologische Muskelbefund bleiben bei dieser Darstellung bewußt unberücksichtigt. Aus Abb. III.7 geht hervor, daß die Mehrzahl der Glykolyse-Enzyme (Embden-

Meyerhof-Kette) signifikant an Aktivität abgenommen hat. Die stärksten Aktivitätsverluste — Abnahmen um mehr als 50% — zeigen ALD, ENOL, GAPDH und PGM. Der Befund entspricht ungefähr den Ergebnissen der meisten Untersucher, wenn auch bei einigen Enzymen Abweichungen bestehen (Transaminasen, LDH, ATPase u.a.). Die jetzige Darstellung deckt sich auch nicht ganz mit unseren

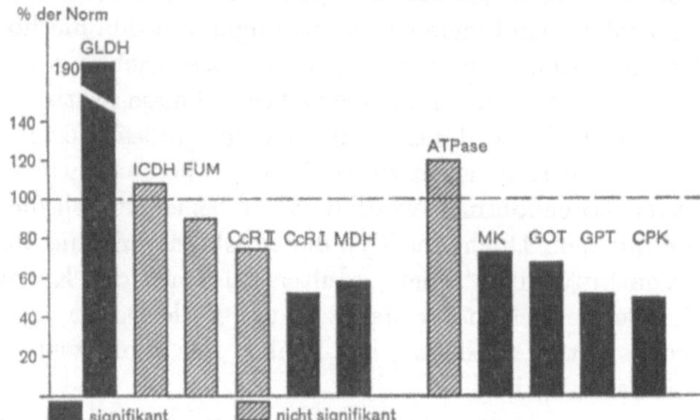

Abb. III.8   Muskelenzyme bei Muskeldystrophie Typ Duchenne. Enzyme der Endoxydation, der Atmungskette und verbindende Enzyme

früher mitgeteilten Befunden [401, 545], bei denen die Enzymaktivitäten nicht ausschließlich mit denen in gesunder *Extremitäten*muskulatur verglichen worden waren. Die hochsignifikante Aktivitätssteigerung von G-6-PDH und PGDH, die von uns erstmalig beschrieben wurde, fällt bereits bei dieser Darstellungsart auf.

Bei den mitochondrial-respiratorisch orientierten Enzymen, deren Verhalten in Abb. III.8 dargestellt ist, ist besonders der starke Aktivitätsanstieg der GLDH bemerkenswert. Unter den Enzymen des Citronensäurecyclus bzw. der Atmungskette und einigen eng mit diesen Funktionskreisen in Verbindung stehenden Enzymen zeigen 6 von 10 signifikante Aktivitätsabnahmen. Die Aktivitätszunahme der GLDH sowie die geringfügigen Änderungen von ICDH, FUM und CcRI könnten in Verbindung mit den von anderen Untersuchern nachgewiesenen fehlenden oder mäßigen Abnahmen weiterer oxydativer Enzyme (vgl. Tabelle III.9) tatsächlich dafür sprechen, daß der oxydative Stoffwechsel weniger stark betroffen ist als die Glykolyse. Im gleichen Sinne können auch Versuchsergebnisse gedeutet werden, die mit manometrischer oder ähnlicher Technik an Muskelschnitten erhalten wurden [413, 609, 921].

Welche Methode der Untersuchung aber auch immer angewendet wurde, es bleibt die Frage bestehen, ob die Befunde nicht ganz anders aussehen, wenn sie mit dem Krankheitsstadium, der Krankheitsdauer oder dem histopathologischen Befund korreliert werden. Als unsere Arbeitsgruppe 1961 mit enzymatischen Untersuchungen bei Myopathien begann, war dieses Problem immer noch offen. Wir haben versucht, diese Lücke zu schließen und sind zu Ergebnissen gekommen, die im folgenden geschildert werden sollen.

3.1.2.1 Muskelenzymaktivitäten und Krankheitsverlauf bei der Muskeldystrophie vom Typ Duchenne. Bei den bereits erwähnten 61 Duchenne-Patienten wurde eine Unterteilung nach klinischen Funktionsstadien, pathologisch-histologischem Befund der Muskelbiopsien und nach der Krankheitsdauer vorgenommen, um die Abhängigkeit der Muskelenzymwerte von diesen Faktoren prüfen zu können. Für jedes Merkmal wurden drei Gruppen gebildet:

1. Funktionsstadien. Hier erfolgte die Einteilung nach den Kriterien von THOMPSON u. VIGNOS [945]. In Gruppe I wurden die Stadien 1—4, in Gruppe II die Stadien 5—7 und in Gruppe III die Stadien 8—11 zusammengefaßt.

2. Histopathologischer Befund. Unter Verwendung verschiedener Färbeverfahren und durch Auswertung mehrerer histologischer Parameter [401] wurden drei Präparategruppen gebildet, bei denen der histologische Schweregrad der Krankheit als leicht, mittelschwer oder schwer klassifiziert war. Die histologischen Untersuchungen wurden stets an der Gewebeprobe vorgenommen, die auch zur Messung der Muskelenzymaktivitäten diente.

3. Krankheitsdauer. Hier unterschieden wir eine Gruppe I mit 1—7 Jahren, eine Gruppe II mit 8—15 Jahren und eine Gruppe III mit 16 und mehr Jahren Krankheitsdauer.

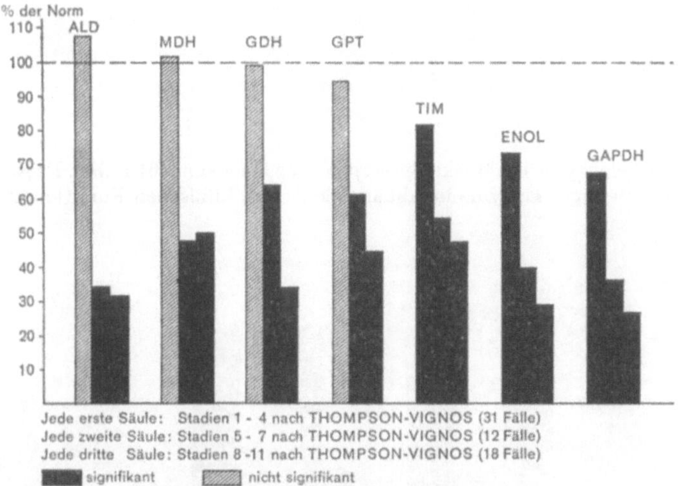

Abb. III.9   Muskelenzyme bei Muskeldystrophie Typ Duchenne (61 Fälle). Kontinuierliche Abnahme einiger Enzymaktivitäten in Korrelation mit der klinischen Verschlechterung der Muskelfunktion

In den drei Gruppen jedes Merkmals wurden die zugehörigen Einzelwerte von jeweils 20 Enzymen pro Patient gemittelt und statistisch miteinander verglichen. Bei dieser Ordnung trat die Dynamik der Enzymveränderungen deutlich hervor. Dabei war besonders bemerkenswert, daß bei der Einteilung nach *histologischem Schweregrad* die gleichen Enzymbewegungen registriert werden konnten wie bei der Einteilung nach *klinischen Funktionsstadien*. Nach ihrem typischen Aktivitätsverhalten konnten die folgenden drei Enzymgruppen unterschieden werden (ATPase und HK zeigten keine sicheren Aktivitätsänderungen):

A. Enzymgruppe mit kontinuierlich abnehmender Aktivität, 7 Enzyme (Abb. III.9);

B. Enzymgruppe mit anfänglicher Aktivitätssteigerung, 8 Enzyme
(Abb. III.10);

C. Enzymgruppe mit kontinuierlicher Aktivitätssteigerung, 3 Enzyme
(Abb. III.11).

Für das unterschiedliche Verhalten der einzelnen Muskelenzyme gibt es mehrere
Möglichkeiten der Erklärung. Zunächst kann die verschiedene *intracelluläre*

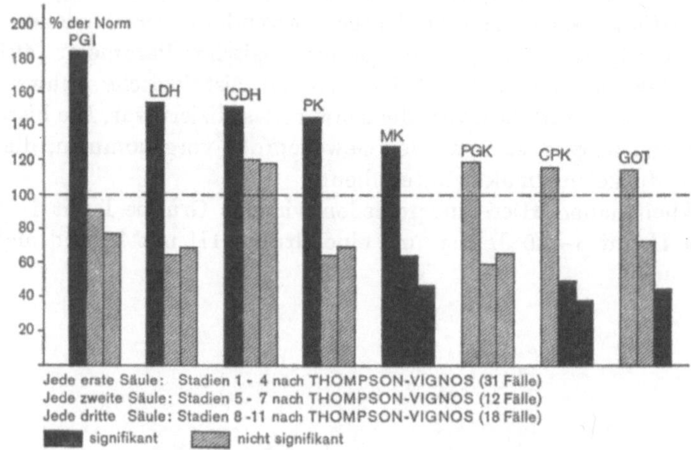

Abb. III.10   Muskelenzyme bei Muskeldystrophie Typ Duchenne (61 Fälle). Passagäre Aktivitätssteigerungen einiger Enzyme in Abhängigkeit vom klinischen Funktionsstadium

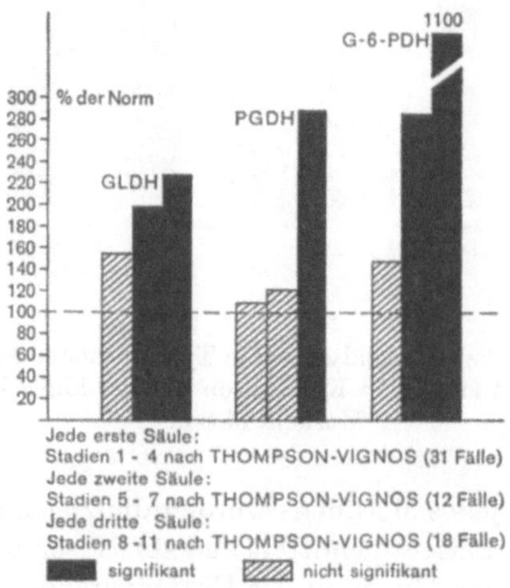

Abb. III.11   Muskelenzyme bei Muskeldystrophie Typ Duchenne (61 Fälle). Kontinuierliche Aktivitätssteigerungen einiger Enzyme in Abhängigkeit vom klinischen Funktionsstadium

Lokalisation eine Rolle spielen: frei im Sarkoplasma gelöste Enzyme werden bei
Zellschäden schneller und leichter in den Extracellularraum übertreten als solche,
die an Zellstrukturen und Membranen gebunden sind. Damit werden diese Enzyme
schon bei weniger schweren Krankheitsstadien in der Muskulatur stärker ver-

mindert sein als die strukturgebundenen Enzyme. Sofern in den Anfangsstadien der Muskelzellschädigung tatsächlich nur eine Permeabilitätsstörung der Zellenmembranen besteht, könnte die Effluxgeschwindigkeit auch vom *Molekulargewicht* der Enzymproteine abhängen [401]. Bei Perfusionsversuchen an der isolierten Rattenleber konnte z. B. nachgewiesen werden, daß der Enzymefflux aus geschädigtem Gewebe sowohl von der Strukturbindung als auch vom Molekulargewicht der Enzyme abhängig ist [912]. Für die Muskeldystrophie läßt sich diese Frage im Augenblick noch nicht beantworten, da das Molekulargewicht der menschlichen Muskelenzyme unbekannt ist.

Die zusätzliche oder ausschließliche Strukturbindung einiger Enzyme kann aber auch ihren tatsächlichen Aktivitätsabfall verschleiern oder sogar einen Aktivitätsanstieg vortäuschen, wenn diese Enzyme aus Zellen extrahiert werden, die durch den Krankheitsprozeß schon viel Sarkoplasmaprotein verloren haben. In diesem Fall wird ihr Anteil am extrahierten Gesamtprotein größer als normal sein, so daß bei der Bezugswahl „Enzymeinheit/g Extraktprotein" die Aktivität dieser Enzyme höher erscheinen muß.

Ein weiterer Faktor, der schwer zu übersehen ist und der dem Enzymverlust entgegenwirkt bzw. eine anfängliche Aktivitätszunahme verursachen kann, ist die *kompensatorisch gesteigerte Enzymsynthese*. Auf Grund experimenteller Untersuchungen haben SCHAPIRA u. DREYFUS [899] errechnet, daß es bei der Muskeldystrophie im Kindesalter nach etwa 3 Jahren zu einem totalen Verlust der Muskelaldolase kommen würde, falls der kontinuierliche Efflux dieses Enzyms nicht durch Neusynthese kompensiert wird.

Besonders auffällig ist die mit zunehmender Krankheitsschwere parallel gehende Aktivitätssteigerung der G-6-PDH und PGDH (Abb. III.11). Daraus könnte zunächst geschlossen werden, daß bei der Muskeldystrophie der Kohlenhydratabbau über den Pentosephosphat-Cyclus kompensatorisch gesteigert ist, weil die Funktion des Embden-Meyerhof-Weges infolge der ständigen Abnahme der meisten hierzu gehörenden Enzyme zunehmend eingeschränkt wird. Gegen diese Annahme spricht jedoch die einfache Tatsache, daß beide Enzyme — und auch die GLDH, die sich gleichartig verhält — im Bindegewebe und Fettgewebe in 60—100fach höherer Aktivität als im Muskelgewebe vorkommen. Die Aktivitätssteigerung dieser Enzyme im Muskelextrakt kann demnach nur eine Folge des zunehmenden Binde- und Fettgewebsgehaltes der dystrophischen Muskulatur sein [545, 547]. Makrophageninvasion und Phagocytose spielen hier sicher auch eine Rolle, da die Makrophagen reich an diesen Enzymen sind [745, 821].

Vorläufig ist es jedoch noch nicht möglich, hier primäre und sekundäre Ereignisse voneinander zu trennen. Bei der experimentellen Muskelatrophie durch Denervierung oder Tenotomie bei Ratten wurde ebenfalls eine gesteigerte Aktivität der Enzyme des Pentosephosphat-Shunts im Muskelhomogenat gefunden; dabei ließ sich ein thermostabiler Faktor im Gewebe nachweisen, der die G-6-PDH aktiviert [156, 334, 414, 598, 811, 1031]. Diese Aktivitätszunahme NADP-abhängiger Enzyme ist auffällig. Auch bei der hereditären Muskeldystrophie der Maus sind neben der ICDH und der Glutathionreduktase die Aktivitäten von G-6-PDH und PGDH im Muskel erhöht [597, 598, 745, 807, 1004]. Unsere Untersuchungen zeigen, daß diese Befunde auch für die menschliche dystrophische Muskulatur gelten: es finden sich Aktivitätsanstiege von drei NADP-abhängigen Muskelenzymen — G-6-PDH, ICDH und PGDH — während die Masse der NAD-abhängigen Dehydrogenasen erniedrigt ist. Vielleicht ist in diesem Zusammenhang auch das Verhalten der Cytochrom-c-Reduktasen interessant, von denen nur das NAD-H-abhängige Enzym einen signifikanten Aktivitätsverlust aufweist.

Ein vermehrter Anfall von reduziertem NADP aus den Enzymreaktionen des Pentosephosphat-Shunts könnte tiefgreifende Änderungen des inneren Milieus der dystrophischen Muskelzelle bewirken. Durch den erhöhten Verbrauch von NADP-H zur Fettsynthese wird die Glucoseoxydation über den Pentosephosphat-Cyclus stimuliert, und damit entsteht ein circulus vitiosus, aus dem möglicherweise der erhöhte Fettgehalt des dystrophischen Muskels erklärt werden kann [842]. Bisher wurde nur bei der dystrophischen Maus nachgewiesen, daß die Cholesterinsynthese und Bildung von Neutralfett in verschiedenen Organen und in der Muskulatur tatsächlich gesteigert ist [475—477, 770]. Untersuchungen des Pyridinnucleotid-Gehalts und des Lipidstoffwechsels menschlicher dystrophischer Muskulatur sollten daher eines der biochemischen Schwerpunktprogramme der Zukunft sein.

Bei der Prüfung der Muskelenzymaktivitäten in Abhängigkeit von der *Krankheitsdauer* stellten wir eine Abnahme der Werte mit zunehmender Dauer des Leidens fest. Das Bild war hier jedoch nicht ganz einheitlich: in der Gruppe II mit einer Krankheitsdauer von 8—15 Jahren lagen die Aktivitäten z. T. höher als in der Gruppe I mit der kürzesten und Gruppe III mit der längsten Krankheitsdauer. Dieser Unterschied kommt sowohl durch den verschiedenen Progredienzgrad des Leidens zustande, der in der ersten Gruppe stärker ist als in der zweiten, als auch durch die Zusammensetzung der Gruppe III, in der sich praktisch nur Patienten im Finalstadium befinden.

Zusammenfassend haben unsere Untersuchungen also ergeben, daß die Höhe der Muskelenzymaktivitäten in typischer Weise vom Krankheitsstadium, vom histopathologischen Befund und von der Krankheitsdauer beeinflußt wird. Diese Feststellung liefert im wesentlichen die Begründung für die oft uneinheitlichen oder sogar gegensätzlichen Enzymbefunde vieler Autoren. Zugleich geht aus den Untersuchungsergebnissen hervor, daß erst durch die Zuordnung der Enzymbefunde zu klinischen oder morphologischen Kriterien ein Einblick in die Dynamik des pathologisch-biochemischen Geschehens möglich ist.

3.1.2.2 Muskelenzymaktivitäten und Krankheitstyp. Die bei drei verschiedenen Krankheitstypen der progressiven Muskeldystrophie gefundenen Unterschiede in den Enzymaktivitäten sind in Abb. III.12 zusammengefaßt [547]. Generell finden sich die stärksten Aktivitätsabnahmen bei der Duchenne-Form. Bei den Patienten mit dem facio-scapulo-humeralen Typ der Krankheit ist der Befund ähnlich: trotz der geringen Anzahl der hier untersuchten Proben liegen die durchschnittlichen Aktivitäten der meisten Enzyme ebenfalls deutlich, z.T. signifikant unter der Norm. Auch das Verhalten von ICDH, LDH und PGI ist bei beiden Gruppen nahezu identisch.

Völlig abweichend sind die Befunde beim Gliedergürteltyp. Wie die Abb. III.12 zeigt, können hier überhaupt keine signifikanten Abnahmen der Muskelenzymaktivitäten festgestellt werden, statt dessen haben einige Enzyme sogar erheblich höhere Aktivitäten als normal. Dabei fällt auf, daß die Aktivitätssteigerung ausschließlich diejenigen Enzyme betrifft, die in den funktionellen Frühstadien der

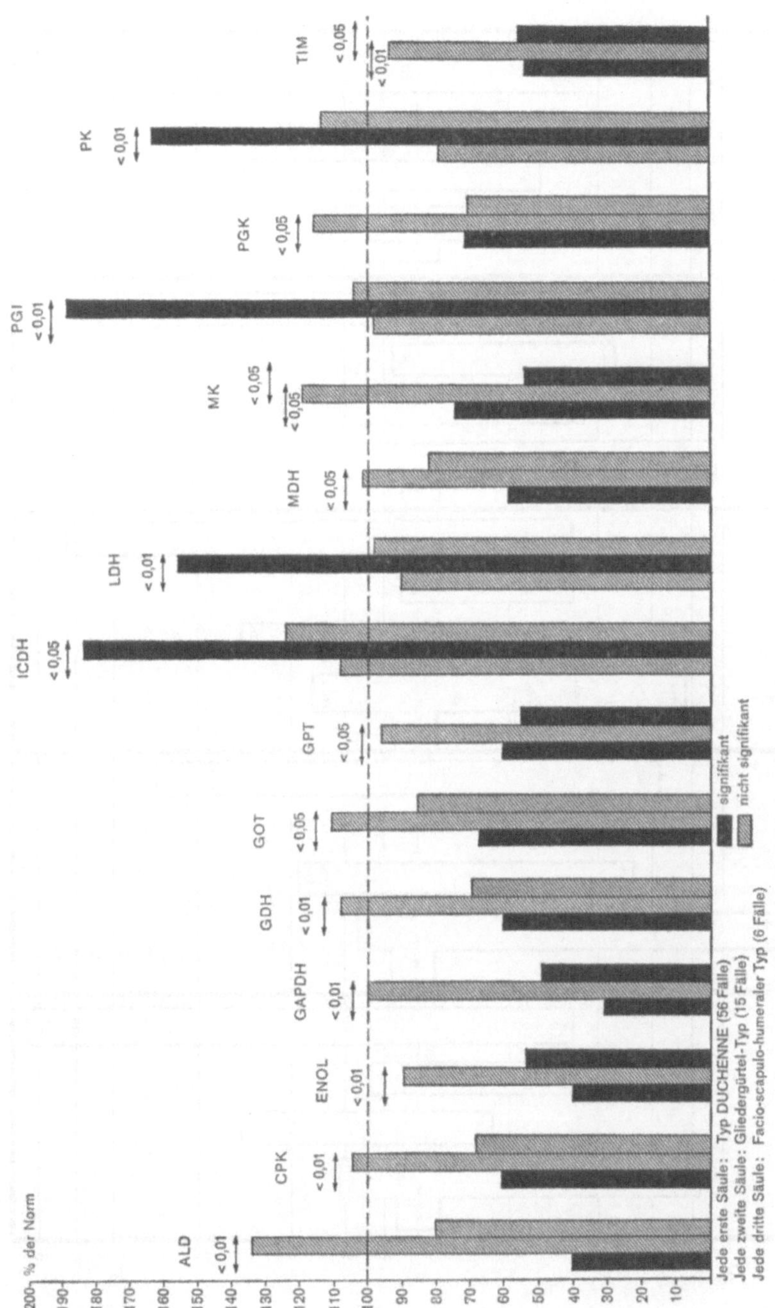

Abb. III.12 Muskelenzymaktivitäten bei 3 Typen von progressiver Muskeldystrophie

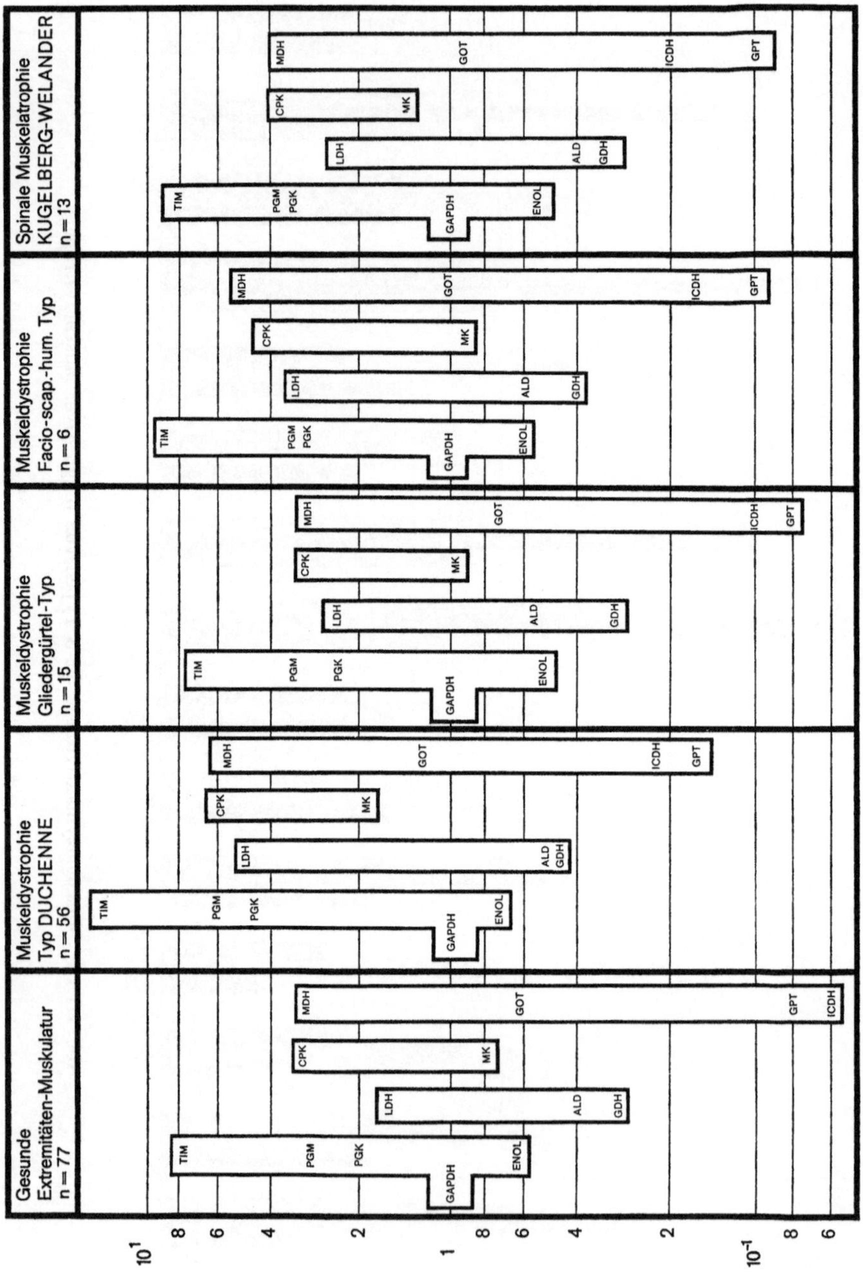

Gesunde Extremitäten-Muskulatur n = 77
Muskeldystrophie Typ DUCHENNE n = 56
Muskeldystrophie Gliedergürtel-Typ n = 15
Muskeldystrophie Facio-scap.-hum. Typ n = 6
Spinale Muskelatrophie KUGELBERG-WELANDER n = 13
TIM
PGM
PGK
GAPDH
ENOL
LDH
ALD
GDH
CPK
MK
MDH
GOT
ICDH
GPT
10^{1}
8
6
4
2
1
8
6
4
2
10^{-1}
8
6

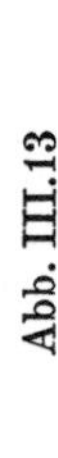

Abb. III.13

Duchenne-Form erhöht sind. Auf Grund der biochemischen Befunde wäre demnach der Gliedergürteltyp im Vergleich zum facio-scapulo-humeralen Typ als „gutartiger" zu klassifizieren. Es muß jedoch bedacht werden, daß die Fallzahl bei dem letztgenannten Typ am kleinsten ist; die hier gefundenen Enzymmuster können also durch die zufällige Häufung schwerer Fälle in dieser Gruppe beeinflußt sein. Klinisch sind gerade bei dem facio-scapulo-humeralen Typ abortive oder sehr leichte Erkrankungsformen häufiger als beim Gliedergürteltyp. Bei beiden Dystrophie-Typen muß zunächst noch abgewartet werden, bis auch hier eine größere Fallzahl die Korrelation biochemischer und klinischer Befunde erlaubt. Die bisherigen Ergebnisse liefern allerdings keine Anhaltspunkte für ein so prinzipiell verschiedenes Verhalten der Enzyme bei den drei Krankheitsformen, daß durch weitere Untersuchungen *dieser* Enzyme die biochemische Heterogenität der einen oder anderen Form bewiesen werden kann. Nach unseren jetzigen Kenntnissen muß vielmehr angenommen werden, daß die beobachteten Unterschiede zwischen den Aktivitätsmustern nur gradueller, aber nicht prinzipieller Art sind.

Interessant ist das Verhalten der *proportionskonstanten Enzymgruppen*. Wie die Abb. III.13 zeigt, bleiben alle Gruppen als solche bei den drei Dystrophie-Typen bestehen; das gilt im übrigen auch für eine Form der spinalen Muskelatrophie, die parallel untersucht wurde. Daraus geht hervor, daß der organisatorische Zusammenhang der Enzyme des Embden-Meyerhof-Weges offenbar auch in der kranken Muskulatur erhalten bleibt. Betrachtet man jedoch nur die beiden Kollektive mit den meisten Einzeluntersuchungen, d. h. das Normalkollektiv und die Duchenne-Gruppe, so scheint sich eine gewisse Tendenz zur Änderung der gegenseitigen Relationen abzuzeichnen: in der Duchenne-Gruppe sind LDH, CPK und MK, vor allem aber die respiratorisch-mitochondrial orientierten Enzyme MDH, GOT, ICDH und GPT „nach oben" verschoben, haben jetzt also relativ zur GAPDH eine höhere Aktivität. Außerdem kommt es zu einer „Inversion" des Aktivitätsverhältnisses GPT/ICDH. Diese Verschiebung der Gruppenmuster gegeneinander ist sicherlich nicht zufällig; denn teilt man das Duchenne-Kollektiv entsprechend dem Schweregrad der Krankheit in drei Gruppen ein, so wird diese Änderung immer deutlicher.

Die Änderung des relativen Aktivitätsmusters kann verschiedene Ursachen haben. Die naheliegendste Erklärung bietet die Abnahme der absoluten Aktivität des Bezugsenzyms GAPDH, die bei den Duchenne-Kranken schneller erfolgt und stärker ist als die der anderen Enzyme (vgl. Abb. III.9). Eine zusätzliche Rolle kann außerdem die Bindung der respiratorisch orientierten Enzyme an Zellstrukturen spielen, wodurch ihr Efflux langsamer erfolgt als der der sarkoplasmatisch gelösten Enzyme. Schließlich besteht auch noch die Möglichkeit, daß die *roten und weißen Muskelfasern* unterschiedlich starke dystrophische Veränderungen zeigen. Auf Grund der Enzymbefunde und nach dem Verhalten der proportionskonstanten Gruppen müßte man erwarten, daß vorzugsweise die „weißen" Muskelfasern zugrunde gehen, während die „roten" Fasern, die ja reich an Enzymen des oxydativen Stoffwechsels sind, von dem dystrophischen Prozeß weniger stark betroffen sind.

Nun lassen sich im schwer dystrophischen Muskel die beiden Fasertypen enzymatisch-histochemisch leider nicht mehr voneinander unterscheiden, da entweder alle Fasern einheitlich reagieren oder Reaktion und Faserdurchmesser nicht mehr übereinstimmen [36]. Auch sonst gibt es bei der menschlichen Muskeldystrophie bisher keinen eindeutigen Beweis, daß eine der beiden Fasertypen spezifisch in den dystrophischen Prozeß einbezogen ist [266, 467, 975]. Für die Möglichkeit einer geringeren Schädigung der roten Fasern könnte allerdings der elektromyographische Befund sprechen, daß dystrophische Muskeln mehr zum tonischen Typ neigen [952]. Außerdem gibt es durchaus menschliche und tierische Myopathien, bei denen die eine Faserart stärker betroffen ist als die andere: beim Menschen z. B. die Nemalin-Myopathie [268] oder die infantile spinale Muskelatrophie [304], bei Tieren die Denervierungsatrophie [35]. Schließlich ist auch bemerkenswert, daß bei der hereditären Muskeldystrophie der Maus die weißen Fasern tatsächlich stärker befallen sind als die roten [298]. Es wurde bereits darauf hingewiesen, daß Fasertyp und Enzymmuster offenbar von nervalen Einflüssen geprägt werden [36, 267, 268, 377]. Berücksichtigt man außerdem, daß sich beide Fasertypen beim Menschen embryonal als getrennte Populationen entwickeln [305] und daß die spezifische Muskelläsion bei der Muskeldystrophie sicherlich schon pränatal beginnt, dann erscheinen hier weitere Forschungen unbedingt erforderlich.

3.1.2.3 Muskelenzymaktivitäten bei anderen Myopathien. Bisher ist die Zahl der Muskelenzymuntersuchungen bei neurogenen und anderen Myopathien noch gering. In Tabelle III.10 sind einige dieser Befunde zusammengestellt. Rückschlüsse lassen sich aus den Ergebnissen vorläufig noch nicht ziehen.

Tabelle III.10 *Muskelenzymbefunde bei neuralen und anderen Myopathien (Soweit nicht anders angegeben, stammen die Befunde von* MATZELT *u. Mitarb.* [592])

	ALD	CPK	GAPDH	GDH	GOT	GPT	LDH	MDH
Progressive spinale Muskelatrophie Aran-Duchenne	normal [969]							
Amyotrophe Lateralsklerose	gering erhöht		normal	gering erhöht	normal	normal	erhöht	normal
Myotonia congenita Thomsen	gering erhöht [592] normal [969]							
Myositis, Dermatomyositis	erhöht [592, 848]	erniedrigt	normal	normal	normal	normal	erhöht	normal
Myasthenia gravis	gering erhöht	erniedrigt	gering erhöht	gering erhöht	normal bis leicht erniedrigt	normal	erhöht	normal bis leicht erniedrigt
Myopathie bei Myxödem	normal bis erhöht [899]							

Wir selbst haben die Aktivität von 15 Muskelenzymen bei 48 Patienten mit Muskeldystrophie Typ Duchenne und 13 Patienten mit spinaler proximaler Muskelatrophie Kugelberg-Welander verglichen [409]. Beide Patientenkollektive hatten ein vergleichbares Durchschnittsalter und klinisch eine etwa gleichstark herabgesetzte Muskelfunktion. Wie die Abb. III.14 zeigt, waren bei den Duchenne-

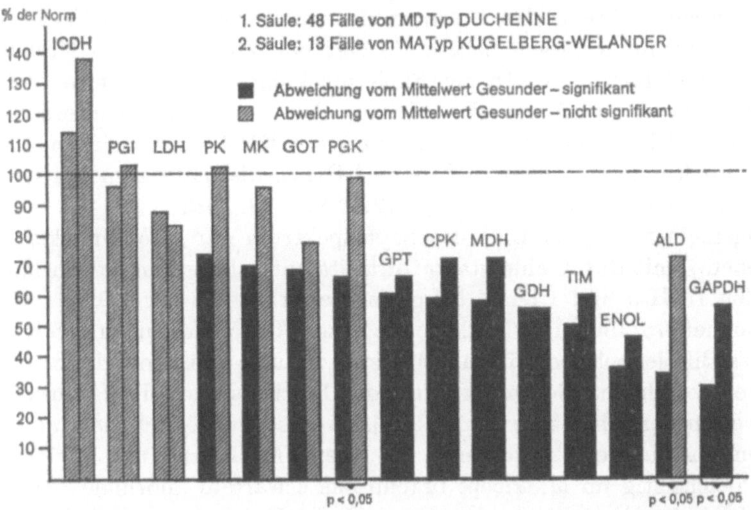

Abb. III.14   Muskelenzyme. Aktivitätsvergleich bei 2 Patientengruppen. Prozentuale Abweichungen vom normalen Mittelwert (= 100)

Patienten 12 der 15 Enzyme signifikant erniedrigt; bei den Fällen mit Kugelberg-Welanderscher Krankheit waren es 7 von 15, doch zeigten hier weitere 3 Enzyme eine deutliche Tendenz zur Aktivitätsabnahme. Drei Enzyme — PGK, ALD und GAPDH — waren bei den Duchenne-Kranken signifikant stärker vermindert. Die Aktivitätsmuster beider Krankheiten zeigen somit eher graduelle als prinzipielle Unterschiede, obwohl es sich einmal um eine primäre Myopathie, zum andern um eine spinale Erkrankung mit sekundärer Muskelatrophie handelt. Eine mit dem Computer ausgeführte Diskriminanzanalyse der Meßdaten führte zu keiner Trennformel, mit deren Hilfe eine Differentialdiagnose beider Krankheiten möglich gewesen wäre.

3.2 Isoenzyme

Durch physikalisch-chemische Verfahren läßt sich ein scheinbar homogenes Enzym in Enzymproteine unterschiedlicher Molekularstruktur trennen, die alle die gleiche Reaktion katalysieren und deshalb als Isoenzyme bezeichnet werden. Das Isoenzymspektrum eines Enzyms ist von Organ zu Organ verschieden, ein Befund, dessen biologische Bedeutung noch nicht geklärt ist.

Bisher liegen die meisten Befunde von der *Lactatdehydrogenase* vor, die elektrophoretisch in 5 Isoenzyme getrennt werden kann. Jedes Isoenzymmolekül besteht aus Tetrameren, die sich aus der Kombination von 2 genetisch determinierten

Untereinheiten ergeben. Die Untereinheiten werden entsprechend ihrer Organ-dominanz mit H (Herz) und M (Muskel) bezeichnet und machen die 5 Kombina-tionen H_4, H_3M, H_2M_2, HM_3 und M_4 möglich. Elektrophoretisch entspricht H_4 dem Isoenzym LDH-1 und M_4 dem Isoenzym LDH-5 [vgl. u.a. 16, 152, 327, 483, 560, 584].

Die Differenzierung der LDH-Isoenzyme in den verschiedenen menschlichen Geweben erfolgt während der Fetalperiode, wobei sich das spezifische Organ-muster z. T. während dieser Zeit, z. T. erst einige Wochen bis Monate nach der Geburt ausbildet [565]. In der Skeletmuskulatur überwiegt in den ersten 2—5 Fetalmonaten zunächst der H-Typ, d.h. im Elektrophoresediagramm dominieren die LDH-Isoenzyme 1—4, und von LDH-5 finden sich nur Spuren. Erst allmählich entsteht mehr und mehr LDH-5, die dann zum Zeitpunkt der Geburt bereits die stärkste Fraktion ist [277, 442, 484, 933].

Im allgemeinen ist das LDH-Isoenzymspektrum der Skeletmuskulatur des Erwachsenen somit durch eine starke Aktivität der elektrophoretisch langsamer wandernden LDH-5 und LDH-4 bei geringerer Aktivität der LDH-1, -2 und -3 gekennzeichnet [761, 965, 1007, 1024]. Wie neuere Untersuchungen gezeigt haben, trifft dieses Bild jedoch nicht für alle Muskeln zu, und selbst innerhalb eines Mus-kels können sowohl die Gesamtaktivität der LDH als auch die Isoenzymaktivi-täten in weiten Bereichen schwanken [801]. Es ist sogar möglich, daß im gesunden M. glutaeus medius des Erwachsenen die Isoenzyme LDH-1 und -2 überwiegen, während gleichzeitig im M. triceps brachii das erwartete „normale" Muster mit stärkerer LDH-5-4-Aktivität besteht [933]. Da LDH-4 und -5 auch beim Menschen fast ausschließlich in „weißen" Muskelfasern, LDH-1, -2 und -3 dagegen über-wiegend in „roten" Fasern vorkommen [1012] und da das Mischungsverhältnis der Fasertypen von Muskel zu Muskel verschieden ist (vgl. S.169), ist das vielleicht die Erklärung für die unterschiedlichen Isoenzymmuster schon in gesunder Muskulatur [95, 450, 761, 965, 1024]. Für die Beurteilung von LDH-Isoenzym-mustern in bioptischen Proben dystrophischer Muskulatur ist die Kenntnis dieser Befunde von besonderer Bedeutung.

Bei Patienten mit progressiver Muskeldystrophie findet man in den erkrankten *Muskeln* häufig eine starke Verminderung der LDH-4 und -5, mitunter fehlt die LDH-5 sogar völlig. Dieser Befund wurde 1962 erstmals von der Arbeitsgruppe DREYFUS u. SCHAPIRA [251] sowie von WIEME u. Mitarb. [1008, 1009] beschrieben und durch andere Untersucher in der Folgezeit bestätigt [132, 157, 277, 330, 484, 549, 735, 737, 839, 953] (vgl. hierzu auch die Tabellen III.9 und III.20). Die Ab-weichung kommt nur in der Muskulatur und nicht in anderen Geweben oder Orga-nen vor; sie ist besonders für den Duchenne-Typ der Muskeldystrophie typisch und kann hier auch bei präklinischen Fällen [278] sowie bei heterozygoten Über-trägerinnen [276—278, 280] nachgewiesen werden. Im *Serum* der Duchenne-Patienten findet sich entweder eine normale Verteilung der LDH-Isoenzyme [277, 564] oder eine Aktivitätszunahme der LDH-1, -2 und -3; nur sehr selten ist auch die LDH-5 erhöht [1020, 1040]. Das Verhalten der LDH-Isoenzyme im Serum spricht damit gegen einen spezifischen Efflux der Muskel-LDH-5 als Ursache für die Verminderung dieser Isoenzymkomponente in der Muskulatur.

Durch die Verminderung oder das Fehlen der LDH-5 *gleicht das Isoenzym-spektrum der dystrophischen Muskulatur dem der fetalen Muskulatur.* In Abb. III.15

sind die Ähnlichkeiten schematisch dargestellt. Anfangs hatte man deshalb ge-
glaubt, mit diesem Befund den ersten und lange gesuchten Anhaltspunkt für einen
spezifischen, möglicherweise genetisch determinierten Enzymdefekt bei der
Muskeldystrophie gefunden zu haben. Die Tatsache, daß die LDH-5 unter anaeroben Bedingungen (Arbeitsphase des Muskels) eine weit höhere katalytische

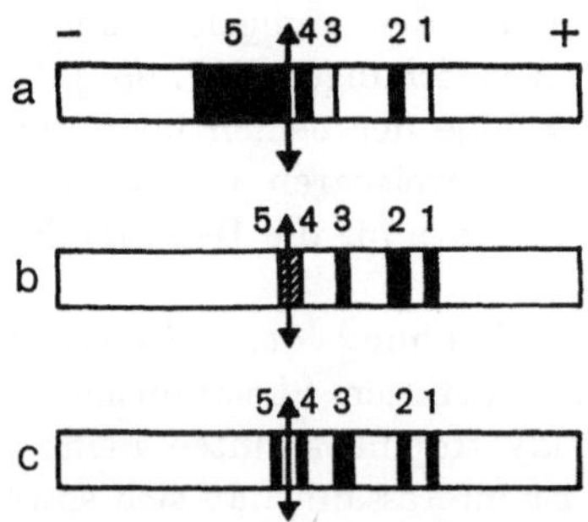

Abb. III.15 a—c   Schematische Darstellung des Verhaltens der LDH-Isoenzyme in menschlicher Muskulatur (M. rectus abdominis)

a Gesunder Erwachsener   b Fetale Muskulatur   c Muskeldystrophie Typ Duchenne

Aktivität hat als die anderen Isoenzyme, hätte dabei zur Erklärung der frühzeitigen Degeneration von LDH-5-freien Muskelfasern herangezogen werden
können.

In der Folgezeit ist diese Hypothese durch neue, entscheidende Befunde widerlegt worden:

1. Ein „fetales" LDH-Isoenzymbild kommt nicht bei allen Duchenne-Kranken
vor [132, 489, 735].

2. Die Verminderung der LDH-5 ist nicht von vornherein in allen Muskeln
gleichermaßen ausgeprägt, sondern nimmt im allgemeinen mit der Schwere des
dystrophischen Muskelschadens zu [278].

3. In zwei verschiedenen Muskeln eines Patienten mit der benignen Becker-
Kiener-Form der Muskeldystrophie waren trotz vergleichbaren histologischen
Befundes in dem einen die LDH-Isoenzyme normal verteilt, in dem anderen fehlten
aber LDH-4 und -5 [737].

4. Ein „fetales" Isoenzymspektrum der LDH kommt auch bei vielen anderen
Muskelkrankheiten vor, bei primären wie neurogenen, erblichen wie erworbenen,
z.B. bei Werdnig-Hoffmannscher Krankheit, myotoner Dystrophie, Amyotonia
congenita und Dermatomyositis [132, 204, 278, 330, 352, 489, 738, 902, 1009].

5. Tierexperimentelle Untersuchungen haben schließlich gezeigt, daß ein
„fetales" LDH-Isoenzymbild auch durch Denervierung der Muskulatur erzeugt
werden kann [133, 202, 333, 483, 901].

Die bei der LDH erhobenen Befunde gaben Veranlassung, auch die Isoenzyme
einiger weiterer Enzyme in Muskulatur und Serum von Dystrophiekranken zu
untersuchen. Bei elektrophoretischer Trennung der *Kreatinphosphokinase* des
gesunden menschlichen Skeletmuskels erhielten die Untersucher entweder 2

[207, 369, 797, 963] oder 3 Isoenzymbanden [486]. In überwiegend „roten" Skeletmuskeln sollen 2 CPK-Isoenzyme, in überwiegend „weißen" Muskeln soll dagegen nur eine CPK vorkommen [797]; andere Untersucher fanden jedoch keine Unterschiede zwischen roten und weißen Muskelfasern [207]. Bei Patienten mit progressiver Muskeldystrophie sind selbst in schwersten Fällen die CPK-Isoenzyme der Muskulatur unverändert [486]. Im Serum lassen sich je nach Methodik 1—3 CPK-Isoenzyme nachweisen; bei den wenigen bisher untersuchten Kranken bestanden keine wesentlichen Abweichungen [857, 963]. Nach Ansicht von VEEN u. WILLEBRANDS [963] könnte eine der beiden im Serum von Muskeldystrophiekranken elektrophoretisch nachweisbaren CPK-Banden aus dem Herzmuskel stammen und damit einen Hinweis für die Herzbeteiligung bei dieser Krankheit geben (s. S. 225).

Die chromatographische Trennung der *Aldolase* (Fructose-1,6-diphosphat-Aldolase) des gesunden menschlichen Skeletmuskels liefert 2 Isoenzyme; Abweichungen bei der Muskeldystrophie konnten nicht festgestellt werden [445]. In diesem Zusammenhang ist interessant, daß sich sowohl die CPK- als auch die ALD-Isoenzyme im Muskel des Kaninchens zum „fetalen" Muster verschieben, wenn der Muskel denerviert wird [903].

Die *Glutamat-Oxalacetat-Transaminase* der Muskulatur hat zwei Isoenzyme, von denen das eine (GOT-1) im Sarkoplasma vorkommt, während das andere (GOT-2) in den Sarkosomen lokalisiert ist [485]. Im dystrophischen Muskel bleibt das Verhältnis der Isoenzyme zueinander unverändert [485, 735]. Im Serum Gesunder ist ausschließlich die elektrophoretisch schneller wandernde GOT-1 nachweisbar. Bei Patienten mit Muskeldystrophie nimmt die Aktivität dieses Isoenzyms zwar stark zu, doch kommt es nicht zum Auftreten der GOT-2 im Serum [485, 796]. Daraus kann geschlossen werden, daß im dystrophischen Muskelgewebe die Sarkosomen länger ungeschädigt bleiben als andere Zellstrukturen. Dazu paßt auch der Befund einer normalen oder nur geringfügig gesteigerten Serumaktivität der Glutamat-Dehydrogenase, die ja ebenfalls ein rein mitochondriales Enzym ist (vgl. S. 165).

Die elektrophoretische Trennung der *Malat-Dehydrogenase* des Muskels führt je nach der angewendeten Methodik zu 2—6 Isoenzymen. Zwei Untersucher [489, 735] konnten in Muskelproben von Patienten keine Änderung der MDH-Isoenzymaktivitäten nachweisen. Dagegen fand eine andere Untersuchergruppe [157, 444] bei 2 von 4 Duchenne-Patienten ein „fetales" Isoenzymmuster. Im Serum von Kranken sind die MDH-Isoenzyme bisher noch nicht untersucht worden.

Im gesunden Muskel können 3 Isoenzyme der *Isocitrat-Dehydrogenase* nachgewiesen werden. Bei einigen Patienten mit Muskeldystrophie vom Typ Duchenne fehlte die ICDH-2 im Muskel. Dieser Befund ist jedoch unspezifisch, da ein Fehlen der ICDH-2 auch bei Fällen von Werdnig-Hoffmannscher Krankheit und Amyotonia congenita beobachtet wurde [489].

Von einem für die Muskeldystrophie in mancher Hinsicht interessanten Enzym, der *Myokinase* (Adenylatkinase), liegen bisher nur Befunde bei Gesunden vor. Hier wurden in Erythrocyten, in Skelet- und Herzmuskulatur 3 phänotypisch verschiedene Isoenzymdiagramme gefunden: AK-1 mit 4 Fraktionen (90% der der Bevölkerung in England), AK-2,1 mit 5 Fraktionen (10%) und die außerordentlich seltene Konstellation AK-2 mit 2 Fraktionen [310].

Faßt man sämtliche bisher bekannten Isoenzymbefunde bei der Muskeldystrophie zusammen, so ist zu erkennen, daß auch hier alle beobachteten Abweichungen nur unspezifische, *quantitative* Änderungen sind. Die optimistischen Erwartungen, die hinsichtlich der Ätiologie und Pathogenese der Muskeldystrophie an die ersten Befunde einer „fetalen" LDH-Isoenzymkonstellation geknüpft wurden, haben sich weder für dieses Enzym noch für die anderen bisher geprüften Enzyme erfüllt. Es ist deshalb erforderlich und scheint auch lohnender, in Zukunft mehr nach *qualitativen* Änderungen der Enzymproteine zu suchen. Die Abweichungen in der Molekularstruktur des Muskel-CPK bei der hereditären Muskeldystrophie der Maus [423, 424] könnten hier ein Fingerzeig sein (vgl. hierzu S. 239).

3.3 Serumenzyme

3.3.1 Grundlagen zur Beurteilung der Serumenzymbefunde

Von allen klinisch-biochemischen Methoden hat die Messung von Serumenzymaktivitäten die größte Bedeutung für die Diagnose und Verlaufskontrolle der Myopathien erlangt. Es ist deshalb besonders wichtig, daß bei der Beurteilung der Befunde alle Faktoren berücksichtigt werden, die unabhängig von dem vermuteten oder bekannten Grundleiden die Aktivitätswerte beeinflussen können. Da bei klinischen Untersuchungen auf viele dieser Faktoren oft nicht geachtet wird, sollen sie hier etwas ausführlicher vorangestellt werden.

3.3.1.1 Methodisches. Vollblut, das zur Serumgewinnung dient, muß unmittelbar nach der Entnahme verarbeitet werden, da sonst Enzyme aus den corpusculären Blutbestandteilen austreten und die Meßergebnisse im Serum verfälschen können. Das gilt z. B. für die ALD, LDH und MK, nicht dagegen für die CPK [302, 319, 402, 881, 899]. Längeres Stehenlassen des Serums führt in Abhängigkeit von der Aufbewahrungstemperatur zur Alterungsinaktivierung einiger Enzyme, besonders der CPK und SDH; die Bestimmungen müssen daher stets am Entnahmetag erfolgen [302]. Alle Aktivitätsmessungen sollten nach dem Prinzip des optisch-enzymatischen Tests von WARBURG vorgenommen werden; die bei Myopathien serodiagnostisch wichtigen Enzyme können sämtlich auf diese Weise bestimmt werden. Die häufig noch verwendeten Farbtests sind auf Grund ihrer geringeren Spezifität und großen Fehlerbreite für wissenschaftliche Fragestellungen ungeeignet.

Es muß ferner angestrebt werden, daß alle Aktivitätsmessungen unter standardisierten Bedingungen erfolgen, d. h. bei konstanter Temperatur und optimaler Zusammensetzung des Testansatzes (p_H, Substrat- und Coenzymkonzentration, Menge erforderlicher Aktivatoren, Aktivität bzw. richtiges Aktivitätsverhältnis notwendiger Hilfsenzyme). In diesem Zusammenhang ist besonders auf eine wichtige Modifikation hinzuweisen, die der optisch-enzymatische CPK-Test auf Grund jüngerer Untersuchungsergebnisse erhalten hat: durch Zugabe von Sulfhydrylverbindungen zum Testansatz gelingt es, die Aktivität dieses sehr labilen Serumenzyms um den Faktor 5—10 zu steigern und die sonst rasch eintretende Alterungsinaktivierung aufzuheben [321, 487, 799, 815, 816]. Als SH-Verbindungen eignen sich Mercaptoäthanol, Cystein, Glutathion oder Dithiothreitol (Clelands Reagens). Durch diese Modifikation wird die CPK-Bestimmung wesentlich genauer und besonders in Grenzfällen — z.B. bei der Untersuchung der Carrier (s. S. 207) — auch diagnostisch verläßlicher.

Für die Transaminasen gilt etwas Ähnliches. So haben wir erst kürzlich die Erfahrung gemacht, daß die optisch-enzymatischen Bestimmungen von GOT und GPT bisher nicht im jeweiligen Substratoptimum vorgenommen wurden. Damit das Substratoptimum erreicht wird, müssen in den meistgebrauchten handelsüblichen Reagenzienzusammenstellungen die Konzentrationen an Aspartat bzw. Alanin und Ketoglutarat wesentlich erhöht werden. Unter diesen Bedingungen ergeben sich neue, höhere Normalwerte, und die diagnostische Trennschärfe nimmt zu.

3.3.1.2 Normalbereich und physiologische Beeinflussung der Serumenzymaktivitäten. Der Normalbereich einer Meßgröße ist international als $\bar{x} \pm 2s$ definiert; hierbei steht $\bar{x}$ für den arithmetischen Mittelwert aus einer genügend großen Anzahl von Einzelmeßwerten, und s bezeichnet die Standardabweichung. Die Festlegung des jeweiligen Normalbereiches der verschiedenen Serumenzyme ist für Vergleichsuntersuchungen an Kranken unerläßlich. Viele Untersucher beurteilen Enzymbefunde bei ihren Patienten auf der Grundlage von Normalwerten, die sie der Literatur entnommen haben. Sofern diese Werte mit *identischer* Methodik und im gleichen geographisch-ethnologischen Bereich ermittelt wurden, ist dagegen nichts einzuwenden [302]. Diese Voraussetzung wird jedoch oft vernachlässigt und führt dann zu einem mehr oder weniger hohen Prozentsatz an falsch-positiven oder falsch-negativen Einzelergebnissen.

3.3.1.2.1 Alter und Geschlecht. Ein weiterer, oft unbeachteter Faktor ist die Abhängigkeit der Serumenzymaktivitäten vom *Lebensalter* der Untersuchten. So liegen die mittleren Aktivitäten der diagnostisch wichtigen Serumenzyme ALD, CPK, GOT, GPT, LDH und MDH bei Neugeborenen, Säuglingen und Kleinkindern signifikant höher als bei Erwachsenen [324, 336, 358, 457, 547, 585, 767, 854, 855, 922, 981; Übersicht bei 406]. In diesen Gruppen schiebt außerdem die größere Streuung der Meßwerte die Grenzen der Norm z. T. sehr weit nach oben. Enzymbefunde, die bei Kindern mit latenten oder manifesten Myopathien erhoben werden, müssen daher stets mit dem „richtigen", d. h. alterskorrelierten Normalbereich verglichen werden. Das gilt besonders für die Erfassung präklinischer Stadien der Muskeldystrophie vom Typ Duchenne und für die differentialdiagnostische Abgrenzung frühkindlicher spinaler Muskelatrophien (vgl. S. 204).

Auch bei Erwachsenen zeigen einige Enzyme in ihrer Aktivität altersabhängige Schwankungen, die allerdings auch in Beziehung zum *Geschlecht* der Untersuchten stehen. Während in allen Altersklassen die Aktivität der meisten Serumenzyme bei Männern deutlich, mitunter sogar signifikant höher ist als bei Frauen [302, 837], sind altersabhängige Änderungen der Enzymaktivitäten bei Frauen ausgeprägter als bei Männern. So fanden wir z.B. an einem großen, nach Altersgruppen eingeteilten Kollektiv von Frauen in der Spanne zwischen Pubertät und Klimakterium einen signifikanten Anstieg der mittleren GOT- und GPT-Aktivitäten um 2—3 IE; in der Postmenopause fielen die Aktivitätswerte wieder ab, blieben aber höher als in der Gruppe der Zwanzigjährigen. Die beobachteten Änderungen der durchschnittlichen Aktivitäten um wenige Einheiten sind scheinbar geringfügig und spielen vergleichsweise keine Rolle, wenn eine Krankheit mit sehr starker Aktivitätszunahme der Serumtransaminasen einhergeht. Dagegen kann dieser Befund für die bessere Erfassung der Carrier eine erhebliche Bedeutung gewinnen: da die obere Normgrenze bei jungen Frauen tiefer liegt als bei älteren, fallen hier bereits leicht erhöhte Werte als pathologisch auf, die sonst als „noch normal" zu klassifizieren wären.

3.3.1.2.2 Hormonelle Faktoren. Der altersabhängige Verlauf der mittleren Transaminaseaktivitäten bei den Frauen läßt an eine hormonelle Beeinflussung z. B. durch *Östrogene* denken. Anhaltspunkte dafür liefert auch die Untersuchung der LDH-Isoenzyme im Serum: so ist bei jungen und bei schwangeren Frauen die Aktivität der LDH-1 signifikant höher als bei Männern und älteren, klimakterischen Frauen; durch eine Östrogentherapie konnte bei 36 von 40 Frauen die Serumaktivität dieses Isoenzyms eindeutig gesteigert werden [176].

Im Verlauf des normalen *Menstruationscyclus* und der normalen *Schwangerschaft* treten zwar Fluktuationen in der Aktivität der Aldolase, der Transaminasen und einiger Dehydrogenasen auf, doch kommt es offenbar nicht zu signifikanten Veränderungen [641, 966]. Hier fehlen jedoch noch größere Untersuchungsreihen mit optimierter Methodik, um eine verbindliche Aussage machen zu können. Wichtig ist, daß die Serum-CPK durch die Schwangerschaft nicht beeinflußt wird und während dieser Zeit weiterhin als Test zur Entdeckung heterozygoter Überträgerinnen der Muskeldystrophie eingesetzt werden kann [281]. Kurz nach der Entbindung erfolgt ein Aktivitätsanstieg, der etwa zwei Wochen anhält.

Für eine weitere hormonelle Abhängigkeit der Serumenzymaktivitäten spricht der Befund, daß einige Enzyme nachts ihre höchsten Aktivitäten erreichen und über mittlere Werte am Morgen zu Tiefstwerten gegen Mittag abfallen [966]. Möglicherweise hängt dieses Verhalten mit der tageszeitlich schwankenden Inkretion der Nebennierenrindenhormone zusammen. Blutentnahmen sollten daher immer zur gleichen *Tageszeit* erfolgen. Die *Jahreszeit* scheint dagegen bei Gesunden keinen Einfluß auf die Höhe der Serumenzymaktivitäten zu haben [966]. Bei Duchenne-Patienten sollen jedoch die ALD- und CPK-Werte im Winter höher sein als in den anderen Jahreszeiten [899].

3.3.1.2.3 Nahrungsaufnahme. Abgesehen von den Cholinesterasen des Serums, deren Aktivität unmittelbar nach dem Essen leicht gesteigert ist, ändern sich die Aktivitäten der bei Myopathien serodiagnostisch wichtigen Enzyme nicht. Im allgemeinen empfiehlt es sich jedoch, Nüchternserum für alle photometrischen Aktivitätsbestimmungen einzusetzen, um Fehlmessungen durch die mitunter starke postprandiale Trübung des Serums zu vermeiden.

3.3.1.2.4 Körperliche Tätigkeit. Kurzfristige Belastungen führen bei Gesunden eher zu einem vorübergehenden Abfall der Serumenzymaktivitäten als zu einem Anstieg; erst nach stärkerer Muskelarbeit finden sich — in Abhängigkeit von Dauer und Schwere der Arbeit sowie vom Trainingszustand der Untersuchten — Aktivitätsanstiege einiger Enzyme [322, 664, 706, 882]. Anstiege wurden beobachtet bei ALD, GOT und GPT [163, 165, 322, 382, 706, 763, 778, 882, 907], bei CPK [4, 319, 320, 370, 519], sowie bei LDH und MDH [322, 382, 664, 706]. Beachtet werden muß, daß bei bettlägerigen Patienten mit Muskeldystrophie die Serumaktivitäten von ALD, GOT und GPT absinken [947], bei körperlicher Belastung aber sofort ein kräftiger Anstieg erfolgt [617, 947; eigene Erfahrungen].

3.3.1.3 Beeinflussung der Serumenzymaktivitäten durch therapeutische Maßnahmen. Bei Muskelgesunden sind kurzfristige Aktivitätsanstiege von Serumenzymen nach *Operationen* bekannt [vgl. z.B. 527, 588, 776]. Die Anästhesie ist ohne Einfluß, führt aber in Verbindung mit Muskelrelaxantien wie Suxamethonium zu ein- bis zweitägigen Erhöhungen der CPK [935]. *Röntgenbestrahlungen* können zu einer Erhöhung der Serum-ALD führen [493, 620]. Von *Medikamenten* sollen hier nur Steroide (Anabolica, Corticoide [405, 617, 919]) und Phenothiazine [74] genannt werden, die eine Steigerung der Serumenzymaktivitäten hervorrufen können. Nach dem weiter oben Gesagten muß allerdings angenommen werden, daß auch östrogenhaltige Präparate (z.B. Ovulationshemmer) die Serumenzymaktivitäten beeinflussen können. In dieser Richtung sind unbedingt Grundlagenuntersuchungen mit moderner Methodik erforderlich.

Bei Patienten mit Myopathien bewirken häufige *intramuskuläre Injektionen* einen CPK-Anstieg [397, 398]. Besonders starke Aktivitätsanstiege aller Serumenzyme treten nach eigener Erfahrung und Mitteilungen anderer Autoren [617] fast regelmäßig nach *Muskelbiopsien* auf.

3.3.1.4 Einfluß von Begleiterkrankungen auf das Serumenzymbild bei Myopathien. Von den routinemäßig bei Myopathien untersuchten Serumenzymen ist keines streng skeletmuskelspezifisch. Es müssen daher nach Möglichkeit diejenigen Begleiterkrankungen ausgeschlossen werden, die ebenfalls zu Aktivitätssteigerungen führen können. Das gilt besonders für die CPK als serodiagnostisch wichtigstes Enzym. Neben der Skeletmuskulatur enthält nur die Herzmuskulatur eine vergleichbare CPK-Aktivität; mit Abstand folgt dann das Gehirn, während alle anderen Organe praktisch zu vernachlässigen sind.

3.3.1.4.1 Herzmuskelschäden. Über die Häufigkeit und Art der Herzbeteiligung bei der progressiven Muskeldystrophie gibt es zahlreiche Untersuchungen. Hierauf wird in einem gesonderten Kapitel näher eingegangen (s. S. 224 ff.). Auf Grund der histologischen Veränderungen, die bei einem nicht unbeträchtlichen Prozentsatz der Kranken in der Herzmuskulatur gefunden werden, ist anzunehmen, daß besonders in den fortgeschrittenen Fällen Enzyme der Herzmuskulatur in das Blut übertreten und zur Erhöhung der entsprechenden Serumenzymaktivitäten beitragen [878, 963].

3.3.1.4.2 Gehirnaffektionen. Begleitende Erkrankungen des Gehirns lassen sich bei Patienten mit progressiver Muskeldystrophie meist ohne Schwierigkeiten ausschließen. Hier soll nur erwähnt werden, daß Aktivitätssteigerungen der CPK bei cerebralen Insulten vorkommen [3, 914], interessanterweise aber auch bei erregten Psychosen [74].

3.3.1.4.3 Schilddrüsenerkrankungen. Es ist bekannt, daß *Hypothyreosen* zu einer Aktivitätssteigerung der Serum-CPK führen [273, 368]. Bei der Muskeldystrophie ist die Schilddrüsenfunktion jedoch in der Regel normal (vgl. S. 220 und Tabelle III.15), und der differentialdiagnostische Ausschluß eines Myxödems bereitet gewöhnlich keine Schwierigkeiten.

3.3.1.4.4 Leberkrankheiten. Ein besonderes Problem können begleitende Leberkrankheiten darstellen, die mit Ausnahme der CPK zu Aktivitätssteigerungen aller anderen, routinemäßig geprüften Serumenzyme führen. Auf die Frage der Leberbeteiligung bei der progressiven Muskeldystrophie wird daher in einem gesonderten Kapitel (S. 222 ff.) ausführlich eingegangen.

3.3.1.4.5 Andere Krankheiten. CPK-Erhöhungen wurden auch bei zahlreichen anderen Krankheiten beschrieben, die als Begleiterkrankungen bei Patienten mit progressiver Muskeldystrophie vorkommen können. Hierunter fallen z. B. anoxische Muskelschäden bei Arteriosclerosis obliterans [320], Thrombophlebitiden, Polyarthritis rheumatica, Anämien, Schüttelfrost [914] und Nierensteinkoliken [679].

Wird die Serum-CPK nach Zusatz von Sulfhydrylverbindungen zum Testansatz gemessen (vgl. S. 191), so findet man auch unerwartet hohe Werte bei Pneumonien, Lungenembolien, diabetischer Acidose und bei Alkoholikern [293, 964]. Diese — vom biochemischen Standpunkt aus notwendige — Verbesserung des Tests bringt offenbar gleichzeitig eine Abnahme seiner Spezifität für die Erkennung von Skelet- und Herzmuskelerkrankungen mit sich.

Wie später noch näher ausgeführt wird, ist die Aktivität der Serum-CPK bereits im präklinischen Stadium der Muskeldystrophie vom Typ Duchenne erheblich gesteigert. Diese Aktivitätszunahme läßt sich schon im Nabelschnurblut Neugeborener nachweisen und ist deshalb bei Familienuntersuchungen außerordentlich wichtig. In diesem Zusammenhang muß beachtet werden, daß die CPK-Aktivität auch im Nabelschnurblut von erbgesunden Neugeborenen, deren Mütter aber eine Präeklampsie oder Gestose durchgemacht haben, gleich hohe Werte erreicht [166].

3.3.2 Enzymaktivitäten im Serum bei progressiver Muskeldystrophie

Im Jahre 1943 wurde von WARBURG u. CHRISTIAN [979] erstmals die Aktivität der Fructose-1,6-diphosphat-Aldolase (ALD) im Serum von Tieren und Menschen gemessen. SIBLEY u. LEHNINGER [844, 845] waren dann 1949 die ersten, die eine Aktivitätssteigerung der ALD im Serum von Patienten mit Muskeldystrophie feststellten. Wenige Jahre später zeigten DREYFUS u. SCHAPIRA die gute Eignung dieses Enzymtests für die Routinediagnostik der Myopathien und begannen systematische Untersuchungen über das Verhalten von Serumenzymaktivitäten bei diesen Krankheiten [244, 245, 886, 888, 889, 891]. Seitdem wird die Serumenzymdiagnostik überall in der Welt in steigendem Maße eingesetzt. Bis heute wurde das Verhalten von etwa 40 verschiedenen Serumenzymen bei allen Formen der progressiven Muskeldystrophie untersucht. Eine Zusammenstellung dieser Befunde wurde in Tabelle III.9 vorgenommen.

Von der großen Zahl der untersuchten Serumenzyme haben bisher nur einige ihren Wert für die Routinediagnostik und Verlaufskontrolle der primären Myopathien bewiesen. Neben der Aldolase handelt es sich hier besonders um die 1959 von EBASHI u. Mitarb. [271] eingeführte Kreatinphosphokinase (CPK), ferner um die Transaminasen (GOT, GPT) und in geringerem Maße um die Lactatdehydrogenase (LDH) und Malatdehydrogenase (MDH).

3.3.2.1 Serumenzymaktivitäten und Krankheitstyp. Bei allen Formen der progressiven Muskeldystrophie sind die erwähnten Enzymaktivitäten im Serum signifikant erhöht. Die stärksten Aktivitätssteigerungen finden sich beim Typ

Duchenne. Zahlreiche Untersucher haben diese Tatsache besonders für die ALD [5, 19, 169, 171, 360, 363, 371, 402, 540, 615, 616, 886, 899, 945, 946, 969] und für die CPK [5, 181, 402, 540, 656, 723, 781] nachgewiesen. In Abb. III.16, die auf den Untersuchungsergebnissen an 214 Fällen unseres eigenen Krankengutes beruht, sind diese Verhältnisse zusammengefaßt. Wie die Abbildung zeigt, liegen sowohl

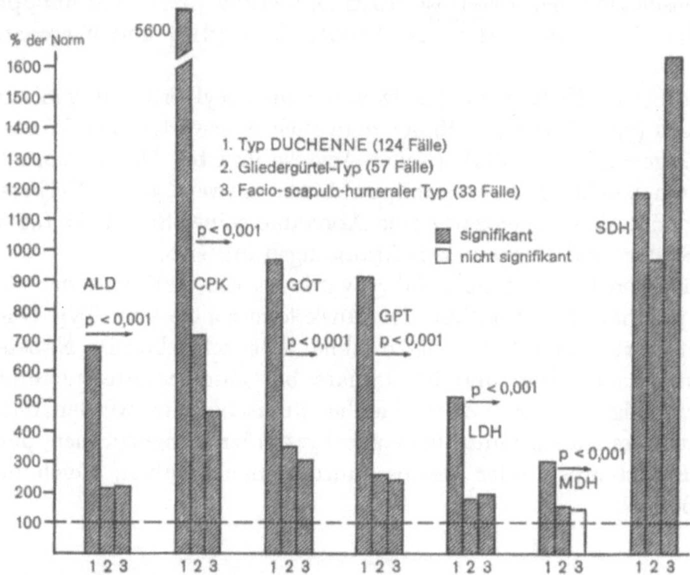

Abb. III.16   Serumenzyme bei progressiver Muskeldystrophie. Prozentuale Aktivitätszunahmen (Mittelwert Gesunder = 100)

bei den Patienten mit Gliedergürteltyp als auch bei den an der facio-scapulohumeralen Form Erkrankten die durchschnittlichen Enzymaktivitäten signifikant über der Norm. Die Unterschiede zwischen beiden Gruppen sind aber so gering, daß eine enzymologische Differentialdiagnose unmöglich ist. Bei beiden Krankheitstypen liegen jedoch die durchschnittlichen Aktivitätswerte hochsignifikant unter denen der Duchenne-Form.

Patienten mit der gutartigen, recessiv x-chromosomalen Form der Muskeldystrophie (Becker-Kiener), die in Abb. III.16 nicht dargestellt ist, haben ebenfalls signifikant gesteigerte Enzymaktivitäten. In der Größenordnung besteht jedoch kein Unterschied zu den Durchschnittswerten beim Gliedergürteltyp, so daß eine differentialdiagnostische Trennung beider Formen mit Hilfe der enzymatischen Verfahren nicht möglich ist.

Die *Häufigkeit*, mit der einzelne Enzymtests bei den verschiedenen Muskeldystrophieformen pathologisch ausfallen, wird in der Literatur unterschiedlich beurteilt. Diese Unterschiede sind verständlich, da die Höhe der Serumaktivitätswerte im Einzelfall sehr von der Krankheitsdauer oder dem Krankheitsstadium abhängig ist (vgl. S. 199 ff.). Übereinstimmend finden jedoch die meisten Autoren, daß die vier Enzyme ALD, CPK, GOT und GPT am häufigsten erhöht sind. Überraschenderweise liegt die CPK dabei nicht an der Spitze, die — in etwas wechselnder Reihenfolge — von den anderen drei Enzymen gebildet wird [139, 402, 723, 838, 911, 945]. Die Häufigkeit positiver Testergebnisse nimmt zu, wenn mehrere Enzymaktivitäten gleichzeitig bestimmt und in mathematische Beziehung zueinander gebracht werden. Die folgende Formel

$$4{,}08 \log_e \text{GOT} + 2{,}53 \log_e \text{GPT} + 2{,}90 \log_e \text{ALD} + 1{,}81 \log_e \text{CPK}$$

wurde 1967 von SHAW u. Mitarb. [838] an 50 Patienten mit der Duchenne-Form der Muskeldystrophie ermittelt und bietet eine größere Treffsicherheit als die jeweilige Aktivitätshöhe der Einzelenzyme.

Die prozentuale Häufigkeit, mit der in unserem Krankengut bei der Erstuntersuchung der Patienten pathologisch erhöhte Serumenzymwerte gefunden wurden, kann der Tabelle III.11 entnommen werden. Mit Abstand am häufigsten kamen

Tabelle III.11   *Prozentuale Häufigkeit des Vorkommens pathologischer Serumenzymwerte bei 214 Patienten mit progressiver Muskeldystrophie und 58 Patienten mit neurogenen Muskelatrophien. Der Berechnung liegen ausschließlich die Ergebnisse der klinischen Erstuntersuchung zugrunde*

| Enzym | Progressive Muskeldystrophie | | | Neurogene Muskelatrophien | |
| | Typ Duchenne | Gliedergürtel-Typ | Facio-scapulo-humeraler Typ | Kugelberg-Welander | Aran-Duchenne |
	$n = 124$	$n = 57$	$n = 33$	$n = 25$	$n = 33$
ALD	88%	54%	64%	56%	62%
CPK	85%	53%	45%	40%	38%
G-6-PDH	25%	26%	29%	—	—
GOT	96%	72%	67%	46%	76%
GPT	94%	67%	60%	28%	79%
LDH	90%	60%	59%	80%	61%
MDH	78%	35%	31%	28%	32%
SDH	46%	35%	42%	—	29%

Aktivitätssteigerungen wiederum bei den Duchenne-Fällen vor. Die beiden anderen Myopathieformen zeigten auch bei diesem Vergleich keine praktisch verwertbaren Unterschiede. Auf die in der Tabelle ebenfalls enthaltenen Angaben für zwei Formen von neurogenen Muskelatrophien wird weiter unten näher eingegangen.

Wie die Abb. III.16 zeigt, fanden wir bei allen drei Formen der Muskeldystrophie eine auffallend starke Aktivitätszunahme der Sorbit-Dehydrogenase (SDH). Von anderen Autoren [677] wird über Aktivitätsanstiege der Phosphofructaldolase bei Duchenne-Patienten berichtet. Die Deutung dieser Befunde ist schwierig, da es sich in beiden Fällen um Enzyme handelt, die in der Skeletmuskulatur praktisch nicht vorkommen, dagegen stark in der Leber angereichert sind. Die Möglichkeit einer Leberbeteiligung ist daher nicht auszuschließen. Auf diese Frage wird an anderer Stelle noch ausführlicher eingegangen (s. S. 222 ff.).

Gelegentlich findet man bei Duchenne-Patienten eine leichte insignifikante Steigerung der GLDH-Aktivität im Serum [402, 540, 542]. Da dieses Enzym rein mitochondrial lokalisiert ist, wurde vermutet, daß seine Aktivitätssteigerung auf strukturelle Schäden der Skeletmuskel-Sarkosomen hinweist, für die auch elektronenmikroskopisch gewisse Anhaltspunkte bestehen [127, 642, 643, 718, 720]. Dagegen spricht jedoch, daß das ebenfalls in den Sarkosomen lokalisierte Isoenzym GOT-2 bei Duchenne-Patienten nicht in das Serum übertritt [485, 796]. Die Aktivitätszunahme der Serum-GLDH findet sich außerdem unregelmäßig in allen Krankheitsstadien und nimmt nicht etwa mit der Schwere der Muskelschädigung zu; eine licht- oder elektronenmikroskopisch faßbare Schädigung der Sarkosomenstruktur findet sich aber erst in den fortgeschrittenen Stadien der Myopathie.

Verschiedentlich wurde versucht, auch die Myokinase (MK) im Serum zu bestimmen und diesen Test diagnostisch nutzbar zu machen [402, 500]. Zwar ist die MK-Aktivität im Serum der Kranken erhöht, doch ist der Test sehr unzuverlässig: da die Erythrocyten eine etwa 1000 fach höhere MK-Aktivität als das Serum haben, werden die Meßwerte bereits durch die geringste Hämolyse verfälscht [321, 402].

3.3.2.2 Serumenzymaktivitäten und Krankheitsverlauf. Pathologisch gesteigerte Serumenzymaktivitäten lassen sich besonders bei Duchenne-Kranken schon

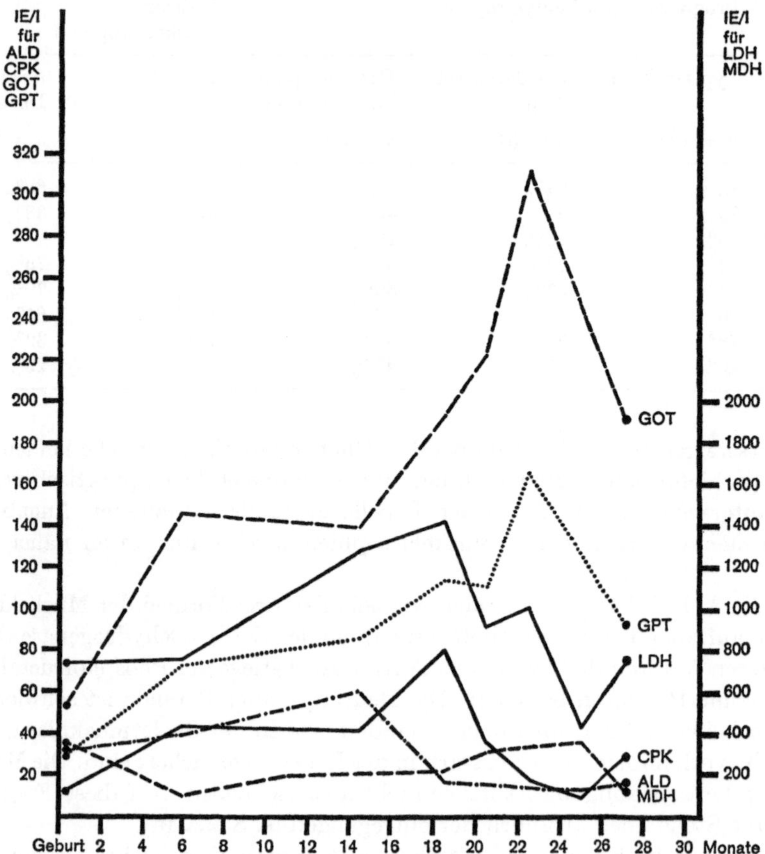

Abb. III.17 Serumenzymbewegungen im präklinischen Stadium der progressiven Muskeldystrophie Typ Duchenne (Fall W.M.) während der ersten 28 Lebensmonate

außerordentlich früh erfassen. Erhöhte Aktivitätswerte kommen aber auch bei scheinbar gesunden Brüdern von Patienten mit Muskeldystrophie vor. Dieser Befund, der 1957 erstmals von PEARSON [727] bei der Duchenneschen Muskeldystrophie beschrieben wurde, konnte von zahlreichen Nachuntersuchern bestätigt werden und wurde auch bei der gutartigen Form der x-chromosomal vererbten Muskeldystrophie erhoben.

Bei Kindern, die einer Duchenne-Sippe entstammen, können die Enzymwerte schon kurz nach der Geburt stark erhöht sein. Im weiteren Verlauf zeigen die Enzymaktivitäten zwar gewisse Schwankungen, bleiben aber stets im pathologischen Bereich. Bis sich die Krankheit nach Monaten oder sogar Jahren manifestiert, bleiben diese Kinder scheinbar gesund. Damit kann nur durch die Enzymdiagnostik das tatsächliche Vorliegen der Krankheit im *präklinischen Stadium* bewiesen werden [5, 237, 723, 724, 727—731, 733—735, 813, 974—976, 1039].

In Abb. III.17 ist ein derartiger Fall aus unserem Krankengut dargestellt. Es handelt sich um ein männliches Kind aus einer Duchenne-Sippe, bei dem die Serumenzyme bereits eine Woche nach der Geburt stark erhöht waren, in der

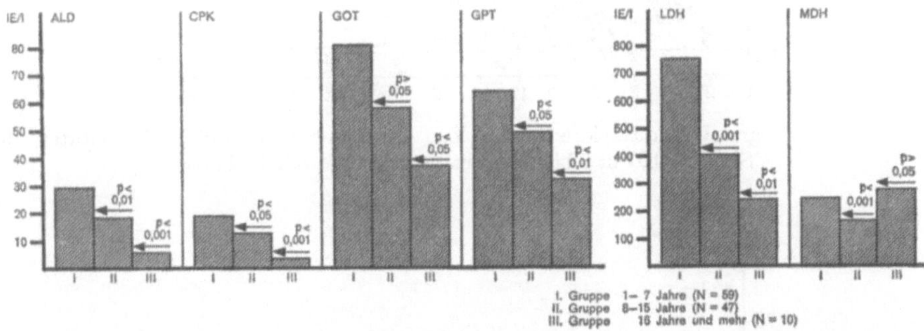

Abb. III.18   Progressive Muskeldystrophie Typ Duchenne (116 klinisch manifeste Fälle). Bewegung der Serumenzymaktivitäten in Beziehung zur Krankheitsdauer. Angaben in Mittelwerten der Kollektive

Folgezeit noch weiter anstiegen und zwischen dem ersten und zweiten Lebensjahr Gipfelwerte erreichten. Dann fielen die Werte zwar ab, blieben aber weiterhin im pathologischen Bereich, obwohl es innerhalb des Beobachtungszeitraums von $2^1/_2$ Jahren nicht zur klinischen Manifestierung der Krankheit kam [406, 407]. Die Ursache für das vorübergehende Auftreten von Gipfelwerten der Enzymaktivitäten innerhalb des präklinischen Stadiums ist unklar. Möglicherweise ist dieses Verhalten Ausdruck der Interferenz zwischen der physiologischen Zunahme der Muskelmasse im Wachstum und der Schnelligkeit des Fortschreitens der dystrophischen Veränderungen. Außerdem hängt die Höhe der Serumenzymaktivitäten nicht nur von der Einstromrate aus der Muskulatur ab, sondern wird auch von der Eliminationsgeschwindigkeit der Enzyme aus dem Serum bestimmt. Bisher ist nicht bekannt, ob die Eliminationsrate durch das Alter beeinflußt wird.

In den *klinischen Stadien* der Muskeldystrophie wird die Höhe der Serumenzymaktivitäten durch die *Dauer* und durch den *Progredienzgrad* der Krankheit bestimmt. Bei der Duchenne-Form der Muskeldystrophie sind die Enzymwerte zu Beginn der Krankheit am höchsten und nehmen mit der Dauer des Leidens signifikant ab [18, 20, 128, 337, 338, 402, 480, 540, 636, 648, 656, 659, 729, 818, 892, 946, 947, 972]. Dieses Verhalten ist in Abb. III.18 dargestellt, in der 116 Patienten unseres Krankengutes in drei Gruppen unterschiedlicher Krankheitsdauer eingeteilt wurden. Bemerkenswert ist, daß auch bei den Patienten mit der längsten Krankheitsdauer die Durchschnittswerte noch eindeutig im pathologischen Bereich liegen.

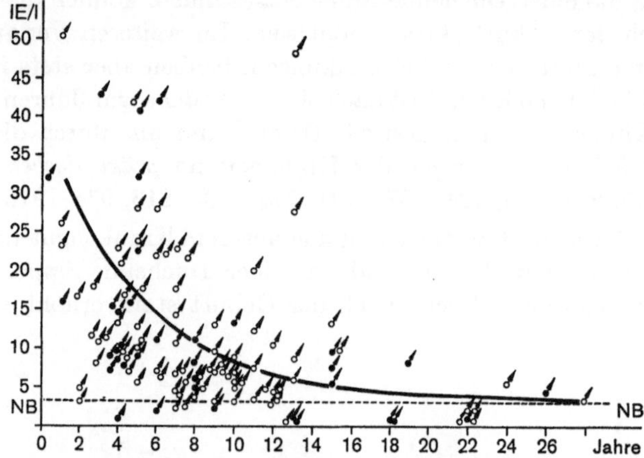

Abb. III.19   Progressive Muskeldystrophie Typ Duchenne (116 Fälle). Aktivitäten der Serum-ALD in Abhängigkeit von der Krankheitsdauer

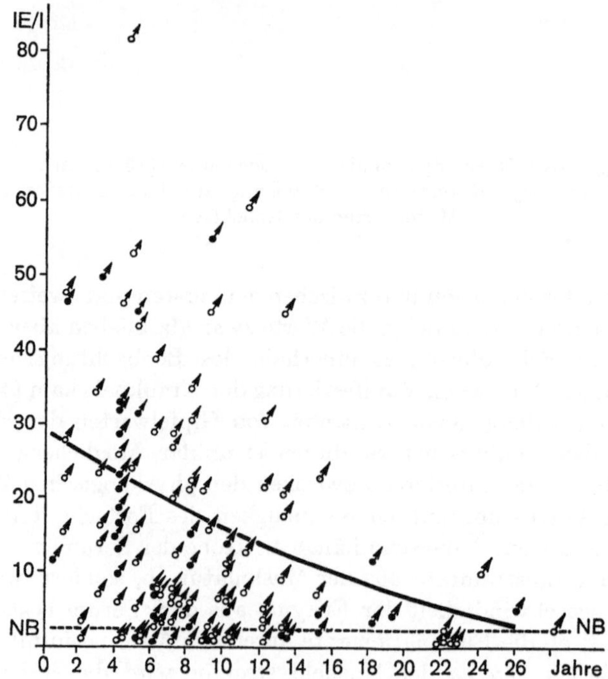

Abb. III.20   Progressive Muskeldystrophie Typ Duchenne (116 Fälle). Aktivitäten der Serum-CPK in Abhängigkeit von der Krankheitsdauer

Die meisten Beobachtungen betreffen die ALD [19, 149, 171, 402, 540, 727, 892, 899, 945, 946, 969] und die CPK [5, 398, 402, 540, 648, 723]. In den Abb. III.19 und III.20 haben wir die individuellen Meßwerte von unseren Patienten in Abhängigkeit von der Krankheitsdauer aufgetragen und die Mittelwertskurven berechnet. Die Darstellung zeigt, daß die Aktivität der ALD im Verlauf etwas rascher abfällt als die der CPK, eine Beobachtung, die auch von SCHAPIRA u. DREYFUS [899] gemacht wurde.

Im Gegensatz zum Verhalten beider Enzyme bei der Duchenne-Form konnte bisher weder beim Gliedergürteltyp noch beim facio-scapulo-humeralen Typ eine Korrelation der ALD- und CPK-Aktivität mit der Progredienz dieser Leiden gefunden werden [657, 946, 972]. Es ist zu vermuten, daß diese Zusammenhänge durchaus vorhanden sind, daß sie aber wegen der viel geringeren Progredienz dieser Krankheitsformen gegenüber der Duchenne-Form schwer erfaßbar sind. Der Unterschied zwischen dem Duchenne-Typ und dem Gliedergürteltyp wird deutlich, wenn man die *Progredienzquotienten* [402, 403] betrachtet. Der Progredienzquotient, der sich aus dem jeweiligen Grad der Funktionsminderung (Funktionsstadien nach THOMPSON u. VIGNOS [945]) und der Krankheitsdauer in Jahren ergibt, ist beim Duchenne-Typ rund $2^1/_2$ mal größer als beim Gliedergürteltyp. Für den facio-scapulo-humeralen Typ kann dieser Quotient nicht errechnet werden, da die Stadieneinteilung von THOMPSON u. VIGNOS vorwiegend auf dem Kriterium der Gehfähigkeit beruht.

Da die Serumenzymwerte bei Duchenne-Patienten mit der Krankheitsdauer abnehmen, kann ein Angleich an das Serumbild des Gliedergürteltyps erfolgen.

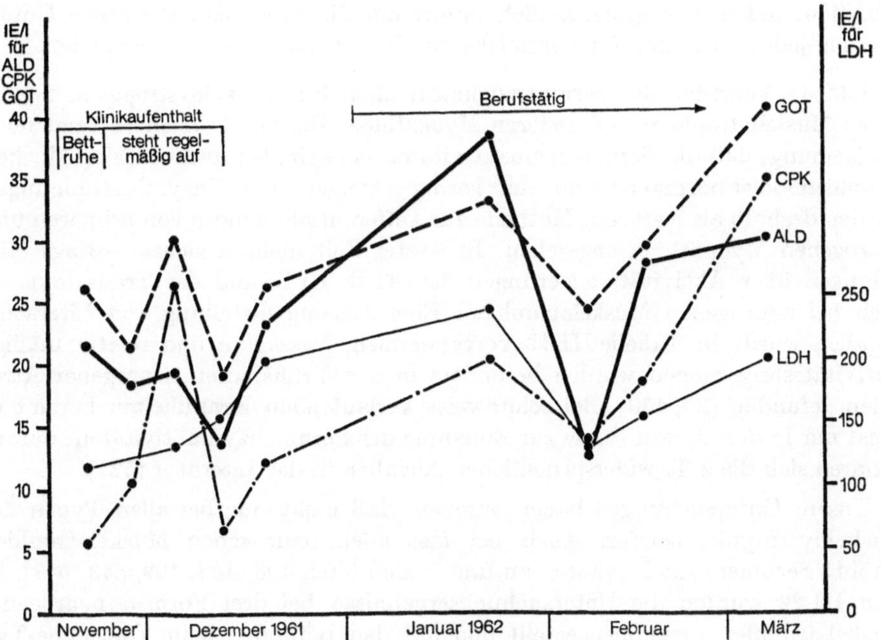

Abb. III.21   Serumenzymbewegungen bei einem 17jährigen Patienten mit Muskeldystrophie
(vermutlich Typ Becker-Kiener)

Dadurch wird auch bei diesen beiden Formen die in den Anfangsstadien bestehende gute Möglichkeit der enzymatischen Differentialdiagnose beeinträchtigt bis aufgehoben. Eine Differenzierung ist dann eventuell noch durch die Bestimmung der GDH- und GAPDH-Aktivität im Serum möglich, da diese Enzyme beim Gliedergürteltyp in der Regel nicht erhöht sind [617]. Bei fraglicher Zugehörigkeit zu dem einen oder anderen Krankheitstyp sprechen hohe bzw. höhere LDH- und MDH-Werte ebenfalls für den Typ Duchenne.

Bei allen Formen der Muskeldystrophie treten im Verlauf oft starke Schwankungen der Serumenzymaktivitäten auf, die nicht durch die bekannten Einflüsse wie Bettruhe, körperliche Aktivität, Medikation, Probebiopsien usw. (vgl. S. 193 ff.) zu erklären sind. Das Beispiel einer solchen Verlaufsuntersuchung zeigt Abb. III.21, in der die Enzymbewegungen bei einem 17jährigen Kranken über 4 Monate dargestellt sind [402]. Das Auf und Ab der Enzymaktivitäten hatte keinen erkennbaren Zusammenhang mit inneren oder äußeren Faktoren. Bei Kindern mit dem Duchenne-Typ fanden wir bei häufigen Wiederholungsmessungen im Laufe eines Jahres CPK-Werte, die um eine Größenordnung differierten. Die Mitbewegung der übrigen Enzymaktivitäten zeigte, daß es sich dabei nicht um Fehlbestimmungen handelte. Wählt man jeweils den höchsten der vielen gefundenen Werte, wie das in der Literatur offensichtlich nicht selten getan wird, dann wird bei Vergleichsdarstellungen mit anderen Typen der Muskeldystrophie oder sonstigen Myopathien eine Verzerrung der Verhältnisse resultieren, da ja niemals jeder Patient gleich oft und über gleich lange Zeiträume untersucht wird. Diese Verzerrung führt zu besonders hohen Werten bei den am häufigsten untersuchten Patienten, und dies sind sicherlich die Duchenne-Fälle. Wir vermeiden diese Selektion, indem wir grundsätzlich immer nur die Ergebnisse der *ersten* Untersuchung jedes Patienten für Vergleiche von Krankenkollektiven verwenden.

3.3.2.3 Vergleich der Serumenzymaktivitäten bei Muskeldystrophien, neurogenen Muskelatrophien und anderen Myopathien. Bis vor kurzem bestand noch die Meinung, daß die Serumenzymaktivitäten bei spinalen und neuralen Muskelatrophien meist normal oder nur sehr gering gesteigert sind. Enzymbestimmungen wurden deshalb als wertvolle Methode zur Differentialdiagnose von primären und neurogenen Myopathien angesehen. In letzter Zeit mehren sich allerdings Mitteilungen über Aktivitätssteigerungen der ALD, CPK und der Transaminasen auch bei neurogenen Muskelatrophien. Eine Zusammenstellung von Literaturangaben wurde in Tabelle III.12 vorgenommen. Passagäre und relativ mäßige Aktivitätssteigerungen wurden besonders in den Frühstadien neurogener Atrophien gefunden [20, 450]. Bei schubweise verlaufenden Krankheiten kommt es meist nur in der akuten Phase zur Zunahme der Serumenzymaktivitäten; daraus erklären sich die z.T. widersprüchlichen Angaben in der Literatur [527].

Unsere Untersuchungen haben ergeben, daß nicht nur bei allen Typen der Muskeldystrophie, sondern auch bei fast allen neurogenen Muskelatrophien erhöhte Serumenzymaktivitäten zu finden sind [402, 403, 408, 409, 543, 547]. In Abb. III.22 wurden die Untersuchungsergebnisse bei drei Formen neurogener Muskelatrophien zusammengestellt und mit den Befunden beim Duchenne-Typ und Gliedergürteltyp der Muskeldystrophie verglichen. Der Duchenne-Typ ragt zwar wieder durch die stärksten Aktivitätssteigerungen hervor, doch finden sich

Tabelle III.12 *Serumenzymbefunde (ALD, CPK, Transaminasen)*
bei neurogenen und anderen Myopathien

Myopathie	Serumaktivitäten meist normal	Serumaktivitäten häufig leicht bis stärker erhöht
Spinale Muskelatrophie Aran-Duchenne Spinale Muskelatrophie Kugelberg-Welander Infantile Muskelatrophie Werdnig-Hoffmann Peroneale Muskelatrophie Charcot-Marie-Tooth Amyotrophe Lateralsklerose Poliomyelitis Polyradiculitis Multiple Sklerose Friedreichsche Ataxie	[76, 181, 230, 402, 461, 479, 505, 540, 581, 694, 723, 727, 732, 733, 817, 888, 945, 947]	[19, 20, 76, 222, 294, 318, 319, 320, 365, 408, 409, 450, 592, 610, 616, 617]
Myotonia dystrophica Steinert-Curschmann Myotonia congenita Thomsen Paramyotonia congenita	[19, 247, 294, 398, 461, 527, 636, 727, 818, 945]	[181, 259, 365, 402, 408, 521, 522, 526, 540, 592, 615, 616, 660, 721, 823, 945, 946]
Polymyositis Dermatomyositis	—	meist stark erhöht, besonders bei akuten Fällen [140, 181, 247, 294, 318, 319, 398, 402, 408, 493, 509, 540, 615, 616, 663, 723, 727, 732, 818, 848, 881, 896, 945, 947, 962]
Myasthenia gravis	[247, 398, 402, 479, 540, 615, 616, 818, 1004]	[592, 617, 727, 945] (Cholinesterasen [136])

auch signifikant erhöhte Werte bei allen drei Formen der neurogenen Atrophien; die durchschnittliche Höhe der Meßwerte ist dabei mit den Werten beim Gliedergürteltyp vergleichbar. Ein signifikanter Unterschied konnte nur bei zwei Enzymen zwischen dem Gliedergürteltyp (2. Säule) und der Kugelberg-Welanderschen Krankheit nachgewiesen werden: beide Transaminasen lagen bei den Gliedergürtel-Fällen höher (GOT: $p < 0{,}01$; GPT: $p < 0{,}05$). Der Aktivitätsunterschied bei der CPK war auf Grund der stärkeren Streuung der Meßwerte nicht zu sichern. Die geringere Fallzahl in der Gruppe mit peronealer Muskelatrophie ist vermutlich die Ursache, daß die Aktivitätszunahmen der CPK und MDH hier statistisch nicht zu sichern waren.

Die prozentuale Häufigkeit, mit der in unserem Krankengut Enzymaktivitätssteigerungen bei Patienten mit spinaler Muskelatrophie Aran-Duchenne und solchen mit Kugelberg-Welanderscher Krankheit vorkamen, wurde bereits in Tabelle III.11 aufgeführt. Für ALD, CPK und MDH ließen sich zwischen diesen beiden Krankheiten einerseits und dem Gliedergürteltyp sowie dem facio-scapulohumeralen Typ der Muskeldystrophie andererseits keine Unterschiede in der

Häufigkeit des pathologischen Ausfalls nachweisen. Deutliche Unterschiede fanden sich dagegen im Verhalten der Transaminasen, die bei den Patienten mit Kugelberg-Welanderscher Krankheit seltener erhöht waren als bei den Muskeldystrophien und auch seltener als bei den Aran-Duchenne-Fällen. Bei der LDH war das vergleichsweise häufigere Vorkommen pathologischer Werte bei den Kugelberg-Welander-Patienten bemerkenswert.

Zur Beurteilung der Serumenzymbefunde bei der infantilen Muskelatrophie Werdnig-Hoffmann müssen die Meßergebnisse mit den altersentsprechenden Normalwerten verglichen werden. Mit Ausnahme der GPT, deren Aktivität er-

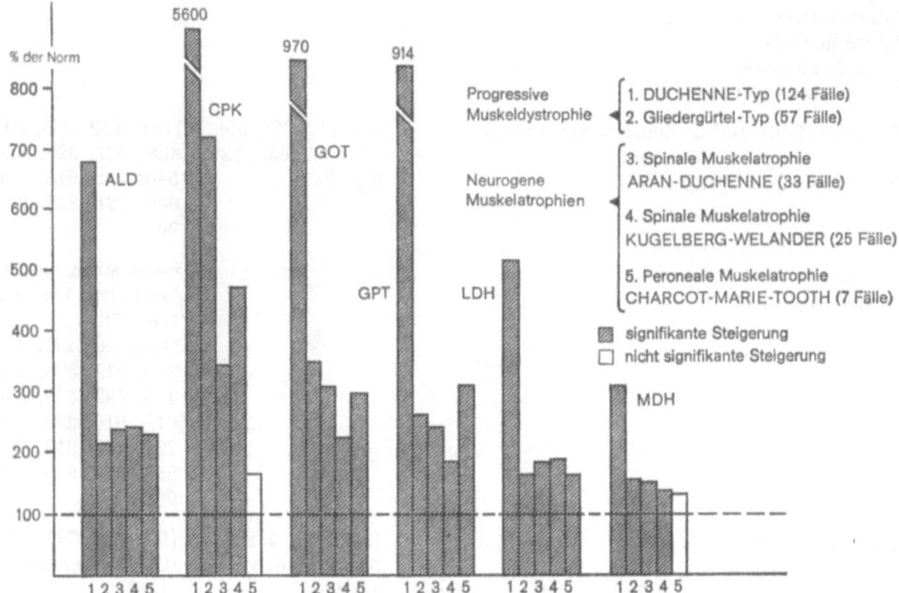

Abb. III.22   Serumenzyme bei verschiedenen Myopathien. Prozentuale Aktivitätszunahmen (Mittelwert Gesunder = 100)

höht war, lagen bei den 25 von uns untersuchten Kindern mit dieser Krankheit alle Enzymaktivitäten im Normalbereich. Die Abb. III.23, in der die individuellen CPK-Werte jeweils bei dem zugehörigen Lebensalter aufgetragen sind, zeigt, wie wichtig es ist, den altersabhängigen Normalbereich der Enzymaktivitäten zu berücksichtigen: es bleiben so nur einige wenige Werte übrig, die tatsächlich erhöht sind. Zum Vergleich enthält die Abbildung auch eine identische Darstellung der CPK-Befunde bei 25 Kindern und Erwachsenen mit der spinalen Muskelatrophie Kugelberg-Welander. Bei dieser Krankheit finden sich z.T. recht erhebliche CPK-Erhöhungen, aus denen sich eine signifikante Steigerung des Durchschnittswertes ergibt (vgl. hierzu auch Abb. III.22). Berücksichtigt man, daß die spinale Muskelatrophie Kugelberg-Welander im Vergleich zur Werdnig-Hoffmannschen Krankheit gutartiger ist und mit einer weniger intensiven Muskelatrophie einhergeht, so müßte man eigentlich ein umgekehrtes Verhalten der CPK-Aktivität erwarten: die Werte sollten bei der mehr malignen Werdnig-Hoffmannschen

Krankheit erhöht sein und nicht bei der Kugelberg-Welanderschen Form der spinalen Muskelatrophie. Diese scheinbare Diskrepanz kann unseres Erachtens jedoch befriedigend erklärt werden, wenn man den unterschiedlichen Muskelbefund und die sehr verschiedene funktionelle Belastungsfähigkeit der Muskulatur bei beiden Krankheiten berücksichtigt. Hierauf wird bei der Diskussion der histologischen Veränderungen der Muskulatur und deren Bedeutung für die Erhöhung der Serumenzymaktivitäten noch näher eingegangen (s. S. 212).

In Übereinstimmung mit der Literatur fanden wir bei akuten Fällen von Polymyositis bzw. Dermatomyositis stark erhöhte Serumaktivitäten der ALD und

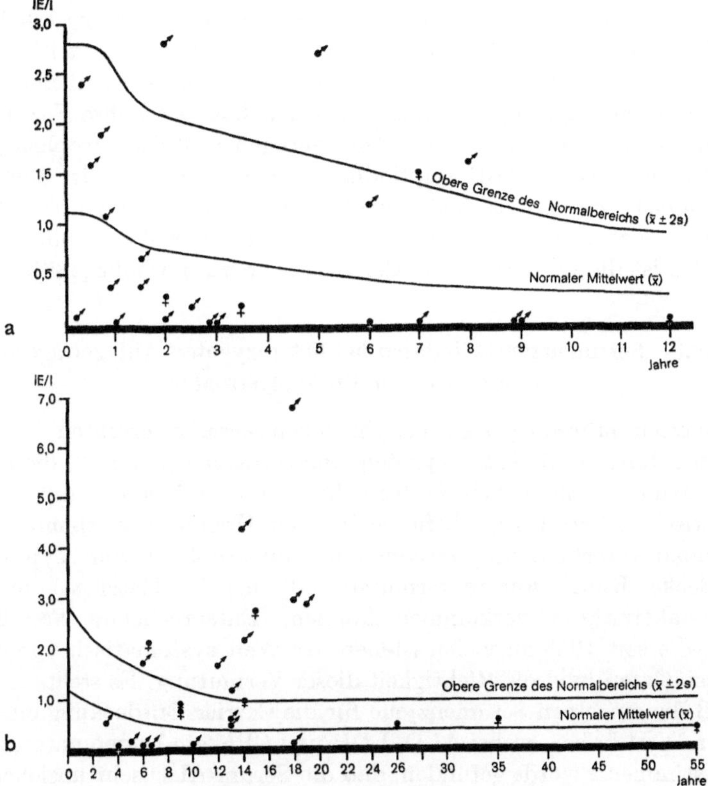

Abb. III.23 a u. b   CPK im Serum
a   Infantile Muskelatrophie Werdnig-Hoffmann. 25 Fälle, Mittelwert 0,80 IE/l. Keine signifikante Steigerung über die Norm
b   Spinale Muskelatrophie Kugelberg-Welander. 25 Fälle, Mittelwert 1,32 IE/l. Signifikante Steigerung über die Norm

CPK, aber auch die Transaminasen und Dehydrogenasen steigen hier auf hohe Werte. Bei schweren Fällen können durchaus Gipfelwerte erreicht werden, wie sie in den Frühstadien des Duchenne-Typs der Muskeldystrophie vorkommen. Da die klinische Differentialdiagnose zwischen akuter Polymyositis und Muskeldystrophie aber nicht schwer ist, fällt die Gleichheit der Enzymbefunde nicht ins Gewicht. Als differentialdiagnostisches Kriterium wird in der Literatur häufig

erwähnt, daß die Enzymwerte bei Patienten mit Polymyositis unter einer Corticoidtherapie abfallen, nicht dagegen bei Kranken mit Muskeldystrophie [479, 509,
732, 945]. Diese Reaktion ist jedoch nicht so charakteristisch, wie ursprünglich
angenommen wurde: erstens reagieren nicht alle Fälle von Polymyositis in dieser
Weise, besonders nicht Kinder, und zweitens hören langbehandelte Polymyositis-
fälle auf zu reagieren [387].

Wesentlich schwieriger ist die klinische Differentialdiagnose zwischen Muskeldystrophie und chronischer Polymyositis, besonders im Hinblick auf die pseudomyopathische (= pseudodystrophische) Form der Polymyositis. In diesen Fällen
kann die Diagnose nur durch die histologische Untersuchung einer Muskelprobe
gestellt werden. Die Serumenzymwerte sind hier meist nur gering erhöht, wobei
die ALD-Aktivität nach unseren Erfahrungen häufiger gesteigert ist als die der
CPK [403]. Nicht selten liegen alle Enzymaktivitäten im Normalbereich [732].

Bei der Myotonia dystrophica finden sich sehr häufig erhöhte Enzymwerte in
der gleichen Größenordnung wie bei den neurogenen Muskelatrophien; auch in
diesen Fällen reagiert die ALD empfindlicher als die CPK. In der Mehrzahl der
Fälle mit Myasthenia gravis findet man normale Serumenzymspiegel; relativ
selten kommt es zu leichten Anstiegen der ALD und der Transaminasen, und in
einigen Fällen ist die Cholinesterase-Aktivität im Serum erhöht [136].

3.3.3 Serumenzymaktivitäten bei heterozygoten Anlageträgern der progressiven Muskeldystrophie

In den letzten Jahren ist es bei verschiedenen recessiv vererbten Stoffwechsel-
krankheiten gelungen, die heterozygoten Anlageträger („Carrier") dieser Krankheiten mit Hilfe biochemischer Untersuchungen zu erkennen. Auf Grund der
charakteristischen Serumenzymbefunde bei den Homo- bzw. Hemizygoten der
x-chromosomal vererbten progressiven Muskeldystrophien vom Typ Duchenne
und Typ Becker-Kiener war zu vermuten, daß auch bei Heterozygoten erhöhte
Serumenzymaktivitäten vorkommen können. Entsprechende Familienuntersuchungen, die seit 1963 an vielen Stellen der Welt systematisch vorgenommen
werden, bestätigten bald die Richtigkeit dieser Vermutung. Es stellte sich jedoch
heraus, daß die einzelnen Serumenzyme für die Carrier-Entdeckung einen unterschiedlichen Wert haben, wobei ALD, LDH und CPK am besten untersucht sind.

Übereinstimmend wurde gefunden, daß die Serum-ALD sehr unsichere Resultate liefert [6, 139, 171, 174, 386, 403, 454, 557, 813, 868, 889, 895, 899, 947, 974].
Auch durch Provokation — dosierte Muskelarbeit oder Massagen vor der Blut-
entnahme, Gaben von ACTH usw. — wird das Ergebnis nicht wesentlich verbessert [647, 899].

Die Aktivität der Serum-LDH ist bei Heterozygoten zwar auch gelegentlich
gesteigert; dieser Befund besagt aber nicht viel, da dieses Enzym aus zu vielen
anderen Gründen erhöht sein kann [139, 647, 868, 898]. Über die Aktivitätsvertei-
lung der LDH-Isoenzyme [277] oder das Verhalten der α-Hydroxybutyrat-
Dehydrogenase [470] im Serum liegen noch nicht genügend Untersuchungen vor.

Nach der Meinung der meisten Untersucher eignet sich die Serum-CPK am
besten zur Identifizierung der heterozygoten Anlageträger [6, 48, 171, 250, 369,
398, 433, 672, 721, 724, 735, 781, 813, 877, 895, 974, 1018]. Zur Beurteilung der

hier erhaltenen Befunde ist es notwendig, kurz auf die Klassifizierung der heterozygoten Konduktorinnen einzugehen [724].

Als *sichere Genträgerinnen* gelten alle Mütter mit mindestens einem erkrankten Sohn, die außerdem einen kranken Bruder oder kranken Onkel mütterlicherseits bzw. einen kranken Neffen oder mehrere kranke Enkelkinder haben. Unter *wahrscheinlichen Genträgerinnen* versteht man einerseits Mütter mit mehr als einem erkrankten Sohn, aber fehlendem Krankheitsnachweis bei männlichen Blutsverwandten, andererseits auch Frauen mit klinischer Symptomatik, die keinen kranken Sohn haben. Schließlich werden als *mögliche Genträgerinnen* alle Frauen zusammengefaßt, die entweder nur einen erkrankten Sohn haben oder aber keine erkrankten Söhne, wohl aber kranke Blutsverwandte (Bruder, Onkel oder Vetter mütterlicherseits, Sohn einer Schwester). Außerhalb dieser Einteilung bleibt die große Zahl der *sporadischen Fälle*, d.h. alle Angehörigen derjenigen Familien, in denen jeweils nur ein Kranker bekannt ist, die aber erhöhte Serumenzymaktivitäten oder sonstige Befunde haben. Diese Fälle können das Resultat eines autosomalen Erbganges oder auch *spontaner Mutationen* sein, deren Incidenz auf 24—30% geschätzt wird [379, 632]. In diese Gruppe fallen z.B. auch Väter mit erhöhter CPK oder anderen blutchemischen Befunden.

Die prozentuale Häufigkeit, mit der die verschiedenen Untersucher erhöhte CPK-Werte bei Heterozygoten beobachtet haben, schwankt noch beträchtlich. So wurden bisher mit dieser Methodik 50—86% der sicheren Genträgerinnen [255, 256, 280, 632, 724, 813, 877, 944], 50—66% der wahrscheinlichen Genträgerinnen [632, 724, 944] und 20—50% der möglichen Genträgerinnen [255, 632, 724, 813, 944] der recessiv x-chromosomalen Muskeldystrophie vom Typ Duchenne erfaßt. Bei der gutartiger verlaufenden Muskeldystrophie vom Typ Becker-Kiener konnten ROTTHAUWE u. KOWALEWSKI [813] sieben von neun sicheren Konduktorinnen und zwei von sechs möglichen Genträgerinnen mit der CPK-Bestimmung erfassen.

Die unterschiedlichen Ergebnisse sind z.T. auf Schwierigkeiten in der Klassifikation der Patienten zurückzuführen. Eine wesentliche Rolle spielen aber auch methodische Mängel: da die CPK meist ohne Zusatz von Sulfhydrylverbindungen zum Testansatz gemessen wurde, hat die schnelle Alterungsinaktivierung des Enzyms sicherlich nicht selten zu falsch-negativen Ergebnissen geführt (vgl. S. 191ff.). Mit zunehmender Verwendung der verbesserten Methodik [321, 799, 815, 816], die eine größere Stabilität des Enzyms gewährleistet, sollten die Befunde auch einheitlicher werden.

Durch körperliche Belastung oder standardisierte Arbeitstests — z.B. dosierte Arbeitsleistung der Unterarmmuskulatur während einer Ischämie — läßt sich die Entdeckungsrate noch etwas verbessern, da die CPK bei Konduktorinnen auf höhere Werte ansteigt als bei Kontrollpersonen [924, 1010].

Die Häufigkeit positiver Testergebnisse nimmt außerdem zu, wenn mehrere Enzymaktivitäten gleichzeitig bestimmt und in mathematische Beziehung zueinander gebracht werden. Ein Beispiel dafür ist die Trennformel, die von SHAW [838] für die Diagnose von manifest erkrankten Patienten angegeben wurde (s. S. 197). Wir selbst haben einen ähnlichen Versuch bei einem Kollektiv von 32 Konduktorinnen vorgenommen, bei denen neben der ALD auch jeweils die Transaminasen, die LDH und die MDH bestimmt wurden. Die CPK-Aktivität wurde zwar auch gemessen, fand aber bei der Diskriminanzanalyse keine Berücksichtigung, da die Messungen noch nach der alten Methode, d. h. ohne Zusatz von SH-Verbindungen, erfolgten. Bei der Computer-Analyse stellte sich heraus, daß von den restlichen Enzymen außer der ALD und GPT überraschenderweise die LDH eine gute Möglichkeit zur Abgrenzung des Carrier-Kollektivs von dem Kollektiv gleichaltriger gesunder Frauen bot. Wir erhielten folgende Trennformel:

$$108 - 4{,}9\ \text{GPT} - 0{,}2\ \text{LDH} - 19{,}6\ \text{ALD}.$$

Werden die individuellen Meßwerte der drei Enzyme jeweils in diese Formel eingesetzt, so spricht ein Ergebnis mit negativem Vorzeichen für eine Genträgerin, während positive Resultate bei den Gesunden auftreten.

Von verschiedenen Autoren wird betont, daß die Erfassungsrate dann am höchsten ist, wenn die Enzymbestimmungen mit anderen Untersuchungsverfahren kombiniert werden, so vor allem mit der histologischen Untersuchung von Biopsiematerial und mit der Elektromyographie [263, 279, 386, 733, 736, 862, 924, 976]. Die Elektromyographie allein ist für die Carrier-Entdeckung immer noch ein umstrittenes Verfahren [48, 282], doch kommt es offensichtlich auch hier sehr auf die Methodik an [160]. Vom Arbeitskreis DEMOS, SCHAPIRA u. DREYFUS [214—217, 252, 897] wurde darauf hingewiesen, daß bei Patienten mit Muskeldystrophie — nicht dagegen bei anderen Myopathien — die Kreislaufzeit sehr häufig verkürzt ist; durch die Messung der Kreislaufzeit in Verbindung mit der Serumenzymdiagnostik soll es gelingen, rund 90% der Heterozygoten des Duchenne-Typs zu erfassen [216]. Von anderen Untersuchern [647] wurden jedoch keine signifikant abweichenden Kreislaufzeiten bei Überträgerinnen gefunden.

Von den weiteren klinisch-biochemischen Befunden, die bei Heterozygoten und Blutsverwandten (darunter auch Väter) erhoben wurden, soll hier nur auf die Aminoacidurie [67, 91], die Erhöhung der Brenztraubensäure-Konzentration im Serum [573] sowie auf die Erniedrigung der Citronensäurekonzentration im Serum [676—678] hingewiesen werden.

Abschließend muß an dieser Stelle darauf aufmerksam gemacht werden, daß aus theoretischen Gründen eine 100%ige Erfassung aller Konduktorinnen nicht zu erwarten ist, gleichgültig, welche Methode auch immer angewendet wird. Die Begründung dafür basiert auf der Lyon-Hypothese, auf die an anderer Stelle näher eingegangen wird (s. S. 212 ff.).

3.3.4 Die klinisch-diagnostische Bedeutung der Serumenzymbefunde bei Myopathien

Die Mehrzahl der bisher durchgeführten Untersuchungen ergibt, daß nicht nur bei allen Formen der progressiven Muskeldystrophie, sondern auch bei fast allen neurogenen Muskelatrophien erhöhte Serumenzymaktivitäten zu finden sind. Aus der Gruppe der Myopathien ragt die Duchenne-Form der Muskeldystrophie heraus, bei der die Werte am häufigsten und zugleich am stärksten erhöht sind. Aber auch bei der gutartigeren Form nach BECKER u. KIENER, beim Gliedergürtel- und facio-scapulo-humeralen Typ sowie bei den neuromuskulären Krankheiten — ausgenommen die Werdnig-Hoffmannsche Krankheit und die Myasthenia gravis — finden sich signifikante Aktivitätssteigerungen, die sich nach Häufigkeit und Höhe praktisch alle nicht voneinander unterscheiden. Nur bei der spinalen Muskelatrophie Typ Kugelberg-Welander fiel auf, daß die Transaminasen seltener und auch weniger stark erhöht waren als bei den anderen Myopathien.

Die kritische Betrachtung der Serumenzymbefunde führt zu der gleichen Schlußfolgerung, die schon bei der Wertung der Muskelenzymbefunde gezogen wurde: die Enzymmuster sind bei primären und sekundären Myopathien identisch, d.h. bei keiner Krankheit ist das Enzymmuster durch das abweichende Verhalten eines oder mehrerer Enzyme so signifikant verschieden, daß daraus eine biochemische Heterogenität der einen oder anderen Krankheit abgeleitet werden könnte. Die beobachteten, lediglich graduellen Unterschiede hängen von der Dauer und Progredienz der jeweiligen Krankheit, der Masse der erkrankten Muskulatur und ihrer funktionellen Belastungsfähigkeit ab. Dementsprechend müssen wir die — bisher bekannten! — Serumenzymveränderungen bei den Myopathien nur als *gleichartige Folgeerscheinungen ursächlich verschiedener Erkrankungen des Muskelgewebes* auffassen.

Unter diesem Gesichtspunkt wird der begrenzte differentialdiagnostische Wert dieser Untersuchungen verständlich. Die Messung von Serumenzymaktivitäten ist nur ein weiteres Hilfsmittel, um die Zuordnung einzelner Fälle zu primären oder neurogenen Myopathieformen wahrscheinlicher zu machen, wobei allein sehr hohe Enzymwerte für den Duchenne-Typ der progressiven Muskeldystrophie charakteristisch sind. Die oben erwähnten Faktoren wie Progredienzgrad, relativer Anteil der erkrankten Muskulatur und vor allem auch die Krankheitsdauer bewirken aber fließende Übergänge im Verhalten der Serumenzyme, die eine Abgrenzung außerordentlich erschweren können.

Einen unbestreitbaren Wert haben Enzymbestimmungen für die *Frühdiagnose* von Myopathien. Das gilt besonders für die Erfassung präklinischer Stadien des Duchenne-Typs der Muskeldystrophie. Bei dieser Krankheit treten in der frühen Kindheit nur selten schwere klinische Erscheinungen auf. Wenn das aber der Fall ist, ermöglichen die Enzymbestimmungen auch eine differentialdiagnostische Abgrenzung der frühkindlichen spinalen Muskelatrophien, bei denen die Enzymwerte im Normalbereich liegen.

Schließlich sei noch einmal auf die Tatsache hingewiesen, daß die Bestimmung von Serumenzymaktivitäten — und hier besonders die Messung der CPK — die zur Zeit besten und noch ausbaufähigen klinisch-biochemischen Verfahren zur Entdeckung von Heterozygoten sind.

3.3.5 Muskulärer Enzym-Efflux und Serumenzymaktivitäten bei primären und neurogenen Myopathien

Bei einer größeren Zahl von Patienten mit dem Duchenne-Typ der progressiven Muskeldystrophie haben wir das Verhalten der Muskel- und Serumenzymaktivitäten in Abhängigkeit vom klinischen Stadium der Krankheit verglichen [402, 545, 547]. Die Festlegung des Krankheitsstadiums erfolgte im Einzelfall nach den Funktionsmerkmalen von THOMPSON u. VIGNOS [945]. Dieser Klassifikation entsprechend wurden die Patienten in drei Gruppen zunehmender Krankheitsschwere, d.h. Funktionsuntüchtigkeit, eingeteilt und den Gruppen die jeweils zugehörigen durchschnittlichen Muskel- und Serumenzymaktivitäten zugeordnet.

Das Ergebnis ist in Abb. III.24 dargestellt und läßt eine deutliche Korrelation dieser Faktoren erkennen: Bei zunächst noch normalen oder sogar leicht erhöhten Muskelenzymaktivitäten steigen die Serumaktivitäten dieser Enzyme auf Höchstwerte an; mit zunehmender Schwere der Krankheit nehmen die Muskelenzymaktivitäten ab, und gleichzeitig kommt es zu einem stufenweisen Rückgang der entsprechenden Serumenzymaktivitäten, die aber auch in den fortgeschrittensten Stadien noch erhöht bleiben.

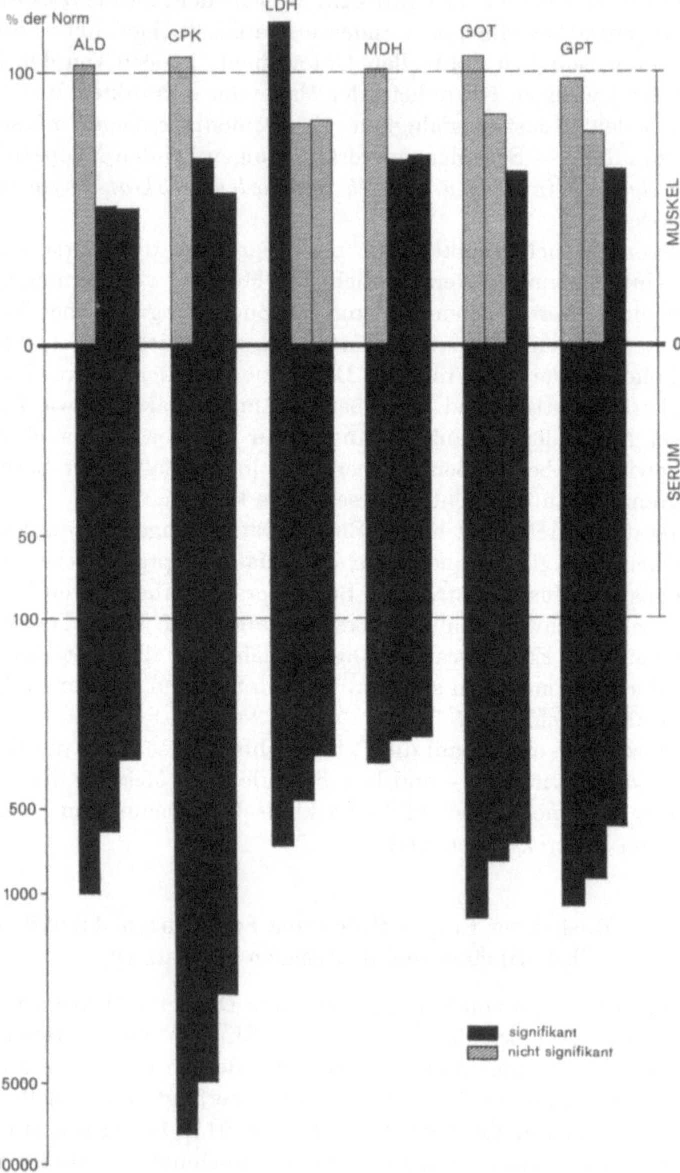

Abb. III.24   Muskeldystrophie Typ Duchenne. Aktivitätsvergleich von Muskel- und Serumenzymen bei leichten, mittelschweren und schweren Krankheitsstadien

Dieses Bild wird durch einen Befund von DREYFUS, SCHAPIRA u. DEMOS [248] ergänzt: die Autoren wiesen nach, daß bei Patienten mit progressiver Muskeldystrophie die Serumaktivität der ALD im Femoral*venen*blut höher ist als im Femoral*arterien*blut. Betrachtet man beide Befunde, so besteht wohl kein Zweifel, daß die hohen Enzymaktivitäten im Serum von Muskeldystrophiepatienten durch den *Übertritt von Muskelenzymen in das Blut* zustande kommen. Es bleibt die Frage, wie dieser Efflux vor sich geht.

Viele Autoren nehmen an, daß eine *primäre Permeabilitätsstörung* der Muskelzellmembranen für den Enzymverlust bei Myopathien, insbesondere bei den Muskeldystrophien, verantwortlich ist [169, 291, 723, 779, 899, 946, 947, 1033, 1037]. Auf die möglichen Ursachen, die eine derartige Permeabilitätsstörung hervorrufen können, wird später bei den Hypothesen über den Primärdefekt der Muskeldystrophien noch einzugehen sein (s. S. 238). Es muß jedoch bereits an dieser Stelle betont werden, daß bei den menschlichen Myopathien — im Gegensatz zur hereditären Muskeldystrophie der Maus — bisher alle Beweise für das Vorliegen eines derartigen spezifischen Membrandefekts der Muskelzellen fehlen.

Nun ist von anderen Krankheiten bekannt, daß bereits kleinste *Gewebsnekrosen* zu erheblichen Steigerungen von Serumenzymaktivitäten führen, da die Konzentration der intracellulären Enzyme, die durch den Zellzerfall in das Plasma geschwemmt werden, um Größenordnungen über der der Serumenzyme liegt. Beispiele hierfür sind die akute Hepatitis und der Herzinfarkt. Die Hypothese von der primären Permeabilitätsstörung der Muskelzellen bei der Muskeldystrophie entstand nicht zuletzt unter dem Eindruck der Tatsache, daß man in den *präklinischen Stadien* der Krankheit zwar schon sehr hohe Serumenzymaktivitäten, zunächst aber außer Faserdegenerationen und Hyalinisierung keine Nekrosen fand [733, 734]. Spätere Untersuchungen zeigten aber, daß in diesen Frühstadien neben der hyalinen Degeneration der Muskelfasern häufig Membranaufbrüche gefunden werden und daß sich der morphologische Prozeß in seinem ganzen Ablauf sehr gut mit der Aktivität der Serum-CPK korrelieren läßt (Übersicht s. bei MILHORAT u. Mitarb. [633]). Auch bei dem von uns beobachteten Kind im präklinischen Stadium der Duchenneschen Muskeldystrophie (Abb. III.17) ergab die histologische Untersuchung einer bioptisch gewonnenen Muskelprobe bereits im 7. Lebensmonat das Vorhandensein von Faserdegenerationen bis zur Nekrose [407] (vgl. hierzu auch den Abschnitt Histologie im Kapitel I). Diese Befunde reichen zur Erklärung frühzeitig hoher Serumenzymwerte völlig aus, so daß zumindest die Hypothese einer funktionellen Permeabilitätsstörung der Muskelzellen sehr zweifelhaft wird. In diesem Zusammenhang ist noch interessant, daß bei der hereditären Muskeldystrophie der Maus die ersten histologischen Veränderungen in der Muskulatur schon während der Fetalperiode auftreten und auch bei heterozygoten Tieren festzustellen sind [605, 606, 999]. Ein ähnlicher Vorgang beim Menschen scheint nicht ausgeschlossen, ist aber noch nicht bewiesen.

Bei den *heterozygoten Überträgerinnen* der Muskeldystrophie bestehen neben erhöhten Serumenzymwerten und EMG-Veränderungen nicht selten auch leichte klinische Symptome [48, 170, 171, 262, 276, 517, 617, 736, 781]. In vielen Fällen wurden bei Muskelbiopsien histologische Veränderungen gefunden, die frühdystrophischen Schäden glichen [263, 276, 633, 733, 736, 924, 976]. Neben Faserschwellungen und Hyalinisierung wurden auch herdförmige Nekrosen beobachtet

[279, 280, 721]. In Verbindung mit den Serumenzymbefunden können diese morphologischen Befunde zur Unterstützung der Lyon-Hypothese herangezogen werden.

Von M. Lyon wurde 1961/62 die Hypothese aufgestellt, daß die Somazellen (nicht die Keimzellen) weiblicher Individuen nur *ein* aktives X-Chromosom aufweisen; das andere wird in einem frühen Stadium der Embryogenese — beim Menschen zwischen dem 12. und 15. Tag — inaktiviert und zum Sexchromatin oder „Barr-Körper" umgewandelt [574, 575]. Die Inaktivierung erfolgt nach dem Gesetz des Zufalls und betrifft sowohl „gesunde" als auch „kranke" X-Chromosomen. Bei Frauen, die Träger eines x-chromosomalen Leidens sind — z.B. die heterozygoten Genträgerinnen der Muskeldystrophie — ist deshalb zu erwarten, daß bei ihnen innerhalb der gleichen Gewebszellpopulation Zellen mit einem aktiven pathologischen und Zellen mit einem aktiven normalen X-Chromosom vorkommen.

Auf der Basis dieser Hypothese hat Emery [279] versucht, die histologischen Befunde bei den Heterozygoten zu erklären: Es ist bekannt, daß mehrkernige Skeletmuskelfasern aus der Verschmelzung einkerniger Myoblasten entstehen [81, 926]. Setzt man nun voraus, daß die Myotome einer heterozygoten Genträgerin ein Mosaik von Myoblasten sind, deren Kerne z.T. ein aktives X-Chromosom mit dem mutierten Gen enthalten, während andere ein solches mit normalem Gen besitzen, so muß die resultierende vielkernige Muskelfaser aktive X-Chromosomen beider Arten haben. In Abhängigkeit des Verhältnisses zwischen aktiven X-Chromosomen mit mutierten und normalen Genen wird eine derartige Muskelfaser entweder normal erscheinen oder alle Grade der dystrophischen Veränderungen zeigen. Diese Hypothese stimmt weitgehend mit den biochemischen und klinischen Beobachtungen überein. Normale oder nur gering erhöhte Serum-CPK-Aktivitäten bei sicheren Gen-Trägerinnen sind also einmal damit zu erklären, daß in den Muskelzellen das nichtmutierte X-Chromosom überwiegt oder daß die dystrophen Muskelfasern bereits weitgehend zugrunde gegangen sind und deshalb keine CPK-Erhöhung mehr nachweisbar ist. Theoretisch ist also eine 100%ige Erfassung der Carrier mit diesen oder anderen Tests nicht zu erwarten. Besitzt eine Konduktorin dagegen einen großen Bestand an Muskelfasern mit dem mutierten Chromosom, so wird man entsprechend hohe CPK-Werte finden und möglicherweise auch klinische Symptome und Zeichen eines geringen Muskelschwundes.

Im Zusammenhang mit dem Problem „Permeabilitätsstörung oder Muskelfasernekrose" erhebt sich auch die Frage, wie der Enzymefflux bei den *neurogenen Myopathien* zustande kommt. Tierexperimentelle Untersuchungen [205, 414] ergaben keine Anhaltspunkte, daß prinzipielle Unterschiede im Enzymefflux aus dystrophischer oder durch Denervierung inaktivierter und atrophischer Muskulatur bestehen.

Wir glauben nicht, daß die Serumenzymerhöhung bei spinalen und neuralen Muskelatrophien auf den Enzymverlust der denervierten Muskelfasern zurückzuführen ist. Wäre das so, dann müßte man bei der bösartigsten Form spinaler Muskelatrophien, nämlich der Werdnig-Hoffmannschen Krankheit, die höchsten Serumenzymwerte finden. In Wirklichkeit finden wir aber gerade bei diesem Leiden keine oder jedenfalls nur unbedeutende Enzymanstiege, während sie bei der viel langsamer und gutartiger verlaufenden spinalen Muskelatrophie vom Typ

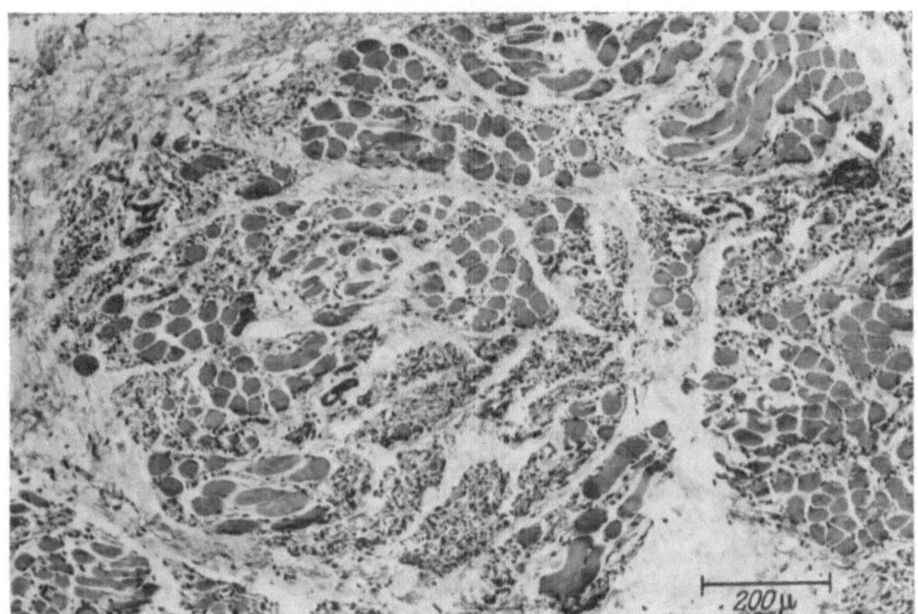

Abb. III.25 Werdnig-Hoffmannsche Krankheit. $2^1/_2$ jähriges Mädchen, stets bettlägerig; M. quadriceps, HE. Nichtdenervierte Muskelfasern im wesentlichen ohne myopathische Veränderungen. Serumenzyme normal

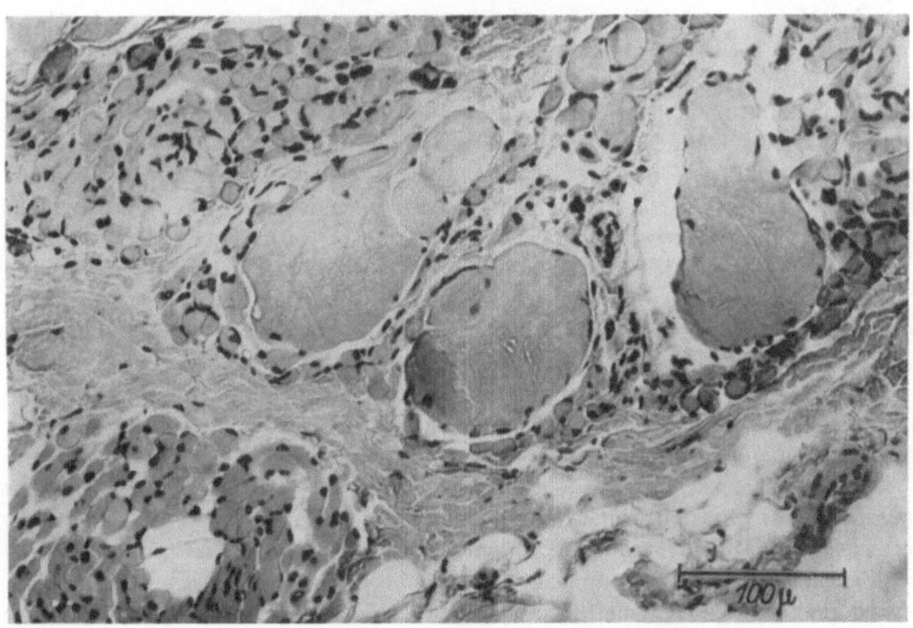

Abb. III.26 Kugelberg-Welandersche Krankheit. $6^1/_2$ jähriger Knabe, gehfähig; M. gastrocnemius, HE. Beachte die pseudohypertrophischen, sekundär myopathisch veränderten Muskelfasern. Serumenzyme erhöht

Kugelberg-Welander deutlich ausgeprägt sind (s. S. 204 und Abb. III.22 und III.23).

Unsere bisherigen Untersuchungen [409] haben zu dem Schluß geführt, daß als Quelle der Serumenzyme bei den neurogenen Atrophien nicht die denervierten, sondern eher die von der Denervierung verschont gebliebenen, aber *myopathisch veränderten Muskelfasern* angesehen werden müssen. Innerhalb denervierter Muskelfaserbündel persistierende nichtdenervierte Fasern zeigen nämlich häufig Veränderungen, die im wesentlichen dem Bild der dystrophisch erkrankten Muskelfaser gleichen: segmentale Faserhypertrophien, hyaline Degeneration, Verlust der Querstreifung, scholliger oder discoider Zerfall und Nekrosen [238, 335, 506, 535, 568, 639].

Bei gutartiger verlaufenden neuralen Atrophien älterer Menschen und bei noch gehfähigen Patienten sind diese „myopathischen" Veränderungen der neural intakten Muskelfasern stärker ausgeprägt als bei malignen, schnell zur Bettlägerigkeit führenden spinalen Muskelatrophien (vgl. Abb. III.25 und III.26). Die funktionelle Belastungsfähigkeit der Muskulatur scheint also eine Rolle für die Entwicklung und Quantität myopathischer Faserveränderungen zu spielen. Daraus erklären sich möglicherweise auch die unterschiedlich hohen Serumenzymaktivitäten bei spinalen und neuralen Muskelatrophien.

3.3.6 Zusammenfassung der Muskel- und Serumenzymbefunde

Wegen der Fülle der Muskel- und Serumenzymbefunde sollen die hauptsächlichsten Ergebnisse abschließend kurz zusammengefaßt werden.

1. Zwischen gesunder Rumpf- und Extremitätenmuskulatur bestehen deutliche Unterschiede im Aktivitätsmuster der Hauptkettenenzyme: Rumpfmuskulatur ist durch höhere Aktivitäten glykolytischer Enzyme gekennzeichnet, in der Extremitätenmuskulatur liegen die Aktivitäten der respiratorisch orientierten Enzyme höher. Die unterschiedlichen Enzymmuster sind vermutlich durch das verschiedene Mischungsverhältnis von „roten" und „weißen" Muskelfasern in den einzelnen Muskeln bedingt. Aktivitätsvergleiche zwischen gesunder und kranker Muskulatur sind daher nur bei Untersuchung gleicher Muskeln bzw. Muskelgruppen statthaft.

2. Bei den Myopathien ändern sich die Aktivitätsmuster der Muskelenzyme in Abhängigkeit vom Progredienzgrad und von der Dauer der Krankheit und lassen sich mit pathologisch-histologischen Befunden sowie funktionell-klinischen Kriterien korrelieren.

3. Die bisher bekannten Unterschiede zwischen den Aktivitätsmustern der Muskelenzyme bei verschiedenen Formen der Muskeldystrophie und neurogenen Muskelatrophien sind gradueller, aber nicht prinzipieller Art.

4. Bei der progressiven Muskeldystrophie lassen sich histologisch schon in den Frühstadien Membranaufbrüche und disseminierte Muskelzellnekrosen nachweisen. Bei neurogenen Muskelatrophien finden sich innerhalb der Faserbündel einzelne nichtdenervierte, aber „myopathisch" veränderte Muskelfasern mit ähnlichen Veränderungen. Der Enzymefflux aus diesen Gebieten führt zu einem Anstieg der entsprechenden Serumenzymaktivitäten. Die histologischen Befunde lassen die Hypothese einer primären, funktionellen Permeabilitätsstörung der Muskelzellen bei der Duchenne-Form der Muskeldystrophie zweifelhaft erscheinen.

5. Die höchsten Serumenzymwerte kommen beim Duchenne-Typ der progressiven Muskeldystrophie vor. Hohe Serumaktivitäten sind bei neugeborenen Knaben aus Duchenne-Sippen schon unmittelbar postnatal und während des folgenden präklinischen Stadiums bis zur Manifestierung der Krankheit festzustellen. Bei frühzeitiger Manifestierung mit schweren Krankheitserscheinungen erlauben die Serumenzymbefunde eine Abgrenzung gegen die frühkindlichen spinalen Muskelatrophien, bei denen die Werte im Normbereich liegen.

6. Die Serumenzymbefunde korrelieren mit den Muskelenzymbefunden und sind vom Typ, von der Dauer und vom Stadium der Krankheit abhängig. Begleitkrankheiten und verschiedene andere, nichtmyopathiespezifische Faktoren beeinflussen die Serumenzymwerte und können die Beurteilung erschweren.

7. Der klinisch-differentialdiagnostische Wert der Enzymbestimmungen ist begrenzt, da auch bei den anderen Typen der Muskeldystrophie sowie bei vielen neurogenen Muskelatrophien signifikante Aktivitätssteigerungen der Serumenzyme vorkommen, die alle etwa die gleiche Häufigkeit und Größenordnung haben. Ausnahmen machen die Werdnig-Hoffmannsche Krankheit und die Myasthenia gravis, bei denen meist normale Werte gemessen werden.

8. Von den Serumenzymen hat sich besonders die Bestimmung der CPK zur Entdeckung heterozygoter Überträgerinnen der Muskeldystrophie bewährt.

9. Alle gegenwärtig bekannten Muskel- und Serumenzymbefunde können die Pathogenese der primären Myopathien nicht erklären. Bisher fehlt jeder Beweis für das Vorliegen eines spezifischen, genetisch bedingten Enzymdefekts. Die Änderungen der Muskel- und Serumenzymaktivitäten — einschließlich der der Isoenzyme — können nur als unspezifische Folgeerscheinungen ursächlich verschiedener Erkrankungen des Muskelgewebes aufgefaßt werden.

4. Elektrolyte und Spurenelemente

Eine Zusammenstellung der bisher bekanntgewordenen Befunde wurde in Tabelle III.13 vorgenommen. Ein auffallendes Merkmal ist die Verminderung der Kalium-Konzentration im erkrankten *Muskel*, die erstmalig 1932 von LEULIER u. Mitarb. [552, 553] beschrieben wurde. Neuere Isotopenuntersuchungen haben gezeigt, daß sowohl das Gesamt-Kalium als auch das austauschbare Kalium in Abhängigkeit von der Schwere des dystrophischen Prozesses erniedrigt sind [90, 92, 93, 771, 843]. Nach den Angaben einiger Autoren soll die Kaliumverminderung bereits sehr frühzeitig, z.T. schon vor dem Auftreten klinischer Symptome, nachweisbar sein [90, 561, 674] und sich auch bei heterozygoten Überträgerinnen finden [93]. Diese Befunde könnten darauf hindeuten, daß die Zellpermeabilität frühzeitig gestört ist. Bei den fortgeschrittenen Fällen erklärt sich die Abnahme jedoch eher aus dem Ersatz des kaliumreichen Muskelgewebes durch kaliumarmes Binde- und Fettgewebe [93]. Auf diese Weise kommt auch der erniedrigte Wassergehalt des dystrophischen Gewebes zustande [291, 426, 968]. Der Extracellularraum (Rhodanat- und Glucoseraum) ist vergrößert [455].

Während der Natrium- und Chloridgehalt der Muskulatur deutlich erhöht sind, zeigt das austauschbare Natrium kein von der Norm abweichendes Verhalten [90, 771, 843]. Dagegen sind Aufnahme und Abgabe von anorganischem Phosphat wesentlich gesteigert [771, 772]. Mit dem Fortschreiten des Krankheitsprozesses

Tabelle III.13 *Quantitative Abweichungen im Gehalt an Elektrolyten und Spurenelementen in Muskulatur, Blut und Harn von Patienten mit progressiver Muskeldystrophie*

	Muskulatur	Blut bzw. Serum	Harn
Cadmium	—	erniedrigt [765]	—
Calcium	—	normal [64] erhöht [197, 198, 441, 627]	normal [955]
Chlorid	erhöht [90]	normal bis erniedrigt [64, 197, 235]	normal [955]
Chrom	—	erniedrigt [765]	—
Eisen	Nicht-Hämin-Eisen normal* [241, 244]	normal [241, 899, 960] erniedrigt [446, 447, 711] erhöht [148, 150, 151]	normal [241]
Gesamt-CO_2	—	normal [197]	—
Kalium	erniedrigt [90, 92, 93, 187, 188, 290, 291, 426, 428, 552, 553, 674, 843, 1015]	normal [64, 197, 1015]	normal [955]
Magnesium	—	normal [109, 861]	—
Mangan	—	erniedrigt [765]	--
Natrium	erhöht [90, 188, 426, 428, 1015]	normal [64, 197]	normal [955]
Phosphat, anorganisch	normal bis erniedrigt [290, 291, 666, 794, 969, 1015]	erhöht [195, 197, 198, 441, 453, 550, 613, 878, 955, 956]	normal [955]
säurelöslich	erniedrigt [291, 666]	leicht erhöht [453]	—
Gesamt-	—	leicht erhöht [453]	—
Wassergehalt	erniedrigt [291, 426, 968]	—	—
Zink	—	erhöht [765]	—

* Säureextrahierbares und nichtextrahierbares, an Myosin gebundenes Eisen.

findet sich dann auch eine zunehmende Verminderung des anorganischen Phosphats im Muskelgewebe [290, 291, 666, 794]. Der Gehalt der dystrophischen Muskulatur an Nicht-Hämineisen ist normal; damit ergibt sich ein interessanter Unterschied zu den neurogenen Muskelatrophien, bei denen eine erhöhte Konzentration im Muskel gefunden wird [241, 244].

Im *Blutserum* von Patienten mit Muskeldystrophie liegen die Konzentrationen von Kalium und Natrium meist im Normalbereich. Dagegen ist der Natriumgehalt der Erythrocyten von Duchenne-Patienten signifikant gesteigert und auch der Kaliumgehalt höher als normal; bei dem facio-scapulo-humeralen Typ der Krankheit und bei anderen Myopathien finden sich diese Änderungen nicht [236]. Bei ausgeprägten Fällen von Duchennescher Muskeldystrophie kann auch fast immer eine deutliche Zunahme des anorganischen Phosphats im Serum nachgewiesen werden (vgl. Tabelle III.13). Autoren, die diesen Befund nicht erheben konnten [453], haben offenbar andere Typen der Dystrophie untersucht, bei denen dieses

Merkmal meist fehlt. Die erhöhten Phosphatwerte sind eventuell nur ein Ausdruck der verzögerten biochemischen Reifung, da bei gesunden Kindern die anfänglich hohen Werte mit dem normalen Wachstum abfallen; möglicherweise besteht auch ein Zusammenhang mit der herabgesetzten Bildung von Kreatinphosphat in der dystrophischen Muskulatur [197, 955, 959].

Der Calciumspiegel im Serum ist bei den Duchenne-Patienten meist deutlich erhöht. Diese Erhöhung ist offenbar unabhängig vom Krankheitsstadium und auch nicht durch Begleiterkrankungen der Nebenschilddrüsen oder Nieren bedingt, da die Funktion dieser Organe bei der Muskeldystrophie normal ist [197, 198]. Möglicherweise kommt die Zunahme des Serumcalciums durch eine begleitende, spezifische Knochenerkrankung zustande. Nach HALLEN [381] ist die Muskeldystrophie von einer gleichzeitig eintretenden, parallel und progredient verlaufenden *Dystrophia ossea* begleitet. Die Knochenveränderungen sollen z.T. sogar zeitlich vor dem Muskelschwund auftreten. STROINSKA-KUSIOWA [930] beschrieb in diesem Zusammenhang als besonders charakteristische Zeichen die Verengung des Markraumes der langen Röhrenknochen und die Hemmung des Breitenwachstums der Schäfte. Die Muskeldystrophie vom Typ Duchenne wäre demnach nicht nur eine Erkrankung der willkürlichen Muskulatur, sondern ein Leiden, das primär den gesamten Bewegungs- und Stützapparat betrifft [381]. Diese interessante Hypothese ist nicht widerlegt und sollte zu weiteren entsprechenden Forschungen anregen.

Weitere Aufmerksamkeit sollte dem Magnesiumspiegel im Serum gewidmet werden. Bei Anwendung titrimetrischer Bestimmungsmethoden findet man meist stark erniedrigte Werte, da das Magnesium bei der Muskeldystrophie offenbar sehr stark an Serumproteine gebunden ist [861]. Wird dagegen die Bestimmung nach Veraschung oder im Ultrafiltrat bzw. mit Atomabsorptions-Spektrometrie vorgenommen, so erhält man normale Werte [109, 861]. Auffallend ist jedoch, daß bei den Muskeldystrophiekranken der Magnesiumgehalt der Erythrocyten vor der Pubertät höher ist als nach Pubertätseintritt; bei Gesunden findet man ein genau umgekehrtes Verhalten [109].

Die Untersuchungen des Eisenspiegels im Serum haben bisher zu sehr widersprüchlichen Ergebnissen geführt. Die mangelnde Klassifikation der Patienten und die Abhängigkeit der Werte vom Krankheitsstadium dürften die Hauptursachen für die unterschiedlichen Ergebnisse sein. BUSCAINO [148, 150, 151] fand bei allen Formen der Muskeldystrophie eine leichte bis deutliche Erhöhung des Serumeisens, wobei die höchsten Werte überraschenderweise bei Patienten mit dem facio-scapulo-humeralen Typ der Dystrophie vorkamen. Andere Untersucher fanden dagegen meist normale Serumeisenspiegel oder sogar deutlich erniedrigte Werte in den fortgeschrittenen Stadien (Tabelle III.13).

Von den Spurenelementen Cd, Cr, Mn und Zn liegen für eine Beurteilung noch zu wenige Untersuchungsergebnisse vor [765]. Interessant erscheint besonders der Befund eines verminderten Chromspiegels im Blut. Dieses Element kommt im Blut in der außerordentlich niedrigen Konzentration weniger Millimikrogramme/ml vor und kann nur mit Hilfe der Neutronenaktivierungsanalyse — nach eigenen Erfahrungen besser noch mit der Atomabsorptions-Spektrometrie — einigermaßen verläßlich bestimmt werden. Sollte sich mit diesen Methoden die Chromverminderung ebenfalls nachweisen lassen, so ergeben sich vielleicht neue

Aspekte für die verminderte Glucosetoleranz der Muskeldystrophie-Patienten (vgl. S. 142 ff.). Untersuchungen, die seit kurzem von W. GLINSMANN u. W. MERTZ im Walter Reed Army Institute in Washington durchgeführt werden, haben nämlich gezeigt, daß Chrommangel die Glucosetoleranz bei der oralen Belastungsprobe herabsetzt und daß die pathologische Blutzuckerkurve durch Zufuhr kleiner Chromdosen wieder normalisiert werden kann.

Im *Harn* von Patienten mit Muskeldystrophie ließen sich bisher keine pathologischen Abweichungen in der Ausscheidung von Elektrolyten oder Spurenelementen feststellen.

5. Hormone und endokrines System

Von älteren Autoren ist gelegentlich vermutet worden, daß die Muskeldystrophie vom Typ Duchenne eine endokrine Ätiologie besitzt [124, 308, 466, 949]. Dafür sprachen vor allem der verzögerte Eintritt der Geschlechtsreife, eine scheinbar typische Hodenatrophie und manche gemeinsamen Vorkommen von Myopathien und Endokrinopathien. Heute wird eine endokrine *Ätiologie* der Muskeldystrophie abgelehnt, doch wissen wir, daß im *Verlauf* der Krankheit bestimmte innersekretorische Störungen auftreten können [395]. Dieses Gebiet ist jedoch noch nicht gründlich genug erforscht, und die Zahl der Untersuchungsergebnisse, die auf moderner endokrinologischer Methodik basieren, ist begrenzt. Auf den Kohlenhydratstoffwechsel bei der Muskeldystrophie und seine hormonelle Beeinflussung wurde bereits weiter oben eingegangen; hier sollen deshalb nur die sonstigen endokrinologischen Befunde besprochen werden. Die Ergebnisse einiger Hormonanalysen finden sich in Tabelle III.14; in Tabelle III.15 sind die Ergebnisse von Funktionsuntersuchungen der Nebenniere und Schilddrüse zusammengestellt.

Bei 16 Patienten im Alter von 10—21 Jahren fanden HERSCHBERG u. COIRAULT [395] eine normale Ausscheidung von *Aldosteron* im Harn. Die Ausscheidung war unabhängig vom Stadium der Krankheit und dem Grad der Immobilität.

Tabelle III.14   *Hormone und Hormonmetaboliten in Blut und Harn von Patienten mit progressiver Muskeldystrophie*

Hormon	Blut	Harn
Adrenalin	—	erhöht [925]
Aldosteron	—	normal [395]
Corticoide	normal [198]	17,11-Hydroxycorticoide leicht erniedrigt [198, 395]
Gonadotropine (FSH)	—	normal bis leicht erniedrigt [198, 395, 707]
(Histamin)	—	normal (freies und acetyliertes H.) [856]
17-Ketosteroide	—	normal [198, 955] erniedrigt [61, 393, 395]
Noradrenalin	—	erniedrigt [925]
(Proteingebundenes Jod)	leicht erhöht [198]	—

Tabelle III.15   *Nebennieren- und Schilddrüsenfunktionstests bei Muskeldystrophie*

Test	Methodik	Ergebnis	Literatur
Nebennieren-Funktion			
1. Robinson-Kepler-Power-Test	Morgens trinken lassen von 20 ml Wasser/kg in 1 Stunde. Vergleich der Vormittags-Harnmengen mit Nachturinmenge	normal: keine Opsiurie	[198]
2. Thorn-Test	a) 25 E ACTH i. m.	normal: Abfall der Eosinophilen, Anstieg der Ketosteroidausscheidung	[198]
	b) 25 E ACTH i. v. infundiert in 8 Stunden	pathologisch: bei Duchenne-Kranken kein Anstieg der Ketosteroidausscheidung	[395]
Schilddrüsen-Funktion			
1. Grundumsatz	übliches Verfahren	a) oft erhöht	[198, 681]
		b) normal bis leicht gesenkt	[376, 395, 955]
2. Radiojod-Test	übliches Verfahren	a) normal	[395]
		b) erhöhte Jodaufnahme der Schilddrüse (als unspezifisch angesehen)	[658]
3. Thyroxin-toleranz-Test	0,2 mg/kg p. o.	normal: Verlaufskurve des proteingebundenen Jods im Serum wie bei Gesunden	[196, 198]

Bei Bestimmung der 17-*Hydroxycorticoide* stellten die gleichen Autoren meist niedrigere Werte fest, doch kamen ausgesprochen pathologische Abnahmen nicht vor. Dieser Befund entspricht den eigenen Erfahrungen und stimmt auch mit den Ergebnissen anderer Autoren überein [198]. Der Corticoidspiegel im Blut ist ebenfalls normal.

Bei der Bestimmung der 17-*Ketosteroide* im Harn wurden sowohl normale [198, 955] als auch erniedrigte Werte [61, 393, 395] gefunden. Nach den eigenen Erfahrungen spielt hier das Lebensalter der untersuchten Patienten eine entscheidende Rolle: verglichen mit dem altersabhängigen Normalbereich fanden wir bei 23 Kindern mit der Duchenne-Form der Muskeldystrophie in der Spanne zwischen dem 2. und 11. Lebensjahr keine Verminderung der Ketosteroid-Ausscheidung im Harn. Bei weiteren 10 Patienten mit einem Lebensalter von 12 bis 20 Jahren war die Ausscheidung dagegen deutlich erniedrigt. Dieser Befund stimmt mit den Untersuchungsergebnissen von HERSCHBERG u. COIRAULT überein, die bei 32 Kranken im Alter von 10—21 Jahren etwa vom 13. Lebensjahr ab — also zu Beginn des Pubertätsalters — eine leichte Verminderung der Ketosteroid-Ausscheidung fanden, die mit fortschreitendem Alter immer deutlicher wurde [395]. Die chromatographische Analyse der Gesamtfraktion der 17-Ketosteroide zeigt, daß die Verminderung überwiegend die Hodenfraktion (Androsteron und Aetiocholanolon) betrifft; im Gegensatz dazu ist das Dehydroepiandrosteron mit 30—75% Anteil an der Gesamtfraktion relativ vermehrt [393, 395].

Im Verlauf einer Infusion mit ACTH steigt zwar bei Duchenne-Patienten die Ausscheidung von 17-Hydroxycorticoiden an, die 17-Ketosteroid-Ausscheidung bleibt jedoch unverändert niedrig. Die intramuskuläre Verabreichung von 3mal 5000 E Choriongonadotropin an drei aufeinanderfolgenden Tagen bewirkt aber weder einen Anstieg der Hydroxycorticoid- noch der Ketosteroidausscheidung (6 Patienten [395]). Wir haben diesen Versuch an 4 Patienten ebenfalls durchgeführt und sind zu identischen Ergebnissen gekommen. Dieses Verhalten ist offenbar für die Duchenne-Form der Muskeldystrophie typisch; HERSCHBERG u. COIRAULT konnten diesen Befund bei keiner anderen Myopathie erheben.

Faßt man die Ergebnisse zusammen, so scheint die *Nebennierenfunktion* bei den Patienten mit Muskeldystrophie im großen und ganzen intakt zu sein: die Mineralo- und Glucocorticoidsekretion bewegt sich innerhalb physiologischer Grenzen, und die ACTH-Stimulation führt zu einem Anstieg der Hydroxycorticoidausscheidung. Dagegen ist die 17-Ketosteroid-Ausscheidung vor allem durch die Abnahme der Hodenfraktion vermindert und läßt sich auch nicht durch ACTH oder Choriongonadotropin stimulieren. Daraus kann auf eine *funktionelle* Unreife der Hoden geschlossen werden, denn histologisch finden sich keine charakteristischen Schäden [395]. Da mit Eintreten der Geschlechtsreife das Leiden meist deutlich verschlimmert wird, ist es nicht ratsam, die Unterfunktion der Keimdrüsen durch eine entsprechende Therapie mit Testosteron zu beeinflussen. Dagegen sprechen auch die eher ungünstigen Erfahrungen mit anabolen Hormonen, die alle eine mehr oder minder große androgene Restaktivität haben. Die wenigen Befunde, die bisher über die Harnausscheidung der Gonadotropine vorliegen, bieten noch keine Erklärung für die beobachtete Keimdrüseninsuffizienz.

Die *Schilddrüsenfunktion* scheint bei der Muskeldystrophie trotz einiger divergierender Befunde (vgl. Tabelle III.15) normal zu sein. Schwankungen der Grundumsatzwerte erklären sich aus der individuell verschieden stark reduzierten Muskelmasse mit dem proportional dazu verminderten Sauerstoffbedarf. Die von DANOWSKI u. Mitarb. [198] beobachtete häufige Erhöhung des proteingebundenen Jods (PBI) über die euthyroide Grenze von $7,5\gamma$/ml Serum steht im Widerspruch zu der klinischen Erfahrung, daß eine Schilddrüsenüberfunktion bei der Muskeldystrophie außerordentlich selten ist. Eine gesteigerte Produktion und Freisetzung des PBI aus der Schilddrüse ist unwahrscheinlich, und gegen eine verminderte periphere Verwertung auf Grund des Muskelschwundes spricht der normale Thyroxintoleranz-Test [196, 198]. Da das zirkulierende Thyroxin praktisch die Gesamtmenge des PBI stellt und an die α_2-Globulinfraktion des Serums gebunden ist [8], die bei der Muskeldystrophie häufig vermehrt ist [955], glaubt DANOWSKI, diesen Befund vielleicht mit einer verstärkten Bindung des Thyroxin an diese Proteinfraktion erklären zu können.

6. Vitamin E

Die Tatsache, daß ein Mangel an Vitamin E bei Tieren ein dystrophieartiges Krankheitsbild erzeugt, hat zu manchen Spekulationen über die Bedeutung dieses Vitamins für die Pathogenese der menschlichen Muskeldystrophie geführt. Die Annahme, daß bei den Erkrankten eine *primäre* Resorptionshemmung für Vitamin E besteht [629], hat sich nicht bestätigt [716, 803]. Dagegen läßt sich eine *sekundäre* Resorptionsstörung nicht immer mit Sicherheit ausschließen [716], da bei den Patienten gelegentlich schwere gastrointestinale Symptome auftreten [75, 186, 714, 715, 786] und sogar auch die glatte Muskulatur des Magen-Darm-Traktes ähnliche histologische Veränderungen wie die Skeletmuskulatur zeigen kann [85, 143, 443, 714]. Außerdem spricht der Ausfall des Dialursäure-Hämolyse-Tests bei einer Reihe von Kranken für eine Beeinträchtigung der Wirksamkeit von zugeführtem Vitamin E [802]. Der *Tocopherolspiegel im Blut* ist nach den Angaben einiger Untersucher normal [586, 631, 637]; andere Autoren fanden dagegen leichte bis deutliche Erniedrigungen [58—61, 316, 613, 985]. Das Lebensalter spielt dabei offenbar keine Rolle, da der Tocopherolgehalt des Blutes zwischen Jugend und Alter auf relativ konstanter Höhe bleiben soll [70].

Als wesentliche biochemische Funktion des Vitamin E im Gewebe wurde eine Zeitlang die Verhinderung der Autooxydation von ungesättigten Lipiden und damit die Unterdrückung der Bildung von Lipoperoxyden angesehen [193, 410, 936, 1029]. Ein Vitamin-E-Mangel sollte insbesonders zu einer Autooxydation der Lipoproteidbestandteile der *Lysosomenmembranen* und dadurch zur Zerstörung dieser Zellorganellen führen. Lysosomen enthalten zahlreiche Hydrolasen, z. B. Ribo- und Desoxyribonucleasen, Proteasen (Kathepsin), Phosphatasen, β-Glucuronidase und Arylsulfatase, um nur einige zu nennen. Die Lysosomenmembran grenzt diese Enzyme vom Cytoplasma ab; erst wenn die Membran zerstört wird, gelangen die Hydrolasen in das Cytoplasma und leiten hier eine Cytolyse ein. Nach der obengenannten Hypothese würde der Vitamin-E-Mangel also eine pathologische Autolyse der Muskelzellen zur Folge haben.

Tatsächlich findet man in der Muskulatur von Vitamin-E-Mangeltieren einen starken Aktivitätsanstieg der Lysosomen-Enzyme [219, 510, 988, 990, 992, 994, 1030]. Ein gleicher Anstieg ist aber auch für die erblichen Dystrophieformen bei Mäusen und Hühnern [1, 83, 270, 598, 745, 937, 991, 993] und selbst für die menschliche Muskeldystrophie charakteristisch [1, 528, 531, 744, 745] (vgl. auch Tabelle III.20). Ältere Befunde, nach denen auch die Bildung von *Lipoperoxyden* im Muskelgewebe von E-Mangeltieren — nicht dagegen bei Mäusen mit erblicher Muskeldystrophie [40] — gesteigert ist [87, 159, 274, 1029], müssen mit Zurückhaltung beurteilt werden, da die Bestimmungsmethodik erhebliche Schwierigkeiten bietet [1016]. Nachuntersuchungen in jüngster Zeit konnten den Befund nicht bestätigen und führten zu dem Ergebnis, daß Vitamin E in vivo keinen Einfluß auf die Bildung von Lipoperoxyden hat [144]. Ebenso geht aus neueren Untersuchungen [992, 993] hervor, daß auch der Aktivitätsanstieg der Lysosomen-Enzyme nicht ursächlich mit dem Vitamin-E-Mangel zusammenhängt, sondern eher als eine Folge notwendigen Abbaues erkrankter Zellen im Verlauf von Regenerationsversuchen aufzufassen ist. Möglicherweise stammen die Hydrolasen aus den Lysosomen der eingewanderten Makrophagen [937].

Die Tatsache, daß auch im denervierten Muskelgewebe ein kontinuierlicher Anstieg der Kathepsin-Aktivität auftritt [378], zeigt weiterhin die Unabhängigkeit dieses Vorgangs von der Vitamin-E-Zufuhr. Bei der menschlichen Muskeldystrophie wird heute der Hydrolasenanstieg ebenfalls als eine Folge des Gewebeunterganges angesehen [975].

Eine Verminderung von Tocopherol in der Muskulatur, im Fettgewebe oder in Organen von Patienten mit Muskeldystrophie konnte auch nicht nachgewiesen werden [587, 806]. Eine kausale Bedeutung des Vitamin E für die Entstehung der menschlichen Muskeldystrophie oder eine wesentliche Einflußnahme dieses Vitamins auf den Ablauf des dystrophischen Prozesses ist nach allen bisher vorliegenden Befunden unwahrscheinlich.

7. Leberfunktion

Leber und Skeletmuskulatur haben im Zwischenstoffwechsel wesentliche Berührungspunkte: beide sind durch den Regelkreis der Gluconeogenese miteinander verbunden. Ferner stellt die Leber Substrate zur Verfügung, die für die Aufrechterhaltung der Struktur oder — wie z.B. das Kreatin — für die Funktion der Muskulatur essentiell sind. Schließlich wird die Muskulatur auch durch die kreislaufregulatorische Funktion der Leber beeinflußt.

Bei Patienten mit progressiver Muskeldystrophie fallen *klinisch-chemische Untersuchungen*, die zur Beurteilung der Leberfunktion herangezogen werden, meist normal aus. Das gilt z.B. für das Serumbilirubin, den Bromthalein-Test, den Thymol-Test und ältere Proben wie Takata, Cephalin-Test und Weltmannsches Koagulationsband [64, 137, 197, 955].

Bei Leberparenchymschäden finden sich häufig erhöhte Konzentrationen von Brenztraubensäure und α-Ketoglutarsäure im Blut [538]. Ähnliche Befunde werden auch bei Patienten mit Muskeldystrophie erhoben [64, 364, 540, 572, 573, 676, 677, 712, 760]. Hier ist jedoch viel wahrscheinlicher, daß beide Verbindungen vermehrt aus dem Abbau der Aminosäuren anfallen, deren Konzentration im Blut und deren Ausscheidung im Harn bei der Muskeldystrophie bekanntlich sehr gesteigert sind (vgl. S. 144 ff.).

Vereinzelt wurden bei Untersuchungen zur Prüfung der Entgiftungsfunktion der Leber pathologische Werte erhalten, so z.B. nach Zufuhr von p-Oxyphenylbrenztraubensäure (Testacid-Probe [373]) oder nach Gabe von Natriumbenzoat und Messung der Hippursäureausscheidung [64, 323]. Die Testacid-Probe ist jedoch nicht streng leberspezifisch, denn offenbar ist auch die Muskulatur am Abbau der p-Oxyphenylbrenztraubensäure beteiligt [373]. Ebenso spricht auch der pathologische Ausfall des Hippursäure-Tests nicht unbedingt für einen gestörten Leberstoffwechsel: da der Ausfall der Probe von dem verfügbaren Angebot an Glycin abhängig ist — die Leber konjugiert Glycin mit Benzoesäure zu Hippursäure — können Abweichungen von der Norm bei Muskeldystrophie durch den sehr wechselnden Glycinverbrauch der dystrophischen Muskulatur zustande kommen [323, 372].

Bisher kann auch die *Serumenzymdiagnostik* nicht wesentlich zur Erkennung begleitender Leberschäden beitragen. Die meisten routinemäßig bestimmten Enzymaktivitäten sind nicht organspezifisch und durch das Grundleiden ohnehin erhöht. Methodisch läßt sich nicht differenzieren, welchen Anteil die Skeletmuskulatur und welchen Anteil die Leber an der gesteigerten Gesamtaktivität der Serumtransaminasen oder der Fructose-1,6-diphosphat-Aldolase hat. Gegen begleitende Leberschäden sprechen die meist normalen Aktivitäten der Cholinesterasen [64, 139, 164, 301, 346, 555, 576, 683] und der leberspezifischen Fructose-1-phosphat-Aldolase im Serum [64, 180, 317, 353, 522, 894, 1022]. Aktivitätsabnahmen der Serumcholinesterasen, wie sie bei Leberkrankheiten typisch sind, wurden bei

Patienten mit Muskeldystrophie nie beschrieben, dagegen wurde öfter eine Tendenz zur Aktivitätssteigerung festgestellt [64, 139]. Da diese Enzymgruppe Ester niederkettiger Fettsäuren hydrolysiert, wurde die Aktivitätssteigerung auch mit der Fettvermehrung im dystrophischen Muskel in Zusammenhang gebracht [64].

Einige Serumenzymbefunde können allerdings auch als Anhaltspunkte für begleitende Leberschäden gedeutet werden: so berichtet NIEBROJ-DOBOSZ [677] über signifikante Aktivitätssteigerungen der Fructose-1-phosphat-Aldolase (Phosphofructaldolase) im Serum bei Duchenne-Patienten, und wir selbst fanden eindeutige Aktivitätsanstiege der Sorbit-Dehydrogenase im Serum [402, 403, 540, 547]. Wie die Phosphofructaldolase [1022] ist auch die Sorbit-Dehydrogenase ein leberspezifisches Enzym, das in der Skeletmuskulatur nicht bzw. nur in minimaler Aktivität vorkommt. Mit klinisch-chemischen oder enzymatischen Blutuntersuchungen ist deshalb eine Schädigung der Leber als Folge der schweren Muskelerkrankung — vielleicht durch eine erhöhte Belastung mit Eiweißzerfallsprodukten — nicht auszuschließen.

Bei 21 Autopsien fand BECKMANN [64] interstitielle Rundzellinfiltrate, Bindegewebsvermehrung mäßigen Grades und eine diffuse Leberverfettung, die jedoch auf eine agonale, fettige Metamorphose zurückgeführt wurde. Bioptische Untersuchungen wurden 1959 von MORRELL [654] bei 15 von 21 Patienten vorgenommen und ergaben bei allen mehr oder weniger ausgeprägte fettige Infiltrationen. Daneben fielen bei fast der Hälfte dieser Patienten auch der Bromthalein- und Thymol-Test pathologisch aus, und 6 Patienten hatten Jahre vor der Untersuchung, z.T. vor der Diagnose ihrer Myopathie, ungeklärte ikterische Schübe durchgemacht. MORRELL nimmt daher an, daß bei der Muskeldystrophie eine generalisierte Stoffwechselstörung mit Beteiligung der Leber besteht. Im Widerspruch dazu stehen die Untersuchungsergebnisse von BECKMANN, der bei 67 Patienten mit Muskeldystrophie weder anamnestische noch klinische Hinweise für durchgemachte oder bestehende Lebererkrankungen fand; zusätzliche Leberkrankheiten (Hepatitis) verliefen allerdings besonders schwer [64]. In diesem Zusammenhang ist auch zu erwähnen, daß nach FRIEDERICHS [325] bei Muskeldystrophiekranken gehäuft Lebercarcinome vorkommen sollen.

Zusammenfassend läßt sich demnach feststellen, daß unsere Kenntnisse über die Leberfunktion und -struktur bei der Muskeldystrophie noch sehr lückenhaft und z.T. widerspruchsvoll sind. Hier besteht ein echtes Bedürfnis nach weiteren morphologischen und funktionellen Untersuchungen, um diese wichtige Frage zu klären.

8. Nierenfunktion

Funktionsausfälle der Niere, die im Zusammenhang mit dem Grundleiden der Muskeldystrophie stehen, sind bisher nicht beschrieben worden. In Übereinstimmung mit DANOWSKI u. Mitarb. [197] fanden wir bei Patienten mit den verschiedenen Formen der progressiven Muskeldystrophie stets normale Rest-N-Werte, ein normales Konzentrationsvermögen und keine groben Abweichungen bei der Harnanalyse oder im Harnsediment. Vereinzelt wurden auch Enzymbestimmungen im Harn durchgeführt. Nach NIEBROJ-DOBOSZ [677] kann bei Duchenne-Patienten eine gesteigerte Aktivität der Aldolase und der Katalase im Harn nachgewiesen werden. Die Urokinase-Aktivität ist normal [113].

9. Herzleistung und Herzstoffwechsel

Das Vorkommen morphologischer Schäden der Herzmuskulatur ähnlich denen in der Skeletmuskulatur ist bei Tieren mit hereditärer Muskeldystrophie bekannt [37, 420]. Auch bei vielen Patienten mit progressiver Muskeldystrophie treten früher oder später im Verlauf der Krankheit deutliche Zeichen einer Herzschädigung auf. Wenn auch die Angaben über die Häufigkeit begleitender Herzschäden stark schwanken (vgl. Tabelle III.16) so kann doch angenommen werden, daß etwa die Hälfte aller Kranken — besonders der Duchenne-Fälle — eine latente oder manifeste Herzinsuffizienz hat. Da Herzleistung und Herzstoffwechsel in enger Wechselbeziehung stehen, ist es zweckmäßig, die klinisch-funktionellen und biochemischen Befunde hier zusammenfassend darzustellen.

Tabelle III.16   *Häufigkeit der Herzbeteiligung bei 1145 Patienten mit progressiver Muskeldystrophie*

Autoren	Jahr	Gesamtzahl der untersuchten Fälle	Häufigkeit der Herzbeteiligung
BOAS u. Mitarb. [105]	1931	480	18%
ZATUCHNI u. Mitarb. [1032]	1951	292	32%
RUBIN u. Mitarb. [820]	1952	33	50%
WEISENFELD u. Mitarb. [995]	1952	44	85%
GILROY u. Mitarb. [351]	1963	131	95%
DELLA PORTA [212]	1963	144	60%
STORSTEIN [929]	1964	21	25%

Klinisch fallen relativ frühzeitig Rhythmusstörungen und eine Ruhetachykardie auf [75, 105, 198, 329, 351, 681, 820, 824, 833, 835, 908, 929, 956, 995, 997, 1032], weiche systolische Spitzengeräusche und Galopprhythmus können auftreten [85, 105, 421, 441, 556, 918, 927], röntgenologisch ist eine allmähliche, unspezifische Vergrößerung des Herzens zu beobachten [929], und schließlich bestehen ausgeprägte Symptome einer Herzinsuffizienz [927, 928, 929].

Im *Elektrokardiogramm* werden die verschiedensten Befunde erhoben: sehr häufig werden Rhythmusstörungen beschrieben, z. B. Sinustachykardien [351, 421, 835], paroxysmale ventrikuläre Tachykardien [75, 908, 1032], ventrikuläre Extrasystolie und Vorhofflattern [458, 464]. Ferner finden sich Niederspannung [421, 929] und im einzelnen häufiger folgende Veränderungen: tiefes Q [820, 835], Splitterung von QRS [329] und Vergrößerung des mittleren räumlichen QRS-Vektors [958], hohes R besonders in V_1 und V_2 [329, 351, 387, 755, 835, 858, 918, 929, 995], Rechtsverspätung [997] und negative T-Zacken [835, 929].

Die Veränderungen im EKG oder auch im Ballistokardiogramm [567] sind bei den verschiedenen klinischen Formen der Muskeldystrophie offenbar unterschiedlich. So wird von einigen Autoren [387, 755, 918] hervorgehoben, daß hohe R-Zacken in V_1 und tiefe Q-Zacken in V_5 und V_6 bzw. in aVL für die Duchenne-Form so typisch sind, daß allein hierdurch eine differentialdiagnostische Trennung vom Gliedergürtel- bzw. facio-scapulo-humeralen Typ der Muskeldystrophie möglich sein soll. Diese Befunde können jedoch noch nicht als gesichert angesehen werden und bedürfen der Nachprüfung an größeren, klinisch eindeutig diagnostizierten Patientengruppen.

Nachdem 1883 Ross [809] erstmalig beschrieben hatte, daß sich offenbar auch das Myokard an den pathologischen Prozessen in der Skeletmuskulatur beteiligen kann, haben viele Untersucher bei Autopsien entsprechende histologische Veränderungen im Herzgewebe nachgewiesen. So finden sich disseminiert erhebliche Größenvariationen der Herzmuskelfasern durch Hypertrophie oder Atrophie, z.T. Verlust der Querstreifung, Zunahme von Zahl und Größe der Kerne, Fragmentation und vacuolige Degeneration sowie Ersatz von untergegangenen Fasern durch Fett- und Bindegewebe [272, 303, 374, 478, 570, 927, 929]. Degenerative Schäden und lymphocytäre Infiltrationen, die im Bereich des Erregungsleitungssystems vorkommen, sind vermutlich die Ursache für die klinisch beobachteten Arrhythmien und Tachykardien [464, 820].

Die hier beschriebenen histologischen Veränderungen der Herzmuskulatur haben zweifellos auch eine Bedeutung für die klinische *Enzymdiagnostik* der progressiven Muskeldystrophie: es ist anzunehmen, daß in derartigen Fällen Enzyme der Herzmuskulatur in das Blut übertreten und zur Erhöhung der entsprechenden Serumenzymaktivitäten beitragen [878]. Bei der üblichen Bestimmung von Serumenzymaktivitäten läßt sich nicht differenzieren, welchen Anteil die Skeletmuskulatur und welchen Anteil die Herzmuskulatur an der gesteigerten Aktivität z.B. der CPK oder der Transaminasen im Serum hat. Hier führen vermutlich nur Aktivitätsmessungen des Isoenzymspektrums weiter [963].

Die morphologischen Schäden des Herzmuskels können primär die Ursache für die allmähliche Entstehung der Herzinsuffizienz bei der Muskeldystrophie sein. Andererseits kann diese auch eine Folge der mitunter erheblichen Einbeziehung der Atmungsmuskulatur in den dystrophischen Prozeß sein [929]: sobald die Atembewegungen genügend eingeschränkt sind, führt die respiratorische Insuffizienz allmählich zur hämodynamischen Insuffizienz des pulmonalen Kreislaufs mit Rechtsinsuffizienz des Herzens. Für die letztgenannte Möglichkeit sprechen Ergebnisse von Kreislauf- und Lungenfunktionsuntersuchungen sowie der Herzkatheterisierung [212, 329, 495, 762, 878, 928, 929].

Bei drei Fällen von idiopathischer Kardiomyopathie mit histologischen Befunden, die denen bei Muskeldystrophie entsprachen, fanden NORRIS u. Mitarb. [680] erst postmortal auch myopathische Veränderungen der Skeletmuskulatur im Bereich des Schulter- und Beckengürtels, die klinisch-funktionell unerkannt geblieben waren. Die Autoren leiten daraus die interessante Hypothese ab, daß es möglicherweise eine Form der Muskeldystrophie gibt, die im Herzmuskel und nicht im Skeletmuskel beginnt.

Untersuchungen des *Herzstoffwechsels* wurden besonders von SUNDERMEYER u. Mitarb. [878] bei Patienten mit progressiver Muskeldystrophie durchgeführt. Mit Hilfe der Coronarsinuskatheterisierung konnte eine gesteigerte myokardiale Glucoseextraktion festgestellt werden. Gemessen am molaren Konzentrationsverhältnis Lactat/Pyruvat bestanden positive Differenzen im Redoxpotential zwischen arteriellem Blut und Coronarsinusblut. Daraus kann eine gesteigerte Glykolyse im Herzmuskel abgeleitet werden, wobei der Anstieg des Lactat/Pyruvat-Quotienten und die Tatsache, daß genügend Sauerstoff zur Oxydation der gesamten extrahierten Glucose zur Verfügung stand, für eine *aerobe* Glykolyse sprachen. Auf Grund der linearen Beziehung zwischen dem erhöhten Gehalt an anorganischem Phosphat im Blut und der gesteigerten myokardialen Glucoseextraktion vermuten die Autoren, daß die Glykolyse durch das anorganische Phosphat stimuliert wird und damit die Möglichkeit einer Entkopplung der oxydativen Phosphorylierung im Myokard-Stoffwechsel besteht.

Abschließend ist zu betonen, daß die mögliche Herzbeteiligung bei der progressiven Muskeldystrophie klinisch stets beachtet werden muß. Bei vorhandenen Zeichen der Herzinsuffizienz ist eine sofortige entsprechende Behandlung angezeigt und besondere Vorsicht bei intensivem krankengymnastischem Training [927—929] oder z. B. Vollnarkosen [762] geboten. Wenngleich Herzinfarkte bei Patienten mit Muskeldystrophie selten sind [834], so ist doch ein plötzlicher Herztod nicht ungewöhnlich [77, 441, 464, 995, 1032].

10. Hämatologie

Wie die Tabelle III.17 zeigt, ergeben die hämatologischen Standarduntersuchungen bei Patienten mit progressiver Muskeldystrophie keine Abweichungen von der Norm. Abgesehen von einer Steigerung des fibrinolytischen Potentials [113] fallen auch die gerinnungsphysiologischen Analysen normal aus. Die schnellere Fibrinolyse ist vermutlich auf erhöhte Serumkonzentrationen cellulärer Aktivatoren zurückzuführen, die aus permeabilitätsgestörten oder nekrotischen Muskelfasern in das Blut gelangt sind. In diesem Zusammenhang ist zu erwähnen, daß die Urokinase-Ausscheidung im Harn bei den Muskeldystrophie-Patienten normal ist [113].

Tabelle III.17　*Hämatologische und gerinnungsphysiologische Untersuchungen, die bei Patienten mit progressiver Muskeldystrophie durchgeführt wurden und normal ausfielen*
[79, 113, 197, 198 u. a.]

Blutvolumen des Muskels	Antifibrinolysin
Blutsenkungsgeschwindigkeit	Blutungszeit
Differentialblutbild	Faktor V
Hämatokrit	Fibrinogen
Hämoglobin	Gerinnungszeit
Osmotische Resistenz der Erythrocyten	Partielle Thromboplastinzeit
Zellzahlen:	Profibrinolysin
Eosinophile	Prothrombin-Verbrauchstest
Erythrocyten	Prothrombinzeit
Leukocyten	(Ein- und Zweiphasen-Tests)
Reticulocyten	Retraktionszeit

Im Zusammenhang mit genetischen Fragen ist interessant, daß bei ausgedehnten Sippenuntersuchungen von Patienten mit Muskeldystrophie keine Korrelation zwischen dem Vorhandensein der Xg-Blutgruppe und dem Auftreten der x-chromosomalen Muskeldystrophie Typ Duchenne gefunden wurde; dagegen ergaben sich Hinweise für eine Korrelation mit der benignen Becker-Kiener-Form der Muskeldystrophie [104, 311]. Bei einer bisher nicht eindeutig klassifizierten, langsam progressiven Dystrophieform mit autosomal-dominantem Erbgang bestand ferner ein überzufälliges Zusammentreffen mit der Pelger-Huetschen Kernanomalie (Doppellappenkerne) der Leukocyten.

Biochemische Untersuchungen an isolierten Blutzellen sind bei den verschiedenen Formen der menschlichen Muskeldystrophie bisher nur in unzureichendem

Maße vorgenommen worden. Eine Erweiterung unserer Kenntnisse auf diesem Gebiet ist daher erforderlich und erscheint auch lohnend.

Ältere Untersuchungen, nach denen die Glucoseaufnahme isolierter Erythrocyten erniedrigt sein sollte [184], konnten von späteren Untersuchern nicht bestätigt werden [741, 932, 974].

Im Gegensatz zum facio-scapulo-humeralen Typ der Muskeldystrophie und anderen Myopathien ist bei der Duchenne-Form der Natriumgehalt der Erythrocyten signifikant erhöht. Da der Kaliumgehalt gleichzeitig nur leicht erhöht ist, ergibt sich im Vergleich zu Gesunden eine Erniedrigung des K/Na-Quotienten der Erythrocyten [236].

Untersuchungen verschiedener Enzymaktivitäten der Erythrocyten ergaben normale Werte für ALD, G-6-PDH und LDH [932]; in Leukocyten wurde eine erniedrigte Aktivität von Lysozym gefunden [970].

11. Menschliche Muskeldystrophie und Myopathien bei Tieren

Bisher ist es nicht gelungen, eine der menschlichen Muskeldystrophie entsprechende Myopathieform bei Versuchstieren experimentell zu erzeugen. Die

Tabelle III.18 *Komplexe Untersuchungen zum Muskelstoffwechsel bei menschlicher und tierischer Muskeldystrophie. Die Untersuchungen wurden z. T. in vitro vorgenommen (Warburg-Messungen an Gewebshomogenaten, Gewebeschnitten bzw. isolierten Zellfraktionen mit entsprechenden Substraten), z. T. wurde in vivo nach Zufuhr radioaktiv markierter Metabolite gemessen*

	Menschliche MD	Hereditäre MD der Maus	Experimentelle MD durch Vitamin-E-Mangel
Hauptstoffwechselwege:			
1. Glykolyse	erniedrigt [242, 246, 249, 795, 889, 899, 968]	normal [41, 581, 594]	normal [805] leicht gesteigert [438]
2. Oxydativer Stoffwechsel	anfänglich normal [252], später erniedrigt [412, 413, 609, 894, 921]	normal [38, 581, 1025] gesteigert [807]	normal bis erniedrigt [49, 86, 324, 436, 438, 787, 804, 943, 967, 989]
Grundumsatz	normal [376, 955] gesteigert [198, 681] leicht erniedrigt [395]	normal [38]	—
Kreatinsynthese	normal (?) [72, 73, 116, 825]	—	normal [343, 345, 759] gesteigert [229, 390]
Nucleinsäure-Umsatz	(gesteigert [291])*	normal [177, 352]	gesteigert [224, 225, 226, 228, 344, 352, 872, 1027]
Protein-Umsatz	?	gesteigert [42, 177, 515, 849, 850, 874]	gesteigert [225, 994]
Synerese isolierter Muskelfibrillen	—	vermindert bis aufgehoben [481]	normal [32]

* Spekulativer Schluß aus dem Ergebnis histochemischer Untersuchungen.

besonders gut untersuchte Vitamin-E-Mangeldystrophie ist eher die Folge einer generalisierten Stoffwechselstörung [954] und kann nicht als geeignetes tierexperimentelles Modell zum Studium primärer Myopathien angesehen werden. Anders verhält es sich mit den genetisch bedingten Muskelkrankheiten, die als Folge spontaner Mutationen bei Mäusen [618], Hühnern [31, 472], Goldhamstern [419] und anderen Tieren auftreten. Nach der Ansicht vieler Autoren eignet sich vor allem die recessiv-autosomal vererbte Muskeldystrophie der Hausmaus, die 1955 von MICHELSON, RUSSELL u. HARMAN [619] beschrieben wurde, als Modell für die Grundlagenforschung.

Tabelle III.19 *Gehalt der Muskulatur an verschiedenen Substanzen und Stoffwechselzwischenprodukten bei menschlicher MD, hereditärer Mäuse-MD und Vitamin-E-Mangel-MD von Versuchstieren*

Substanz	Menschliche MD	Hereditäre MD der Maus	Experimentelle MD durch Vitamin-E-Mangel
Adenosintriphosphat	erniedrigt [114, 290, 794, 932]	erniedrigt [309, 1041, 1042] (erhöht sind AMP, CTP, GDP, GTP, IDP, UDP UTP)	—
Adrenalin, Noradrenalin	—	stark erhöht [361]	—
Aminosäuren, freie	erhöht (ASP-S, GLUT-S, METH-SULFOXYD, ORN, SERAM) [644] erniedrigt (ARG, LYS, TAUR) [644] erniedrigt (ARG, ASP, ASP-S, GLUT-S, GLY, HIST, LEU, LYS, METH, THRE, TYR, VAL) [662]	(erhöht beim Huhn [756, 1017])	erhöht [864, 934] erniedrigt (GLY [864, 934], GLU [788], METHYL-HIST [934])
Anserin	erniedrigt [253]	(erniedrigt beim Huhn [756])	erniedrigt [832, 934]
Carnosin	erniedrigt [253]	(erniedrigt beim Huhn [756])	erniedrigt [832, 934]
Cholesterin	erhöht [103]	erhöht [475, 842]	erhöht [194]
Citronensäure	normal bis leicht erhöht [676]	erhöht [941]	erhöht [941]
Elektrolyte und Spurenelemente			
Calcium	—	—	erhöht [306, 653]
Kalium	erniedrigt [90, 92, 187, 188, 290, 291, 426, 428, 552, 553, 674, 843, 1015]	erniedrigt [39, 1026, 1038]	—

Tabelle III.19   Fortsetzung

Substanz	Menschliche MD	Hereditäre MD der Maus	Experimentelle MD durch Vitamin-E-Mangel
Natrium	erhöht [90, 188, 426, 428, 1015]	erhöht [39, 1026]	erhöht [306, 653]
Phosphat (Gesamt-)	erniedrigt [290, 291, 666, 794]	erhöht [702, 826]	erhöht [826]
Selen	—	leicht erhöht [942]	normal [942]
Glucose-6-phosphat	(Hexosephosphate erhöht [290, 794])	erniedrigt bis nicht nachweisbar [312]	—
Glutathion	—	Reduziertes G. erhöht [425] (erhöht beim Huhn [1017])	—
Glykogen	erniedrigt [208, 290, 291, 399, 932, 969]	erhöht [551]	erniedrigt [569, 635]
Histamin	— (Harnausscheidung normal [856])	erhöht [111]	—
Kollagen (als Kollagen-N)	erhöht [244, 246, 794, 968]	erhöht [991]	erhöht [869, 890]
Kreatin	erniedrigt [146, 314, 630, 666, 777, 794, 795, 932, 969]	leicht erniedrigt [44, 313, 482]	erniedrigt [229, 343, 355, 356, 611]
Kreatinin	erniedrigt [115]	—	—
Lipide, Gesamt-	erhöht [428, 968]	erhöht [34, 471, 482, 842]	erhöht [98, 651, 652]
Myoglobin	erniedrigt [150, 151, 432, 608]	—	normal bis erniedrigt [71, 88, 142, 569]
Myosin	erniedrigt [147, 427, 648, 827, 945, 968]	erniedrigt [701] (erniedrigt beim Huhn [45])	erniedrigt [12, 32, 309]
Nucleinsäuren (DNS, RNS)	erhöht [392, 596] normal [648]	erhöht [177, 352, 872, 983] (erhöht beim Huhn [392, 650, 793])	erhöht [224, 516, 872, 992, 994, 1027]
Proteine, extrahierbare	erniedrigt [244, 320, 540, 794, 969]	erniedrigt [598, 669, 699, 850, 988, 991]	erniedrigt [32, 510, 869, 890]
Sulfhydryl-Verbindungen	leicht erniedrigt [764]	erniedrigt [670] (Disulfide erhöht)	—
α-Tocopherol (Vitamin E)	normal [587, 806]	—	erniedrigt [87]
Wassergehalt	erniedrigt [93, 291, 426, 968]	—	normal [47]

Tabelle III.20   *Vergleich von Muskelenzymaktivitäten bei menschlicher Muskeldystrophie (MD), hereditärer MD der Maus und Vitamin-E-Mangel-MD bei verschiedenen Versuchstieren (Kaninchen; Hühner; Ratten; Mäuse; Hamster). Alle Angaben gelten für fortgeschrittene bzw. voll entwickelte Krankheitsstadien. Die Untersuchungen wurden mit der Homogenat-Technik durchgeführt. In Klammern gesetzte Befunde am Huhn (Spalte Mäuse-MD) wurden bei Hühnern mit hereditärer MD erhoben*

Muskel-Enzym	Menschliche MD	Hereditäre MD der Maus	Experimentelle MD durch Vitamin-E-Mangel
Aconitase	normal [246, 249]	—	—
5-Adenylat-Deaminase	erniedrigt [744, 745, 974, 975]	erniedrigt [481, 742, 745, 975]	—
Aldolase (F-1,6-P)	erniedrigt [18, 242, 244, 246, 249, 401, 531, 540, 592, 648, 795, 889, 932]	normal [991]; bei jungen Mäusen erniedrigt, später im Verlauf sogar erhöht [873]	—
Aldolase-Isoenzyme	normal [445]	—	—
Arylsulfatase	erhöht [528, 531]	erhöht [270, 937]	erhöht [1030]
ATPasen	normal bis erniedrigt [401, 540, 968]	normal [481, 701] erhöht [384, 598, 743, 826, 939]	normal [158, 437, 462] erhöht [826]
Cholinacetyltransferase	—	leicht erniedrigt [599]	—
Cholinesterase	—	erhöht [598, 875] leicht erniedrigt [599]	—
Cytochrom c	erniedrigt [961]	—	—
Cytochrom-Oxydase	normal [246, 249]	erhöht [991] (erniedrigt beim Huhn [695])	normal [231] erniedrigt [11]
Cytochrom-Reduktase (NAD)	erniedrigt [545, 547]	—	erhöht [11, 231]
Desoxyribonuclease	—	(erhöht beim Huhn [993])	erhöht [992, 994]
Enolase	erniedrigt [401, 540]	—	—
Fumarase	erniedrigt [246, 249, 545]	—	—
Glucose-6-phosphat-Dehydrogenase	erhöht [401, 404, 540]	erhöht [597, 598, 745]	erniedrigt [807]
β-Glucuronidase	erhöht [531]	erhöht [270, 598, 937]	erhöht [219, 1030]
Glutamat-Dehydrogenase	erhöht [401, 404, 540]	erhöht [806, 807] erniedrigt [598]	erhöht [807]
Glutamat-Oxalacetat-Transaminase (GOT)	normal bis erniedrigt [401, 497, 540, 592]	erniedrigt [529] (erniedrigt beim Huhn [695])	erniedrigt [529]
GOT-Isoenzyme	normal [485, 735]	—	—
Glutamat-Pyruvat-Transaminase	normal bis erniedrigt [249, 401, 497, 540, 592]	erniedrigt [529]	erniedrigt [529]

Tabelle III.20   Fortsetzung

Muskel-Enzym	Menschliche MD	Hereditäre MD der Maus	Experimentelle MD durch Vitamin-E-Mangel
Glutathion-Reduktasen	leicht erniedrigt [499]	erhöht [597, 598]	—
Glycerinaldehyd-phosphat-Dehydrogenase	erniedrigt [401, 540, 592]	—	—
Glycerin-1-phosphat-Dehydrogenase	normal bis erniedrigt [401, 540]	erniedrigt [597, 598] (erniedrigt beim Huhn [204])	—
Hexokinase	normal [401, 540, 795]	erhöht [598]	—
Histidin-Decarboxy-lase	—	normal [111]	—
Hydroxybutyrat-Dehydrogenase	erniedrigt [470, 1014]	normal [807] erhöht [846]	normal bis erniedrigt [468, 807]
Isocitrat-Dehydrogenase (ICDH)	nach anfänglicher Steigerung normal [401, 540, 547]	erhöht [597, 598, 807, 1004]	erniedrigt [47, 807]
ICDH-Isoenzyme	II fehlt fakultativ [489]	—	—
ITPase	—	normal [481]	—
Kathepsine	erhöht [744, 745]	erhöht [83, 745, 937, 991] (erhöht beim Huhn [993])	erhöht [219, 510, 988, 990, 992, 994, 1030]
α-Ketoglutarat-Dehydrogenase	—	leicht erhöht [807]	erniedrigt [807]
Kreatinphospho-kinase (CPK)	erniedrigt [401, 422, 486, 497, 531, 540, 592, 795, 932, 968]	normal [775] erniedrigt [668, 669]	erniedrigt [774]
CPK-Isoenzyme	normal [486]	—	—
Lactat-Dehydrogenase (LDH)	nach anfänglicher Steigerung leicht erniedrigt [401, 497, 540, 547, 592, 932, 1014]	erniedrigt [597, 598, 1004] (erniedrigt beim Huhn [204, 483])	—
LDH-Isoenzyme	bei Duchenne fakultativ „fetales" Bild (IV und V stark vermindert bis fehlend [132, 157, 251, 277, 330, 549, 735, 737, 839, 953, 1008, 1009]	keine typischen Abweichungen [254, 549]	zum Teil auch „fetales" Bild [202, 483, 901]
Leucinaminopepti-dase	—	erhöht [34, 110]	

Tabelle III.20   Fortsetzung

Muskel-Enzym	Menschliche MD	Hereditäre MD der Maus	Experimentelle MD durch Vitamin-E-Mangel
Malat-Dehydrogenase (MDH) mit NAD	erniedrigt [180, 401, 497, 531, 547, 592]	leicht erhöht [598]	—
mit NADP	—	normal [598]	—
MDH-Isoenzyme	normal [489, 735] fakultativ „fetales" Bild (Fehlen einer Bande) [157, 444]	—	—
Monoaminoxydase	—	erhöht [875]	—
Myokinase	erniedrigt [401, 500, 540, 547, 745]	normal [481] erniedrigt [745]	—
NAD (Coenzym; oxydiert)	—	(normal beim Huhn [204])	—
NAD-H (Coenzym; reduziert)	—		—
5-Nucleotidase	erhöht [744, 745]	erhöht [938, 939, 946]	erniedrigt [789]
Peptidase	—	erhöht [598]	—
Phosphatasen, alkalische	normal [290, 291]	leicht erhöht [598]	—
Phosphatasen, saure	erhöht [744, 745]	erhöht [598, 745]	erhöht [219]
Phosphogluco-mutase	erniedrigt [180, 242, 244, 246, 545, 889]	erniedrigt [388]	erniedrigt [389]
6-Phosphogluconat-Dehydrogenase	erhöht [401, 404, 540]	erhöht [598]	—
Phosphoglucose-Isomerase	normal [401, 540]	—	—
Phosphoglycerat-Kinase	normal [401, 540]	—	—
3-Phosphoglycerat-Mutase	erniedrigt [545]	—	—
Phosphorylase	erniedrigt [18, 242, 244, 246, 249, 399, 518, 795, 889]	erniedrigt [551, 822, 940]	—
Pyruvat-Kinase	erniedrigt [401, 540]	normal [598]	—
Ribonuclease(n)	erhöht [1]	erhöht [1, 937]	erhöht [219, 992, 994, 1030]
Succinat-Dehydrogenase	normal bis leicht erhöht [246, 249, 968]	normal bis erhöht [743, 807, 846, 939] (erniedrigt beim Huhn [695])	normal [807, 829]
Succinat-Oxydase	normal [246, 249]	normal [919]	—
Transketolase	leicht erniedrigt [180]	—	—
Triosephosphat-Isomerase	erniedrigt [401, 540]	—	—

Tabelle III.21   *Blutbefunde bei menschlicher und tierischer Muskeldystrophie*

	Menschliche MD	Hereditäre MD der Maus	Experimentelle MD durch Vitamin-E-Mangel
Citronensäure	erniedrigt [453, 676]	—	normal [941] erniedrigt [47]
Glucose	normal [197, 198, 393, 394, 395, 676]	normal [38, 41]	—
Kreatin	erhöht [72, 73, 189, 197, 899]	normal [482]	—
Kreatinin	erniedrigt [167, 189, 197, 439, 466, 655]	—	....
Proteingebundenes Jod	leicht erhöht [198]	normal [38]	—
Eiweißkörper			
Gesamteiweiß	normal bis erniedrigt [64, 197, 654, 700, 899]	normal [700]	normal [700]
Albumine	normal bis erniedrigt [197, 899]	normal [700] (normal beim Huhn [954])	erniedrigt [700, 954]
Globulinfraktionen	normal bis erhöht [64, 183, 257, 449, 562, 563, 610, 698, 700, 955]	normal [700]	erhöht [700, 954]
Glykoproteide	Sialinsäure erhöht [700]	normal [700]	erhöht [700]
α-Lipoproteide	normal bis erhöht [610, 700]	erniedrigt [700]	erniedrigt [700]
β-Lipoproteide	normal bis erhöht [292, 610, 700]	erhöht [700]	erhöht [700]
Lipide			
Cholesterin	normal [64, 395, 700] erniedrigt [195, 197, 198, 240, 600, 654]	normal [38, 700, 842]	erhöht [651, 700]
Fettsäuren, veresterte	—	leicht erniedrigt [700]	—
Phospholipide	normal bis erniedrigt [257, 700]	normal bis erniedrigt [700]	erhöht [700]
Serum-Enzyme			
Aldolase (Fructose 1,6-diphosphat)	erhöht [244, 401, 540, 844, 845, 886, 888 u.v.a.]	erhöht [171, 893] (erhöht beim Hamster [419])	—
Glutamat-Oxalacetat-Transaminase	erhöht [5, 64, 76, 401, 540 u.v.a.]	erhöht [768]	erhöht [102]
Isocitrat-Dehydrogenase	erhöht [353]	—	terminal erhöht [47]

Tabelle III.21   Fortsetzung

	Menschliche MD	Hereditäre MD der Maus	Experimentelle MD durch Vitamin-E-Mangel
Serum-Enzyme			
Kreatin-phosphokinase	erhöht [271, 318, 319, 371, 401, 402, 433, 497, 540 u. v. a.]	normal [900] erhöht [430] (dgl. Huhn [299, 416], Hamster [289, 419]) erniedrigt [671]	erhöht [88, 299]
Lactat-Dehydrogenase	erhöht [5, 64, 139, 169, 247, 288 u. v. a.]	(erhöht beim Hamster [419])	—
Malat-Dehydrogenase	erhöht [169, 180, 402, 540, 905 u. v. a.]	(erhöht beim Hamster [419])	—

Tabelle III.22   *Ausscheidung verschiedener Substanzen im Harn bei menschlicher und tierischer Muskeldystrophie*

	Menschliche MD	Hereditäre MD der Maus	Experimentelle MD durch Vitamin-E-Mangel
Allantoin	—	normal [352]	erhöht [1027, 1030]
Aminosäuren	erhöht [13, 91, 175, 331, 372, 431, 440, 612, 648, 917]	normal [601]	erhöht [10, 14, 221, 223, 227, 1030]
Calcium	normal [955]	—	erhöht [634]
Kalium	normal [955]	—	erhöht [634]
Katecholamine	—	erhöht [361]	—
Kreatin	erhöht [189, 325, 554, 622, 630, 956 u. v. a.]	leicht erhöht [313, 482, 603, 750]	erhöht [88, 229, 343, 390, 411, 569, 630, 634, 1030]
Kreatinin	erniedrigt [189, 622, 899, 932, 956 u. v. a.]	normal [313, 482]	erniedrigt [343, 355, 356, 411, 569, 630]
Natrium	normal [935]	—	erniedrigt [634]

Betrachtet man Genetik und Morphologie, klinische Symptomatologie und Verlauf dieser Erkrankung bei der Maus, so besteht kein Zweifel, daß es sich hier um eine Form der Muskeldystrophie handelt. Allerdings läßt sich keine völlige Übereinstimmung mit irgendeinem Typ der menschlichen Muskeldystrophie nachweisen: in der Genetik gleicht die Krankheit der Maus dem Gliedergürteltyp der menschlichen Muskeldystrophie, klinisch ist sie dem Duchenne-Typ vergleichbar, und das histopathologische Bild entspricht am ehesten dem der Dystrophia myotonica [973, 974, 998]. Diese mangelnde Möglichkeit einer Zuordnung gilt auch für die erblichen Dystrophieformen der anderen Tierarten [255, 740]. Immerhin bestehen so viele Parallelen zu den menschlichen Muskeldystrophien, daß die erblichen Muskelkrankheiten der Tiere als ideales Modell zur Erforschung von Krankheiten nach Art der Muskeldystrophien gelten können [986].

Auf die zahlreichen biochemischen Untersuchungen, die bei dystrophischen Mäusen schon durchgeführt wurden, kann hier nicht im einzelnen eingegangen werden. Eine Zusammenstellung von Muskel-, Blut- und Harnbefunden findet sich in den Tabellen III.18 bis III.22. Die Tabellen ermöglichen auch den Vergleich mit den entsprechenden Befunden bei der menschlichen Muskeldystrophie und den Veränderungen, die bei der experimentellen Vitamin-E-Mangeldystrophie verschiedener Laboratoriumstiere gefunden wurden. Auf diese Weise lassen sich am leichtesten Übereinstimmungen oder Abweichungen feststellen; die Lücken in den Tabellen können außerdem Anregungen für noch ausstehende Vergleichsuntersuchungen geben.

12. Hypothesen zum Primärdefekt und zur Pathogenese der progressiven Muskeldystrophie

Während die formale Genese der progressiven Muskeldystrophie weitgehend aufgeklärt ist, liegt die kausale Genese immer noch im dunkeln. Auf der Grundlage der histologischen und biochemischen Befunde sind zwar zahlreiche Hypothesen aufgestellt worden, doch erklärt keine davon befriedigend die Art der Primärläsion und die Pathogenese der verschiedenen Krankheitsformen. Im folgenden sollen die am häufigsten diskutierten Hypothesen kurz zusammengestellt werden.

12.1 Extramuskuläre Ursachen

Die klinischen und biochemischen Symptome der Krankheit betreffen praktisch ausschließlich die Skeletmuskulatur. Es ist jedoch noch keinesfalls bewiesen, daß die Muskeldystrophie tatsächlich eine primäre Erkrankung der Muskulatur ist [744]. So besteht theoretisch durchaus die Möglichkeit, daß ein molekularer Defekt im Zellstoffwechsel anderer Körperorgane zur Bildung eines oder mehrerer „Myotoxine" führt. Ebenso könnte die Produktion eines Stoffes ausbleiben, der zur Aufrechterhaltung der normalen Muskelfibrillenstruktur notwendig ist. Bei den erblichen Dystrophieformen der Tiere spricht der Ausgang von Parabiose- und Transplantationsversuchen allerdings gegen diese Möglichkeit [380, 531, 704, 705, 764].

Bei der menschlichen Muskeldystrophie gibt es jedoch einige Befunde, aus denen auf die Anwesenheit von myotoxinartigen Substanzen im Blutserum geschlossen werden kann. So führten 1963 SUGITA u. TYLER [877] Inkubationsversuche mit gesunder Rattenmuskulatur durch und stellten dabei fest, daß die Inkubation mit dem Serum gesunder Menschen einen beschleunigten Austritt von Kreatinphosphokinase aus den Muskelschnitten bewirkte; erfolgte dagegen die Inkubation mit dem Serum von Muskeldystrophie-Patienten, so war der Efflux signifikant stärker. Die Autoren schlossen daraus auf die Existenz eines Serumfaktors, der die Permeabilität der Muskelzellen steigert. Nach den bisherigen

Untersuchungen handelt es sich dabei um ein nichtdialysables Protein bzw. um eine proteingebundene Substanz. Ähnliche Inkubationsversuche wurden 1964 von Pirelli [760] an Zwerchfellpräparationen von Ratten durchgeführt. Dieser Untersucher fand eine Steigerung der Glucoseutilisation durch das Plasma Gesunder, nicht dagegen durch das Plasma von Muskeldystrophie-Kranken. Der Befund wurde ebenfalls mit der Anwesenheit eines spezifischen Hemmfaktors im Plasma der Patienten erklärt. Es ist besonders interessant, daß die Hemmung der Glucoseutilisation auch mit dem Plasma einer klinisch gesunden Mutter eines Patienten erzielt werden konnte.

Die Befunde von Sugita u. Tyler sowie von Pirelli bedürfen noch der Bestätigung und sollten auch durch zusätzliche Untersuchungsverfahren — möglichst unter Einbeziehung menschlicher Muskulatur — ergänzt werden. Kann die Anwesenheit muskeltoxischer Proteine oder sonstiger Myotoxine im Patienten-Serum weiterhin gesichert werden, so stellt sich naturgemäß die Frage nach dem Ort ihrer Bildung. Abgesehen von der Muskulatur selbst käme möglicherweise die Leber hierfür in Betracht. Unsere Kenntnisse über die Leberfunktion und Leberstruktur bei der Muskeldystrophie sind aber selbst heute noch so lückenhaft und widerspruchsvoll (s. S. 222 ff.), daß auch hier viele Ergänzungsuntersuchungen notwendig sein werden, um mögliche Zusammenhänge aufzuklären.

Von der Arbeitsgruppe Dreyfus u. Schapira [244] konnte bereits 1954 nachgewiesen werden, daß die starke Aktivitätsabnahme einiger Enzyme in der dystrophischen menschlichen Muskulatur nicht durch die Wirkung irgendwelcher Inhibitoren zustande kommt. Da die Inkubation von kristalliner Aldolase und Phosphorylase mit Muskelhomogenat keine Hemmung der Aktivität dieser Enzyme ergab, muß ihre Verminderung auf einer echten quantitativen Abnahme beruhen.

12.2 Bindegewebs-Hypothese

Auf Grund enzymatisch-histochemischer Untersuchungen kamen Beckett, Bourne u. Golarz [56, 118, 358] zu der Ansicht, daß eine spezifische Stoffwechselstörung im endomysialen Bindegewebe für die Pathogenese der Muskeldystrophie von besonderer Bedeutung sein könnte. Die Autoren beobachteten einen starken Aktivitätsanstieg der 5-Nucleotidase und zahlreicher weiterer Nucleotidphosphohydrolasen im Bindegewebe. Dieser Befund wurde zunächst auf eine adaptive Enzymsynthese zurückgeführt, die durch den Austritt der entsprechenden organischen Phosphatverbindungen aus „leckgewordenen" Muskelzellen in das umgebende Bindegewebe zustande kommen sollte. Als Primärdefekt mußte demnach eine Permeabilitätsstörung der Muskelzellmembranen bestehen. Es wurde jedoch vermutet, daß die neugebildeten Bindegewebsenzyme an die Muskelzellen adsorbiert werden, in sie eindringen und durch Dephosphorylierung der energiereichen Phosphatverbindungen den Energiestoffwechsel blockieren. Damit wäre ein circulus vitiosus geschlossen, der eine ständige Verstärkung des dystrophischen Prozesses bewirken würde.

Später wurde von Bourne u. Golarz [119] auch die Möglichkeit eines genetisch bedingten Defekts im Uridinnucleotid-Cyclus des Muskelbindegewebes erwogen: die Synthese spezifischer Nucleotidasen führt zum verstärkten Abbau der

für diesen Cyclus essentiellen Nucleotide und dadurch über eine verminderte
Bildung aktivierter Glucuronsäure (Glucuronyldiphosphat-uridin) zu einer mangel-
oder fehlerhaften Synthese von Mucopolysacchariden. Da die Mucopolysaccharide
die Basis der Grundsubstanz des Bindegewebes bilden, kann dieser Defekt ein
Versagen des physiologischen Transportmechanismus zwischen den Blutcapillaren
des Bindegewebes und den Muskelfasern bedeuten. Unterstützt wird diese Ansicht
durch den Befund, daß sich die sauren Mucopolysaccharide des Bindegewebes im
dystrophischen Muskel kaum oder gar nicht metachromatisch anfärben lassen,
während „normale" Mucopolysaccharide eine deutliche Metachromasie zeigen.

Die Bindegewebshypothese der Muskeldystrophie — besonders in der letztgenannten Version — ist bisher noch nicht einwandfrei widerlegt worden. Gegen
die Hypothese sprechen histologische Untersuchungen in den Frühstadien der
Krankheit, in denen die Muskelfasern bereits eindeutige Veränderungen zeigen,
das Bindegewebe jedoch noch nicht vermehrt ist und sowohl enzymatisch-histochemisch als auch biochemisch keine gesteigerten Enzymaktivitäten nachgewiesen
werden können [eigene Erfahrungen; vgl. auch 262, 283, 734, 735]. Es ist demnach
möglich, daß die Aktivitätszunahmen der Bindegewebsenzyme nur die Proliferation dieses Gewebes im Verlauf der Krankheit reflektieren und ohne jede ätiologische Bedeutung sind.

12.3 Neurale Faktoren

Es gilt als sicher, daß die progressive Muskeldystrophie im Unterschied zu den
neurogenen Muskelatrophien eine primäre Myopathie ist und neurale Faktoren für
die Pathogenese keine Rolle spielen. In letzter Zeit ist die absolute Gültigkeit
dieser Doktrin in Frage gestellt worden. Die Zweifel sind durch Ergebnisse tier-
experimenteller Untersuchungen ausgelöst worden, wie sie vor allem bei der Kreuz-
innervation roter und weißer Muskeln erhalten wurden.

Wie bereits an anderer Stelle (S. 172) erwähnt, führt die Kreuzinnervierung roter
und weißer Muskeln zu einer Umkehr des typischen Enzymmusters jeder Faserart:
die roten Fasern entsprechen in ihrem enzymatisch-histochemischen Verhalten
nach einiger Zeit weißen Fasern, während ursprünglich weiße Fasern das Enzymbild roter Fasern erhalten [267, 268, 377]. Andere Versuche zeigen allgemein die
Bedeutung einer intakten Innervierung oder neuromuskulären Aktivität für die
Biochemie des Muskels: so steigen nach einer Denervierung oder Inaktivierung
die Aktivitäten der Enzyme des Pentosephosphat-Cyclus [156, 334, 414, 598, 811,
1031], und auch die Kathepsin-Aktivität nimmt nach einer Denervierung kontinuierlich zu [378]. Diese Befunde können auch bei den erblichen Muskeldystrophien
der Tiere und bei der progressiven Muskeldystrophie des Menschen erhoben werden.

Aus den genannten Befunden geht hervor, daß das Nervensystem einen tiefgreifenden Einfluß auf die biochemische Differenzierung der Skeletmuskulatur
hat. Zwar konnte im Gegensatz zur erblichen Muskeldystrophie der Maus bei der
menschlichen Muskeldystrophie bisher nicht eindeutig nachgewiesen werden, daß
eine der beiden Fasertypen spezifisch in den dystrophischen Prozeß einbezogen ist,
doch sprechen zumindest einige Befunde für eine stärkere Beteiligung der weißen
Fasern (vgl. S. 185ff). Eine Störung neuraler Regelmechanismen als Ursache oder
mindestens als pathogenetisch bedeutsame Begleiterscheinung der Muskeldystro-

phie kann deshalb nicht mehr ohne weiteres abgelehnt werden, sondern sollte als Arbeitshypothese zu entsprechenden Forschungen stimulieren.

12.4 Membrandefekte und Permeabilitätsstörung der Muskelzellen

Viele Autoren nehmen an, daß bei der Muskeldystrophie — und hier vorzugsweise oder ausschließlich bei der Duchenne-Form — eine primäre „Permeabilitätsstörung" der Muskelzellmembranen besteht [169, 291, 723, 779, 899, 946, 947, 1033, 1037]. Die Annahme basiert hauptsächlich auf dem frühzeitigen Enzymefflux aus der dystrophischen Muskulatur. Dabei könnte es sich um eine genetisch bedingte Störung im Aufbau der Zellmembranen handeln, z.B. um eine falsche Nucleotidsequenz der Membranproteine [899] oder um eine falsche Phospholipid-Zusammensetzung der Membranareale [435]. Auch eine energetisch bedingte Permeabilitätsstörung wird diskutiert [499], zumal besonders durch die Modellversuche von ZIERLER [1033—1038] an Rattenmuskulatur bekannt ist, daß eine Hemmung des oxydativen oder des glykolytischen Stoffwechsels und der damit verbundenen Energieproduktion zu einem gesteigerten Efflux von Enzymen führt. Außerdem ließ sich bei der hereditären Muskeldystrophie der Maus durch Permeationsversuche mit Aldolase und Kalium [1037, 1038] sowie durch Messungen intracellulärer Aktionspotentiale isolierter Muskelfasern [295, 296] tatsächlich eine Permeabilitätsstörung der Muskelzellen feststellen.

Bei der menschlichen Muskeldystrophie fehlt aber immer noch jeder Beweis, daß es sich hier um eine primäre „Membrankrankheit" handelt. Wie in den vorangegangenen Kapiteln gezeigt werden konnte, ergeben sich nach Anwendung moderner Untersuchungsverfahren der Muskulatur bisher keine Hinweise für schwerwiegende Änderungen im Ablauf biochemischer Prozesse, die frühzeitig, d.h. *vor dem Auftreten morphologischer Muskelschäden* nachweisbar sind. Das gilt z.B. für den Stoffwechsel der energiereichen Phosphatverbindungen genauso wie für die Aktivität des Schlüsselenzyms Kreatinphosphokinase. Damit kann selbstverständlich die Existenz und kausale Bedeutung eines energetisch oder strukturell bedingten Membrandefektes noch nicht mit genügender Sicherheit ausgeschlossen werden. Heute läßt sich nur feststellen, daß die Wahrscheinlichkeit eines derartigen Defektes nicht groß ist. Die Zweifel an dieser Hypothese werden auch durch die Ergebnisse histologischer Untersuchungen in den präklinischen Stadien der Muskeldystrophie verstärkt.

Es wurde bereits erwähnt, daß die Hypothese von der primären Permeabilitätsstörung der Muskelzellen hauptsächlich durch die hohen Serumenzymaktivitäten in den präklinischen Stadien entstand und gestützt wurde. Dieser Befund war anders nicht erklärbar, da zunächst außer Faserdegenerationen und Hyalinisierung keine Muskelzellnekrosen gefunden wurden [733, 734]. Neuere Untersuchungen haben jedoch einwandfrei erwiesen, daß nicht nur in den präklinischen und frühen Krankheitsstadien der Duchenneschen Muskeldystrophie, sondern auch bei den heterozygoten Überträgerinnen der Krankheit disseminierte Muskelzellnekrosen vorkommen [279, 280, 350, 407, 633, 721, 974]. Diese Befunde reichen zur Erklärung frühzeitig hoher Serumenzymwerte völlig aus, da die Konzentration der intracellulären Enzyme, die durch den Zellzerfall in das Plasma geschwemmt werden, um Größenordnungen über der der Serumenzyme liegt.

12.5 Die Muskeldystrophie als Enzymopathie

Unter Enzymopathie verstehen wir mit RICHTERICH [779] eine Erkrankung, die direkt oder indirekt Folge einer Verminderung oder Vermehrung eines bestimmten Enzymes ist. Alle gegenwärtig bekannten Muskelenzymbefunde bieten hierfür keinen Anhalt: keines der vielen untersuchten Enzyme zeigt in den frühesten bisher untersuchten Krankheitsstadien so charakteristische Aktivitätsänderungen, daß daraus ein spezifischer, genetisch determinierter Defekt abgeleitet werden könnte. Analysen stationärer Zwischenstoffkonzentrationen haben bisher ebenfalls keinen Hinweis für eine frühzeitige Limitierung essentieller Stoffwechselwege gegeben, die für die nachfolgenden morphologischen Schäden verantwortlich wäre. Alle beobachteten pathologischen Konzentrations- und Aktivitätsänderungen, auch die der Isoenzyme, können zur Zeit nur als unspezifische Folgeerscheinungen des dystrophischen Prozesses aufgefaßt werden. Als solche unterscheiden sie sich bei den verschiedenen Muskeldystrophieformen nicht prinzipiell, sondern nur graduell.

12.6 Die Muskeldystrophie als „Molekül-Erkrankung"

Mit diesem Begriff kennzeichnen wir Erkrankungen, die die Folge einer pathologischen Änderung der Primärstruktur eines bestimmten Eiweißes sind. Es ist ein Leitprinzip der biochemisch-genetischen Forschung, daß der Ursprung eines vererbten Leidens möglicherweise durch die Entdeckung einer *qualitativen Abnormität* eines bestimmten Proteins aufgeklärt werden kann. Der Verdacht, daß bei der menschlichen Muskeldystrophie das Myosin oder das Myoglobin derartige molekulare Strukturabweichungen aufweisen könnten, hat sich nicht bestätigt. Die Untersuchung weiterer Proteine steht noch aus.

In diesem Zusammenhang ist wiederum ein Befund bei der erblichen Muskeldystrophie der Maus sehr interessant. HOOTON u. Mitarb. [423, 424, 982] stellten 1965/66 fest, daß gereinigte Kreatinphosphokinase aus dystrophischer Muskulatur strukturell-molekulare Abweichungen von der CPK aus gesunder Muskulatur zeigt. Bei gleichen elektrophoretischen Eigenschaften hat das Enzym nur 50% der normalen Aktivität. Da die beiden SH-Gruppen, die das Enzym im Molekül besitzt, für die Aktivität verantwortlich sind, muß die Inaktivierung einer der Gruppen angenommen werden. Die veränderte CPK wird bei der Maus als autosomal-recessives Gen übertragen. Nach Ansicht der genannten Untersucher besteht eine gewisse Möglichkeit, daß der molekulare Defekt der CPK die gesuchte Primärläsion bei der Muskeldystrophie der Maus ist. Eine Bestätigung dieses Befundes und entsprechende Untersuchungen bei der menschlichen Muskeldystrophie stehen noch aus.

Es ist heute möglich, viele Enzyme und Proteine des Muskels mit Methoden zu untersuchen, die qualitative Veränderungen erkennen lassen. Die Abkehr von quantitativen Untersuchungen und die Aufnahme von qualitativ analysierenden Methoden ist der beste und vermutlich auch der einzige Weg, um die Erforschung der Muskeldystrophie mit der Aufdeckung des zugrunde liegenden molekularen Defektes zu krönen.

Literatur zum Kapitel III

1. ABDULLAH, F., D. F. GOLDSPINK, and R. J. PENNINGTON: Ribonucleases in normal and dystrophic muscle. In: Research in Muscular Dystrophy. London: Pitman 1968, p. 312.
2. ACHESON, D., and D. McALPINE: Muscular dystrophy associated with myoglobinuria and excessive excretion of ketosteroids. Lancet 1953 II, 372.
3. ACHESON, J., D. C. JAMES, E. C. HUTCHINSON, and R. WESTHEAD: Serum-creatine-kinase levels in cerebral vascular disease. Lancet 1965 I, 1306.
4. AEBI, H.: Biochemie und Klinik einiger Enzym-Defekte. Dtsch. med. J. 13, 314 (1962).
5. AEBI, U., R. RICHTERICH, H. STILLHART, J. P. COLOMBO, and E. ROSSI: Progressive muscular dystrophy. III. Serum enzymes in muscular dystrophy in childhood. Helv. paediat. Acta 16, 543 (1961).
6. — —, J. P. COLOMBO, and E. ROSSI: Progressive muscular dystrophy. II. Biochemical identification of the carrier state in the recessive-sexlinked juvenile (Duchenne) type by serum creatine-phosphokinase determinations. Enzym. biol. clin. 1, 61 (1961/62).
7. AHLGREN, G.: Über die spontanreduzierende Einwirkung der Muskulatur auf Methylblau. Scand. Arch. Physiol. 41, 1 (1921).
8. ALBRIGHT, E. C., F. C. LARSON, and W. P. DEISS: Thyroxine binding capacity of serum alpha globulin in hypothyroid, euthyroid, and hyperthyroid subjects. J. clin. Invest. 34, 44 (1955).
9. ALEKSAKHINA, N. V.: Carbohydrate-phosphate metabolism and the composition of white (breast) and red (leg) muscles of chickens. Biokhimiya 18, 513 (1953).
10. ALLEN, J. R., W. R. BEACHTEL, B. A. SULLIVAN, and H. L. DOBSON: Metabolic studies in vitamin E-deficient rabbits. Metabolism 7, 646 (1958).
11. —, B. A. SULLIVAN, and H. L. DOBSON: Cytochrome oxidase and reductase in muscle from vitamin E-deficient rabbits. Arch. Biochem. 86, 6 (1960).
12. ALOISI, M., A. ASCENZI ed E. BONETTI: Aspetti strutturali dell'actina studiata al microscopio elettronico nella distrofia muscolare da avitaminosi E. Experientia (Basel) 8, 266 (1952).
13. AMES, S. R., and H. A. RISLEY: Aminoaciduria in progressive muscular dystrophy. Proc. Soc. exp. Biol. (N. Y.) 68, 131 (1948).
14. — Diskussionsbeitrag zu C. E. Roderuck: Some chemical and enzymic alterations in muscle in experimental dystrophy. Ann. N. Y. Acad. Sci. 52, 160 (1949).
15. ANDRES, R., G. CADER, and K. L. ZIERLER: The quantitatively minor role of carbohydrate in oxidative metabolism by skeletal muscle in intact man in the basal state. J. clin. Invest. 35, 671 (1956).
16. APELLA, E., and C. L. MARKERT: Dissociation of lactate dehydrogenase into subunits with guanidine hydrochloride. Biochem. biophys. Res. Commun. 6, 171 (1961).
17. ARMBRUSTER, W., R. SCHÄFER u. K. SCHAEFER: Medikamentöse Beeinflussung der Aminosäureausscheidung im Urin. Schweiz. med. Wschr. 6, 147 (1957).
18. ARONSON, S. M., and B. W. VOLK: Tissue and serum aldolase in neuromuscular diseases. Arch. Neurol. Psychiat. (Chic.) 75, 568 (1956).
19. — — Studies on serum aldolase activity in neuromuscular disorders. Amer. J. Med. 22, 414 (1957).
20. — — Serum aldolase activity in neuromuscular disorders. 2. Experimental application. Proc. Soc. exp. Biol. (N. Y.) 94, 360 (1957).
21. —, A. SAIFER, A. KANOF, and B. W. VOLK: Progression of amaurotic family idiocy as reflected by serum and cerebrospinal fluid changes. Amer. J. Med. 24, 390 (1958).
22. — —, G. PERLE, and B. W. VOLK: Studies on enzyme alterations in the infantile sphingolipidoses. Correlation with pathologic changes. Amer. J. clin. Nutr. 9, 103 (1961).
23. —, G. PERLE, A. SAIFER, and B. W. VOLK: Biochemical identification of the carrier state in Tay-Sachs disease. Proc. Soc. exp. Biol. (N. Y.) 111, 664 (1962).
24. ASHMORE, C. R., and R. G. SOMES JR.: Delay of hereditary muscular dystrophy of the chicken by oxygen therapy. Proc. Soc. exp. Biol. (N. Y.) 122, 1100 (1966).
25. — — and F. D. VASINGTON: Relative distributions of myoglobin derivatives in breast muscle of chickens with hereditary muscular dystrophy. Proc. Soc. exp. Biol. (N. Y.) 122, 1104 (1966).

26. ASKANAS, W.: Immunoelectrophoretic examination of blood serum proteins in patients with neurogenic muscular atrophy. Life Sci. 5, 1517 (1966).
27. — Identification of the agent responsible for the abnormal immunoelectrophoretic pattern of serum in Duchenne's progressive muscular dystrophy. Life Sci. 5, 1767 (1966).
28. — Immunoelectrophoretic investigations of the serum of carriers of Duchenne's progressive muscular dystrophy. Life Sci. 5, 1775 (1966).
29. — Immunoelectrophoretic investigations of blood serum proteins in muscular diseases. J. Neurol. Neurosurg. Psychiat. 30, 43 (1967).
30. ASMUNDSON, S., F. H. KRATZER, and L. M. JULIAN: Inherited myopathy in the chicken. Ann. N. Y. Acad. Sci. 138, 49 (1966).
31. ASMUNDSON, V. S., and L. M. JULIAN: Inherited muscle abnormality in the domestic fowl. J. Hered. 47, 248 (1956).
32. AZZONE, G. F., and M. ALOISI: Changes induced by E-avitaminosis on the proteins of rabbit-muscle extracts. Biochem. J. 69, 161 (1958).
33. BÄR, U., u. M. C. BLANCHAER: Glykogen and CO_2 production from glucose and lactate by red and white skeletal muscle. Amer. J. Physiol. 209, 905 (1965).
34. BAJUSZ, E., and G. JASMIN: Studies on the activity and distribution of oxidative and hydrolytic enzymes in the skeletal and cardiac muscle of dystrophic mice kept on various diets. Rev. canad. Biol. 21, 409 (1962).
35. — The "red" skeletal muscle fibers: relative independence of neural control. Life Sci. 145, 938 (1964).
36. — Succinic dehydrogenase in muscular dystrophy. An experimental study on secondary changes resulting from disturbance in neuromuscular integrity. Exp. Med. Surg. 23, 169 (1965).
37. —, F. HOMBURGER, J. R. BAKER, and L. H. OPIE: The heart muscle in muscular dystrophy with special reference to the involvement of the cardiovascular system in the hereditary myopathy of the hamster. Ann. N. Y. Acad. Sci. 138, 213 (1966).
38. BAKER, N., M. TUBIS, and W. H. BLAHD: Metabolic and nutritional studies in mice with a hereditary myopathy (Dystrophia muscularis). Amer. J. Physiol. 193, 525 (1958).
39. —, W. H. BLAHD, and P. HART: Concentrations of K and Na in skeletal muscle of mice with a hereditary myopathy (Dystrophia muscularis). Amer. J. Physiol. 193, 530 (1958).
40. —, A. BLOOM, and W. H. BLAHD: Fatty acid peroxide-formation in tissue homogenates from mice with hereditary myopathy (Dystrophia muscularis). Amer. J. Physiol. 197, 483 (1959).
41. — and R. HUEBOTTER: Glucose metabolism and bicarbonate turnover in dystrophic mice. Amer. J. Physiol. 207, 1161 (1964).
42. BAKER, R. D.: Uptake of alpha-aminoisobutyric acid by muscle of normal and dystrophic mice. Tex. Rep. Biol. Med. 22, Suppl. 1, 880 (1964).
43. BANKER, B. Q.: A phase and electron microscopic study of dystrophic muscle. I. The pathological changes in the two-week-old Bar Habor 129 dystrophic mouse. J. Neuropath. exp. Neurol. 26, 259 (1967).
44. — and D. DENNY-BROWN: A study of denervated muscle in normal and dystrophic mice. J. Neuropath. exp. Neurol. 18, 517 (1959).
45. BARANY, M., E. GAETJENS, and K. BARANY: Myosin in hereditary muscular dystrophy of chickens. Ann. N. Y. Acad. Sci. 138, Art. 1, 360 (1966).
46. BARRANCO, G.: Sul comportamento della transaminasi glutammico-ossalacetia del siero di sangue nella crush syndrome; ricerche sperimentali. Arch. Sci. med. 107, 383 (1959).
47. BARRY, T. A., and H. ROSENKRANTZ: The level of isocitric acid dehydrogenase in tissues of vitamin E-deficient rabbits. J. Nutr. 76, 447 (1962).
48. BARWICK, D. D.: Investigation of the carrier state in the Duchenne type dystrophy. In: Research in Muscular Dystrophy. London: Pitman 1963, p. 10.
49. BASINSKI, D. H., and J. P. HUMMEL: Further observations on the succinic dehydrogenase system and the effects of tocopherol esters. J. biol. Chem. 167, 339 (1947).
50. BAUZA, C. A.: Urinary amino acids in progressive muscular dystrophy and amyotonia congenita. Arch. Pediat. Urug. 30, 749 (1959).

51. Beatty, C. H., G. M. Basinger, C. C. Dully, and R. M. Bocek: Comparison of red and white voluntary skeletal muscles of several species of primates. J. Histochem. Cytochem. 14, 590 (1966).
52. — — and R. M. Bocek: Differentation of red and white fibers in muscle from fetal, neontal and infant rhesus monkeys. J. Histochem. Cytochem. 15, 93 (1967).
53. Becker, P. E.: Neues zur Genetik der Myopathien. Wien. klin. Wschr. 79, 402 (1967).
54. Beckett, E. B., and G. H. Bourne: Some histochemical observations on human dystrophic muscle. Science 126, 357 (1957).
55. — — Histochemical observations on the cytochrome oxidase and succinic dehydrogenase activity of normal and diseased human muscle. Acta anat. (Basel) 33, 289 (1958).
56. — — 5-Nucleotidase in normal and diseased human skeletal muscle. J. Neuropath. exp. Neurol. 17, 199 (1958).
57. — Some applications of histochemistry to the study of skeletal muscle. Rev. canad. Biol. 21, 391 (1962).
58. Beckmann, R.: Therapeutische Erfahrungen bei der Behandlung der Erbschen Dystrophia musculorum progressiva mit Tocopherylphosphat und Inosit. Dtsch. Z. Nervenheilk. 167, 16 (1951).
59. — Die kolorimetrische Serum-Vitamin-E-(Tocopherol-)Bestimmung. Int. Z. Vitamin-Forsch. 24, 393 (1952).
60. — Muskelstoffwechsel und Muskelkrankheiten (Vitamin E, Cholin, Inosit). Münch. med. Wschr. 117, 6 (1952).
61. — Neuere pathogenetische Betrachtungen über die Dystrophia musculorum progressiva Erb, unter besonderer Berücksichtigung der Ausscheidung an Gesamt-Neutral-C-17-Ketosteroiden. Klin. Wschr. 30, 465 (1952).
62. — Zum Verhalten der Serumaldolaseaktivität bei Patienten mit Dystrophia musculorum progressiva Erb. Klin. Wschr. 34, 1237 (1956).
63. — Kohlenhydratstoffwechsel, Verhalten der Fructose-1,6-diphosphat spaltenden Aldolase im Serum und funktionsbedingter Wachstumswandel der Leber beim Neugeborenen und jungen Säugling. Mschr. Kinderheilk. 107, 258 (1959).
64. — u. C. Billich: Die Leber bei der Dystrophia musculorum progressiva Erb (Biochemische und morphologische Befunde). Med. Welt (Stuttg.) 19, 1085 (1962).
65. — and F. Jerusalem: Male carriers of Duchenne-type muscular dystrophy? Lancet 1966 II, 1138.
66. — u. V. v. Osten: Myoglobin und progressive Muskeldystrophie. Dtsch. med. Wschr. 91, 2267 (1966).
67. — u. H. Ritter: Aminosäuren-Fleckenkartenbefunde bei progressiver Muskeldystrophie. Familienuntersuchungen. Dtsch. med. Wschr. 91, 2331 (1966).
68. — Aminosäurenfleckenkartenbefunde bei progressiver Muskeldystrophie (Familienbefunde). Mschr. Kinderheilk. 115, 285 (1967).
69. Bell, E. T.: The interstitial granules of striated muscle and their relation. Int. Anat. Physiol. 28, 297 (1911).
70. Bencze, B., F. Gerloczy, M. Toth, and E. Ugrai: Quantitative changes in serum tocopherol (vitamin E) with age. Int. Z. Vitamin-Forsch. 1964, 391.
71. Bender, A. D., D. D. Schottelius, and B. A. Schottelius: Effect of vitamin E deficiency on protein composition of guinea pig skeletal muscle. Proc. Soc. exp. Biol. (N. Y.) 102, 362 (1959).
72. Benedict, J. D., M. Roche, T. F. Yu, E. J. Bien, A. B. Gutman, and D. Stetten: Incorporation of glycine nitrogen into uric acid in normal and gouty man. Metabolism 1, 3 (1952).
73. —, H. J. Kalinsky, L. A. Scarrone, A. R. Wertheim, and D. Stetten: The origin of urinary creatine in progressive muscular dystrophy. J. clin. Invest. 34, 141 (1955).
74. Bengzon, A., H. Hippius u. K. Kanig: Veränderungen einiger Serumfermente während der psychiatrischen Pharmakotherapie. Dtsch. med. J. 17, 217 (1966).
75. Berblinger, W., u. J. Dukens: Der kardiointestinale Symptomenkomplex bei der progressiven Muskeldystrophie. 1. Klinische und pathologisch-anatomische Beobachtungen. Z. Kinderheilk. 47, 1 (1929).

76. BERECHET, C., G. PENDEFUNDA, C. FAIGHELIS si M. CIOBANU: Modificarile transaminazei si aldolazei in miopatii. Rev. méd.-chir. (Jassy) **66**, 993 (1962).

77. BERENBAUM, A. A., and W. HORRWITZ: Heart involvement in progressive muscular dystrophy. Amer. Heart J. **51**, 622 (1956).

78. BERENDES, J.: Die Leistung der Kehlkopfmuskulatur unter dem Aspekt der Elektronenmikroskopie und der Enzymchemie. Mschr. Ohrenheilk. **98**, 524 (1964).

79. BERG, L., F. G. EBAUGH, G. M. SHY, B. HORVATH, and D. J. CUMMINGS: Muscular dystrophy. Blood content of dystrophic muscles. J. appl. Physiol. **8**, 31 (1953).

80. BERGER, H.: Aminoaciduria in progressive muscular dystrophy. Rev. canad. Biol. **21**, 567 (1962).

81. BERGMAN, R. A.: Observations on the morphogenesis of rat skeletal muscle. Bull. Johns Hopk. Hosp. **110**, 187, 201 (1962).

82. BERGSTRÖM, J., and E. HULTMAN: The effect of exercise on muscle glycogen and electrolytes in normals. Scand. J. clin. Lab. Invest. **18**, 16 (1966).

83. BERLINGUET, L., and U. SRIVASTAVA: Proteolytic enzymes in normal and dystrophic mouse muscle. Canad. J. Biochem. **44**, 613 (1966).

84. BERNI CANANI, M., A. COLETTA, F. REA, and G. FANUELE: On the glucose-6-phosphate dehydrogenase and transketolase activities in the serum of subjects with progressive muscular dystrophy. Boll. Soc. ital. Biol. sper. **39**, 766 (1963).

85. BEVANS, M.: Changes in musculature of gastrointestinal tract and in myocardium in progressive muscular dystrophy. Arch. Path. **40**, 225 (1945).

86. BIRD, J. W. C., D. D. SCHOTTELIUS, and B. A. SCHOTTELIUS: Oxygen consumption of soleus muscles from normal, vitamin E-supplemented and vitamin E-deficient guinea pigs during rest and stimulation. Metabolism **12**, 570 (1963).

87. — and N. A. B. SZABO: Lipid peroxidation in nutritional muscular dystrophy. Proc. Soc. exp. Biol. (N. Y.) **117**, 345 (1964).

88. — and F. CARABELLO: Serum ATP: creatine phosphotransferase activity in guinea pigs with experimental muscular dystrophy. Nature (Lond.) **210**, 95 (1966).

89. BIRON, P., J. C. DREYFUS et F. SCHAPIRA: Différences métaboliques entre les muscles rouges et blancs chez le lapin. C. R. Soc. Biol. (Paris) **158**, 1841 (1964).

90. BLAHD, W. H., F. K. BAUER, R. L. LIBBY, and A. S. ROSE: Radioisotope studies in neuromuscular disease. 2. Studies in muscular dystrophy and myotonia dystrophica with sodium^{22} and potassium^{42}. Neurology (Minneap.) **5**, 201 (1955).

91. —, A. BLOOM, and W. DRELL: Qualitative study of aminoaciduria in muscular dystrophy and myotonia dystrophica. Proc. Soc. exp. Biol. (N. Y.) **90**, 704 (1955).

92. —, B. CASSEN, and M. LEDERER: Decreased body potassium in nondystrophic relatives of patients with muscular dystrophy. A biochemical trait. New Engl. J. Med. **270**, 197 (1964).

93. —, M. LEDERER, and B. CASSEN: The significance of decreased body potassium concentrations in patients with muscular dystrophy and nondystrophic relatives. New Engl. J. Med. **27**, 1349 (1967).

94. BLANCHAER, M. C., and M. VAN WIJHE: Distribution of lactic dehydrogenase in skeletal muscle. Nature (Lond.) **193**, 877 (1962).

95. — — Isoenzymes of lactic dehydrogenase in skeletal muscle. Amer. J. Physiol. **202**, 827 (1962).

96. — — and D. MOZERSKY: The oxidation of lactate and α-glycerophosphate by red and white skeletal muscle. I. Quantitative studies. J. Histochem. Cytochem. **11**, 500 (1963).

97. — Respiration of mitochondria of red and white skeletal muscle. Amer. J. Physiol. **206**, 1015 (1964).

98. BLAXTER, K. L., and W. A. WOOD: Brit. J. Nutr. **6**, 144 (1952).

99. BLIETZ, R. J.: Über die Behandlung der progressiven Muskeldystrophie mit Glukose-Insulin-Infusionen. Z. Orthop. **100**, 211 (1965).

100. — Treatment of progressiv muscular dystrophy by combined infusions of glucose and insulin. Germ. med. Mth. **11**, 280 (1966).

101. — u. F. PAULMANN: Glucose-Assimilation und Insulinwirkung bei x-chromosomaler rezessiv erblicher Muskeldystrophie (Typ Duchenne) im Belastungstest. Hoppe-Seylers Z. physiol. Chem. **347**, 35 (1966).

102. BLINCOE, C., and D. W. MARBLE: Blood enzyme interrelationships in white muscle disease. Amer. J. vet. Res. **21**, 866 (1960).
103. BLOOR, W. R.: Effect of activity on the phospholipid and cholesterol content of muscle. J. biol. Chem. **119**, 451 (1937).
104. BLYTH, H., C. O. CARTER, V. DUBOWITZ, A. E. H. EMERY, J. GAVIN, H. A. JOHNSTON, V. A. MCKUSICK, R. R. RACE, R. SANGER, and P. TIPPETT: Duchenne's muscular dystrophy and the Xg blood groups: A search for linkage. J. med. Genet. **2**, 157 (1965).
105. BOAS, E. P., and H. LOWENBERG: The heart rate in progressive muscular dystrophy. Arch. intern. Med. **47**, 376 (1931).
106. BOCEK, R. M., and C. H. BEATTY: Glycogen synthetase and phosphorylase in red and white muscle of rat and rhesus monkey. J. Histochem. Cytochem. **14**, 549 (1966).
107. —, R. D. PETERSON, and C. H. BEATTY: Glycogen metabolism in red and white muscle. Amer. J. Physiol. **210**, 1101 (1966).
108. BÖHM, P., u. L. BAUMEISTER: Über das Vorkommen neuraminsäurehaltiger Glykoproteide in Körperflüssigkeiten. Hoppe-Seylers Z. physiol. Chem. **305**, 42 (1956).
109. BOELLNER, S. W., E. J. OLSON, D. FREDRICKSON, and E. R. HUGHES: Plasma and erythrocyte magnesium in muscular dystrophy. Amer. J. Dis. Child. **110**, 172 (1965).
110. BOIS, P.: Leucine aminopeptidase activity in muscles of dystrophic mice. Experientia (Basel) **20**, 140 (1964).
111. — Mast cells and histamine concentration in muscle and liver of dystrophic mice. Amer. J. Physiol. **206**, 338 (1964).
112. BONATI, B., C. LACERENZA, G. B. RANCATI e L. T. TENCONI: Studio comparativo sul comoratamento della glutamico-ossalacetico transaminasi serica ed epatica in scariate situazioni morbose e nel corso dello shock chirurgico. Minerva med. **47**, 267 (1956).
113. BOND, T. P., M. A. GUEST, and M. M. GUEST: Blood clotting and fibrinolytic studies in patients with muscular dystrophy. Tex. Rep. Biol. Med. **22**, 886 (1964).
114. BONETTI, E., F. N. TOSCHI e M. LEVI: Le frazioni del fosforo acido-solubile nella distrofia muscolare progressiva. Sperimentale **104**, 315 (1954).
115. BORSOOK, H., and J. W. DUBNOFF: The hydrolysis of phosphocreatine and the origin of urinary creatinine. J. biol. Chem. **168**, 493 (1947).
116. BOURDAKOS, N., and S. WOLF: Creatine and muscular dystrophy. Arch. Neurol. (Chic.) **6**, 439 (1962).
117. BOURNE, G. H., and M. N. GOLARZ: Histochemical demonstration of acetylphosphate phosphatase in normal and dystrophic human muscle. Arch. Biochem. **85**, 109 (1959).
118. — — Human muscular dystrophy as an aberration of the connective tissue. Nature (Lond.) **183**, 1741 (1959).
119. — — Histochemical evidence for a possible primary biochemical lesion in muscular dystrophy. J. Histochem. Cytochem. **11**, 286 (1963).
120. BOYD, J. W.: L-Lactate dehydrogenase isoenzyme in serum and tissues from lambs with acute muscular dystrophy. Biochem. J. **92**, 17 p (1964).
121. BOYER, S. H., D. C. FAINER, and M. A. NAUGHTON: Myoglobin: Inherited structural variation in man. Science **140**, 1228 (1963).
122. — — Genetics and disease of muscle. Amer. J. Med. **35**, 622 (1963).
123. BOZZI, E.: Pediatria **12**, 353 (1953).
124. BRAMWELL, E.: Muscular dystrophy, sympathetic system and endocrine glands. Lancet **1925**, 1103.
125. BRANDT, D. E., and C. R. LEESON: Structural differences of fast and slow fibers in human extraocular muscle. Amer. J. Ophthal. **62**, 478 (1966).
126. BRAUN, P.: Contribution to the study of postnatal changes in the skeletal muscle in man. Folia morph. (Praha) **15**, 11 (1967).
127. BREEMEN, V. L. VAN: Ultrastructure of human muscle. II. Observations on dystrophic striated muscle fibers. Amer. J. Path. **37**, 333 (1960).
128. BRETON, A., B. GAUDIER, M. TRAISNEL et C. PONTE: Étude du taux des transaminases et de l'aldolase sériques au cours des myopathies. Presse méd. **67**, 2329 (1959).
129. — — — — Étude du taux des transaminases et de l'aldolase sériques au cours des myopathies. Pédiatrie **15**, 19 (1960).
130. BRICK, I. B.: The clinical significance of aminoaciduria. New Engl. J. Med. **247**, 635 (1952).

131. BRODY, I. A., and W. K. ENGEL: Isozyme histochemistry: The display of selective lactate dehydrogenase isozymes in sections of skeletal muscle. J. Histochem. Cytochem. 12, 687 (1964).
132. — The significance of lactate dehydrogenase isozymes in abnormal human skeletal muscle. Neurology (Minneap.) 14, 1091 (1964).
133. — Effect of denervation on the lactate dehydrogenase isozymes of skeletal muscle. Nature (Lond.) 205, 196 (1965).
134. — Clinical biochemistry of the myopathies. In: Current Concepts of Myopathies. Edit. by W. K. ENGEL. Philadelphia: J. B. Lippingcott 1966, p. 74.
135. BROOKE, M. H., and W. K. ENGEL: Use of phenazine methosulfate in enzyme histochemistry of human muscle biopsies. Neurology (Minneap.) 16, 986 (1966).
136. BROSER, F.: Das Verhalten der Serumcholinesterase im Verlauf der Myasthenia gravis pseudoparalytica. Ein Beitrag zur Unterscheidung verschiedener Formen des myasthenischen Syndromes. Nervenarzt 35, 49 (1964).
137. BRUGSCH, J., H. MÖLLER u. H. OBSTOI: Erfahrungen mit der Glutaminsäure-Therapie bei der progressiven Muskeldystrophie. Z. ges. inn. Med. 7, 441 (1951).
138. — u. K. BROCKMANN-ROHNE: Untersuchungen zur klinischen Problematik der progressiven Muskeldystrophie. Leipzig: G. Thieme 1958.
139. — — u. H. FROMM: Enzymveränderungen im Blut bei progressiver Muskeldystrophie. Z. ges. inn. Med. 15, 891 (1960).
140. BRUMLICK, J., H. WACHS, W. HUMMEL, and B. BOSHES: Dermatomyositis. A discussion of the recent literature and report of two cases. Quart. Bull. Northw. Univ. med. Sch. 33, 22 (1959).
141. BRUNS, F., u. W. PULS: Die Aktivität der Serumaldolase bei Erkrankungen der Leber. Ein neuer enzymatischer Test. Klin. Wschr. 32, 656 (1954).
142. BUCKLEY, R. D., D. D. SCHOTTELIUS, and B. A. SCHOTTELIUS: Influence of antioxidants on myoglobin concentrations in vitamin E-deficient guinea pig skeletal muscle. Proc. Soc. exp. Biol. (N. Y.) 114, 614 (1963).
143. BUNTING, C. H.: Amer. J. med. Sci. 135, 244 (1908).
144. BUNYAN, J., E. A. MURRELL, J. GREEN, and A. T. DIPLOCK: On the existence and significance of lipid peroxides in vitamin E-deficient animals. Brit. J. Nutr. 21, 475 (1967).
145. BURGER, A., R. RICHTERICH u. H. AEBI: Die Heterogenität der Kreatin-Kinase. Biochem. Z. 339, 305 (1963).
146. BUSCAINO, G. A.: Panorama patogenetico-biochimico delle distrofie muscolari e della miotonia. Acta neurol. (Napoli) 14, 1 (1959).
147. — ed A. CORSI: Studio elettroforetico delle proteine muscolari in soggetti con affezioni neuromuscolari. Acta neurol. (Napoli) 14, 397 (1959).
148. — e V. SPADETTA: Studio sulla sideremia di soggetti con distrofia muscolare progressiva in condizioni basalie dopo terapia rimetabolizzante. Acta neurol. (Napoli) 19, 509 (1964).
149. — ed O. SEPE: Il comportamento della attivita aldolasica e transaminasica serica nella distrofia muscolare progressiva in condizioni die base e dopo terapia anabolizzante e rimetabolizzante. Acta neurol. (Napoli) 19, 523 (1964).
150. — Comparison of the serum iron level and the muscular myoglobin content in neuromuscular diseases. Proc. 8th Int. Congr. Neurology, Vienna 1965, Tom. II, p. 199.
151. — Sideremia e mioglobina muscolare nella distrofia muscolare progressiva ed in altre malattie neuromuscolari. Acta neurol. (Napoli) 21, 26 (1966).
152. CAHN, R. D., N. O. KAPLAN, L. LEVINE, and E. ZWILLING: Nature and development of lactic dehydrogenases. Science 136, 962 (1962).
153. CALVERT, C. C., M. C. NESHEIM, and M. L. SCOTT: Effectiveness of selenium in prevention of nutritional muscular dystrophy in the chick. Proc. Soc. exp. Biol. (N. Y.) 109, 16 (1962).
154. CALVI, L. A.: Processi ossido-riduttivi e fenomeni di affaticamento nella distrofia muscolare progressiva, ricerche sulla mucoproteinuria. Riv. Pat. nerv. ment. 77, 657 (1956).
155. CAMP, W. A., and W. K. ENGEL: Myopathies associated with other diseases. In: Current Concepts of Myopathies. Edit. by W. K. ENGEL. Philadelphia: J. B. Lippingcott 1966, p. 19.

156. CANAL, N., L. FRATTOLA, and A. E. POLONI: Studies on the "pentose phosphate" pathway in denervated skeletal muscle. Med. exp. (Basel) 10, 79 (1964).
157. CAO, A., A. MACCIOTTA, G. FIORELLI, P. M. MANNUCCI, and G. IDEO: Chromatographic and electrophoretic pattern of lactate and malate dehydrogenase in normal human adult and foetal muscle and in muscle of patients affected by Duchenne muscular dystrophy. Enzym. biol. clin. 7, 156 (1966).
158. CAREY, M. M., and D. D. DZIEWIATKOWSKI: The adenosinetriphosphatase and phosphatase (acid and alkaline) activity of muscle homogenates from rabbits on a vitamin E-deficient diet. J. biol. Chem. 179, 119 (1949).
159. CARPENTER, M. P., A. E. KITABCHI, P. B. McCAY, and R. CAPUTTO: The activation by tocopherol and other agents of ascorbic acid synthesis by liver homogenates from vitamin E-deficient rats. J. biol. Chem. 234, 2814 (1959).
160. CARUSO, G., and F. BUCHTHAL: Refractory period of muscle and electromyographic findings in relatives of patients with muscular dystrophy. Brain 88, 29 (1965).
161. CARVER, M. J., S. J. DUTCH, and C. L. WITTSON: Aminoaciduria in representative neuromuscular disorders. Metabolism 10, 582 (1961).
162. CASSENS, R. G., W. G. HOEKSTRA, E. C. FALTIN, and E. J. BRISKEY: Zinc content and subcellular distribution in red vs. white porcine skeletal muscle. Amer. J. Physiol. 212, 688 (1967).
163. CASULA, D., P. CHERCHI, and A. SPINAZZOLA: Contribution to the blood enzyme picture during muscular work. G. Clin. med. 42, 499 (1961).
164. CATTANEO, C., e B. MARIANI: Ricerche sui poteri enzimatici del sangue nelle miopatie. 44e Congr. Soc. ital. Med. intern. Pozzi, Roma 1938, p. 79.
165. CERRETELLI, P., A. CANTONE, M. L. MORANDINI, and R. MAMMANO: Effect of fatigue on the efflux of aldolase from isolated muscle. Boll. Soc. ital. Biol. sper. 35, 1935 (1959).
166. CHADD, M., O. P. GRAY, R. A. SAUNDERS, and R. T. JONES: Serum aldolase and phosphocreatine kinase in umbilical cord blood. J. clin. Path. 19, 600 (1966).
167. CHANUTIN, A.: The fate of creatine when administered to man. J. biol. Chem. 67, 29 (1926).
168. CHINOY, N. J.: Histochemical localization of myoglobin in the pigeon breast muscle. J. Anim. Morph. Physiol. 10, 74 (1963).
169. CHOWDHURY, S. R., C. M. PEARSON, W. W. FOWLER JR., and W. H. GRIFFITH: Serum enzyme studies in muscular dystrophy. III. Serum malic dehydrogenase, 5-nucleotidase and adenosine-triphosphatase. Proc. Soc. exp. Biol. (N. Y.) 109, 227 (1962).
170. CHUNG, C. S., N. E. MORTON, and H. A. PETERS: Discrimination of genetic entities in muscular dystrophy. Amer. hum. Genet. 11, 339 (1959).
171. — — — Serum enzymes and genetic carriers in muscular dystrophy. Amer. J. hum. Genet. 12, 52 (1960).
172. — Serum enzymes and genetics of muscular dystrophy. In: Progressive Muskeldystrophie, Myotonie, Myasthenie. Hrsg. von E. KUHN. Berlin-Heidelberg-New York: Springer 1966, p. 77.
173. CITOLER, P., L. BENITEZ u. W. MAURER: Untersuchungen der Protein-Syntheserate in roten und weißen Muskelfasern. Exp. Cell Res. 45, 195 (1967).
174. CLAYTON, B. E., K. M. WILSON, and C. O. CARTER: Aldolase activity in the plasma or serum of normal children and families with muscular dystrophy. Arch. Dis. Childh. 38, 208 (1963).
175. CLOTTEN, R.: Aminoacidurie bei Myopathien. In: Myopathien. Hrsg. von R. BECKMANN. Stuttgart: G. Thieme 1965, S. 139.
176. COHEN, L., J. BLOCK, J. DJORDJEVICH, and E. BAY: Sex-related difference in serum lactic dehydrogenase (LDH) isozymes. J. Lab. clin. Med. 68, 865 (1966).
177. COLEMAN, D. L., and M. E. ASHWORTH: Incorporation of glycine-1-C14 into nucleic acids and proteins of mice with hereditary muscular dystrophy. Amer. J. Physiol. 197, 839 (1959).
178. — — Influence of diet on transaminase activity in dystrophic mice. Amer. J. Physiol. 199, 927 (1960).
179. COLEMAN, R. F., A. W. NIENHUIS, W. J. BROWN, T. L. MUNSAT, and C. M. PEARSON: New myopathy with mitochondrial enzyme hyperactivity. Histochemical demonstration. J. Amer. med. Ass. 199, 624 (1967).

180. Coletta, A., M. Berni Canani, F. Schettini, F. Rea e F. Cigala: Aspetti biochimici della distrofia muscolare progressiva. Pediatria (Napoli) 70, 779 (1962).
181. Colombo, J. P., R. Richterich u. E. Rossi: Serum-Kreatin-Phosphokinase: Bestimmung und diagnostische Bedeutung. Klin. Wschr. 40, 37 (1962).
182. Cope, F. W., and B. D. Polis: Increased plasma glutamic oxalacetic transaminase activity in monkeys due to non-specific stress effect. J. Aviat. Med. 30, 90 (1959).
183. Corridori, F.: Research on the electrophoretic picture of the blood proteins and glycoproteins in progressive muscular dystrophy and in dystrophia myotonica. Riv. sper. Freniat. 84, 52 (1960).
184. Coursini, F., ed E. Cacciari: La glicolisi e l'aldolasi eritrocitarie nella distrofia muscolare. Clin. pediat. (Bologna) 40, 743 (1958).
185. Craver, W. L., G. Johnson, and J. M. Beal: Alterations in serum glutamic-oxal-acetic transaminase activity following operations. Surg. Forum 8, 77 (1957).
186. Crowe, G. G.: Acute dilation of stomach as complication of muscular dystrophy. Brit. med. J. 1961, 1371.
187. Cumings, J. N.: Potassium content of muscle in disease. Brain 62, 153 (1939).
188. — and O. Maas: Blood changes in dystrophia myotonica. Brain 62, 422 (1939).
189. — Creatine and guanidoacetic acid metabolism in muscle disease. Brain 76, 299 (1953).
190. Cutillo, S., A. Coletta, F. Rea, and M. Berni-Canani: On the behavior of some enzyme activities in the serum of a patient with progressive muscular dystrophy during viral hepatitis. Boll. Soc. ital. Biol. sper. 39, 762 (1963).
191. —, F. Rea, M. Berni Canani e G. Stoppoloni: Studio delle curve glicemiche dopo somministrazione di adrenalina, glucagone, glucosioinsulina e tolbutamide in bambini con distrofia muscolare progressiva. Pediatria (Napoli) 74, 176 (1966).
192. D'Abbicco, V., ed A. D. Tullio: Variazione della attivita dell'aminoferasi (transaminasi) del siero nei pazienti chirurgici. Acta chir. ital. 14, 539 (1958).
193. Dam, H.: Relationship of vitamin E-deficiency to tissue peroxides. Ann. N. Y. Acad. Sci. 52, 195 (1949).
194. —, I. Prange, and E. Sondergaard: Muscular degeneration (white striation of muscles) in chicks reared on vitamin E-deficient, low fat diets. Acta path. microbiol. scand. 31, 172 (1953).
195. Danowski, T. S.: Electrolyte and endocrine studies in muscular dystrophy. Amer. J. phys. Med. 34, 281 (1955).
196. —, R. Schwartz, G. J. Rhodes, R. D. Yoder, A. J. Puntereri, and F. M. Mateer: Serum protein-bound iodine levels following administration of thyroxin in various diseases. J. clin. Endocr. 15, 1116 (1955).
197. —, P. M. Wirth, M. H. Leinberger, L. A. Randall, and J. H. Peters: Muscular dystrophy. III. Serum and blood solutes and other laboratory indices. Amer. J. Dis. Child. 91, 346 (1956).
198. —, R. M. Bastiani, F. D. McWilliams, F. M. Mateer, and L. Greenman: Muscular dystrophy. IV. Endocrine studies. Amer. J. Dis. Child. 91, 356 (1956).
199. —, H. K. Gillespie, T. J. Egan, F. M. Mateer, and M. H. Leinberger: Muscular dystrophy. V. Blood sugar and serum electrolytes following insulin and dextrose, alone or in combination. Amer. J. Dis. Child. 91, 429 (1956).
200. — The clinical implications of basic research in muscular dystrophy. Chapter Repr. Meeting, Musc. Dystr. Ass. America, Atlantic City, June 1958.
201. —, J. van Diermen, A. C. Heineman, and F. M. Mateer: Muscular dystrophy. X. Endocrine and electrolyte effects of methyltestosterone-KCl therapy. Amer. J. Dis. Child. 97, 555 (1959).
202. Dawson, D. M., T. L. Goodfriend, and N. O. Kaplan: Lactic dehydrogenases. Functions of the two types and rates of synthesis of the two major forms which can be correlated with metabolic differentiation. Science 143, 929 (1964).
203. — and F. C. A. Romanul: Enzymes in muscle. II. Histochemical and quantitative studies. Arch. Neurol. (Chic.) 11, 369 (1964).
204. — and N. O. Kaplan: Factors influencing the concentration of enzymes in various muscles. J. biol. Chem. 240, 3215 (1965).
205. — Leakage of enzymes from denervated and dystrophic chicken muscle. Arch. Neurol. (Chic.) 14, 321 (1966).

206. — Efflux of enzymes from chicken muscle. Biochim. biophys. Acta (Amst.) **113**, 144 (1966).
207. — and I. H. FINE: Creatine kinase in human tissues. Arch. Neurol. (Chic.) **16**, 175 (1967).
208. DEBRÉ, R., J. MARIE et D. NACHMANSOHN: Étude chimique du muscle prélevé par biopsie dans la myopathie. C. R. Acad. Sci. (Paris) **202**, 520 (1936).
209. DELBRÜCK, A.: Untersuchungen über Enzyme des Energie-Stoffwechsels im Bindegewebe. Klin. Wschr. **40**, 677 (1962).
210. — Enzymverteilungsmuster gefäßloser Gewebe. Klin. Wschr. **41**, 488 (1963).
211. — Zur Enzymologie der Bindegewebe. Enzym. biol. clin. **4**, 84 (1964).
212. DELLA PORTA, P., e B. SOLDATI: Valutazione della funzionalita miocardica mediante il test d'ipossia in un gruppo di soggetti miopatici. Folia cardiol. (Milano) **22**, 101 (1963).
213. DEMOS, J., et J. COIFFIER: Troubles circulatoires au cours de la myopathie. Études artériographiques. Rev. franç. Étud. clin. biol. **2**, 489 (1957).
214. —, C. BOHUON u. P. MAROTEAUX: Une nouvelle technique de mesure de temps de circulation générale de bras. à bras Rev. franç. Étud. clin. biol. **5**, 707 (1960).
215. — Un nouveau problème posé par la myopathie humaine: les troubles des temps de circulation et leur liaison avec l'activité enzymatique sérique. Bull. Soc. méd. Hôp. (Paris) **77**, 636 (1961).
216. —, J. C. DREYFUS, F. SCHAPIRA et G. SCHAPIRA: Anomalies biologiques chez les transmetteurs apparemment sains de la myopathie. Rev. canad. Biol. **21**, 587 (1962).
217. — et G. SCHAPIRA: Enzymes sériques et temps de circulation au cours des myopathies. Ann. Méd. phys. **5**, 273 (1963).
218. DENNY-BROWN, D.: The histological features of striped muscle in relation to its functional activity. Proc. roy. Soc. Med. **104**, 371 (1929).
219. DESAI, I. D., C. C. CALVERT, M. L. SCOTT, and A. L. TAPPEL: Peroxidation and lysosomes in nutritional muscular dystrophy of chicks. Proc. Soc. exp. Biol. (N. Y.) **115**, 462 (1964).
220. — — — A time-sequence study of the relationship of peroxidation, lysosomal enzymes, and nutritional muscular dystrophy. Arch. Biochem. **108**, 60 (1964).
221. DIEHL, J. F.: Amino aciduria of E-avitaminosis. Exceptional role of glycine. Proc. Soc. exp. Biol. (N. Y.) **100**, 657 (1959).
222. DIESSNER, G. R., F. M. HOWARD JR., R. K. WINKELMANN, E. H. LAMBERT, and D. W. MULDER: Laboratory tests in polymyositis. Arch. intern. Med. **117**, 757 (1966).
223. DINNING, J. S.: Some effects of vitamin E on amino acid metabolism. Fed. Proc. **12**, 412 (1953).
224. — The role of vitamin E in regulating the turnover rate of nucleic acids. J. biol. Chem. **212**, 735 (1955).
225. —, J. T. SIME, and P. L. DAY: The influence of vitamin E-deficiency on the metabolism of sodium formate-C^{14} and glycine-1-C^{14} by the rabbit. J. biol. Chem. **217**, 205 (1955).
226. — — — An increased incorporation of P^{32} into nucleic acids by vitamin E-deficient rabbits. J. biol. Chem. **222**, 215 (1956).
227. —, K. W. COSGROVE, C. D. FITCH, and P. L. DAY: Influence of vitamin E-deficiency in rabbits on urinary excretion of free amino acids. Proc. Soc. exp. Biol. (N. Y.) **91**, 632 (1956).
228. — and P. L. DAY: Vitamin E-deficiency in the monkey. III. The metabolism of sodium formate-C^{14}. J. biol. Chem. **233**, 240 (1958).
229. — and C. D. FITCH: Creatine metabolism in vitamin E-deficiency. Proc. Soc. exp. Biol. (N. Y.) **97**, 109 (1958).
230. DOBASHI, S.: Studies on the clinical significance of malic dehydrogenase activity in infancy and childhood. III. On the serum malic dehydrogenase activity in diseases of muscles and nervous system. Acta paediat. jap. **8**, 34 (1966).
231. DOBSON, H. L., and M. KASAHARA: $NADH_2$— cytochrome c reductase and cytochrome c oxidase in experimental muscle disorders. Tex. Rep. Biol. Med. **22**, 890 (1964).
232. DOMONKOS, J.: The metabolism of the tonic and tetanic muscles. I. Glycolytic metabolism. Arch. Biochem. **95**, 138 (1961).
233. — and L. LATZKOVITS: The metabolism of the tonic and tetanic muscles. II. Oxidative metabolism. Arch. Biochem. **95**, 144 (1961).
234. — The metabolism of the tonic and tetanic muscles. III. Pyruvate metabolism of the tonic and tetanic muscle. Arch. Biochem. **95**, 147 (1961).

235. DONALDSON, J. S., M. J. WRATNEY, A. PASCASSIO, F. A. WEIGAND, and T. S. DA-
    NOWSKI: Muscular dystrophy. III. Serum and blood solutes and other laboratory
    indices. Amer. J. Dis. Child. 91, 346 (1956).
236. DOWBEN, R. M., and K. R. HOLLEY: Erythrocyte electrolytes in muscle disease. J. Lab.
    clin. Med. 54, 867 (1959).
237. — and M. A. PERLSTEIN: Muscular dystrophy treated with norethandrolone. Arch.
    intern. Med. 107, 245 (1961).
238. DRACHMAN, D. B., S. R. MURPHY, M. P. NIGAM, and J. R. HILLS: "Myopathic" changes
    in chronically denervated muscle. Arch. Neurol. (Chic.) 20, 14 (1967).
239. DREW, A. L., and B. T. SELVING: Observations on pentosuria in neuromuscular dis-
    orders. Neurology (Minneap.) 3, 563 (1953).
240. DREYFUS, J. C., et G. SCHAPIRA: Les syndromes biochimiques musculaires. Dans: Le
    Muscle. Étude de Biologie et de Pathologie. Moulins: Crepin-Leblond 1950, p. 357.
241. — Iron metabolism in muscular diseases. Proc. 1st Med. Conf. Musc. Dystr. Ass. America,
    New York 1951, p. 16.
242. — et G. SCHAPIRA: Glycogénolyse et phosphoglucomutase du muscle humain normal
    et myopathique. C. R. Soc. Biol. (Paris) 147, 1145 (1953).
243. —, M. JOLY, G. SCHAPIRA et L. RAEBER: Modifications précoces de la biréfringence
    d'écoulement de solutions de myosine après section nerveuse. C. R. Acad. Sci. (Paris)
    236, 2351 (1953).
244. —, G. SCHAPIRA, and F. SCHAPIRA: Biochemical study of muscle in progressive muscular
    dystrophy. J. clin. Invest. 33, 794 (1954).
245. — — L'activité transaminasique du sérum au cours des myopathies. C. R. Soc. Biol.
    (Paris) 149, 1934 (1955).
246. — —, F. SCHAPIRA et J. DEMOS: Activités enzymatiques du muscle humain. Recherches
    sur la biochimie comparée de l'homme normal et myopathique et du rat. Clin. chim.
    Acta 1, 434 (1956).
247. — — — Serum enzymes in physiopathology of muscles. Ann. N. Y. Acad. Sci. 75, 235
    (1958).
248. — — et J. DEMOS: Études des différences artérioveineuses au cours des myopathies.
    1. Oxygène, glucose et acide lactique. 2. Aldolase plasmatique. Clin. chim. Acta 3,
    571 (1958).
249. — — Enzymes musculaires et sériques en pathologie musculaire. Dans: Régulations
    enzymatiques en clinique. Édit par A. GIJON et H. LUDWIG. Basel: B. Schwabe 1960.
250. — — and J. DEMOS: Study of serum creatine kinase in myopathic patients and their
    families. Rev. franç. Étud. clin. biol. 5, 384 (1960).
251. —, J. DEMOS, F. SCHAPIRA et G. SCHAPIRA: La lacticodèshydrogénase musculaire chez
    le myopathe: persistance apparente du type fétal. C. R. Acad. Sci. (Paris) 254, 4384
    (1962).
252. — u. G. SCHAPIRA: Biochemie der progressiven Muskeldystrophie. Klin. Wschr. 40, 373
    (1962).
253. — — Biochemistry of hereditary myopathies. Springfield, Ill.: Ch. Thomas 1962.
254. — Problems in the biochemistry of progressive muscular dystrophy. In: Research in
    Muscular Dystrophy. London: Pitman 1962, p. 127.
255. —, F. SCHAPIRA, J. DEMOS, R. ROSA, and G. SCHAPIRA: The value of serum enzyme
    determinations in the identification of dystrophic carriers. Ann. N. Y. Acad. Sci. 138,
    304 (1966).
256. — — et G. SCHAPIRA: Biochimie et enzymologie des dystrophies musculaires (Myo-
    pathies). In: Progressive Muskeldystrophie, Myotonie, Myasthenie. Hrsg. von E.
    KUHN. Berlin-Heidelberg-New York: Springer 1966, p. 42.
257. DRYER, R. L., A. R. TAMMES, J. I. ROUTH, and W. D. PAUL: Blood lipids in progressive
    muscular dystrophy. Proc. Iowa Acad. Sci. 63, 398 (1956).
258. DUBACH, U. C.: Diagnostische Bedeutung der Serum-Glutaminsäure-Oxalessigsäure-
    transaminase. Helv. med. Acta 24, 357 (1957).
259. — Die Glutaminsäure-Oxalessigsäure-Transaminase in ihrer diagnostischen Bedeutung.
    Z. klin. Med. 154, 593 (1957).
260. DUBOWITZ, V., and A. G. E. PEARSE: A comparative study of oxidative enzyme and
    phosphorylase activity in skeletal muscle. Histochemie 2, 105 (1960).

261. — Reciprocal relationship of phosphorylase and oxidative enzymes in skeletal muscle. Nature (Lond.) **185**, 701 (1960).

262. — — Enzymic activity of normal and dystrophic human muscle: a histochemical study. J. Path. Bact. **81**, 365 (1961).

263. — Myopathic changes in a muscular dystrophy carrier. J. Neurol. Neurosurg. Psychiat. **26**, 322 (1963).

264. — and A. G. E. Pearse: Histochemical aspects of muscle disease. In: Disorders of Voluntary Muscle. Edit. by J. N. Walton. London: J. A. Churchill 1964, p. 194.

265. — Enzyme histochemistry of skeletal muscle. I. Developing animal muscle. II. Developing human muscle. J. Neurol. Neurosurg. Psychiat. **28**, 516 (1965).

266. — Enzyme histochemistry of skeletal muscle. III. Neurogenic muscular atrophies. J. Neurol. Neurosurg. Psychiat. **29**, 23 (1966).

267. — and D. L. Newman: Change in enzyme pattern after cross-innervation of fast and slow skeletal muscle. Nature (Lond.) **214**, 840 (1967).

268. — Further studies on fibre types in skeletal muscle. In: Research in Muscular Dystrophy. London: Pitman 1968, p. 100.

269. Dudley, M., and W. C. Gibson: Photomicrographic study on the capillary nail beds of muscular dystrophy patients. Canad. med. Ass. J. **90**, 1226 (1964).

270. Duve, C. de: Lysosomes, a new group of cytoplasmic particles. In: Subcellular particles. Edit. by T. Hayashi. New York: Ronald Press 1959, p. 128.

271. Ebashi, S., Y. Toyokura, H. Momoi, and H. Sugita: High creatine phosphokinase activity of sera of progressive muscular dystrophy. J. Biochem. (Tokyo) **46**, 103 (1959).

272. Eckert, H., u. R. Kirst: Das Herz bei der Dystrophia musculorum progressiva (Erb). Zbl. allg. Path. path. Anat. **109**, 264 (1966).

273. Ekbom, K., R. Hed, C. G. Herdenstam et al.: The serum creatine phosphokinase activity and the Achilles reflex in hyperthyroidism and hypothyroidism. Acta med. scand. **179**, 433 (1966).

274. El-Khatib, S., U. A. Chenau, M. P. Carpenter, R. E. Trucco, and R. Caputto: Possible presence of lipid peroxides in tissues of tocopherol-deficient animals. Nature (Lond.) **201**, 188 (1964).

275. Elkington, J. S. C., and M. W. Goldblatt: Effect of adrenaline in certain muscular disorders. Lancet **1933**, 693.

276. Emery, A. E. H.: Clinical manifestations in two carriers of Duchenne muscular dystrophy. Lancet **1963 I**, 1126.

277. Emery, A. E.: Electrophoretic pattern of lactic dehydrogenase in carriers and patients with Duchenne muscular dystrophy. Nature (Lond.) **201**, 1044 (1964).

278. —, D. H. Sherbourne, and A. Pusch: Electrophoretic pattern of muscle lactic dehydrogenase in various diseases. Arch. Neurol. (Chic.) **12**, 251 (1965).

279. — Muscle histology in carriers of Duchenne muscular dystrophy. J. med. Genet. **2**, 1 (1965).

280. Emery, A. E. H.: Carrier detection in sex-linked muscular dystrophy. J. Génét. hum. **14**, 318 (1965).

281. Emery, A. E., and F. M. Pascasio: The effects of pregnancy on the concentration of creatine kinase in serum, skeletal muscle, and myometrium. Amer. J. Obstet. Gynec. **91**, 18 (1965).

282. Emery, A. E. H., R. D. Teasdall, and E. N. Coomes: Electromyographic studies in carriers of Duchenne muscular dystrophy. Bull. Johns Hopk. Hosp. **118**, 439 (1966).

283. Engel, W. K.: The essentiality of histo- and cytochemical studies of skeletal muscle in the investigation of neuromuscular disease. Neurology (Minneap.) **12**, 778 (1962).

284. — and G. G. Cunningham: Rapid examination of muscle tissue. An improved trichrome method for fresh-frozen biopsy sections. Neurology (Minneap.) **13**, 919 (1963).

285. — Histochemistry of neuromuscular disease. Significance of muscle fiber types. Proc. 8th Congr. Neurology, Vienna 1965, Tom. II, p. 67.

286. — and L. A. H. Hogenhuis: Genetically determined myopathies. In: Current Concepts of Myopathy. Edit. by W. K. Engel. Philadelphia: J. B. Lippingcott 1966.

287. — Focal myopathic changes produced by electromyographic and hypodermic needles, "needle myopathy". Arch. Neurol. (Chic.) **16**, 509 (1967).

288. ENGELHARDT-GÖLKEL, A., R. LOBEL, W. SEITZ u. I. WOLLER: Über das Verhalten und die Herkunft glykolytischer Serumenzyme beim Menschen und ihre diagnostische Bedeutung. Klin. Wschr. 36, 462 (1958).

289. EPPENBERGER, M., C. W. NIXON, J. R. BAKER, and F. HOMBURGER: Serum phosphocreatine kinase in hereditary muscular dystrophy and cardiac necrosis of Syrian golden hamsters. Proc. Soc. exp. Biol. (N. Y.) 117, 465 (1964).

290. ERBSLÖH, F., u. P. KLÄRNER: Vergleichende klinische, bioptische und biochemische Untersuchungen bei chronischen Myopathien. Klin. Wschr. 31, 1059 (1953).

291. — Histo- und biochemische Befunde bei dystrophischen Myopathien. Dtsch. Z. Nervenheilk. 173, 503 (1955).

292. ERNST, K., u. P. WIECHERT: Biochemische Untersuchungen bei progressiver Muskeldystrophie. Nervenarzt 35, 354 (1964).

293. ESHCHAR, J., and H. J. ZIMMERMAN: Creatine phosphokinase in disease. Amer. J. med. Sci. 253, 272 (1967).

294. EVANS, J. H., and R. W. R. BAKER: Serum aldolase and the diagnosis of myopathy. Brain 80, 557 (1957).

295. EVANS, T. C., JR., and B. A. SCHOTTELIUS: Phase portraits of dystrophic and non-dystrophic mouse muscle-fiber action potentials. Amer. J. Physiol. 208, 724 (1965).

296. — — Phase portraits of normal mouse muscle-fiber action potentials in high calcium. Amer. J. Physiol. 208, 732 (1965).

297. FAHIMI, H. D., and C. R. AMARASINGHAM: Cytochemical localization of lactic dehydrogenase in white skeletal muscle. J. Cell Biol. 22, 29 (1964).

298. — and P. ROY: Cytochemical localization of lactate dehydrogenase in muscular dystrophy of the mouse. Science 152, 1761 (1966).

299. FARRELL, P. M., E. L. EYERMAN, and L. L. TUREEN: Comparison of plasma creatine phosphokinase changes in nutritional and genetic muscular dystrophy in the chicken. Ann. N. Y. Acad. Sci. 138, 102 (1966).

300. FARRIAUX, J. P., A. HOSTE, M. P. GUINAMARD, R. HAVEZ, G. FONTAINE et L. CHRISTIAENS: Étude de la lactico-déshydrogénase et de ses iso-enzymes dans la dystrophie musculaire progressive de l'enfant. Pédriatrie 21, 443 (1966).

301. FASSIO, E.: Les manifestations digestives et biliaires des myopathies. Presse méd. 59, 191 (1951).

302. FEISSLI, S., G. FORSTER, G. LAUDAHN, E. SCHMIDT u. F. W. SCHMIDT: Normal-Werte und Alterung von Hauptketten-Enzymen im Serum. Klin. Wschr. 44, 390 (1966).

303. FELSCH, G., O. HOFFMEYER u. G. RICHTER: Herzbeteiligung bei Dystrophia musculorum progressiva Erb. Z. ges. inn. Med. 21, 73 (1966).

304. FENICHEL, G. M., and W. K. ENGEL: Histochemistry of muscle in infantile spinal muscular atrophy. Neurology (Minneap.) 13, 1059 (1963).

305. — A histochemical study of developing human skeletal muscle. Neurology (Minneap.) 16, 741 (1966).

306. FENN, W. O., and M. GOETTSCH: Electrolytes in nutritional muscular dystrophy in rabbits. J. biol. Chem. 120, 41 (1937).

307. FERGUS, E. B., W. R. NICHOLS, L. M. HORNE, and T. S. DANOWSKI: Muscular Dystrophy. VI. Diminished blood sugar and serum electrolyte responses to epinephrine. Amer. J. Dis. Child. 91, 436 (1956).

308. FERRARO, A.: Su la natura disendocrina delle miopatie. Cervello 2, 382 (1923).

309. FEUER, C., and A. FRIGYES: Change of adenosinetriphosphatase activity in the case of muscular dystrophy due to vitamin E-deficiency. Acta physiol. Acad. Sci. hung. 3, 1 (1953).

310. FILDES, R. A., and H. HARRIS: Genetically determined variation of adenylate kinase in man. Nature (Lond.) 209, 261 (1966).

311. FILIPPI, G., and A. MACCIOTTA: Xg blood-groups in muscular dystrophy. Lancet 1967 I, 565.

312. FINK, K.: Biochemical studies of skeletal muscle in mice with hereditary muscular dystrophy. Fed. Proc. 20, 303 (1961).

313. FITCH, C. D., J. D. OATES, and J. S. DINNING: The metabolism of creatine-1-C^{14} by mice with hereditary muscular dystrophy. J. clin. Invest. 40, 850 (1961).

314. — and D. W. SINTON: A study of creatine metabolism in diseases causing muscle wasting. J. clin. Invest. **43**, 444 (1964).
315. FITZPATRICK, K., D. C. PARK, R. J. PENNINGTON, J. ROBINSON and M. WORSFOLD: Further studies on muscle cathepsins. In: Research in Muscular Dystrophy. London: Pitman 1968, p. 374.
316. FLORES, E. F., M. JOHNSON, and P. VALLEDOR: Rev. cuba. Pediat. **21**, 222 (1949).
317. FORSTER, G., and E. JENNY: The phosphofructaldolase test in liver diagnosis. Helv. med. Acta **26**, 673 (1959).
318. — and J. ESCHER: Creatine phosphokinase in the diagnosis of myocardial infarction and myopathies. Helv. med. Acta **28**, 513 (1961).
319. — Liver- and muscle-specific enzyme diagnosis. Schweiz. med. Wschr. **92**, 1422 (1962).
320. — Die diagnostische Bedeutung der Serum-Kreatinkinase. Praxis **52**, 1177 (1963).
321. — Zur Enzymdiagnostik von Herzinfarkt und Myopathien. Schweiz. med. Wschr. **97**, 329 (1967).
322. FOWLER, W. M., S. R. CHOWDHURY, C. M. PEARSON, G. GARDNER, and R. BRATTON: Changes in serum enzyme levels after exercise in trained and untrained subjects. J. appl. Physiol. **17**, 943 (1962).
323. FRIEDMAN, I., and H. A. MATTILL: The oxygen consumption of skeletal muscle from animals deprived of vitamin E. Amer. J. Physiol. **131**, 595 (1941).
324. FRIEDMAN, M. M., and B. LAPAN: Serum aldolase in the neonatal period, including a colorimetric determination of aldolase by standardization with dihydroxyacetone. J. Lab. clin. Med. **51**, 745 (1958).
325. FRIEDRICHS, H. F., u. E. J. KIRNBERGER: Die progressive Muskeldystrophie als Erscheinungsbild eines genbedingten fermentativen Wirknetzes. Ärztl. Forsch. **13**, 454 (1959).
326. FRITZ, I. B., D. G. DAVIS, R. H. HOLTROP, and H. DUNDEE: Fatty acid oxidation by skeletal muscle during rest and activity. Amer. J. Physiol. **194**, 379 (1958).
327. FRITZ, P. J., and K. B. JACOBSON: Lactic dehydrogenases; subfractionation of isozymes. Science **140**, 64 (1963).
328. GABRILOVE, J. L., A. SAITO, L. L. SHANE, and L. J. SOFFER: The urinary excretion of adrenal corticoid metabolites in myotonic dystrophy. J. Mt Sinai Hosp. **30**, 294 (1963).
329. GAILANI, S., T. S. DANOWSKI, and D. S. FISCHER: Muscular dystrophy catheterization studies indicating latent congestive heart failure. Circulation **17**, 583 (1958).
330. GAMBETTI, P., D. KARCHER et A. LOWENTHAL: Protéinogrammes et enzymogrammes de biopsies musculaires humaines. Rev. franç. Étud. clin. biol. **10**, 973 (1965).
331. GANDULLIA, E., e G. GAIERO: L'aminoaciduria nella distrofia muscolare progressiva. Minerva pediat. **15**, 731 (1963).
332. GANZ, H.: Enzymmuster von Kehlkopfmuskeln des Menschen und ihre Bedeutung für deren Funktion an der Glottis. Arch. Ohr.-, Nas.- u. Kehlk.-Heilk. **184**, 10 (1964).
333. GARCIA-BUÑUEL, L., V. M. GARCIA-BUÑUEL, L. GREEN, and D. K. SUBIN: Lactate dehydrogenase forms in denervation and disuse atrophy of red and white muscle. Neurology (Minneap.) **16**, 491 (1966).
334. — — Connective tissue and the pentose phosphate pathway in normal and denervated muscle. Nature (Lond.) **213**, 913 (1967).
335. GARDNER-MEDWIN, D., P. HUDGSON, and J. N. WALTON: Atypical progressive muscular atrophy. Lancet **1967 I**, 113.
336. GAUTIER, E., R. GAUTIER et R. RICHTERICH: Valeur diagnostique d'anomalies d'activités enzymatiques du sérum en pédiatrie. I. Valeurs normales et influence des corticostéroides. Helv. paediat. Acta **17**, 415 (1962).
337. GENTILI, C., J. GALVANI e L. SPETTOLI: Valore dell'aldolasemia quale criterio diagnostico e prognostico nelle miopatie. Recenti Progr. Med. **27**, 93 (1959).
338. — Significato dell'aumento dell'aldolasi nel siero dei distrofici muscolari. Clin. pediat. (Bologna) **41**, 736 (1959).
339. GEORGE, J. C., and R. M. NAIK: Relative distribution and chemical nature of the fuel store of the two types of fibers in the pectoralis major of the pigeon. Nature (Lond.) **181**, 709 (1958).
340. — and K. S. SCARIA: Histochemical demonstration of lipase activity in the pectoralis major muscle of the pigeon. Nature (Lond.) **181**, 783 (1958).

341. —, A. K. Susheela, and N. V. Vallyathan: Cytoplasmic (non-mitochondrial) lactic and succinic dehydrogenases in the red and white muscle fibres. J. Anim. Morph. Physiol. 10, 24 (1963).

342. — Muscle lipase. J. Anim. Morph. Physiol. 11, 233 (1964).

343. Gerber, G. B., G. Gerber, T. R. Koszalka, and V. M. Emmel: Creatine metabolism in vitamin E-deficiency in the rat. Amer. J. Physiol. 202, 453 (1962).

344. —, W. G. Aldrige, T. R. Koszalka, and G. Gerber: Biochemical and autoradiographic studies on DNA metabolism in vitamin E-deficient hamster. J. Nutr. 78, 307 (1962).

345. —, T. R. Koszalka, G. Gerber, and L. L. Miller: Creatine synthesis in perfused liver of vitamin E-deficient rats. Proc. Soc. exp. Biol. (N. Y.) 116, 884 (1964).

346. Gerlach, U.: Pathologischer Übertritt von Sorbitdehydrogenase ins Blut bei Lebererkrankungen. Klin. Wschr. 35, 1144 (1957).

347. — Ergebnisse von Enzymaktivitätsbestimmungen im Serum bei inneren Krankheiten. Dtsch. Arch. klin. Med. 207, 510 (1961).

348. Gerlach, U.: Stoffwechsel der Skelettmuskulatur. Wien. klin. Wschr. 79, 229 (1967).

349. Gerok, W., u. J. Gayer: Die tubuläre Rückresorption der L-Aminosäuren in der Niere des Hundes. Transportmaxima und competitive Hemmung. Klin. Wschr. 39, 540 (1961).

350. Gilbert, R. K., and W. A. Hawk: The incidence of necrosis of muscle fibers in Duchenne type muscular dystrophy. Amer. J. Path. 43, 107 (1963).

351. Gilroy, J., J. L. Cahalan, R. Berman, and M. Newman: Cardiac and pulmonary complications in Duchenne's progressive muscular dystrophy. Circulation 27, 484 (1963).

352. Girkin, G., C. D. Fitch, and J. S. Dinning: Nucleic acid metabolism in mice with hereditary muscular dystrophy. Arch. Biochem. 98, 224 (1962).

353. Giusti, G., A. Ascione u. L. Cacciatore: Vergleichende Untersuchung einiger TPN-abhängiger Dehydrogenasen und anderer Serum-Enzyme bei Patienten mit progressiver Muskeldystrophie. Klin. Wschr. 45, 292 (1967).

354. Gloor, U., and O. Wiss: Fat-soluble vitamins. Ann. Rev. Biochem. 33, 313 (1964).

355. Goettsch, M., and E. F. Brown: Muscle creatine in nutritional muscular dystrophy of the rabbit. J. biol. Chem. 97, 549 (1932).

356. —, J. Lonstein, and J. Hutchinson: Muscle phosphorus in nutritional muscular dystrophy in rabbits. J. biol. Chem. 128, 9 (1939).

357. Golarz, M. N.: Histochemical studies of the muscles of dystrophic mice. Anat. Rec. 136, 198 (1960).

358. —, G. H. Bourne, and H. D. Richardson: Histochemical studies on human muscular dystrophy. J. Histochem. Cytochem. 9, 132 (1961).

359. Gollnick, P. D., P. J. Struck, and T. P. Bogyo: Lactic dehydrogenase activities of rat heart and skeletal muscle after exercise and training. J. appl. Physiol. 22, 623 (1967).

360. Gorbacheva, F. E., i I. M. Sechenon: Aktivnost' al'dolazy primiopatii u detei. (Russ.) Zh. Nevropat. Psikhiat. 63, 958 (1963).

361. Gordon, P., and R. M. Dowben: Catecholamine distribution in mice afflicted with muscular dystrophy. Amer. J. Physiol. 210, 728 (1966).

362. Gortner, R. A., and A. F. Milano: Effects of tocopherol depletion on muscle nuclei acid and creatine levels in the frog. Amer. J. Physiol. 204, 168 (1963).

363. Gotham, J. E., J. T. McHenry, and M. K. Newman: Serum enzymes in 250 cases of myopathy. Amer. J. phys. Med. 41, 234 (1962).

364. Goto, I., H. A. Peters, and H. H. Reese: Pyruvic and lactic acid metabolism in muscular dystrophy, neuropathies and other neuromuscular disorders. Amer. J. med. Sci. 253, 431 (1967).

365. — — — Creatine phosphokinase in neuromuscular disease. Patients and families. Arch. Neurol. (Chic.) 16, 529 (1967).

366. Gould, A., and D. L. Coleman: Accumulation of acetoacetate in muscle homogenates from dystrophic mice. Biochim. biophys. Acta (Amst.) 47, 422 (1961).

367. — — Acetoacetate metabolism in muscle homogenates from normal and dystrophic mice. Arch. Biochem. 96, 408 (1962).

368. GRAIG, F. A., and J. C. SMITH: Serum creatine phosphokinase activity in altered thyroid states. J. clin. Endocr. 25, 723 (1965).
369. GRIFFITHS, P. D.: Serum ATP: creatine phosphotransferase in skeletomuscular disorders with special reference to Duchenne muscular dystrophy. Guy's Hosp. Rep. 114, 401 (1965).
370. — Serum levels of ATP: creatine phosphotransferase (creatine kinase). The normal range and effect of muscular activity. Clin. chim. Acta 13, 413 (1966).
371. GRINIO, L. P., i N. I. PIROGOV: Issledovanie fermentov syvorotki krovi u detei s progressivnoi myshechnoi distrofiei. (Russ.) Zh. Nevropat. Psikhiat. 63, 691 (1963).
372. GROS, H., u. E. J. KIRNBERGER: Stoffwechseluntersuchungen bei progressiver Muskeldystrophie. Klin. Wschr. 30, 780 (1952).
373. — — Störungen der fermentativen Oxydation bei Muskelerkrankungen. Klin. Wschr. 32, 645 (1954).
374. GRUNDMANN, E., u. R. BECKMANN: Zur pathologischen Anatomie der Dystrophia musculorum progressiva Erb. Beitr. path. Anat. 127, 335 (1963).
375. GSELL, O.: Fermente in der klinischen Diagnostik. Münch. med. Wschr. 100, 1161 (1958).
376. GUARNASCHELLI-RAGGIO, A.: La proteinemia nella distrofia muscolare progressiva primitiva. Arch. Stud. Fisiopat. Ricambio 6, 391 (1938).
377. GUTH, L., and P. K. WATSON: The influence of innervation on the soluble proteins of slow and fast muscles of the rat. Exp. Neurol. 17, 107 (1967).
378. HAJEK, I., E. GUTMANN, and I. SYROVY: Proteolytic activity in denervated and reinnervated muscle. Physiol. bohemoslov. 13, 32 (1964).
379. HALDANE, J. B. S.: Mutation in the sex-linked recessive type of muscular dystrophy. A possible sex difference. Ann. hum. Genet. 20, 344 (1955).
380. HALL, C. E., O. HALL, and A. H. NEVIS: Prolongation of survival by parabiosis in strain 129 dystrophic mice. Amer. J. Physiol. 196, 110 (1959).
381. HALLEN, O.: Osseous dystrophy in progressive muscular dystrophy. Proc. 8th Int. Congr. Neurology, Vienna 1965, Tom. II, p. 303.
382. HALONEN, P. I., and A. KONTTINEN: Effect of physical exercise on some enzymes in the serum. Nature (Lond.) 193, 942 (1962).
383. HANTSCHMANN, N., D. MATZELT, H. G. MERTENS u. H. NOWAKOWSKI: Zur Behandlung von Muskelkrankheiten mit anabolen Steroiden. I. Stoffwechseluntersuchungen. Dtsch. med. Wschr. 87, 2619 (1962).
384. HARMAN, P. J., J. P. TASSONI, R. L. CURTIS, and M. B. HOLLINSHEAD: Muscular dystrophy in the mouse. In: Muscular Dystrophy in Man and Animals. Edit. by G. H. BOURNE and N. GOLARZ. New York: Hafner 1963, p. 407.
385. HAUROWITZ, F., and R. L. HARDIN: In: The Proteins. Edit. by H. NEURATH and K. BAILEY. New York: Academic Press 1954, p. 323.
386. HAUSMANOWA-PETRUSEWICZ, I., J. PROT, I. NIEBROJ-DOBOSZ, B. EMERYK, B. WASOWICZ, C. SLUCKA, L. HETNARSKA, B. BANDARZWESKA, and Z. PUCEK: Investigation of healthy relatives of patients with Duchenne type dystrophy. Proc. 8th Int. Congr. Neurology, Vienna 1965, Tom. II, p. 635.
387. — Abgrenzung der progressiven Muskeldystrophie von den entzündlichen Muskelerkrankungen. In: Progressive Muskeldystrophie, Myotonie, Myasthenie. Hrsg. von E. KUHN. Berlin-Heidelberg-New York: Springer 1966, S. 115.
388. HAZZARD, W. R., and S. L. LEONARD: Phosphoglucomutase activity in hereditary muscular dystrophy in mice. Proc. Soc. exp. Biol. (N. Y.) 102, 720 (1959).
389. — — Phosphoglucomutase activity in skeletal muscles of vitamin E-deficient chicks. Proc. Soc. exp. Biol. (N. Y.) 106, 839 (1961).
390. HEINRICH, M. R., and H. A. MATTILL: The creatine content of the liver in the muscular dystrophy of vitamin E-deficiency. J. biol. Chem. 178, 911 (1949).
391. HENNEMAN, E., and C. B. OLSON: Relations between structure and function in the design of skeletal muscles. J. Neurophysiol. 28, 581 (1965).
392. HERRMANN, H., U. R. KONIGSBERG, and G. ROBINSON: Observations on culture in vitro of normal and dystrophic muscle tissue. Proc. Soc. exp. Biol. (N. Y.) 105, 217 (1960).

393. HERSCHBERG, A. D., R. COIRAULT et J. GIBOUDEAU: Étude hormonale de la myopathie progressive de Duchenne. I. Les androgènes et les corticoides. Ann. Endocr. (Paris) 25, 529 (1964).
394. — Rev. franç. Endocr. clin. 5, 354 (1964).
395. — u. R. COIRAULT: Innere Sekretion und Kohlenhydratstoffwechsel bei der Dystrophia musculorum progressiva Duchenne-Erb. In: Myopathien. Hrsg. von R. BECKMANN. Stuttgart: G. Thieme 1965, S. 127.
396. HESS, B.: Enzyme im Blutplasma. Stuttgart: G. Thieme 1962.
397. HESS, J. W., and R. P. MacDONALD: Serum creatine phosphokinase activity. A new diagnostic aid in myocardial and skeletal muscle disease. J. Mich. med. Soc. 62, 1095 (1963).
398. — —, R. J. FREDERICK, R. N. JONES, J. NEELY, and R. GROSS: Serum creatine phosphokinase (CPK) activity in disorders of heart and skeletal muscle. Ann. intern. Med. 61, 1015 (1964).
399. — Phosphorylase activity and glycogen, glucose-6-phosphate and lactic acid content of human skeletal muscle in various myopathies. J. Lab. clin. Med. 66, 452 (1965).
400. HESS, R., and A. G. E. PEARSE: Dissociation of uridine diphosphate glucose-glycogen transglucosylase from phosphorylase activity in individual muscle fibers. Proc. Soc. exp. Biol. (N. Y.) 107, 569 (1961).
401. HEYCK, H., G. LAUDAHN u. C. J. LÜDERS: Fermentaktivitätsbestimmungen in der gesunden menschlichen Muskulatur und bei Myopathien. II. Enzymaktivitätsveränderungen im Muskel bei Dystrophia musculorum progressiva. Klin. Wschr. 41, 500 (1963).
402. — — Fermentaktivitätsbestimmungen in der gesunden menschlichen Muskulatur und bei Myopathien. III. Enzymaktivitätsänderungen im Serum bei Dystrophia musculorum progressiva. Klin. Wschr. 41, 905 (1963).
403. — — Fermentchemische Serumbefunde bei Myopathien. In: Myopathien. Hrsg. von R. BECKMANN. Stuttgart: G. Thieme 1965, S. 176.
404. — — Serum- und Muskelgewebs-Enzymbefunde bei Myopathien, insbesondere Dystrophia musculorum progressiva. Proc. 8th Congr. Neurology, Vienna 1965, Tom. II, p. 505.
405. — —, C. J. LÜDERS, H. MÜLLER-STEPHANN, and P. SCHMIDT-PETER: Anabolic steroids and digitoxin in the treatment of progressive muscular dystrophy. Acta paediat. scand. 54, 205 (1965).
406. — — u. P. M. CARSTEN: Enzymaktivitätsbestimmungen bei Dystrophia musculorum progressiva. IV. Die Serumenzymkinetik im präklinischen Stadium des Typus Duchenne während der ersten 2 Lebensjahre. Klin. Wschr. 44, 695 (1966).
407. —, C. J. LÜDERS u. G. LAUDAHN: Beitrag zur Dystrophia musculorum progressiva. V. Histologische Befunde im präklinischen Stadium der Dystrophia musculorum progressiva Typ Duchenne. Klin. Wschr. 44, 813 (1966).
408. — Abgrenzung der progressiven Muskeldystrophie von den erblichen spinalen Muskelerkrankungen. Mitteilung eines spinalen Krankheitsbildes mit „Riesenmuskelfasern". In: Progressive Muskeldystrophie, Myotonie, Myasthenie. Hrsg. von E. KUHN. Berlin-Heidelberg-New York: Springer 1966, S. 120.
409. — and G. LAUDAHN: Muscle and serum enzymes in muscular dystrophy and neurogenic muscular atrophy. A comparative study. In: Exploratory Concepts in Muscular Dystrophy and Related Disorders. Edit. by A. T. MILHORAT. Excerpta Medica Foundation, Amsterdam, Int. Congr. Ser. 147, 232 (1967).
410. HICKMAN, K. C. D., and P. L. HARRIS: Tocopherol Interrelationships. Advanc. Enzymol. 6, 469 (1946).
411. HOAGLAND, C. L., H. GILDER, and R. E. SHANK: Synthesis, storage and excretion of creatine, creatinine, and glycocyamine in progressive muscular dystrophy, and the effects of certain hormones on these processes. J. exp. Med. 81, 423 (1945).
412. — Some biochemical problems posed by a disease of muscle. In: GREEN's Currents in Biochemical Research. New York: Interscience 1946, p. 413.
413. — States of altered metabolism in diseases of muscle. Advanc. Enzymol. 6, 193 (1946).
414. HOGAN, E.L., D. M. DAWSON, and F. C. A. ROMANUL: Enzymatic changes in denervated muscle. II. Biochemical studies. Arch. Neurol. (Chic.) 13, 274 (1965).

415. HOGUE, D. E., J. F. PROCTOR, R. G. WARNER, and J. K. LOOSLI: Relation of selenium, vitamin E and an unidentified factor to muscular dystrophy (stiff-lamb or white-muscle disease) in the lamb. J. Animal Sci. **21**, 25 (1962).

416. HOLLIDAY, T. A., V. S. ASMUNDSON, and L. M. JULIAN: Plasma creatine phosphokinase activity of chickens with hereditary muscular dystrophy. Enzym. biol. clin. **5**, 209 (1965).

417. HOLLOSZY, J. O.: Effects of exercise on mitochondrial oxygen uptake and respiratory enzyme activity in skeletal muscle. J. biol. Chem. **242**, 2278 (1967).

418. HOLMAN, R. T., H. MOHRHAUER, E. G. HILL, and W. O. CASTER: Muscular dystrophy. A problem in polyunsaturated fatty acid metabolism? Amer. J. clin. Nutr. **16**, 453 (1965).

419. HOMBURGER, F., C. W. NIXON, M. EPPENBERGER, and J. R. BAKER: Hereditary myopathy in the Syrian hamster: studies on pathogenesis. Ann. N. Y. Acad. Sci. **138**, 14 (1966).

420. —, J. R. BAKER, G. F. WILGRAM, J. B. CAULFIED, and C. W. NIXON: Hereditary dystrophy-like myopathy. The histopathology of hereditary dystrophy-like myopathy in Syrian hamsters. Arch. Path. **81**, 302 (1966).

421. HOOEY, M. A., and L. M. JERRY: The cardiomyopathy of muscular dystrophy: Report of two cases with a review of the literature. Canad. med. Ass. J. **90**, 771 (1964).

422. HOOFT, C., P. DE LAEY, and Y. LAMBERT: Étude comparative de l'activité enzymatique du tissu musculaire de l'enfant normal et d'enfants atteints de dystrophie musculaire progressive aux différents stades de la maladie. Rev. franç. Étud. clin. biol. **11**, 510 (1966).

423. HOOTON, B. T., and D. C. WATTS: A modified creatine kinase from dystrophic mouse skeletal muscle. Biochem. J. **99**, 53 p (1966).

424. — — Adenosine 5'-triphosphate-creatine phosphotransferase from dystrophic mouse skeletal muscle. A genetic lesion associated with the catalytic-site thiol group. Biochem. J. **100**, 637 (1966).

425. — — Levels of protein and non-protein sulphydryl groups in the skeletal muscle of normal and dystrophic Bar Harbor mice. Clin. chim. Acta **16**, 173 (1967).

426. HORVATH, B., L. BERG, D. J. CUMMINGS, and G. M. SHY: Muscular dystrophy. Cation concentrations in residual muscle. J. appl. Physiol. **8**, 22 (1955).

427. — Muscle proteins in dystrophy. Neurology (Minneap.) **8**, Suppl. 1, 52 (1958).

428. — and J. B. PROCTOR: Muscular dystrophy. Quantitative studies on the composition of dystrophic muscle. Res. Publ. Ass. nerv. ment. Dis. **38**, 740 (1960).

429. HOSEIN, E. A., E. POWELL, G. PEREL, and S. EISENSTEIN: Biochemical changes in rat skeletal muscle following intramuscular injections of the ethyl ester of gamma butyrobetaine. Rev. canad. Biol. **21**, 489 (1962).

430. HOSENFELD, D. J., U. WIESMANN, and R. RICHTERICH: Plasma creatine kinase activity in mice with hereditary muscular dystrophy. Enzym. biol. clin. **2**, 246 (1962/63).

431. HOTTINGER, A., u. H. BERGER: Freie alpha-Aminosäuren in Serum und Urin bei progressiver Muskeldystrophie (eine Familienuntersuchung). In: Myopathien. Hrsg. von R. BECKMANN. Stuttgart: G. Thieme 1965, S. 144.

432. HUGHES, B. P.: Studies on the starch gel electrophoresis of some human muscle proteins. Clin. chim. Acta **6**, 794 (1961).

433. — Serum enzymes in carriers of muscular dystrophy. Brit. med. J. **1962 II**, 963.

434. — Some biochemical aspects of the myopathies. Postgrad. med. J. **41**, 313 (1965).

435. — Phospholipids. A biochemical approach to the problem of muscle disease. Curr. Med. Drugs **6**, 3 (1966).

436. HUMMEL, J. P., and D. H. BASINSKI: The in vitro effect of tocopherol phosphate on the respiration of muscle from normal and dystrophic rabbits. J. biol. Chem. **172**, 417 (1948).

437. — Oxidative phosphorylation processes in nutritional muscular dystrophy. J. biol. Chem. **172**, 421 (1948).

438. — and R. S. MELVILLE: Respiration and glycolysis of rabbit muscle in vitamin E-deficiency. J. biol. Chem. **191**, 391 (1951).

439. HUNTER, A.: Creatine and Creatinine. New York: Lingmans-Green 1928.
440. HURLEY, K. E., and R. J. WILLIAMS: Urinary amino acids, creatinine and phosphate in muscular dystrophy. Arch. Biochem. **54**, 384 (1955).
441. HURWITZ, S.: Primary myopathies. Report of 36 cases and review of the literature. Arch. Neurol. (Chic.) **36**, 1294 (1936).
442. HUSTRULID, R., and J. CLAUSEN: Lactate dehydrogenase isoenzymes in muscular development of man and in nerve degeneration. Acta neurol. scand. **41**, 431 (1965).
443. HUVOS, A. G., and W. PRUZANSKI: Smooth muscle involvement in primary muscle disease. II. Progressive muscular dystrophy. Arch. Path. **83**, 234 (1967).
444. IDEO, G., P. M. MANNUCCI, G. SPANO, A. CAO ed A. MACCIOTTA: Gli isoenzimi della malatodeidrogenasi (MDH) del muscolo normale fetale, adulto e di soggetti affetti da distrofia muscolare progressiva tipo Duchenne. Boll. Soc. ital. Biol. sper. **42**, 691 (1966).
445. — ed A. CAO: Caratterizzazione cromatografica su DEAE-Sephadex della fruttosio-1,6-difosfato aldolasi del muscolo adulto normale, fetale e di soggetti affetti da distrofia muscolare progressiva tipo Duchenne. Boll. Soc. ital. Biol. sper. **42**, 693 (1966).
446. INDOVINA, I.: Sul ricambio del ferro nei miopatici primitivi comportamento del ferro nel siero nei miopatici e sue variazioni giornaliere. Boll. Soc. ital. Biol. sper. **23**, 395 (1947).
447. — e C. PATTAVINA: La distribuzione del Fe^{59} incettato endovena nelle ferroproteine dei soggetti affetti da distrofia muscolare progressiva. Boll. Soc. ital. Biol. sper. **29**, 762 (1953).
448. — — Fisiopatologia dei Pentosi nel Sangre. Catania: Ediz. Minerva 1956.
449. IONASESCU, V., et N. LUCA: Contributions à l'étude des modifications électrophorétiques sériques dans les myopathies. Rev. neurol. **102**, 253 (1960).
450. — — Serum aldolase activity in degenerative neurological diseases. Acta neurol. scand. **38**, Suppl. I, 77 (1962).
451. — — Investigations on carbohydrate metabolism in progressive muscular dystrophies. Psychiat. et Neurol. (Basel) **146**, 309 (1963).
452. — — Studies on carbohydrate metabolism in amyotrophic lateral sclerosis and hereditary proximal spinal muscular atrophy. Acta neurol. scand. **40**, 47 (1964).
453. — — Studies on carbohydrate metabolism in muscular diseases in conditions of ischaemic work. Psychiat. et Neurol. (Basel) **149**, 375 (1965).
454. — — Étude de l'aldolase sérique dans les familles des myopathes. Considérations de génétique biochimique. Rev. roum. Neurol. **3**, 217 (1966).
455. — — Espace extracellulaire et assimilation du glucose dans les myopathies et les affections neurogènes amyotrophinantes. Psychiat. et Neurol. (Basel) **151**, 328 (1966).
456. IWASHITA, H., and Y. OHTA: Serum-creatine-phosphokinase levels. Lancet **1967 I**, 621.
457. JACINA, J., E. MATHÉOVA, V. TISCHLER, C. HORAK u. M. KOMORAS: Serum-Enzyme bei Müttern während der Geburt und bei Neugeborenen. I. Aktivität der Serum-Transaminasen für Glutamat-Oxalazetat und Glutamat-Pyruvat. Zbl. Gynäk. **87**, 967 (1965).
458. JACKSON, A., and M. J. O'DONNELL: Progressive muscular dystrophy with 1 : 1 atrial flutter. Amer. Heart J. **59**, 277 (1960).
459. JACKSON, C. E., and W. D. BLOCK: Pyelonephritis and hypertension in unilateral renal disease. J. Lab. clin. Med. **48**, 820 (1956).
460. — and J. H. CAREY: Progressive muscular dystrophy: autosomal recessive type. Pediatrics **28**, 77 (1961).
461. JACOB, W., u. J. NEUHAUS: Die Aktivität der Serumaldolase bei der progressiven Muskeldystrophie (Erb). Klin. Wschr. **32**, 923 (1954).
462. JACOBI, H. P., S. ROSENBLATT, V. M. WILDER, and S. MORGULIS: Enzyme studies on rabbits with incipient muscle dystrophy. Arch. Biochem. **27**, 19 (1950).
463. JACOBS, H., H. W. HELDT, and M. KLINGENBERG: High activity of creatine kinase in mitochondria from muscle and brain and evidence for a separate mitochondrial isoenzyme of creatine kinase. Biochem. biophys. Res. Commun. **16**, 516 (1964).
464. JAMES, TH. N.: Observations on the cardiovascular involvement, including the cardiac conduction system, in progressive muscular dystrophy. Amer. Heart J. **63**, 48 (1962).
465. JANAKI, S., and A. K. SUSHEELA: Enzyme histochemistry of muscle, with special reference to the Duchenne type of muscular dystrophy (A preliminary communication). Neurology (Bombay) **14**, 174 (1966).

466. JANNEY, N. W., S. P. GOODHART, and V. I. ISAACSON: The endocrine origin of muscular dystrophy. Arch. intern. Med. 21, 188 (1918).
467. JASMIN, G., et M. GREGOIRE: Étude histochimique des lésions musculaires dans divers types de myopathies. Neuro-chirurgie 10, 465 (1964).
468. JENKINS, K. J.: Ketone body metabolism in nutritional myopathy. Canad. J. Biochem. 42, 1153 (1964).
469. JERUSALEM, F.: Die bioptisch-histologische Differential-Diagnose der Polymyositis und der progressiven Muskeldystrophie. Dtsch. Z. Nervenheilk. 191, 125 (1967).
470. JOHNSTON, H. A., J. H. WILKINSON, W. A. WITHYCOMBE et al.: Alpha-hydroxybutyrate dehydrogenase activity in sex-linked muscular dystrophy. J. clin. Path. 19, 250 (1966).
471. JORDAN, J. P., F. H. KRATZER, and N. S. ZARGHAMI: Lipid composition of the pectoral muscles of chickens with inherited muscular dystrophy. Proc. Soc. exp. Biol. (N. Y.) 116, 243 (1964).
472. JULIAN, L. M., and V. S. ASMUNDSON: Anatomical expression of genes of muscular dystrophy in heterozygous chickens. Anat. Rec. 136, 218 (1960).
473. — — Muscular dystrophy of the chicken. In: Muscular Dystrophy in Man and Animals. Edit. by G. H. BOURNE and N. GOLARZ. New York: Hafner 1963, p. 458.
474. JUNGBECK, H.: Die Bedeutung der Serumcholinesterase. Die Beziehungen der Serumcholinesterase, der Pantothensäure und des Methionins zur Antikörperbildung. Dissertation, München 1952.
475. KABARA, J. J.: Brain cholesterol. V. Effect of hereditary dystrophia muscularis on acetate incorporation. Tex. Rep. Biol. Med. 22, 126 (1964).
476. — Brain cholesterol. VI. The effect of hereditary dystrophia muscularis on (C 14) leucine and (2-3 H) acetate incorporation. Tex. Rep. Biol. Med. 22, 134 (1964).
477. — Brain cholesterol. VII. The effect of hereditary dystrophia muscularis on (2-14 C) mevalonic and (2-3 H) acetate incorporation. Tex. Rep. Biol. Med. 22, 143 (1964).
478. KABOTH, W.: Zur Pathomorphologie der Myopathien und über einen Fall von Herzbeteiligung bei progressiver Muskeldystrophie. Med. Welt (Stuttg.) 1963, 1302.
479. KAESER, H. E.: Das Verhalten der Serum-Glutamat-Oxalacetat-Transaminase bei Myopathien und neurogenen Muskelatrophien. Dtsch. Z. Nervenheilk. 179, 353 (1959).
480. — Serum-Transaminasebestimmungen bei der progressiven Muskeldystrophie mit besonderer Berücksichtigung der Untergruppen von Becker. Ann. paediat. (Basel) 195, 1 (1960).
481. KALDOR, G., and J. GITLIN: ATPase, myokinase, 5′adenylic acid deaminase activity and syneresis of the dystrophic mouse. Proc. Soc. exp. Biol. (N. Y.) 113, 802 (1963).
482. KANDUTSCH, A. A., and A. E. RUSSELL: Creatine and creatinine in tissues and urine of mice with hereditary muscular dystrophy. Amer. J. Physiol. 194, 553 (1958).
483. KAPLAN, N. O., and R. D. CAHN: Lactic dehydrogenases and muscular dystrophy in chicken. Proc. nat. Acad. Sci. (Wash.) 48, 2123 (1962).
484. KAR, N. C., and C. M. PEARSON: Developmental changes and heterogeneity of lactic and malic dehydrogenases of human skeletal muscles and other organs. Proc. nat. Acad. Sci. (Wash.) 50, 995 (1963).
485. — — Glutamic oxalacetic transaminase isoenzymes in human myopathies. Proc. Soc. exp. Biol. (N. Y.) 116, 733 (1964).
486. — — Creatine phosphokinase isoenzymes in muscle in human myopathies. Amer. J. clin. Path. 43, 207 (1965).
487. — — Activation of creatine phosphokinase by sulfhydryl compounds in normal and muscular dystrophy sera. Proc. Soc. exp. Biol. (N. Y.) 118, 662 (1965).
488. KARE, M. R.: Phosphocreatine in red and white muscle. Proc. Soc. exp. Biol. (N. Y.) 77, 692 (1951).
489. KATZ, A. M., and W. KALOW: Abnormal isoenzyme patterns in human myopathies. Nature (Lond.) 209, 1349 (1966).
490. KELLY, S., W. KELLY, and H. L. SWIFT: Serum creatine phosphokinase in four generations of a muscular dystrophy family. Amer. J. clin. Path. 45, 377 (1966).
491. KENDRICK-JONES, J., and S. V. PERRY: Enzymatic adaptation to contractile activity in skeletal muscle. Nature (Lond.) 208, 1068 (1965).
492. — — Protein synthesis and enzyme response to contractile activity in skeletal muscle. Nature (Lond.) 213, 406 (1967).

493. KESSLER, G., M. B. HERMEL, and J. GERSHON-COHEN: Serum glutamic oxaloacetic transaminase activity after whole body irradiation. Proc. Soc. exp. Biol. (N. Y.) 98, 201 (1958).

494. KIBRICK, A. C., C. Q. HASHIRO, R. S. SCHUTZ, M. I. WALTERS, and A. T. MILHORAT: Prolylhydroxyproline in urine: Its determination and observations in muscular dystrophy. Clin. chim. Acta 10, 344 (1964).

495. KILBURN, K. H., J. EAGAN, H. SIEKER, and A. HEYMAN: Cardiopulmonary insufficiency in myotonic and progressive muscular dystrophy. New Engl. J. Med. 261, 1089 (1959).

496. KIVIRIKKO, K. I., and O. LAITINEN: Clinical significance of urinary hydroxyproline determinations in children. Ann. paediat. Fenn. 11, 148 (1965).

497. KLEINE, T. O., u. H. CHLOND: Zur Pathogenese der progressiven Muskeldystrophie (Erb). Med. Klin. 59, 641 (1964).

498. — Zur Lokalisation der Creatinkinase (CK) in Mitochondrien und Mikrosomen von Skeletmuskel, Herz und Hirnrinde des Menschen. Klin. Wschr. 43, 504 (1965).

499. — u. H. CHLOND: NADHP- und NADH-spezifische Glutathionreduktase (GSSGR)-Aktivität im Serum und Muskel von Muskeldystrophikern (Erb). Clin. chim. Acta 13, 407 (1966).

500. — — Die Aktivität der Myokinase (Adenylatkinase) und der Creatinkinase im Serum und Muskel bei der progressiven Muskeldystrophie (Erb). Klin. Wschr. 44, 103 (1966).

501. — — Enzymmuster gesunder Skelett-, Herz- und glatter Muskulatur des Menschen sowie ihrer pathologischen Veränderungen mit besonderer Berücksichtigung der progressiven Muskeldystrophie (Erb). Clin. chim. Acta 15, 19 (1967).

502. — Enzymmuster gesunder und pathologisch veränderter Muskeln des Menschen. Z. klin. Chem. 5, 244 (1967).

503. KNOLL, P.: Über protoplasmaarme und protoplasmareiche Muskulatur. Denkschr. Wiss. Wien. math.-nat. Kl. 58, 633 (1891).

504. KNOWLTON, G. C., and H. M. HINES: The respiratory metabolism of atrophic muscle. Amer. J. Physiol. 109, 200 (1934).

505. KOLB, P., u. C. S. So: Serum-Enzyme (GOT, GPT, LDH, CPK, ALD) bei Friedreichscher Ataxie. Klin. Wschr. 42, 1246 (1964).

506. KONDO, F.: Clin. Neurol. 5, 695 (1965).

507. —, E. ABE, M. IKEDA, and S. MUE: Occasional appearance of diphosphopyridine nucleotide in urine of patients with progressive muscular dystrophy. Tohoku J. exp. Med. 91, 191 (1967).

508. KONIECZNY, L., J. NOWORYTKO u. M. SARNECKA-KELLER: Untersuchungen über die chemische Symptomatologie der progressiven Muskeldystrophie. Pol. Arch. Med. wewnet. 28, 1579 (1958).

509. KORTING, G. W., G. WEBER u. H. WERLE: Enzympathologische Beobachtungen bei Dermatomyositis. Hautarzt 13, 485 (1962).

510. KOSZALKA, T. R.: Relation of vitamin E to proteolytic and autolytic activity of skeletal muscle. J. Nutr. 73, 78 (1961).

511. KOVE, S., S. GOLDSTEIN, and F. WROBLEWSKI: Activity of glutamic-oxaloacetic transaminase in the serum in the neonatal period. Pediatrics 20, 584 (1957).

512. — — — Measurement of activity of transaminases in the serum as an aid in differential diagnosis of jaundice in the neonatal period. Pediatrics 20, 590 (1957).

513. KRIEG, U., u. E. KIRSTEN: Freie Aminosäuren im roten und weißen Muskel vom Kaninchen. Biochem. Z. 341, 543 (1965).

514. KRÜGER, P., F. DUSPIVA u. F. FURLINGER: Tetanus und Tonus der Skeletmuskeln des Frosches, eine histologische, reizphysiologische und chemische Untersuchung. Arch. Physiol. 231, 750 (1933).

515. KRUH, J., J. C. DREYFUS, G. SCHAPIRA, and G. O. GEY: Abnormalities of muscle protein metabolism in mice with muscular dystrophy. J. clin. Invest. 39, 1180 (1960).

516. KRUPNICK, A. B., C. M. CASA, and H. ROSENKRANTZ: Nucleic acid content in nutritional muscular dystrophy. Arch. Biochem. 106, 89 (1964).

517. KRYSCHOWA, N., u. W. ABOWJAN: Zur Frage der Heredität der Pseudohypertrophie Duchenne. Z. ges. Neurol. Psychiat. 150, 421 (1934).

518. KUDO, A.: Studies on muscle phosphorylase activity in progressive muscular dystrophy. J. Jap. Orthop. Ass. **38**, 951 (1965).
519. KÜSTNER, W., A. PAETZEL u. J. WEINREICH: Veränderungen der Kreatinphosphokinase-Aktivität im Serum bei körperlicher Belastung. Med. Klin. **61**, 1858 (1966).
520. KUHLBÄCK, B.: Creatine and creatinine metabolism in thyrotoxicosis and hypothyroidism. Acta med. scand. **159**, Suppl. 331, 1 (1957).
521. KUHN, E., u. W. WÖRNER: Die Serum-Transaminasen bei Patienten mit myotonischer Dystrophie. Z. klin. Med. **155**, 544 (1959).
522. — Aldolase-Bestimmungen im Serum bei myotonischer Dystrophie. Klin. Wschr. **37**, 236 (1959).
523. — u. W. WÖRNER: Intermediärstoffwechseluntersuchungen bei myotonischer Dystrophie. Milchsäure, Brenztraubensäure, Milchsäuredehydrogenase und Äpfelsäuredehydrogenase. Nervenarzt **32**, 182 (1961).
524. — Endokrinologische Untersuchungen bei myotonischer Dystrophie. Endokrinologie **41**, 153 (1961).
525. — Endokrinologische Untersuchungen bei myotonischer Dystrophie. Endokrinologie **41**, 307 (1961).
526. —, H. G. STEHLIN u. W. STEIN: Kreatinphosphokinase (CPK) im Serum bei myotonischer Dystrophie. Klin. Wschr. **40**, 741 (1962).
527. — Muskelerkrankungen und Aktivität der Aldolase, der Glutamat-Oxalacetat-Transaminase (GOT), Glutamat-Pyruvat-Transaminase (GPT), Laktatdehydrogenase (LDH) und der Kreatinphosphokinase (CPK) im Serum. In: Medizin und Ernährung, aus: Bedeutung und Grenzen der Enzymdiagnostik im Serum. Lochham: Pallas-Verlag 1964, S. 3.
528. LAEY, P. DE: Certains mécanismes biochimiques de la dystrophie musculaire progressive. Arch. franç. Pédiat. **22**, 130 (1965).
529. LAFERTE, R. O., H. ROSENKRANTZ, and L. BERLINGUET: Transamination in muscular dystrophy and the effect of exogenous glutamate. A study of vitamin E-deficient rabbits and mice with hereditary dystrophy. Canad. J. Biochem. **41**, 1423 (1963).
530. LAGUENS, R.: Satellite cells of skeletal muscle fibers in human progressive muscular dystrophy. Virchows Arch. path. Anat. **336**, 564 (1963).
531. LAIRD, J. L., and R. F. TIMMER: Homotransplantation of dystrophic and normal muscle. Arch. Path. **80**, 442 (1965).
532. LAMBERT, Y.: Stade préclinique de la dystrophie musculaire progressive. Arch. franç. Pédiat. **22**, 129 (1965).
533. LAMY, M., et J. DE GROUCHY: L'hérédité de la myopathie (Formes basses). J. Génét. hum. **3**, 219 (1954).
534. LAPAN, B., and M. M. FRIEDMAN: A comparative study of fetal and maternal serum enzyme levels. J. Lab. clin. Med. **54**, 417 (1959).
535. LAPRESLE, I.: Microscopie électronique. Sur un type particulier de disposition myofibrillaire observé au microscope électronique dans un cas d'amyotrophie Charcot-Marie-Tooth. C. R. Soc. Biol. (Paris) **159**, 568 (1965).
536. LARON, Z., and A. KOWADLO: Fat-mobilizing effect of testosterone. Metabolism **12**, 588 (1963).
537. — — Further evidence for all fat mobilizing effect of androgens. Acta endocr. (Kbh.) **45**, 427 (1964).
538. LAUDAHN, G.: Fermentaktivitäten und Konzentration von Stoffwechselzwischenprodukten im Blut bei Leber- und Herzkrankheiten. Klin. Wschr. **37**, 850 (1959).
539. — Tierexperimentelle und biochemische Untersuchungen zur Ursache der gesteigerten Fermentaktivität im Blut bei Leberkrankheiten. Z. Ges. exp. Med. **132**, 346 (1959).
540. — Zur Biochemie der progressiven Muskeldystrophie. Vergleichende enzymatische Untersuchungen in Skeletmuskulatur, Serum und Vollblut von Gesunden und Patienten mit progressiver Muskeldystrophie. Habilitationsschrift, Freie Universität Berlin 1963.
541. — u. H. HEYCK: Fermentaktivitätsbestimmungen in der gesunden menschlichen Muskulatur und bei Myopathien. I. Enzymmuster und intracelluläre Verteilung von Enzymen im gesunden Skeletmuskel. Klin. Wschr. **41**, 493 (1963).
542. — Bestimmung der Glutaminsäure-Dehydrogenase-Aktivität im Serum bei verschiedenen inneren Krankheiten. Klin. Wschr. **41**, 618 (1963).

543. — Fortschritte und Grenzen der klinischen Serumenzymdiagnostik. Berl. Med. **15**, 701 (1964).

544. — u. H. J. MALLACH: Untersuchungen zur postmortalen Aktivität von Hauptkettenenzymen in menschlicher Skeletmuskulatur. Klin. Wschr. **43**, 959 (1965).

545. — u. H. HEYCK: Muskelenzymbefunde bei progressiver Muskeldystrophie. In: Myopathien. Hrsg. von R. BECKMANN. Stuttgart: G. Thieme 1965, S. 165.

546. — Zur Biochemie der progressiven Muskeldystrophie. Fortschr. Med. **84**, 429 (1966).

547. —, H. HEYCK u. F. FEUSTEL: Enzyme im Serum bei Muskelkrankheiten. In: Praktische Enzymologie. Grundlagen, Gesichertes und Grenzen. Hrsg. von F. W. SCHMIDT. Bern u. Stuttgart: Huber 1968, S. 249.

548. LAURENT, R., J. C. DREYFUS et G. SCHAPIRA: Électrophorèse de myoglobines. Influence de la section nerveuse. Bull. Soc. Chim. biol. (Paris) **43**, 416 (1961).

549. LAURYSSENS, M. G., M. J. LAURYSSENS, and H. A. ZONDAG: Electrophoretic distribution pattern of lactate dehydrogenase in mouse and human muscular dystrophy. Clin. chim. Acta **9**, 276 (1964).

550. LEIPERT, T., u. T. WANKO: Zur Frage der Hypoxie bei progressiver Muskeldystrophie. Acta neuroveg. (Wien) **13**, 93 (1956).

551. LEONARD, S. L.: Phosphorylase and glykogen levels in skeletal muscle of mice with hereditary myopathy. Proc. Soc. exp. Biol. (N. Y.) **96**, 720 (1957).

552. LEULIER, A., et B. POMME: Sur le taux du potassium musculaire à l'état normal et dans quelques affections neurologiques. C. R. Soc. Biol. (Paris) **109**, 743 (1932).

553. — — et A. BERNARD: Recherches sur le taux du potassium musculaire chez l'homme. C. R. Soc. Biol. (Paris) **119**, 201 (1935).

554. LEVENE, P. A., and L. KRISTELLER: Factors regulating the creatinin output in man. Amer. J. Physiol. **24**, 45 (1909).

555. LEVI, M., e N. D'ERAMO: Studio sulle malattie neuromuscolari. Osservazioni sul comportamento dei sistemi endocrino e neurovegetativo. Rass. clin.-sci. Ist. biochim. ital. **34**, 111 (1958).

556. LEVIN, S., G. S. BAENS, and T. WEINBERG: The heart in pseudohypertrophic muscular dystrophy. J. Pediat. **55**, 460 (1959).

557. LEYBURN, P., W. H. THOMSON, and J. N. WALTON: An investigation of the carrier state in the Duchenne type muscular dystrophy. Ann. hum. Genet. **25**, 41 (1961).

558. LIEBERMAN, J., I. I. LASKY, S. I. DULKIN, and O. E. LOBSTEIN: Serum glutamic oxaloacetic transaminase activity in conditions associated with myocardial infarction. 1. Bodily trauma. 2. Cerebral vascular accidents and congestive heart failure. Ann. intern. Med. **46**, 405, 497 (1957).

559. LILIENTHAL, J. L., and K. L. ZIERLER: Diseases of muscle. In: Biochemical Disorders in Human Disease. Edit. by R. H. S. THOMPSON and E. J. KING. New York: Academic Press 1957, p. 445.

560. LINDSAY, D. T.: Isozymic patterns and properties of lactate dehydrogenase from developing tissues of the chicken. J. exp. Zool. **152**, 75 (1963).

561. LING, G.: Muscle electrolytes. Amer. J. phys. Med. **34**, 89 (1955).

562. LÖWENTHAL, A., et M. VAN SANDE: Application de la microélectrophorèse sur papier à l'étude des protéines sériques chez des patients atteints d'affections musculaires. Acta neurol. belg. **54**, 864 (1954).

563. — — Nouvelles déterminations de fractions protéiniques dans le sérum de patients atteints d'affections musculaires. Rev. franç. Étud. clin. biol. **1**, 765 (1956).

564. — — and D. KARCHER: Heterogeneity of lactic and malic dehydrogenase in serum, cerebrospinal fluid, and brain extracts in man and sheep. Ann. N. Y. Acad. Sci. **94**, 988 (1961).

565. —, D. KARCHER, M. VAN SANDE et M. WINTGENS: Distribution des isoenzymes de la lactico-déhydrogénase dans le cerveau du fœtus humain et dans le liquide céphalorachidien du nouveau-né. Acta neurol. belg. **66**, 553 (1966).

566. LOUW, A., and H. E. NIELSEN: Paroxysmal hemoglobinuria. Acta med. scand. **117**, 424 (1944).

567. LOWENSTEIN, A. S., S. R. ARBEIT, and I. L. RUBIN: Cardiac involvement in progressive muscular dystrophy. An electrocardiographic and ballistocardiographic study. Amer. J. Cardiol. **9**, 528 (1962).

568. Lucas, G. J., and F. M. Forster: Charcot-Marie-Tooth disease with associated myopathy. A report of a family. Neurology (Minneap.) **12**, 629 (1962).
569. Luckner, H.: Experimentelle E-Avitaminose — Modell von Myopathien ? Dtsch. Z. Nervenheilk. **173**, 525 (1955).
570. Ludwig, O., u. I. Warlamidis: Myocardläsion bei Dystrophia musculorum progressiva Erb. Wien. med. Wschr. **117**, 271 (1967).
571. Luzzatto, A., e G. Casirola: Rilievi sulla attivita fosfatasiche seriche in soggetti affetti da distrofia muscolare progressiva. Riv. Pat. nerv. ment. **75**, 357 (1954).
572. — e M. Lodigiani: Rilievi sul significato della iperpiruvicemia nella distrofia muscolare progressiva. Minerva med. **45**, 725 (1954).
573. — E. Ramelli: L'iperpiruvicemia nella distrofia muscolare progressiva a una caratteristica genica ? Cervello **35**, 377 (1959).
574. Lyon, M.: Gene action in the X-chromosome of the mouse. Nature (Lond.) **190**, 372 (1961).
575. — Sex chromatin and gene action in the mammalian X-chromosome. Amer. J. hum. Genet. **14**, 135 (1962).
576. Macciotta, A., ed A. Cao: Contributo alla conoscenza della distrofia muscolare progressiva con particolare riguardo agli aspetti metabolici ed etiopatogenetici. Ann. ital. Pediat. **10**, 173 (1957).
577. — — e V. Scano: Ann. ital. Pediat. **18**, 14 (1965).
578. Madsen, L. L.: The comparative effects of cod liver oil, cod liver oil concentrate, lard, and cottonseed oil in a synthetic diet on the development of nutritional muscular dystrophy. J. Nutr. **11**, 471 (1936).
579. Manning, G. W., and G. J. Cropp: The electrocardiogram in progressive muscular dystrophy. Brit. Heart J. **20**, 416 (1958).
580. Mannino, V., A. Notarbartolo, and L. Pagliaro: Action of galanthamine on various laboratory tests in subjects with progressive muscular dystrophy. Clin. ter. **23**, 938 (1962).
581. Marandola, G.: Glutamic-oxalacetic transaminase activity in patients with myopathy. Cervello **38**, 374 (1962).
582. Marchand, J. F.: Genetic variations in muscular enzyme systems. Review of research and its clinical application. Arch. phys. Med. **47**, 147 (1966).
583. Markert, C. L., and H. Ursprung: The ontogeny of isozyme patterns of lactate dehydrogenase in the mouse. Develop. Biol. **5**, 363 (1962).
584. — Lactate dehydrogenase isozymes. Dissociation and recombination of subunits. Science **140**, 1329 (1963).
585. Martoni, L., e S. Musiani: Variazioni dell'attivita aldolasica serica nell'eta neonatale in condizioni fisiologiche, parafisiologiche e patologiche. Clin. pediat. (Bologna) **40**, 397 (1958).
586. Mason, K. E.: Experimental muscular dystrophy. Proc. 1st Med. Conf. Musc. Dystr. Ass. America, New York 1951, p. 25.
587. —, M. Y. Dju, and S. J. Chapin: Vitamin E-content of tissues in progressive muscular dystrophy. Proc. Musc. Dystr. Ass. 1952, 94.
588. Massarrat, S.: Über den Einfluß operativer Eingriffe am Gallenwegssystem, besonders bei Lebererkrankungen, auf den Serumspiegel der Enzyme Sorbitdehydrogenase, Glutamat-Pyruvat-Transaminase, Laktatdehydrogenase und Glutamatdehydrogenase. Acta hepato-splenol. (Stuttg.) **9**, 86 (1962).
589. Mathur, K. S., and D. S. Garlaut: Serum GOT in muscular dystrophy and neuromuscular diseases. J. Indian med. Ass. **33**, 168 (1959).
590. Matsumura, Y., T. Mimura, and S. Sumita: Effect of anserine and carnosine on phosphorus metabolism in skeletal muscle. Symp. Enzyme Chemistry **15**, 132 (1963).
591. Matthews, W. B., and M. J. H. Smith: Ribosuria in muscular dystrophy. J. Neurol. Neurosurg. Psychiat. **16**, 184 (1953).
592. Matzelt, D., u. H. G. Mertens: Enzymverteilungsmuster im menschlichen Muskelgewebe. Verh. Dtsch. Ges. Inn. Med. 68. Kongr. München: J. F. Bergmann 1962, S. 285.
593. — u. K. H. Vosteen: Elektronenoptische und enzymatische Untersuchungen an menschlicher Kehlkopfmuskulatur. Arch. Ohr.-, Nas.- u. Kehlk.-Heilk. **181**, 447 (1963).

594. MAYERS, G. L., and N. EPSTEIN: Evaluation of glycolytic and citric acid cycles in homogenates of dystrophic mouse muscle. Proc. Soc. exp. Biol. (N. Y.) 111, 450 (1962).

595. McARDLE, B.: Biochemical investigations in muscle disease. In: Research in Muscular Dystrophy. London: Pitman 1963, p. 145.

596. — Biochemical findings in neuro-muscular disorders. Proc. 8th Int. Congr. Neurology, Vienna 1965, Tom. II, p. 103.

597. McCAMAN, M. W.: Dehydrogenase activities in dystrophic mice. Science 132, 621 (1960).

598. — Enzyme studies of skeletal muscle in mice with hereditary muscular dystrophy. Amer. J. Physiol. 205, 897 (1963).

599. —, M. L. STAFFORD, and E.-C. SKINNER: Choline acetyltransferase and cholinesterase activities in muscle of dystrophic mice. Amer. J. Physiol. 212, 228 (1967).

600. McCRUDDEN, R. H., and C. S. SARGENT: Hypoglycemia and progressive muscular dystrophy. Arch. intern. Med. 17, 465 (1916).

601. McGAUGHEY, C.: Excretion of α-ketoglutarate, urea and amino acids by normal and muscular dystrophic mice. Proc. Soc. exp. Biol. (N. Y.) 103, 730 (1960).

602. McGEER, P. L., E. G. McGEER, and M. C. GRIFFIN: Excretion of 4-amino-5-imidazole-carboxamide in human urine. Canad. J. Biochem. 39, 591 (1961).

603. McGEER, E. G., P. L. McGEER, J. R. MILLER, D. DERRY, and C. NICHOL: Excretion of 4-amino-5-imidazolecarboxamide and creatine: creatine rations in human and mouse muscular dystrophy. Canad. J. Biochem. 40, 13 (1962).

604. McLEAN, J. R., G. L. COHN, I. K. BRANDT, and M. V. SIMPSON: Incorporation of labeled amino acids into the protein of muscle and liver mitochondria. J. biol. Chem. 233, 657 (1958).

605. MEIER, H., W. T. WEST, and W. G. HOAG: Preclinical histopathology of mouse muscular dystrophy. Arch. Path. 80, 165 (1965).

606. — Histochemical observations in preclinical mouse muscular dystrophy. Amer. J. Path. 50, 691 (1967).

607. MELDOLESI, G.: Pathologie und Therapie der progressiven Muskeldystrophie. Dtsch. med. Wschr. 163, 1654 (1937).

608. —, W. SIEDEL u. H. MÖLLER: Über Myobilin. I. Hoppe-Seylers Z. physiol. Chem. 259, 137 (1939).

609. — Rapporti fra ricambio glicidico, attivita insulinica e alterazioni sistemiche della muscolatura striata. II. Ricambio glicidico ed attivita insulinica nelle miopatie, primitive e secon. Boll. Soc. ital. Biol. sper. 25, 914 (1949).

610. MELLONI, G., E. SAURGNANI, and G. DODESINI: Clinical contribution to the study of primary and secondary myopathies and some neuromyopathies. Arch. Sci. med. 113, 131 (1962).

611. MELVILLE, R. S., and J. P. HUMMEL: Creatine and glycocyamine metabolism in rabbits in vitamin E-deficiency. J. biol. Chem. 191, 383 (1951).

612. MENKES, J. H., F. RICHARDSON, and S. VERPLANCK: Program for the detection of metabolic diseases. Arch. Neurol. (Chic.) 6, 462 (1962).

613. MENNE, F., u. R. BECKMANN: Der Kreatinstoffwechsel bei Kindern mit Dystrophia musculorum progressiva Erb. Klin. Wschr. 33, 556 (1955).

614. — Der Kreatinhaushalt bei der progressiven Muskeldystrophie und verschiedenen Stoffwechselstörungen. In: Myopathien. Hrsg. von R. BECKMANN. Stuttgart: G. Thieme 1965, S. 108.

615. MERTENS, H. G.: Muskeldystrophie, Polymyositis und Muskelatrophie. Dtsch. med. Wschr. 90, 575 (1965).

616. — u. W. C. GLOBIG: Der diagnostische Wert von Serumenzymaktivitätsbestimmungen bei Muskelkrankheiten. Dtsch. med. Wschr. 90, 1177 (1965).

617. —, B. MÖBIUS u. J. MÖBIUS: Die Differentialdiagnose der Muskeldystrophien. Internist (Berl.) 7, 175 (1966).

618. METZ, K. O.: Die Bedeutung der CPK-Bestimmung im Serum bei Kindern. Dissertation, Göttingen 1963.

619. MICHELSON, A. M., E. S. RUSSELL, and P. J. HARMAN: Dystrophia muscularis. A hereditary primary myopathy in the house mouse. Proc. nat. Acad. Sci. (Wash.) 41, 1079 (1955).

620. MILCH, L. J., and H. G. ALBAUM: Serum transaminase activity in X-irradiated rabbits. Proc. Soc. exp. Biol. (N. Y.) **93**, 595 (1956).
621. MILHORAT, A. T., and H. G. WOLFF: Metabolism of creatine and creatinine in muscle disease. Ann. intern. Med. **9**, 834 (1934).
622. — — Studies in diseases of muscle. I. Metabolism of creatine and creatinine in progressive muscular dystrophy. Arch. Neurol. (Chic.) **38**, 992 (1937).
623. — — Studies in diseases of muscle. II. Effect of varying amounts of ingested creatine on creatine tolerance in progressive muscular dystrophy. Arch. Neurol. (Chic.) **39**, 37 (1938).
624. — — Studies in diseases of muscle. III. Metabolism of creatine and creatinine in myasthenia gravis, including study of excretion of nucleosides and nucleotides. Arch. Neurol. (Chic.) **39**, 354 (1938).
625. — — Studies in diseases of muscle. IV. Metabolism of creatine and creatinine in muscular wastings subsequent to disease of the nervous system. Arch. Neurol. (Chic.) **40**, 663 (1938).
626. — — Studies in diseases of muscle. V. Metabolism of creatine and creatinine in myotonia congenita, myotonia atrophica, amyotonia congenita, dystonia musculorum deformans, and paralysis agitans. Arch. Neurol. (Chic.) **40**, 680 (1938).
627. — and V. TOSCANI: Studies in diseases of muscle. VIII. Metabolism of calcium, phosphorus and magnesium in progressive muscular dystrophy, myotonia atrophica and familial periodic paralysis. Arch. Neurol. (Chic.) **41**, 1130 (1939).
628. —, F. C. WEBER, and V. TOSCANI: Metabolic studies in dermatomyositis with a note on the effect of wheat germ. Proc. Soc. exp. Biol. (N. Y.) **43**, 470 (1940).
629. — and W. E. BARTELS: Defect of utilization of tocopherol in progressive muscular dystrophy. Science **101**, 93 (1945).
630. — Creatine and creatinine metabolism and diseases of the neuro-muscular system. Res. Publ. Ass. nerv. ment. Dis. **32**, 400 (1953).
631. — Therapy in muscular dystrophy. Med. Ann. D. C. **23**, 15 (1954).
632. — and L. GOLDSTONE: The carrier state in muscular dystrophy of the Duchenne type. J. Amer. med. Ass. **194**, 130 (1965).
633. —, S. A. SHAFIQ, and L. GOLDSTONE: Changes in muscle structure in dystrophic patients, carriers and normal siblings seen by electron microscopy; correlation with levels of serum creatinephosphokinase (CPK). Ann. N. Y. Acad. Sci. **138**, 246 (1966).
634. MILMAN, A. E., and A. T. MILHORAT: Metabolic patterns in experimentally induced muscular dystrophy. Proc. Soc. exp. Biol. (N. Y.) **84**, 654 (1953).
635. — Metabolism of glycogen in experimental muscular dystrophy. Proc. 3rd Med. Conf. Musc. Dystr. Ass. America, New York 1954, p. 291.
636. MINK, J. K., and H. M. GREEBE: Fructo-aldolase in relation to muscular dystrophies. Acta neurol. scand. **40**, 107 (1964).
637. MINOT A. S.: The determination of tocopherol in blood serum. J. Lab. clin. Med. **29**, 772 (1944).
638. —, H. E. FRANK, and D. DZIEWIATKOWSKI: The occurrence of pentose and phosphorus containing complexes in the urine of patients with progressive muscular dystrophy. Arch. Biochem. **20**, 394 (1949).
639. MITTELBACH, F: Die Begleitmyopathie bei neurogenen Atrophien. Berlin-Heidelberg-New York: Springer 1966.
640. MIYOSHI, K., K. SAIJO, Y. KURYU, and Y. OSHIMA: Abnormal myoglobin ultraviolet spectrum in Duchenne Type of progressive muscular dystrophy. Science **142**, 490 (1963).
641. MÖBIUS, W., A. BONOW u. H. RENNECKE: Untersuchungen über das Verhalten einiger Serumfermente während des Zyklus. Zbl. Gynäk. **85**, 1337 (1963).
642. MÖLBERT, E.: Das elektronenmikroskopische Bild des Skeletmuskels bei Dystrophia musculorum progressiva. Naturwissenschaften **47**, 186 (1960).
643. — u. H. MARX: Elektronenmikroskopische Befunde bei Myopathien. In: Myopathien. Hrsg. von R. BECKMANN. Stuttgart: G. Thieme 1965, S. 89.
644. MÖNCH, E., E. KIRSTEN u. H. HEYCK: Freie Aminosäuren in Skeletmuskulatur, Vollblut und Urin von Gesunden und von Patienten mit progressiver Muskeldystrophie. Mschr. Kinderheilk. **115**, 288 (1967).

645. Moggi, P., L. Grancalancia e F. Rapi: Il dosaggio elettroforetico delle proteine, lipoproteine e glicoproteine seriche nelle miopatie. Minerva pediat. 7, 439 (1955).

646. Molander, D., M. Friedman, and J. S. Ladue: Serum cholinesterase in hepatic and neoplastic diseases. A preliminary report. Ann. intern. Med. 41, 1139 (1954).

647. Monckton, G., and B. Ludvigsen: The identification of carriers in Duchenne muscular dystrophy. Canad. med. Ass. J. 89, 333 (1963).

648. — and T. Nihei: Some biochemical changes occurring in muscular dystrophy and their possible genetical significance. Ann. N. Y. Acad. Sci. 138, 329 (1966).

649. Morey, K. S., K. Tarczy-Hornoch, E. G. Richards, and W. D. Brown: Myosin from dystrophic and control chicken muscle. I. Preparation and preliminary characterization. Arch. Biochem. 119, 491 (1967).

650. Morgan, D. F., and H. Herrmann: Comparison of muscle tissue from normal and dystrophic chick at different stages of development. Proc. Soc. exp. Biol. (N. Y.) 120, 68 (1965).

651. Morgulis, S., and H. C. Spencer: Study of dietary factors concerned in nutritional muscular dystrophy. J. Nutr. 11, 573 (1936).

652. —, V. M. Wilder, H. C. Spencer, and S. H. Eppstein: Studies on the lipid content of normal and dystrophic rabbits. J. biol. Chem. 124, 755 (1938).

653. — and H. P. Jacobi: Perspective of biochemical defects in muscle in vitamin E-deficiency. Quart. Bull. Northw. Univ. med. Sch. 20, 92 (1946).

654. Morrell, R. M.: Abnormal hepatic tests in muscular disease. Arch. intern. Med. 104, 83 (1959).

655. Mosberg, G.: Beitrag zur Kenntnis des Stoffwechsels der Dystrophia musculorum progressiva. Klin. Wschr. 9, 2051 (1930).

656. Moser, H., U. Wiesmann, R. Richterich u. E. Rossi: Progressive Muskeldystrophie. VI. Häufigkeit, Klinik und Genetik der Duchenne-Form. Schweiz. med. Wschr. 94, 1610 (1964).

657. — — — — Progressive Muskeldystrophie. VIII. Häufigkeit, Klinik und Genetik der Typen I und II. Schweiz. med. Wschr. 96, 169, 205 (1966).

658. Mularek, J., and M. Gembicki: The thyroid function investigation in patients with muscular atrophy using radioactive iodine 131. Psychiat. et Neurol. (Basel) 152, 156 (1966).

659. Murphy, E. G., and M. M. Cherniak: Glutamic oxalacetic transaminase activity in the serum in muscular dystrophy and other neuromuscular disorders in childhood. Pediatrics 22, 1110 (1958).

660. Myerson, R. M., J. K. Hurwitz, and T. Sall: Serum and cerebrospinal-fluid transaminase concentration in various neurologic disorders. New Engl. J. Med. 257, 273 (1957).

661. Nachmias, V. I., and H. A. Padykula: A histochemical investigation of normal and denervated red and white muscles of the rat. J. biophys. biochem. Cytol. 4, 47 (1958).

662. Nakahara, M., and S. Yamada: Studies on progressive muscular dystrophy. IV. Effects of original amino acids mixture on progressive muscular dystrophy. Arzneimittel-Forsch. 17, 753 (1967).

663. Nath, K., K. M. Wahal, and V. N. Agarwal: Serum glutamic oxalacetic transaminase in muscular and neuromuscular disorders. J. Indian med. Ass. 39, 235 (1962).

664. Nerdrum, H. J., and K. J. Berg: Changes of serum glutamic-oxaloacetic transaminase and serum lactic dehydrogenase on physical exertion. Scand. J. clin. Lab. Invest. 16, 624 (1964).

665. Neustadt, J. E., R. C. Levy, and I. J. Spiegel: Carbon dioxide narcosis in association with muscular dystrophy. J. Amer. med. Ass. 187, 616 (1964).

666. Nevin, S.: Study of muscle chemistry in myasthenia gravis, pseudohypertrophic muscular dystrophy and myotonia. Brain 57, 239 (1934).

667. — Two cases of muscular degeneration occurring in late adult life, with a review of the recorded cases of late progressive muscular dystrophy. Quart. J. Med. 29, 51 (1936).

668. Nichol, C., P. L. McGeer, and J. R. Miller: Creatine kinase in normal and dystrophic mouse muscle. Canad. J. Biochem. 40, 443 (1962).

669. Nichol, C. J.: Creatine kinase in muscle of normal and dystrophic mice of strain 129. Canad. J. Biochem. 42, 243 (1964).

670. — Sulfhydryl and disulfide concentrations in dystrophic mouse muscle. Canad. J. Biochem. **42**, 1643 (1964).

671. — Serum creatine phosphokinase in mice with muscular dystrophy. Enzym. biol. clin. **4**, 217 (1964).

672. — Serum creatine phosphokinase measurements in muscular dystrophy studies. Clin. chim. Acta **11**, 404 (1965).

673. NICKELL, W. K., and F. F. ALLBRITTEN: Serum transaminase content related to tissue injury. Surgery **42**, 240 (1957).

674. NIEBROJ-DOBOSZ, I., u. I. HAUSMANOWA-PETRUSEWICZ: Neurol. Neurochir. pol. **13**, 461 (1963).

675. — — Pol. med. J. **3**, 689 (1964).

676. — Disturbances of the combustion processes in muscular disorders. J. Neurol. Neurosurg. Psychiat. **28**, 19 (1965).

677. — Final combustion processes in muscular disorders. Proc. 8th Int. Congr. Neurology, Vienna 1965, Tom. II, p. 511.

678. — and I. HAUSMANOWA-PETRUSEWICZ: Biochemical disorders in muscle diseases. III. Processes of final combustion in the blood of family members of patients with progressive muscular dystrophy. Acta med. pol. **6**, 125 (1965).

679. NIVET, M., C. CONSTANS, and J. FACQUET: Pathological elevations of creatine kinase apart from myocardial infarction. Rev. franç. Étud. clin. biol. **8**, 74 (1963).

680. NORRIS, F. H., JR., A. J. MOSS, and P. N. YU: On the possibility that a type of human muscular dystrophy commences in myocardium. Ann. N. Y. Acad. Sci. **138**, 342 (1966).

681. NOTHACKER, W. G., and M. G. NETSKY: Myocardial lesions in progressive muscular dystrophy. Arch. Path. **50**, 578 (1950).

682. OCHOA, J., and W. G. MAIR: The ultrastructure of normal foetal muscle and foetal muscle from known dystrophic carriers. In: Research in Muscular Dystrophy. London: Pitman 1968, p. 223.

683. ODOM, G., C. K. RUSSEL, and D. MCEACHERN: Studies in neuromuscular disorders: the myogram, blood cholinesterase and effects of prostigmine in myasthenia gravis and progressive muscular dystrophy. Brain **66 I**, 1 (1943).

684. OEPEN, H., u. I. OEPEN: Geschlechtsspezifische Konzentrationsunterschiede der Serum-Aminosäuren. Klin. Wschr. **43**, 211 (1965).

685. OGATA, T.: A histochemical study of the red and white muscle fibers. I. Activity of the succinoxydase system in muscle fibers. Acta Med. Okayama **12**, 216 (1958).

686. — A histochemical study of the red and white muscle fibers. II. Activity of the cytochrome oxydase system in muscle fibers. Acta Med. Okayama **12**, 228 (1958).

687. — A histochemical study of the red and white muscle fibers. III. Activity of the diphosphorydine nucleotide diaphorase and triphosphopyridine nucleotide diaphorase in muscle fibers. Acta Med. Okayama **12**, 233 (1958).

688. — The differences in some labil constituents and some enzymatic activities between the red and the white muscle. J. Biochem. (Tokyo) **47**, 726 (1960).

689. — and M. MORI: Histochemical demonstration of the three types of intrafusal fibers of muscle spindles. A study of oxidative enzymes. Acta Med. Okayama **16**, 347 (1962).

690. — — A histochemical study of hydrolytic enzymes in muscle fibers of various animals. J. Histochem. Cytochem. **11**, 645 (1963).

691. — — Histochemical study of oxidative enzymes in vertebrate muscles. J. Histochem. Cytochem. **12**, 171 (1964).

692. OHNO, S., and S. MAKINO: The single-x nature of sex chromatin in man. Lancet **1961 I**, 78.

693. OKINAKA, S., H. SUGITA, H. MOMOI, Y. TOYOKURA, H. KUMAGAI, S. EBASHI, and Y. FUJIE: Serum creatine phosphokinase and aldolase activity in neuromuscular disorders. Amer. Neurol. Ass. 84th Ann. Meet., Atlantic City 1959.

694. —, H. KUMAGAI, S. EBASHI, H. SUGITA, H. MOMOI, Y. TOYOKURA, and Y. FUJIE: Serum creatine phosphokinase activity in progressive muscular dystrophy and neuromuscular diseases. Arch. Neurol. (Chic.) **4**, 520 (1961).

695. OMAR, E. M., T. M. FERGUSIN, C. R. CREGER, and J. R. COUCH: Enzyme activities in the developing muscle and liver of normal and genetically dystrophic chick embryos. Proc. Soc. exp. Biol. (N. Y.) **118**, 225 (1965).

696. OPIE, L. H., and E. A. NEWSHOLME: The activities of fructose 1,6-diphosphatase, phosphofructokinase and phosphoenolpyruvate carboxykinase in white muscle and red muscle. Biochem. J. **103**, 391 (1967).

697. OPPEL, R. W., C. COKER, and A. T. MILHORAT: The effect of pituitary adrenocorticotropin (ACTH) in dermatomyositis. Ann. intern. Med. **32**, 318 (1950).

698. OPPENHEIMER, H., S. SHULMAN, S. ROBERTS, and A. T. MILHORAT: Serum proteins, lipoproteins, and glycoproteins. II. Muscular dystrophy and related diseases in patients. Proc. Soc. exp. Biol. (N. Y.) **100**, 564 (1959).

699. —, H. R. TERRY, E. FORSYTH, and A. T. MILHORAT: Muscle proteins in mice with hereditary muscular dystrophy. Fed. Proc. **18**, 460 (1959).

700. — and A. T. MILHORAT: Serum proteins, lipoproteins and glycoproteins in muscular dystrophy and related diseases. Ann. N. Y. Acad. Sci. **94**, 308 (1961).

701. —, K. BARANY, and A. T. MILHORAT: Myosin from mice with hereditary muscular dystrophy. Proc. Soc. exp. Biol. (N. Y.) **116**, 877 (1964).

702. —, R. B. ROGERS, and A. T. MILHORAT: Phosphorus in cell fractions of skeletal muscle from mice with hereditary muscular dystrophy. Proc. Soc. exp. Biol. (N. Y.) **118**, 1025 (1965).

703. ORR, W. F., and A. S. MINOT: Ribosuria, a clinical test for muscular dystrophy. Arch. Neurol. (Chic.) **67**, 483 (1952).

704. O'STEEN, K.: Growth activity of normal and dystrophic muscle implants in normal and dystrophic hosts. Lab. Invest. **11**, 412 (1962).

705. — The growth of human dystrophic skeletal muscle in diffusion chambers. Tex. Rep. Biol. Med. **21**, 369 (1963).

706. OTTO, P., E. SCHMIDT u. F. W. SCHMIDT: Enzymspiegel im Serum bei körperlicher Arbeit und ambulanten Patienten. Klin. Wschr. **42**, 75 (1964).

707. OVERZIER, C., and E. P. BLEICHING: Testicular atrophy in dystrophia musculorum progressiva (Erb). Lancet **1961 II**, 1046.

708. OWENS, K.: Fatty acid and aldehyde composition of normal and dystrophic muscle lipids. In: Research in Muscular Dystrophy. London: Pitman 1968, p. 363.

709. PAGLIARO, L., and A. NOTARBARTOLO: α-Hydroxybutyric dehydrogenase in the diagnosis of myocardial infarction. Lancet **1962 I**, 1043.

710. PALLIKAN, D.: Studien über den Kohlehydratstoffwechsel bei Dystrophia musculorum progressiva. Z. Neurol. **166**, 236 (1939).

711. PALMIERI, A., e S. GIACCA: Comportamento delle curve da carico di ferro per os e per via endovenosa in un caso di atrofia muscolare progressiva. Arch. E. Maragliano Pat. Clin. **13**, 1159 (1957).

712. PANSINI, R., e N. SOZIO: Ricerche sulla fisiopatologia muscolare dell'uomo; comportamento dell'alcoolemia, piruvicemia e glicemia nel circolo venoso superficiale dopo carico d'insulina in miopatici. Rass. Fisiopat. clin. ter. **25**, 421 (1953).

713. PARK, D. C., and R. J. PENNINGTON: Intracellular distribution of some enzymes in normal skeletal muscle. Clin. chim. Acta **13**, 694 (1966).

714. PATTERSON, M., and G. RIOS: Disturbed gastrointestinal motility. Unusual manifestation of systemic muscular disorder; polymyositis or progressive muscular dystrophy. Gastroenterology **36**, 261 (1959).

715. — — Gastrointestinal tract and muscular dystrophy. Tex. Rep. Biol. Med. **17**, 502 (1959).

716. —, H. ONG, and A. DRAKE: Intestinal absorption in muscular dystrophy patients. Arch. intern. Med. **114**, 67 (1964).

717. PAWLAK, M., et R. PION: Influence de la composition des protéines alimentaires sur les teneurs en acides amines libres du sang total et du muscle du rat en croissance. C. R. Acad. Sci. (Paris) **264**, 380 (1967).

718. PEARCE, G. W.: Electron microscopy in the study of muscular dystrophy. In: Muscular Dystrophy in Man and Animals. Edit. by G. H. BOURNE and M. N. GOLARZ. New York: S. Karger 1963.

719. — Tissue culture and electron microscopy. In: Research in Muscular Dystrophy. London: Pitman 1963, p. 75.

720. — Tissue culture and electron microscopy in muscle disease. In: Disorders of Voluntary Muscle. Edit. by J. N. WALTON. London: J. A. Churchill 1964.

721. —, J. M. S. Pearce, and J. N. Walton: The Duchenne type muscular dystrophy. Histopathological studies of the carrier state. Brain 89, 109 (1966).
722. — Electron microscopy in the study of muscular dystrophy. Ann. N. Y. Acad. Sci. 138, 138 (1966).
723. Pearce, J. M., R. J. Pennington, and J. N. Walton: Serum enzyme studies in muscle disease. II. Serum creatine kinase activity in muscular dystrophy and in other myopathic and neuropathic disorders. J. Neurol. Neurosurg. Psychiat. 27, 96 (1964).
724. — — — Serum enzyme studies in muscle disease. III. Serum creatine kinase activity in relatives of patients with the Duchenne type of muscular dystrophy. J. Neurol. Neurosurg. Psychiat. 27, 181 (1964).
725. Pearse, A. G. E.: Direct relationship of phosphorylase and mitochondrial α-glycerophosphate dehydrogenase activity in skeletal muscle. Nature (Lond.) 191, 504 (1961).
726. — The histoenzymology of normal and diseased muscle. In: Research in Muscular Dystrophy. London: Pitman 1963, p. 189.
727. Pearson, C. M.: Serum enzymes in muscular dystrophy and certain other muscular and neuromuscular diseases. New Engl. J. Med. 256, 1069 (1957).
728. —, W. S. Beck, and W. H. Blahd: Idiopathic paroxysmal myoglobinuria. Arch. intern. Med. 99, 376 (1957).
729. — Biochemical and histochemical research. Lancet 1961 I, 276.
730. —, S. R. Chowdhury, and W. M. Fowler: Biochemical detection and histological study of muscular dystrophy in the preclinical stage. J. clin. Invest. 40, 1070 (1961).
731. — —, W. M. Fowler jr., M. H. Jones, and W. H. Griffith: Studies of enzymes in serum in muscular dystrophy. II. Diagnostic and prognostic significance in relatives of dystrophic persons. Pediatrics 28, 962 (1961).
732. — Polymyositis: clinical forms, diagnosis and therapy. Postgrad. Med. 31, 450 (1962).
733. — Biochemical and histological features of early muscular dystrophy. Rev. canad. Biol. 21, 533 (1962).
734. — Histopathological features of muscle in the preclinical stages of muscular dystrophy. Brain 85, 109 (1962).
735. — Muscular dystrophy. Review and recent observations. Amer. J. Med. 35, 732 (1963).
736. —, W. M. Fowler, and S. W. Wright: X-chromosome mosaicism in females with muscular dystrophy. Proc. nat. Acad. Sci. (Wash.) 50, 24 (1963).
737. —, N. C. Kar, J. B. Peter, and T. L. Munsat: Muscle lactate dehydrogenase patterns in two types of X-linked muscular dystrophy. Amer. J. Med. 39, 91 (1965).
738. — — Isoenzymes: general considerations and alterations in human and animal myopathies. Ann. N. Y. Acad. Sci. 138, 293 (1966).
739. Pellegrino, C., and C. Bibbiani: Increase of muscle permeability to aldolase in several experimental atrophies. Nature (Lond.) 204, 483 (1964).
740. Pellet, H.: Pathologie musculaire. Apport de l'expérimentation. Presse méd. 74, 165 (1966).
741. Pennington, R. J., and P. Leyburn: Glucose utilization by erythrocytes from muscular dystrophy patients. Clin. chim. Acta 5, 766 (1960).
742. — 5′-adenylic acid deaminase in dystrophic mouse muscle. Nature (Lond.) 192, 884 (1961).
743. — Biochemistry of dystrophic muscle. Mitochondrial succinate-tetrazolium reductase and adenosine triphosphatase. Biochem. J. 80, 649 (1961).
744. — Some enzyme studies in muscular dystrophy. Proc. Ass. clin. Biochem. 2, 17 (1962).
745. — Muscle enzymes in animal and human dystrophy. In: Research in Muscular Dystrophy. London: Pitman 1963, p. 159.
746. — Biochemical aspects of muscle disease. In: Disorders of Voluntary Muscle. Edit. by J. N. Walton. London: J. A. Churchill 1964.
747. —, D. C. Park, and C. P. Freeman: The fatty acid composition of infiltration fat in muscle from a case of muscular dystrophy. Clin. chim. Acta 13, 399 (1966).
748. Perkoff, G. T., and F. H. Tyler: Studies in disorders of muscle. XI. The problem of pentosuria in progressive muscular dystrophy. Metabolism 5, 563 (1956).
749. —, D. M. Brown, and F. H. Tyler: The isolation of myoglobin in progressive muscular dystrophy. J. clin. Endocr. 17, 1489 (1957).

750. — and F. H. TYLER: Creatine metabolism in the Bar Habor 129 strain dystrophic mouse. Metabolism 7, 745 (1958).

751. — R. L. HILL, and F. H. TYLER: Abnormal myoglobin chromatography in childhood muscular dystrophy. J. clin. Invest. 41, 1391 (1962).

752. — Studies of myoglobin in idiopathic myoglobinuria. Clin. Res. 11, 115 (1963).

753. — Studies of human myoglobin in several diseases of muscle. New Engl. J. Med. 270, 263 (1964).

754. — Evidence for a specific human fetal muscle heme protein. J. Lab. clin. Med. 67, 585 (1966).

755. PERLOFF, J. K., W. C. ROBERTS, A. C. DE LEON, and D. O'DOHERTY: The distinctive electrocardiogram of Duchenne's progressive muscular dystrophy. An electrocardiographic-pathologic correlative study. Amer. J. Med. 42, 179 (1967).

756. PETERSON, D. W., A. L. LILYBLADE, and J. LYON: Serine-ethanolamine-phosphate, taurine, and free amino acids of muscles in hereditary muscular dystrophy of the chicken. Proc. Soc. exp. Biol. (N. Y.) 113, 798 (1963).

757. PETTE, D., M. KLINGENBERG, and T. BUECHER: Comparable and specific proportions in the mitochondrial enzyme activity pattern. Biochem. biophys. Res. Commun. 7, 425 (1962).

758. — u. T. BUECHER: Proportionskonstante Gruppen in Beziehung zu Differenzierung der Enzymaktivitätsmuster von Skelett-Muskeln des Kaninchens. Hoppe-Seylers Z. physiol. Chem. 331, 180 (1963).

759. PILSUM, J. F. VAN, and R. E. WAHMAN: Creatine and creatinine in the carcass and urine of normal and vitamin E-deficient rabbits. J. biol. Chem. 235, 2092 (1960).

760. PIRELLI, A.: Particolari caratteristiche metaboliche del plasma di soggetti affetti da distrofia muscolare progressiva. L'effetto plasmatico sulla utilizzazione del glucosio da parte del diaframma di ratto. Boll. Soc. ital. Biol. sper. 40, 935 (1964).

761. PLAGEMANN, P. G. W., K. F. GREGORY, and F. WROBLEWSKI: The electrophoretically distinct forms of mammalian lactic dehydrogenase. II. J. biol. Chem. 235, 2282 (1960).

762. PLAUCHU, G., P. GALY, A. PERRIN, J. M. ROBERT et J. DELAYE: Insuffisance ventilatoire et hypertension artérielle pulmonaire au cours d'une dystrophie musculaire progressive familiale. Le problème du cœur pulmonaire chronique dans les myopathies. Cœur Méd. inter. 5, 281 (1966).

763. POORTMANS, J., J. J. S'JONGERS, A. THYS, and E. VAN KERCHHOVE: The transaminase activity of the whole blood and serum during muscular effort. Rev. franç. Étud. clin. biol. 8, 173 (1963).

764. POPE, R. S., E. D. MURPHY, and W. T. WEST: Histopathology of dystrophic and normal mice after timed periods of parabiosis. Anat. Rec. 151, 151 (1965).

765. POPOVICIU, L., M. PIRVU, T. LAZAR, I. PROINOV, O. PAVEL, R. CATANA et S. COMES: Recherches biochimiques dans certaines maladies hérédodégénératives du système nerveux. Arch. Un. méd. balkan. 2, 181 (1964).

766. PRUZANSKI, W., and A. G. HUVOS: Smooth muscle involvement in primary muscle disease. I. Myotonic dystrophy. Arch. Path. 83, 229 (1967).

767. PRYSTOWSKY, H., A. E. HELLEGERS, E. RANKE, B. RANKE, and B. F. CHOW: Further observations on the metabolism of vitamin B_{12} in human pregnancy. Amer. J. Obstet. Gynec. 77, 1 (1959).

768. RABINOWITZ, J. L.: Studies on dystrophic mice and their litter mates. Fed. Proc. 18 306 (1959).

769. —, J. BURNS, G. D. CHASE, and H. C. ALLEN: Studies on dystrophic mice and their littermates. I. Blood volume determinations. Atompraxis 5, 487 (1959).

770. — Enzymic studies on dystrophic mice and their littermates (lipogenesis and cholesterolgenesis). Biochim. biophys. Acta 43, 337 (1960).

771. RADU, H., I. GÖDRI, G. BLÜCHER, S. MIGEA, L. BORDEIANU et I. LUPSA: L'étude du métabolisme du P^{32} et du K^{42} dans la dystrophie musculaire progressive. Proc. 8th Int. Congr. Neurology, Vienna 1965, Tom. II, p. 519.

772. — — — — — ^{32}P-Stoffwechselstudie bei Muskelkrankheiten verschiedener Genese. In: Progressive Muskeldystrophie, Myotonie, Myasthenie. Hrsg. von E. KUHN. Berlin-Heidelberg-New York: Springer 1966, S. 139.

773. Ranvier, M. L.: Propriétés et structures différentes des muscles rouges et des muscles blancs, chez les lapins et chez les rats. C. R. Acad. Sci. (Paris) 77, 1030 (1873).
774. Read, W. O., and S. Nehorayan: Effect of vitamin E-deficiency on creatine phosphokinase of heart and skeletal muscle. Amer. J. Physiol. 196, 1286 (1959).
775. — Creatine phosphokinase in muscles of dystrophic mice. Proc. Soc. exp. Biol. (N. Y.) 109, 696 (1962).
776. Rehn, J., E. Köhnlein, S. Graner u. A. Zeller: Über den Einfluß chirurgischer Eingriffe auf die Fermentaktivität im Serum. Med. Welt (Stuttg.) 1960, 347.
777. Reinhold, J. G., and G. R. Kingsley: The chemical composition of voluntary muscle in muscle disease: A comparison of progressive muscular dystrophy with other diseases together with a study of effects of glycine and creatine therapy. J. clin. Invest. 17, 377 (1938).
778. Richter, K., u. K. Konitzer: Veränderungen der Aldolaseaktivität im Blutserum bei Muskelarbeit. Klin. Wschr. 38, 998 (1960).
779. Richterich, R.: Enzympathologie. Enzyme in Klinik und Forschung. Berlin-Heidelberg-New York: Springer 1958.
780. —, E. Gautier, W. Egli, K. Zuppinger u. E. Rossi: Progressive Muskeldystrophie. I. Die Heterogenität der Serum-Lactat-Dehydrogenase. Klin. Wschr. 39, 346 (1961).
781. —, S. Rosin, U. Aebi, and E. Rossi: Progressive muscular dystrophy. V. The identification of the carrier state in the Duchenne type by serum creatine kinase determination. Amer. J. hum. Genet. 15, 133 (1964).
782. — Zur Biochemie der progressiven Muskeldystrophie. In: Myopathien. Hrsg. von R. Beckmann. Stuttgart: G. Thieme 1965, S. 187.
783. — Biochemische Unterschiede zwischen Muskel-Dystrophie und Muskel-Atrophie. Cytoplasmatische Enzyme in der Muskulatur. In: Progressive Muskeldystrophie, Myotonie, Myasthenie. Hrsg. von E. Kuhn. Berlin-Heidelberg-New York: Springer 1966, S. 155.
784. Riesser, O.: Beiträge zur Physiologie des Kreatins. Hoppe-Seylers Z. physiol. Chem. 120, 189 (1922).
785. Ritter, J., and D. Seligson: Elevation of serum glutamic oxalacetic transaminase and urinary coproporphyrins in pseudohypertrophic muscular dystrophy. Amer. J. med. Sci. 233, 559 (1957).
786. Robin, G. C., and G. Falewski: Acute gastric dilatation in progressive muscular dystrophy. Lancet 1963 I, 171.
787. Roderuck, C. E., D. H. Basinski, and M. A. Barber: Some chemical and enzymic alteration in muscle in experimental dystrophy. Ann. N. Y. Acad. Sci. 52, 156 (1949).
788. — Analysis of certain components of skeletal muscle during vitamin E-deficiency. J. biol. Chem. 181, 11 (1949).
789. Roffler, S. A., P. H. Weswig, O. H. Muth, and J. E. Oldsfield: 5'-nucleotidase activity in chickens, cotton rats, and lambs with nutritional myopathies. Proc. Soc. exp. Biol. (N. Y.) 121, 780 (1966).
790. Romanul, F. C. A.: Enzymes in muscle. I. Histochemical studies of enzymes in individual muscle fibers. Arch. Neurol. (Chic.) 11, 355 (1964).
791. — Distribution of capillaries in relation to oxidative metabolism of skeletal muscle fibres. Nature (Lond.) 201, 307 (1964).
792. — Capillary supply and metabolism of muscle fibers. Arch. Neurol. (Chic.) 12, 497 (1965).
793. Ronzoni E., S. M. Wald, R. L. Lam, and E. F. Fildea: Ribosuria in muscular dystrophy. Neurology (Minneap.) 5, 412 (1955).
794. — —, L. Berg, and R. Ramsey: Distribution of high energy phosphate in normal and dystrophic muscle. Neurology (Minneap.) 8, 359 (1958).
795. —, L. Berg, and W. Landau: Enzyme studies in progressive muscular dystrophy. In: Neuromuscular Disorders. Res. Publ. Ass. nerv. ment. Dis. 38, 721 (1961).
796. Rosa, J., R. Saddi et G. Schapira: Migration électrophorétique de la transaminase sérique glutamique-oxaloacétique chez le sujet normal et le myopathe. C. R. Soc. Biol. (Paris) 152 (1958).
797. Rosalki, S. B.: Creatine phosphokinase isoenzymes. Nature (Lond.) 207, 414 (1965).
798. — Fibre composition of skeletal muscle. Persönl. Mitteilung vom 4. 1. 1966 (St. Mary's Hospital, London W. 2).

799. — An improved procedure for serum creatine phosphokinase determination. J. Lab. clin. Med. **69**, 696 (1967).

800. — Creatine kinase and brain damage. Lancet 1967 II, 722.

801. — Lactic dehydrogenase activity and isoenzymes of human skeletal muscle. In: Research in Muscular Dystrophy. London: Pitman 1968, p. 348.

802. ROSE, C. S., and P. GYÖRGY: Specificity of hemolytic reaction in vitamin E-deficient erythrocytes. Amer. J. Physiol. **168**, 414 (1952).

803. ROSENKRANTZ, H., A. T. MILHORAT, and M. FARBER: Intestinal absorption of vitamin E preparations in patients with muscular dystrophy. Metabolism **2**, 556 (1953).

804. — Studies in vitamin E-deficiency. I. The oxygen consumption of various tissues from the rabbit. J. biol. Chem. **214**, 789 (1955).

805. — Studies in vitamin E-deficiency. IV. The influence of steroid hormones on rabbit skeletal muscle. J. biol. Chem. **234**, 35 (1959).

806. — Dehydrogenase levels in mice with muscular dystrophy. Fed. Proc. 18, 312 (1959).

807. — and R. O. LAFERTE: A comparison of reducing systems in vitamin E-deprived rabbits and mice with dystrophia muscularis. Arch. Biochem. **89**, 173 (1960).

808. ROSENTHAL, M.: Handbuch der Diagnostik und Therapie der Nervenkrankheiten. Erlangen: F. Enke 1870, S. 220.

809. ROSS, J.: On a case of pseudohypertrophic paralysis. Brit. med. J. 1, 200 (1883).

810. ROSS, K. F. A., and D. E. JANS: The nuclear and cytoplasmic RNA in normally differentiating and dystrophic myoblasts. In: Research in Muscular Dystrophy. London: Pitman 1968, p. 240.

811. ROSSI, F., M. ZATTI ed A. TARTARINI: Ricerche su alcune vie di riossidazione del TPNH in condizioni di maggiore attivita della G-6-P deidrogenasi e 6-PG deidrogenasi nel muscolo. Sperimentale **113**, 15 (1963).

812. ROTTHAUWE, H. W., u. S. KOWALEWSKI: Klinische und biochemische Untersuchungen bei Myopathien. I. Serumenzyme bei progressiver Muskeldystrophie (Typ I, II, IIIa). Klin. Wschr **43**, 144 (1965).

813. — — Klinische und biochemische Untersuchungen bei Myopathien. II. Die Bedeutung der Serum-Kreatin-Phosphokinase und der Serum-Aldolase für die Identifizierung von Heterozygoten der recessiv x-chromosomalen Formen der progressiven Muskeldystrophie (Typ 3a und b). Klin. Wschr. **43**, 150 (1965).

814. — — Gutartige recessiv x-chromosomal vererbte Muskeldystrophie. I. Untersuchungen bei Merkmalträgern. Hum. Genet. **3**, 17 (1966).

815. — — Aktivierung und Alterung der Serum-Kreatin-Phosphokinase. Klin. Wschr. **45**, 387 (1967).

816. — — Bestimmung der aktivierten Serum-Kreatin-Phosphokinase. Z. klin. Chem. **5**, 254 (1967).

817. ROWLAND, L. P.: Diskussionsbemerkung zum Vortrag "Tissue and serum aldolase in neuromuscular disease" von S. B. Aronson u. B. W. Volk. Arch. Neurol. (Chic.) **75**, 568 (1956).

818. — and G. ROSS: Serum aldolase in muscular dystrophies, neuromuscular disorders and wasting of skeletal muscle. Arch. Neurol. (Chic.) **80**, 157 (1958).

819. — Muscular dystrophies and related diseases: metabolic aspects. Manitoba med. Rev. **44**, 540 (1964).

820. RUBIN, I. L., and A. S. BUCHBERG: The heart in progressive muscular dystrophy. Amer. Heart J. **43**, 161 (1952).

821. RUBINSTEIN, L. J.: Triphosphopyridine nucleotide (TPN) diaphorase and TPN-dependent dehydrogenase activity of reactive macrophages in tissue necrosis. Nature (Lond.) **193**, 895 (1962).

822. RULON, R. R., D. D. SCHOTTELIUS, and B. A. SCHOTTELIUS: Phosphorylase activation in stimulated dystrophic mouse muscle. Amer. J. Physiol. **202**, 821 (1962).

823. SALVI, G., U. AMBANELLI, G. ROSATI, M. CARRERAS, and F. MIRONI: Changes in serum glutamic oxalacetic transaminases and aldolases in muscle diseases, with special reference to Steinert's myotonic dystrophy. Riv. Pat. nerv. ment. **80**, 1 (1959).

824. SANDBERG, A. A., H. H. HECHT, and F. H. TYLER: The heart in muscular dystrophy. Amer. J. Med. **13**, 498 (1952).

825. — — — Studies in disorders of muscle. X. The site of creatine synthesis in the human. Metabolism 2, 22 (1953).
826. SARKAR, N. K., and U. SRIVASTAVA: Biochemical changes in progressive muscular dystrophy. II. Phosphorus metabolism in normal, nutritional, and hereditary dystrophic muscles, livers and brains of animals. J. Nutr. 83, 193 (1964).
827. SARTESCHI, P., e P. FABIANA: Boll. Soc. med.-chir. 26, 187 (1958).
828. SCOTT, M. L., and C. C. CALVERT: Evidence of a specific effect of cystine in the prevention of nutritional muscular dystrophy in vitamin E-deficient chicks. J. Nutr. 77, 105 (1962).
829. —, E. SØNDERGAARD, and H. DAM: A lack of relationship between succinic dehydrogenase and nutritional muscular dystrophy in chicks. Fed. Proc. 21, 473 (1962).
830. SEIDEL, J. C., F. A. SRETER, M. M. THOMPSON, and J. GERGELY: Comparative studies of myofibrils, myosin, and actomyosin from red and white rabbit skeletal muscle. Biochem. biophys. Res. Commun. 17, 662 (1964).
831. SEVERIN, S. E., I. M. BOCHARNIKOVA, P. L. VULFSON, X. A. GRIGOROVICH u. G. A. SOLOVEVA: Die biologische Bedeutung des Carnosin. (Russ.) Biokhimiya 28, 510 (1963).
832. SHABANOVA, I. A.: Carbohydrate-phosphorus metabolism in the muscles of rats in experimental muscular dystrophy. Biokhimiya 18, 385 (1953). Ref.: Chem. Abstr. 48, Nr. 4681 (1954).
833. SHANK, R. E., H. GILDER, and C. L. HOAGLAND: Studies on diseases of muscle. I. Progressive muscular dystrophy; a clinical review of 40 cases. Arch. Neurol. (Chic.) 52, 431 (1944).
834. SHAPIRO, H. S., J. RIBEILIMA, and V. E. WENDT: Myocardial infarction in progressive muscular dystrophy. Amer. J. Cardiol. 14, 232 (1964).
835. SHARMA, N. L., K. M. GOEL, P. N. MEHROTRA, and J. S. ANAND: Glutamic oxalacetic transaminase (GOT) activity in serum and cerebrospinal fluid in muscular dystrophy. Indian J. Pediat. 31, 145 (1964).
836. —, A. KUMAR, K. M. GOEL, and A. K. RASTOGI: Glutamic oxalacetic transaminase (GOT) activity in serum and cerebrospinal fluid in muscular dystrophy. Indian J. med. Res. 53, 334 (1965).
837. SHAW, R. F., C. M. PEARSON, and S. R. CHOWDHURY: Statistical characteristics and normal values of four serum enzymes, glutamic oxalacetic transaminase, glutamic pyruvic transaminase, aldolase, and creatine phosphokinase. Enzym. biol. clin. 6, 10 (1966).
838. — — — and F. E. DREIFUSS: Serum enzymes in sex-linked (Duchenne) muscular dystrophy. Arch. Neurol. (Chic.) 16, 115 (1967).
839. SHEPARD, T. H., L. H. GORDON, and J. E. WOLLENWEBER: Lactic dehydrogenase isoenzymes in muscle from patients with Duchenne muscular dystrophy. Nature (Lond.) 208, 1107 (1965).
840. SHINOZAKI, T.: J. Okayama med. Ass. 74, 487 (1962).
841. SHONK, C. E., B. J. KOVEN, H. MAJIMA, and G. E. BOXER: Enzyme patterns in human tissues. II. Glycolytic enzyme patterns in nonmalignant human tissues. Cancer Res. 24, 722 (1964).
842. SHULL, R. L., and R. B. ALFIN-SLATER: Tissue lipids of dystrophia muscularis, a mouse with inherited muscular dystrophy. Proc. Soc. exp. Biol. (N. Y.) 97, 403 (1958).
843. SHY, G. M., D. J. CUMMINGS, L. BERG, and B. HORVATH: Muscular dystrophy. Potassium exchange in residual muscle. J. appl. Physiol. 8, 33 (1955).
844. SIBLEY, J. A., and A. L. LEHNINGER: Determination of aldolase in animal tissues. J. biol. Chem. 177, 859 (1949).
845. — — Aldolase in the serum and tissues of tumor-bearing animals. J. nat. Cancer Inst. 9, 303 (1949).
846. SIBRIK, I. DE, and D. S. O'DOHERTY: Oxidative enzymes in muscular dystrophy. Neurology (Minneap.) 13, 554 (1963).
847. SIEDLER, A. J., W. P. NORMAN, and R. N. SAYRE: Muscular dystrophy. A problem in polyunsaturated fatty acid metabolism? Amer. J. clin. Nutr. 15, 187 (1964).
848. SIEKERT, R. G., and G. A. FLEISHER: Serum GOT in certain neurologic and neuromuscular diseases. Mayo Clin. Proc. 31, 459 (1956).

849. SIMON, E. J., I. M. LESSELL, C. S. GROSS, and A. T. MILHORAT: Amino acid incorporation into muscle and liver proteins of mice with hereditary muscular dystrophy. Fed. Proc. **17**, 311 (1958).

850. —, C. S. GROSS, and I. M. LESSELL: Turnover of muscle and liver proteins in mice with hereditary muscular dystrophy. Arch. Biochem. **96**, 41 (1962).

851. SINGER, K., B. ANGELOPOULOS, and G. RAMOT: Studies on human myoglobin. II. Fetal myoglobin; its identification and its replacement by adult myoglobin during infancy. Blood **10**, 987 (1955).

852. SINGH, S. D., R. VIJAYVERGIYA, E. S. RANAWAT, and D. E. ANTIA: Myopathy (Progressive muscular dystrophy). A clinical and tissue respiration study. Indian J. Pediat. **29**, 397 (1962).

853. — and I. K. SOMANI: Indian Practit. **16**, 433 (1963).

854. SITZMANN, F. C.: Untersuchungen über das Verhalten der Creatinphosphokinase während der Neugeborenenperiode. Z. Kinderheilk. **96**, 343 (1966).

855. — Kreatinphosphokinase-Aktivität im Serum bei Säuglingen und Kleinkindern. Z. Kinderheilk. **99**, 48 (1967).

856. SJAASTAD, O.: Urinary excretion of histamine in patients with various muscular disorders. Acta med. scand. **179**, 269 (1966).

857. SJÖVALL, K., and A. VOIGT: Creatine-phospho-transferase isoenzymes. Nature (Lond.) **202**, 701 (1964).

858. SKYRING, A., and V. A. McKUSICK: Clinical, genetic and electrocardiographic studies in childhood muscular dystrophy. Amer. J. med. Sci. **242**, 534 (1961).

859. SMITH, D. M., R. M. PAUL, E. G. McGEER, and P. L. McGEER: A general chromatographic survey of aromatic compounds obtained from urine. Canad. J. Biochem. **37**, 1493 (1959).

860. SMITH, E. L., G. E. CARTWRIGHT, F. H. TYLER, and M. M. WINTROBE: On the origin of certain serum peptidases as indicated by experimental hemolytic anemia in dogs. J. biol. Chem. **185**, 59 (1950).

861. SMITH, H. L., R. L. FISCHER, and J. N. ETTELDORF: Magnesium and calcium in human muscular dystrophy. Amer. J. Dis. Child. **103**, 771 (1962).

862. —, L. D. AMICK, and W. W. JOHNSON: Detection of subclinical and carrier states in Duchenne muscular dystrophy. J. Pediat. **69**, 67 (1966).

863. SMITH, J. C., V. M. FOLDES, and F. F. FOLDES: Distribution of cholinesterase in normal human muscle. Canad. J. Biochem. **41**, 1713 (1963).

864. SMITH, L. C., and S. R. NELSON: Effect of vitamin E-deficiency on free amino acids of various rabbit tissues. Proc. Soc. exp. Biol. (N. Y.) **94**, 644 (1967).

865. SMITH, R. D., and R. P. GIOVACCHINI: The vascularity of some red and white muscles of the rabbit. Acta anat. (Basel) **28**, 342 (1956).

866. SMOLLER, M., and R. A. FINEBERG: Studies of myosin in hereditary muscular dystrophy in mice. J. clin. Invest. **44**, 615 (1965).

867. SOFFER, L. J., A. SITO, L. L. SHANE, and J. L. GABRILOVE: The urinary excretion of the neutral 17-ketosteroids in myotonic dystrophy. J. Mt Sinai Hosp. **30**, 285 (1963).

868. SOLTAN, A. C., and M. BLANCHAER: Activity of aldolase and lactic dehydrogenase in patients affected with Duchenne muscular dystrophy, and in their immediate relatives. J. Pediat. **54**, 27 (1959).

869. SPENCER, H. C., S. MORGULIS, and V. M. WILDER: A micromethod for the determination of gelatin and a study of the collagen content of muscles from normal and dystrophic rabbits. J. biol. Chem. **120**, 257 (1937).

870. SRETER, F. A., and J. GERGELY: Comparative studies of the Mg activated ATPase activity and Ca uptake of fractions of white and red muscle homogenates. Biochem. biophys. Res. Commun. **16**, 438 (1964).

871. — Comparative studies on white and red muscle fractions. Fed. Proc. **23**, 930 (1964).

872. SRIVASTAVA, U., A. DEVI, and N. SARKAR: Biochemical changes in progressive muscular dystrophy. I. Nucleic acid metabolism in normal and dystrophic rabbit and mouse liver, brain and muscle. Exp. Cell Res. **29**, 289 (1963).

873. — and L. BERLINGUET: Aldolase activity in normal and dystrophic mouse muscle. Canad. J. Biochem. **42**, 1301 (1964).

874. — — Biochemical changes in progressive muscular dystrophy. V. Incorporation of leucine-C 14 into protein of various tissues of normal and dystrophic mice. Arch. Biochem. **114**, 320 (1966).

875. — — Cholinesterase and monoamine oxidase activities in skeletal muscle of normal and hereditary dystrophic mice. Canad. J. Biochem. **45**, 573 (1967).

876. — Biochemical changes in progressive muscular dystrophy. Canad. J. Biochem. **45**, 1419 (1967).

877. SUGITA, H., and F. H. TYLER: Pathogenesis of muscular dystrophy. Trans. Ass. Amer. Phycns **76**, 231 (1963).

878. SUNDERMEYER, J. F., S. GUDBJARNASON, V. E. WENDT, P. B. DEN BAKKER, and R. J. BING: Myocardial metabolism in progressive muscular dystrophy. Circulation **24**, 1348 (1961).

879. SUSHEELA, A. K.: Structural and enzymatic changes in muscle due to aging. Nature (Lond.) **204**, 296 (1964).

880. SVILOKOS, N., L. SERAFINI e G. VERDURA: La glicociaminuria in bambini normali e miodistrofici. Minerva pediat. **10**, 549 (1958).

881. SWAIMAN, K. F., and B. SANDLER: The use of serum creatine phosphokinase and other serum enzymes in the diagnosis of progressive muscular dystrophy. J. Pediat. **63**, 1116 (1963).

882. — and E. A. AWAD: Creatine phosphokinase and other serum enzyme activity after controlled exercise. Neurology (Minneap.) **14**, 977 (1964).

883. — Chemical laboratory studies in muscular disease. Postgrad. Med. **41**, 144 (1967).

884. SCHAFFER, P. A.: The excretion of creatinin and creatin in health and disease. Amer. J. Physiol. **23**, 1 (1908).

885. SCHAPIRA, G., et J. C. DREYFUS: Recherches sur la biochimie du fer musculaire. VI. Nature des «fers non héminiques» musculaires. Bull. Soc. Chim. biol. (Paris) **133**, 265 (1951).

886. — — et F. SCHAPIRA: L'élevation du taux de l'aldolase sérique, test biochimique des myopathies. Sem. Hôp. Paris **29**, 1917 (1953).

887. —, M. JOLY et J. C. DREYFUS: Longueur des particules de myosine humaine de muscle normal et myopathique déterminée par biréfringence d'écoulement. C. R. Soc. Biol. (Paris) **148**, 1056 (1954).

888. —, J. C. DREYFUS, F. SCHAPIRA, and J. KRUH: Glycogenic enzymes in human progressive muscular dystrophy. Proc. 3rd Med. Conf. Musc. Dystr. Ass. America, New York 1954, p. 313.

889. — — — — Glycogenolytic enzymes in human progressive muscular dystrophy. Amer. J. phys. Med. **34**, 313 (1955).

890. — — Données biochimiques récentes sur les maladies primitives du muscle. Expos. ann. Biochim. méd. **17**, 251 (1955).

891. — — Lacticodéhydrase plasmatique au cours des myopathies. C. R. Soc. Biol. (Paris) **151**, 22 (1957).

892. SCHAPIRA, F., J. DEMOS, G. SCHAPIRA et J. C. DREYFUS: Facteurs de l'hyperaldolasémie au cours des myopathies. Rev. franç. Étud. clin. biol. **2**, 728 (1957).

893. —, G. SCHAPIRA et J. C. DREYFUS: Hyperaldolasémie chez la souris myopathique. C. R. Acad. Sci. (Paris) **245**, 754 (1957).

894. —, J. C. DREYFUS et G. SCHAPIRA: Présence de deux aldolases de type différent dans le sérum. C. R. Acad. Sci. (Paris) **245**, 808 (1957)

895. — — — et J. DEMOS: Étude de l'aldolase et de la créatine-kinase du sérum chez les mères de myopathes. Rev. franç. Étud. clin. biol. **5**, 990 (1960).

896. SCHAPIRA, G., et F. SCHAPIRA: Les aldolases du sérum. Ann. Biol. clin. **18**, 1 (1960).

897. —, J. FRÉZAL, J. DEMOS et J. C. DREYFUS: Circulation time in the relatives and siblings of myopathic patients. Statistical and genetic study. Rev. franç. Étud. clin. biol. **7**, 485 (1962).

898. SCHAPIRA, F., J. DEMOS et Y. FORTHOFFER: La lacticodèshydrogénase sérique des mères de myopathes. Enzym. biol. clin. **2**, 45 (1962).

899. SCHAPIRA, G., and J. C. DREYFUS: Biochemistry of progressive muscular dystrophy. In: Muscular Dystrophy in Man and Animals. Edit. by G. H. BOURNE and M. N. GOLARZ. New York: Hafner 1963, p. 47.

900. SCHAPIRA, F., J. C. DREYFUS et C. LAUER: La créatine-kinase du sérum chez la souris myopathique. Enzym. biol. clin. 3, 53 (1963).
901. — — Modification des isozymes de la lacticodèshydrogénase musculaire au cours de l'atrophie expérimentale. Enzym. biol. clin. 4, 23 (1964).
902. SCHAPIRA, G., et J. C. DREYFUS: Enzymes au cours des maladies du muscle strié. Ann. Biol. clin. 22, 655 (1964).
903. SCHAPIRA, F., et R. DEBRÉ: Modification des isozymes de la créatine-kinase musculaire au cours de l'atrophie. C. R. Acad. Sci. (Paris) 262, 2291 (1966).
904. SCHAPIRA, G., F. SCHAPIRA et J. C. DREYFUS: Biochimie du muscle strié au cours des maladies musculaires humaines. Z. klin. Chem. 5, 241 (1967).
905. SCHETTINI, E.: Ann. ital. Pediat. 16, 317 (1963).
906. SCHITTENHELM, A., u. F. BÜHLER: Die Beeinflußbarkeit der Spontankreatinurie bei innersekretorischen Störungen, ihr Vorkommen und ihr diagnostischer Wert. Z. ges. exp. Med. 95, 197 (1935).
907. SCHLANG, H. A.: The effect of physical exercise on serum transaminase. Amer. J. med. Sci. 242, 338 (1961).
908. SCHLIEPHAKE, E.: Der kardio-intestinale Symptomenkomplex bei der progressiven Muskeldystrophie. II. Graphische Untersuchungen. Z. Kinderheilk. 47, 85 (1929).
909. SCHMALBRUCH, H.: Fasertypen der menschlichen Muskulatur. Klin. Wschr. 45, 755 (1967).
910. SCHMIDT, C. G., u. H. SCHLIEF: Untersuchungen über das Cytochrom- und Succinoxydasesystem des Skeletmuskels bei neurogener Atrophie. Z. ges. exp. Med. 127, 53 (1956).
911. SCHMIDT, E., F. W. SCHMIDT, H. D. HORN u. U. GERLACH: Die Bedeutung der Messung von Enzym-Aktivitäten in der Medizin. In: Methoden der enzymatischen Analyse. Hrsg. von H. U. BERGMEYER. Weinheim: Verlag Chemie 1962.
912. — — Release of enzymes from the liver. Nature (Lond.) 213, 1125 (1967).
913. SCHNECK, L., J. MAISEL, and B. W. VOLK: The startle response and serum enzyme profile in early detection of Tay-Sachs' disease. J. Pediat. 65, 749 (1964).
914. SCHNEIDER, K. W., u. E. R. HEISE: Die diagnostische Bedeutung einer erhöhten Kreatin-Phosphokinase-Aktivität im Serum. Dtsch. med. Wschr. 88, 520 (1963).
915. SCHNEIDERMAN, L. J.: Myoglobin in the human fetus. Nature (Lond.) 194, 191 (1962).
916. — and W. I. SAMPSON: Blood anomaly points to muscular dystrophy. J. Amer. med. Ass. 197, 43 (1966).
917. SCHÖNENBERG, H.: Papierchromatographische Untersuchungen bei der Dystrophia musculorum progressiva sowie anderen Myopathien. Klin. Wschr. 33, 513 (1955).
918. SCHOTT, J., M. JACOBI, and M. A. WALD: Electrocardiographic patterns in the differential diagnosis of progressive muscular dystrophy. Amer. J. med. Sci. 229, 517 (1955).
919. SCHREIBER, G., u. R. LESCH: Zum Verhalten von GOT, GPT, LDH und SDH im Serum unter der Verabreichung von Prednisolon. Med. Klin. 60, 1123 (1965).
920. SCHREYER, K.: Die Hyperaminoazidurien beim Kinde. Pädiat. Grenzgeb. 2, 110 (1963).
921. STARE, F. J., E. S. GORDON, and M. J. MUSSER: Effect of succinic acid on the respiration of normal human muscle and various myopathies. Nature (Lond.) 141, 831 (1938).
922. STAVE, U.: Transaminasen und glykolytische Fermente im Serum von Neugeborenen, Säuglingen und Kindern. Z. Kinderheilk. 81, 472 (1958).
923. STEIN, J. M., and H. A. PADYKULA: Histochemical classification of individual skeletal muscle fibers of the rat. Amer. Anat. J. 110, 103 (1962).
924. STEPHENS, J., and E. LEWIN: Serum enzyme variations and histological abnormalities in the carrier state in Duchenne dystrophy. J. Neurol. Neurosurg. Psychiat. 28, 104 (1965).
925. STERN, P.: Neue Ansichten über Dystrophia musculorum progressiva (Erb). Wien. Z. Nervenheilk. 13, 16 (1956).
926. STOCKDALE, F. E., and H. HOLTZER: DNA synthesis and myogenesis. Exp. Cell Res. 24, 508 (1961).
927. STORSTEIN, O., and K. AUSTARHEIM: Progressive muscular dystrophy of the heart. Acta med. scand. 150, 431 (1955).
928. — and F. O. KINGE: Heart involvement in progressive muscular dystrophy. Acta psychiat. scand. 36, 489 (1961).

929. — The heart in progressive muscular dystrophy. Exp. Med. Surg. **22**, 13 (1964).
930. STROINSKA-KUSIOWA, B.: Radiograms of osseous changes in dystrophia musculorum progressiva. Proc. 8th Int. Congr. Neurology, Vienna 1965, Tom. II, p. 265.
931. STUBBS, S. S. G., and M. C. BLANCHAER: Glycogen phosphorylase and glycogen synthetase activity in red and white skeletal muscle of the Guinea pig. Canad. J. Biochem. **43**, 463 (1965).
932. TADA, K., Y. WATANABE, and H. CHIKAOKA: Demonstration of defect of creatinephosphokinase in muscle of progressive muscular dystrophy. Tohoku J. exp. Med. **75**, 296 (1961).
933. TAKASU, T., and B. P. HUGHES: Lactate dehydrogenase isoenzymes in developing human muscle. Nature (Lond.) **212**, 609 (1966).
934. TALLAN, H. H.: Free amino acids of muscle of normal and of vitamin E-deficient rabbits. Proc. Soc. exp. Biol. (N. Y.) **89**, 553 (1955).
935. TAMMISTO, T., and M. AIRAKSINEN: Increase of creatine kinase activity in serum as sign of muscular injury caused by intermittently administered suxamethonium during halothane anaesthesia. Brit. J. Anaesth. **38**, 510 (1966).
936. TAPPEL, A. L., and H. ZALKIN: Inhibition of lipide peroxidation in mitochondria by vitamin E. Arch. Biochem. **80**, 333 (1959).
937. — —, K. A. CALDWELL, I. D. DESAI, and S. SHIBKO: Increased lysosomal enzymes in genetic muscular dystrophy. Arch. Biochem. **96**, 340 (1962).
938. TASSONI, J. P., and P. J. HARMAN: Succinic dehydrogenase and adenosinemonophosphatase activity in dystrophic mouse muscle. Anat. Rec. **136**, 289 (1960).
939. — — Alterations in succinic dehydrogenase activity at different stages of muscular dystrophy in the mouse. J. Neuropath. exp. Neurol. **20**, 158 (1961).
940. —, L. MANTEL, and P. J. HARMAN: Enzymes alterations in muscle cells from mice with hereditary dystrophy. Exp. Cell Res. **35**, 219 (1964).
941. TAUSSKY, H. H., A. WASHINGTON, E. ZUBILLAGA, and A. T. MILHORAT: Citric acid in tissues of normal and dystrophic animals. Nature (Lond.) **196**, 1100 (1962).
942. — — — — Fed. Proc. **22**, 318 (1963).
943. TELFORD, I. R., G. A. EMERSON, and H. M. EVANS: Claim for thyroid subnormality in vitamin E low rats. Proc. Soc. exp. Biol. (N. Y.) **38**, 623 (1938).
944. THOMPSON, M. W., E. G. MURPHY, and P. J. McALPINE: An assessment of the creatine kinase test in the detection of carriers of Duchenne muscular dystrophy. J. Pediat. **71**, 82 (1967).
945. THOMPSON, R. A., and P. J. VIGNOS: Serum aldolase in muscle disease. Arch. intern. Med. **103**, 551 (1959).
946. THOMSON, W. H., P. LEYBURN, and J. N. WALTON: Serum enzyme activity in musculatur dystrophy. Brit. med. J. **1960**, 1276.
947. THOMSON, W. H. S.: Sources of error in the biochemical diagnosis of muscular dystrophy. J. Neurol. Neurosurg. Psychiat. **25**, 191 (1962).
948. TIERNEY, N. A., and J. P. PETERS: The mode of excretion of creatine and creatinine in thyroid disease. J. clin. Invest. **22**, 595 (1943).
949. TIMME, W.: Progressive muscular dystrophy as an endocrine disease. Arch. intern. Med. **19**, 79 (1917).
950. TOWER, D. B., M. A. POGORELSKIN, and E. P. PETERS: The nature and significance of pentosuria in neuromuscular disease. 7th Ann. Meet. Amer. Acad. Neurol., Dallas 1955.
951. —, E. L. PETERS, and M. A. POGORELSKIN: Nature and significance of pentosuria in neuromuscular disease. Neurology (Minneap.) **6**, 37 (1956).
952. TSUKIYAMA, K., and K. UEDA: Interrelation between electromyographic and enzymologic findings in skeletal muscles. Electromyography **6**, 77 (1966).
953. TSVETANOVA, E., and M. OGNIANOV: A case of absence of LDH_4 in the muscle homogenate from a patient with progressive muscular dystrophy. Clin. chim. Acta **18**, 87 (1967).
954. TUREEN, L. L., P. M. FARRELL, and R. R. COVA: Comparison of plasma protein changes in antioxidant deficiency muscular dystrophy and genetic muscular dystrophy in the chicken. Proc. Soc. exp. Biol. (N. Y.) **119**, 28 (1965).

955. TYLER, F. H., and G. T. PERKOFF: Studies in disorders of muscle. VI. Is progressive muscular dystrophy an endocrine or metabolic disorder? Arch. intern. Med. 88, 175 (1951).

956. — and F. E. STEPHENS: Studies in disorders of muscle. IV. The clinical manifestations and inheritance of childhood progressive muscular dystrophy. Ann. intern. Med. 35, 169, 1164 (1951).

957. UZMAN, L. L., and H. ROSEN: Partition of neuraminic acid among human serum proteins. Science 120, 1031 (1954).

958. VALLBONA, C., G. C. BAGBY, W. S. WOODFIN, J. GILLIAM, and R. E. CARTER: Analysis of the QRS vector loop in muscular dystrophy. Cardiovasc. Res. Cent. Bull. 5 I, 5 (1966).

959. VAN BEKKUM, D. W., and A. QUERIDO: Inorganic phosphate response to intravenous glucose administration in progressive muscular dystrophy. J. clin. Invest. 32, 1061 (1953).

960. VANNOTTI, A., and A. DELACHAUX: Iron Metabolism and its Clinical Significance. London: J. A. Churchill 1949.

961. —, J. C. SCHOLDER et M. JEQUIER: Effets thérapeutiques du cytochrome c dans les myopathies. Schweiz. med. Wschr. 85, 10 (1955).

962. VASSELLA, F., R. RICHTERICH, and E. ROSSI: The diagnostic value of serum creatine kinase in neuromuscular and muscular disease. Pediatrics 35, 322 (1965).

963. VEEN, J. K. VAN DER, and A. F. WILLEBRANDS: Isoenzymes of creatine phosphokinase in tissue extracts and in normal and pathological sera. Clin. chim. Acta 13, 312 (1966).

964. VELEZ-GARCIA, E., P. HARDY, M. DIOSO, and G. T. PERKOFF: Cysteine-stimulated serum creatine phosphokinase. Unexpected results. J. Lab. clin. Med. 68, 636 (1966).

965. VESELL, E. S., and A. G. BEARN: Isozymes of lactic dehydrogenase in human tissues. J. clin. Invest. 40, 586 (1961).

966. VETTER, K., H. GRIESCHE u. K. MOCH: Serumfermente und ihr Verhalten unter physiologischen Bedingungen. Z. ges. inn. Med. 16, 359 (1961).

967. VICTOR, J.: Metabolic and irritability changes in nutritional myopathy of rabbits and ducks. Amer. J. Physiol. 108, 229 (1934).

968. VIGNOS, P. J., JR., and M. LEFKOWITZ: A biochemical study of certain skeletal muscle constituents in human progressive muscular dystrophy. J. clin. Invest. 38, 873 (1959).

969. — and J. L. WARNER: Glycogen, creatine, and high energy phosphate in human muscle disease. J. Lab. clin. Med. 62, 579 (1963).

970. VITETTA, M.: Atti Soc. pelorit Sci. fisiche matemat. nat. 7, 373 (1961).

971. WALTON, J. N., and A. L. LATNER: Ribosuria in muscular dystrophy. Arch Neurol. (Chic.) 72, 362 (1954).

972. — and F. J. NATTRASS: On the classification, natural history, and treatment of the myopathies. Brain 77, 169 (1954).

973. — The significance of selenium and vitamin E in nutrition. Muscular dystrophy in man. Clinical aspects. Proc. Nutr. Soc. 21, 202 (1962).

974. —, G. W. PEARCE, R. J. PENNINGTON, and D. D. BARWICK: Muscular dystrophy. Current research in Newcastle upon Tyne. Rev. canad. Biol. 21, 523 (1962).

975. — Muscular dystrophy: Some recent advances in knowledge. Brit. med. J. 1964, 1271, 1344.

976. — Some diseases of muscle. Lancet 1964 I. 447.

977. — and R. J. T. PENNINGTON: Studies on human muscular dystrophy with particular reference to methods of carrier detection. Ann. N. Y. Acad. Sci. 138, 315 (1966).

978. — Dystrophia muscularis progressiva. In: Progressive Muskeldystrophie, Myotonie, Myasthenie. Hrsg. von E. KUHN. Berlin-Heidelberg-New York: Springer 1966, S. 57.

979. WARBURG, O., u. W. CHRISTIAN: Gärungsfermente im Blutserum von Tumor-Ratten. Biochem. Z. 314, 399 (1943).

980. WARLAMIDIS, J., u. O. LUDWIG: Herzmuskelbeteiligung bei der Erbschen Krankheit. Wien. Z. inn. Med. 47, 160 (1966).

981. WATANABE, Y.: Tohoku med. J. 65, 255 (1962).

982. WATTS, D. C.: In: Research in Muscular Dystrophy. London: Pitman 1966.

983. — and J. D. Reid: Comparison of protein synthesis in normal and dystrophic mouse muscle. In: Research in Muscular Dystrophy. London: Pitman 1968, p. 336.
984. Watzka, M.: „Weiße" und „rote" Muskeln. Z. mikr.-anat. Forsch. 45, 137 (1933).
985. Wechsler, I. S., G. G. Mayer, and H. Sobotka: The tocopherol level in human serum during oral tocopherol therapy. Proc. Soc. exp. Biol. (N. Y.) 53, 170 (1943).
986. Wechsler, W., u. W. Pabelick: Erbliche Muskeldystrophien beim Tier. In: Progressive Muskeldystrophie, Myotonie, Myasthenie. Hrsg. von E. Kuhn. Berlin-Heidelberg-NewYork: Springer 1966, S. 165.
987. Weingarten, K.: Primäre Myopathien. Wien. klin. Wschr. 79, 630 (1967).
988. Weinstock, I. M., A. D. Goldrich, and A. T. Milhorat: Enzyme studies in muscular dystrophy. I. Muscle proteolytic activity and vitamin E-deficiency. Proc. Soc. exp. Biol. (N. Y.) 88, 257 (1955).
989. — Alterations in oxidative metabolism in experimental muscular dystrophy. Amer. J. phys. Med. 34, 320 (1955).
990. —, A. D. Goldrich, and A. T. Milhorat: Enzyme studies in muscular dystrophy. II. Muscle dipeptidase activity and vitamin E-deficiency. Proc. Soc. exp. Biol. (N. Y.) 91, 302 (1956).
991. —, S. Epstein, and A. T. Milhorat: Enzyme studies in muscular dystrophy. III. Hereditary muscular dystrophy in mice. Proc. Soc. exp. Biol. (N. Y.) 99, 272 (1958).
992. — and M. Lukacs: Enzyme studies in muscular dystrophy. V. Vitamin E-deficiency and denervation atrophy. Enzym. biol. clin. 5, 89 (1965).
993. — — Enzyme studies in muscular dystrophy. VI. Cathepsin and acid deoxyribonuclease activities during the progression of hereditary muscular dystrophy in the chicken. Enzym. biol. clin. 5, 103 (1965).
994. — Comparative biochemistry of myopathies. Ann. N. Y. Acad. Sci. 138, 199 (1966).
995. Weisenfeld, S., and W. J. Messinger: Cardiac involvement in progressive muscular dystrophy. Amer. Heart J. 43, 170 (1952).
996. Weissmann, C.: Die Bedeutung der Transaminasen für die interne Diagnostik. Schweiz. med. Wschr. 89, 777, 811 (1959).
997. Welsh, J. D., T. N. Lynn, and G. R. Haase: Cardiac findings in 73 patients with muscular dystrophy. Arch. intern. Med. 112, 199 (1963).
998. West, W. T., and E. D. Murphy: Histopathology of hereditary, progressive muscular dystrophy in inbred strain 129 mice. Anat. Rec. 137, 279 (1960).
999. —, Meier, H., and W. G. Hoag: Hereditary mouse muscular dystrophy with particular emphasis on pathogenesis and attempts at therapy. Ann. N. Y. Acad. Sci. 138, 4 (1966).
1000. Whedon, D. G., E. Shott, V. Toscani, and E. Stevens: Metabolic studies in paralytic acute anterior poliomyelitis. I. Alterations in nitrogen and creatine metabolism. J. clin. Invest. 36, 942 (1957).
1001. White, A. A., and W. C. Hess: Some alterations in serum enzymes in progressive muscular dystrophy. Proc. Soc. exp. Biol. (N. Y.) 94, 541 (1957).
1002. White, A., P. Handler, D. Smith, and D. W. Stetten: Principles of biochemistry. New York: McGraw-Hill 1959.
1003. White, L. P.: Some enigmas in the comparison of multiple serum enzyme levels. Ann. N. Y. Acad. Sci. 75, 349 (1958).
1004. — Serum enzymes. Variations of activity in disease of muscle. Calif. med. J. 90, 1 (1959).
1005. Whorton, C. M., P. C. Hudgins, and J. J. Conners: Abnormal spectrophotometric absorption spectrums of myoglobin in two forms of progressive muscular dystrophy. New Engl. J. Med. 165, 1242 (1961).
1006. — — — and A. S. Nadas: The myoglobin molecule and its possible structural alterations in diseased states of skeletal and cardiac muscle. J. S. C. med. Ass. (Bgham, Ala.) 56, 583 (1963).
1007. Wieme, R. J., and Y. van Maercke: The fifth (electrophoretically slowest) serum lactic dehydrogenase as an index of liver injury. Ann. N. Y. Acad. Sci. 94, 898 (1961).
1008. — and J. E. Herpol: Origin of the lactate dehydrogenase isoenzyme pattern found in the serum of patients having primary muscular dystrophy. Nature (Lond.) 194, 287 (1962).

1009. — and M. J. LAURYSSENS: Lactate dehydrogenase multiplicity in normal and diseased human muscle. Lancet **1962 I**, 276.

1010. WIESMANN, U., H. MOSER, R. RICHTERICH u. E. ROSSI: Progressive Muskeldystrophie. VII. Die Erfassung von Heterozygoten der Duchenne-Muskeldystrophie durch Messung der Serum-Kreatin-Kinase unter lokalisierter Arbeitsbelastung in Anoxie. Klin. Wschr. **43**, 1015 (1965).

1011. WIJHE, M. VAN, M. C. BLANCHAER, and W. R. JACYK: The oxidation of lactate and α-glycerophosphate by red and white skeletal muscle. J. Histochem. Cytochem. **11**, 505 (1963).

1012. — — and S. ST. GEORGE-STUBBS: The distribution of lactate dehydrogenase isozyme in human skeletal muscle fibers. J. Histochem. Cytochem. **12**, 608 (1964).

1013. WILKINS, L., and W. FLEISCHMANN: Effects of thyroid on creatine metabolism with a discussion of the mechanism of storage and excretion of creatine bodies. J. clin. Invest. **25**, 360 (1946).

1014. WILKINSON, J. H., and W. A. WITHYCOMBE: The substrate specificities of the lactate-dehydrogenase isoenzymes of dystrophic muscle. Biochem. J. **93**, 11 p (1964).

1015. WILLIAMS, J. D., B. M. ANSELL, L. REIFFEL, C. A. STONE, and R. M. KARK: Electrolyte levels in normal and dystrophic muscle determined by neutron activation. Lancet **1957**, 464.

1016. WILLIS, E. D.: Mechanisms of lipid peroxide formation in animal tissues. Biochem. J. **99**, 667 (1966).

1017. WILSON, B. W., D. W. PETERSON, and A. L. LILYBLADE: Free amino acids of developing skeletal musculature of normal and genetically dystrophic chickens. Proc. Soc. exp. Biol. (N. Y.) **119**, 104 (1965).

1018. WILSON, K. M., K. A. EVANS, and C. O. CARTER: Creatine kinase levels in women who carry genes for three types of muscular dystrophy. Brit. med. J. **1965**, 750.

1019. WÖRNER, W., u. E. KUHN: Untersuchungen der Adenosinphosphate im Blut bei myotonischer Dystrophie. Schweiz. med. Wschr. **87**, 400 (1959).

1020. — Bedeutung und Grenzen der Bestimmung der Laktatdehydrogenase-Isozyme bei inneren Erkrankungen. Med. Klin. **59**, 434 (1964).

1021. WOHLFAHRT, G.: Über das Vorkommen verschiedener Arten von Muskelfasern in der Skelettmuskulatur des Menschen und einiger Säugetiere. Acta psychiat. (Kbh.), Suppl. **12**, 1 (1937).

1022. WOLF, H. P., G. FORSTER u. F. LEUTHARDT: Ein spezifischer optischer Fermenttest zum Nachweis von Parenchymschädigungen der Leber. Helv. physiol. pharmacol. Acta **15**, C44 (1957).

1023. WOLFSON, R., V. YAKULIS, R. D. COLEMAN, and P. HELLER: Studies on fetal myoglobin. J. Lab. clin. Med. **69**, 728 (1967).

1024. WROBLEWSKI, F., C. ROSS, and K. GREGORY: Isoenzymes and myocardial infarction. New Engl. J. Med. **263**, 531 (1960).

1025. WROGMANN, K., and M. C. BLANCHAER: Oxidative phosphorylation by muscle mitochondria of dystrophic mice. Canad. J. Biochem. **45**, 1271 (1967).

1026. YOUNG, H. L., W. YOUNG, and I. S. EDELMAN: Electrolyte and lipid composition of skeletal and cardiac muscle in mice with hereditary muscular dystrophy. Amer. J. Physiol. **197**, 487 (1959).

1027. YOUNG, J. M., and J. S. DINNING: A relationship of vitamin E to nucleic acid metabolism. J. biol. Chem. **193**, 743 (1951).

1028. YUDAJEW, N. A.: Untersuchungen über den Einfluß der Denervation von Muskeln auf deren Gehalt an Carnosin und Anserin bei Anwendung der Verteilungschromatographie. (Russ.) Dokl. Akad. Nauk SSSR (Otd. Biokh.) **67**, 1069 (1949).

1029. ZALKIN, H., and A. L. TAPPEL: Studies of the mechanism of vitamin E action. IV. Lipide peroxidation in the vitamin E-deficient rabbit. Arch. Biochem. **88**, 113 (1960).

1030. — —, K. A. CALDWELL, S. SHIBKO, I. D. DESAI, and T. A. HOLLIDAY: Increased lysosomal enzymes in muscular dystrophy of vitamin E-deficient rabbits. J. biol. Chem. **237**. 2678 (1962).

1031. ZATTI, M., F. ROSSI, and A. TARTARINI: Increased G-6-P dehydrogenase activity in pathological regressive processes of skeletal muscle. Ital. J. Biochem. **11**, 418 (1962).

1032. Zatuchni, J., E. E. Aegerter, L. Molthan, and C. R. Shuman: The heart in progressive muscular dystrophy. Circulation 3, 846 (1951).
1033. Zierler, K. L.: Factors which influence movement of aldolase from excised rat diaphragm. Amer. J. Physiol. 183, 675 (1955).
1034. — Movement of aldolase from excised rat diaphragm. Amer. J. Physiol. 185, 1 (1956).
1035. — Diffusion of aldolase from rat skeletal muscle. Amer. J. Physiol. 190, 201 (1957).
1036. — Muscle membrane as a dynamic structure and its permeability to aldolase. Ann. N. Y. Acad. Sci. 75, 227 (1958).
1037. — Aldolase leak from muscle of mice with hereditary muscular dystrophy. Bull. Johns Hopk. Hosp. 102, 17 (1958).
1038. — Potassium flux and further observations on aldolase flux in dystrophic mouse muscle. Bull. Johns Hopk. Hosp. 108, 208 (1961).
1039. Zundel, W. S., and F. H. Tyler: The muscular dystrophy. New Engl. J. Med. 273, 537, 596 (1965).
1040. Zuppinger, K., R. Richterich u. E. Rossi: Die diagnostische Bedeutung der Heterogenität der Serum-Lactat-Dehydrogenasen. Schweiz. med. Wschr. 92, 198 (1962).
1041. Zymaris, M. C., N. Epstein, A. Saifer, S. M. Aronson, and B. W. Volk: Distribution of acid-soluble nucleotides in hind leg muscles of mice with dystrophia muscularis. Amer. J. Physiol. 196, 1093 (1959).
1042. —, A. Saifer, and B. W. Volk: Turnover rates of acid-soluble nucleotides in hind leg muscles of dystrophic mice. Amer. J. Physiol. 203, 475 (1962).

Kapitel IV

Die distalen Formen progressiver Muskeldystrophien

1. Myopathia distalis tarda hereditaria (Welander)

1951 beschrieb Frau WELANDER in Schweden eine eigenartige erbliche Myopathie, welche die distale Extremitätenmuskulatur bevorzugt und sich erst im späteren Lebensalter manifestiert. Als Ergebnis einer während 16 Jahren durchgeführten Untersuchung berichtete die Autorin über 249 derartige Fälle aus 72 verschiedenen Sippen. 78 Kranke konnten von ihr selbst untersucht werden. Die Symptome begannen meist zwischen dem 40. und 60. Lebensjahr mit manueller Ungeschicklichkeit, Schwäche der Fingerextensoren und nachfolgender Atrophie der Handmuskeln. Typischerweise waren zuerst der Daumen und der Zeigefinger betroffen. Vorzugsweise wurde die linke Hand befallen. Dementsprechend klagen die Patienten nicht selten zuerst darüber, daß sie z. B. einen Nagel beim Einschlagen mit dem Hammer nicht halten konnten. In den späteren Stadien zeigten sich auch Atrophien der Fingerstrecker des Unterarmes. Schwäche der Beuger der Hand waren in 40%, der Fingerbeuger aber nur in 10% der Fälle zu verzeichnen. In ähnlicher Weise wird die Muskulatur der Füße und Unterschenkel befallen, meist vorwiegend mit Extensorenschwäche der Zehen, dann des Fußes, später zu einem kleinen Teil auch auf die Flexoren übergreifend, so daß sowohl Fersen- wie Zehenstand unmöglich werden. Gelegentlich (8% der Fälle) wurde das Leiden an den unteren Extremitäten zuerst bemerkt.

Der Prozeß schreitet äußerst langsam voran, Krankheitsdauer bis zu 44 Jahren wird verzeichnet. In einer Minderzahl der Fälle waren die proximalen Gliedermuskeln leicht, selten schwerer (z. B. mit Mühe beim Treppensteigen) mitbetroffen. Im Unterschied zu ähnlichen klinischen Bildern neuraler oder spinaler Genese bleiben die Sehnenreflexe meist lange erhalten. Erst in den Spätstadien waren bei etwa der Hälfte der Patienten die Achillessehnenreflexe erloschen. Fasciculationen (wenige Ausnahmen siehe Kommentar der Autorin) und Störungen der Oberflächensensibilität fehlen. Die Vibrationsempfindung an den Fingerspitzen war stets intakt, an den Zehen zum Teil erloschen, was aber allein durch das höhere Alter dieser Patientin erklärt werden kann.

Das Elektromyogramm zeigt die charakteristischen Veränderungen primärer Myopathien mit verkürzten Aktionspotentialen und vermehrten polyphasischen Potentialen. Autopsiebefunde von 3 Patienten WELANDERs zeigten keine Veränderungen am zentralen oder peripheren Nervensystem. Das an insgesamt 56 Biopsien untersuchte histologische Bild der Muskulatur entspricht den Befunden bei primär dystrophischen Muskelerkrankungen: disseminierte Faserdegenerationen neben -hypertrophien ohne focale Nekrosen, in späteren Stadien überwiegend interstitielle Fibrosis, seltener mäßige Lipomatosis.

Das Verhältnis der Geschlechter bei dieser Erkrankung betrug 3 Männer zu 2 Frauen. In 6 Familien konnte die Autorin das Leiden in 4 aufeinanderfolgenden

Generationen nachweisen. Dies spricht für einen *autosomal-dominanten* Erbgang. WELANDER fand in einem Bezirk Mittelschwedens eine derartige Häufung des Leidens, daß auf 55 Einwohner, welche älter als 65 Jahre waren, 1 Kranker kam.

Während in den typischen Fällen der Prozeß sehr langsam und gutartig fortschreitet, so daß die Kranken noch 20 Jahre und länger arbeitsfähig bleiben können, schildert WELANDER auch einige atypische rascher verlaufende, die proximale Muskulatur stärker mitgreifende und zu Siechtum innerhalb von 5—10 Jahren führende Verlaufsformen. Dabei handelte es sich um homozygote Nachkommen aus der Ehe zwischen 2 heterozygoten Trägern des Merkmals.

Nicht ganz selten (20 Fälle) wurden Pseudohypertrophien verschiedener Lokalisation (Vorderarm, Biceps femoris, Tibialis anterior, Gastrocnemius) gesehen. 6 mal wurde auch Schwäche der lateralen Augenmuskeln (Rectus externus), einmal deutliche Atrophie der Halsmuskeln (Sternocleidomastoideus) beobachtet. Endokrine Störungen, Beeinträchtigung der Fertilität oder relevante psychische Defekte wurden nicht festgestellt. In Einzelfällen gefundene senile Katarakte, rheumatische Schmerzen oder Fasciculationen waren durch das schon fortgeschrittene Alter der Kranken erklärt.

Sporadische, anscheinend nichterbliche Fälle dieses Bildes finden sich im Krankengut WELANDERs nur 5 mal, 4 davon waren „typisch", 1 Fall zeigte auch eine Schwäche des Schultergürtels. Eigenartig ist, daß Sippen mit diesem Krankheitsbild bisher fast nur in Schweden beobachtet wurden. REFSUM (1957) sah in Norwegen nur einen Fall, und dieser stammte aus Schweden. Ein den Kriterien WELANDERs entsprechender Fall wurde von BARROWS u. DUEMLER (1962) in Kalifornien beschrieben. Er war vor 30 Jahren aus Schweden ausgewandert. Ein dort noch lebender Bruder hatte der Beschreibung nach ähnliche Symptome.

2. Ältere und neuere Beobachtungen

Früher beschriebene, *im späteren Lebensalter* beginnende distale Myopathien stimmen mit der Welanderschen Form wenig überein, z. T. lassen sie auch den Nachweis einer Vererbung vermissen. Außerdem muß man bedenken, daß die sichere Unterscheidung gegenüber neuralen bzw. spinalen Erkrankungen ermöglichende Methoden, wie die Elektromyographie und die Messung der Nervenleitgeschwindigkeit in vivo, damals noch fehlten und eminent chronisch verlaufende neurogene Muskelatrophien durch das häufige Vorhandensein „sekundär myopathischer" Faserveränderungen oft auch die bioptisch-histopathologische Diagnose äußerst schwierig gestalten und hier einen primär dystrophischen Prozeß sehr leicht vortäuschen können.

Schon 1923 hatten aus Frankreich NAVILLE u. Mitarb. über 6 sporadische Fälle distaler Myopathien, davon 3 des späteren Lebensalters, berichtet: der distale Befall der Extremitäten war ähnlich dem schwedischen Typ, doch bestanden zudem proximale Ausfälle am Schultergürtel und in 2 Fällen auch der Gesichtsmuskulatur. Ähnliches gilt für einen von VAN BOGAERT (1927) beobachteten sporadischen Fall mit spät einsetzenden Symptomen distaler Myopathie. 1943 beschrieben MILHORAT u. WOLFF in den USA 12 Mitglieder einer Familie: Der Erkrankungsbeginn lag zwischen dem 26. und 43. Jahr. Der Erbgang sprach für Dominanz. Auch hier griff bei mehreren Fällen der Muskelschwund auf die proximale Muskulatur über. Der Verlauf war wesentlich maligner, indem die Patienten innerhalb von 5—15 Jahren bettlägerig wurden. Bioptische Untersuchungen und die Autopsie eines Falles sicherten hier die Diagnose einer primären Myopathie. Schwerer zu deuten sind die von KRABBE (1930) bei 2 Schwestern gefundenen Erscheinungen. Diese erkrankten im Alter von 35 bzw. 47 Jahren an einer Schwäche der Dorsalflexion der Zehen und des Fußes. Doch war die eine der Schwestern debil und hatte zudem Sensibilitätsstörungen der unteren Extremitäten.

2.1 Die Myopathie von Barnes

Eine sehr eigenartige, dominant vererbte, bei Männern und Frauen fast ausnahmslos in der 2. Lebenshälfte einsetzende Muskelerkrankung mit distalen Merkmalen wurde 1932 von BARNES aus England beschrieben. Insgesamt konnte er 42 Kranke in 5 Generationen ermitteln, bei denen das Leiden meist in leichter, selten schwererer Form auftrat. In typischen Fällen ließen sich 3 Verlaufsphasen unterscheiden:

1. Ein echt hypertrophisches Stadium der gesamten Skeletmuskulatur mit überdurchschnittlichen Kräften bei den Männern (einige hatten wegen ihrer ungewöhnlichen Muskelwülste und anscheinender Kurzbeinigkeit entsprechende Spitznamen erhalten), während bei den Frauen Adipositas vorherrschte.

2. Ein pseudohypertrophisches Stadium mit Pseudohypertrophien besonders der Waden und Oberschenkel, wobei die Kraft nicht mehr der Masse der Muskulatur entsprach.

3. Ein terminales Stadium mit Verlust der Kräfte im Bereich des Beckengürtels und der Beine sowie distalen Atrophien mit Schwäche besonders an den oberen Extremitäten.

Der Verlauf erstreckte sich über Jahrzehnte, die Lebenserwartung und Fortpflanzungsfähigkeit waren nicht eingeschränkt, das soziale Niveau sank nicht ab. Andere endokrine Störungen außer Fettsucht wurden nicht festgestellt. Zu schwer atrophischen oder gebrechlichen Zuständen ähnlich wie bei der Dystrophia musculorum progressiva kam es nie. Zahlreiche Mitglieder der Sippe hatten nur abortive Zeichen des Leidens im höheren Alter. Ein fast regelmäßiges Symptom war der Verlust der Eigenreflexe, oft auch der Bauchdeckenreflexe. Zum Teil war die Vibrationsempfindung an den Gliedmaßen erloschen (!), andere neurologische Symptome fehlten. Die von den Hirnnerven innervierten Muskeln blieben frei. Bei einem zur Sektion gekommenen Fall wurden schwere als primär myopathisch gedeutete Veränderungen im Adductor magnus, Gastrocnemius und Soleus gefunden (Kernvermehrung, Faserhypertrophien und Faseruntergang, Bindegewebsproliferation und Verfettung). Ein ungewöhnlicher Befund war die Einlagerung von Kalkgranula. Zeichen einer Entzündung fehlten.

Eine Untersuchung des Nervensystems wurde nicht vorgenommen. BARNES bezeichnet die primär myopathische Genese des Leidens auf Grund des klinischen Bildes und des Muskelbefundes als unzweifelhaft. Elektrodiagnostische Untersuchungen wurden nur einmal durchgeführt. Bei einem Kranken wurden Symptome einer Myotonie gefunden. Manche Zeichen dieses Syndroms lassen somit an die Myotonia congenita, andere eher an die Myotonia dystrophica denken, doch ist eine deutlichere Beziehung zu diesen Leiden sonst nicht zu erkennen. Eigenartig hinsichtlich des Erbganges ist. daß neben über 5 Generationen Dominanz aufweisenden Linien innerhalb der Sippe (von 9 Kindern eines Kranken waren 8 ebenfalls krank) andere männliche oder weibliche Patienten aus dieser Verwandtschaft zahlreiche Nachkommen ohne Zeichen der Krankheit hatten und daß das Leiden in der 6. Generation erlosch, unseres Wissens von späteren Autoren auch nie wieder beobachtet wurde.

2.2 Andere Beschreibungen

Im Anschluß an WELANDER beschrieben in Italien DEL CARLO GIANNINI (1957) einen und SARTESCHI (1959) drei Patienten mit ähnlichem Bild. Hier handelte es sich um sporadische Fälle. In Deutschland hat ERBSLÖH (1958) 2 Brüder mit den Symptomen der Welanderschen Myopathie untersucht und abgebildet, doch fehlen in der kurzen Mitteilung nähere Angaben. Ein 1966 von HALLEN mitgeteilter sporadischer Fall zeigt auch ausgeprägte Schwäche proximaler Gliederabschnitte und des Rumpfes; EMG und Biopsiebefund entsprachen einem dystrophischen Prozeß. Man könnte das Krankheitsbild unseres Erachtens aber nur dann als Welandersche Form ansprechen, wenn es sich um einen Homozygoten handelte (s. o.), was bei einem sporadischen Fall auszuschließen ist. Auch die bei 3 Brüdern und 3 sporadischen Fällen von HUHN (1966) aus Deutschland mitgeteilten Beobachtungen erwecken bezüglich ihrer Zuordnung Skepsis, weil hier die bioelektrischen und bioptischen Befunde für eine primär dystrophische Genese nicht eindeutig genug erscheinen, z.T. auch Sensibilitätsstörungen oder in einem Fall Pleocytose im Liquor gefunden wurden. Vier sporadische Fälle von Spätformen distaler Myopathie beobachteten KAESER u. WURMSER 1967 in der Schweiz.

Bei den meisten in der älteren Literatur mitgeteilten distalen Myopathien handelte es sich eher um *jugendliche Fälle*. BIEMOND (1955) spricht GOWERS (1902) die Erstbeschreibung dieser Krankheitsform zu. Hier handelte es sich um den isolierten Fall eines Knaben, der mit 11 Jahren eine distale Extensorenschwäche zuerst der unteren, später auch der oberen Extremitäten entwickelte. Zum Zeitpunkt der Untersuchung mit 18 Jahren bestanden auch Atrophien des Schultergürtels, des Halses und der Gesichtsmuskulatur mit Schwäche des Augenschlusses. Das Fehlen von Fasciculationen, sensiblen Ausfällen und der Entartungsreaktion ließen GOWERS eine distale Muskeldystrophie annehmen. Berechtigte Zweifel an der „Echtheit" dieses Falles äußert CRITCHLEY (1949), indem er darauf aufmerksam macht, daß zu jener Zeit das Krankheitsbild der myotonen Dystrophie von STEINERT noch nicht bekannt und abgesondert wurde.

Die gleiche Kritik übt CRITCHLEY an 3 sporadischen, 1907 von SPILLER beschriebenen Fällen. Dieser hatte die Diagnose auf die in einem Fall vorgenommene Autopsie und die normalen Befunde an Rückenmark und peripheren Nerven gestützt. Hier hatte das Leiden mit episodischen Lähmungen begonnen und war außerdem mit einer Tuberkulose vergesellschaftet.

1954 beschrieben WALTON u. NATRASS in England 2 männliche Fälle „distaler Muskeldystrophie". Bei einem derselben waren in der Verwandtschaft ungenau übermittelte ähnliche Erscheinungen aufgetreten. Die Symptome hatten im Alter von 21 und 23 Jahren mit Bewegungsschwäche der Zehen und des Fußes begonnen, später traten Atrophien der Hand und des Unterarmes hinzu. Auch hier ist die Beziehung zu den klassischen Formen kaum gegeben, da die Patienten zum Zeitpunkt der Untersuchung unter Mitbefall der proximalen Muskulatur bereits 9 bzw. 6 Jahre nach Krankheitsbeginn bettlägerig waren und Angaben über Biopsie- oder EMG-Befunde nicht vorliegen.

Zwei von MOYA 1960 aus dem Institut BUNGE mitgeteilte sporadische Fälle sind zwar elektromyographisch und histopathologisch als Myopathien diagnostiziert, klinisch aber weniger überzeugend, da bei dem einen Fall Zungenatrophie mit Fibrillieren, starke Asymmetrie mit Bevorzugung des rechten Beines und Beckengürtelbefall mit Watschelgang bestand. Bei der zweiten Patientin waren die Arme distal ausgeprägter als proximal befallen. Sie hatte aber einen myopathischen Watschelgang bei sonst intakter Funktion der distalen unteren Extremitäten. An den Armen bestand eine Dermatitis. Auf Grund einer einmaligen Muskelbiopsie wurde jedoch ein dystrophischer Prozeß diagnostiziert, unseres Erachtens kein sicherer Beweis.

Eine eingehendere Analyse der vielfältigen als „distale Myopathien" beschriebenen Fälle verdanken wir außer WELANDER auch MOYA (1960). Letzterer zeigt, daß bei den sonstigen in diesen Zusammenhang gebrachten Zustandsbildern doch erhebliche Abweichungen von den klassischen Fällen WELANDERS, z.T. auch grundsätzliche Unsicherheiten hinsichtlich der neuralen oder myopathischen Natur bestehen. Dies gilt besonders auch für die von BARNES beschriebene Sippe und die von BATTEN (1910) mitgeteilten sporadischen Fälle sowie für die Myopathia distalis juvenilis hereditaria von BIEMOND (s. u.). Vom klinischen Standpunkt fordert MOYA, daß die Bezeichnung „distale Myopathie" für Fälle reserviert werden sollte, bei denen die Veränderungen sich effektiv auf die distalen Gliedmaßen beschränken. Die hier erwähnten zahlreichen Syndrome, welche aus Rücksicht gleicher Zuordnung bei anderen Autoren und auch aus differentialdiagnostischen Erwägungen an dieser Stelle besprochen werden, zeigen die Gefahr der Verwässerung des Begriffs und eine weitgehende Berechtigung der kritischen Forderung MOYAS. Dennoch lassen sich Grenzen nicht in so strikter Form ziehen, auch bei der klassischen distalen Myopathie WELANDERS finden sich Fälle mit Beteiligung proximaler und anderer Muskeln.

Bei den erblichen Formen ist differentialdiagnostisch neben der Möglichkeit der Verkennung der neuralen Muskelatrophie und der Steinertschen myotonischen Dystrophie, bei welcher gelegentlich das Symptom der Myotonie fehlen und die histopathologische Unterscheidung schwierig sein kann, auch an die hereditäre spinale proximale Muskelatrophie von KUGELBERG u. WELANDER zu denken, welche vor deren Entdeckung im Jahre 1956 meist als Muskeldystrophie verkannt wurde. Auch letztere zeigt ein sehr variables Erscheinungsbild, d.h. keineswegs immer einen so ausgesprochen proximalen Befall der Muskulatur, und oft einen wenig progressiven Verlauf. Bei einem eigenen Fall dieses Krankheitsbildes hatte der Großvater das Bild einer proximalen Beckengürtelerkrankung gezeigt und galt als Muskeldystrophiker, während der von uns untersuchte Proband neben anfänglichen leichten, später in den Hintergrund getretenen proximalen Symptomen seit dem 5. Lebensjahr äußerst langsam progrediente, später das Bild beherrschende distale Atrophien der Hand- und Fußextensoren aufwies. Zum Zeitpunkt unserer ersten Untersuchung mit 18 Jahren stellten wir die Diagnose einer distalen Muskeldystrophie, zumal auch die Serumenzyme Aldolase und Kreatinphosphokinase mäßig erhöht waren und Fasciculationen fehlten. Erst der bioptisch-histologische und bioelektrische Befund bewiesen die spinale Genese des Leidens. Dieser Patient ist heute noch arbeitsfähig und als Tankwart tätig.

Die „scapulo-peroneale Amyotrophie" ist in diesem Zusammenhang ebenfalls zu erwähnen. Neben Atrophien der Schulter- und Peronealmuskulatur bestand bei diesem von DAWIDENKOW (1939) in einer Sippe mit dominantem Erbgang beobachteten Syndrom auch ausgeprägte Schwäche anderer Muskelgruppen. Ein wohl identisches erbliches Leiden hatte ORANSKY schon 1927 beschrieben. SEITZ (1957) untersuchte einen 48jährigen Mann, welcher vom 17. Lebensjahr an eine Schwäche der Thoraxmuskulatur mit Atembeschwerden verspürte. Mit 45 Jahren zeigte sich eine Fuß- und Zehenheberschwäche. Bei der Untersuchung fanden sich Atrophien des Schultergürtels, des Pectoralis, der Intercostalmuskulatur mit erheblicher Behinderung der Atmung sowie starke Atrophien der distalen oberen und unteren Extremitäten mit Bevorzugung der Extensoren. Fibrillationen oder Sensibilitätsstörungen fehlten. Das Elektromyogramm und der histologische Befund der Muskulatur waren typisch für einen dystrophischen Prozeß. Endokrine Störungen oder sonstige Zeichen einer myotonischen Dystrophie waren nicht festzustellen. Ein ähnliches Bild beschrieben HAUSMANOWA-PETRUSEWICZ u. ZIELINSKA (1962). SEITZ glaubt, daß dieses Syndrom mit dem von DAWIDENKOW und auch schon von MÜNZER (1927) geschilderten Syndrom identisch ist. Ähnliche von BECKER (1953) und auch von uns beobachtete sippengebundene, gelegentlich besonders ausgeprägte distale Paresen bei der facio-scapulo-humeralen Muskeldystrophie bestätigten die Ansicht von SEITZ, daß es sich hierbei nur um eine Variante dieses Leidens handelt (vgl. S. 44).

Erinnert sei an die im Kapitel V über die oculären Muskeldystrophien geschilderte Beobachtung von SCHOTLAND u. ROWLAND (1964) einer Sippe von 10 Patienten mit oculo-pharyngealer Dystrophie, bei welchen auch ausgeprägtere distale Atrophien der oberen und unteren Extremitäten festzustellen waren. Da die typischen Symptome der oculären Muskeldystrophie das Krankheitsbild beherrschten, wird man dieses eher als eine genetisch determinierte Variante der oculären und nicht der distalen Myopathien auffassen.

3. Myopathia distalis juvenilis hereditaria

Ein so bezeichnetes, von den bisher beschriebenen distalen Myopathien sich deutlich unterscheidendes Bild hat BIEMOND 1955 mitgeteilt. Er fand in einer Sippe von 5 Generationen 19 Fälle mit folgenden Merkmalen: Das Leiden wurde dominant vererbt. Im Alter zwischen 5 und 15 Jahren stellte sich gleichzeitig an den oberen und unteren Extremitäten eine distale Atrophie und Schwäche ein, welche zum Zeitpunkt der Untersuchung an Beugern und Streckern in ausgeprägter Weise vorhanden war. Proximale Ausfälle fehlten in allen Stadien, wenn man von der einmaligen Beobachtung geringer Schwäche der Beuger und Strecker des Unterarmes absieht. Vom 40. bis zum 50. Jahr blieb der Zustand stationär. Ausfälle und Fasciculationen fehlten, allerdings zeigte ein Patient als Myokymien interpretierte Spontankontrakturen der Oberarmmuskeln.

Bei der Annahme, es handle sich um eine primäre Myopathie, stützte sich BIEMOND auf einen Sektionsbefund eines 63jährigen, wobei Rückenmark und spinale Wurzeln intakt gefunden wurden. Doch zeigte der Nervus ischiadicus deutliche degenerative Veränderungen. BIEMOND hält es für möglich, daß es sich hier um eine retrograde Degeneration handelt, trotz seiner eigenen Bedenken und Erfahrungen, daß Zeichen retrograder Nervendegeneration bei progressiven Muskeldystrophien sonst nicht gefunden werden. Seine Diagnose eines degenerativ-myopathischen Prozesses basiert in erster Linie auf dem histopathologischen Befund in der Muskulatur mit den nach seiner Beschreibung dafür typischen Merkmalen. Ein Elektromyogramm war 1955 nur bei einem Patienten vorgenommen worden. Es zeigte „nur eine verminderte Amplitude der Aktionspotentiale". Messungen der Nervenleitgeschwindigkeit waren damals noch nicht vorgenommen worden.

1963 veröffentlichten CIANI u. GHERARDI Beobachtungen eines juvenilen Typs distaler Myopathie. Es handelt sich um ein ähnlich langsam progredient verlaufendes Bild mit distalen Atrophien bei einem weiblichen Geschwisterpaar. EMG und eine Muskelbiopsie wurden im Sinne eines primär dystrophischen Prozesses gedeutet. Bei beiden Kranken war die Schwäche etwa um das 6. Lebensjahr zuerst an den Füßen, kurze Zeit später an den Händen bemerkt worden. Drei weitere Geschwister und die Eltern zeigten keine Symptome.

Vermutungen, daß es sich bei BIEMONDs Beobachtung nicht um eine primäre Myopathie, sondern eher um eine besondere Form von neurogener Muskelatrophie handelt, drängen sich vor allem bei der zweiten Veröffentlichung von BIEMOND (1966) auf. Hier wird über die Nachuntersuchung eines 48jährigen Patienten berichtet. Zwar zeigte das EMG Verkürzung der Aktionspotentiale und keine Denervationspotentiale, auch war die Leitungsgeschwindigkeit der peripheren Nerven normal. Ziemlich eindeutig spricht jedoch der diesmalige histologische Befund einer Biopsie aus dem M. tibialis anterior für eine neurale Muskelschädigung. Die dem Bericht beigefügte Abbildung des histologischen Muskelpräparates zeigt scharf abgegrenzt neben einem geschlossenen Feld gleichmäßig erhaltener Muskelfasern eine deutliche Gruppe homogen stark atrophischer Fasern bzw. der als Rest verbliebenen Muskelkerne.

Wegen den von BIEMOND selbst ausgesprochenen, aber nicht entschieden beantworteten Zweifeln über die myopathische Natur dieses Krankheitsbildes, welche auch MAGEE u. DE JONG (1965) äußern, schien es uns angebracht, die einzelnen Untersuchungsbefunde hier ausführlicher wiederzugeben. Hinzu kommt, daß wir selbst eine in ihren Symptomen ganz identische zweite Sippe solcher Art mit 9 Kranken beobachten und davon eine Patientin eingehend untersuchen konnten. Das Ergebnis der hier erhobenen Befunde liefert eine weitere Stütze dafür, daß es sich um eine neurogene Erkrankung handelt. Auch bei unseren Befunden zeigen sich manche Schwierigkeiten in der Deutung, deren Diskussion von grundsätzlichem Interesse ist.

3.1 Eigene Beobachtungen

Bei der Patientin handelt es sich um eine 1908 geborene, ledige und kinderlose frühere Krankenhaushelferin, welche 1966 auf Grund einer Involutionsdepression in stationäre Behandlung kam. Als Nebenbefund zeigte sie ausgeprägte symmetrische, auf Flexoren und Extensoren der Finger, der Zehen und des Fußes beschränkte Paresen mit ausgeprägten Atrophien im Gesamtbereich der Hände

(Abb. IV.1). An den Füßen fand sich nur noch ein minimaler Bewegungsrest. Besonders betroffen waren auch die Strecker und die Spreizbewegungen der Finger, etwas bessere Kraft zeigten die Fingerbeuger. Bewegungen des Handgelenkes waren in allen Ebenen kaum beeinträchtigt. Die Muskelfunktionen der proximalen Gliedmaßenabschnitte, des Rumpfes, des Halses und der Gesichtsregion waren

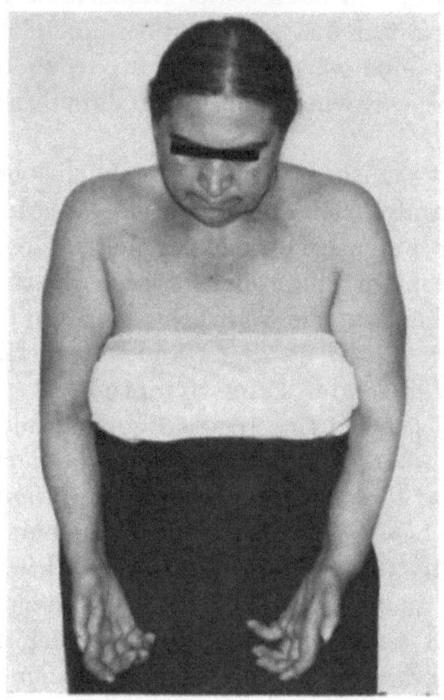

Abb. IV.1   Fall R. H., 57 Jahre. Patientin aus einer Sippe mit „Myopathia distalis juvenilis hereditaria". Eigene Beobachtung. Vgl. Text

nicht betroffen. Eine vermutlich geringe Kraftminderung zeigte der Quadriceps femoris beidseits. Die Sensibilität einschließlich der Vibrationsempfindung an den Finger- und Zehenspitzen war intakt. Bis auf fehlende ASR waren die Reflexe erhalten. Fasciculationen wurden nicht beobachtet, auch in früheren Stadien von der Patientin nie bemerkt.

Die Anamnese ergab, daß die Patientin erstmals etwa mit 33 Jahren ziemlich gleichzeitig die Schwäche der Füße und Finger bemerkte. Die Paresen schritten ohne Schmerzen sehr langsam fort. Seit 10 Jahren trägt die Patientin orthopädische Stiefel, seit 4 Jahren geht sie nur noch mit einem Krückstock. Seit dieser Zeit verspürt sie auch leichte Mißempfindungen und ziehende Schmerzen an den Händen mit Ausstrahlung bis in die Oberarme.

Zur *Familienanamnese* war zu erfahren, daß der Großvater, der Vater, 2 Schwestern des Vaters, 1 Sohn einer dieser Schwestern, ferner 2 Schwestern und 1 Bruder der Patientin selbst das gleiche Leiden hatten. Wir konnten nur eine der erkrankten Schwestern der Patientin selbst sehen. Sie zeigte die gleichen paretisch atrophischen Hände und einen erschwerten Gang. Eine ärztliche Untersuchung wurde von ihr verweigert. Es stellte sich heraus, daß die Geschwister während der nationalsozialistischen Ära auf Grund der Sterilisationsgesetze untereinander ge-

lobt hatten, nie über den familiären Charakter der Krankheit etwas zu verraten
und freiwillig kinderlos zu bleiben. Doch berichtete der gut orientierte Schwager
der Patientin, daß das Leiden bei deren Vater etwa um das 20. Lebensjahr begann,
er sei mit den Füßen eigenartig gelaufen, bekam verkrüppelte Hände, habe aber
immer gearbeitet und wurde 70 Jahre alt. Zwei Brüder desselben und deren Kinder
blieben gesund. Etwa um das gleiche Alter erkrankten 2 Schwestern des Vaters
mit den gleichen Symptomen. Der erkrankte Sohn einer dieser Schwestern ist mit
19 Jahren tödlich verunglückt. Bei ihm hatte Schwäche an Händen und Füßen
schon seit dem 14. Lebensjahr vorgelegen. Aus eigener Anschauung ist ihm bekannt, daß seine Ehefrau bereits in den späteren Schuljahren eine deutliche Ungeschicklichkeit und Schwäche der Hände hatte. Etwa mit 17 oder 18 Jahren sei
auch die Gangstörung erkennbar geworden. Die älteste Schwester der Patientin
habe deutliche Symptome gleicher Art seit dem 18. Lebensjahr, der kranke Bruder
mindestens seit etwa dem 25. Lebensjahr gezeigt[1]. 4 weitere Geschwister der
Patientin blieben gesund, 3 derselben haben Kinder und Enkel, die ebenfalls gesund
geblieben sind. Nichts Genaueres war über den Großvater der Patientin zu erfahren, außer daß er ebenfalls an Händen und Füßen behindert war.

Die bei der Probandin vorgenommenen Untersuchungen zeigten folgende
Ergebnisse:

1. Serumenzyme ALD, CPK, LDH, MDH, GOT und GPT: nicht erhöht.

2. Elektrophorese-Diagramm: normal.

3. Elektroencephalogramm: geringe Allgemeinveränderung mit vermehrten
Zwischenwellen.

4. Pneumoencephalogramm: ohne pathologischen Befund.

5. Liquorbefunde: normal. Lues-Reaktionen negativ.

6. Bioelektrische Untersuchungen (Dr. M. WOLTER):

a) Chronaximetrie: Im Bereich der praktisch funktionslosen Unterschenkel-,
Fuß- und kleinen Handmuskeln gelang innerhalb der erträglichen Schmerzschwelle
keine Bestimmung der Rheobasewerte.

b) Bestimmung der Nervenleitgeschwindigkeit: Diese war am N. peroneus und
medianus nicht möglich, da eine Reizantwort nicht zu erreichen war. Im Unter-
armbereich des N. ulnaris betrug sie 55 m/sec (Normbereich).

c) Elektromyogramm (mit konzentrischen Nadelelektroden): M. opponens re.:
Keine Spontanaktivität. Beim Versuch maximaler Innervation werden nur Ent-
ladungen einzelner motorischer Einheiten registriert. M. abductor digiti V re.:
Beim Versuch maximaler Innervation wurden ein Übergangsmuster und stellen-
weise nur Entladungen einzelner motorischer Einheiten registriert. Verminderte
Amplitudenhöhe auf durchschnittlich 500 mV, Dauer der einzelnen Aktions-
potentiale durchschnittlich 7 msec. Mm. biceps und triceps brachii: Normales
EMG. M. tibialis anterior und kleine Fußmuskeln: Keine Spontanaktivität, keine
Aktionspotentiale beim frustanen Innervationsversuch. M. gastrocnemius: Keine
Spontanaktivität. Nur an wenigen Stellen werden bei Innervation Entladungen
einzelner motorischer Einheiten mit geringer Amplitude und verlängerter Dauer
registriert. M. quadriceps: Keine Spontanaktivität. Bei maximaler Innervation

---

[1] Auf eine persönliche Untersuchung dieser beiden Geschwister mußte wegen der bekannten negativen Einstellung und ihres uns nicht zugänglichen Wohnsitzes in Ost-Berlin leider
auch verzichtet werden.

wird ein gemischtes Muster und stellenweise werden nur Entladungen einzelner motorischer Einheiten registriert.

Beurteilung: Das Elektromyogramm spricht für eine schwere Schädigung des peripheren motorischen Neurons der kleinen Handmuskeln sowie der Unterschenkel- und Fußmuskeln. Der Ausfall der Nervenleitung des N. medianus bei indirekter Reizung der Muskeln macht ebenfalls eine Läsion des peripheren Nervs wahrscheinlich.

7. Biopsiebefunde (Dr. C. J. LÜDERS): Formalin, Paraffin. Färbungen HE, v. G., Azan, PAS, Markscheidenfärbung n. Weigert, Kongorot; Gefrierschnitte mit Sudan III.

a) M. gastrocnemius: Hochgradige Vacatlipomatose und mäßige sekundäre interstitielle Fibrose mit spärlichen atrophischen Resten von Muskulatur in Form meist einzelnliegender Kernhaufen in unregelmäßiger Verteilung. Die Kerne sind hyperchromatisch, z.T. miteinander verschmolzen. Sarkoplasma nur schwach ausgebildet und an wenigen Stellen noch fibrillär differenziert. An den Gefäßen deutliche Intimaverdickung ohne arteriitische Proliferationen. An den Nerven perineurale Sklerose, jedoch keine degenerativen Veränderungen an den Nervenfasern erkennbar.

b) M. quadriceps femoris li.: Längs- und Querschnitte zeigen überwiegend gut erhaltenes Muskelfasergewebe. Nur abschnittsweise interstitiell vermehrt Fett- und locker gefügtes Bindegewebe. Bei aufmerksamer Durchsicht findet man — eingelagert in gut erhaltene Faserpartien — felderförmige Gruppen von Fasern mit deutlicher gleichmäßiger Verschmälerung des Kalibers. Sie zeigen Kernvermehrung meist mit Hyperchromasie, z.T. auch binnenständige hyperchromatische oder blasse Kerne, zugleich oft Homogenisierung mit Verlust der fibrillären Struktur. Hochgradig atrophierte, eindeutig für neurogene Atrophien sprechende Faserkomplexe sind nicht nachweisbar. Vereinzelt finden sich pseudohypertrophische Fasern mit Homogenisierung oder discoidem Zerfall des Sarkoplasmas, auch perlschnurartige Kernreihen; an einer Stelle ein Faserkomplex in frischem degenerativem Zerfall, auf das dichteste mit histiocytären Abraumzellen durchsetzt.

Beurteilung: Das Vorhandensein felderförmiger initialer Atrophien ist zwar evident, ebenso wie sich die beschriebenen frischen Veränderungen im Quadriceps und die Intimaproliferationen im schwer und seit langem geschädigten Gastrocnemius nicht zwanglos in das Bild einer primären Muskeldystrophie einordnen lassen. Andererseits bestehen aus histopathologischer Sicht Bedenken, die degenerativen, teils frischen Veränderungen an nur mäßig hypotrophierten Faserpartien allein im Sinne einer sekundären Begleitmyopathie zu deuten, so wie sie MITTELBACH oder DRACHMAN u. Mitarb. als oft sehr auffällige, dystrophische Myopathien vortäuschende Befunde bei chronischen neurogenen Atrophien beschrieben haben. Trotz solcher Bedenken erlauben diese hier zu zitierenden Erfahrungen, auch aus histologischer Sicht in Übereinstimmung mit den elektromyographischen Befunden eine neurogene Atrophie anzunehmen[1].

---

[1] Herr Priv.-Doz. Dr. F. MITTELBACH, dem ich dankenswerterweise die Präparate zur Beurteilung übersenden und meine Bedenken unterbreiten konnte, entschloß sich aus seiner Erfahrung ebenfalls zu dieser Diagnose (C. J. L.).

Wir glauben somit, daß man bei gemeinsamer Betrachtung der schon von BIEMOND erhobenen Befunde (degenerative Veränderungen am N. ischiadicus und das hier eindeutiger zum Ausdruck kommende Bild felderförmiger Muskelatrophien), der von MITTELBACH und DRACHMAN u. Mitarb. erst in neuester Zeit gewonnenen Erfahrungen über sekundär myopathische und vasculäre Veränderungen bei neurogenen Atrophien und unserer Untersuchungsbefunde, insbesondere auf Grund des Elektromyogramms, zu dem Urteil gelangen muß, daß es sich bei diesem Krankheitsbild *nicht um einen primär dystrophischen Prozeß*, sondern um ein neurogenes Leiden besonderer Prägung handelt. Eine eingehender dokumentierte Darstellung unserer Befunde an anderer Stelle ist vorgesehen.

4. Infantile hereditäre distale Myopathie

Über eine größere Sippe dieser Art haben unseres Wissens nur MAGEE u. DE JONG berichtet. Das dominant vererbte Leiden war bei 18 Mitgliedern (12 männlichen, 6 weiblichen) aufgetreten, wobei die ersten Symptome einer Fußheberschwäche ziemlich einheitlich um das zweite Lebensjahr oder wenig später in Form eines mehr oder weniger deutlichen Stepperganges in Erscheinung traten. Die Progredienz war gering, und vom 18. Lebensjahr an war, soweit beurteilbar, keine weitere Zunahme der Lähmung zu verzeichnen. In einigen, offenbar nicht allen Fällen kam es später auch zu einer mäßigen Extensorenschwäche, besonders der Finger V und IV und der Kleinfingerabduktion. Doch wurden nur 2 Patienten der Sippe persönlich untersucht. Bei einem derselben, einem 40jährigen Mann, war auch eine mäßige Schwäche des Quadriceps femoris vorhanden. Die Flexoren der Finger, auch der Gastrocnemius zeigten keine Beeinträchtigung. Ein Patient zeigte eine Wadenhypertrophie. Die Reflexe einschließlich der ASR blieben intakt. Im ganzen gesehen war das Krankheitsbild offensichtlich nicht schwerwiegend.

Einer eingehenderen Untersuchung wurde der 40jährige Patient unterzogen. Die Bestimmung der Nervenleitgeschwindigkeit ergab normale Werte. Das Elektromyogramm zeigte Niedervoltage und Verkürzung der Aktionspotentiale im Sinne eines primär myopathischen Prozesses. Bioptisch-histopathologisch fanden sich schwerere Veränderungen im M. tibialis anterior, aber auch im M. vastus lateralis. Sie entsprachen den bei dystrophischen Muskelprozessen zu erhebenden Befunden.

Eine praktisch gleichartig verlaufende Krankheitsform mit Fußheberschwäche seit Ende des 2. Lebensjahrs bei Vater und Sohn beobachteten neuerdings auch VAN DER DOES DE WILLEBOIS u. Mitarb. (1968).

5. Kongenitale benigne distale Myopathie

Ein derartiges, bezüglich der Verteilung der betroffenen Muskeln sehr dem infantilen Typus gleichendes sporadisches Krankheitsbild wurde kürzlich von uns beobachtet (HEYCK, LÜDERS u. WOLTER, 1968). Hier handelt es sich um eine 35jährige kinder- und geschwisterlose verheiratete Postsekretärin, bei welcher der Fallfuß schon nach der Geburt festgestellt wurde. Hohlfuß wurde schon in der frühen Kindheit bemerkt. Der Gehbeginn war nicht verzögert. Soweit die Erinnerung der Eltern und der Patientin reicht, ging sie stets auf Zehenspitzen und fiel auch oft. Offenbar waren die Fußheberparesen schon frühzeitig stark ausgeprägt, da der Patientin eine Progredienz ihrer Gehbeschwerden seit Kindheit nicht mehr aufgefallen ist. Einfache Halbschuhe mit hohen Absätzen ermöglichen ihr einen relativ unauffälligen Gang, ohne Schuhe ist ein Gehen ohne Stütze kaum möglich. Mit 33 Jahren bemerkte die Patientin eine zunehmende Ungeschicklichkeit der rechten Hand mit Schwäche der Fingerextensoren, besonders der Finger III—V, bald auch eine Schwäche der Dorsalflexion der Hand.

Bei der Untersuchung zeigte sie im Bereich der unteren Extremitäten einen Spitzhohlfuß links ausgeprägter als rechts, einen praktisch totalen Funktionsausfall der Fuß- und Zehenheber beidseits mit Ausnahme des Extensor hallucis longus links. Demgegenüber waren die Waden deutlich pseudohypertrophisch, die Kraft des Triceps surae anscheinend vollständig intakt. Eine leichte Kraftminderung zeigten der Quadriceps und Iliopsoas. An den oberen Extremitäten fand sich rechts eine ausgeprägte von ulnar nach radial abnehmende Streckerparese der Finger, das Handgelenk konnte nur mangelhaft angehoben werden. Objektiv zeigte auch die linke Hand eine leichte Streckerparese der gleichen Muskelgruppen. An den Händen zeigten die Mm. interossei und der Abductor digiti V besonders rechts deutliche Atrophie und Schwäche, während sich der M. opponens pollicis funktionell und elektromyographisch als intakt erwies.

Alle proximalen Muskeln, auch an Rumpf, Hals und im Gesichtsbereich zeigten normale Funktion. PSR und ASR sind ausgefallen, die Sehnenreflexe an den Armen erhalten. Eine sehr diskrete Hypalgesie im Bereich der Füße und des distalen Unterschenkels beidseits sowie über einem streifenförmigen Bezirk der Ulnarseite des rechten Unterarmes wurde nur einmal und bei einer Nachuntersuchung nicht mehr angegeben. Die Vibrationsempfindung an Fingerspitzen und Zehen ist intakt.

Histologische Untersuchungen wurden an Biopsien aus dem M. tibialis anterior, M. gastrocnemius und M. extensor digitorum longus brachii vorgenommen. Der Schweregrad der Veränderungen entsprach in seinen Abstufungen der zitierten Reihenfolge. Alle Muskelproben zeigen das Bild leichter, mittelgradiger und schwerer degenerativer Faserveränderungen in ungeordneter Verteilung entsprechend den Befunden bei progressiver Muskeldystrophie: disseminierte Variabilität der Faserdurchmesser (vgl. Abb. IV.2), hyaline und vacuolige Degeneration, reihenförmig angeordnete binnenständige Muskelkerne, im Extensor digitorum longus auch Zeichen eines frischen scholligen Zerfalls, im Tibialis anterior stark fortgeschrittenen liposklerotischen Umbau. Zeichen einer Myositis oder Veränderungen an den Gefäßen fanden sich in keinem der Präparate.

Das *Elektromyogramm* zeigte bei Ableitung mit konzentrischen Nadelelektroden aus den als paretisch ermittelten Muskeln übereinstimmend die für einen myopathischen Prozeß typischen Veränderungen. Eine myotone Reaktion war nicht vorhanden. Die motorische Nervenleitgeschwindigkeit des N. peroneus war normal (52 m/sec, Latenzzeiten 3 und 8 msec). Die Serumenzyme ALD, CPK, LDH, GOT und GPT waren nicht erhöht.

Die Untersuchung der Eltern sowie Umfragen in der Verwandtschaft lieferten keinen Hinweis auf ein Muskelleiden in der Familie oder auf Konsanguinität.

Hier sprechen die Befunde übereinstimmend und mit hinlänglicher Sicherheit für das Vorliegen eines primär dystrophischen Prozesses. Parallelen zu der von MAGEE u. DE JONG beschriebenen Form bestehen vor allem hinsichtlich der

Lokalisation der speziell betroffenen Muskelgruppen. Der Unterschied, ob ein Leiden bereits nach der Geburt oder im Alter von 2 Jahren erkennbar wird, fällt für die Annahme eines heterogenen Leidens weniger ins Gewicht als die viel wesentlichere Ausprägung der Symptome. Obgleich es sich um einen sporadischen Fall handelt, werden nach allen Erfahrungen über rein dystrophische Myopathien solcher Verlaufsart wenig Zweifel bestehen, daß wir es auch bei der von uns beobachteten Patientin mit einem Erbleiden, wahrscheinlich einer Neumutation, zu tun haben.

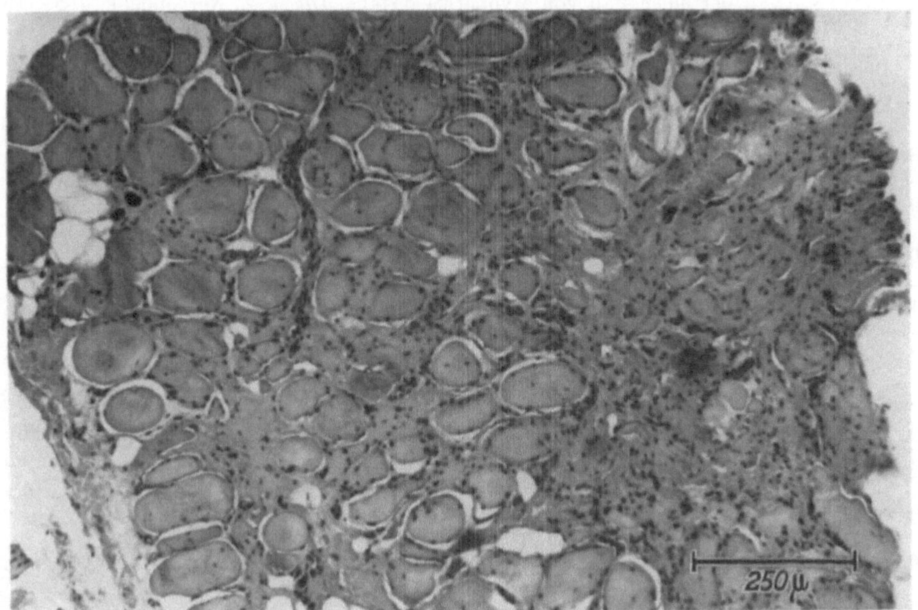

Abb. IV.2   Fall S. L., 35 Jahre. Kongenitale distale Muskeldystrophie. Eigene Beobachtung. M. gastrocnemius. Formalin, Paraffin. HE. Starke Variabilität der Faserdurchmesser, zahlreiche pseudohypertrophische Fasern. Vermehrte Muskelkerne, oft binnenständig. Homogenisierung des Sarkoplasmas. Starke interstitielle Fibrose

Literatur zum Kapitel IV

1. BARNES, S.: A myopathic family, with hypertrophic, pseudohypertrophic and atrophic (distal in upper extremities) stages. Brain **55**, 1 (1932).
2. BARROWS, H. S., and L. P. DUEMLER: Late distal myopathy. Report of a case. Neurology (Minneap.) **12**, 547 (1962).
3. BECKER, P. E.: Dystrophia musculorum progressiva. Stuttgart: G. Thieme 1953.
4. BIEMOND, A.: Myopathia distalis juvenilis hereditaria. Acta psychiat. scand. **30**, 25 (1955).
5. — Myopathia distalis juvenilis. In: Progressive Muskeldystrophie, Myotonie, Myasthenie. Hrsg. von E. KUHN. Berlin-Heidelberg-New York: Springer 1966, S. 95.
6. BOGAERT, L. VAN: Myopathie tardive de type distal. J. Neurol. (Brux.) **26**, 414 (1926).
7. CIANI, N., e D. GHERARDI: Due casi di myopathia distalis juvenilis hereditaria. Riv. Neurol. **33**, 731 (1963).
8. CRITCHLEY, M.: Sir William Gowers. London: W. Heinemann 1949.
9. DAWIDENKOW, S.: Scapulo peroneal amyotrophy. Arch. Neurol. Psychiat. (Chic.) **41**, 694 (1939).

10. DEHLGAARD, E.: Myopathia distalis tarda hereditaria. Acta psychiat. scand. **35**, 440 (1960).
11. DEL CARLO GIANNINI, G.: Su di un caso di miopatia distale tardiva. Riv. Pat. nerv. ment. **78**, 111 (1957).
12. DOES DE WILLEBOIS, A. E. M. VAN DER, J. BETHLEM, A. E. F. H. MEYER, and A. J. R. SIMONS: Distal myopathy with onset in early infancy. Neurology (Minneap.) **18**, 383 (1968).
13. ERBSLÖH, F.: In: Differentialdiagnose neurologischer Krankheitsbilder. Hrsg. von G. BODECHTEL. Stuttgart: G. Thieme 1958.
14. GOWERS, W. R.: A lecture on myopathy and a distal form. Brit. med. J. **2**, 89 (1902).
15. HALLEN, O.: Über einen Fall von Myopathia distalis. Dtsch. Z. Nervenheilk. **188**, 119 (1966).
16. HAUSMANOWA-PETRUSEWICZ, J., u. S. ZIELINSKA: Zur nosologischen Stellung des scapulo-peronealen Syndroms. Dtsch. Z. Nervenheilk. **183**, 377 (1962).
17. HEYCK, H., C. J. LÜDERS u. M. WOLTER: Über eine kongenitale distale Muskeldystrophie mit benigner Progredienz. Nervenarzt **39**, 549 (1968).
18. HUHN, A.: Über distale Myopathien, insbesondere die Myopathia distalis tarda (hereditaria). Fortschr. Neurol. Psychiat. **34**, 589 (1966).
19. KAESER, H. E., u. P. WURMSER: Zum Krankheitsbild der distalen Spätmyopathie. Schweiz. med. Wschr. **97**, 1208 (1967).
20. KRABBE, K. H.: Late forms of familial progressive myopathy. J. Neurol. Psychopath. **10**, 289 (1930).
21. MAGEE, K. R., and R. N. DE JONG: Hereditary distal myopathy with onset in infancy. Arch. Neurol. (Chic.) **13**, 387 (1965).
22. MILHORAT, A. T., and H. G. WOLFF: Studies in diseases of muscle. XIII. Progressive muscular dystrophy of atrophic distal type, report on a family, report of autopsy. Arch. Neurol. Psychiat. (Chic.) **49**, 655 (1943).
23. MOYA, G.: Au sujet de deux cas de myopathie distale tardive. Rev. neurol. **103**, 431 (1960).
24. MÜNZER, F. TH.: Zur Lehre von den angeborenen Muskeldefekten und der sogenannten „neuralen Muskelatrophie". Dtsch. Z. Nervenheilk. **96**, 246 (1927).
25. NAVILLE, F., E. CHRISTIN et E. F. ROMMEL: Les myopathies distales tardives. Encéphale **18**, 182 (1923).
26. ORANSKY, W.: Über einen hereditären Typus progressiver Muskeldystrophie. Dtsch. Z. Nervenheilk. **99**, 147 (1927).
27. SARTESCHI, P.: La distrofia muscolare primitiva. Pisa: Ed. Giardini 1959.
28. SEITZ, D.: Zur nosologischen Stellung des sogenannten scapulo-peronealen Syndroms. Dtsch. Z. Nervenheilk. **175**, 547 (1957).
29. SPILLER, W. G.: Myopathy of the distal type and its relation to the neural form of muscular atrophy. J. nerv. ment. Dis. **34**, 14 (1907).
30. WALTON, J. N.: On the inheritance of muscular dystrophy. Ann. hum. Genet. **20**, 1 (1955).
31. — and F. J. NATRASS: On the classification, natural history and treatment of the myopathies. Brain **77**, 169 (1954).
32. WELANDER, L.: Myopathia distalis tarda hereditaria. Acta med. scand. **14**, Suppl. 265 (1951).

Kapitel V

Die oculären Muskeldystrophien

1. Typische Syndrome

1856 berichtete A. VON GRAEFE über eine langsam progrediente Lähmung und Atrophie der äußeren Augenmuskeln mit Ptosis und zunehmender Einschränkung der Augenmotilität. Als Ursache vermutete er eine Kerndegeneration der Augenmuskelnerven. 1879 beschrieb HUTCHINSON das gleiche Bild als Ophthalmoplegia externa. FUCHS (1890) und SILEX (1897) demonstrierten je einen Fall mit Beschränkung der pathologischen Veränderung auf die Augenmuskulatur und bezeichneten das Bild bereits als „*Ptosis myopathica*". 1888 teilte OPPENHEIM das Krankheitsbild eines 20jährigen Mannes mit bioptisch verifizierter proximaler Muskeldystrophie der Glieder mit, welcher zugleich Lähmungen der äußeren Augenmuskeln, der Zunge, des Gaumensegels, der Kehlkopfmuskeln und des M. deltoideus hatte, die OPPENHEIM bereits als oculäre und pharyngeale Form der Muskeldystrophie deutete. GOWERS beschrieb im gleichen Jahr einen Fall, bei dem der initialen Augenmuskellähmung Muskelschwund der Gesichts-, Hals- und oberen Extremitätenmuskulatur folgte. Andererseits haben LANDOUZY u. DÉJÉRINE (1886) und später noch zahlreiche Autoren einzelne Myopathien beschrieben, welche zuerst den Schultergürtel und im späteren Verlauf auch die äußeren Augenmuskeln in geringem oder stärkerem Maße befielen, wobei man auch eine Verkennung der damals noch unbekannten dystrophischen Myotonie in Betracht ziehen muß. 1892 beschrieb DUTIL das typische Syndrom der oculären Muskeldystrophie (oc. MD) bei 7 Mitgliedern einer französischen Familie. Eine weitere Mitteilung über 8 Mitglieder einer Sippe in Frankreich folgte 1903 durch DELORD.

Dennoch bestand bis in die jüngste Zeit hinein keine Klarheit über die Genese dieser chronischen progredienten äußeren Augenmuskellähmung. In den Darstellungen von OPPENHEIM (1913) und von WILBRAND u. SAENGER (1927) stehen unter den genannten Ursachen neben der angeborenen Kernaplasie oder hereditären Kerndegeneration der motorischen Hirnnerven die Lues, die Encephalitis epidemica und die Polioencephalitis chronica an erster Stelle.

Den erneuten Nachweis einer den Muskeldystrophien gleichenden Myopathie der äußeren Augenmuskeln erbrachten die bioptischen Befunde von COLLINS (1922), von SANDIFER (1946) und von KILOH u. NEVIN (1951). Letztere konnten 5 Fälle von oc. MD bioptisch untersuchen und lieferten die erste ausführliche Darstellung der oculären Muskeldystrophien. Zahlreiche neuere Mitteilungen bioptischer Befunde (BECKETT u. NETSKY, 1953; SCHWARZ u. LIN, 1954; ALFANDARY, 1954; PAPST, ESSLEN u. MERTENS, 1958; LAPRESLE u. JARLOT, 1959; BOUDIN u. Mitarb., 1960; GÉRAUD u. Mitarb., 1962; GERSTENBRAND u. Mitarb., 1962; LEES u. LIVERSEDGE, 1962; TARKKANEN u. TOMMILA, 1965; HALLEN, 1965) und elektromyographischer Untersuchungen (PAPST, ESSLEN u. MERTENS, 1958; ESSLEN u. PAPST, 1961; HUBER u. WIESENDANGER, 1962; GERSTENBRAND u. Mitarb., 1962; GÉRAUD u. Mitarb., 1962;

LEES u. LIVERSEDGE, 1962; HALLEN, 1965; u.a.m.) zeugen von dem Interesse an der gegenüber den klassischen Muskeldystrophien relativ seltenen Krankheit. Für die differentialdiagnostische Klärung solcher oft auch auf anderen Prozessen (Polyomyositis, myotonische Dystrophie, Myasthenia gravis, Affektionen des Nervensystems) beruhenden Zustandsbilder haben diese Untersuchungsmethoden entscheidenden Wert erlangt. Ausführliche Darstellungen des Leidens im deutschen Schrifttum stammen von PAPST, ESSLEN u. MERTENS (1958), bezüglich der elektromyographischen Diagnostik von ESSLEN u. PAPST (1961). Eine neuere Übersicht der Literatur und eigener Beobachtungen lieferte HALLEN (1965).

Bei der oc. MD erkranken Männer und Frauen etwa gleich häufig (BECKER, 1958), während ältere Darstellungen noch ein Verhältnis von Männern zu Frauen wie 4:1 nennen (LÜTHY). Unter 12 Fällen, die wir zusammen mit WOLTER (1964) beobachteten, waren nur 2 Männer. Die Mehrzahl der Fälle tritt sporadisch auf. Schon 1900 beschrieb aber BEAUMONT eine Sippe, in welcher das Leiden über 4 Generationen dominant vererbt wurde, und weitere Sippen mit unregelmäßig dominantem Erbgang sind mehrfach mitgeteilt worden (BECKER, 1958; HALLEN, 1965).

1.1 Symptomatologie

Das Erkrankungsalter liegt meist zwischen dem 20. und 75. Lebensjahr, doch kann die oc. MD auch angeboren sein bzw. in früher Kindheit beginnen. Fast immer ist Ptosis der Lider, selten die Motilitätseinschränkung der Bulbi das erste Zeichen. Abortive Formen mit mäßiger Ptosis, vor allem auch in der Verwandtschaft der Kranken, werden häufig nicht als pathologisch erkannt. Nach der von HALLEN zusammengestellten Kasuistik ist isolierte Lähmung des M. levator palpebrae sogar recht häufig (19 von 57 Fällen). Andererseits sind einzelne Fälle beschrieben, bei denen allein ein Verlust der Bulbusmotilität ohne Ptose auftrat (TARKKANEN u. TOMMILA, 1965). Ebenso wie der unmerkbar langsame Beginn der Ptosis zeitlich meist schwer zu eruieren ist, verhält es sich auch mit der in der Regel beide Augen symmetrisch befallenden Einschränkung der Augenmotilität, zumal es meist nie oder nur ganz vorübergehend zu Doppelbildern kommt. Stirnrunzeln, vermehrte Reklinationshaltung des Kopfes (sogenannte Hutchinsonsche Facies) und stärkerer Gebrauch der Kopfwendung können den Ausfall längere Zeit ausgleichen, ohne daß dem Patienten das Leiden zum Bewußtsein kommt. Schreitet dieses, unterbrochen meist von Phasen anscheinend längeren Stillstandes weiter fort, werden die Augenlider durch Atrophie abnorm dünn und die Augenbewegungen mehr und mehr eingeschränkt bis zur völligen Immobilität der Bulbi. Nicht selten wird bei den ausgeprägten Formen die übrige *Gesichtsmuskulatur ebenfalls dystrophisch*, vor allem der Orbicularis oculi und die Stirnmuskulatur, so daß zu der Störung des Augenöffnens eine Schwäche des Augenschlusses hinzukommt und nunmehr auch die Hilfsfunktion des Stirnrunzelns beim Augenöffnen versagt.

Bei schwereren Formen wird auch die Kaumuskulatur atrophisch und schwach, und bei etwa einem Viertel der Fälle greifen die Atrophien auf den *Hals* (besonders den Sternocleidomastoideus), den *Schultergürtel*, die Arme, den Beckengürtel und *ausnahmsweise* sogar auf die *gesamte Skeletmuskulatur* über („descending ocular myopathy" nach LEES u. LIVERSEDGE, 1962). EISENLOHR (1891) und PIERRE

MARIE (1901) haben je einen Fall von infantiler Beckengürtelform der Muskeldystrophie mit oc. MD beschrieben (zit. nach HALLEN). Mehrere Fälle mit spätem
Beckengürtelbefall beschreibt HALLEN; in einer Sippe mit zahlreichen Fällen
oc. MD fand sich ein Mitglied, das nur eine Beckengürtelform ohne Augenbefall
aufwies. Zwei Fälle mit besonderer Mitbeteiligung des M. sphincter ani externus
beschreiben TEASDALL u. Mitarb. (1964).

Wir konnten eine 40jährige Krankenschwester untersuchen, welche im Alter
von 25 Jahren erstmals Ptosis der Augenlider, mit 26 Jahren Einschränkung der
Blickbewegungen ohne Doppeltsehen bemerkte. Die Familienanamnese war negativ. Mit 28 Jahren begann ein zunehmender Gewichtsverlust mit Schwund der
Armmuskeln und Abnahme der allgemeinen Kräfte. Mit 36 Jahren war die Blick-
lähmung vollständig. Die bei einer operativen Lidraffung vorgenommene Biopsie
des Levator oculi ergab das Bild einer Muskeldystrophie. Die 4 Jahre später von
uns gesehene Patientin (Abb. V.1) zeigte bei operativ gehobener Ptosis und man-

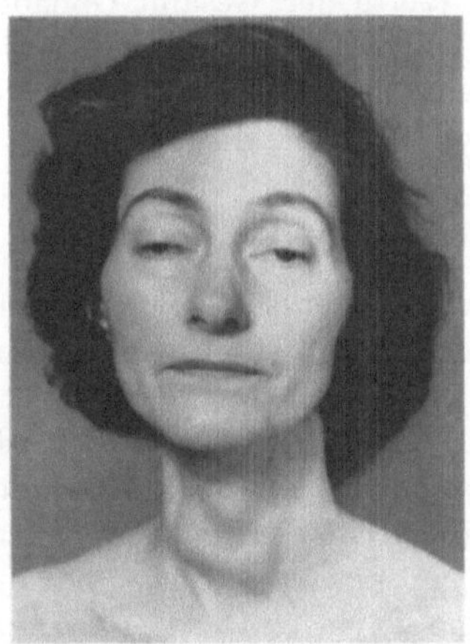

Abb. V.1 36jährige Patientin mit oculärer Muskeldystrophie. Völlige Parese der Bulbusmotilität. Durch Lidraffung unvollständig behobene Ptosis. Facies myopathica. Infolge
Atrophie der Halsmuskulatur und Schlaffheit der Mm. sternocleidomastoidei wird die euthyroide Schilddrüse deutlich sichtbar

gelndem Augenschluß eine völlige Blickstarre, Schwäche der gesamten vom N.
facialis innervierten Muskulatur und fortgeschrittene Atrophien aller Gliedmaßenmuskeln, am stärksten ausgeprägt im Hals- und Schultergebiet. Auffallend war,
daß die noch erhaltene Muskulatur relativ kräftig und alle Eigenreflexe erhalten
waren. Die arbeitsunfähige, aber noch gehfähige Patientin kam zu einer erneuten
Untersuchung vorwiegend wegen ausgesprochener Schmerzhaftigkeit und zunehmender Schwäche der Gliedermuskulatur. Alle Gliedmuskeln waren auffallend
druckdolent. Die Biopsie aus dem M. biceps brachii zeigte histologisch das Bild
eines diskreten dystrophischen Prozesses. Die für eine dystrophische Myopathie
ganz ungewöhnlichen Schmerzen blieben ungeklärt.

Mehrere Autoren haben in den letzten Jahren auch oculäre Myopathien, kombiniert mit Retinitis pigmentosa, als dominant vererbtes Krankheitsbild beschrieben
(Literatur s. bei BECKER, 1964).

Das gelegentliche Übergreifen des Prozesses auf die Gesichts- und Gliedmaßenmuskulatur mit Bevorzugung des Schultergürtels, die sehr langsame Progredienz und das Vorkommen abortiver bzw. zum Stillstand kommender Formen, auch der dominante Erbgang zeigen Ähnlichkeiten der oc. MD mit dem facio-scapulohumeralen Typ der progressiven Muskeldystrophie. Diese werden noch unterstrichen durch den auch im Verlauf der letzteren Krankheit gelegentlich beobachteten Motilitätsverlust der Bulbi (ältere Literatur s. bei KILOH u. NEVIN), neuerdings wurde dies auch von BOUDIN u. Mitarb. (1960) beobachtet. Dennoch ist das Bild so andersartig, daß eine heterogene Ätiologie angenommen werden muß, zumal sich der Prozeß bei der Mehrzahl der Fälle (nach KILOH u. NEVIN 80%) auf die Augenmuskeln beschränkt. Neuerdings fand LUNDBERG (1966) bei 10 endokrinologisch durchuntersuchten Fällen von oc. MD (3♂, 7♀) Hodenatrophie vom primären testiculären Typ bei allen 3 Männern und verfrühte Menopause bei 6 Frauen. Bei 2 Frauen konnte autoptisch oder bioptisch Atrophie der Ovarien nachgewiesen werden. Die Werte der Gesamt-Gonadotropine waren hoch, die Ausscheidung der 17-Keto- und 17-Hydrocorticosteroide erniedrigt. Metopiron- und ACTH-Teste fielen normal aus. Auf Grund dieser Befunde werden auch Beziehungen zur dystrophischen Myotonie diskutiert.

1.2 Vererbung

Familiäres Auftreten der oculären Muskeldystrophie wurde von zahlreichen Autoren (zuerst von BEAUMONT, 1900; dann von AGUILAR, 1937; in neuerer Zeit von KILOH u. NEVIN, BECKETT u. NETSKY, SCHWARZ u. LIN, 1954; PAPST u. Mitarb., 1958; GERSTENBRAND u. Mitarb., 1962; HALLEN, 1965) berichtet. Der Erbgang spricht für Dominanz. BECKER (1964) zieht in Erwägung, daß die auf die übrige Muskulatur übergreifende Form einen genetisch selbständigen Typ darstellt. Eine mit Myopie gepaarte x-chromosomal recessiv vererbte Form der progressiven Ophthalmoplegie beschrieb ORTIZ DE ZARATE (1966).

1.3 Histopathologische Befunde

Histopathologische Befunde werden bioptisch leicht bei der Lidraffung aus dem M. levator palpebrae, seltener aus den den Bulbus bewegenden Muskeln (FUCHS, 1890; SILEX, 1897; SANDIFER, 1946; KILOH u. NEVIN, 1951; LIND u. PRAME, 1963; TARKKANEN u. TOMMILA, 1965; u.a.m.), z.T. auch autoptisch (BECKETT u. NETSKY, 1953; SCHWARZ u. LIN, 1954) gewonnen. Man findet hier (vgl. Abb. V.2) die gleichen dystrophischen Veränderungen im Lichtmikroskop wie an den das Skelet bewegenden Muskeln. Doch sind neuerdings elektromikroskopisch eigenartige Bilder mit stark vergrößerten Mitochondrien und erweiterten Cristae beschrieben, deren Lumen rectanguläre parakristalline Einschlüsse enthalten (ZINTZ, 1965). Die Veränderungen fanden sich bei diesen Patienten nicht nur an den Augenmuskeln, sondern auch am Trapezius und Sternocleidomastoideus und gleichen den Bildern, wie sie bei der „Riesenmitochondrien-Myopathie" (vgl. S. 322) entdeckt wurden. Auch die als „Myotubus"- oder „centronucleäre" Myopathie bezeichnete Erkrankung (vgl. S. 313) scheint besonders durch Befall der äußeren Augenmuskeln gekennzeichnet. Doch fällt die Beschreibung dieses Leidens in den Rahmen der kongenitalen Myopathien.

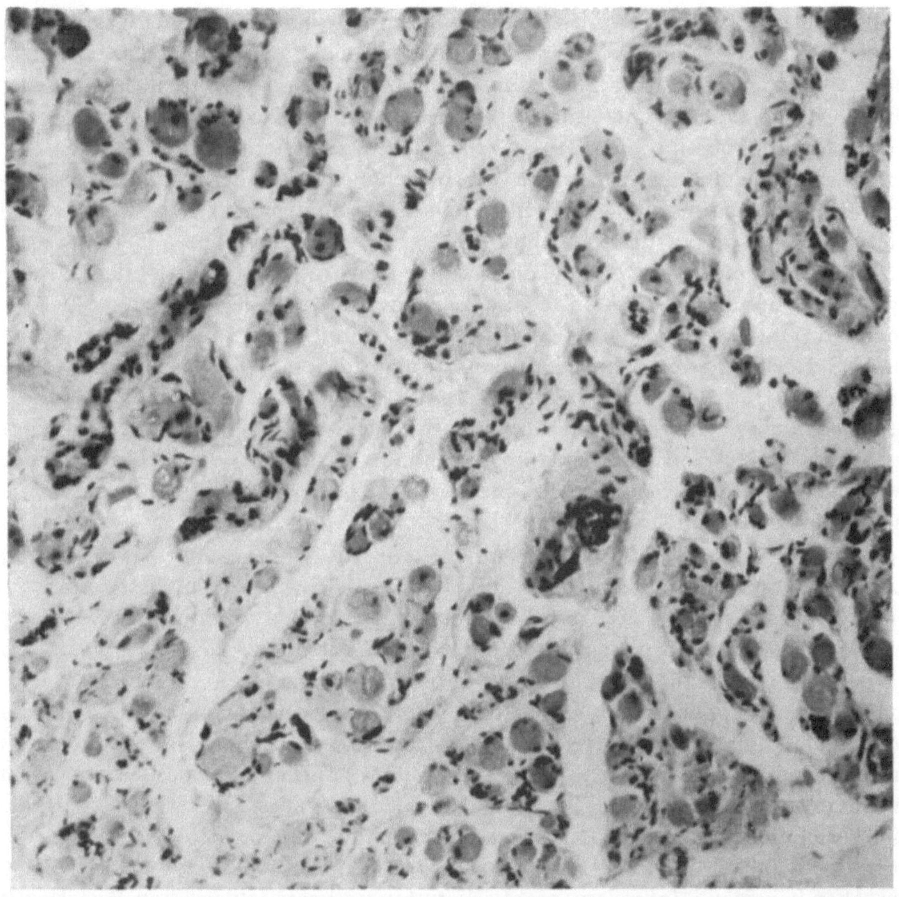

Abb. V.2 Biopsiebefund aus dem M. obliquus inf. oculi eines 35 jährigen Mannes mit erblicher oculärer progressiver Muskeldystrophie: Ausgeprägte Faserdegeneration in unregelmäßiger Anordnung mit binnenständigen und vermehrten Zellkernen; endomysiale Vermehrung des Bindegewebes, geringe Lipomatosis. (Nach LIND u. PRAME, 1963; mit freundlicher Genehmigung der Autoren)

1.4 Differentialdiagnose

Neuere morphologische (KILOH u. NEVIN; BECKETT u. NETSKY; SCHWARZ u. LIN) sowie elektromyographische Befunde (ESSLEN u. PAPST, 1961) ließen die Ansicht aufkommen, daß alle den klassischen Beschreibungen entsprechenden chronisch-progressiven exterioren Ophthalmoplegien myopathisch-dystrophischer Genese sind. Andererseits hat HASSLER (1953) das Vorkommen chronisch-progressiver Lähmungen der äußeren Augenmuskeln auf der Basis einer Kernatrophie der Hirnnerven neben der oc. MD verteidigt. Anatomische Belege dafür sind aber spärlich. Bei dem vorzugsweise angeführten Fall von LANGDON u. CADWALANDER (1928) handelte es sich um eine 81 jährige Frau. Sie hatte das fortschreitende Leiden seit dem 43. Jahr. Die Autoren fanden hier eine numerische Atrophie der Kerne der Hirnnerven 3, 4 und 6, untersuchten aber nicht den peripheren Nerv und die Muskeln. Der Vergleich des Nervenzellreichtums eines Greisengehirns mit dem eines viel jüngeren Kontrollfalles kann nach Ansicht von Kiloh u. Nevin hier keine Beweiskraft haben. Andererseits haben Beckett u. Netsky sowie Schwarz u. Lin bei ihren Fällen die bulbomesencephalen Kerngebiete intakt gefunden. Die Auffassung einer einheitlich muskeldystrophischen Genese aller typisch verlaufenden Fälle wird heute vorwiegend durch die elektromyographischen Befunde und Erfahrungen gestützt (s. dazu Kapitel X).

Klinisch ähnliche Augenmuskellähmungen neuraler oder zentraler Genese können bei chronischen basalen meningitischen Prozessen, der Multiplen Sklerose, den spino-ponto-cerebellaren Atrophien und der mit Bulbärparalyse einhergehenden ALS oder progressiv-spinalen Muskelatrophie vorkommen. Die Unterscheidung von der oc. MD wird aber durch die weiteren Symptome des Grundleidens oder die Verschiedenheiten im zeitlichen Verlauf praktisch stets möglich sein. Besonders wertvoll ist auch hier die Elektromyographie, da sie über die Differenzierung myogener und neurogener Paresen hinaus auch die Unterscheidung nucleärer und supranucleärer Läsionen ermöglicht (Esslen u. Papst).

Abgesehen von den nucleären Formen kann die Abgrenzung gegenüber der chronischen oculären Myositis und der Myasthenie größere Schwierigkeiten bereiten. Zu berücksichtigen ist, daß auch bei der Myotonia dystrophica in etwa 50% der Fälle die äußeren Augenmuskeln klinisch mitbetroffen sind. Bei Myasthenia gravis, welche bevorzugt Lähmung der äußeren Augenmuskeln und Ptosis verursacht, werden in der Regel Doppelbilder und Schwankungen des Grades der Störung genannt. Am sichersten klärt das Elektromyogramm in Verbindung mit dem Tensilon-Test die myasthenische Genese der Ophthalmoplegie. Dagegen läßt der einfache Prostigmin- oder Tensilon-Test bei der oculären Myasthenie öfters im Stich. Auch finden sich nicht ganz selten Myasthenien mit morphologischen Muskelveränderungen, die im histologischen Bild einen dystrophischen Aspekt zeigen. Wir sahen bei einer 2 Jahre lang nicht erkannten und vernachlässigten Myasthenie eine permanente fast vollständige Ophthalmoplegie mit Atrophie der Lider, welche auf Prostigmin kaum noch ansprach. Die gute Wirkung des Tensilon auf die leichter betroffenen anderen Muskulaturen und das EMG sicherten die Diagnose der Myasthenie. Äußerlich entsprach das Bild des Patienten vollständig dem einer oc. Myopathie mit Hutchinson-Facies.

Unter den Komplikationen der Neurolues erlauben die reflektorische Pupillenstarre und andere typische Zeichen, die Tabes leicht zu erkennen. Doch kommt isolierte Ophthalmoplegia externa bei der basalen Meningitis luischer oder anderer Genese vor, weshalb Liquoruntersuchungen indiziert sind. Seltener wird doppelseitige Ophthalmoplegie durch basale Aneurysmen der Hirnarterien verursacht. Eine Verwechslungsmöglichkeit mit den akuten oder doch wesentlich rascher sich entwickelnden Ophthalmoplegien bei Tumoren mesencephal-pontiner Lokalisation, den konjugierten Blicklähmungen und den mit Systemerkrankungen des ZNS einhergehenden Augenmotilitätsstörungen ist kaum gegeben. Subakut sich entwickelnde äußere Ophthalmoplegie mit doppelseitiger Facialislähmung und dem typischen Bild der Hutchinson-Facies kann auch beim Guillain-Barré-Syndrom oder auf Grund einer toxischen Polyneuritis der Hirnnerven auftreten, wie wir es kürzlich bei einer Alkoholikerin beobachteten.

Die Auffassung, daß es sich bei den progressiven äußeren Ophthalmoplegien stets um einen primär myopathischen Prozeß handle, wurde kürzlich von ROSENBERG u. Mitarb. (1968) anhand einer Dokumentation eigener Beobachtungen kritisiert. Sie berichteten über insgesamt 28 Patienten mit diesem Krankheitsbild, worunter in 9 Fällen zusätzliche Symptome einer nur im ZNS oder an peripheren Nerven zu lokalisierenden Krankheit evident waren, nämlich Ataxie, Schwachsinn, cerebrale Krampfanfälle, progressiv spinale Muskelatrophie, Diplegien mit Pyramidenzeichen, Retinitis pigmentosa und periphere Neuropathie. Unter Anführung einzelner Beobachtungen wird gezeigt, daß auch die Elektromyographie und selbst die Biopsie zur Sicherung der Diagnose nicht so verläßlich ist, wie man nach manchen Mitteilungen und kasuistischen Beiträgen leicht annehmen könnte. Die histologische Unterscheidung dystrophischer und neurogener Veränderungen ist in den Augenmuskeln ungleich schwieriger als in der typischen Skeletmuskulatur. Erfahrungen über das Bild neuraler bzw. nucleärer Atrophien liegen hier kaum vor, und die Beurteilung kann sich nur auf Kriterien stützen, wie sie uns bei der Dystrophie der Gliedmaßenmuskeln vertraut geworden sind. Ganz anders ist aber der Aufbau der normalerweise viel schmaleren, kernreicheren und über ein weitmaschigeres Endomysium verfügenden Augenmuskeln. Auch versorgt hier eine motorische Einheit nicht mehr als 3—6 Einzelfasern im Vergleich zu mehreren hundert Fasern in den größeren Skeletmuskeln. Somit ist eine deutlich erkennbare „Felderung" der Ausfälle, wie wir sie bei den spinalen Muskelatrophien sehen, in Fällen einer neurogenen Augenmuskelatrophie kaum zu erwarten. Hinzu kommt, daß bei eminent chronischen neurogenen Muskelschädigungen auch alle Formen „myopathischer" Veränderungen auftreten, wie sie für die primär myodystrophischen Prozesse als typisch gelten (vgl. dazu S. 79). Einige seltene Beobachtungen sind dafür kennzeichnend: So waren in einem Autopsiefall von kindlicher Bulbäratrophie mit Augenmuskellähmung die typischen Zeichen der hier gesicherten nucleären Atrophie im histopathologischen Bild der Augenmuskeln nicht zu finden (GOMEZ u. Mitarb., 1962). Hinsichtlich des Elektromyogramms machten BREININ (1962) und später auch PAPST u. Mitarb. auf manche Schwierigkeiten bei der Diagnose aufmerksam. Letztere betonen ausdrücklich, daß diese auf Grund der EMG-Bewertung allein nicht gestellt werden kann.

2. Die oculo-pharyngeale Muskeldystrophie

1915 hatte TAYLOR über eine kanadische Familie französischer Herkunft berichtet, in welcher mehrere Mitglieder an einer langsam progredienten Ptosis und Dysphagie erkrankt waren. Er faßte das Syndrom als Folge einer Kernatrophie der Hirnnerven III und X auf. 1948 fand AMYOT dasselbe Krankheitsbild wiederum bei mehreren Mitgliedern einer französisch-kanadischen Familie und vermutete als Ursache eine Myopathie, doch ohne histologischen Nachweis. Von den nucleären bulbären Lähmungen unterschied sich das Syndrom durch Fehlen von Fasciculationen und Atrophie der Zunge.

Daß es sich auch bei diesem Syndrom um einen muskeldystrophischen Prozeß handelt, geht bereits aus den bioptischen Untersuchungen von OPPENHEIM (1888) hervor und ist erneut von VICTOR, HAYES u. ADAMS (1962) gezeigt worden. Letztere beobachteten das Bild bei einer aus Osteuropa nach den USA eingewanderten israelitischen Familie. Hier waren bei *dominantem Erbgang* in 3 Generationen 9 Mitglieder, Männer wie Frauen, mit dem Leiden behaftet. Auffallend war die Homochronie der klinischen Manifestation, indem sich die ersten Symptome regelmäßig um das 45. Jahr einstellten. Im Vordergrund stand die Ptose, welche bei einem Teil der Patienten das Tragen von Lidstützen erforderlich machte. Die Dysphagie war hier in keinem Fall stark ausgeprägt, im Unterschied zu den Patienten von AMYOT, wo auch Tod durch Schlucklähmung vorkam. Eine 60jährige Patientin hatte, ähnlich wie bei einem Teil der oculären Muskeldystrophien, auch eine Schwäche im Bereich des Schulter- und Beckengürtels und eine Einschränkung der Augenmotilität, was bei den sonst bekannten Fällen nur z.T. berichtet wird. Zwei dieser Patienten konnten von VICTOR u. Mitarb. selbst untersucht werden. Leider zeigte eine bei der Lidraffung vorgenommene Biopsie kein Muskelgewebe, und elektromyographische Befunde fehlen. Der histologische Nachweis des dystrophischen Charakters der Erkrankung gelang nur bei einer nicht in diese Sippe gehörenden sporadisch und spät erkrankten 80jährigen Frau durch Biopsie des mitbeteiligten M. temporalis.

1964 berichteten PETERMAN u. Mitarb. aus Kalifornien über einen ähnlichen Zustand bei einem 73jährigen Mann. Die Ptosis hatte hier vor 20 Jahren und die Dysphagie vor 3—4 Jahren begonnen. Eine familiäre Belastung war nicht nachweisbar. Dieser Patient hatte auch Atrophien der Mm. temporalis und des Schultergürtels. Das EMG des M. pectoralis und der bioptische histologische Befund des M. cricopharyngicus waren typisch für einen primär dystrophischen Muskelprozeß. Die Intaktheit der motorischen Hirnnervenkerne konnten SCHOTLAND u. ROWLAND (1964) bei einem typischen Fall von oc.-ph. MD demonstrieren. Sie beobachteten das Leiden an 10 Mitgliedern einer Sippe über 3 Generationen.

Kanadische Familien französischen Ursprungs scheinen bevorzugt von dieser sonst so seltenen Form der Myopathie betroffen zu sein. 1965 berichteten BRAY u. Mitarb. über 2 Sippen aus Manitoba. 1966 konnte BARBEAU auf Grund umfassender genetischer Studien 160 Fälle dieses Leidens in Kanada erfassen und nachweisen, daß alle diese z.T. schon früher publizierten Kranken von einem gemeinsamen, 1634 nach Kanada eingewanderten französischen Vorfahren abstammen. Deutliche Symptome zeigten sich immer erst nach dem 40. Lebensjahr. Abnorme Immunoglobin-Reaktionen — ähnlich wie sie bei der myotonischen Dystrophie gefunden werden (WOCHNER) — haben RUSSE u. Mitarb. (1967) bei diesen Patienten beschrieben.

VICTOR u. Mitarb. glauben, daß ein mit klinisch ähnlichen Zeichen, aber mit stärkerer Beteiligung der Gliedmaßen beobachtetes familiäres Leiden, welches MYRIANTHOPOULOS u. BROWN (1954) als eine Sonderform der progressiven spinalen Muskelatrophie deuteten, ebenfalls zu den oculo-pharyngealen Myopathien gehöre.

Während alle neueren Mitteilungen über die oculo-pharyngeale Myopathie zuerst fast ausschließlich aus Nordamerika kamen, hat 1962 LUNDBERG in Skandinavien eine weitere familiäre Form beobachtet, bei der neben den äußeren Augenmuskeln, der Schluck- und Halsmuskulatur auch Hand- und Fußmuskeln betroffen waren und zudem Hypogonadismus bei den Männern (Hodenatrophie) und den Frauen (Amenorrhoe oder vorzeitige Menopause) bestand. Einen bevorzugt distalen Befall der Gliedmaßen beobachteten auch SCHOTLAND u. ROWLAND bei einigen ihrer Patienten. Gonadenstörungen oder andere Zeichen einer Myotonia dystrophica — woran bei der Sippe von LUNDBERG zu denken wäre — konnten bei diesen Kranken ausgeschlossen werden. Über einen weiteren Fall italienischer Herkunft mit stärkerer Lähmung auch der ösophagealen Muskulatur berichtet LEWIS (1966). Seine Annahme, auch die glatte Muskulatur werde von dem Prozeß befallen, ist durch neuere Untersuchungen an 26 Patienten des National Hospital in London bestätigt worden (ROBERTS u. BAMFORTH, 1968). Neun dieser Fälle klagten über Schluckbeschwerden, und bei einem autoptisch untersuchten Fall zeigte auch die glatte Muskulatur des Ösophagus dystrophische Faserdegenerationszeichen.

Einen sehr ausgeprägten Fall oculo-pharyngealer Muskeldystrophie *mit ungewöhnlich frühem Beginn* beobachtete MELARAGNO FILHO in São Paulo, Brasilien.

Einer von uns (H. H.) verdankt es dessen Liebenswürdigkeit, die jetzt 38jährige Frau dort 1966 vorgestellt zu bekommen. Die Vorfahren der Patientin stammen aus Portugal und Deutschland. Angeblich besteht keine familiäre Belastung, Konsanguinität wird negiert. Das Leiden wurde schon im Alter von 11 Jahren deutlich durch Ptosis der Lider mit bald darauf einsetzenden Doppelbildern, gefolgt von einer Einschränkung der Augenmotilität. Im Alter von 15 Jahren begann ein Schwund der Mm. sternocleidomastoidei und der Schultergürtelmuskulatur. Mit 26 Jahren folgte eine Schluck- und Phonationsschwäche, auch eine Atrophie der Gesichtsmuskeln wurde deutlich. Durch zunehmende Schwäche der Muskeln des Schultergürtels und der Oberarme, seit 10 Jahren auch des Beckengürtels und der Oberschenkel, vermag sich die Patientin jetzt nur noch mühsam mit Abstützen vom Stuhl zu erheben und nur noch kurze Strecken zu gehen. Sie suchte deshalb die Klinik wieder auf, nachdem schon vor Jahren eine Lidraffung vorgenommen war.

Objektiv zeigte die Patientin eine ausgeprägte Facies myopathica und völligen Verlust der Bewegung der Bulbi und der Lidheber. Die Stimme war matt und rasch erschöpft, die Schluckstörung ermöglichte nur noch weiche und breiige Kost, und auch die Kaumuskulatur war stark geschwächt. Die Zunge war äußerlich unauffällig, in ihrer Motilität aber stark eingeschränkt. Die Arme konnten nicht mehr bis zur Horizontalen angehoben werden, und auch an den unteren Extremitäten bestand eine ausgeprägte proximal betonte Schwäche. Die dystrophische Natur der Erkrankung war durch das Elektromyogramm und eine Biopsie aus dem M. levator palpebrae bestätigt. Ungewöhnlich ist hier der frühe Beginn und die starke Progredienz und Generalisierung des Prozesses. Eine eingehendere Beschreibung des Falles ist inzwischen erfolgt (RODRIGUES, SANVITO u. MELARAGNO FILHO, 1968).

Vor kurzem haben SLUGA u. Mitarb. (1967) in Wien eine oculo-pharyngeale, auf die proximalen Extremitäten übergreifende Myopathie bei einer 25jährigen Frau beobachtet, bei welcher die ersten Zeichen der äußeren Augenmuskellähmung schon im 2. bis 3. Lebensjahr aufgetreten waren. Die eingehenden histologischen, elektronenmikroskopischen und biochemischen Untersuchungen zeigten in der Muskulatur Riesenmitochondrien mit parakristallinen Einlagerungen ähnlich den von ZINTZ beschriebenen Bildern und außerdem eine Glykogenspeicherung und einen Mangel an Muskelphosphorylase (vgl. auch S. 176 u. 317). Bisher galt die seit McARDLE bekanntgewordene Phosphorylasemangel-Myopathie als eine der wenigen in ihrem spezifischen Defekt aufgeklärten Myopathieformen aus der Reihe der

Glykogenosen. Doch sind die bisher bekanntgewordenen klinischen Symptome (Krämpfe, Schmerzen oder Schwäche der Gliedmaßen bei Anstrengung, in späten Stadien auch Dauerschwäche) bei der McArdle-Krankheit so völlig andere, daß eine Beziehung zu der von SLUGA u. Mitarb. beschriebenen Myopathie kaum anzunehmen ist.

Literatur zum Kapitel V

1. ALFANDARY, O.: Ophtalmoplégie chronique progressive. Rev. Oto-neuro-ophtal. **26**, 140 (1954).
2. AMYOT, R.: Hereditary, familial and acquired ptosis of late onset. Canad. med. Ass. J. **59**, 434 (1948).
3. BARBEAU, A.: The syndrome of hereditary late onset ptosis and dysphagia in French Canada. In: Progressive Muskeldystrophie, Myotonie, Myasthenie. Hrsg. von E. KUHN. Berlin-Heidelberg-New York: Springer 1966, S. 102.
4. BEAUMONT, W. M.: Family tendency to ophthalmoplegia externa. Trans. ophthal. Soc. U. K. **20**, 258 (1900).
5. BECKER, P. E.: Zur Genetik der Muskeldystrophien. Arch. Klaus-Stift. Vererb.-Forsch. **23**, 366 (1958).
6. — Myopathien. In: Humangenetik. Ein kurzes Handbuch. Hrsg. von P. E. BECKER. Bd. III/1. Stuttgart: G. Thieme 1964.
7. BECKETT, R. S., and M. G. NETSKY: Familiar ocular myopathy and external ophthalmoplegia. Arch. Neurol. Psychiat. (Chic.) **69**, 64 (1953).
8. BOUDIN, M. G., B. PÉPIN et M. AUFRET: A propos de trois cas de myopathie oculaire. Rev. neurol. **102**, 173 (1960).
9. BRAY, G. M., M. KAARSOO, and R. T. ROSS: Ocular myopathy with dysphagia. Neurology (Minneap.) **15**, 678 (1965).
10. BREININ, G.: The electromyography of extra-ocular muscle. Toronto: University of Toronto Press 1962.
11. COLLINS, E. T.: Hereditary ocular degenerations; ophthalmic abiotrophies. Int. Congr. Ophthalmology, Washington, D. C., April 25—28, 1922. Vol. I. Philadelphia 1922, p. 103—143.
12. DELORD, F.: Sur une forme de ptosis non congénital et héréditaire. Presse méd. **11**, 592 (1903).
13. DUTIL, A.: Note sur une forme de ptosis non congénital et héréditaire. Progr. méd. (Paris) **20**, 401 (1892).
14. ESSLEN, E., u. W. PAPST: Die Bedeutung der Elektromyographie für die Analyse von Motilitätsstörungen der Augen. Bibl. ophthal. (Basel) Fasc. **57** (1961).
15. FUCHS, E.: Über isolierte, doppelseitige Ptosis. Albrecht v. Graefes Arch. Ophthal. **36**, 234 (1890).
16. GÉRAUD, J., A. RASCOL, E. KARKOUS, J. BENAZET et A. BÈS: Dystrophie musculaire progressive avec ophtalmoplégie. Remarques sur les myopathies oculaires. Rev. neurol. **107**, 15 (1962).
17. GERSTENBRAND, F., K. PATEISKY u. K. WEINGARTEN: Zur Frage der oculären Myopathien. Wien. Z. Nervenheilk. **19**, 443 (1962).
18. GOMEZ, M., V. CLERMONT, and J. BERNSTEIN: Progressiv bulbar paralysis in childhood (Fazio-Londe's disease). Arch. Neurol. (Chic.) **6**, 317 (1962).
19. GRAEFE, A. v.: Pathologisches zur Akkomodationslehre. Albrecht v. Graefes Arch. Ophthal. **1856**, 299.
20. — Verhandlungen ärztlicher Gesellschaften. Berl. klin. Wschr. **5**, 125 (1868).
21. HALLEN, O.: Augenmuskellähmungen in neurologischer Sicht. Dtsch. Z. Nervenheilk. **187**, 455 (1965).
22. HASSLER, R.: Erkrankungen der Oblongata, der Brücke und des Mittelhirns. Handbuch der inneren Medizin. 4. Aufl., Bd. V/3. Berlin-Göttingen-Heidelberg: Springer 1953, S. 557.

23. Huber, A., u. M. Wiesendanger: Über die chronisch progressive oculäre Myopathie. Ophthalmologica (Basel) 144, 29 (1962).
24. — — L'analyse des paralysies oculaires par l'électromyographie. Bull. Soc. franç. Ophthal. 75, 438 (1962).
25. Hutchinson, J.: An ophthalmoplegia externa or symmetrical immobility (partial) of the eye, with ptosis. Med.-chir. Trans. 62, 307 (1879).
26. Kiloh, L. G., and S. Nevin: Progressive dystrophy of the external ocular muscles. Brain 74, 115 (1951).
27. Langdon, H. W., and W. B. Cadwalander: Chronic progressive external ophthalmoplegia. Brain 74, 115 (1951).
28. Lapresle, J., et J. Jarlot: La myopathie oculaire. Arch. Ophtal. (Paris) 19, 384 (1959).
29. Lees, F., and L. A. Liversedge: Descending ocular myopathy. Brain 85, 70 (1962).
30. Lewis, J.: Late-onset muscle dystrophy, oculopharyngoesophageal variety. Canad. med. Ass. J. 95, 146 (1966).
31. Lind, I., and G. Prame: Chronic progressive external ophthalmoplegia and muscular dystrophy. Acta ophthal. (Kbh.) 41, 497 (1963).
32. Lundberg, P. O.: Ocular myopathy with hypogonadism. Acta neurol. scand. 38, 142 (1962).
33. — Observations on endocrine function in ocular myopathy. Acta neurol. scand. 42, 39 (1966).
34. Lüthy, F.: Die Myopathien. In: Klinik der Gegenwart. Bd. X. München u. Berlin: Urban & Schwarzenberg 1961, S. 325—375.
35. Myrianthopoulos, N. C., and I. A. Brown: Genetic study of progressive spinal muscular atrophy. Amer. J. hum. Genet. 6, 387 (1954).
36. Oppenheim, H.: Über einen durch Störungen im Bereich der Augenmuskeln und der Kehlkopfmuskulatur merkwürdigen Fall von juveniler progressiver Muskelatrophie. Charité-Ann. 13, 384 (1888).
37. — Lehrbuch der Nervenkrankheiten. 6. Aufl. Berlin: S. Karger 1913.
38. Ortiz de Zarate, J.: Recessive sex-linked inheritance of congenital external ophthalmoplegia and myopia coincident with other dysplasias. Brit. J. Ophthal. 50, 606 (1966).
39. Papst, W., E. Esslen u. G. Mertens: Die okuläre Muskeldystrophie. Klin. Mbl. Augenheilk. 132, 691 (1958).
40. Peterman, A. F., G. A. Lillington, and R. W. Jamplis: Progressive muscular dystrophy with ptosis and dysphagia. Arch. Neurol. (Chic.) 10, 38 (1964).
41. Roberts, A. H., and J. Bamforth: The pharynx and esophagus in ocular muscular dystrophy. Neurology (Minneap.) 18, 645 (1968).
42. Rodrigues, J. P., W. Sanvito e R. Melaragno Filho: Distrofia oftalmoplégica progressiva. Forma de inicio ocular precoce e comprometimento muscular universal tardio. Arch. Neuro-Psiquiat. (São Paulo) 26, 66 (1968).
43. Rosenberg, R. N., D. L. Schotland, R. E. Lovelace, and L. P. Rowland: Progressive ophthalmoplegia. Report of cases. Arch. Neurol. (Chic.) 19, 362 (1968).
44. Russe, H., H. Busey, and A. Barbeau: Immunoglobulin changes in oculopharyngeal muscular dystrophy. Excerpta Medica Foundation, Amsterdam, Int. Congr. Ser. 154, 11—12 (1967).
45. Sandifer, P. N.: Histologic study of an extra-ocular muscle with myopathic degeneration in a case of chronic progressive ophthalmoplegia. J. Neurol. Neurosurg. Psychiat. 9, 81 (1946).
46. Schotland, D. L., and L. P. Rowland: Muscular dystrophy. Arch. Neurol. (Chic.) 10, 433 (1964).
47. Schwarz, G. A., and C. N. Lin: Chronic progressive external ophthalmoplegia. A clinical and neuropathologic report. Arch. Neurol. Psychiat. (Chic.) 71, 31 (1954).
48. Silex, P.: Über progressive Levatorlähmung. Arch. Augenheilk. 34, 21 (1897).
49. Sluga, E., F. Seitelberger u. K. Moser: Über eine progressive Myopathie mit Muskelphosphorylasemangel und Riesenmitochondrien. Wien. klin. Wschr. 79, 917 (1967).
50. Tarkkanen, A., and V. Tommila: Progressive muscular dystrophy involving the extraocular muscles. Brit. J. Ophthal. 49/2, 102 (1965).
51. Taylor, E. W.: Progressive vagus-glossopharyngeal paralysis with ptosis: contribution to group of family diseases. J. nerv. ment. Dis. 42, 129 (1965).

52. Teasdall, R. D., M. M. Schuster, and F. B. Walsh: Spincter involvement in ocular
    myopathy. Arch. Neurol. (Chic.) **10**, 446 (1964).
53. Victor, M., R. Hayes, and R. D. Adams: Oculopharyngeal muscular dystrophy: A
    familial disease of late life characterized by dysphagia and progressive ptosis of the
    eyelids. New Engl. J. Med. **267**, 1267 (1962).
54. Wilbrand, H., u. A. Saenger: Die Neurologie des Auges. Ein Handbuch für Nerven-
    und Augenärzte. Bd. I, S. 117ff.: Bd. V/2, S. 696ff. Wiesbaden: J. F. Bergmann
    1900—1927.
55. Wolter, M.: Beiträge der Elektromyographie zur Differentialdiagnose der Augen-
    motilitätsstörungen. Ref. Elektromedizin **9**, 36 (1964).
56. Zintz, R.: Neue elektronenmikroskopische Befunde bei der chronisch progressiven
    oculären Muskeldystrophie. Ber. dtsch. ophthal. Ges. **67**, 113 (1965).

Kapitel VI

Die kongenitalen
und mit besonderen morphologischen Veränderungen der Muskulatur einhergehenden Myopathien

1. Einleitung

Unter diesem Begriff werden zahlreiche heterogene Krankheitsbilder größeren Teils erblicher Natur zusammengefaßt, bei welchen meist schon bei der Geburt allgemeine Schwäche oder Hypotonie der Muskulatur, oft beides zugleich, besteht und die Befunde darauf schließen lassen, daß es sich um primäre Myopathien, jedenfalls nicht um neurale bzw. spinale Erkrankungen handelt.

Seit der Beobachtung OPPENHEIMs (1900), daß es neben der spinalen infantilen Muskelatrophie mit rasch progressivem Verlauf ähnliche angeborene Zustandsbilder gutartigen Charakters mit Überwiegen hypotoner Symptome gibt und seiner Vermutung, daß es sich dabei um eine primär im Muskel gelegene Erkrankung handelt, wofür er die Bezeichnung *Myatonia congenita* prägte, hat sich dieser Begriff bis heute in den Lehrbüchern erhalten.

Spätere Untersuchungen haben gezeigt, daß das, was OPPENHEIM unter Myatonia congenita verstand, nichts Einheitliches darstellt und bei der Mehrzahl der Kinder mit diesem wohl zu häufig diagnostizierten Bild gutartigere Varianten der früher viel zu eng definierten Werdnig-Hoffmannschen Erkrankung vorgelegen haben (BRANDT, 1950; WALTON, 1956). Nicht wenige Autoren vertraten sogar die Ansicht, beide Krankheiten seien ein und dasselbe. Die Bezeichnung „Myatonia congenita" besitzt nur noch historischen Wert und sollte als spezifischer Krankheitsbegriff nicht mehr gebraucht werden.

Es gibt jedoch eine Reihe *echter primärer kongenitaler Myopathien* (k. M.), welche symptomatologisch gesehen größtenteils dem benignen von OPPENHEIM beschriebenen Bild mehr oder weniger entsprechen, manchmal aber auch einen ausgesprochen progredienten oder letalen Verlauf nehmen. Die nosologische Stellung dieser Myopathien, von denen oft nur einmalige Beschreibungen vorliegen, ist häufig noch sehr unklar. Die Erkenntnisse sind hier durch in neuester Zeit zahlreich hinzugekommene Beobachtungen ungewöhnlicher spezifischer morphologischer und biochemischer Befunde sehr gefördert worden. Dem Versuch, in Tabelle VI.1 eine Einteilung und Übersicht der hier in Frage kommenden Krankheitsbilder zu vermitteln, wird ein nur kurzlebiges Provisorium beschieden sein, da zur Zeit Entdeckungen „neuer" Myopathien in rascher Folge gemacht werden, andererseits manche Befunde, die vor kurzem noch krankheitsspezifisch zu sein schienen, wieder angezweifelt werden. Kritische Einwände solcher Art sind vor allem von W. K. ENGEL (1967) geäußert worden. Es scheint zweckmäßig, sie am Ende dieses Kapitels zusammenfassend zu erwähnen.

Die in der neueren Literatur (SHORT, 1963; WALTON, 1964; VASSELLA u. Mitarb., 1967) zu findende Bezeichnung „kongenitale Muskeldystrophie" enthält

Tabelle VI.1 *Kongenitale primäre Myopathien*

a) hereditär:

I. Benigne Formen	II. Intermediäre Verlaufsform	III. Maligne Formen
1. Kongenitale Myopathie nach BATTEN (1903, 1910) und TURNER (1940, 1949)	1. „Central Core"-Myopathie (SHY u. MAGEE, 1956)	1. Angeborene „Muskeldystrophie" (DE LANGE, 1937; u. a. m.)
2. Kongenitale Myopathie nach BEETZ (1913)	2. Cerebro-muskuläre Dystrophie (FUKUYAMA u. Mitarb., 1960; METZ, 1963)	2. Angeborene „Muskeldystrophie" bei ♀ mit hohen Serumenzymwerten (WHARTON, 1965)
3. Kongenitale Myopathie nach BASSÖE (1956)	3. Arthrogryposis multiplex, myopathische Form (BANKER u. Mitarb., 1957; u. a. m.). Heredität fraglich, da bisher nur Geschwistererkrankung bekannt	3. Perinatal manifeste Muskeldystrophie Typ Duchenne (BRANDT, 1950; WALTON, 1956)
4. Myotubuläre oder centronucleäre Myopathie (SPIRO, SHY u. GONATAS, 1966)		
5. „Nemaline"-Myopathie (SHY u. Mitarb., 1963)		
6. Riesenmitochondrien-Myopathie (SHY u. GONATAS, 1964)		
7. Kongenitale Muskelhypoplasie (GIBSON, 1921; KRABBE, 1947)		
8. Kongenitale Muskelhypotonie (SOBEL, 1926; KEY, 1927)		

b) sporadisch (?):
Kongenitale distale Muskeldystrophie (eigene Beobachtung, 1968)

c) nicht erblich:
Polymyositis (WALTON, 1956)
Myositis fibrosa (BECKMANN, 1965)

keine sichere Begründung für eine Beziehung dieser Leiden zu den klassischen Formen der progressiven Muskeldystrophie. Zwar gibt es auch unter den letzteren, wie wir gesehen haben, seltene Fälle, bei denen das Leiden bereits bei der Geburt klinisch manifest ist. Die hier zu beschreibenden Krankheiten haben damit nichts zu tun.

In jüngster Zeit sind vor allem im Forschungszentrum von SHY mehrere Formen angeborener Myopathien mit als spezifisch angesehenen Befunden in der Muskulatur entdeckt worden, welche nur mit modernen histochemischen oder elektronenmikroskopischen Methoden erkennbar sind. Ein häufigeres Vorkommen dieser z. Z. noch als Raritäten erscheinenden Krankheiten ist durchaus in Betracht zu ziehen, wenn man bedenkt, daß die bislang angewandten histologischen Untersuchungsmethoden solche Besonderheiten meist nicht erkennen lassen und die gutartigen kongenitalen Myopathien häufig noch unter dem Begriff „Myatonia congenita" in praxi ausreichend diagnostiziert erschienen und deshalb auch zu selten mit subtileren Methoden bioptisch und biochemisch untersucht wurden.

2. Auf konventionellen Untersuchungsmethoden basierende Beobachtungen

Eine maligne, schon im Säuglingsalter *letal verlaufende familiäre Form* der k. M. mit hochgradiger Schwäche und Hypotonie der Glieder hat DE LANGE (1937) bei 6 Mitgliedern einer Sippe beschrieben. BECKER (1964) zitiert die Mitteilung eines ähnlichen Bildes bei 2 neugeborenen Brüdern von LEVESQUE u. Mitarb. (1956) und von GREENFIELD u. Mitarb. (1958) bei Bruder und Schwester. Sporadische Fälle gleicher Art haben LEREBAULLET u. BAUDOUIN (1909), COUNCILMAN u. DUNN (1911) und SHORT (1963) mitgeteilt. Bei allen hier zitierten Säuglingen hatten Sektionen keinen pathologischen Befund des Nervensystems und im Muskel ein anscheinend den progressiven Muskeldystrophien gleichendes Bild der Veränderungen ergeben. Die von WHARTON (1965) beschriebene erbliche, bisher nur bei Mädchen beobachtete und durch hohe Serumenzymwerte gekennzeichnete k. M. wurde bereits im Kapitel I (S. 39) erwähnt.

Benignere, der klinischen Konzeption OPPENHEIMs vergleichbarere k. M. mit recessivem Erbgang wurden 1903 und 1910 von BATTEN mitgeteilt. Schon in der Schwangerschaft bestanden z. T. schwache Kindsbewegungen. Im Säuglingsstadium waren die Kinder auffallend klein und schlaff. Motilität, Kraft und Tonus der Gliedermuskulatur waren herabgesetzt; äußere Atrophien oder Pseudohypertrophien fehlten. Der Prozeß war mehr oder weniger langsam progredient: Ein Teil der Kinder vermochte später sich aufzurichten oder mit Unterstützung auch zu stehen, kam aber nicht über dieses schlechte Funktionsstadium hinaus. Andere wuchsen mit verzögerter motorischer Entwicklung auf und wurden einigermaßen gehfähig.

Bei einer Nachuntersuchung dieser Fälle BATTENs durch TURNER (1940, 1949) sowie durch TURNER u. LEES (1962) zeigten sie Watschelgang und Schultergürtelschwäche ähnlich dem Bild der progressiven Muskeldystrophien, aber anscheinend ohne weitere Progredienz. Bei einem zur Autopsie gelangten 21jährigen Patienten dieser Sippe fand TURNER (1949) degenerativ verschmälerte Muskelfasern (20—40 μ) mit herdförmigen und perlschnurartigen subsarkolemmalen Kernproliferationen. Das Nervensystem war intakt. Auch elektromyographische Befunde an anderen Patienten (TURNER u. LEES) bestätigten das Vorliegen einer primären Myopathie.

Als kongenitale Muskeldystrophie beschrieb BASSÖE (1956) zwei in Nordnorwegen beobachtete Geschwister (Bruder und Schwester), welche an angeborener Muskelschwäche und -hypotonie litten und im Alter von 26 bzw. 22 Jahren auch Hodenatrophie bzw. Agenesie der Ovarien und Katarakt, aber keine myotonischen Symptome aufwiesen. In einem anderen Zweig der Sippe litten 4 Geschwister (2 Knaben, 2 Mädchen) an kongenitaler Myopathie. Vermutlich handelt es sich hier um ein eigenständiges Krankheitsbild.

Eine sehr das Gesicht und den Schultergürtel bevorzugende kongenitale Myopathie ist von BEETZ (1913) bei 4 Kindern blutsverwandter Eltern beobachtet worden. Die Geschwister konnten als Säuglinge die Augen nicht schließen, bei einem Teil fanden sich Atrophien des Schultergürtels. Zwei dieser Geschwister erreichten das Erwachsenenalter. Ein ähnliches Bild bei 2 Geschwistern fanden DUBANSKY u. SVOBODA (1957; zit. nach BECKER, 1964).

Ein sporadischer Fall von kongenitaler *distaler Muskeldystrophie* an den unteren Extremitäten (Peronealtyp) mit sehr spätem Übergreifen auch auf die Hand und die Fingerstrecker konnte erstmals von uns beobachtet werden. Das Krankheitsbild wurde ausführlich im Kapitel IV über die distalen Myopathien beschrieben (S. 291).

BRANDT (1950) und WALTON (1956) hatten bei der Nachuntersuchung einer größeren Zahl von ursprünglich als Myatonia congenita diagnostizierten Kindern einige Fälle gefunden, welche sich später als primär dystrophische Erkrankungen erwiesen. Zwei dieser Fälle ordnete WALTON dem Duchenne-Typ zu. Bei den von BEETZ geschilderten Kranken ist auch an eine Frühform der Myotonia dystrophica oder des facio-scapulo-humeralen Typus zu denken, um so mehr, als auch wir ein bereits kongenital bestehendes Bild dieses Typus sahen (vgl. S. 55). Nachdem jedoch unter dem Einsatz neuerer subtilerer Untersuchungsmethoden (Elektronenmikroskopie, Histochemie, enzymatische Untersuchungen) zahlreiche kongenitale Myopathien als eigenständige Krankheitsformen erkannt wurden, kommt bei all diesen älteren Beobachtungen nur noch der klinischen Beschreibung und der Beobachtung des Erbganges ein Wert zu, während die nosologische Zuordnung auf Grund herkömmlicher histologischer Untersuchungen bestenfalls Vermutungen erlaubt.

Primär dystrophische Muskelveränderungen lassen auch von FUKUYAMA u. Mitarb. (1960) in Japan beobachtete angeborene Myopathien erkennen. Sie zeigten proximalen Schwund der Gliedermuskeln und einen relativ langsam progredienten Verlauf. Von den 15 Fällen hatten 7 *Pseudohypertrophien*; bei 12 Kranken hatten sich frühe Kontrakturen der Gliedmaßen eingestellt. Für die primär myopathische Ätiologie sprachen die stark erhöhten Serumenzymwerte, Befunde der Muskelbiopsien und das Elektromyogramm. Gegen einen Zusammenhang mit dem Duchenne-Typ der Muskeldystrophie sprechen jedoch der recessiv-autosomale Erbgang und die gehäufte *Kombination mit cerebralen Krampfanfällen und Schwachsinn*. In Deutschland hat METZ (1963) 2 Geschwister (männlich und weiblich) mit dem gleichen Bild (Myopathie, hohe Kreatinphosphokinase im Serum, Schwachsinn, cerebrale Krämpfe, Hydrocephalus) beschrieben. Offenbar handelt es sich auch bei dieser als „cerebromuskuläre Dystrophie" bezeichneten Krankheit um ein eigenständiges Leiden.

Unter den vielgestaltigen und noch schwer zu ordnenden Bildern kongenitaler Myopathien finden sich auch Fälle, welche vermutlich Varianten der ätiologisch ebenfalls uneinheitlichen *Arthrogryposis multiplex congenita* darstellen und bei denen in stärkerem Maße als bei den soeben genannten Myopathien Kontrakturen im Vordergrund stehen. Bei einem von SHORT untersuchten farbigen Kind stellten sich 2 Monate nach der Geburt in kurzer Zeit Kontrakturen der Finger- und Kniegelenke ein. Von 2 autoptisch verifizierten Geschwistern mit kongenitaler Myopathie, welche BANKER u. Mitarb. (1957) mitteilten, war das eine schlaff gelähmt, während das andere bereits mit starken Kontrakturen zur Welt kam.

Neuerdings haben VASSELLA u. Mitarb. (1967) über 8 in der Berner Kinderklinik beobachtete Fälle von kongenitaler Muskeldystrophie berichtet, die klinisch z.T. sehr der Werdnig-Hoffmannschen Krankheit glichen, aber durch den histologischen Muskelbiopsiebefund als primär dystrophische Prozesse ausgewiesen waren. Bestrebungen der Autoren, hier eine einheitliche Erkrankung mit autosomal-recessivem Erbgang zu sehen, bedürfen sicher noch des weiteren Studiums, wenn man bedenkt, welch zahlreiche Variationen kongenitaler Myopathien die hier nicht angewandte Elektronenmikroskopie und Histochemie uns zu lehren erst beginnt. Die Arbeit enthält eine vollständige Literaturübersicht der bisher mitgeteilten lichtmikroskopisch gesicherten Fälle.

Eine große Seltenheit ist nach bisherigen Erfahrungen eine schon in der frühesten Kindheit auftretende *Polymyositis* ohne Zeichen einer Dermatitis. Einen solchen Fall entdeckte WALTON (1956) bei seinen Nachuntersuchungen von Kindern mit „Amyotonia congenita". Dieses Kind, ein Mädchen, hatte schon kurz nach der Geburt allgemeine Muskelhypotonie und -schwäche gezeigt. Es konnte erst mit 2 Jahren gehen, entwickelte dann rasch Kontrakturen und war mit 8 Jahren nicht mehr gehfähig. Es hatte nie Dermatitis oder Fieber. Schmerzen werden in dem Bericht nicht erwähnt. Die Biopsie zeigte die typischen entzündlichen Infiltrate und eine starke Wucherung des interstitiellen Bindegewebes im Sinne einer chronischen Myositis fibrosa. Einen ähnlichen Fall teilte BECKMANN (1965) mit.

Als *kongenitale generalisierte Muskelhypoplasie* hat Krabbe (1947) ein Leiden bezeichnet, dessen Erstbeschreibung als „muskulärer Infantilismus" auf GIBSON (1921) zurückgeht. Letzterer hatte in einer Sippe bei 47 Angehörigen in 4 Generationen eine von Geburt an dürftig entwickelte hypotone und z.T. auch deutlich atrophische Muskulatur an Stamm und Extremitäten festgestellt. Der Erbgang war dominant. Die Betroffenen erlernten verspätet Sitzen und Gehen und zeigten auch als Erwachsene mangelnde Muskelentwicklung und verminderte Kraft, jedoch ohne Progredienz. Die Reflexe waren erhalten, Fasciculationen wurden nicht beobachtet. Nur einige Patienten waren stärker behindert und zeigten rasche körperliche Erschöpfung oder ein abnormes Gangbild. Die Kreatinausscheidung im Urin war erhöht, doch zeigte die Muskulatur histologisch ein normales Bild. Ähnliche Erscheinungen haben bei 2 Kindern SCHREIER u. HUPERZ (1956) und bei einem 10jährigen Mädchen FORD (1960) beschrieben. BECKER (1964) zieht in Erwägung, daß mit moderneren Untersuchungsmethoden (Histochemie, Elektronenmikroskopie) auch hier spezifische Veränderungen im Muskel gefunden werden könnten. Diese Voraussage hat sich bei der von FORD beschriebenen Patientin bestätigt: Eine Nachuntersuchung des Falles durch HOPKINS gemeinsam mit FORD (1966) ergab, daß es sich um einen Fall von „Nemaline"-Myopathie (vide infra) handelt.

Hypertrophia musculorum vera bezeichnet Zustände von Muskelhypertrophie, welche oft durch Asymmetrie oder Beteiligung von nur einzelnen Muskeln auffallen. Die harmlose Abnormität zeigt sich erst in der Entwicklung (Kindheit oder Jugend). Das Symptom ist erstmals von AUERBACH (1871) als „wahre Muskelhypertrophie" bei einem Mann beschrieben, dessen rechtsseitiger Biceps und Deltoideus stark vergrößert und vermehrt kräftig waren. Das histologische Bild zeigte eine generelle Faserhypertrophie ohne sonstige pathologische Veränderungen. Ein ähnliches Bild hat WEITZ (1921) beschrieben. Muskelhypertrophie mit verminderter Kraft hat WOODS (1911) beobachtet. Generalisierte einfache Muskelhypertrophien bei Kindern teilten JEWESBURY (1922) und DEBRÉ u. SEMELAIGNE (1935) mit. Auch isolierte Hypertrophie der Kaumuskulatur ist mehrfach beschrieben (HARTMANN, 1959). Erblichkeit ist dabei nicht bekannt.

Nicht mehr in das engere Bild der Myopathien gehören kombinierte Syndrome von Oligophrenie, extrapyramidalem Rigor und kongenitaler Muskelhypertrophie (DE LANGE, 1934). Zusammen mit einer eigenen Beobachtung konnte GOLDSTEIN (1957) aus der Literatur 10 derartige Fälle nennen. Schon 1889 hat BRUCH dieses ätiologisch ungeklärte Bild, wobei auch Makroglossie bestand, beschrieben. Daneben nennen GOLDSTEIN sowie ZELLWEGER u. BELL (1959) auch andere begleitende Mißbildungen, z.B. des Verdauungstraktes, mangelnden Schluß der Fontanellen und mehrfach Porencephalie. Diese „athletischen Säuglinge" sterben früh. Familiäres Vorkommen ist nicht beobachtet.

Daß auch bei Kindern mit Dystrophia musculorum Typ Duchenne generalisierte Pseudohypertrophien an Rumpf und Gliedmaßen mit Athletenfigur ähnlich wie bei der Myotonia congenita gesehen werden, hat vor allem Duchenne selbst beschrieben. Es scheint aber, daß dieser Typus heute nur noch selten beobachtet wird. Die klassischen Formen solcher Muskelhypertrophien sind bei den myotonen Syndromen zu finden.

Benigne kongenitale Muskelhypotonie ist eine Bezeichnung, welche WALTON (1957) für eine Gruppe von 17 Fällen mit angeborener Muskelhypotonie und Muskelschwäche prägte, welche er aus einem größeren Krankengut wegen der besonderen Gutartigkeit des Verlaufes abgrenzte. Er unterscheidet dabei 2 Untergruppen, eine erste mit späterer vollständiger Gesundung und eine zweite, bei welcher eine leichte bis deutliche Muskelhypotonie und -schwäche zeitlebens besteht, aber keine Progredienz zeigt. Bei beiden Formen wurden bei der Nachuntersuchung Muskelbiopsien vorgenommen (insgesamt allerdings nur 5mal). Sie ergaben keinerlei pathologischen Befund, obschon einige dieser Patienten laut Kasuistik doch in recht erheblichem Maße klinisch behindert waren. Das Elektromyogramm (von insgesamt 5 Fällen aus beiden Gruppen) sprach gegen einen spinalen Erkrankungstyp. Eine nosologische Zuordnung dieser Zustandsbilder wird von WALTON als schwierig bzw. unmöglich bezeichnet. Doch vermutet er eine einheitliche Pathogenese und eine Verwandtschaft mit den von BATTEN und TURNER beschriebenen Fällen. Liest man die Kasuistik seiner Fälle „without complete recovery" durch, erscheint die Bezeichnung „benigne" nicht immer gerechtfertigt, da einzelne Patienten offensichtlich doch einen progressiven Verlauf zeigten und z.T. nicht mehr in der Lage waren, sich allein zu erheben. Der Ausdruck „benigne Muskelhypotonie" scheint auch sonst unglücklich gewählt, da bei der Mehrzahl der Kranken die Muskelschwäche überwog. Schließlich fehlen bei vielen Patienten die zum Ausschluß einer spinalen Genese erforderlichen Untersuchungen. Bei einem Patienten (Fall 12) deutet das Auftreten fasciculärer Zukkungen nach Injektion von 1,5 mg Prostigmin i.m. auf den letzteren Typ hin. Eher trifft diese Bezeichnung für die von SOBEL (1926) beschriebenen kongenitalen Fälle zu, welche wegen muskulärer und artikulärer Hypotonie verspätet gehfähig wurden und keine Muskelschwäche, auch keine cerebrale Symptomatik zeigten.

Zum Teil wurde der Zustand dieser Patienten später völlig normal, andere behielten eine Hypotonie der Gliedmaßen lebenslänglich.

Familiäre Formen kongenitaler *reiner Hypotonie* ohne Muskelschwäche beschrieben auch KEY (1927) und STURKIE (1941). Die wesentliche Ursache wird hier in einer angeborenen Schlaffheit der artikulären Ligamente gesehen. Das gleiche nimmt FORD (1960) für die wirklich benignen kongenitalen Hypotonien an. Er weist auf den bisherigen Mangel von Untersuchungen an den Ligamenten hin und macht auf die von einigen Autoren angenommenen Beziehungen zum Ehlers-Danlos-Syndrom aufmerksam, bei dem sich auch an den Muskulaturen Atrophien, Hypotonie und Schwäche mit Verzögerung und bleibender Behinderung der Gehfähigkeit hinzugesellen können.

Bei den von SOBEL beschriebenen Formen ist eine überwiegende Schwäche des Bindegewebes und der Ligamente deshalb wahrscheinlich, weil sich bei zahlreichen Kranken trotz normaler Muskelkraft im späteren Verlauf Kyphosen und Skoliosen einstellen. Eine Kombination von Schwäche der Bandapparate und der Muskulatur stellt auch das Marfan-Syndrom (Arachnodaktylie) mit häufiger Entstehung von Skoliosen dar. Bei marfan-syndromähnlichen Zustandsbildern sollte stets auch an die „Nemaline"-Myopathie gedacht werden, da Patienten mit dieser Krankheit sehr ähnlich aussehen können.

Differentialdiagnostisch sind die im Säuglingsalter oft schwer zu klärenden hypotonen Bewegungsstörungen bei *cerebral* geschädigten Kindern in Betracht zu ziehen, deren zahlreiche Ursachen hier aufzuzählen zu weit führen würde. Verwiesen wird hier auf die eingehende Darstellung von ZELLWEGER u. Mitarb. (1962). Auch die rechtzeitige Erkennung *geburtstraumatischer spinaler Schädigungen* (FORD, 1960) kann durch die Annahme einer Amyotonia congenita versäumt werden.

3. Neuere Beobachtungen:
Myopathien mit spezifischen Strukturveränderungen

In jüngster Zeit wurden verschiedene Formen z.T. kongenitaler Myopathien mit ganz eigenartigen morphologischen Veränderungen in der Muskulatur entdeckt. Sie erregen trotz des anscheinend seltenen Vorkommens und neuerdings auch angezweifelter Krankheitsspezifität größtes Interesse, da hier struktur- und biochemische Analysen bereits in engere Verbindung treten und eine faszinierende Perspektive zukünftiger Forschung eröffnen. Vorläufig sind solche Studienmöglichkeiten nur in wenigen Forschungszentren mit entsprechenden Laboratoriumseinrichtungen möglich. Ein Teil dieser Befunde bezieht sich nicht nur auf kongenitale Myopathien. Eine gemeinsame Besprechung an dieser Stelle scheint aber zweckmäßig.

3.1 Myotubuläre oder centronucleäre Myopathie

Ein auch lichtmikroskopisch als spezifisch zu erkennendes und vermutlich schon kongenital manifestes Krankheitsbild besonderer Art haben zuerst SPIRO, SHY u. GONATAS (1966) bei einem 12jährigen Knaben beschrieben. Hier zeigten die einzelnen Muskelfasern einen mehr oder weniger zentral gelegenen longitudinalen Ausfall der Fibrillen. Diese durchgehende „tubuläre" Defektzone enthält eine Fülle von in Reihen angeordneten Muskelkernen, in deren Umgebung elektronenmikroskopisch große Mengen ungewöhnlicher Myelinfiguren zu erkennen sind. Die Tatsache, daß die normale Entwicklung der Muskelfaser auf der fetalen Stufe ein Stadium mit ähnlichen sogenannten Myotuben durchläuft, läßt die Autoren einen Stoffwechseldefekt vermuten, der auf früher Stufe die weitere Reifung der Muskelfaser verhindert. Klinisch bot dieser Patient das Bild des langsam fortschreitenden allgemeinen, aber die äußeren Augenmuskeln und Gesichtsmuskeln (Ophthalmoplegie, bilaterale Ptose, faciale Diplegie) besonders bevorzugenden Muskelschwundes. Es wird erwogen, wie weit hier Beziehungen oder Gleichheiten mit dem als oculäre Myopathie beschriebenen Krankheitsbild bestehen. Die Beurteilung komplizierend bei diesem Fall ist jedoch, daß der Knabe in früher Kindheit an (spontanen ?) operativ ausgeräumten subduralen Hämatomen erkrankte und an einer Hirnatrophie mit cerebralen Anfällen litt.

Die vermutliche Eigenständigkeit und der familiär erbliche Charakter dieser Myopathieform geht aus einer weiteren Beobachtung durch SHER u. Mitarb. (1967) hervor. Sie fanden das gleiche histopathologische und elektronenoptische Bild in 80—98% aller Muskelfasern aus verschiedenen Biopsieproben (Rectus femoris und Gastrocnemius) bei 2 Schwestern afrikanischer Rasse im Alter von 18 bzw. 16 Jahren. Bei einem Fall zeigte sich auch eine ausgeprägte Faserverschmälerung mit Lipomatose. Beide Schwestern zeigten Geh- und Muskelschwäche seit frühester Kindheit. Klinische Zeichen einer Erkrankung des Zentralnervensystems oder peripherer Nerven bestanden hier nicht, doch zeigte das EEG in beiden Fällen eine diffuse Störung mit langsamen Wellen. Klinisch stand im Vordergrund eine ausgeprägte Ptosis, Schwäche und Atrophie der Gesichts-, Kau- und Schultermuskulatur, der Sternocleidomastoidei, des Rumpfes, des Beckengürtels, aber auch der distalen Extremitätenmuskulatur; in einem Fall eine leichte Erschwerung der Sprache. Der Gang war watschelnd. Nicht betroffen waren die Augenbewegungen. Zeichen einer myotonischen Dystrophie konnten ausgeschlossen werden. Deutlich erhöht waren die Serumenzymaktivitäten der Aldolase und Kreatinphosphokinase. Die klinisch sich gesund fühlende Mutter der Patientinnen zeigte objektiv nur eine geringe Ptosis, bioptisch im Gastrocnemius aber ebenfalls, wenn auch in geringerem Ausmaß myotubuläre Veränderungen mit zentralen Kernreihen. Die Autoren vermuteten einen recessiv-autosomalen Erbgang und heterozygoten Zustand bei der Mutter. W. K. ENGEL (1967) äußert auf Grund nicht unähnlicher Gewebsbefunde bei verschiedensten bekannten Myopathien oder Muskeln nach Tenotomie und Denervierung Zweifel an der Krankheitsspezifität solcher histologischen Bilder. Bei dieser Kritik darf man aber die Besonderheiten auch des klinischen Bildes nicht außer acht lassen.

3.2 „Central Core"-Myopathie

Diesen Typus von dominant vererbter Myopathie mit vorwiegend proximalem Befall der Glieder und mit eigenartigen histochemischen Befunden haben erstmals als kongenitales Krankheitsbild 1956 SHY u. MAGEE beschrieben. Sie beobachteten es bei 4 männlichen und einem weiblichen Mitglied einer Familie in 3 Generationen.

Die Symptome zeigten sich schon bei der Geburt oder kurz danach im Sinne einer
Schwäche und Hypotonie der Skeletmuskeln. Bei einem Fall wurden während der
Gravidität verminderte Kindsbewegungen bemerkt. Ein anderer Patient konnte
sich bis zum Alter von 10 Monaten nicht selbständig im Bett drehen. Alle Kinder
wurden erst zwischen dem 4. und 5. Lebensjahr gehfähig. Im späteren Kindesalter
zeigen die Kranken das typische Bild der Behinderung beim Aufrichten, wie wir
es von der Muskeldystrophie kennen. Eine weitere Verschlechterung tritt, soweit
bekannt, nicht mehr ein. Die Gehfähigkeit bleibt erhalten, die Patienten werden
berufsfähig, Hypotonie ist später nicht mehr nachzuweisen. Die Reflexe bleiben
auslösbar. Äußerer Muskelschwund ist kein typisches Merkmal, nur bei einem
Erwachsenen war die Muskulatur allgemein schwach entwickelt. Die proximale
Schwäche der unteren Gliedmaßen überwiegt, im Schultergürtel ist sie gering ausgeprägt. Die Kreatinausscheidung ist erhöht, die Kreatininausscheidung vermindert. Andere Laboratoriumsuntersuchungen einschließlich EKG und EMG (nur in
2 Fällen untersucht) waren normal.

Die Autoren diskutieren auch hier mögliche Beziehungen zu der von OPPEN-
HEIM beschriebenen Myatonia congenita mit gutartigem Verlauf.

In den USA erwähnen ADAMS, DENNY-BROWN u. PEARSON (1962) die Beobachtung gleicher histologischer Bilder bei 3 weiteren Familien ohne genauere Angaben. DUBOWITZ u. PEARSE (1960) haben über einen sporadischen Fall aus
England berichtet, desgleichen aus Holland BETHLEM u. Mitarb. (1960). Neuerdings ist die Krankheitsspezifität dieser Veränderung ziemlich fraglich geworden,

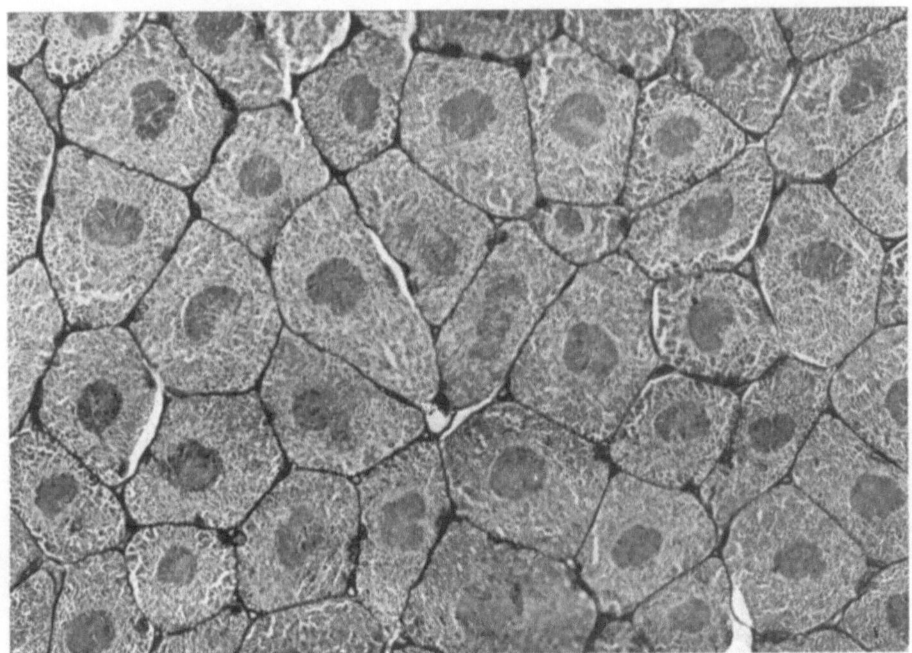

Abb. VI.1   „Central Core"-Krankheit. PAS-Färbung. 440×. Die im Querschnitt getroffenen,
sonst wenig veränderten Muskelfasern zeigen die gut abgegrenzten zentralen Partien mit
Auflösung der Fibrillenfelder und positiver PAS-Reaktion. (Nach SHY u. MAGEE, 1956:
mit freundlicher Genehmigung der Verfasser)

nachdem DUBOWITZ u. PLATTS (1965) gleiche Befunde bei einer isolierten rechtsseitigen kongenitalen Schulteratrophie und AFIFI u. Mitarb. (1965) in einer Sippe mit Myopathien neben „Central Core"-Veränderungen auch die Merkmale der anschließend zu besprechenden „Nemaline"-Myopathie fanden. BETHLEM u. Mitarb. haben 1966 eine Sippe beschrieben, in welcher 3 weibliche Mitglieder in dominanter Erbfolge histologisch das Bild der „Central Core"-Krankheit, klinisch aber krampfhafte Muskelversteifungen ähnlich dem McArdle-Syndrom, jedoch mit normalen Phosphorylase-Befunden zeigten.

Makroskopisch erscheint der Muskel nicht verändert. *Histologisch* zeigt die zentrale Zone jeder oder fast jeder einzelnen Faser veränderte Fibrillen, welche z.T. auch bei der Hämatoxilin-Eosin-Färbung erkennbar werden können. Bei der *histochemischen* Darstellung wird die Veränderung besonders deutlich. Sie zeigt eine positive PAS-Reaktion, und bei der Gomori-Trichromfärbung nehmen die zentralen Fibrillen eine azurblaue Farbe an, während die äußeren Fibrillen normal erscheinen. Im Querschnitt gleichen die z.T. stark (bis zu 240 µ) verdickten Fasern dem Schnitt durch einen markhaltigen Pflanzenstengel (vgl. Abb. VI.1 und VI.2), daher der Name „Core (= Mark) Disease". Manche Muskelfasern (Abb. VI.3) enthalten mehrere derartig veränderte „Markstränge" (DUBOWITZ u. PEARSE). Die Struktur der zentralen Fibrillen geht z.T. verloren: Im Längsschnitt zeigt sich eine Auflösung der longitudinalen Fibrillenstruktur; doch bleiben die Sarkomeren (Querstreifung) erhalten, die Z- und A-Bänder zeigen keine Kontinuitätsunterbrechung. Vereinzelt ziehen aberrierende Fibrillen der anscheinend intakten äuße-

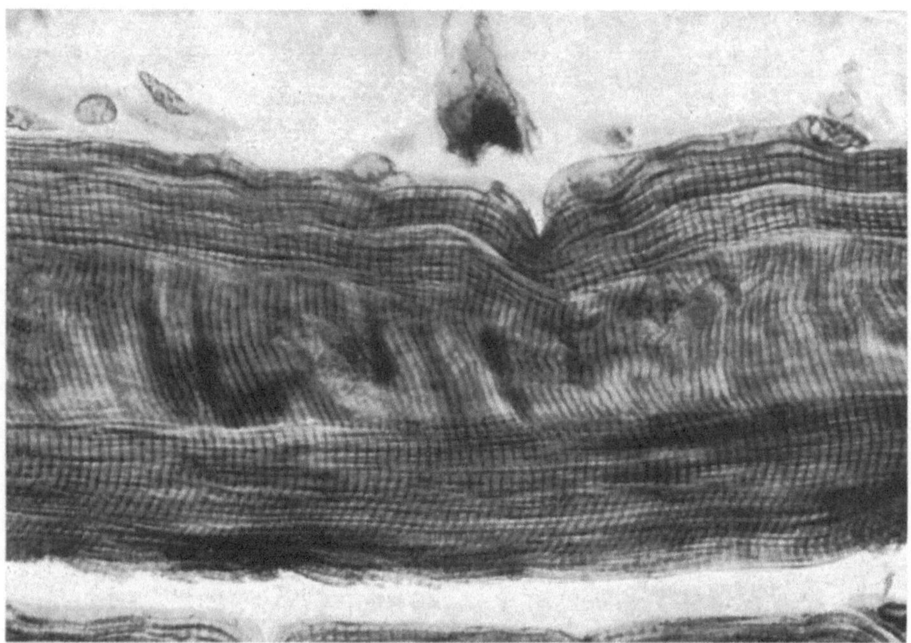

Abb. VI.2   „Central Core"-Krankheit. Gomori-Trichrom. 1250 ×. Das Längsschnittbild einer Einzelfaser zeigt den zentralen Verlust der Längsstreifung bei gut erhaltener Querstreifung, auch aberrierende Fibrillen des äußeren Faserbezirks, die in den inneren Teil eindringen. (Nach SHY u. MAGEE, 1956; mit freundlicher Genehmigung der Verfasser)

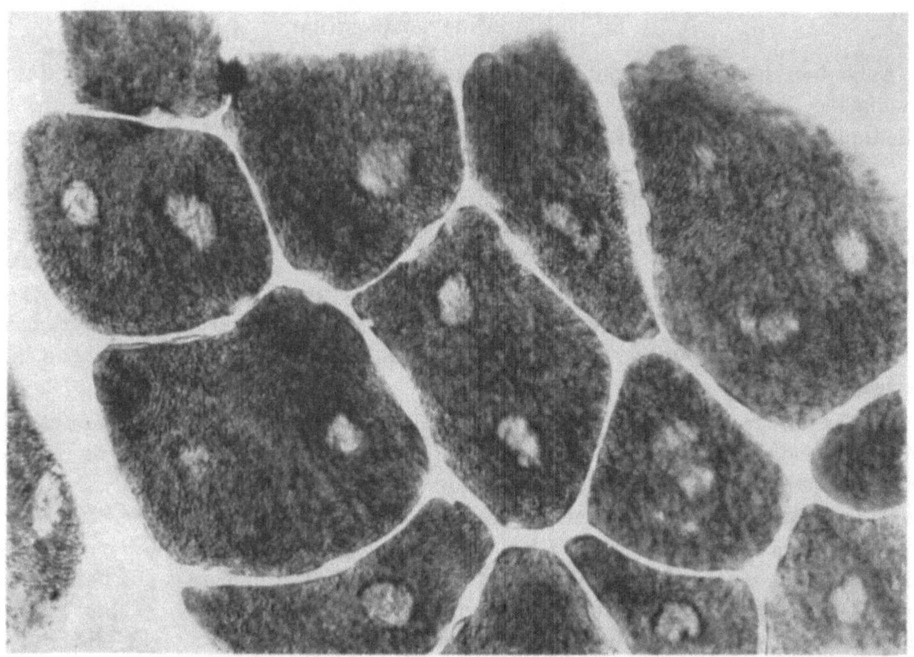

Abb. VI.3 „Central Core‟-Krankheit. Phosphorylase-Reaktion. 360 ×. Die Muskelfasern zeigen hier 1 bis 3 veränderte phosphorylasenegative zentrale Fibrillenbündel. (Nach DUBO-WITZ u. PEARSE, 1960; mit freundlicher Gcnehmigung der Verfasser)

ren Faserschicht schräg in das veränderte Mark. Elektronenmikroskopische Dar-stellungen zeigen auch einen Verlust an Mitochondrien und des sarkoplasmatischen Reticulum in der Markzone. Histochemisch läßt sich ein Fehlen oxydativer En-zyme und der Phosphorylase-Aktivität (Abb. VI.3) nachweisen (DUBOWITZ u. PEARSE). Auffallend ist auch, daß die in gesunder Muskulatur demonstrierbare histochemische Verschiedenheit stark phosphorylasehaltiger Fasern (Typ II nach W. K. ENGEL) neben Fasern mit hoher Aktivität der DPNH-Dehydrogenasen (Typ I nach W. K. ENGEL) und die sich daraus ergebende mosaikartig verschiedene Anfärbbarkeit der Fasern bei dieser Krankheit fehlt. Insbesondere weisen die Markpartien fast keine Aktivität an oxydativen Enzymen und Phosphorylase auf (DUBOWITZ u. PEARSE). Etwas variierende Veränderungen beschreiben GONATAS u. Mitarb. (1965) bei einer Erkrankung von Mutter und Tochter. Hier fand sich eine bevorzugte Fragmentierung und Auflösung im Bereich des Z-Bandes. Offenbar handelt es sich bei dem dominant vererbten und später nicht mehr fortschreitenden Leiden um einen genabhängigen molekularen Struktur-defekt.

W. K. ENGEL (1963) wies auf die Ähnlichkeit des Bildes bei „Core Disease‟ mit den „Target‟-Fasern (Target = Zielscheibe) hin, welche man im Embryonal-stadium und manchmal auch bei neuralen Atrophien findet. Er hält deshalb die Mitwirkung eines neuralen Faktors bei der Entstehung dieser nach sonstigen Be-funden als primäre Myopathie ausgewiesenen Erkrankung nicht für ausgeschlossen.

3.3 „Nemaline"-Myopathie

Auch hier handelt es sich um eine überwiegend gutartige meist kongenitale Myopathie, bei welcher Hypotonie und proximal betonte Muskelschwäche der Gliedmaßen im Vordergrund stehen und eigenartige histologische Veränderungen der Muskulatur gefunden werden. SHY u. Mitarb. (1963) haben dieses Bild bei einem 4 jährigen Mädchen zuerst beschrieben. Das Kind zeigte seit der Geburt Hypotonie und Muskelschwäche, besonders ausgeprägt am Schultergürtel und am Sternocleidomastoideus ohne ersichtliche Progredienz. Das Elektromyogramm zeigte Veränderungen im Sinne einer primären Myopathie. Die Sehnenreflexe waren erhalten. Die Intelligenz war vermindert, das Elektroencephalogramm zeigte diffus verlangsamte Potentiale. Die Serumenzyme GOT und GPT lagen im Bereich der Norm.

Die pathologischen Veränderungen in der Muskulatur betreffen anscheinend ausschließlich oder vorwiegend die Fasern mit hoher Phosphorylase-Aktivität. Diese erscheinen im Durchmesser vergrößert und zeigen (besonders deutlich in der PAS-Reaktion und bei der Trichromfärbung) eine charakteristische partielle Strukturumwandlung in *fädchen-* (griechisch nema = Faden) oder *stäbchenförmige Gebilde* mit z. T. palisadenähnlicher Anordnung, z. T. diffuser Gruppierung. Die Palisaden liegen schräg oder rechtwinklig zu den deutlich gesondert liegenden noch normalen Fibrillen, teils auch in wahlloser Richtung. Die Größe der einzelnen Stäbchen (englisch = rod, deshalb z. T. auch „rod myopathy" genannt) beträgt im Durchmesser $0,3-0,7\,\mu$, in der Länge $1,5-5,0\,\mu$. In der Trichromfärbung erscheinen sie rot. Die stark phosphorylasehaltigen Fasern entsprechen den sogenannten „weißen" oder protoplasmaarmen Fasern der älteren Terminologie oder dem Typ II nach W. K. ENGEL (1962) im Unterschied zu den „roten" protoplasmareichen Fasern, welche hohe Aktivität der DPNH-Dehydrogenasen aufweisen (Typ I nach W. K. ENGEL; vgl. dazu auch S. 170). Unter den möglichen Ursachen der selektiven Strukturumwandlung des Fasertyps II bei der Nemaline-Krankheit ziehen W. K. ENGEL u. Mitarb. (1964) auch gestörte neurale Einflüsse mit in Erwägung.

Die Vermutung, daß auch bei dieser Krankheit Vererbungsfaktoren eine Rolle spielen, konnte durch spätere Untersuchungen (vide infra) bestätigt werden. Bei der Kranken von SHY zeigten sich ähnliche leichtere klinische Symptome bei der Mutter und dem 8 jährigen Bruder. Doch konnten bei diesen bioptische Untersuchungen nicht vorgenommen werden. Bei dem phänotypisch gesunden Vater der Patientin wurden in der Muskulatur Veränderungen der bimodalen Verteilung der Querschnittsgröße der 2 Fasertypen ähnlich wie bei der Tochter, im übrigen aber keine Strukturumwandlungen gefunden.

Der zweite Fall dieser Krankheit wurde 1963 von CONEN u. Mitarb. in Kanada beobachtet. Hier handelte es sich um die sporadische Erkrankung eines (bei der letzten Untersuchung) 5 jährigen Knaben. Dieser zeigte schon als Kleinkind verzögerte motorische Entwicklung, später deutlichere proximale Gliederschwäche, auch leichte Schluck- und Zungenschwäche und Facies myopathica sowie hohen Gaumen und Trichterbrust. Die Sehnenreflexe waren erhalten. Die Intelligenz war normal. Bei den 5 älteren Geschwistern und den Eltern bestanden keine Krankheitszeichen. Das klinische Bild ließ die Autoren zuerst an die kongenitale Muskelhypoplasie nach KRABBE denken. Das EMG sprach für eine primäre Myo-

pathie. Außerdem bestand eine Tachykardie (115 p. M.) und ein pathologisches
EKG. Die GOT im Serum war nicht erhöht. Bei der 2 maligen Biopsie (Fixierung
in Osmiumsäure, Färbung mit Toluidinblau) fanden sich in den Muskelfasern
Anhäufungen von stäbchenförmigen „*Myogranula*“, welche bis zu $^1/_4 - ^1/_2$ der
Faserquerschnitte einnehmen (vgl. Abb. VI.4). Die Palisadenanordnung kommt
stellenweise auch in diesen Befunden zum Ausdruck.

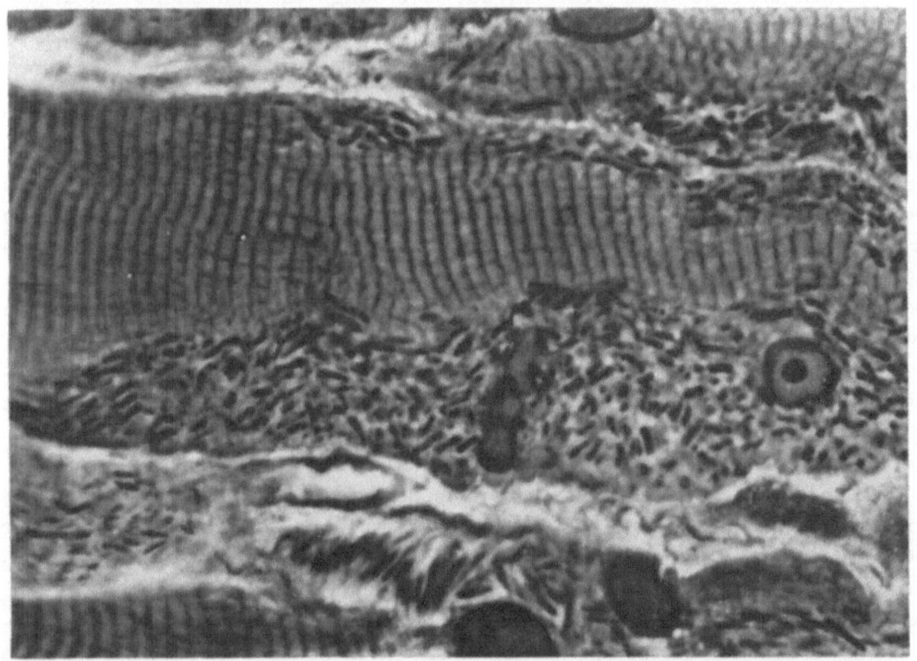

Abb. VI.4   „Nemaline“-Myopathie. M. gastrocnemius eines 4 jährigen Knaben. Osmium-
fixierung. Toluidinblau. Lichtmikroskopische Vergrößerung 1800 ×. Die im Längsschnitt
getroffene Faser zeigt deutlich die eingelagerten „Stäbchen“ oder „Myogranula“, unten im
Bild auch die palisadenartige Anordnung. (Die Aufnahme und die Erlaubnis zur Veröffentlichung ist Herrn D. P. E. Conen, Toronto, zu verdanken)

Im *elektronenmikroskopischen* Bild zeigen sowohl die von Shy u. Mitarb. wie
die von Conen u. Mitarb. dargestellten Stäbchen bzw. Granula eine durchgehende
Struktur von Myofilamenten. Während die von Shy u. Mitarb. in den „Stäbchen“
gefundenen Myofilamente eine Periodizität von 145 Å zeigen, fanden Conen u.
Mitarb. eine Periodizität von 125 Å. Letztere vermuten, daß es sich um ein kristalli-
siertes Paramyosin handelt. Spätere Untersuchungen ähnlicher Fälle, vor allem
von Lindsey u. Mitarb. (1966) sowie von Hopkins u. Mitarb. (1966) deuten
darauf hin, daß die „Stäbchen“ aus veränderten Strukturelementen (Myosin ?)
an der Z-Scheibe hervorgehen. Die typischen Stäbchen können auch im Phasen-
kontrastmikroskop erkannt werden (Hudgson u. Mitarb., 1967).

1964 konnten Engel, Wanko u. Fenichel einen weiteren sporadischen Fall
dieser Krankheit bei einem 16 jährigen Mädchen entdecken. Die Patientin hatte
erst mit 18 Monaten zu gehen begonnen, und die motorische Entwicklung blieb
auch weiterhin stets zurück. Vom 13. Lebensjahr an zeigte sich eine deutlichere

Progredienz der Schwäche und Muskelatrophien. Zum Zeitpunkt der Untersuchung hatte die Patientin ausgedehnte starke Atrophien mit Bevorzugung des Rumpfes und der proximalen Gliedmaßen sowie Hohlfuß und Skoliose der Wirbelsäule. Auch die Gesichtsmuskulatur war leicht betroffen. Die Sehnenreflexe waren erloschen. Auffallend gut war die noch erhaltene Muskelkraft im Vergleich zu den starken Atrophien. Die Intelligenz war normal. Die EMG-Veränderungen deuteten auf eine primäre Myopathie. Hinweise auf Vererbung fehlten, doch litt eine 21 jährige Schwester der Patientin an einem Lupus erythematodes ohne Beteiligung der Muskulatur oder des Nervensystems. Histologische, histochemische und elektronenmikroskopische Befunde aus dem M. vastus lateralis zeigten zahlreiche sehr schmale Muskelfasern inmitten normal großer Fasern, aber keinerlei Faserzerfall im Sinne dystrophischer Prozesse, auch keinerlei Zellreaktionen, keine Bindegewebsvermehrung oder Lipomatosis. Einlagerungen von ,,Stäbchen"-Massen fanden sich vorwiegend in den verschmälerten Fasern, die großen Fasern waren frei von Veränderungen. Die Periodik der Filamente in den Stäbchen war wiederum 145 Å. Auffallende Verschiedenheiten zwischen dem ersten von SHY u. ENGEL beschriebenen Fall und dieser Patientin zeigten die Ergebnisse der histochemischen Reaktionen sowohl in den betroffenen als auch in stäbchenfreien Muskelfasern, weshalb die Autoren verschiedene Varianten im Chemismus der ,,Nemaline"-Myopathie vermuten. Einzelheiten sind der ausführlichen Originalmitteilung und den späteren kritischen Bemerkungen ENGELs zu dem Krankheitsbild (1967) zu entnehmen.

AFIFI u. Mitarb. beschrieben 1965 eine bei Mutter und Tochter angeborene nichtprogressive Myopathie, wobei der histopathologische Befund das Bild der ,,Central Core"-Krankheit zeigte. Die nur bei der Mutter durchgeführte elektronenmikroskopische Untersuchung zeigte neben diesem Befund auch Bilder, die die Autoren als ,,Nemaline"-Krankheit interpretieren. Spätere Mitteilungen bestätigten die *erbliche Natur* der ,,Nemaline"-Krankheit. PRICE u. Mitarb. (1965) fanden das histologische Bild bei 2 Schwestern und einem sporadischen Fall; SPIRO u. KENNEDY (1965) sowie HOPKINS u. Mitarb. (1966) bei einer Tochter und deren Mutter; GONATAS, SHY u. GODFREY (1966) bei einem 15 jährigen Knaben und dessen 18 jähriger Schwester, wobei aber nur ersterer eine Muskelschwäche zeigte. Nach den bisherigen Beschreibungen überwiegen im Kleinkindalter die Zeichen der Hypotonie, und die meist erst später deutliche Muskelschwäche schreitet nur geringgradig fort (HOPKINS u. Mitarb., 1966). Bei der autoptischen Untersuchung einer 63 jährigen Frau fanden diese Autoren sämtliche Skeletmuskeln von der Veränderung betroffen. Weitere Beschreibungen gleicher Befunde stammen von LINDSEY u. Mitarb. (1966), MYLE u. Mitarb. (1967), SHAFIQ u. Mitarb. (1967) sowie HUDGSON u. Mitarb. (1967). Die von letzteren beschriebene Patientin glich äußerlich und in den kardialen Symptomen sehr dem Bild des Marfan-Syndroms.

Nach neueren Kenntnissen ist das Leiden nicht ausschließlich kongenital oder in früher Kindheit beginnend. Mehrfach wurden gleiche Befunde auch bei Spätmyopathien erhoben (W. K. ENGEL u. RESNICK, 1966; W. K. ENGEL, 1967). Auch ist das Leiden nicht immer gutartig bzw. nur langsam fortschreitend. Das von SHAFIQ u. Mitarb. autoptisch untersuchte Kind ging schon im Alter von 10 Monaten an seiner Schwäche zugrunde. W. K. ENGEL (1967) berichtet über einen Knaben, der im Alter von 13 Jahren an Herzschwäche verstarb.

Nach Ansicht von W. K. ENGEL (1967) sind diese Stäbchen- oder Fädchenveränderungen *nicht krankheitsspezifisch*, da REWCASTLE u. HUMPHREY (1965) gleiche Bilder bei Lupus erythematodes, A. G. ENGEL (1966) bei einer Spätmyopathie mit den klinischen und histologischen Merkmalen der Polymyositis, er selbst bei Dermatomyositis, mit Cortison behandelter Arthritis und einem Fall von Sjögren-Syndrom beobachten konnten. Hier bleibt die Frage, ob das Grundleiden oder die verordneten Medikamente (Cortison und Chlorochin) zu den Veränderungen führten. Erinnert sei auch an den Befund von AFIFI u. Mitarb. (s. o.), die im gleichen Muskel „Central Core"- und „Nemaline"-Veränderungen beobachteten.

3.4 Myopathien mit besonderen Veränderungen an den Mitochondrien

ERNSTER u. Mitarb. (1959) sowie LUFT u. Mitarb. (1962) beschrieben erstmals bei einem klinischen Syndrom mit Muskelschwäche ein Übermaß von Mitochondrien mit *abnormem oxydativem Stoffwechsel* (Hypermetabolismus). Die bei der Untersuchung 35jährige Frau litt seit Kindheit an profusem Schwitzen, Polydipsie ohne Polyurie, Abmagerung und allgemeinem Muskelschwund, EMG-Veränderungen sowie Grundumsatzerhöhungen zwischen 150 und 200% bei normaler Schilddrüsenfunktion. Das elektronenmikroskopische Bild zeigte eine auffällige Vermehrung und Strukturveränderung der perinucleären Mitochondrien in den Muskelfasern. An Stelle der normalen Cristae fanden sich dicht übereinander gelagerte tubuläre Strukturen. Biochemische Studien zeigten einen respiratorischen Hypermetabolismus bei gestörter oxydativer Phosphorylierung durch Fehlen eines Phosphatacceptors.

1964 beschrieben SHY u. GONATAS eine als *Riesenmitochondrien-Myopathie* bezeichnete Muskelveränderung bei einem 8jährigen Mädchen, welches eine proximale Hypotonie mit Schwäche der Gliedmaßen und des Nackens aufwies und bisher als typische Muskeldystrophie angesehen wurde. Hinweise auf Erblichkeit und sicher angeborenen Charakter des Leidens fehlten. Die Symptome wurden seit mindestens 3 Jahren ohne Schwund der Muskulatur und ohne erkennbare Progredienz beobachtet.

Im üblichen histologischen Präparat zeigte die Muskulatur unregelmäßig verteilte z.T. aufgesplitterte und in ihrem Durchmesser verkleinerte, sonst aber strukturell intakte Muskelfasern ohne zentrale Kerne. Die auffallenden Veränderungen ergaben sich erst aus dem elektronenmikroskopischen Bild: Es zeigt z.T. riesige, bizarr veränderte Mitochondrien mit eigenartigen runden, mit einer Membran versehenen Organellen, sowie scharf rechteckig geformte paarweise auftretende dichte Einlagerungen in der Größe von 50—100 Å. Die Cristae mitochondriales sind z.T. in die Randzone der Mitochondrien gedrängt oder umgreifen fingerartig diese paketförmigen Einlagerungen. Sowohl die interfibrillären wie die unter dem Sarkolemm gelegenen Mitochondrien sind verändert, letztere zeigen z.T. große, leer erscheinende Vacuolen.

Auch das histochemische Bild bietet charakteristische Eigenarten. Die Gomori-Trichromfärbung zeigt große Mengen interfibrillär gelegener Anhäufungen rot gefärbten Materials (Mitochondrien, eventuell auch endoplasmatisches Reticulum). Die gleichen Stellen sind histochemisch durch sehr intensive enzymatisch-oxydative Reaktionen gekennzeichnet. Untersuchungen des allgemeinen Stoffwechsels bei dieser Patientin ergaben mäßig erhöhte Werte der Transaminasen im Serum, sonst keine nennenswerten Besonderheiten. Der Grundumsatz war normal. Aldolase und Kreatinkinase wurden nicht untersucht.

Nachdem Riesenmitochondrien mit rectangulären Einlagerungen (vgl. S. 298) auch bei der oculären Muskeldystrophie nicht nur an den äußeren Augenmuskeln, sondern auch im Sternocleidomastoideus und Trapezius in mehreren Fällen gefunden wurden (ZINTZ, 1965), wird man über die krankheitsspezifische Bedeutung auch dieser Befunde noch nichts Sicheres aussagen können.

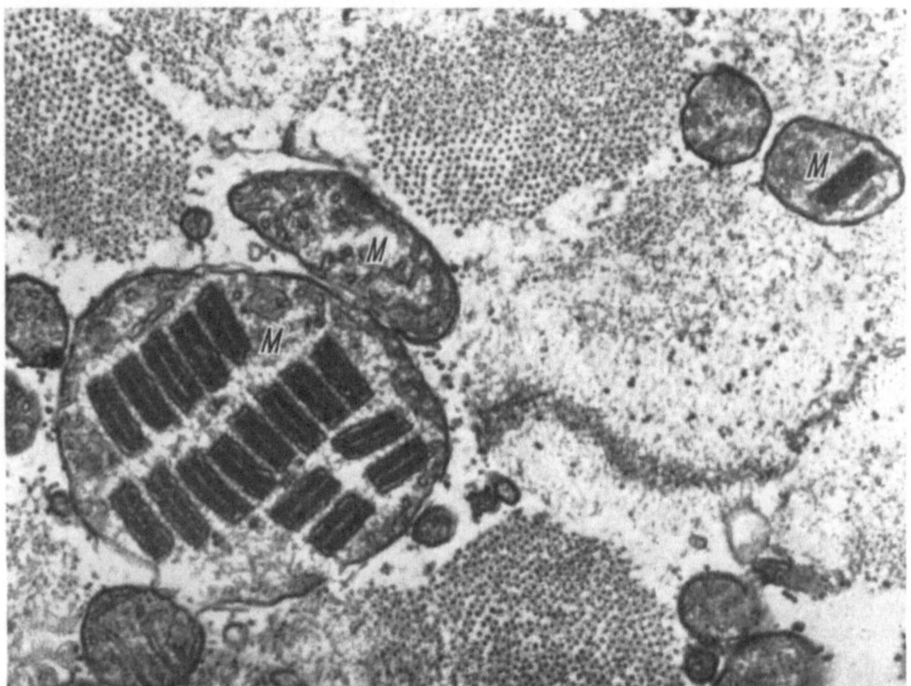

Abb. VI.5   Riesenmitochondrion bei „megaconial myopathy" mit 17 rechteckigen Einschlußgebilden und Degeneration von Myofibrillen in der Umgebung. 36 000×. (Nach SHY, GONATAS u. PEREZ, 1966; mit freundlicher Genehmigung von Herrn Dr. SHY)

1966 beschrieben SHY u. Mitarb. 2 weitere Fälle mit einer Übermenge riesiger Mitochondrien in den Muskelzellen (Abb. VI.5). Im ersteren, „megaconial myopathy" genannten Fall fanden sich auch Einlagerungen von Neutralfett in der Muskelzelle und in massivster Form in der Leber. Es konnte gezeigt werden, daß eine mit 1 ½ Jahren verstorbene Schwester die gleichen Veränderungen aufgewiesen hatte. Die umfangreichen biochemischen Studien der Autoren lassen auf eine intracelluläre Störung des Stoffwechsels schließen. Bei dem zweiten Fall lag eine kongenitale Hypotonie mit episodischen, Tage anhaltenden Schwächezuständen, verbunden mit ausgeprägtem Salzhunger vor. Ein Vetter litt ebenfalls an Muskelschwäche. Auch hier fanden sich stark vergrößerte Mitochondrien mit osmiophilen Einlagerungen. Die Untersuchungen ließen darauf schließen, daß bei dieser „pleoconial myopathy" genannten Veränderung auch intracelluläre Störungen des Kationenaustausches vorliegen.

Das Vorkommen von Riesenmitochondrien zugleich mit *vermehrter Fetteinlagerung*, histochemisch dargestellter stark erhöhter Aktivität von α-Ketoglutarat-dehydrogenase in den Muskelfasern des Typus I sowie zahlreichen subsarkolemmalen Vacuolen wurde kürzlich von COLEMAN u. Mitarb. (1967) beobachtet. Klinisch handelte es sich um 2 sporadische Fälle von juveniler proximaler Myopathie. Myopathien des fortgeschrittenen Lebensalters mit besonderen mitochondrialen Veränderungen sind von GRUNER schon 1963 und von NORRIS u. PANNER 1966 beschrieben. Im letzteren Fall war die Anomalie mit einem Myxödem verbunden.

Eine andere Art von Mitochondrienveränderung haben PRICE u. Mitarb. (1967) bei einem jungen Mann mit abnormer Ermüdbarkeit der Muskulatur beschrieben. Das elektronenmikroskopische Bild zeigte im Bereich der äußeren Cristae der Mitochondrien längliche rechteckige aus dicht gelagerten Lamellen geformte Gebilde, zwischen den Muskelfibrillen fanden sich auch vermehrt Fetteinlagerungen. Die Veränderungen sollen sich auf die Muskelfasern des Typus I beschränken. Die Autoren vermuten einen Defekt der den Fettstoffwechsel katalysierenden Enzyme.

Eine durch Glykogenspeicherung, Mangel an Muskelphosphorylase und Veränderung der Mitochondrien (Riesenmitochondrien mit Einlagerung parakristalliner Strukturen ähnlich den von GONATAS u. SHY beschriebenen Bildern) gekennzeichnete Myopathie beobachteten SLUGA u. Mitarb. (1967) bei einem 8 jährigen Mädchen und einer 25 jährigen Frau. Im ersteren Fall gleicht das Bild einer infantilen progressiven Muskeldystrophie vom Beckengürteltyp, im zweiten Fall einer oculo-pharyngealen Muskeldystrophie.

3.5 Zum Problem der Krankheitsspezifität elektronenmikroskopischer Befunde

Die durch Studium dieser großenteils, aber nicht nur bei kongenitalen Myopathien gewonnenen Erkenntnisse neuartiger Veränderungen in der menschlichen Skeletmuskulatur hat W. K. ENGEL (1967) zum Anlaß für eine *Kritik* genommen. Sie richtet sich gegen die nach seiner Auffassung voreilige Annahme neu entdeckter spezifischer Krankheitsbilder und eine darauf fußende Terminologie bzw. Klassifikation. Er weist darauf hin, daß man auf Grund von Erfahrungen nicht berechtigt ist, von einer „Nemaline"-Krankheit zu sprechen, weil man gleichartige Veränderungen nicht nur bei den verschiedensten bereits bekannten, auch nichterblichen menschlichen Myopathieformen (Dermatomyositis, Lupus erythematodes) findet, sondern auch experimentell beim Tier z. B. als Folge einer Tenotomie erzeugen kann. Ähnlich unerwiesen erscheint ihm vorläufig die krankheitsspezifische Bedeutung bei „Central Core"-Myopathie und den verschiedenen bisher beobachteten mitochondrialen Veränderungen zu sein. Solange Kenntnisse über den zugrunde liegenden metabolischen Defekt fehlen, könne man nur von besonderen strukturellen Veränderungen sprechen, deren Ursache möglicherweise vielfältig und auch nicht mit Sicherheit in der Muskelzelle selbst gelegen ist. Berücksichtigt man die klinische Mannigfaltigkeit und die Verschiedenheit biochemischer Befunde bei den sogenannten Riesenmitochondrien-Myopathien, kann man an der Richtigkeit des Standpunktes von ENGEL kaum zweifeln. Er zitiert das Krankheitsbild der Myotonia dystrophica, bei welcher zahlreichste Organe, u.a. auch das Gehirn, miterkrankt sind. Wegen der relevanten Häufung von Schwachsinn bei der Duchenne-Form der progressiven Muskeldystrophie äußert ENGEL selbst hier Bedenken, eine primär im Muskel gelegene Ursache der Erkrankung anzunehmen. Tatsächlich lehrt uns das Studium der unter dem Begriff der kongenitalen Myopathien eingeordneten Erkrankungen in besonderem Maße, diesem Grundproblem der Myopathie-Forschung stärkere Beachtung zu schenken. Beispiel einer schweren Miterkrankung des ZNS neben den Merkmalen einer „primären" Myopathie ist das von FUKUYAMA beschriebene Syndrom. Ähnliche Verhältnisse finden sich bei den hinsichtlich des primären Enzymdefektes größerenteils bereits aufgeklärten Glykogenosen mit multiplen Organschädigungen, u.a. der Muskulatur. Einige dieser Glykogenosen treten auch unter dem Bild einer kongenitalen Myopathie auf.

Literatur zum Kapitel VI

1. ADAMS, R. D., D. DENNY-BROWN, and C. M. PEARSON: Diseases of Muscle. A Study in Pathology. 2nd Edit. New York: Harper & Row 1962.
2. AFIFI, A. K., J. W. SMITH, and H. ZELLWEGER: Congenital nonprogressive myopathy. Central core disease and nemaline myopathy in one family. Neurology (Minneap.) **15**, 371 (1965).
3. AUERBACH, L.: Ein Fall wahrer Muskelhypertrophie. Virchows Arch. path. Anat. **53**, 397 (1871).
4. BANKER, B. Q., M. VICTOR, and R. D. ADAMS: Arthrogryposis multiplex due to congenital muscular dystrophy. Brain **80**, 319 (1957).
5. BASSÖE, H. H.: Familial congenital muscular dystrophy with gonadal dysgenesis. J. clin. Endocr. **16**, 1614 (1956).
6. BATTEN, F. E.: Three cases of myopathy. Infantile type. Brain **26**, 147 (1903); **33**, 433 (1910).
7. BECKER, P. E.: Myopathien. In: Humangenetik. Ein kurzes Handbuch. Hrsg. von P. E. BECKER. Bd. III/1. Stuttgart: G. Thieme 1964.
8. BECKMANN, R.: Zur Myositis fibrosa. Z. Kinderheilk. **93**, 148 (1965).
9. BEETZ, P.: Beitrag zur Lehre von den angeborenen Bewegungsdefekten im Bereich der Augen-, Gesichts- und Schultermuskulatur. J. Psychol. Neurol. (Lpz.) **20**, 137 (1913).
10. BETHLEM, J., and F. E. POSTHUMUS MEYJES: Congenital, non-progressive central core disease of Shy and Magee. Psychiat. Neurol. Neurochir. (Amst.) **63**, 246 (1960).
11. —, J. VAN GOOL, W. C. HÜLSMANN, and A. E. F. H. MEIJER: Familial nonprogressive myopathy with muscle cramps after exercise. Brain **89**, 569 (1966).
12. BRANDT, S.: Werdnig-Hoffmann's Infantile Progressive Muscular Atrophy. Copenhagen: Ejnar Munksgaard 1950.
13. BRUCH, F.: Über einen Fall von congenitaler Makroglossie combiniert mit allgemeiner, wahrer Muskelhypertrophie und Idiotie. Dtsch. med. Wschr. **15**, 229 (1889).
14. COLEMAN, R. F., A. W. NIEHUIS, W. J. BROWN, T. L. MUNSAT and C. M. PEARSON: New myopathy with mitochondrial enzyme hyperactivity. Histochemical demonstration. J. Amer. med. Ass. **199**, 624 (1967).
15. CONEN, P. E., E. G. MURPHY, and W. L. DONOHUE: Light and electron microscopic studies of "myogranules" in a child with hypotonia and muscle weakness. Canad. med. Ass. J. **89**, 983 (1963).
16. COUNCILMAN, W. T., and C. H. DUNN: Myatonia congenita. A report of a case with autopsy. Amer. J. Dis. Child. **2**, 340 (1911).
17. DUBOWITZ, V., and A. G. E. PEARSE: Oxydative enzymes and phosphorylase in central-core disease. Lancet **1960 II**, 23.

18. — and M. Platts: Central core disease of muscle with focal wasting. J. Neurol. Neurosurg. Psychiat. 28, 432 (1965).

19. Engel, A. G.: Late-onset rod myopathy (A new syndrome ?). Light and electron microscopic observations in two cases. Mayo Clin. Proc. 41, 713 (1966).

20. Engel, W. K.: The essentiality of histo- and cytochemical studies of skeletal muscle in the investigation of neuromuscular disease. Neurology (Minneap.) 12, 778 (1962).

21. — A critique of congenital myopathies and other disorders. In: Exploratory concepts in muscular dystrophy and related disorders. Edit. by A. T. Milhorat. Excerpta Medica Foundation, Amsterdam, Int. Congr. Series 147, 27 (1967).

22. —, J. B. Foster, B. P. Hughes, H. E. Huxley, and R. Mahler: Central core disease. An investigation of a rare muscle cell abnormality. Brain 84, 167 (1961).

23. — and J. S. Resnick: Late-onset rod myopathy — a newly recognized, acquired, and progressive disease. Neurology (Minneap.) 16, 308 (1966).

24. —, T. Wanko, and G. M. Fenichel: Nemaline myopathy, a second case. Arch. Neurol. (Chic.) 11, 22 (1964).

25. Ernster, L., D. Ikkos, and R. Luft: Enzymic activities of human skeletal muscle mitochondria, a tool in clinical metabolic research. Nature (Lond.) 184, 1851 (1959).

26. Ford, F. R.: Diseases of the Nervous System in Infancy, Childhood and Adolescence. 4th Edit. Springfield: Ch. C. Thomas 1960.

27. Fukuyama, Y., M. Kawazura, and H. Haruna: A peculiar form of congenital progressive muscular dystrophy. Paediat. jap. 4, 5 (1960).

28. Goldstein, R.: Congenitale Muskelhypertrophie. Ann. paediat. (Basel) 189, 51 (1957).

29. Gonatas, N. K., M. C. Perez, G. M. Shy, and I. Evangelista: Central "core" disease of skeletal muscle. Ultrastructural and cytochemical observations in two cases. Amer. J. Path. 47, 503 (1965).

30. —, G. M. Shy, and E. H. Godfrey: Nemaline myopathy. The origin of nemaline structures. New Engl. J. Med. 274, 535 (1966).

31. Gruner, J. E.: Sur quelques anomalies mitochondriales observées au cours d'affections musculaires variées. C. R. Soc. Biol. (Paris) 157, 181 (1963).

32. Hartmann, W.: Die idiopathische Kaumuskelhypertrophie. Arch. Kinderheilk. 160, 230 (1959).

33. Hopkins, I. J., J. R. Lindsey, and F. R. Ford: Nemaline myopathy. A long-term clinicopathological study of affected mother and daughter. Brain 89, 299 (1966).

34. Hudgson, P., D. Gardner-Medwin, J. J. Fulthorpe, and J. N. Walton: Nemaline myopathy. Neurology (Minneap.) 17, 1125 (1967).

35. Jewesbury, R. C.: Case of generalized muscular hypertrophy in a boy, aged 10 years. Proc. roy. Soc. Med. 15, Sect. Stud. Dis. Child., p. 34 (1922).

36. Key, J. A.: Hypermobility of joints as sex linked hereditary characteristics. J. Amer. med. Ass. 88, 1710 (1927).

37. Krabbe, K. H.: Kongenitale generaliseret muskelaplasi. Nord. Med. 35, 1756 (1947).

38. de Lange, C.: Studien über angeborene Lähmungen bzw. angeborene Hypotonie. II. Über die angeborene oder frühinfantile Form der Dystrophia musculorum progressiva (Erb). Acta paediat. (Uppsala) 20, Suppl. 3 (1937).

39. — Congenital hypertrophy of muscles, extrapyramidal motor disturbances and mental deficiency. A clinical entity. Amer. J. Dis. Child. 48, 243 (1934).

40. Lerebaullet, M. M., et F. Baudouin: Un cas de myatonie congénitale avec autopsie. Bull. Soc. méd. Hôp. Paris 27, 1162 (1909).

41. Levesque, J., F. Lepage, U. Boeswillwald et J. Grüner: Deux cas de dystrophie musculaire familiale congénitale simulant une maladie de Werdnig-Hoffmann. Arch. franç. Pédiat. 13, 202 (1956).

42. Lindsey, J. R., I. J. Hopkins, and D. B. Clark: Pathology of nemaline myopathy. Studies of two adult cases including autopsy. Bull. Johns Hopk. Hosp. 119, 378 (1966).

43. Luft, R., D. Ikkos, G. Palmieri, L. Ernster, and B. Afzelius: A case of severe hypermetabolism of nonthyroid origin with a defect in the maintenance of mitochondrial respiratory control. A correlated clinical, biochemical, and morphological study. J. clin. Invest. 41, 1776 (1962).

44. Metz, K.-O.: Die Bedeutung der Kreatinphosphokinase-Bestimmung im Serum bei Kindern. Dissertation, Göttingen 1963.

45. MYLE, G., J. RADERMECKER et J. J. MARTIN: Sur la némaline-myopathie. Psychiat. et Neurol. (Basel) **154**, 37 (1967).
46. NORRIS, F. H., and B. J. PANNER: Hypothyroid myopathy. Arch. Neurol. (Chic.) **14**, 574 (1966).
47. OPPENHEIM, H.: Über allgemeine und lokalisierte Atonie der Muskulatur (Myatonie) im frühen Kindesalter. Mschr. Psychiat. Neurol. **8**, 232 (1900).
48. PRICE, H. M., G. B. GORDON, C. M. PEARSON, T. L. MUNSAT, and J. M. BLUMBERG: New evidence for excessive accumulation of Z-band material in nemaline myopathy. Proc. nat. Acad. Sci. (Wash.) **54/5**, 1398 (1965).
49. — —, T. L. MUNSAT, and C. M. PEARSON: Myopathy with atypical mitochondria in type I skeletal muscle fibers. J. Neuropath. exp. Neurol. **26**, 475 (1967).
50. REWCASTLE, N. B., and J. G. HUMPHREY: Vacuolar myopathy. Arch. Neurol. (Chic.) **12**, 570 (1965).
51. SCHREIER, K., u. R. HUPERZ: Über die Hypoplasia musculorum generalisata congenita. Ann. paediat. (Basel) **186**, 241 (1956).
52. SHAFIQ, S. A., V. DUBOWITZ, H. PETERSON, and A. T. MILHORAT: Nemaline myopathy. Report of a fatal case. Brain **90**, 817 (1967).
53. SHER, J. H., A. B. RIMALOVSKI, TH. J. ATHANASSIDES, and ST. A. ARONSON: Familial centronuclear myopathy. A clinical and pathological study. Neurology (Minneap.) **17**, 727 (1967).
54. SHORT, J. K.: Congenital muscular dystrophy. A case report with autopsy findings. Neurology (Minneap.) **13**, 526 (1963).
55. SHY, G. M., and K. R. MAGEE: A new congenital non-progressive myopathy. Brain **79**, 610 (1956).
56. —, W. K. ENGEL, J. E. SOMERS, and T. WANKO: Nemaline myopathy. Brain **86**, 793 (1963).
57. — and N. K. GONATAS: Human myopathy with giant abnormal mitochondria. Science **145**, 493 (1964).
58. — — and M. PEREZ: Two childhood myopathies with abnormal mitochondria. I. Megaconial myopathy. II. Pleoconial myopathy. Brain **89**, 133 (1966).
59. SLUGA, E., F. SEITELBERGER u. K. MOSER: Über eine progressive Myopathie mit Muskelphosphorylasemangel und Riesenmitochondrien. Wien. klin. Wschr. **79**, 917 (1967).
60. SOBEL, J.: Essential or primary hypotonia in young children. Med. J. Rec. **124**, 225 (1926).
61. SPIRO, A. J., and C. KENNEDY: Hereditary occurrence of nemaline myopathy. Arch. Neurol. (Chic.) **13**, 155 (1965).
62. —, G. M. SHY, and N. K. GONATAS: Myotubular myopathy. Persistence of fetal muscle in an adolescent boy. Arch. Neurol. (Chic.) **14**, 1 (1966).
63. STURKIE, P. D.: Hypermobile joints in all descendants for two generations. J. Hered. **32**, 232 (1941).
64. TURNER, J. W. A.: The relationship between amyotonia congenita and congenital myopathy. Brain **63**, 163 (1940); **72**, 25 (1949).
65. — and F. LEES: Congenital myopathy. A fifty-year follow-up. Brain **85**, 733 (1962).
66. VASSELLA, F., M. MUMENTHALER, E. ROSSI, H. MOSER u. U. WIESMANN: Die kongenitale Muskeldystrophie. Dtsch. Z. Nervenheilk. **190**, 349 (1967).
67. WALTON, J. N.: Amyotonia congenita. A follow-up study. Lancet **1956 I**, 1023.
68. — The limp child. J. Neurol. Neurosurg. Psychiat. **20**, 144 (1957).
69. — Muscular dystrophy. Some recent advances in knowledge. Brit. med. J. **1964 I**, 1271, 1344.
70. WEITZ, W.: Über einen interessanten Fall von Muskelhypertrophie. Dtsch. Z. Nervenheilk. **71**, 330 (1921).
71. WOODS, A. H.: Muscular hypertrophy with muscular weakness. J. nerv. ment. Dis. **38**, 532 (1911).
72. ZELLWEGER, H. U., J. W. SMITH, and M. CUSMINSKY: Muscular hypotonia in infancy; diagnosis and differentiation. Rev. canad. Biol. **21**, 593 (1962).
73. ZELLWEGER, M., and W. E. BELL: Congenital muscular hypertrophy. Neurology (Minneap.) **9**, 160 (1959).
74. ZINTZ, R.: Dystrophische Veränderungen in äußeren Augenmuskeln und Schultermuskeln bei der progressiven Graefeschen Ophthalmoplegie. In: Progressive Muskeldystrophie, Myotonie, Myasthenie. Hrsg. von E. KUHN. Berlin-Heidelberg-New York: Springer 1966, S. 109.

Kapitel VII

Die „Menopause-Myopathien"

1. Ältere und neuere Beobachtungen

1922 beschrieb BRAMWELL 2 isolierte Fälle (einen Mann und eine Frau) von Oberschenkelmyopathie mit Krankheitsbeginn im 6. Dezennium. Trotz des ungewöhnlich späten Erkrankungsalters faßte er das Leiden als progressive Muskeldystrophie auf. Die 53 bzw. 59 Jahre alten Patienten zeigten symmetrische Atrophien der distalen Partien der Oberschenkel und die für Dmp. typischen Schwierigkeiten beim Aufrichten (Heraufklettern an den Knien). Zwei ähnliche Fälle mit Beginn im späten 5. Dezennium wurden 1936 von NEVIN mitgeteilt. Auf Grund des histologischen Bildes mit isolierten segmentalen Nekrosen ohne Entzündungserscheinungen inmitten gesunder Muskelfasern deutete er diese Myopathien als ein selbständiges Krankheitsbild und schloß unter 16 aus der Literatur referierten Fällen auch diejenigen von BRAMWELL in diese neue Form der Myopathie ein.

SHY u. McEACHERN (1951) bestätigten dieses Krankheitsbild mit seinen histologischen Eigenheiten an Hand von 12 selbst beobachteten, erst nach dem 30. Lebensjahr erkrankten Fällen (11 Frauen und 1 Mann) und nannten es *Menopause-Muskeldystrophie*. Das klinische Bild entsprach dem Gliedergürteltyp der Dmp. mit Atrophien und Schwäche der proximalen Gliedmaßen. Die Sonderstellung dieser Myopathieform ging auch aus der therapeutischen Wirksamkeit von Corticosteroiden hervor.

1953 vertraten ADAMS, DENNY-BROWN u. PEARSON die Auffassung, daß es sich bei diesen „Menopause-Myopathien" um eine das klinische Bild der Dmp. vortäuschende Variante der *chronischen Polymyositis* handelt. Diese heute wohl mehrheitlich anerkannte Zuordnung wird gestützt durch die von BALCHUM u. Mitarb. (1952), später auch von GARCIN u. LAPRESLE (1958) und MOYA (1960) beobachteten *Schluckstörungen* und weitere Bestätigungen der therapeutischen Wirksamkeit der Corticosteroide, welche man bei der Polymyositis und anderen sogenannten pararheumatischen Krankheiten (Kollagenosen), niemals aber bei Muskeldystrophien beobachtet. Unter den später hinzugekommenen Mitteilungen über die „pseudomyopathische" Polymyositis [3, 5, 7, 8, 9, 11] finden sich wenig neue Gesichtspunkte. Generell bestätigen sie aber die allerdings nicht regelmäßige oder nur teilweise befriedigende Wirksamkeit von Cortison-Behandlungen. KAESER (1958) konnte zeigen, daß die hier wie auch bei Polymyositis gefundenen Transaminaseerhöhungen im Serum unter Cortison-Therapie zurückgingen. Neben Berichten über Dauerheilungen konnten in vielen Fällen jedoch nur Teilerfolge, oft mit raschen Rückfällen nach Absetzen der Cortison-Behandlung, erzielt werden. Nach eigenen Erfahrungen bei 5 vielleicht zu dieser Gruppe gehörenden Kranken, die wir mit Prednisolon behandelten, wobei es sich aber um sehr fortgeschrittene Stadien handelte, waren nennenswerte Erfolge nicht zu erzielen.

Neuere Berichte von SHY (1962) lassen erkennen, daß sich ätiologisch unter den „Myopathien mit spätem Beginn" nicht nur die chronische Polymyositis, sondern die verschiedensten Formen der „Kollagenosen" (Periarteriitis nodosa, rheumatische Arthritis, Lupus erythematodes, Sarkoidosis, Sjögren-Syndrom) und die durch Carcinome bedingten polymyositisähnlichen Myopathien verbergen und es sich demnach um kein einheitliches Krankheitsbild handelt, auch daß Männer nicht viel seltener betroffen sind als Frauen. Im gesamten Krankengut SHYs standen 51 Männer 80 Frauen gegenüber. In der Gruppe mit Krankheitsbeginn nach dem 50. Lebensjahr stehen ursächlich die Carcinome an weitaus erster Stelle, hier besteht ein Verhältnis von Frauen zu Männern wie 2:1.

Die Bezeichnung „Menopause-Myopathie" wird offensichtlich diesen verschiedensten Ursachen nicht gerecht und sollte besser fallengelassen werden. CASTAIGNE u. Mitarb. (1962) haben sich kürzlich erneut dafür eingesetzt, der Myopathie von NEVIN doch eine Sonderstellung zu belassen und sie nicht einfach in der Beschreibung der chronischen Polymyositiden und verschiedenen Begleit-Myopathien aufgehen zu lassen; einmal aus praktischen Gründen, um der Verkennung dieser Formen als Muskeldystrophien entgegenzuwirken, andererseits aber auch wegen des eigenen Bildes der von den typischen Polymyositiden sich unterscheidenden focalen Nekrosen ohne deutlichere entzündliche Gewebsreaktionen.

2. Auf den Quadriceps beschränkte Myopathien

Die auf den Quadriceps beschränkten Myopathien nehmen eine Sonderstellung in der Literatur ein. Nach den wenigen Mitteilungen zu urteilen, sind sie selten. Ihre Eigenständigkeit als besonderes Krankheitsbild erscheint fragwürdig. BRAMWELL hat seine Fälle als solche bezeichnet. Die Beschreibung typischen Hochkletterns beim Aufrichten mit Abstützen auf den Knien läßt jedoch an einem Verschontbleiben des Beckengürtels zweifeln. Eine isolierte Quadricepsmyopathie bei einer 43jährigen Frau beschrieb DENNY-BROWN 1939. Bei sonst normalen klinischen und neurologischen Befunden war beiderseits nur das distale Drittel des Quadriceps atrophisch, und die Patellarsehnenreflexe fehlten. Das histologische Bild zeigte ähnlich der Beschreibung von NEVIN isolierte Nekrosen über der gesamten Länge einzelner Muskelfasern mit Anhäufung zentraler und im Sarkolemm gelegener Kerne.

TURNER u. HEATHFIELD (1961) konnten diese Patientin 20 Jahre später nachuntersuchen. Die Myopathie war nur gering fortgeschritten, doch zeigte sich jetzt eine deutliche Schwäche des Rumpfes und der proximalen oberen Gliedmaßen mit Atrophien auch in diesem Gebiet. Bei einer 2. Patientin dieser Autoren, einer 52-jährigen Frau mit kurzer Anamnese, war die Atrophie und Schwäche noch auf den Quadriceps beschränkt. Der histologische Befund zeigte einen fortgeschrittenen Faseruntergang mit starker Fibrosis und Lipomatosis, keine Faserhypertrophien. Entzündliche Zellinfiltrate (Lymphocyten und Plasmazellen) waren zahlreich, Regenerationserscheinungen fehlten. Die Autoren nahmen bei dem letzteren Fall mit Sicherheit, bei der ersten Patientin mit aller Wahrscheinlichkeit eine chronische Polymyositis als Grundlage des Leidens an.

Zwei von WALTON (1956) beschriebene Männer im Alter von 22 und 57 Jahren hatten lediglich Atrophien und Schwäche des M. vastus internus mit Hypertrophie

des Vastus externus. Die Biopsie ergab das Bild einer Dmp., so daß WALTON diese
Fälle den Muskeldystrophien zuordnete. Die gleiche Diagnose stellten MUMEN-
THALER u. Mitarb. bei 2 von ihnen beschriebenen männlichen Patienten mit auf
den Quadriceps beschränkter Atrophie und Schwäche. Die Biopsie des einen
Falles, eines 40jährigen noch gut gehfähigen Lehrers, gleicht im abgebildeten
histologischen Präparat den von DENNY-BROWN untersuchten Fällen, und es
wurden auch interstitielle lymphocytäre Infiltrate gefunden. Die Diagnose einer
Dmp. scheint damit recht zweifelhaft. Bei dem zweiten Fall erweckt die starke
Asymmetrie der Atrophien und das gleichzeitige Bestehen eines cerebralen arterio-
venösen Aneurysma mit Jackson-Anfällen ebenfalls Zweifel an der gestellten
Diagnose.

Wir selbst konnten 1963 eine 57jährige Frau untersuchen, welche vor 10 Jahren
in die Menopause kam und seit $2^1/_2$ Jahren eine zunehmende Gehschwäche aufwies.
Sie konnte jetzt nur noch mit Mühe gehen und kam nicht ohne Hilfe vom Stuhl
hoch. Die Untersuchung zeigte eine auf den Quadriceps beschränkte Schwäche mit
deutlicher Atrophie der distalen Hälfte des Unterschenkels. Sie hatte keine
Schmerzen. Allergische Reaktionen oder Hauterscheinungen waren niemals aufgetreten. Die Biopsie ergab auch hier ein dem Fall von DENNY-BROWN ähnliches
Bild. Die Serumenzyme zeigten eine deutliche Erhöhung der Transaminasen
(GOT = 37 IE, GPT = 18 IE) und der Aldolase (9,3 IE). Eine Behandlung mit
Prednisolon war bei der Patientin ohne Erfolg. Bei einer Nachuntersuchung
2 Jahre später hatte die Schwäche ebenfalls schon auf den Rumpf und den Schulter-
gürtel übergegriffen.

Nach all diesen Beobachtungen muß man sehr daran zweifeln, daß es für dauernd auf den Quadriceps beschränkte Myopathien gibt. Dem früheren Begriff der
,,Menopause-Myopathie" liegen zahlreiche Ursachen zugrunde, deren Besprechung
in den Rahmen der chronischen Polymyositiden und anderer in diesem Zusammenhang zu nennender Myopathien fällt. Eigene Erfahrungen weisen darauf
hin, daß Fälle von progressiver Muskeldystrophie des Gliedergürteltyps mit
deutlich werdender Erkrankung erst im 3. bis 5. Dezennium keine Seltenheit
sind. Da dieser Typus häufig den Nachweis der Vererbung vermissen läßt, darf man
vermuten, daß viele dieser auch bioptisch-histopathologisch die Merkmale der
Dmp. zeigenden sporadisch auftretenden Spätmyopathien diesem Krankheitsbild
angehören. Sicher ist jedoch, daß man hier häufig vor einer diagnostisch unbefriedi-
genden Situation steht, wenn modernere, insbesondere elektronenmikroskopische
Untersuchungsmöglichkeiten fehlen. Vermutlich verbergen sich unter klinischen
Bildern dieser Art häufig auch Spätmyopathien speziellerer Art, wie wir sie in den
vorausgegangenen Kapiteln kennenlernten, und es ist zu erwarten, daß dem Begriff der ,,Menopause-Myopathie" bald nur noch historische Bedeutung zukommt.

Literatur zum Kapitel VII

1. ADAMS. R. D.. D. DENNY-BROWN. and C. M. PEARSON: Diseases of Muscle. New York:
   Hoeber 1953.
2. BALCHUM. E. G.. and M. N. TOWBIN: Climacteric or menopausal muscular dystrophy:
   Report of a case. Ann. intern. Med. 37, 1280 (1952).
3. BOULET, P., J. MIROUZE. P. BARJON et M. TEMPLE: Myopathie tardive de type Nevin.
   A propos de deux observations. Bull. Soc. méd. Hôp. Paris 76, 836 (1960).

4. BRAMWELL, E.: Observations on myopathy. Symmetrical atrophic paresis of the quadriceps muscle of probable myopathic origin. Proc. roy. Soc. Med. **16**, 1 (1923).
5. CASTAIGNE, P., A. BUGE, D. LAPLANE et G. LASFARGUES: Myopathie de type Nevin chez une jeune femme. Rev. Neurol. **107**, 5 (1962).
6. DENNY-BROWN, D.: Myopathic weakness of quadriceps. Proc. roy. Soc. Med. **32**, 867 (1939).
7. FURTADO, D., et N. DASILVA: Polymyosite pseudomyopathique tardive. Rev. neurol. **101**, 630 (1959).
8. GARCIN, R., et J. LAPRESLE: Sur un cas de «myopathie progressive tardive de type Nevin». Rev. neurol. **98**, 61 (1958).
9. GIRARD, P. F., A. GARDE, M. TOMMASI et F. FREYCON: Tableau évoquant la myopathie dite «tardive et post-ménopausique de Nevin», survenue au cours d'une grossesse chez une femme de 20 ans. Rev. neurol. **101**, 536 (1959).
10. KAESER, H.: Die klimakterische Myopathie (Menopausal muscular dystrophy). Schweiz. med. Wschr. **88**, 849 (1958).
11. MOYA, G.: Une polymyosite pseudo-myopathique, «la myopathie de la ménopause». Acta neurol. belg. **60**, 986 (1960).
12. MUMENTHALER, M., T. BOSCH, E. KATZENSTEIN u. F. LEHNER: Über den isolierten Befall des M. quadriceps femoris bei der Dystrophia musculorum progressiva. Confin. neurol. (Basel) **18**, 416 (1958).
13. NEVIN, S.: Two cases of muscular degeneration occuring in late adult life. Quart. J. Med. **5**, 51 (1936).
14. SHY, G. M.: The late-onset myopathy. A clinico-pathologic study of 131 patients. Wld Neurol. **3**, 149 (1962).
15. — and D. McEACHERN: The clinical features and responses to cortisone of menopausal muscular dystrophy. J. Neurol. Neurosurg. Psychiat. **14**, 101 (1951).
16. TURNER, J. W. A., and K. W. G. HEATHFIELD: Quadriceps myopathy occuring in middle age. J. Neurol. Neurosurg. Psychiat. **24**, 18 (1961).
17. WALTON, J. N.: Two cases of myopathy limited to the quadriceps. J. Neurol. Neurosurg. Psychiat. **19**, 106 (1956).

Kapitel VIII

Orthopädie und physikalische Behandlung der progressiven neuromuskulären Erkrankungen

Von Herbert Müller-Stephann und Peter Schmidt-Peter

1. Einleitung

1.1 Orthopädische Problematik der einzelnen Myopathien

Die Indikation zur orthopädischen Behandlung der Myopathien ergibt sich nicht zuletzt aus dem bisherigen Versagen der medikamentösen Therapie. Im Mittelpunkt des Geschehens steht der Kraftverlust ausgedehnter Bereiche der Skeletmuskulatur. Neben der unmittelbaren Funktionsminderung bedingt der Kraftverlust sekundäre Folgen: Kontrakturen und Deformitäten. Diese wirken sich besonders dann deletär aus, wenn die Körperstatik beeinträchtigt wird.

Der Kraftverlust beeinträchtigt in erster Linie die Dynamik, die Kontrakturbildung vorwiegend die Körperstatik. Art und Grad der dynamischen bzw. der statischen Störung bestimmen das orthopädische Bild der einzelnen Myopathien, den Schwerpunkt der orthopädischen Behandlung.

Das Ziel der orthopädischen Behandlung ist die zeitlich begrenzte Funktionsbesserung. Der Aufwand ist auch dann gerechtfertigt, wenn sich der Patient nur in bescheidenem Maß seiner Umwelt wieder anpassen kann.

1.2 Muskeldystrophie

Am häufigsten wird orthopädische Hilfe bei der progressiven Muskeldystrophie erwartet.

1.2.1 Duchenne-Typ

Besonders die maligne infantile Form, der Typ Duchenne, mit frühzeitiger und nachhaltiger Beeinträchtigung der Körperstatik erfordert umfangreiche orthopädische Maßnahmen. Die Patienten werden schon im Kindesalter gehunfähig, bettlägerig und pflegebedürftig. Frühzeitige und starke Kontrakturentwicklung macht eine Behandlung scheinbar sinnlos. Therapeutisches Bemühen und entsprechende Erfahrungen fehlen vielerorts, so daß besorgte Angehörige immer wieder enttäuscht werden. Die schließliche Resignation bei Patient und Angehörigen mündet nicht selten in eine gewisse Vernachlässigung. Zuweilen entwickelt sich auch Tyrannis des Patienten über die ganze Familie.

Die orthopädische Therapie vermag den Grundprozeß nicht zu verhindern. Gelingt es aber, die Statik des Patienten zu erhalten oder wiederherzustellen, und sei es auch nur im beschränkten Maß, dann ist die Belastung für Patient und Umgebung um dieses Maß vermindert.

Es ist eigenartig, daß dieser Gesichtspunkt bei der Behandlung von Myopathien häufig aus dem ärztlichen Denken verbannt wird, um so mehr, als symptomatische Hilfe bei einer konsumierenden Geschwulstkrankheit ebenso selbstverständlich ist wie der gewaltige klinisch-chirurgische Aufwand bei operativen Fällen (Lungen-Carcinom usw.) trotz äußerst geringer Überlebenschance innerhalb der 5-Jahres-Grenze. Dabei muß nicht einmal ausschließlich das humanitäre Prinzip den therapeutischen Aufwand rechtfertigen. Die Reduzierung der Pflegebedürftigkeit eines Patienten vom Typ Duchenne der Muskeldystrophie etwa in der Weise, daß er wieder selbst die Notdurft verrichten kann oder sich selbst innerhalb der Wohnung frei bewegt, ist ein *ökonomischer* Gewinn: Die Pflegekraft kann zeitlich und örtlich weniger gebundene Verrichtungen ausführen, gegebenenfalls einer getrennten Berufstätigkeit nachgehen oder den Haushalt führen, was ohne die Funktionsbesserung nicht möglich wäre. Es versteht sich, daß eine derartige Entlastung auch für einen Zeitraum von ein oder zwei Jahren sehr wesentlich sein kann.

Eine Berufseingliederung wird bei echten Duchenne-Fällen wohl kaum jemals möglich sein. Nichtsdestoweniger treten wir entschieden für die Unterrichtung dieser Kinder ein. Die Schulausbildung gibt ihrem Leben Inhalt und ihrem Streben ein Ziel. Innerhalb einer Kulturgesellschaft muß ein solcher Altruismus nicht nur möglich, sondern auch wesentlich intensiver durchsetzbar sein, als dies bisher der Fall ist. Dieser Gesichtspunkt gilt auch für das Nachschulalter. Das Bemühen der im Krankheitsprozeß häufig weit fortgeschrittenen Patienten, etwas Nützliches zu schaffen, ist rührend und bewundernswert. Die Vermittlung von Aufträgen, kleinen Arbeiten, Heimarbeit, ist nicht leicht, wird aber vom Patienten dankbar angenommen.

1.2.2   Gliedergürteltyp

Die Gliedergürtelform der Muskeldystrophie beeinträchtigt die Statik zwar frühzeitig, aber wesentlich geringer als die Duchenne-Form. Die Patienten bleiben lange gehfähig.

Berufliche Rehabilitation ist in der Mehrzahl der Fälle möglich. Diese günstige Prognose ergibt sich aus der objektiven Einschätzung der dem Patienten verbleibenden motorischen Möglichkeiten. Der Patient selbst sieht zunächst nur den Verlust der Leistungsfähigkeit. Diese Blickrichtung ist verbunden mit der bedrückenden Beobachtung des zwar langsamen, aber doch stetigen Verlustes an Körperkraft. Mangelndes Zutrauen zur eigenen Leistungsfähigkeit und ein gewisser Fatalismus hemmen bei diesen Patienten die Rehabilitation oft stärker als der Krankheitsprozeß. Wir konnten wiederholt beobachten, daß Patienten, die diese psychische Klippe überwunden hatten, jahrelang ohne ernsthafte Schwierigkeiten voll berufstätig waren.

Die Therapie bei der Gliedergürtelform wird zweckmäßigerweise als periodische kurmäßige Intervalltherapie aufgebaut. Der *Übungseffekt* (s. Abschn. 3), den jede Behandlung erzielt, die wenigstens ein Minimum an krankengymnastischer Übung enthält, zeigt dem Patienten, daß er noch über körperliche Reserven verfügt. Die substanzerhaltende funktionelle Beanspruchung wird auf diese Weise wieder angeregt und auf „vergessene" Muskelgruppen ausgedehnt.

Kleinere oder auch größere Hilfsmittel oder Arbeitshilfen unterstützen die funktionsgerichtete Therapie. Ihr Einsatz bedarf aber sorgfältiger Überlegung, strenger Indikation und vor allem einer Eingewöhnungszeit unter ärztlicher Aufsicht.

Die berufliche Rehabilitation und allgemeine Eingliederung werfen neue Probleme auf, die nicht selten dem regelmäßig konsultierten Arzt gestellt werden. Unter ihnen ist die Frage nach der Ehemöglichkeit und in weiterer Folge der Kinderwunsch ein besonders kritisches Anliegen. Während wir die Ehemöglichkeit nach entsprechendem Hinweis auf die verminderte Lebenserwartung grundsätzlich bejahen, wird man von Nachkommenschaft nach dem heutigen Stand des Wissens wohl in allen Fällen abraten müssen.

1.2.3 Facio-scapulo-humeraler Typ

Bei der facio-scapulo-humeralen Form der Muskeldystrophie wird die Statik verhältnismäßig wenig beeinträchtigt. Entscheidend ist die Kraftminderung. Die Ausfälle sind manchmal wenig beeinträchtigend — die Progredienz kann so gering sein, daß sie kaum empfunden wird. Dementsprechend ist der Funktionszuwachs unter der Übungstherapie gering. Die häufig auffallende Serratusschwäche und die entstehende Flügelschulter legen eine operative oder apparative Fixierung nahe. Bei dem langsamen Verlauf könnte man sogar an eine ersatzoperative Versorgung (Muskelverpflanzung) denken. Es fehlen bisher Operationsstandards mit hoher Erfolgssicherheit und geringer Recidivquote. Die sonstige orthopädische Therapie beschränkt sich in der Regel auf konservative Roborierung.

Schwierigkeiten bei der Eingliederung ergeben sich häufig weniger aus funktionellen als aus psychischen Gründen. Die Patienten fühlen sich durch die mangelhafte mimische Ausdruckskraft beeinträchtigt und leiden unter Kontaktmangel.

1.3 Gruppe der kongenitalen Myopathien

Die Gruppe der kongenitalen malignen Myopathien birgt weniger therapeutische als diagnostische Probleme. Einzelbeobachtungen zeigen, daß bei Fällen ohne Progredienz mit schwerer Hypotonie eine funktionsgerichtete Übungstherapie mit energischer Erzwingung der aufrechten Körperhaltung überraschenden Erfolg bringen kann. Leider ist die wissenschaftlich befriedigende diagnostische Einordnung derartiger Fälle derzeit kaum möglich. Wir halten daher eine intensive Übungsbehandlung verbunden mit orthopädischer Versorgung zur temporären Stabilisierung der Beine für zweckmäßig und erfolgversprechend. Eine negative Wirkung haben wir in keinem Fall gesehen. Die Muskulatur bei der *Myatonie* scheint ähnlich der des Muskeldystrophikers ,,unbeschränkt übbar" zu sein.

1.4 Spinale Atrophien

Die infantile progressive Muskelatrophie Werdnig-Hoffmann ist in ihrer deletären Progredienz in vielen Fällen durch orthopädische Maßnahmen ebensowenig wie durch andere Behandlungen beeinflußbar. In Einzelfällen führt intensive Übungstherapie zu vorübergehenden kleinen Funktionsgewinnen. Meist sind derartige ,,Erfolge" jedoch im Ausmaß recht gering und in der Dauer eng begrenzt. Auf die Beseitigung eventueller Kontrakturen wird bei schweren Fällen und sicherer Diagnose meist verzichtet. Der schicksalsmäßige Verlauf wird sonst allzu leicht dem therapeutischen Eingriff zum Vorwurf gemacht.

Von dieser Regel gibt es allerdings bemerkenswerte Ausnahmen, die eine sehr sorgfältige Differenzierung im Einzelfall notwendig erscheinen lassen.

Neben den als relativ gutartig bereits bekannten sogenannten Spätformen kann auch bei frühem Beginn konsequent durchgeführte Übungstherapie in Einzelfällen überraschende positive Beeinflussung des Verlaufes erzielen.

Die progressiv-spinalen Muskelatrophien des Erwachsenen (Duchenne-Aran, Vulpius-Bernard) sind prognostisch günstiger und übungsmäßig positiv beeinflußbar. Bemerkenswert ist, daß nur in ganz wenigen Fällen auch bei forcierter kräftemäßiger Beanspruchung über reaktive Schwächezustände, Leistungsabfall, Schmerzreaktionen oder sonstige negative Erscheinungen geklagt wird. Die in der Literatur häufig angegebene äußerste Vorsicht in der Dosierung körperlicher Belastung und die Warnung vor Überlastung scheint im Lichte dieser Beobachtung dubiös. Diese Thesen bedürfen genauer Überprüfung.

1.5 Neurale Atrophien

Die neurale Muskelatrophie (Charcot-Marie-Tooth-Hoffmann) und die hypertrophische Neuritis (Déjérine-Sottas) mit ihrem vorwiegend distalen Befall der Extremitäten stellen ein dankbares Feld für die klassische orthopädische Versorgung dar. Die mehr oder weniger ausgeprägte Verschiebung des Muskelgleichgewichtes im Verlauf des Krankheitsprozesses wird von entsprechender Kontrakturbildung gefolgt. Hier sind Lagerungs- und Funktionsschienen, Schuhversorgung und eventuell auch Funktionshilfen für Arm und Hand indiziert und wirksam. Die Übungstherapie tritt in den Hintergrund. Die in den distalen Extremitätenbereichen erzielten Kraftgewinne der Muskulatur kommen funktionell kaum zur Wirkung. Zuweilen wird allerdings von den Patienten angegeben, daß unter einer Übungstherapie die Ermüdbarkeit nachgelassen habe und ein Gefühl allgemeiner Leistungsbesserung vorhanden sei. Derartige Effekte lassen sich kaum objektivieren.

2. Statik und Dynamik bei progressiver Muskeldystrophie

2.1 Allgemeine Gesichtspunkte

Für die orthopädische Therapie ist die Kenntnis und Berücksichtigung der Charakteristiken in Statik und Dynamik bei der Duchenne-Form, der Gliedergürtel-Form und der facio-scapulo-humeralen Form der progressiven Muskeldystrophie unerläßlich. Eine ausführliche Beschreibung ist notwendig.

Alle Verlaufsformen der Muskeldystrophie und anderer progressiver Myopathien zeichnen sich durch weitgehend symmetrischen Befall aus. Seitenunterschiede sind nur graduell. Völlig einseitiger Befall wurde nicht beobachtet.

Auch rascher verlaufende Krankheitsformen lassen den Patienten immer noch genügend Zeit zur funktionellen Adaptierung. Anders als bei plötzlich einsetzenden schlaffen Lähmungen, z.B. der Poliomyelitis, hat der Patient Zeit zur Umstellung und Anpassung und behält einen im Vergleich zum Kraftausfall verhältnismäßig günstigen Funktionsgrad. Unter Ausklammerung stark geschwächter Muskelgruppen entwickeln sich „Ersatzmotoriken", die geradezu krankheitstypisch sind. Diese führen aber auch regelmäßig zu einer Vernachlässigung noch gebrauchsfähiger Muskulatur, die aus der Funktion ausgeschaltet und „vergessen" wird. Hier liegt zweifellos der Grund für eine zu Beginn jeder intensiven Übungstherapie zu beobachtende Funktionsbesserung, die wir als „Übungseffekt" bezeichnen.

Anregung und Selbstvertrauen unter der angeleiteten Therapie veranlassen den Patienten, auf die vernachlässigte Muskulatur zurückzugreifen. Er erlebt so lange eine Funktionsbesserung, wie derartige Reserven verfügbar sind.

Zwei Faktoren sind für die krankheitstypische Statik und Dynamik der Myopathie-Patienten verantwortlich zu machen. Die *Parese*, die zunehmende Schwäche der Muskulatur, steht am Anfang des klinischen Krankheitsgeschehens. Die Kraftminderung beginnt in charakteristischer Weise an umschriebenen Muskelgruppen und breitet sich aus. Gleichzeitig entwickeln sich *Kontrakturen*. Diese sind sicher nicht nur Folge einer Störung des Antagonistengleichgewichts. Wahrscheinlich sind auch die myodystrophischen Vorgänge mit ihrer Neigung zur fibrösen Umwandlung von großer Bedeutung.

Paresen und Kontrakturen sind nicht isoliert zu betrachten, sie entwickeln sich nebeneinander. Ihr Einfluß auf die Statik kann nur aus der gegenseitigen Wechselwirkung verstanden werden. Ihr Ausmaß und ihre Ausbreitung ist bei den einzelnen Formen der Muskeldystrophie unterschiedlich.

Kontrakturen leichten Grades sind vorteilhaft für die Myopathie-Patienten. Sie bilden eine passive Fixation und wirken, besonders auf die Hüftgelenke, stabilisierend. Patienten, die an einer Myatonia congenita oder an einer infantilen progressiven Muskelatrophie leiden, haben in der Regel keine Kontrakturen.

Dadurch wird aber der statische Aufbau dieser Patienten viel schwieriger, oft unmöglich. Der statische Vorteil leichter Kontrakturen geht jedoch mit Zunahme der Kontraktur mehr und mehr verloren. Neben diesen allgemeinen Besonderheiten zeigen die einzelnen Verlaufs- und Befallstypen der Muskeldystrophie eigene Charakteristika.

2.2　Duchenne-Typ

Zu einem Zeitpunkt, zu dem praktisch noch keine funktionellen Ausfälle nachweisbar sind, zeichnet sich die Wadenmuskulatur durch eine besonders derbe Konsistenz aus. Der Befund ähnelt einem ausgeprägten Hartspann. Die Konsistenzvermehrung ist vorhanden, noch ehe eine Kontraktur nachgewiesen werden kann. Es handelt sich um ein bisher wenig beachtetes Frühsymptom.

Auf Grund dieses Symptoms konnten wir mehrfach bei Kleinkindern einen klinischen Frühverdacht äußern. Die sonstige Motorik war noch unauffällig, das Aufrichten aus der Hocke zumindest nicht wesentlich abnorm. Fermentuntersuchungen bestätigen den Verdacht, der Verlauf die Diagnose.

Die Entwicklung des vicariierenden Bindegewebes beeinträchtigt die Funktion des Muskels, seine Elastizität nimmt ab. Der Muskel wird vom Bindegewebe derart „gefesselt", daß er sich weder in Längsrichtung noch im Querschnitt ausreichend verformen kann: Kontraktions- und Distraktionsvermögen nehmen ab.

So läßt sich z. B. in frühen Krankheitsstadien beim Duchenne-Typ ein „Kontraktionsdefizit" des M. quadriceps nachweisen. Es zeigt sich, daß ein freibewegliches Kniegelenk vom Patienten nicht mehr bis zur Vollstreckung gebracht werden kann, obgleich die Muskelkraft noch relativ gut, jedenfalls ausreichend ist. Später geht dieses Phänomen durch die sich entwickelnde Kniebeugekontraktur verloren.

Die Straffheit des vicariierenden Bindegewebes in der Muskulatur verändert in typischer Weise die Statik der Duchenne-Patienten. Im Vergleich zu neurogenen Paresen entstehen relativ straffe Bindegewebsstränge, die als *Zuggurtung* wirken und die Gelenke in bestimmten Stellungen verspannen. Später kommt es jedoch durch Schrumpfung zur Bildung typischer Fehlstellungskontrakturen, die die Statik benachteiligen und schließlich zusammenbrechen lassen. Solange aber noch keine Gelenkfehlstellungen bestehen, hat die Zuggurtung quasi Haltefunktion.

Der Gesunde stabilisiert seine „Beinsäule" im Hüft- und Kniegelenk durch die Muskelschlinge „Glutaeus maximus — Quadriceps femoris — Triceps surae". Bei Patienten vom Typ Duchenne sind aber Quadriceps und Glutaeus maximus frühzeitig funktionsgemindert. Die Sicherung des Kniegelenkes erfolgt durch Verlagerung des Schwerelotes nach ventral und durch Spannung des Triceps surae.

In frühen Krankheitsstadien beobachtet man ein eigenartiges Phänomen: Die Wadenmuskulatur, die in typischer Weise „hart" ist, verkürzt sich beim Aufstellen, so daß der Patient einen starken Spitzfuß bekommt. Im Stand nimmt er nach und nach ab und kann bis zur vollen Sohlenbelastung schwinden. Beim Gehen setzt diese Spannung wieder ein, so daß meist ohne Fersenbelastung gelaufen wird. Dabei handelt es sich nicht um eine Willkürkontraktion, wie klare Aussagen und Prüfungen zeigen. Man hat den Eindruck einer „tonischen Einstellung" des Muskels auf die Funktion. Vielleicht sollte man auch von einem „funktionellen Spitzfuß" sprechen. Dorsalflexion ist in dieser Krankheitsphase jedenfalls bis

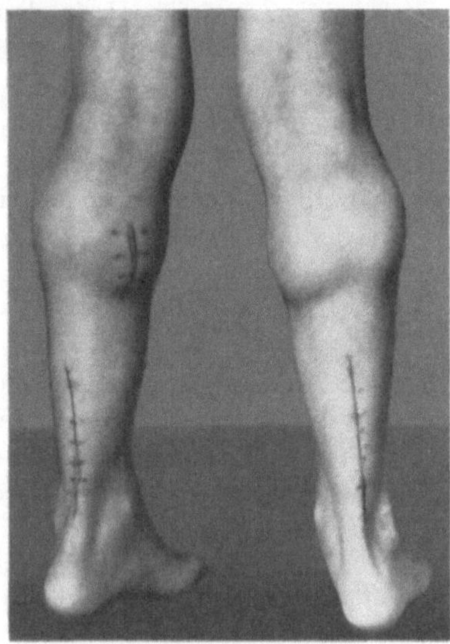 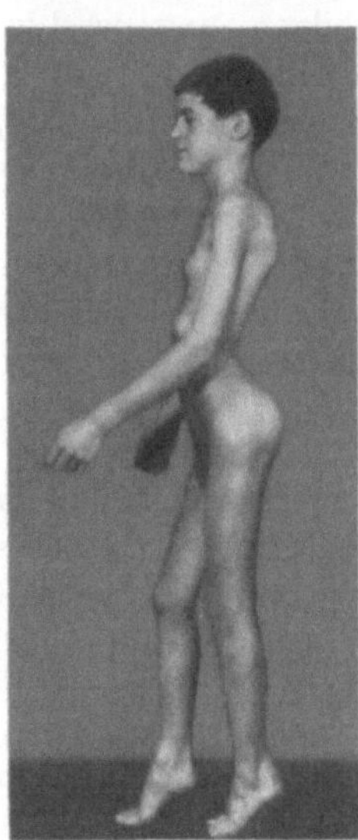

Abb. VIII.1   Abb. VIII.2

Abb. VIII.1   Im Frühstadium der Krankheit tritt beim Aufsetzen des Fußes ein „funktioneller Spitzfuß" auf. Die „tonische" Einstellung der Wadenmuskulatur schwindet jedoch nach kurzer Zeit, so daß die Ferse nahezu den Boden berührt

Abb. VIII.2   Körperhaltung bei starker Spitzfußkontraktur. Zu beachten ist, daß trotz der starken Spitzfußbelastung die Kniegelenke nicht voll gestreckt werden. Das Phänomen der leichten Beugung der Kniegelenke erklärt sich aus der 2gelenkigen Wirkung des Gastrocnemius. Die „Aufhängung" des Beckens zwischen Hyperlordose und Hüftbeugekontraktur ist besonders gut sichtbar

unter 90° möglich. Die echte Spitzfußkontraktur entwickelt sich erst später (Abb. VIII.1).

Die Vorfußbelastung ist im Zusammenhang mit der Schwäche des Glutaeus maximus und des Quadriceps bedeutungsvoll. Bei isolierter Parese des Quadriceps, z. B. bei der Poliomyelitis, erreicht der Patient durch leichte Rumpfbeugung passiv Kniestreckung. Bei der Rumpfbeugung verlagert sich der Schwerpunkt nach ventral, das Schwerelot kommt vor die quere Knieachse zu liegen. Dieser Ausgleichsmechanismus ist dem Muskeldystrophiker versagt. Die Kraftminderung der Rumpfmuskulatur, besonders aber der Hüftstrecker, gestattet keine Rumpfbeugung. Der Patient würde vornüberkippen. Das Streckdefizit des M. quadriceps muß also auf andere Weise ausgeglichen werden. Der Patient hilft sich, indem er beide Füße plantarflektiert und so den Körper in seiner Gesamtheit über den Vorfuß hebt. Dadurch kommt das Schwerelot vor die quere Knieachse zu liegen und wirkt rückhebelnd auf die Kniegelenke.

Es kommt aber nicht nur in den oberen Sprunggelenken zu Ausgleichsbewegungen in der Sagittalebene. Knie- und Hüftgelenke sind ebenfalls leicht angebeugt (Abb. VIII.2). Besonders eindrucksvoll sind die Verlagerungen des Rumpfes. Wir finden eine starke Hyperlordose der Lendenwirbelsäule, der Oberkörper wird nach dorsal gehalten. Die Zurücknahme des Oberkörpers wird durch die nach hinten hängenden Arme betont. In späteren Stadien beteiligt sich auch der Kopf an der Balance des äußerst labilen Gleichgewichts. Je stärker das Gleichgewicht durch vermehrte Kontrakturentwicklung gefährdet wird, desto ausgeprägter ist die Rückverlagerung des Kopfes. Gerät er durch Ermüden der Halsmuskulatur aus seiner Lage, dann geht die Körperstatik augenblicklich verloren, der Patient sinkt wie ein angestoßenes Kartenhaus in sich zusammen.

Die Sicherung des Hüftgelenkes erfolgt durch die Spannung (Zuggurtung) des Iliopsoas und die Verlagerung des Schwerelots. Der Ausfall des M. glutaeus maximus und die Schwäche der Bauchmuskulatur bedingt eine Beckenkippung. Die Rückverlagerung des Rumpfes verhindert das Einknicken in den Hüftgelenken im Sinne der Beugung. Becken und Lendenwirbelsäule sind durch die Spannung des Iliopsoas an den Femora aufgehängt. Die Schrumpfung dieses Muskels und die Schwäche der Gesäß- und Bauchmuskulatur bestimmen den Grad der Beckenkippung und der Hyperlordose. Die Beckenkippung verursacht über den Zug der ischiocruralen Muskelgruppe die Tendenz zur Kniegelenksbeugung.

Parallel zur Verstärkung der Beckenkippung kommt es allmählich zur Kniebeugekontraktur. Der „Spannungsverlagerungs-Mechanismus" des Triceps surae wirkt dem Einknicken im Kniegelenk entgegen.

In der Frontalebene erfolgt beim Gesunden die Sicherung des Beckens durch die Spannung der pelvitrochanteren Muskulatur. Bei Patienten vom Typ Duchenne kommt es frühzeitig zu einer Kraftminderung der Glutaei medii et minimi. Gleichzeitig nimmt die Dehnbarkeit dieser Muskeln ab. Dadurch wird das zu erwartende Abkippen des Beckens (Trendelenburgsches Phänomen) auf der Spielbeinseite verhütet. Der Patient verlagert bei jedem Schritt seinen Rumpf über das Standbein (Duchenne-Hinken) und hebt dadurch die andere Beckenseite an. Infolge der Spannung der pelvitrochanteren Muskulatur löst sich das Spielbein leicht vom Boden. Die gleichzeitige Rückverlagerung des Rumpfes läßt das Bein nach vorn durchschwingen.

Trotz erheblicher Paresen kann die Steh- und Gehfähigkeit des Duchenne-Typs durch Kontrakturen — Zuggurtungen — relativ lange möglich sein. Hat sich der Patient erst einmal aufgerichtet, so werden die Gelenke durch das Körpergewicht mit Hilfe der verkürzten Muskeln verspannt und gesichert. Die Kontrakturen gewähren dem Muskeldystrophiker die für ihn günstige und notwendige Körperhaltung unter gleichzeitiger Einsparung aktiver Muskelkraft. Gerät die passiv wirkende Zuggurtung jedoch aus ihrer Spannung, so brechen die Patienten zusammen. Um dieses zu verhindern, bewegen sich die Myopathie-Patienten nur mit kurzen Schritten. Der Schwerpunkt darf im Gegensatz zu Gesunden den Unterstützungspunkt nicht wesentlich überschreiten. Die Patienten suchen in typischer Weise mit der tastenden Fußspitze Halt, sie bewegen sich tänzelnd.

Charakteristische Haltungs- und Bewegungsstereotype sehen wir auch beim Erheben der Patienten vom Boden, beim Treppensteigen und beim Aufrichten aus der Rückenlage. Die einzelnen Haltungs- und Bewegungsphasen werden immer wieder von dem Bestreben bestimmt, das labile Gleichgewicht zu erlangen und zu erhalten. Will sich der Muskeldystrophiker aufrichten, so muß er seine Extremitäten und den Rumpf in die richtige Stellung bringen, um die Gelenke durch sein Gewicht zu verspannen und zu sichern. Das Aufstehen vom Boden beginnt mit dem Durchstrecken der Knie- und Ellenbogengelenke. Die Rumpflast wird zunächst auf alle vier Extremitäten gleichmäßig verteilt. Indem die Hände durch Zurücktasten den Bogen verkürzen, wird der Schwerpunkt allmählich über die in den Kniegelenken bereits gesicherte Beinsäule balanciert. Befindet sich der Schwerpunkt über den Beinen, dann gelingt es dem Patienten, durch Abstützen an den Oberschenkeln sich hochzudrücken. Das Aufrichten des Rumpfes über die Hüftgelenke nach hinten ist ein kritischer Punkt, der mit einem kleinen Ruck überwunden werden muß.

Die Quadriceps- und Glutaeus-maximus-Schwäche erlaubt es dem Myopathie-Patienten nicht, in üblicher Weise die Treppe zu steigen. Er hilft sich, indem er sich mit beiden Armen auf das Geländer stützt und die Beine in gestreckter Haltung schräg nach hinten stemmt. Dadurch wird die Beinsäule verspannt. Der Patient vermag dann seitlich, zuerst mit dem einen, dann mit dem anderen Bein, die nächste Stufe zu erklimmen. Eine auch nur leichte Beugung mit Hochsetzen des Beines auf die nächste Stufe ist meist unmöglich.

Das Aufrichten aus der Rückenlage zum Sitzen geschieht über die Seitlage und den Unterarmliegestütz. Gesäß und Ellenbogengelenke bilden die Unterstützungspunkte. Durch Herantasten des Unterarms an das Gesäß wird der Bogen allmählich verkürzt und der Schwerpunkt über das Becken gebracht. Der Patient kommt zum Sitzen.

Es ist für den Beobachter nicht immer zu unterscheiden, was in diesem System post, was propter zu sehen ist. Es erweist sich aber, daß die Aufgabe des Orthopäden tatsächlich letztlich darin besteht, dieses Gleichgewichtssystem zu regulieren und damit funktionsfähig zu erhalten. Der Krankheitsprozeß neigt aber dazu, das geschilderte System durch Verfall der Körpermuskulatur einerseits und Verstärkung der Kontrakturen über das funktionsgünstige Maß andererseits zum Zusammenbruch zu bringen. Bei starken Kontrakturen reicht nämlich die herabgesetzte Muskelkraft nicht aus, um bei den beträchtlich veränderten Hebelverhältnissen das labile Gleichgewicht zu gewähren.

In der Therapieplanung verbieten sich bei der Regulierung der Statik des Myopathikers vom Typ Duchenne im Stadium der noch vorhandenen Gehfähigkeit radikale und plötzliche Maßnahmen. Solch ein Vorgehen kann zu einem fatalen Zusammenbruch der Statik führen. Andererseits ist die Tendenz der Kontrakturentwicklung im Zuge der Krankheit sehr groß und ständig wirksam. Alle Gegenmaßnahmen müssen also mit entsprechenden Kräften und gleicher Dauerwirksamkeit angreifen. Es handelt sich um eine Perfektionierung der für orthopädische Behandlungsgänge ohnehin typischen eisernen Konsequenz.

2.3 Gliedergürteltyp und facio-scapulo-humeraler Typ

Diese beiden Formen der Muskeldystrophie ähneln sich in ihrem statischen Verhalten und können gemeinsam besprochen werden. Sie unterscheiden sich wesentlich in Form und Verlauf vom Typ Duchenne. Während bei letzterem die Kontrakturen von entscheidender Bedeutung sind, überhaupt einen maßgeblichen Faktor des Krankheitsgeschehens darstellen, finden wir sie bei den beiden anderen Formen weitaus seltener und meist in geringerem Maße ausgeprägt. Zwar beobachten wir auch bei diesen Typen eine gewisse Verhärtung der Muskulatur, gelegentlich findet sich auch das Phänomen des Kontraktionsdefizits. Prinzipiell geht aber der Kraftverlust ohne Kontrakturausgleich vor sich. Es fehlt die typische Zuggurtung.

Die Entwicklung von Pseudohypertrophien ist selten. Zuweilen kommen sie im Bereich der Vastuswülste im distalen Oberschenkelabschnitt vor. Manchmal sieht man auch bei der absteigenden Form eine Pseudohypertrophie der Deltamuskulatur. Die Pseudohypertrophien bei diesen Formen der Muskeldystrophie unterscheiden sich von der bei der Duchenne-Form, es fehlt die Verhärtung, der hypertonusartig wirkende Griff.

Das Problem der Statik bei diesen Typen liegt nicht so sehr in der Sicherung der Beinsäule. Die Gelenke werden mit den vorhandenen Muskelkräften meist noch ausreichend stabilisiert. Die Schwäche der Rumpfmuskulatur macht dem Patienten mehr Schwierigkeiten, er hat Mühe, ins Gleichgewicht zu kommen. Beim Aufrichten vom Bett oder vom Stuhl schrauben sich die Kranken regelrecht am Körper hoch.

Im Hinblick auf die große Bedeutung, die die Verspannungen der Gelenke für den Duchenne-Typ haben, könnte man annehmen, daß die Funktion der anderen Typen viel schlechter ist und früher erlischt. Das ist nicht der Fall. Die Ursache dafür ist einmal in der unterschiedlichen Schwerpunktverteilung der Paresen und zum anderen in dem wesentlich protrahierteren Verlauf des Krankheitsgeschehens zu sehen. Zuerst schwindet die Kraft der Adduktoren, was vom Patienten meist wenig empfunden wird. Auch der Quadriceps zeigt sehr bald eine leichte Muskelschwäche. Stark ausgeprägt ist die Parese der pelvi-trochanteren Muskulatur. Im Gegensatz zur Duchenne-Form bleiben die Muskeln dehnbar. Es kommt zum Trendelenburgschen Phänomen, also zum Absinken des Beckens zur Spielbeinseite bei Gang oder Stand auf einem Bein. Diese Insuffizienz gleicht der Patient teilweise aus, indem er das Becken jeweils zur Standbeinseite schiebt oder besser nach außen fallen läßt. OMBREDANNE hat diese Hüftverschiebung für den bequemen muskulär entspannten Stand als „Position hanché" bezeichnet. Diese leger wirkende Hüftverschiebung charakterisiert das Gangbild des Gliedergürtel-Typs. Es ist schlendernd, die Beine werden aus der Hüfte locker vorgeführt. Infolge der Quadricepsparesen besteht gleichzeitig ein angedeuteter Schleudergang. Das Gangbild unterscheidet sich deutlich von dem des Duchenne-Typs, der ängstlich die Beinsäule verspannt halten muß.

Die Schwäche der Bauch- und Rückenmuskulatur scheint ausgeprägter als beim Duchenne-Patienten. Die Bauchmuskeln sind insuffizient, die Bauchblase fällt vor. Es kommt zur funktionellen Hyperlordose ohne wesentliche muskuläre Verspannung. Demgemäß läßt sie sich auch wesentlich leichter korrigieren (Abb. VIII.3).

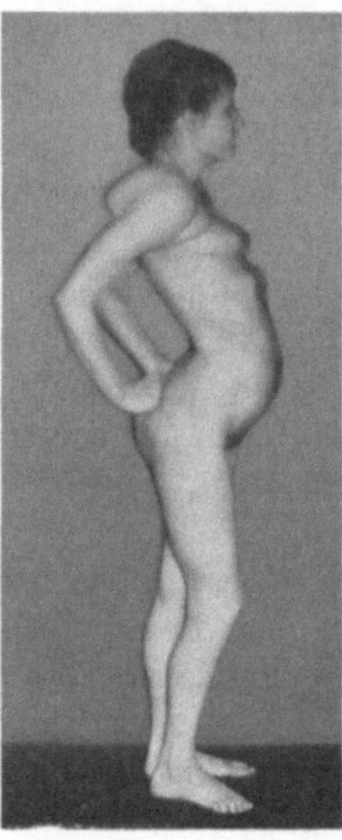

Abb. VIII.3   Körperhaltung beim Gliedergürteltyp. Neben der extremen Hyperlordose bei Bauchmuskelschwäche ist die zwanglose Haltung der Beine besonders zu beachten. Die Statik ist nicht durch Verspannung der Muskulatur — Zuggurtung — wie beim Duchenne-Typ (Abb. VIII.2) aufgebaut

Auch die Paresen im Schultergürtel, besonders bei der facio-scapulo-humeralen Form, sind oft deutlicher als beim Duchenne-Typ ausgeprägt. Die Schulterblätter springen stark hervor. Die manchmal zu beobachtende Pseudohypertrophie der Deltoidei wird durch die Atrophie der Oberarme noch betont.

Auffallend ist immer wieder die deutliche Diskrepanz zwischen dem Grad der Atrophie und der tatsächlich noch vorhandenen Muskelkraft. Auch bei hochgradiger Atrophie, z.B. des Quadriceps femoris oder der Oberarmmuskulatur, findet sich noch eine verhältnismäßig gute Kraft. Deshalb spielt die fibröse Verspannung für diese Patienten eine wesentlich geringere Rolle. Wenn es überhaupt zu Kontrakturen kommt, sind sie in der Regel nur mäßig ausgeprägt. Sie beeinträchtigen kaum die Körperstatik.

2.4   Die übrigen Myopathien und neurogenen Muskelatrophien

Die übrigen Myopathien und die neurogenen Systemerkrankungen zeigen keine Besonderheit gegenüber der allgemeinen Erfahrung, daß eine um mehr als die

Hälfte reduzierte Muskelkraft nicht mehr ausreicht, um ein Glied zu sichern. Diese Leiden sind durch Schlaffheit der Gelenke, besonders der Hüft- und Kniegelenke, gekennzeichnet. Lediglich an den Füßen entwickeln sich zuweilen Knickfuß-Kontrakturen. Wird die statische Entwicklung bis zum Sitzen gefördert, muß eventuell eine Belastungsskoliose in Kauf genommen werden.

Der Behandler steht in diesen Fällen vor dem bekannten orthopädischen Problem, durch Apparate Rumpf und Extremitäten zu fixieren. Die Muskelkraft ist aber meist zu schwach, um das Gewicht dieser Hilfsmittel fortzubewegen. Hieraus ergibt sich die versorgungstechnische Frage nach neuen Werkstoffen, ein Problem, das jedoch nicht spezifisch für Myopathien ist.

3. Behandlungstechnik

3.1.1 Übergeordnete Gesichtspunkte

Die orthopädische Behandlung der progressiven Muskeldystrophie wird im folgenden als Muster und Beispiel für das therapeutische Vorgehen bei allen Myopathien geschildert. Eigene Erfahrungen konnten besonders bei den verschiedenen Formen dieses Krankheitsbildes gesammelt werden.

Es erwies sich im Laufe der Zeit, daß die Prinzipien der Dystrophiebehandlung bemerkenswerterweise auch bei anderen Myopathien wirksam sind, je nach Lage des Falles mehr oder weniger. Daher lassen sich die für die Muskeldystrophie geltenden Prinzipien auch auf andere Myopathien übertragen.

Die orthopädische Behandlung bei der Muskeldystrophie gründet sich auf die Beobachtung,

daß die Muskulatur dieser Patienten *unbeschränkt übbar*,

daß die *funktionelle Beanspruchung* der Muskulatur *substanzerhaltend* und

daß umfassender *Einsatz der Körpermuskulatur* nur bei *aufrechter Körperstatik* möglich ist.

Das Prinzip unbeschränkter Übbarkeit steht im Gegensatz zu den Angaben, nach denen vor stärkerer Belastung und Beanspruchung gewarnt wird: „Übungen und Massagen sollten vorsichtig dosiert werden." Eigene Beobachtungen und Ergebnisse führen zu der Vermutung, daß diese Warnungen mehr theoretischen Überlegungen als klinischer Beobachtung entsprungen sind. Nachteile einer überdosierten Übungstherapie — hypertonusartige, schmerzhafte Muskelreaktionen, vorzeitige Ermüdbarkeit oder forcierten Funktionsverlust — beobachteten wir *nicht*. Vielmehr läßt sich die Gesamtfunktion unter ständiger Ausnutzung über das übliche Zeitmaß hinweg erhalten. Einige Patienten waren mit Hilfe der Krankengymnastin bis wenige Wochen vor dem Tode gehfähig. Der Exitus entwickelte sich aus dem üblichen banalen Infekt. Selbst die beim Duchenne-Typ häufig beschriebene Myokardbeteiligung scheint kein Hindernis für die Übungsbehandlung zu sein. Offenbar werden einer übermäßigen Herzbelastung durch die relativ geringe Leistungsfähigkeit der Skeletmuskulatur natürliche Grenzen gesetzt.

Die Funktionsfähigkeit der Muskulatur bleibt unter ständiger Inanspruchnahme besser und länger erhalten als bei der Hinnahme der krankheitsbedingten Inaktivität. Es läßt sich allerdings nicht sagen, ob der dystrophische Prozeß an sich langsamer abläuft oder ob nur die teilgeschädigten Anteile der Muskulatur, die sonst „freiwillig" ausgeschaltet und „vergessen" werden, aktiv bleiben.

Die Bedeutung der aufrechten Statik als Funktionsreiz für die Muskulatur kann nicht hoch genug eingeschätzt werden. Man könnte das mit der Wirkung statischer Reflexe begründen, die interoceptiv Funktionszwang ausüben. Die proprioceptive Stimulation der Muskulatur ist im Stand unverhältnismäßig stärker als in anderen Körperpositionen. Man kann feststellen, daß unter der aufrechten Körperhaltung die Muskelgruppen umfassender und vielseitiger in Aktion treten als bei einem noch so ausgeklügelten und intensiven Übungssystem.

Der Verlust der aufrechten Haltung stellt aus dieser Sicht den entscheidenden Einschnitt im Verlauf der Krankheit dar. Von diesem Moment an verläuft der Prozeß sozusagen auf einer ungünstigen Ebene. Die Wiedergewinnung der aufrechten Statik ist sogar dann ein wesentlicher positiver Schritt, wenn keine nennenswerte Gangfunktion mehr erlangt werden kann. Die Stimulierung der gesamten Muskulatur — im weiteren Sinne auch des gesamten Patienten — durch das Stehen ist unverkennbar.

Erst unter dem energischen Streben nach einer derartigen Gesamtfunktion, wie sie das Stehen und Gehen darstellt, werden die „vergessenen" Muskelgruppen wieder in die Funktion einbezogen.

Der Aufbau der orthopädischen Therapie geht davon aus, *Komplexfunktionen* zu erhalten, zu üben oder zurückzugewinnen. Entscheidendes Mittel ist die Übungstherapie, die Krankengymnastik. Alle weiteren orthopädischen und allgemeintherapeutischen Maßnahmen stellen letzten Endes nur eine Unterstützung der Übungstherapie dar oder schaffen die Voraussetzung für die krankengymnastische Behandlung.

3.1.2 Übungstherapie bei progressiver Muskeldystrophie

Die übliche krankengymnastische Behandlung schlaffer Lähmungen beginnt bei der dosierten und aufbauenden Stimulierung und Tonisierung, bei geführter Bewegung, bei Spannungsübungen usw. Diese feindifferenzierte Einzeltherapie geschädigter Muskelgruppen fällt in der Dystrophikerbehandlung weitgehend weg. Sie kommt manchmal in Form intensiver Widerstandsübungen einer einzelnen Muskelgruppe als ergänzende Maßnahme in Frage, stellt aber nicht den Unterbau der gesamten Therapie dar.

Für die Muskeldystrophie ist die Basis der Übungstherapie die Komplexleistung. Gemeint ist das Stehen, das Gehen, das Aufstehen, das Steigen, das Armheben oder Gewichtheben, das freie Sitzen, das Aufrichten im Sitzen und jede denkbare ähnliche Funktion. Zur Erfassung des Ansatzpunktes der Therapie ist zuerst immer die Leistungsgrenze des Patienten zu ermitteln. Je feiner eine derartige Analyse erfolgt, desto genauer läßt sich die Therapie ansetzen und desto besser läßt sich die Wirkung der Therapie verfolgen. Besondere Bedeutung kommt dabei der Kenntnis und der Beobachtung der pathophysiologischen Bewegungsmechanismen zu. Nur die Berücksichtigung der krankheitstypischen Bewegungsabläufe garantiert den Erfolg der Therapie. Aus praktischen Gründen wird man sich für die Auswertung und für die Dokumentation relativ grober Schemata bedienen müssen (s. Abschn. 3.4).

Für die Krankengymnastik ergibt sich aus der Beobachtung „Treppensteigen mit Festhalten" aber noch kein sicherer Hinweis für den Ansatz der Therapie. Hier wäre zu fragen: Hält sich der Patient mit einer Hand fest, um sich zu sichern? Benutzt er beide Hände, und ist er dabei völlig zum Geländer gedreht? Gelingt dasselbe auch bei Verlauf des Geländers auf der anderen Seite? Wieviel Stufen können bewältigt werden? Bewältigt der Patient die Treppe, indem er den ganzen Körper auf das Geländer legt?

Die praktische Beobachtung zeigt, daß der Myopathie-Patient eine erstaunliche Vielfalt von „Ausgleichsfunktionen" und „Ersatzmechanismen" entwickelt, mit denen er das motorische Ziel anstrebt. Ständige Kontrolle des Patienten und eine gewisse Erfahrung sind unerläßlich, wenn genau gesagt werden soll, welche Funktionen als nächster Schritt erreicht werden müssen bzw. erreicht werden können. Es gilt zunächst in der Übungstherapie, die als eben noch möglich ermittelte Funktion ständig auszunutzen. Das kann jede interessierte Behandlungskraft. Ganz von selbst ergibt sich dann eine Steigerung der Funktionsdauer — Schritte und Stufen zählen — und eine Besserung in der Ausführung der Funktion.

Von Beobachtern wird zunächst häufig festgestellt, daß es sich bei derartigen Übungserfolgen nicht unbedingt um eine Zunahme der Muskelkraft handeln müsse. Es könne ja auch eine Besserung des Geschicks, eine Zunahme des Selbstvertrauens vorliegen. Diese Feststellungen sind ebenso richtig, wie sie am Kern der Sache vorbeigehen: Die Übungstherapie des Dystrophie-Patienten soll Funktion erzwingen oder verbessern oder erhalten, und es ist keineswegs gesagt, daß es sich um eine Therapie mit unmittelbarer Wirkung auf das Muskelparenchym handelt. Tatsächlich läßt sich in den meisten Fällen nach einer längeren Behandlung doch eine allgemeine Besserung des Muskelstatus (s. Abschn. 3.4) registrieren. Selbst damit ist nicht ausgesagt, daß im Muskel strukturelle Besserung erzielt worden sei. Es scheint uns unwahrscheinlich, vielmehr dürfte es sich um eine komplexe funktionelle Besserung handeln.

Der Muskelstatus, der von jedem Patienten angelegt werden sollte, ist für die Therapie zunächst unwesentlich. Er markiert Sitz, Grad und Ausdehnung des Substanzschadens und vermittelt Einblick in die Funktionsmöglichkeit, die ein Dystrophie-Patient trotz schwerer Muskelverluste noch besitzt. Letztlich dient er zur Kontrolle des Erreichten.

Die „Diskrepanz" zwischen Muskelstatus und Funktionsvermögen wird besonders eindrucksvoll, wenn man den Dystrophie-Patienten mit einem Poliomyelitiker vergleicht, der ähnliche ausgedehnte Ausfälle aufweist. Gleichzeitige Parese der Unterschenkelextensoren, der Oberschenkelstreckmuskulatur und des Glutaeus maximus beiderseits bedeuten totalen Verlust jeder statischen Möglichkeit beim Polio-Patienten. Ausweg ist der Lähmungsrollstuhl oder doppelseitige Beinschienenapparat mit Beckenteil und die Benutzung von zwei Armstützkrücken. Der Dystrophie-Patient mit gleichem Muskelstatus ist — gut beübt — zum freien Laufen ohne Hilfe, Hilfsmittel oder Krücken durchaus fähig.

Die konsequente *Funktionsanregung* als erstes Prinzip der Übungstherapie wird ergänzt durch die langsame *Steigerung* der funktionellen Forderung. Dieser Hinweis ist wörtlich auf primitivste Situationen zu übertragen: Der gehunfähige Patient, dem die Kontrakturen korrigiert worden sind und der in der typischen Weise aufgestellt wird, muß das Stehen oft schon nach einer Minute aufgeben. Der Unkundige schließt aus dieser Beobachtung, daß der Patient „eben nicht stehen kann". Genau das ist falsch! Am nächsten Tag wird der Patient eine halbe Minute länger aufgestellt und am nächstfolgenden wieder usw. Nach einiger Zeit erweist es sich plötzlich, daß die Zeiten wesentlich verlängert werden können. Dann ist der Weg zur nächsten Funktionsstufe — dem Gehen — getan.

In jeder Phase einer derartigen „funktionsgezielten Übungstherapie" steht der Patient vor dem Problem, sein außerordentlich labiles Gleichgewicht mit ungewohnten funktionellen Forderungen in Übereinstimmung zu bringen. In solchen Situationen muß Unterstützung durch den Behandler gewährt werden. Die Hilfe soll so gering sein, daß der Patient in seiner krankheitstypischen Körperhaltung nicht beeinträchtigt wird. Er muß sich jederzeit von der helfenden Hand lösen können. Wichtig ist aber, dem Patienten das Gefühl der Sicherheit zu vermitteln. Der Behandler soll nur zugreifen, wenn der Patient zu stürzen droht. Die Behandlung kann nicht allein durch Krankengymnasten erfolgen, die Angehörigen sollen und müssen die erreichten Funktionen zu Hause ständig weiter üben.

Angriffspunkte für die Hilfe beim aufrechten Stand sind Beckengürtel und Schultergürtel. Am Beckengürtel wird direkt, am Schultergürtel indirekt über die Arme des Patienten unterstützt. Kritische Phase beim Gang des Dystrophie-Patienten ist die Aufgabe der Beckensicherung in dem Moment, in dem das Schwungbein vorgesetzt werden soll. Das Nachlassen des Iliopsoas-Zuges samt Ligamentum ilio-femorale und der seitlichen Verspannung (pelvi-trochantere Muskulatur) begünstigt das Ausbrechen des Beckens nach hinten. Der Patient versucht, durch Zurücknehmen von Kopf und Schultergürtel dem entgegenzuwirken. Bei der äußerst labilen Statik genügt ein ganz leichter Halt am Becken, um dem Patienten für diese Phase Sicherheit zu geben. Er kann sich etwas mehr zurücklegen und ist statisch stabil. Der Behandler darf aber den Patienten nicht am Becken nach vorn ziehen.

In schwierigen Fällen kann das „Gleichgewicht" zwischen Patient und Krankengymnastin so fein abgestimmt sein, daß der Patient nur mit einer einzigen Behandlungskraft zu laufen imstande ist. Bei Wechsel des Behandlers fällt er in der Funktion stark zurück. Solche Beobachtungen deuten an, daß die „Übereinstimmung" zwischen Patienten und Krankengymnastin auch negative Seiten haben kann. Unterstützung sollte nur so weit gegeben werden, daß eine Lösung von dieser Hilfe erreichbar ist. Der Patient soll die erlernte Funktion in absehbarer Zeit selbständig durchführen können. Es kommt sonst zu einer „Scheinfunktion", die für den Patienten nicht ausnutzbar ist.

Die Fixierung des Beckens, sei es mit Hilfe eines um das Gesäß gelegten Gurtes oder auch nur durch Festhalten an den Kleidungsstücken, stellt eine Übergangsperiode in der Therapie dar. Der Patient soll lernen, sein Gleichgewicht selbständig zu bewahren. Zur Sicherung soll eine leichte Unterstützung an den Unterarmen genügen. Wenn der Patient aus dieser Stellung seinen Rumpf (Schwerpunkt!) aktiv auf das Standbein verlagern kann, ist die Voraussetzung für den ersten Schritt gegeben. Durch die Rumpfverlagerung wird das Spielbein entlastet, so daß es — begünstigt durch den Iliopsoas-Zug — vorschwingen kann.

Aus praktischen Gründen muß neben der Übungsbehandlung häufig eine Regulierung der Körperstatik (s. Abschn. 3.5) erfolgen. Es ist zweckmäßig, wenn der Krankengymnastin die kontraktursteuernden Lagerungen, das Anlegen von Extensionszügen oder Schienen, übertragen wird. Deshalb sollen nicht nur interessierte Kräfte zur Verfügung stehen, sondern es muß auch zahlenmäßig ein tragbares Verhältnis bestehen. Für Myopathie-Patienten in stationärer Behandlung ist eine Vollkraft für 8—10 Patienten das Minimum. Diese Besetzung ist abgestimmt auf reine Therapiefälle und enthält nicht etwa die noch denkbare zusätzliche Betreuung langliegender Patienten, für die häufig ein größerer Zeitaufwand nötig ist. Diese Besetzung berücksichtigt auch nicht die Arbeits- bzw. Beschäftigungstherapie.

3.2 Spezielle Übungstechniken

Die spezielle Physiotherapie der progressiven Muskeldystrophie umfaßt vier
Schwerpunkte:

1. Gangschulung,
2. Gebrauchsschulung,
3. allgemeine Funktionsschulung und
4. ergänzende Maßnahmen.

Die Anwendung dieser Maßnahmen wird im einzelnen von der funktionellen
Leistungsfähigkeit der Patienten bestimmt.

3.2.1 Aufstellen gehunfähiger Patienten

Der aufrechte Stand erfordert den Einsatz der gesamten Körpermuskulatur.
Da die Funktion substanzerhaltend wirkt, sollte stets versucht werden, die Patienten zum Stehen zu bringen. Das Hinstellen ist also nicht nur Selbstzweck,
sondern ist als Komplexübung zu verstehen. Auch der schon lange gehunfähige
Myopathie-Patient, der „wie ein schlaffer Sack" im Bett liegt, läßt sich verhältnismäßig leicht im Stand halten. Dazu muß das Ausweichen des Beckens nach hinten
und die Beugung der Kniegelenke verhindert werden. Man erreicht das, indem man
den Patienten mit dem Rücken an eine Wandfläche anlehnt und die Kniegelenke
mit der einen Hand, den Thorax am Brustbein mit der anderen Hand wandwärts
drückt. Bei einiger Erfahrung gelingt ein derartiger Versuch auch bei Patienten
mit hohem Körpergewicht. Bei der täglichen Übung stellt man den Patienten an
das Fußteil des Bettes. Die Sicherung der Kniegelenke gegen Beugung erfolgt mit
Knieverspannungsschienen (s. Abschn. 3.6.1). Das Anpressen des Gesäßes gegen die
Rückwand des Bettes läßt sich leicht dadurch erreichen, daß dem Patienten die
Arme nach hinten über den Fußteil gehängt werden. Wir haben das Aufstellen
sogar bei Patienten in Endphasen der Krankheit erzwingen können, indem der
Thorax mit einer breiten Binde am Bett-Teil fixiert wurde.

Der Anblick derartig stehender Patienten ist unästhetisch und kann „märtyrer-
haft" wirken. Dies besonders dann, wenn bei Ermüdung der Kopf des Patienten
nach hinten fällt (Abb. VIII.4). Dieses Übergangsstadium muß aber in Kauf genommen werden. Es ist erstaunlich, wie sich das Stehvermögen der Patienten in
einem Zeitraum von 2—4 Wochen auch in schweren Fällen bessert. Die Bauch-
und Rückenmuskulatur wird zunehmend leistungsfähiger. Die Hyperlordose flacht
sich ab. Der Oberkörper braucht nicht mehr extrem zurückgelegt zu werden, und
der Patient kann den Kopf sicher halten. Die Fixierung mit Binden oder den eigenen Armen wird aufgegeben. Der Patient steht jetzt nur noch angelehnt. Die
Belastungszeit soll dabei nicht kleinlich bemessen sein. Der Patient kann 30 Minuten und länger stehen.

Die Krankengymnastin fordert den Patienten nun auf, sich mit dem Becken
von der haltenden Wand möglichst zu lösen (Abb. VIII.5). Der Grad, mit dem
sich der Patient noch anlehnt, läßt sich durch eine dazwischengehaltene Hand
leicht abschätzen. Als nächste Funktionsstufe steht der Patient zum Bett gewandt.
Das Becken ist nicht mehr von hinten fixiert. Aus dieser Stellung läßt man den
Patienten erst eine und schließlich beide Hände loslassen.

Als Vorstufe zum Gehen wird so früh wie möglich die Gewichtsverlagerung von einem auf das andere Bein im Wechsel geübt.

Schwierigkeiten und Fehler: Werden Patienten, die längere Zeit gehunfähig waren — besonders die, bei denen ein Spitzfuß beseitigt wurde — erstmalig aufgestellt, so klagen sie häufig über Fersenschmerzen. Der Schmerz sitzt an der Fersenauftrittsfläche und im Einstrahlungsbereich der Achillessehne. Auch heftige

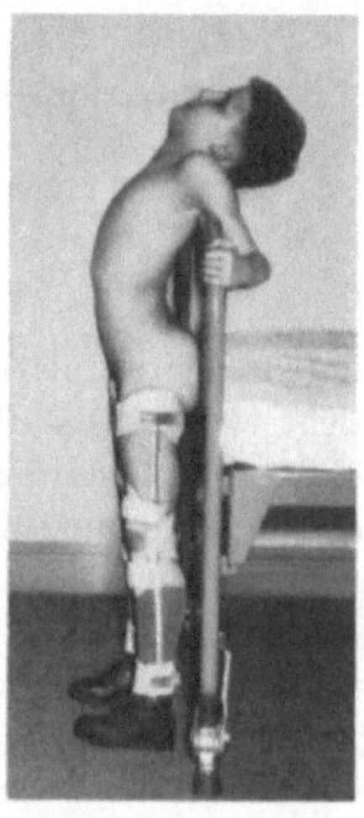

Abb. VIII.4

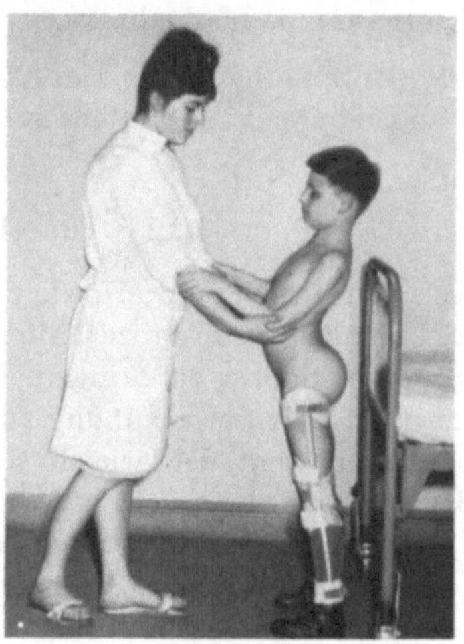

Abb. VIII.5

Abb. VIII.4   Stehen am Bett. Die Sicherung der Kniegelenke erfolgt durch Knieverspannungsschienen. Das Zusammenbrechen im Hüftgelenk wird durch Anlehnen des Gesäßes verhindert. Schon bei geringer Rückverlagerung fällt der Kopf nach hinten und kann nicht aktiv erhoben werden

Abb. VIII.5   Der Patient wird aufgefordert, sich vom Bett zu lösen. Dabei legt er seine Hände auf die Unterarme der Krankengymnastin. Die gewährte Unterstützung soll möglichst gering sein, damit er frühzeitig seinen Körper zu balancieren lernt und das richtige Haltungsgefühl wieder hergestellt wird

Beschwerden dürfen auf keinen Fall zu einer Aufgabe der konsequenten Behandlung führen. Abhilfe läßt sich durch unter der Ferse erhöhte Fußbettung (Einlagen) schaffen. Oft genügt das Unterlegen eines kleinen Zellstoffpolsters. Auch durch wenige gezielte Novocain-Injektionen läßt sich Beschwerdefreiheit erreichen.

Starkes Ausweichen des Beckens zur Seite beim Stehversuch ist Folge einer asymmetrischen Hüft-Abduktionskontraktur. Hier ist eine Korrektur unbedingt erforderlich (s. Abschn. 3.5.1.5). Der Patient kann sonst nicht zum Stehen und Laufen gebracht werden.

Stets sollte beachtet werden, daß ein mangelhafter Halt des Kopfes in erster Linie durch die Hyperlordose der Lendenwirbelsäule bedingt ist. Kommt ein Patient nicht ins Gleichgewicht, dann muß hier therapeutisch angegriffen werden. Übungen der Nacken- und Halsmuskulatur allein sind unzureichend und wenig sinnvoll.

3.2.2 Gangschulung

Das Vorsetzen des Beines zum ersten Schritt ist für den Patienten kritisch. In diesem Moment ist die untere Extremität im Hüftgelenk nur mangelhaft gesichert (s. Abschn. 2). Die ersten Schritte erfolgen daher kaum erkennbar in Form eines Vortastens der Fußspitze. Von einer echten Schrittlänge ist kaum zu sprechen. Eine entscheidende Hilfe für den Patienten ist die Unterstützung der Gewichtsverlagerung des Rumpfes auf das Standbein. Diese Gewichtsverlagerung soll nicht nur zur Seite, sondern auch leicht nach hinten erfolgen, damit das Schwungbein ,,automatisch'' nach vorn schwingt.

Am sichersten ist der Patient am Becken zu halten. Anfangs kann ein Bandagengurt um das Gesäß gelegt werden, an dem die Krankengymnastin sicher halten kann (Abb. VIII.6). Meist genügt jedoch das Anlegen der Hände etwa in Höhe der großen Rollhügel seitlich am Becken (Abb. VIII.7). Diese Hilfen erlauben dem Patienten, das Körpergewicht nach hinten zu verlagern. Die Fixierung am Becken ist für den Patienten eine weitgehende Hilfe. Sie sollte bald durch Führung an den Händen ersetzt werden, sonst verläßt sich der Patient dauernd auf die haltende Kraft des Behandlers und macht keinen echten funktionellen Fortschritt mehr. Bei Führung an den Händen muß der Patient das Becken selbst halten und muß Grad und Richtung der Rumpfverlagerung selbst regulieren.

Die Hilfestellung erfordert von der Behandlungskraft ein besonderes Einfühlungsvermögen. Die Armhaltung des Patienten muß in Übereinstimmung mit der Gewichtsverteilung am Rumpf stehen. Die Arme dürfen also nicht nach vorn aus-

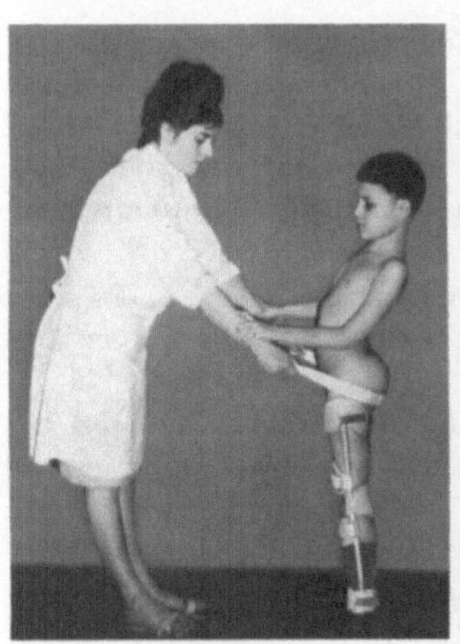
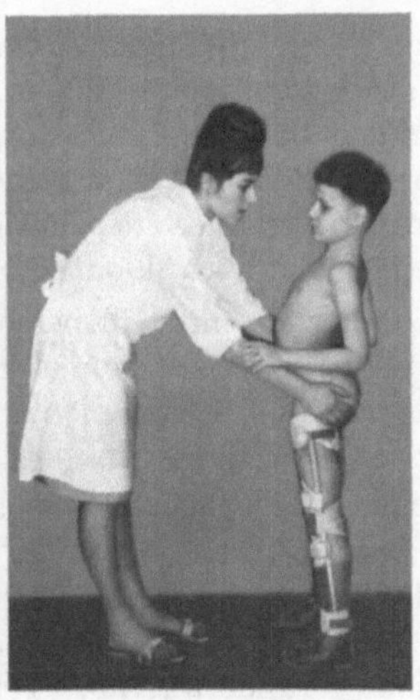
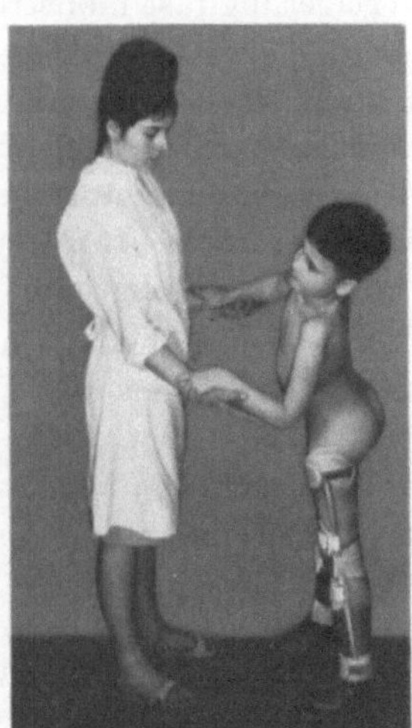

Abb. VIII.6   Abb. VIII.7   Abb. VIII.8

Abb. VIII.6 Droht der Patient infolge starker Schwäche der Glutealmuskulatur oder starker Beugekontrakturen in den Hüftgelenken zusammenzubrechen, so wird das Gesäß mit einem Beckengurt fixiert

Abb. VIII.7 In leichten Fällen genügt eine Unterstützung mit den Händen am Gesäß

Abb. VIII.8 Kann der Patient bei nur leichter Unterstützung sicher stehen, dann wird er aufgefordert, seinen Rumpf über das Standbein zu verlagern; dabei löst sich das Spielbein vom Boden und schwingt nach vorn durch

gestreckt gehalten werden, sonst verliert der Patient das Gleichgewicht. Der Patient darf die Arme auch nicht krampfhaft anziehen und sich vom Behandler schleppen lassen. Richtig ist eine locker gebeugte Armhaltung, bei der der Patient nur leicht am Unterarm unterstützt wird (Abb. VIII.8).

Die ersten Schritte bringen kaum einen Raumgewinn und dauern sehr lange. Hier sind Geduld und Zuspruch nötig. Sieht man die ersten mühseligen Versuche, ist erstaunlich, wieviel die konsequente tägliche Beübung in verhältnismäßig kurzer Zeit erreichen kann.

Für den Behandler ist es wichtig, das Hinfallen eines solchen Patienten einmal zu beobachten, um bei einem etwaigen Sturz am richtigen Punkt zuzugreifen. Der Patient ohne Kniegelenksschienen knickt in den Kniegelenken ein. Der Patient, dessen Beine durch Apparate in Streckstellung fixiert sind, bricht in den Hüften zusammen. Das Gesäß weicht nach hinten aus. Kommt der Dystrophie-Patient aus dem Gleichgewicht, so fällt er wie ein „schlaffer Sack" zusammen. Es bedarf dann erheblicher Körperkraft, um den Patienten abzufangen.

Beim Gehen soll die Leistung konsequent ansteigen. Nach tastenden Anfangsversuchen pflegen sich die Schrittzahlen — der Patient zählt seine Schritte — meist sprunghaft zu steigern. In dieser Phase soll die funktionelle Belastung vielseitiger werden. Wenn das Laufen sicherer geworden ist, wird die Bewältigung einer flachen Türschwelle versucht. Dabei bestätigt sich der Satz: „Muskeldystrophiker stolpern über einen Strohhalm." Die Anstrengung für den Patienten, auch nur 1—2 cm zu übersteigen, ist anfangs sehr groß. Häufig ist die Gewichtsverlagerung fast monströs.

Eine gute Ergänzung zur Erreichung höherer Gangfreiheit ist das Hinauf- und Hinabsteigen auf mäßig geneigter schiefer Ebene. Besonders das Hinabsteigen demonstriert für Patienten und Behandler den Grad vorhandener Kniesicherung. Auch das Laufen auf unebenem Boden, z. B. auf einer Wiese, ist eine beträchtliche funktionelle Mehrforderung und trainiert den Patienten. Als völlig unbrauchbar erweisen sich hingegen Gehstock, Gehbank oder Krücke.

Bei ausreichender Gangsicherheit mit Hilfsperson setzt die Schulung des selbständigen Gehens ein. Der Patient erhält zunächst einen Stuhl, den er vor sich herschiebt.

Ein Stuhl hat sich wegen seines festen Standes besser bewährt. Der sonst bei der Gangschulung gebräuchliche Gehwagen rollt zu leicht weg und ist unbrauchbar (Abb. VIII.9).

Zur Vorübung für das Treppensteigen benutzen wir ein kleines Podest von einer Bodenfläche 60×120 cm. Durch Unterlegen von Rahmen läßt sich dieses Podest von 4 cm bis auf 14 cm Höhe verändern (Abb. VIII.10).

Auf das Treppensteigen wird jedoch auch dann nicht verzichtet, wenn der Patient auf dieser freistehenden Übungsstufe versagen sollte. Das Bewältigen der Treppe wird unter Mitbenutzung des Geländers versucht. Die Beobachtung lehrt, daß auch bei hochgradigen Ausfällen bei genügender Breite der Treppe ein Aufstemmen der Arme auf das Geländer und ein Hochsetzen des nach hinten weggestreckten Beines erreichbar ist. Die nächste Schwierigkeitsstufe ist das Aufstemmen mit nur einer Hand. Eine derartige Bewältigung der Höhenunterschiede ist den Patienten nur möglich, wenn sie noch keiner Schienung der Beine bedürfen.

Für den Patienten bedeutet es einen erheblichen Gewinn, selbst wenn nur wenige Treppenstufen bezwungen werden.

Das Treppenabsteigen wird von manchen Patienten vorwärts unter leichtem Anhalten am Geländer durchgeführt. Die Patienten lassen sich dabei von ihrem Standbein aus eine Stufe tiefer auf das andere Bein fallen, welches im Moment der Belastung standfest wird. Dieses Treppabgehen wirkt und ist gefährlich, weil stets das Einknicken der Beinsäule und der Sturz die Treppe hinunter befürchtet werden muß. Das Absteigen rückwärts ist dagegen zuverlässiger, dauert aber wesentlich länger.

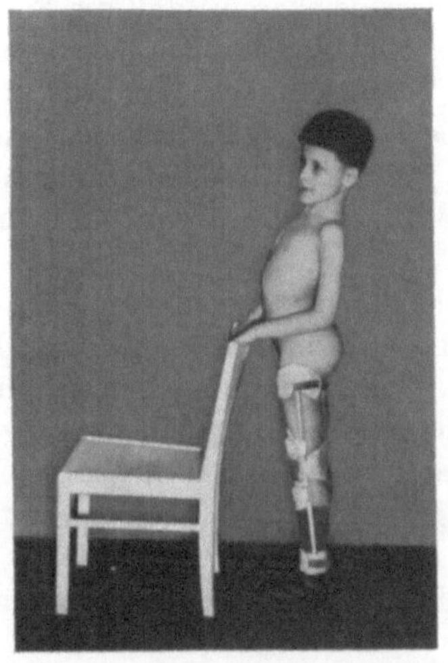

Abb. VIII.9

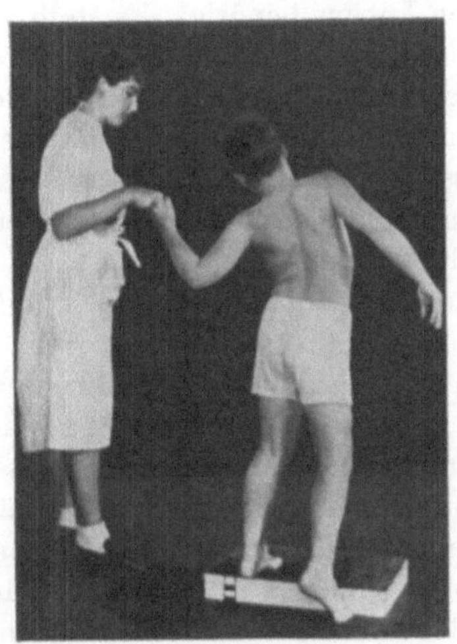

Abb. VIII.10

Abb. VIII.9   Hat der Patient genügend Sicherheit erlangt, läßt man ihn allein weiterüben. Er erhält zunächst einen Stuhl, den er vor sich herschiebt. Die gebräuchlichen Gehwagen bewähren sich nicht, sie rollen zu leicht weg

Abb. VIII.10   Die Vorübung zum Treppensteigen erfolgt auf Übungspodesten. Zu beachten ist die starke Gewichtsverlagerung auf das hochgestellte Bein zur Sicherung der Hüft-Knie-Verspannung (Ausschnitt aus einem Film)

Fortbewegung über längere Strecken ist nur mit Rollstühlen oder Motorselbstfahrern möglich. Die Patienten sind infolge des gleichzeitigen Befalls der Schulter-Arm-Muskulatur meist nicht in der Lage, Selbstfahrer oder Zimmerfahrstühle aus eigener Kraft zu bewegen. Sie denken sich mannigfache Hilfsmechanismen aus, um kürzeste Strecken im Raum zu überwinden. So versuchen Patienten in weit fortgeschrittenen Krankheitsstadien, z. B. auf einem Stuhl sitzend, durch schaukelnde Bewegungen Raum zu gewinnen. Es ist erstaunlich zu beobachten, welche Geschicklichkeit gerade Dystrophie-Patienten in dieser Hinsicht aufweisen.

Eingangs wurde immer wieder die Bedeutung des „Stehens" und „Gehens" als wichtigste physiotherapeutische Maßnahme der Dystrophiebehandlung hervorgehoben. Ohne den Wert dieser Übungen herabzusetzen, ist zu sagen, daß bei bestimmten Patienten in weit fortgeschrittenen Krankheitsstadien mit einem so geringen Erfolg zu rechnen ist, daß unsere Bemühungen fragwürdig erscheinen.

Es muß auch überlegt werden, ob wir unter diesem Gesichtspunkt den Patienten die Belastung einer monatelangen konservativen und operativen Kontrakturbehandlung und anschließender Physiotherapie zumuten können. Leider gibt es eben Fälle, in denen der Behandlungsaufwand durch den Behandlungseffekt nicht gerechtfertigt scheint.

3.2.3 Gebrauchsschule

Unter Gebrauchsschule verstehen wir das Üben von bestimmten Bewegungsabläufen und Funktionen, die der Muskeldystrophiker zu den Verrichtungen des täglichen Lebens benötigt. Es stellt sich immer wieder heraus, daß die Patienten zu wesentlich mehr in der Lage sind, als es zunächst den Anschein hat. Neben der beschriebenen „Vernachlässigung" und dem „Vergessen" noch gebrauchsfähiger Muskulatur glauben wir zwei Faktoren für diese Tatsache verantwortlich machen zu müssen; einmal die Vernachlässigung des Patienten durch die Angehörigen und zum anderen das Verwöhnen der Patienten durch die Eltern, häufiger noch durch die Großmütter.

Solange irgend möglich, soll der Patient die Verrichtungen, zu denen er auf Grund seines Status fähig sein muß, selbständig ausführen. Dem „armen Kind" wird mehr geschadet als geholfen, wenn man ihm alles abnimmt. Nur durch frühzeitiges und fortdauerndes Üben bewahrt sich der Muskeldystrophiker eine gewisse Selbständigkeit. Selbstdisziplin hilft ihm, seine Leiden besser zu ertragen. Die Angehörigen sind mit Takt und Zurückhaltung, gegebenenfalls jedoch mit allem Nachdruck auf diese Sachlage aufmerksam zu machen.

Bei den Übungen im einzelnen wird versucht, die für den Dystrophiker typischen Bewegungsabläufe auszunützen und zu schulen.

Zunächst üben wir das Umdrehen des Patienten im Liegen. Von hier aus ist seitliches Aufstützen erlernbar. Aus dieser Stellung heraus kann in der Regel durch Strecken des Armes das Sitzen erreicht werden (Abb. VIII.11). Das Hochziehen an einer Stange oder an einem am Fußende angebrachten Gurt gelingt meist nicht.

Zum Aufstehen aus dem Bett wälzt sich der Patient zunächst bis zum Bettrand. Er stemmt sich mit den Armen hoch und läßt gleichzeitig die Beine aus dem Bett rutschen. Auf diese Weise kommt er zum Stehen (Abb. VIII.12).

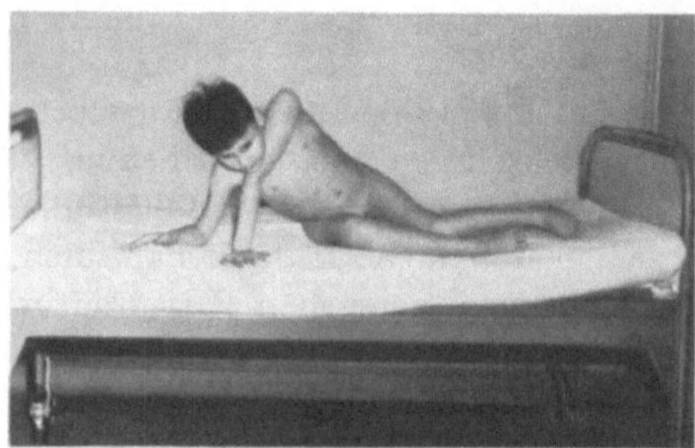
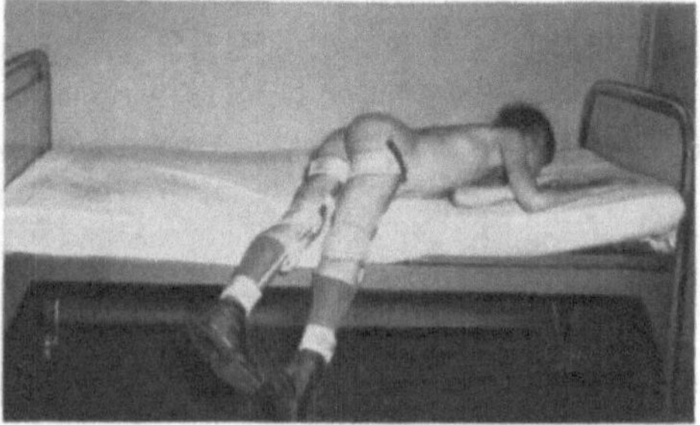

Abb. VIII.11   Abb. VIII.12

Abb. VIII.11   Das Aufrichten aus der Rückenlage erfolgt über die Seitlage und den Unterarm-
Liegestütz

Abb. VIII.12   Der Patient wälzt sich zum Bettrand und läßt die Beine zum Boden gleiten.
Durch Abstützen der Arme richtet er seinen Oberkörper auf

Beim Aufstehen vom Stuhl kommt es auf die Schwerkraftverlagerung nach vorn an. Bei noch nicht zu ausgedehntem Kräfteverlust gelingt es dem Patienten, sich durch Abstützen am Oberschenkel aufzurichten (Abb. VIII.13). In schwereren Fällen muß der Patient den Rumpf möglichst über einen Tisch bringen und zum Aufrichten gleichzeitig eine Hand am Oberschenkel ansetzen und die andere zum Abstützen am Tisch gebrauchen. Mit einer schraubenden Bewegung kommt er zum Stand.

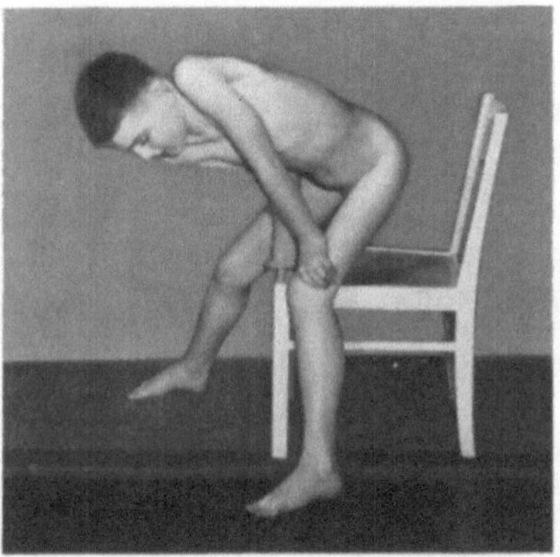

Abb. VIII.13　　Durch starke Rumpfverlagerung und Abstützen am Oberschenkel und Stuhl „schraubt" sich der Patient in die aufrechte Haltung

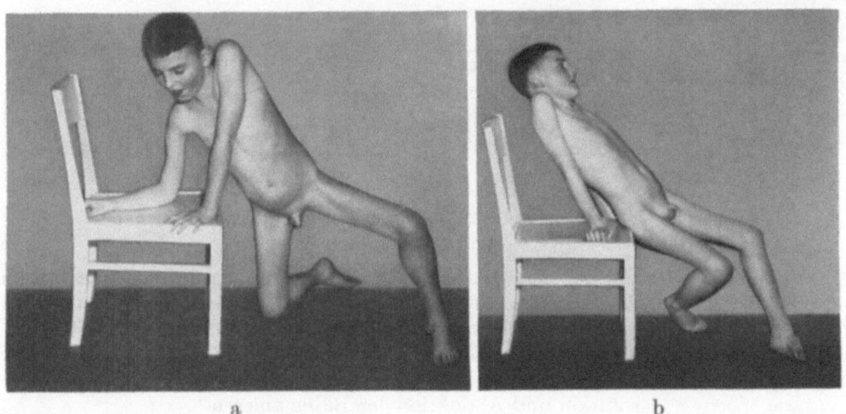

Abb. VIII.14 a u. b　　Der Patient steht unter Zuhilfenahme eines Stuhls vom Boden auf

Auch das Aufstehen vom Boden ist Bestandteil des Übungsprogramms. Der Bewegungsablauf ist pathognomonisch. Der Patient dreht sich aus dem Sitz in den Vierfüßlerstand. Er streckt zunächst das eine, dann das andere Bein und verkürzt die Entfernung zwischen Füßen und Händen durch allmähliches Zurücktasten. Schließlich klettern die Hände an den Beinen hoch. Eine Hand sichert am Oberschenkel das Standbein und gleicht die mangelnde Streckfähigkeit im Kniegelenk aus. Die andere Hand bzw. der Arm unterstützt die Balance. Bei schlechtem Funktionsstatus rutscht der Patient an einen Stuhl heran und versucht, sich über den Stuhl aufzurichten (Abb. VIII.14 a u. b).

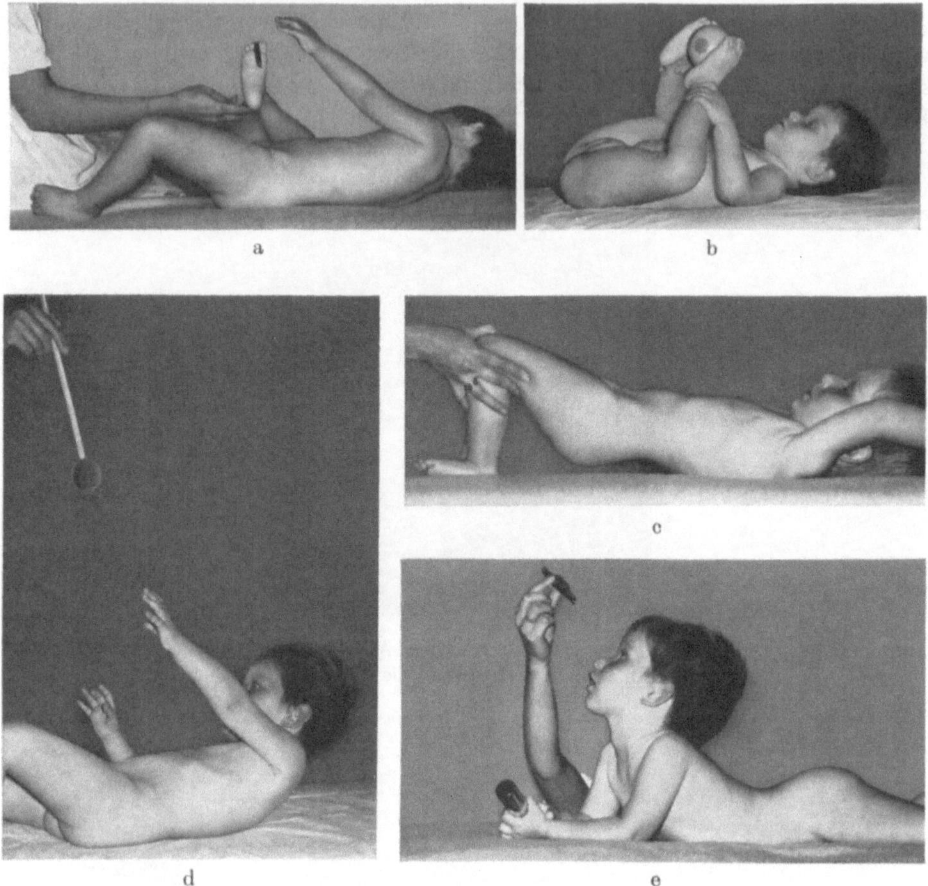

Abb. VIII.15 a—k   Übungstechnik bei infantiler progressiver Muskelatrophie
Werdnig-Hoffmann

a   Als Ausgangslage ist die Rückenlage zu wählen. Das Umdrehen auf den Bauch erfordert
Tonisierung der Muskelketten an Armen und Beinen. Das Anziehen eines Beines wird mit
leichter Unterstützung und unter Ausnutzung des Greifreflexes geübt
b   Unter Zuhilfenahme der Hände zieht das Kind die Beine an den Bauch. Aus dieser Stellung
wird es aufgefordert, den Ball wegzustoßen. Die hochgradige Atonie läßt sich aus der Außen-
rotation und Abduktion der Beine ablesen
c   Anheben des Beckens („die große Brücke") gelingt nach längerem Üben, wenn gleichzeitig
die Kniegelenke durch den Behandler in rechtwinkliger Stellung fixiert werden. Das Erfolgs-
erlebnis für das Kind muß durch Lob und Anerkennung vertieft werden
d   Das „Zugreifen" aus der Rückenlage aktiviert für Sekunden Bauch-, Hals- und Nacken-
muskulatur
e   Bei der „Sternguckerübung" wird ein kurzzeitiges Halten des Kopfes erreicht

(gegenüberliegende Seite:)
f   Das Hochstemmen zum Vierfüßler-Stand bedarf der Hilfe des Kopfes als fünften Stützpunkt.
Man beachte die reizgebende Hand an der Fußsohle, mit der das Kind zur Gewichtsverlagerung
nach vorn veranlaßt wird
g   Der Fersensitz ist bei extremer Hypotonie besonders schwierig. Anfangs wird das Becken
fixiert, um ein Zurückrutschen zu verhindern, und der Kopf gestützt. Später soll sich das
Kind allein aufrichten

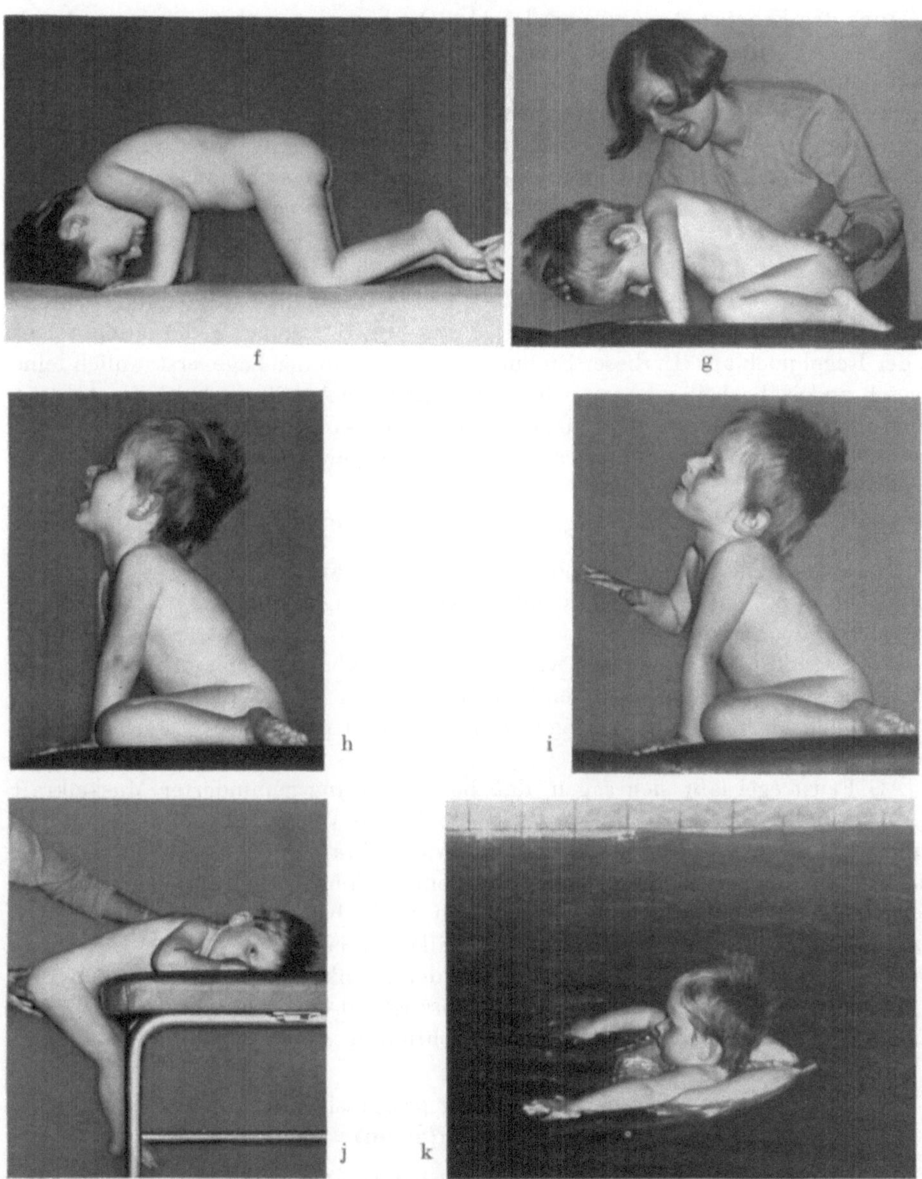

h   Aus der Sitzstellung kann die Abstützreaktion als Vorübung zum späteren Krabbeln geübt
werden

i   Vorsetzen einer Hand, „Elefantengang" und Aufgabe des relativ stabilen Gleichgewichts
sind kritische Übungsphasen. Das wechselseitige Aufsetzen der Hände fördert die Tonisierung
der Streckmuskelkette der Arme

j   Bei der Übung „Stehaufmännchen" erreicht man durch gleichzeitige Unterstützung am
Gesäß eine teilweise aktive Streckung der Beine

k   Bewährt hat sich auch das Schwimmen. Der Behandler muß ständig bereit sein zuzugreifen.
In kurzen Phasen des selbständigen und vollständigen Kopfhaltens ist das Kind in der Lage,
sich allein fortzubewegen

Auch das Erheben der Arme wird geübt. Oft kann bei noch relativ guter Kraft der Unterarm- und Handmuskulatur der Arm nicht mehr zum Gesicht bzw. zum Kopf gehoben werden. Der Patient behilft sich, indem er sich an seinen Kleidungsstücken festhält und mit den Fingern nach oben kriecht. Beim Essen wird der Ellenbogen auf einer Unterlage, z. B. auf einem Bettisch, aufgesetzt. Beim Erheben der Arme nutzt der Patient häufig auch den Bewegungsschwung aus. Auf diese Weise gelingt es ihm, die Hand hinter den Kopf zu bringen und sich im Nacken festzuhalten.

Schreiben können die Muskeldystrophiker auch dann noch, wenn der Prozeß bereits die Unterarmmuskulatur ergriffen hat. Die Patienten stützen ihren Unterarm an der Kante eines Tisches ab. Die Kraft zum Halten des Federhalters reicht in der Regel noch aus. In dieser Stellung sind sie oft in der Lage, erstaunlich feine Bastel- und Näharbeiten zu verrichten. Bei richtiger Anleitung durch die Arbeitstherapeutin und entsprechend eingelegten Pausen können sie so auch bei ausgedehnten Ausfällen ein bestimmtes Arbeitspensum bewältigen.

3.2.4 Allgemeine Übungsbehandlung

Die allgemeine Übungsbehandlung ist eine Ergänzung der im Vordergrund stehenden Fang- und Gebrauchsschulung. Ihr Umfang richtet sich nach Grad und Verteilung der Ausfälle. Dabei kommt es nicht auf die Stellung des einzelnen Muskels, sondern auf die Übung wichtiger Komplexbewegungen an. Der Übungsreiz ist nach der noch vorhandenen Kraft zu dosieren. Zu beachten ist, daß stereotype Übungsabläufe bei zu geringen Reizpausen zu passageren Ermüdungsreaktionen führen können.

Als Faustregel läßt sich sagen, daß bei nur gering geminderter Muskelkraft (4—5 nach WILLIAMS) Übungen gegen gehaltenen Widerstand im vollen Bewegungsumfang auszuführen sind. Liegt die Muskelkraft unter 3, beschränken wir uns auf Spannungsübungen und aktive Kontraktionen unter geführter passiver Bewegung. Als Übungstechnik bewährt sich die Kabat-Methode ,,proprioceptive Erleichterung`` selbst in fortgeschrittenen Fällen. Es lassen sich mit dieser Methode größere Bewegungsräume erreichen als mit der gelenkbezogenen Einzelübung.

Bei Patienten in relativ gutem Funktionszustand läßt sich die Physiotherapie auch in Form der Gruppenbehandlung durchführen.

3.2.5 Übungstechnik bei infantiler progressiver Muskelatrophie
(Werdnig-Hoffmann)

Einzelne Fälle infantiler progressiver Muskelatrophie lassen sich übungsmäßig behandeln. Voraussetzung ist hoher täglicher Zeitaufwand für eine systematisch gesteigerte Belastung des Kindes. Kernproblem ist die Hypotonie des Werdnig-Hoffmann. Sie erlaubt offensichtlich auch die Tonusregulierung über den normalen Rückkoppelungsmechanismus des gesamten Systems nicht. Auch die kleinste Eigenbewegung muß mühsam unterstützt, ermuntert und immer wieder ausgeführt werden. Das ,,Bewegungsrepertoire`` des Säuglings wird erst in monatelanger Arbeit erreicht. Der Übungsgang wird so aufgebaut, daß von dem Kind kurzzeitige Maximalanstrengungen verlangt werden. Diese führen nach und nach zu einer funktionell nutzbaren Tonisierung einer Muskelkette.

Die als Beispiele gezeigten Übungen wurden von Laienseite (BUCHBERGER) inspiriert und in Zusammenarbeit mit uns entwickelt. Haltung und Bewegung entsprechen prinzipiell der natürlichen statokinetischen Entwicklung des Kindes. Damit besteht eine Ähnlichkeit der frühen Übungstherapie bei cerebralen Paresen (BOBATH). Freilich wird hier betont tonisierend und reizfördernd zu arbeiten sein. An Hand einer Bildserie sollen die Behandlungsprinzipien dargelegt werden (Abb. VIII.15a—k).

3.3 Therapeutische Einzelmaßnahmen

3.3.1 Bewegungsbad

Zur Behandlung der Myopathie-Patienten können auch Übungen im Bewegungsbad herangezogen werden. Die auftriebsbedingte Gewichtsminderung erlaubt ähnlich wie bei schlaffen Lähmungen die Ausnutzung unbedeutender Kraftreste im größeren Gelenkbewegungsraum. Es hat sich gezeigt, daß die Übungen im Auftriebsbad für den Aufbau der Statik nur beschränkt wirksam sind; der Schritt von auftriebsgestützter Funktion zur Trockenübung ist zu groß. Die Therapie im Bewegungsbad hat ihren Wert bei der Behandlung isolierter Fehlstellungen, besonders Hüftbeuge- und -abduktionskontrakturen. Mehr als beim Duchenne-Typ wirkt sich beim Gliedergürteltyp und facio-scapulo-humeralen Typ der Auftrieb des Wassers therapeutisch positiv aus. Bei diesen Patienten ist eine Ergänzung der üblichen Gangschulung in der Übungstherapie durch Bewegungsübungen im Auftriebsbad zweckmäßig.

3.3.2 Elektrotherapie

Die sogenannte Elektrogymnastik (geschwellte Rechteckreizung bis zum Tetanus) erlaubt die isolierte Reizung zumindest einzelner Muskelgruppen. Bei starken Seitendifferenzen in der Kraft, besonders des Erector trunci, der Adduktorengruppe und des Glutaeus maximus, wurde zum Ausgleich der Asymmetrie die Elektrogymnastik einzelner Muskelgruppen eingesetzt. Auf diese Weise kann im Anfang einer asymmetrischen Kontrakturbildung vorgebeugt werden. Die Patienten erhalten die Möglichkeit, die Intensität selbst zu regeln. Es wird bis zur sichtbaren Kontraktion der Muskelgruppe gereizt. Die Einzelsitzung dauert 15—30 Minuten.

3.3.3 Trockensauna

Die Neigung zur Gewichtsvermehrung, besonders bei Patienten mit maligner Gliedergürtelform (sogenannte Cushing-Typen), ist für die Übungstherapie außerordentlich störend. Das erhöhte Körpergewicht bedingt für sich allein bereits z.T. erhebliche Funktionsverluste. Eine Gewichtsreduktion ist erforderlich, aber nicht immer leicht zu erreichen. Zur Gewichtsreduzierung kann das Schwitzen unter dem Rumpflichtkasten eingesetzt werden. Diese ,,Behelfssauna" ist am Bett des Patienten anwendbar und läßt sich in ihrer Wirkung verhältnismäßig gut kontrollieren und überwachen. Nicht bei allen derartigen Patienten ist jedoch ein ausreichendes Schwitzen zu erzielen. Zuweilen besteht der Eindruck, als ob die physikalische Thermoregulation gestört sei.

Technisch wird so vorgegangen, daß der Rumpflichtkasten aufgesetzt und mit
Wolldecken eine Luftzirkulation unterbunden wird. Lediglich der Kopf des Patienten liegt frei. Wegen eines eventuellen Kollapses ist Flachlagerung bzw. Kopf-
tieflagerung unbedingt erforderlich. Es wird nach Eintritt sichtbaren Schwitzens
im Gesicht 30 Minuten bestrahlt. Eine sorgfältige Kontrolle ist unbedingt erforderlich, da der Aufheizungseffekt erheblich ist und bereits nach verhältnismäßig
kurzer Zeit einige Birnen abgeschaltet werden müssen.

3.3.4 Segmenttherapie, Kohlensäurebäder, Gefäßgymnastik

Bei der statischen Rehabilitation von bereits länger bettlägerigen Patienten,
besonders vom Duchenne-Typ, fallen trophische Störungen im Bereich der Beine
auf. Es handelt sich um Gefäßektasien in Form kleinster, auf Zentimeterlänge
geschlängelter cutaner und subcutaner Venen. Man beobachtet ferner Cyanosen,
häufiger noch Cyanosen mit feldartigen Rötungsbezirken. Häufig findet sich eine
Hypothermie, vermehrte Schweißdrüsensekretion und in vereinzelten Fällen
echte, aber stets kleine trophische Ulcerationen. In diesen Fällen wird die Segment-
therapie meist als Bindegewebsmassage nach DICKE eingesetzt. Die meisten
Patienten sprechen auffallend gut auf derartige Segmentreize an.

Als weitere periphere gefäßregulierende Maßnahmen werden typische Kohlen-
säurebäder sowie Umlagerungen (Gefäßgymnastik) und Drosselungen angewandt.
Auch starke periphere Regulationsstörungen sollen nicht zur Unterbrechung der
Übungstherapie führen.

Unter fortgesetzter funktioneller Belastung kann auch eine spontane Besserung
derartiger Störungen eintreten.

3.4 Behandlungskontrolle und Dokumentation

Die laufende Behandlungskontrolle und die Dokumentation ist bei der Behandlung von Myopathie-Patienten von nicht zu unterschätzender Bedeutung. Die
verhältnismäßig langen Zeiträume, die zur Behandlung benötigt werden, zwischen-
zeitliche Bettruhen bzw. Behandlungsgänge, die durch längere häusliche Aufent-
halte unterbrochen sind, machen es auch dem geübten Behandler schwer, ein ge-
naues Funktionsbild des Patienten im Kopf zu haben.

Die subjektiven Angaben der Patienten sind außerordentlich unzuverlässig.
Ebenso unzuverlässig sind die Angaben der Umgebung der Patienten. Es zeigt sich
immer wieder, daß optimistische oder pessimistische Grundhaltungen bei den subjektiven Angaben zu einer nachhaltigen Färbung der funktionellen Leistungsfähigkeit führen, so wie sie der Patient empfindet. Zudem gibt es Funktionen, die
für den Patienten eindrucksvoll sind und deren Erreichung als Fortschritt gewertet wird. Andererseits gibt es Funktionsgewinne, die der Patient kaum oder
geradezu widerwillig zur Kenntnis nimmt und für sich selbst nicht als Erfolg ver-
bucht.

Die gewissenhafte Beobachtung und Registrierung ist mindestens aus zwei
Blickwinkeln notwendig: Die Prüfung der Kraft der einzelnen Muskelgruppen und
die Prüfung der allgemeinen Funktionsfähigkeit. Beide Prüfungen zusammen erlauben erst eine Beurteilung des Krankheitsverlaufes und etwaiger Remissionen
bzw. funktioneller Besserung unter der Behandlung. Es kann nicht genug gewarnt

werden vor kurzfristigen Beobachtungen und kurzfristigen Beurteilungen von Funktionszuständen bei Myopathie-Patienten. Wie schon erwähnt, kommt es z. B. bei jedem Muskeldystrophie-Patienten unter stationärer Behandlung mit gezielter Übungstherapie innerhalb der ersten 3—6 Monate zu einer nachhaltigen Funktionsbesserung. Mit der Funktionsbesserung gehen meist, jedoch immer in geringem Maß, auch echte Besserungen der Muskelkraft einher. Dieser von uns so genannte Übungseffekt bedeutet natürlich keine Beeinflussung des Krankheitsprozesses an sich, sondern bedeutet eine Aktivierung noch vorhandener Muskelkraft. Unserer Ansicht nach ist der Übungseffekt eine rein funktionell bedingte Anpassung an die Verhältnisse bzw. Ausnutzung vorhandener Kapazitäten. Jede Bewertung irgendeiner Behandlungsmaßnahme innerhalb dieses Zeitraumes, die Übungstherapie ausgenommen, ist praktisch nicht möglich. Es hat sich gezeigt, daß schon häufigere Funktionsprüfungen bei Patienten zu einem derartigen Übungseffekt führen, und zwar auch dann, wenn eine eigentliche Übungstherapie gar nicht durchgeführt wird. Der Patient wird durch die Funktionsprüfungen ganz einfach angeregt, seine funktionelle Leistungsfähigkeit besser auszunutzen.

Objektive Messungen der Kraft und der Funktion im Sinne von Maß und Zahl sind schwierig. Für die Bewertung der Muskelkraft verwenden wir den international üblichen Muskelstatus nach WILLIAMS u. WORTHINGHAM. Seine Anwendung setzt eine gewisse Übung voraus und ist nur beschränkt als objektive Messung und Dokumentation anzusehen. Nur in einer gut aufeinander eingespielten Arbeitsgruppe ergeben sich bei der Untersuchung durch verschiedene Beobachter übereinstimmende Werte. Auch für den weniger Geübten besitzt jedoch die Aufzeichnung des Muskelstatus dann einen Wert, wenn die weiteren Kontrollen durch den gleichen Untersucher vorgenommen werden. Die Kraftstufen sind in Tabelle VIII.1 charakterisiert.

Tabelle VIII.1 Charakteristika der Kraftstufen

Stufe	Kraftanteil	Bezeichnung	Definition
5	100%	normal	Voller Bewegungsweg gegen die Schwere und maximalen Widerstand
4	75%	gut	Voller Bewegungsweg gegen die Schwere und etwas Widerstand
3	50%	ausreichend	Voller Bewegungsweg gegen die Schwere
2	25%	schwach	Voller Bewegungsweg unter Abnahme der Schwere
1	10%	Muskelzuckung	Zeichen geringer Muskelkontraktion. Kein Bewegungsausschlag
0	0%		Keinerlei Kontraktion

Eine ausführliche Darstellung der Muskelfunktionsprüfung geben DANIELS, WILLIAMS u. WORTHINGHAM sowie JANDA. Aus statistischen Gründen ebenso wie aus Gründen der Vereinfachung der Dokumentation erscheint es außerordentlich wünschenswert, auch die allgemeine Funktionsfähigkeit in einem Stufentest zu erfassen. Den Angaben der Muskelkraft nach dem international üblichen Status von WILLIAMS u. WORTHINGHAM muß dabei der Funktionsstatus so weit entsprechen, als der höheren Funktion die höhere Ziffer zuzuordnen ist.

Wir haben daher den 1956 von uns angegebenen Funktionsstatus von 33 Stufen auf 6 Stufen reduziert und damit dem Muskelstatus angeglichen (Tabelle VIII.2).

Tabelle VIII.2   *Charakteristika der Stufen des Funktionsstatus*

Funktionsstatus Stufe	Definition	
	Untere Extremität und Rumpf	Obere Extremität
5	Volle Funktion	Volle Funktion
4	Keine klinisch nachweisbare statische und dynamische Störung. Anamnestische Angaben: Verzögertes Gehalter, Tendenz zu Stolpern und zu Fallen. Kraft und Ausdauer vermindert	Keine klinisch nachweisbare statische und dynamische Störung. Anamnestische Angaben: Kraft und Ausdauer vermindert
3	Funktionsminderung ohne Funktionsausfall. Typische Symptome der Muskeldystrophiker: Hyperlordose, Watschelgang bzw. Duchenne-Gang, Treppensteigen mit Hilfe des Geländers, Aufstehen vom Stuhl und vom Boden in typischer Weise, Aufrichten aus Rückenlage über Seitlage und Unterarmliegestütz	Funktionsminderung ohne Funktionsausfall. Halte- und Bewegungsfunktionen möglich, teilweise jedoch nur unter Ausnutzung eines Schwunges
2	Definitiver Funktionsausfall bei prinzipiell erhaltener statischer Gesamtfunktion. Gehen ohne und mit Apparaten frei im Raum möglich. Treppensteigen, Aufstehen vom Stuhl und vom Boden und Aufrichten aus Rückenlage nicht möglich. Verrichtungen des täglichen Lebens behindert	Definitiver Funktionsausfall bei prinzipiell erhaltener statischer Gesamtfunktion. Haltefunktion weiter herabgesetzt, vorwiegend auf die distalen Extremitätenabschnitte beschränkt. Teilbewegungsfunktion mit Zwischenhalt am Rumpf, den Schultern und Extremitäten möglich
1	Verlust von Grundfunktionen. Fortbewegen ohne und mit Apparaten bei gleichzeitiger Unterstützung durch eine Hilfsperson bzw. durch Festhalten an Möbeln	Verlust von Grundfunktionen. Geringe Halte- und Bewegungsfunktion der Hände und Finger bei Unterstützung der Unterarme. Kraft und Ausdauer stark herabgesetzt
0	Totale Hilflosigkeit. Sitzen mit und ohne Apparat bzw. nur Liegen möglich	Totale Hilflosigkeit. Minimale Halte- und Bewegungsfunktion in einzelnen Extremitätengelenken, vorwiegend distal

Der Funktionsstatus ist das Kriterium für die statisch-dynamische Leistungsfähigkeit. Die volle Funktion wird mit der Ziffer 5, die der praktisch aufgehobenen Funktion mit der Ziffer 0 bezeichnet.

3.5   Regulierung der Körperstatik

Bei der Behandlung von Myopathie-Patienten kommt neben der Physiotherapie konservativen und operativen orthopädischen Maßnahmen große Bedeutung zu. Es gilt, *Kontrakturen* zu verhüten und zu beseitigen, die *paretischen* Extremitäten und der Rumpf sind durch orthopädische Hilfsmittel zu stützen und zu fixieren. Diese Maßnahmen schaffen oft erst die Voraussetzung für die krankengymnastische Behandlung. Aussicht auf Erfolg haben die Bemühungen jedoch nur

Tabelle VIII.3　*Indikationstabelle für die orthopädische Behandlung der Myopathien*

Funktions- status Stufe	Paresenbehandlung		Kontrakturbehandlung	
	Physiotherapie	Apparate	konservativ	operativ
5	allgem. Gruppen- und Einzelbehand- lung. Gymnastik, Unterwasserbe- handlung, Sauna, Elektrotherapie, Gefäßgymnastik	—	—	—
4	wie oben	—	Bettkiste, Gips- schalen und Nacht- schienen, Lagerun- gen gegen Hüft- beugekontrakturen	--
3	wie oben, außer- dem Gangschule, Treppensteigen, Gebrauchsschule	Leibbinde-Kreuz- bandage, Drell- korsett (bei Typ II und III)	wie oben, außer- dem Halbseiten- extension, Knie- quengel, Fuß- quengel	AS-Verlängerung, Keilosteotomien bei Klumpfüßen
2	wie oben, außerdem Steh- und Gehübungen	Kreuzschienen	wie oben, außerdem Quen- gelgips für Hüft- kontrakturen	wie oben, außerdem Ab- duktorentene- tomien
1	wie oben	wie oben, außerdem Sitzhilfe	wie oben	wie oben
0	allgemeine Übungsbehandlung	Sitzhilfe	wenn erfolgver- sprechend, Kon- trakturbehandlung wie oben, sonst auf das Notwendigste beschränken	

dann, wenn ein alle Einzelheiten der Symptomatik berücksichtigender individuel- ler Behandlungsplan aufgestellt wird.

Die Bedeutung der Kontrakturen wurde bereits besprochen. So vorteilhaft sich Kontrakturen leichten Grades für den Dystrophiker auswirken, so verheerend kann ihr Einfluß in fortgeschrittenen Stadien auf die Steh- und Gehfunktion der Patienten sein. Starke Kontrakturen führen selbst bei noch ausreichender Muskel- kraft beim Duchenne-Typ zum Zusammenbruch der Statik. Die verminderte Muskelkraft reicht zwar unter normalen statischen Bedingungen aus, das Steh- und Gehvermögen zu erhalten, sie ist jedoch zu gering, um bei veränderten Hebel- verhältnissen das labile Gleichgewicht zu gewähren. Unsere ganze Aufmerksamkeit hat daher der Regulierung der Kontrakturen zu gelten. *Lagerung* sowie konserva- tive und operative *Korrektur* stehen als therapeutische Möglichkeiten zur Verfü- gung.

Unter den konservativen Verfahren hat sich die Quengelungstechnik besonders gut bewährt. Sie nimmt einen breiten Raum in der Behandlung ein. Die Methode beruht auf der Einwirkung kleinster, fortgesetzt wirkender Kräfte. Auf diese Weise kann schließlich jede nicht ossär bedingte Kontraktur beseitigt werden (MOMMSEN). Alle zum Gelenkkomplex gehörenden Weichteile werden gleichmäßig gedehnt. Die schonende Wirkung verhindert reflektorische Muskelspasmen und erlaubt dem Gewebe eine allmähliche Umformung und Anpassung.

Obwohl die Quengelmethode praktisch jede Kontraktur beseitigen kann, ist bei bestimmten Kontrakturen operatives Vorgehen zweckmäßig. Wir haben im Gegensatz zu anderen Autoren selbst bei Myopathie-Patienten in fortgeschrittenen Stadien keine nachteiligen Erfahrungen bei Operationen gemacht. Langdauernde Operationen in Äther-Tropfnarkose führten einige Male postoperativ zu profusen Blutungen im Bereich des Magen-Darm-Kanals mit Verschlechterung des Allgemeinzustandes. Aus diesem Grund ist bei großen Eingriffen die Intubationsnarkose zu bevorzugen. Die Curareverträglichkeit ist bei der progressiven Muskeldystrophie gut.

Zur Operation ist dort zu raten, wo wesentliche Abkürzung eines gegebenenfalls monatelangen konservativen Vorgehens erreichbar scheint. Auf diese Weise wird zusätzlicher Immobilisierung vorgebeugt, und der übungsmäßige Aufbau kann früher beginnen.

Als Operationsverfahren werden Tenotomien, Osteotomien und Arthrodesen angewandt. Muskelverpflanzungen lohnen sich nicht. Früher oder später werden alle Muskeln von dem Prozeß ergriffen. Die häufig jahrelange Anpassungszeit nach derartigen Eingriffen steht bei diesem Leiden nicht zur Verfügung.

3.5.1 Kontrakturen der unteren Extremitäten

3.5.1.1 Spitzfußkontraktur. Zur Haltungsanomalie des Duchenne-Typs der progressiven Muskeldystrophie gehört das „Gehen auf Zehenspitzen", die Vorfußbelastung. Ein echter Spitzfuß läßt sich klinisch zu Beginn der Erkrankung nicht nachweisen (Abb. VIII.1 und VIII.2). Trotzdem berühren die Patienten beim Gehen mit der Ferse meist nicht den Boden. Die Vorfußbelastung ist zunächst funktionell bedingt und als Folge der Schwäche des Quadriceps und des Glutaeus maximus anzusehen (s. Abschn. 2). In kurzer Zeit kann sich aus dem funktionellen Spitzfuß eine echte Kontraktur entwickeln, die häufig mit einer mehr oder weniger ausgeprägten Supinationsstellung des Fußes kombiniert ist. Hier sind rechtzeitig regulierende Maßnahmen erforderlich.

Eine einfache, allerdings häufig unzuverlässige Methode ist die Lagerung des Fußes gegen eine *Bettkiste*. Sie setzt voraus, daß der Patient ruhig im Bett liegt. Da das in der Regel nicht der Fall ist, bevorzugen wir in frühen Krankheitsstadien *Gipsliegeschalen*. Sie sind einfach und billig in der Herstellung und haben den Vorteil, daß sie dem Fuß anmodelliert werden können. Wichtig ist, daß die Liegeschalen bis zum Oberschenkel reichen. Auf diese Weise kann der „Transmissionswirkung" der zweigelenkigen Gastrocnemii entgegengewirkt werden. Damit die Fersen sich nicht von der Unterlage abheben und gleichzeitig die Kniegelenke in Streckstellung fixiert werden können, sind die Beine mit einer elastischen Binde festzuwickeln.

Wirksamer und hygienischer sind *Nachtschienen*. Sie bestehen aus einer Fuß-platte und zwei seitlich bis zum Oberschenkel reichenden Schienen, die mit Schellen und Laschen am Bein befestigt werden. An einer Knöchellasche befinden sich Zügel, mit denen der Fuß heruntergezogen und an der Fußplatte fixiert werden kann. Die Kniegelenke lassen sich durch eine weitere Lasche in Streckstellung fixieren, dadurch wird auch der Neigung zu Kniebeugekontrakturen entgegen-gewirkt. Trotz des starken Laschenzuges ist die Gefahr von Druckulcera bei ent-sprechender Hautpflege gering. Besteht neben dem Spitzfuß eine Supinations-stellung, ersetzen wir die Fußplatte durch einen *Walkschuh*. Bewährt haben sich Walkschuhe mit lateral angebrachten Schienen, die spiralförmig um den Unter-schenkel geführt werden. Mit diesem Apparat läßt sich sogar eine gewisse Korrek-tur erzielen.

Starke Spitzfüße werden fast immer operativ beseitigt. Die Quengelung kann dort eingesetzt werden, wo nur leichte bis mittlere Korrekturen erforderlich sind.

Zwei Methoden kommen zur Anwendung:

1. Das Bein wird im Kniegelenk so weit gebeugt, daß unter Ausnutzung der Transmission der Fuß in eine 90°-Stellung gebracht werden kann. In dieser Stellung wird ein Oberschenkel-gips angelegt. Anschließend muß bis zur Vollstreckung des Kniegelenkes gequengelt werden (s. Abschn. 3.5.1.3).

2. An einem Beingipsverband befestigen wir plantar eine Metall- oder Holzplatte. Sie dient als verlängernder Hebelarm. Der Gips wird ventral des oberen Sprunggelenkes olivenförmig aufgeschnitten und gleichzeitig hinter der Achillessehne halbkreisförmig durchtrennt. Um einem artefiziellen Klump- oder Knickfuß vorzubeugen, muß der Fuß genau in Mittelstellung fixiert werden. Zur besseren Führung bei der Quengelung empfiehlt es sich, zwei mit Gelenken versehene Metallschienen so am Gips zu befestigen, daß ihre quere Achse mit der des oberen Sprunggelenkes kongruent ist. Von der plantaren Metall- oder Holzplatte wird ein Bindfaden, der mit einem Querholz versehen ist, mit dem Gipsverband unterhalb des Kniegelenkes ver-bunden. Die Quengelung geschieht durch täglich mehrmaliges Drehen des Querholzes, wodurch sich der Faden allmählich zusammendreht und verkürzt. Der Fuß wird dorsal flektiert.

Schneller kommt man mit der *operativen* Achillessehnenverlängerung zum Ziel. Die subcutane Tenotomie ist schlecht dosierbar. Wir bevorzugen folgendes Ver-fahren:

Nach Durchtrennung der Haut wird die Achillessehne dargestellt, ohne das Peritendineum in seiner ganzen Länge zu eröffnen. Unter Berücksichtigung des torquierten Faserverlaufes wird das Tenotom senkrecht zur Faserrichtung in die Achillessehne gestochen. Die Durch-trennung erfolgt proximal nach lateral, distal nach medial. Bei richtiger Schnittführung läßt sich die Sehne ganz leicht distrahieren. Die Fasern gleiten aneinander vorbei. Nähte legen wir nicht. Das erhaltene Peritendineum gewährt einen guten Gleitmechanismus. Für 6 Wochen wird das Bein im Gipsverband fixiert. Nach 10 Tagen sollte bereits mit Steh- und Gehübungen begonnen werden.

Der Spitzfuß beim Muskeldystrophiker darf keinesfalls bis 90° korrigiert werden. Die Spannung der Achillessehne ist für die Sicherung der Beinsäule unerläßlich. Wir redressieren unter der Entspannung in Narkose bis 90°, fixieren jedoch in 100° Fußstellung.

3.5.1.2 Klumpfuß. Bei leichten Klumpfüßen kann durch *Einlagen* oder mit *orthopädischen Schuhen* wirksam korrigiert werden. Notwendig ist aber eine exakte Redression nach dem Dreipunktprinzip mit Angriff über den Cuboid außen, den Calcaneus und Metatarsale I innen. Bei schweren Klumpfüßen kann eine *subtalare Arthrodese* mit *Keilosteotomie* vorgenommen werden. Manchmal empfiehlt es sich, verkürzte Muskeln, z.B. den Tibialis anterior oder posterior, zu tenotomieren. Verpflanzungen lohnen sich nicht.

Die Operation halten wir, selbst wenn bei jungen Patienten knöcherne Wachstumsstörungen auftreten, auf jeden Fall für berechtigt. Können wir doch dem Patienten auf diese Weise die Steh- und Gehfähigkeit oft über Jahre erhalten.

Die konservative oder operative Behandlung eines Spitzfußes hat nur dann Aussicht auf dauerhaften Erfolg, wenn anschließend konsequent Lagerungsmaßnahmen — Gipsliegeschalen oder Nachtschienen — angewandt werden.

3.5.1.3 Kniebeugekontraktur. Die Kniegelenke geraten im Laufe der Zeit in Beugekontraktur. Sie hat ihre Ursache in der Verkürzung der ischiocruralen Muskelgruppe, teilweise auch in den kontrakten Gastrocnemii. Durch die vermehrte Beckenkippung verstärkt sich die Wirkung der Ischiocruralmuskeln: Ihre Ursprünge werden nach kranial verschoben und die Muskeln dadurch vermehrt gespannt. Die Kniebeugekontrakturen können ein erhebliches Ausmaß erreichen. Bei Bettlagerungen betragen sie oft mehr als 90°. Häufig sind sie mit einer Subluxationsstellung des Schienbeinkopfes kombiniert.

Eine operative Behandlung der Kniebeugekontrakturen ist nach unseren Erfahrungen selten notwendig. Kniebeugekontrakturen lassen sich einfach und verhältnismäßig schnell durch Quengelung beseitigen. Welcher der beschriebenen Methoden man dabei den Vorzug gibt, bleibt dem jeweiligen Behandler überlassen.

Folgende Verfahren haben sich bewährt:

1. Leichte Kontrakturen können mit der Quengelschiene nach SCHEDE angegangen werden. Sie ist jedoch nur im Anfangsstadium wirksam.

2. Etappenredressement: Das in Beugung kontrakte Bein wird eingegipst. Ventral des Kniegelenkes schneidet man den Gips olivenförmig aus, dorsal wird er halbkreisförmig getrennt und in den Spalt ein Keil eingetrieben. Durch wiederholtes Vergrößern der Keile läßt sich allmählich das Knie zur Streckung bringen.

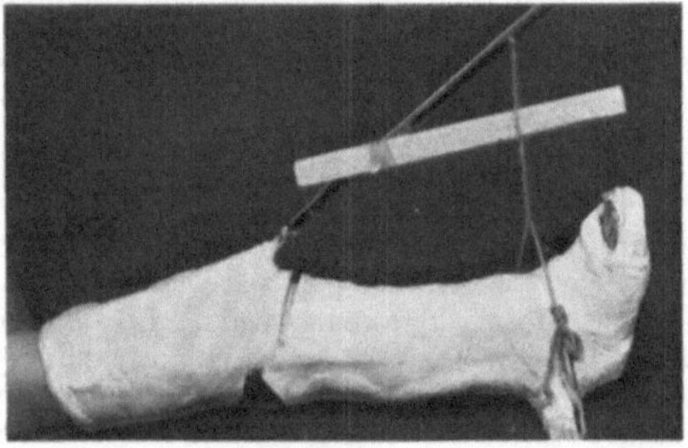

Abb. VIII.16   Knie-Quengelung zur Beseitigung der Kniebeugekontraktur

Schonender ist die Streckung durch Anbringen von Wantenspannern zu erreichen. Um ein Abweichen in X- oder O-Stellung zu verhindern, empfiehlt es sich, ähnlich wie beim Spitzfuß seitlich Schienen, die mit einem Gelenk versehen sind, einzugipsen. Diese Schienen wirken gleichzeitig der immer wieder zu beobachtenden Subluxationsneigung bei der Kniequengelung entgegen.

3. Bei starken Kontrakturen hat sich die Quengelung mit einem am Oberschenkel fixierten Abträger bewährt (Abb. VIII.16). Von diesem Abträger werden zwei Schnüre zum Unterschenkel geführt, eine greift proximal, die andere distal an. Mit dem proximalen Quengelzug läßt sich gegen die Subluxation angehen, der distale wirkt gegen die Kontraktur und bringt das

Bein in Streckstellung. Wichtig ist jedoch, die Schnüre unterschiedlich stark zu verkürzen, d. h. wenn proximal eine Umdrehung durchgeführt wird, müssen distal 2—3 Umdrehungen gemacht werden. MOMMSEN empfiehlt bei diesem Verfahren, nicht nur das Bein einzugipsen, sondern einen Becken-Bein-Fuß-Gipsverband anzulegen, damit bei der Kniestreckung das Becken nicht durch die ischiocrurale Muskelgruppe herabgezogen wird. Letzteres würde nur zu einer scheinbaren Verlängerung der Kniebeuger führen. Bei Muskeldystrophikern halten wir die Fixierung des Beckens nicht für erforderlich. Wir glauben sogar, durch den Zug der ischiocruralen Muskelgruppe einen günstigen Effekt auf die gleichzeitig bestehenden Hüftbeugekontrakturen ausüben zu können.

4. Bei dem Kniequengel nach RUTHIG wird das Problem der Subluxation ebenfalls in den Vordergrund der Behandlung gestellt. RUTHIG greift mit 2—3 Kirschner-Drähten direkt am Knochen an. Die damit einsetzbaren großen Kräfte erlauben eine wirksame Distraktion der Gelenkflächen vor der Korrektur von Subluxation und Beugekontraktur.

Nach Abschluß der Quengelbehandlung müssen die Beine in Streckstellung durch Nachtschienen bzw. Knieverspannungsschienen fixiert werden.

3.5.1.4 Kniestreckkontraktur. Gar nicht selten, besonders nach langer Schienenbehandlung, findet man bei Muskeldystrophikern eine Einschränkung der Beugefähigkeit im Kniegelenk. Es handelt sich immer um Patienten, die ohne Apparat nicht mehr steh- und gehfähig sind. Die Patienten haben unter Umständen beim Sitzen Schwierigkeiten, die Beine können nicht mehr gebeugt werden. Da die Kontraktur aber Patienten im fortgeschrittenen Krankheitsstadium betrifft, die sich vorwiegend im Bett aufhalten oder in einem Krankenfahrstuhl mit verstellbaren Fußstützen sitzen, halten wir therapeutische Maßnahmen nicht für erforderlich.

3.5.1.5 Hüftbeuge-Abduktionskontraktur. Schon in Frühstadien findet sich bei Myopathie-Patienten eine verstärkte Beckenkippung. Eine echte Beugekontraktur läßt sich zu diesem Zeitpunkt meist noch nicht nachweisen. Gleichzeitig kommt es zu einer funktionellen Abduktionsstellung der Beine. Vermehrte Beckenkippung, Abduktionsstellung der Beine und Rumpfverlagerung gehören zur Haltungsanomalie des Muskeldystrophikers. Sie sind nicht isoliert zu verstehen, sondern müssen im Rahmen der statischen und dynamischen Gesamtfunktion gesehen werden.

Aus der funktionellen Hüftbeuge-Abduktionsstellung entwickelt sich sehr bald eine echte Kontraktur. Die Kontrakturen sind meist asymmetrisch ausgeprägt (Abb. VIII.17). Die Beugekontraktur ist zunächst durch Hyperlordose der Lendenwirbelsäule ausgleichbar. Die Abduktionskontraktur wiederum wird durch vermehrte Hüftbeugung teilweise ausgeglichen.

Leichte Abduktionskontrakturen gestatten dem Rumpf, sich der Schwerkraft folgend zur Seite zu neigen. Bei stärkeren kommt es zur funktionellen Beinverlängerung. Der Patient muß die gleichseitige Rumpfmuskulatur kräftig anspannen, um sich über das Standbein zu heben. Ist das nicht mehr möglich, kommt es zum statischen Zusammenbruch. Der Kontrakturneigung muß frühzeitig entgegengewirkt werden. Stärkere Kontrakturen sind zu beseitigen.

Patienten, deren Gehvermögen stark eingeschränkt ist, sind besonders kontrakturgefährdet. Längeres Sitzen ist unbedingt zu vermeiden. Die Patienten sind täglich zu festgesetzten Zeiten auf den Bauch zu lagern: sie sollten am besten auf dem Bauch schlafen. Um ein Ausweichen in die Hüftabduktion zu vermeiden, werden die Beine aneinander fixiert (Mumienverband).

Bestehen bereits leichte Kontrakturen, kann die Wirkung der *Bauchlagerung* durch gleichzeitige Fixierung des Gesäßes und Hochlagern der Oberschenkel verstärkt werden (Abb. VIII.18).

Mehr Schwierigkeiten bereitet die Behandlung der Abduktionskontrakturen. Bewährt hat sich bei uns die sogenannte *halbseitige Extension* (Abb. VIII.19 a u. b):

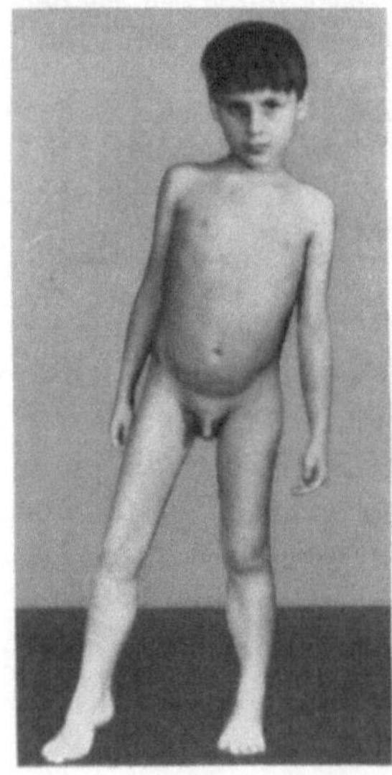

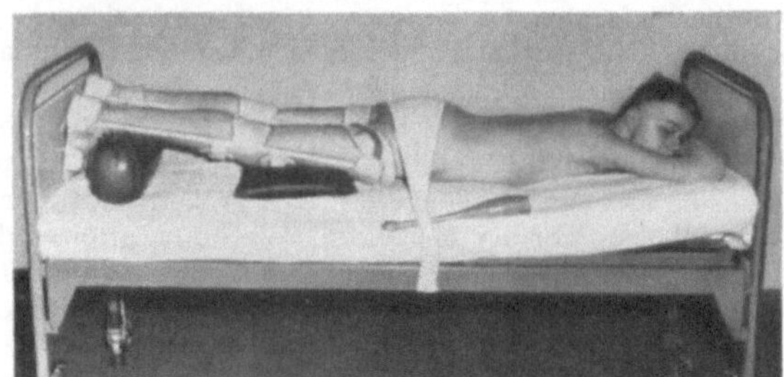

Abb. VIII.18   Bauchlagerung zur Behandlung der Hüftbeugekontraktur

Abb. VIII.17   Abduktionskontraktur mäßigen Grades rechts. Das Gehen ist erschwert, da der Myopathiepatient nicht über genügend Kraft verfügt, seinen Rumpf über das rechte Bein zu verlagern

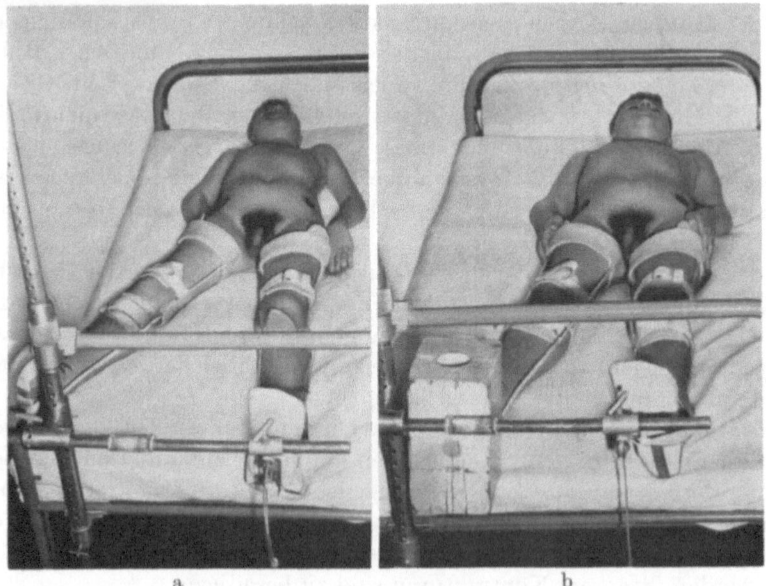

Abb. VIII.19 a u. b   Halbseitige Extension zur Behandlung der Hüftabduktionskontraktur
a   zeigt die Stärke der Abduktionskontraktur bei Beckengeradstand (Spina ilica ventr. markiert)
b   Das kontrakte rechte Bein wird möglichst parallel zur Körperlängsachse gelagert und gegen eine Bettkiste gestellt. Die linke Beckenseite wandert nach kranial (s. Spina ilica ventr.). Durch Extension des linken Beines kann die Kontraktur rechts gedehnt werden

Das kontrakte Bein wird mit dem Fuß gegen eine Bettkiste gestellt. Das andere Bein wird extendiert. Dadurch wird das Becken nach unten gezogen. Auf diese Weise kann die kontrakte pelvitrochantere Muskulatur der Gegenseite gedehnt werden. Die Extension erfolgt mit einer Knöchellasche. Die eventuell dadurch verursachte Lockerung des Kapselbandapparates des Kniegelenkes ist beim Muskeldystrophiker von untergeordneter Bedeutung. Bei besonders starken Kontrakturen empfiehlt es sich, mit einer Drahtextension direkt am Femur anzugreifen.

Schwere Hüftbeuge-Abduktionskontrakturen lassen sich nur mit Hilfe der Quengelmethode oder operativ beseitigen. Die Behandlung ist technisch nicht immer einfach. Folgende Verfahren haben sich bei uns bewährt:

Das nicht bzw. weniger stark betroffene Bein wird in der Hüfte rechtwinkelig gebeugt. Dadurch gleicht sich die Lendenlordose aus. Der Grad der Kontraktur kommt auf der Gegenseite in seinem ganzen Umfang zur Darstellung (Thomasscher Handgriff). In dieser Stellung wird ein Becken-Bein-Gipsverband angelegt, das gesunde Bein ist durch diesen Gips fixiert. Dorsal wird in Längsrichtung ein Holzstab am Gipsverband befestigt. Von diesem Holzstab zieht ein Quengel zu einer am krankseitigen Oberschenkel angelegten Gipsmanchette. Je nachdem, ob der Stab in Abduktions- oder Adduktionsstellung angebracht ist, läßt sich neben der streckenden Wirkung gleichzeitig eine abduzierende oder adduzierende Wirkung erzielen. Das Aufweichen des Beckens im Sinne der Beckenkippung wird durch die „passive Insuffizienz" der ischiocruralen Muskelgruppe des rechtwinkelig gebeugten Beines verhindert (Abb. VIII.20).

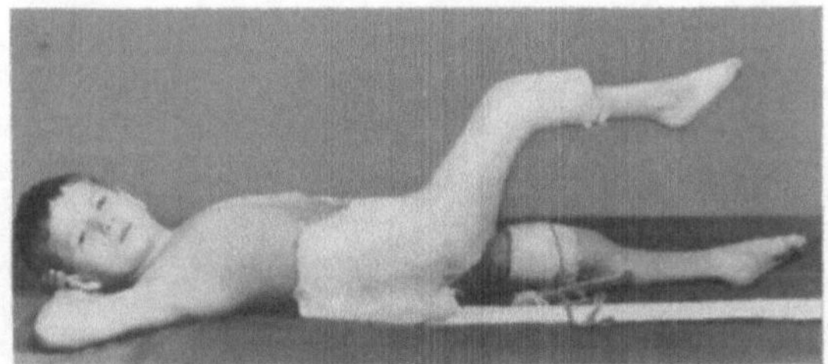

Abb. VIII.20 Quengelung einer Hüftbeuge-Abduktionskontraktur. Die Aufrichtung des Beckens wird durch die Beugung des nicht gequengelten Beines im Hüftgelenk erzwungen. Der Quengelzug zur Abduktion ist deutlich zu erkennen

Schwierig ist die Beseitigung bei doppelseitiger Hüftbeugekontraktur:

In Bauchlage wird eine Gipsliegeschale für den Rumpf angefertigt. Die Bauchlage garantiert eine weitgehend abgeflachte Lendenlordose. Der Ausgleich der Lendenlordose ist die Voraussetzung dafür, daß sich die Beugekontrakturen tatsächlich in ihrem ganzen Umfang darstellen. Der Patient wird in der Liegeschale gelagert. Quer über den Spinae ilicae ventrales wird ein gepolsterter Holzstab so angebracht, daß das Becken bei der Quengelung der Oberschenkel nicht gekippt werden kann. Die Quengelung erfolgt zwischen an beiden Oberschenkeln angelegten Gipsmanschetten und dorsal an der Liegeschale angebrachter längs verlaufender Holzstäbe. Um den Druck auf die Spinae durch das Herabsinken der Beine nicht zu erhöhen, ist die Schwerkraft der Beine durch Gewichtszüge auszugleichen. Auf diese Weise kann dosiert in Streckrichtung gequengelt werden. Tägliche Hautkontrolle über den Spinae ilicae ventrales ist notwendig. Die bei richtiger Anwendung der Methode erzielten Ergebnisse sind gut. (Beide Verfahren nach Mommsen.)

Die operativen Behandlungsverfahren sind zeitsparender. Die *subcutane Spinamuskeltenotomie* bringt meist keine befriedigenden Ergebnisse. Die Abduktionskomponente der Kontraktur läßt sich mit dieser Methode gar nicht oder nur unvollständig beseitigen. Eine sichere Durchtrennung des Rectus-femoris-Ursprungs ist bei mangelnder Sicht kaum möglich. Wir bevorzugen daher die *Ablösung* der *Beuger-Abduktorenursprünge* unter Sicht:

Hautschnitt längs des vorderen Drittels der Crista ilica, der an der Spina ilica ventralis rechtwinklig umbiegt und dann noch etwa 10 cm caudal geführt wird. Nach Durchtrennung der Fascie werden der Sartorius, der Tensor fasciae latae und der Rectus femoris subperiostal von ihren Ursprüngen gelöst, ähnlich wie es F. LANGE für die Behandlung der Kontrakturen bei Poliomyelitis angegeben hat. Gleichzeitig schieben wir den Glutaeus medius und minimus subperiostal von der Außenseite des Beckens ab. Eine Ablösung des Glutaeus medius durch Abschlagen des äußeren Cristarandes und Einfalzung der Knochenleiste distal am Os ilium, so wie es CHAMPELLE angibt, halten wir beim Muskeldystrophiker nicht für erforderlich. Die Muskeln können untereinander durch lockere Nähte vereinigt werden. Fixation an den ehemaligen Ursprüngen führen wir nicht aus.

Nach der Tenotomie werden die Patienten mit dem Gesäß hochgelagert (Turmlagerung), so daß die Beine der Schwerkraft folgend in Streckrichtung fallen. Gegen die Abduktionsstellung kann durch einen am Oberschenkel angelegten seitlichen Zügel gewirkt werden. Ein Gipsverband wird nicht angelegt. Nach Abschluß der Wundheilung wird sofort mit Stehübungen begonnen (Abb. VIII.21 a u. b).

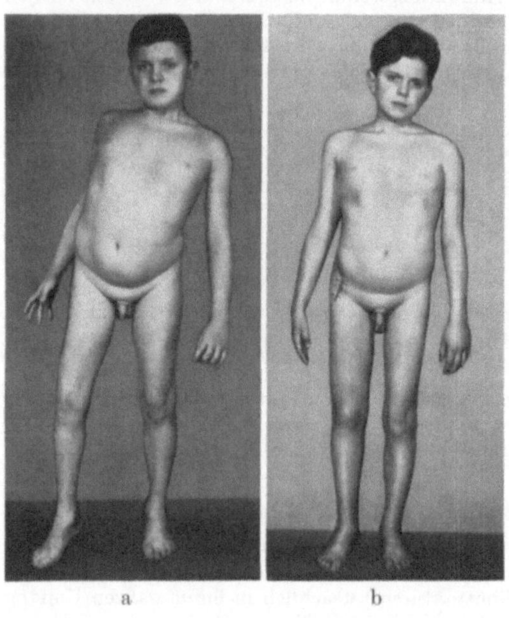
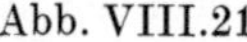
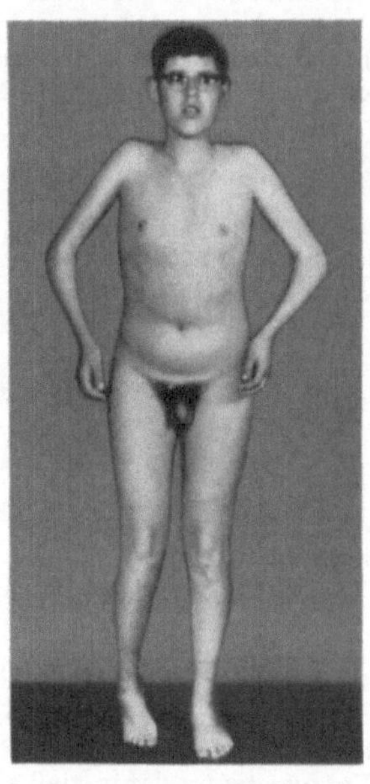

Abb. VIII.21   Abb. VIII.22

Abb. VIII.21 a u. b   Patient vor und nach operativer Behandlung einer Hüftbeuge-Abduktionskontraktur rechts

Abb. VIII.22   Abduktionskontraktur der Schultergelenke und Beugekontraktur der Ellenbogengelenke bei einem facio-scapulo-humeralen Typ

3.5.1.6 Hüftbeuge-Adduktionskontraktur. Adduktionskontrakturen sind bei Muskeldystrophikern außerordentlich selten. Gelegentlich kommen sie einseitig vor, wenn auf der anderen Seite eine besonders ausgeprägte Abduktionskontraktur besteht. Eine Behandlung der Kontraktur selbst ist meist nicht erforderlich. Wenn notwendig, muß eine *subcutane Adduktorentenotomie* ausgeführt werden. Im allgemeinen genügt die Korrektur der gegenseitigen Abduktionskontraktur.

3.5.2 Kontrakturen der oberen Extremitäten

Im Vordergrund stehen Ellenbogen-Beugekontrakturen, zuweilen mit Pronationskontrakturen kombiniert (Abb. VIII.22). In seltenen Fällen finden sich auch Schulter-Abduktionskontrakturen. Kontrakturen der oberen Extremitäten sind von untergeordneter Bedeutung und meist ohne therapeutische Konsequenz.

Gelegentlich muß eine Ellenbogenkontraktur beseitigt werden. Am besten gelingt dies ähnlich wie bei der Knie-Beugekontraktur mit einem Quengelgipsverband. Andererseits kann — vor allem bei schweren Paresen der Schulter- und Oberarmmuskeln — die Ellenbogenkontraktur eine große Hilfe sein, indem sie dem sitzenden Kranken für die Tätigkeit der Hände und Unterarme Stütze und Halt gewährt.

Nicht selten ist eine monströse Überstreckbarkeit der Ellenbogengelenke zu beobachten.

3.5.3 Wirbelsäulenkontrakturen

An der Wirbelsäule sehen wir sowohl in der sagittalen wie in der frontalen Ebene Kontrakturen. Sie sind entweder belastungsbedingt (die meisten Skoliosen) oder beruhen auf Muskelverkürzung (Hyperlordose). Eine Korrektur ist so schwierig, daß meist darauf verzichtet werden muß. Funktionellen Ausgleich erlauben bis zu einem gewissen Grad orthopädische Hilfsmittel (s. Abschn. 3.6). Dem Fortschreiten der tiefsitzenden Belastungsskoliose muß in besonders schweren Fällen vorgebeugt werden. Entsprechende Korrekturlagerung erfolgt wie bei Skoliosen anderer Ursache. Die Versorgung mit einem Apparat ist in der modernen Orthopädie in der Regel zeitlich begrenzt. Die Versorgung beschränkt sich auf umschriebene Gliedabschnitte.

3.6 Apparatversorgung bei progressiver Muskeldystrophie

Die Apparatversorgung bei Myopathie-Patienten ist besonders schwierig. Üblicherweise wird in der modernen Orthopädie ein Hilfsmittel zeitlich und örtlich begrenzt eingesetzt. Bei Myopathie-Patienten jedoch handelt es sich stets um eine generalisierte Funktionsstörung. Daher erfordert die Apparatversorgung bei Muskeldystrophikern die Berücksichtigung besonderer Gesichtspunkte. Ausdehnung und Ausmaß der Muskelschwäche erfordert Apparate, die einerseits durch Stabilität, andererseits durch niedriges Gewicht ausgezeichnet sind. Schwere und komplizierte Apparate können vom Myopathie-Patienten funktionell nicht verarbeitet werden. Die Handhabung, das Anlegen und Abnehmen der Apparate soll einfach und ohne Kraftaufwand möglich sein.

Das orthopädische Hilfsmittel kann stets nur einen begrenzten Zweck erfüllen. Bei den Myopathien handelt es sich in erster Linie um *Stützung* und *Fixierung*. Die Funktion kann durch ein orthopädisches Hilfsmittel zwar unterstützt, aber niemals ersetzt werden. Berücksichtigung dieser Gesichtspunkte bei der Indikation und entsprechende Belehrung des Patienten vermeiden Enttäuschung. Andererseits können durch einfachste Hilfsmittel in überraschender Weise Funktionsgewinne ermöglicht werden.

3.6.1 Kreuzschienen

Ist die aktive Kniegelenkssicherung durch fortgeschrittene Schwäche der Quadricepsmuskulatur bereits so mangelhaft, daß trotz Beseitigung der Kontraktur die aufrechte Statik nicht mehr erreicht wird, erfolgt Versorgung mit sogenannten Kreuzschienen (nach L. KREUZ) (Abb. VIII.23).

Kreuzschienen bestehen aus schmalen Bandeisen, die proximal und distal durch je eine hintere Halbschelle verbunden sind. Als Material kann bei kleineren Kindern auch Leichtmetall eingesetzt werden. In Kniegelenkshöhe ist dorsal eine halbkreisförmige Spange angebracht, die als Widerlager eine Überstreckung des Kniegelenkes verhindert. Die Verspannung des Kniegelenkes erfolgt mit einer weichen Knielasche. Sie ist über der Patella kreisförmig ausgeschnitten. Das Einknicken der Beinsäule ist damit wirksam verhindert. Mit der Sicherung des Kniegelenkes wird über die Gliederkette aber auch noch eine weiterreichende Wirkung erzielt. Durch die verkürzten Hüftbeuger und die Ligamenta iliofemoralia wird ein Aufrichten des Beckens und ein Zurückfallen des Gesäßes verhindert. Dadurch bleibt die Hyperlordose der Lendenwirbelsäule erhalten. Die Hyperlordose stellt die Voraussetzung für die Rückverlagerung des Rumpfes zur Erhaltung des Gleichgewichtes dar.

Das Balancieren des Rumpfes auf den festgestellten Beinsäulen wird zunächst am Bett geübt. Der Patient ist dabei gegen das Fußende gelehnt und hält sich mit den nach hinten gelegten Armen am Bett fest. Erst bei sicherem Stand wird mit Gleichgewichtsübungen begonnen. Die Rumpflast wird dabei abwechselnd auf das eine und andere Bein verlagert. Das Gangbild dieser Patienten ist durch die Streckfixierung der Kniegelenke und die Kraftminderung der Hüftmuskulatur charakterisiert. Der für den Muskeldystrophiker typische Ausgleichsmechanismus, der Duchenne-Gang, wird übungsmäßig geschult.

Bei Versorgung mit Kreuzschienen ist darauf zu achten, daß die Schienen die erforderliche Länge haben. Die proximale Schelle soll unmittelbar am Tuber ossi ischii sitzen. Sind die Schienen zu kurz, läßt sich das Kniegelenk in voller Streckstellung fixieren. Der Patient „sitzt" dann auf den oberen Schellen seiner Schienen (Abb. VIII.23). Dadurch kommt es zur Verlagerung des Schwerpunktes nach hinten. Infolge Schwäche der Rumpfmuskulatur wird aber die Standsicherheit und Gehfähigkeit durch diese Haltung stark beeinträchtigt.

3.6.2 Schmetterlingspelotte und Glutäuszug

Sind die Hüftbeuge-Abduktionskontrakturen so stark, daß der Rumpf nicht mehr genügend aufgerichtet werden kann, oder ist die Rumpfmuskulatur so schwach, daß das Balancieren des Rumpfes über den festgestellten Beinen nicht mehr möglich ist, müssen zusätzlich orthopädische Maßnahmen ergriffen werden. Bei stärkerer Rumpfmuskelschwäche klappen die Patienten beim Hinstellen wie ein Taschenmesser zusammen. Übliche Korsettversorgungen, die den Rumpf weitgehend stabilisieren, sind für den Muskeldystrophie-Patienten nicht brauchbar. Sie schränken die Gleichgewichtsbewegungen des Rumpfes zu stark ein. Es muß ein Hilfsmittel angewandt werden, das einerseits ausreichend fixiert, andererseits ein Mindestmaß an Beweglichkeit zuläßt.

Ein orthopädisches Hilfsmittel, das annähernd unsere Forderungen erfüllt, ist die *Schmetterlingspelotte* (Abb. VIII.24a u. b). Sie besteht aus einer lederüberzogenen T-förmigen Leichtmetallpelotte, die ventral mit einem Mieder fest am Rumpf fixiert wird. Von dieser Pelotte ziehen Glutäuszügel zur halbkreisförmigen

Knieschelle der Kreuzschienen. Die Schmetterlingspelotte verleiht dem Rumpf ausreichend Halt. Durch die Glutäuszügel wird das Abkippen des Rumpfes nach vorn bzw. das Zurückfallen des Gesäßes verhindert. Die Patienten können mit diesem Hilfsmittel gut stehen. Schwierigkeiten treten häufig beim Gehversuch auf. Die Glutäuszügel beeinträchtigen das Durchschwingen des Spielbeines bei der Rumpfverlagerung auf das Standbein. Die Spannung der Glutäuszügel ist so zu regulieren, daß sie den Rumpf aufrecht halten und trotzdem das Durchschwingen des Spielbeines ermöglichen. Selbst wenn die Gehfunktion nicht mehr oder nur mit Hilfe der Krankengymnastin erreicht wird, bietet die Schmetterlingspelotte übungstherapeutisch einen Vorteil. Das Stehen allein aktiviert zahlreiche Muskeln gleichzeitig und erzielt einen krankengymnastischen Effekt.

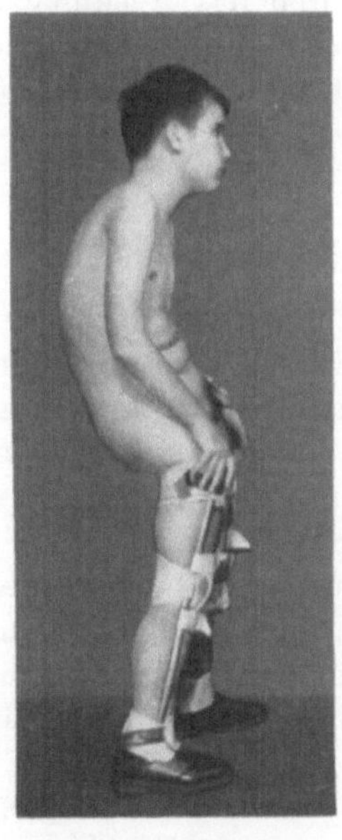

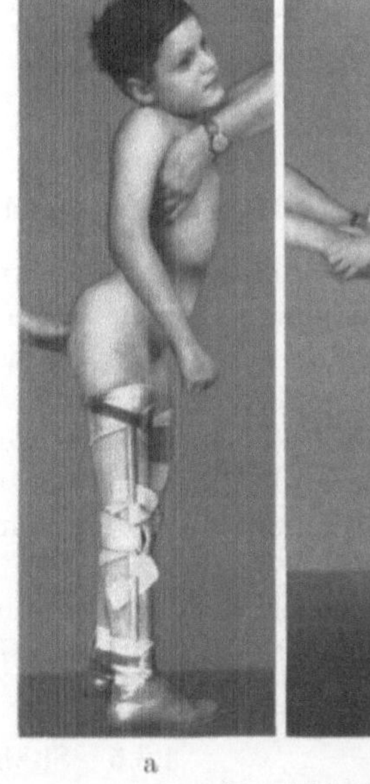
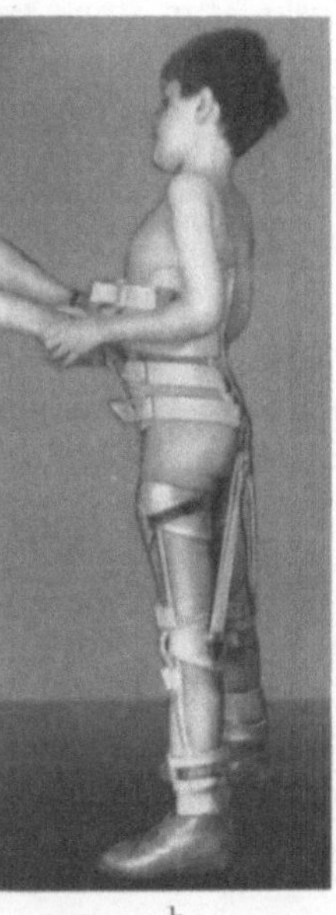

Abb. VIII.23   Abb. VIII.24

Abb. VIII.23   Die Knieverspannungsschiene nach KREUZ sitzt zu tief, so daß der Patient sichtlich mit dem Schwerpunkt hinter die Schiene „fällt"

Abb. VIII.24 a u. b   Mangelhafter Halt des Beckens
a   Stehen ist nur möglich, wenn der Patient am Oberkörper gehalten und das Gesäß gegen das Zurückfallen gesichert wird
b   Nach Versorgung mit einer Schmetterlingspelotte und Glutäuszügen kann der Patient gut stehen

Nachteilig ist, daß der Patient mit dem Apparat nicht sitzen kann. Die Glutäuszügel müssen zum Sitzen gelöst werden. Meist muß der Apparat durch eine Hilfsperson an- und abgelegt werden, da der Patient in fortgeschrittenen Stadien nicht mehr über ausreichende Kräfte verfügt, es selbst zu tun.

3.6.3 Beckenkorb und Glutäuszug

Kreuzschienen und Schmetterlingspelotte mit Glutäuszug sind vorwiegend bei Patienten vom Duchenne-Typ indiziert.

Gliedergürteltypen und facio-scapulo-humerale Typen benötigen seltener eine orthopädische Versorgung. Gelegentlich sind aber die Hüftmuskeln oder auch die Rumpfmuskeln so schwach, daß sich die Patienten nur durch monströse Rumpfverlagerung im Gleichgewicht halten können. Erst spät können auch diese Patienten bettlägerig werden.

Besteht eine stärkere Schwäche der Hüftstrecker, so empfiehlt sich ein Beckenkorb. Der Beckenkorb muß gut anmodelliert sein. Der Glutäuszug wird an zwei Oberschenkelhülsen befestigt. Da die Glutäuszügel stark angezogen werden, ist der Druck der Oberschenkelhülsen auf die Beine hoch und bereitet oft Beschwerden. Die Befestigung der Glutäuszügel muß am Beckenkorb verschiebbar sein, damit sie beim Sitzen ausgeklinkt werden können. Ist die Kraft der Schulter-Arm-Muskulatur stark gemindert, bereitet dem Patienten das Ausklinken oft Schwierigkeiten. Das Steh- und Gehvermögen wird durch diesen Apparat jedoch eindeutig gebessert. Treppensteigen ist nur seitlich und durch gleichzeitiges Anhalten am Geländer möglich.

3.6.4 Leibbinde-Kreuzbandage und Stützkorsett

Bei hochgradiger Minderung der Bauchmuskelkraft kann die Stabilität des Patienten durch Versorgung mit einer *Leibbinde-Kreuzbandage* verbessert werden. Der vorgefallene Leib wird durch die Leibbinde angehoben. Die Pelotte der Kreuzbandage wirkt der Hyperlordose entgegen. Auf diese Weise läßt sich der Rumpf insgesamt aufrichten und die Statik verbessern.

Bei extremer Hyperlordose mit kompensatorischer Kyphose reicht diese Versorgung nicht aus. Es empfiehlt sich dann ein Korsett aus Drell, das bis unter die Achsel reicht. Es hat sich besonders bei Patienten vom facio-scapulo-humeralen Typ bewährt. Ein Ausgleich der Verkrümmung ist nur in geringem Maße erreicht. Das Korsett erhöht aber die Stabilität des Patienten und bessert seine Gesamtfunktion.

3.6.5 Sitzhilfe

Bei den Duchenne-Typen kommt es im Laufe von Jahren zur Bettlägerigkeit. Infolge der Schwäche der Rumpfmuskulatur können die Patienten häufig nur unter Schwierigkeiten sitzen. Es findet sich eine schwere lumbalbetonte Skoliose. Um das Sitzen zu erleichtern, haben wir eine Sitzhilfe entwickelt (Abb. VIII.25a u. b und Abb. VIII.26a—d). Diese besteht aus einem Sitzbrett und Pelotten, die die Skoliose aufrichten. Manchmal müssen kleine Pelotten zur Brust vorgezogen werden, um ein Vorkippen zu vermeiden. Zuweilen ist es vorteilhaft, Armstützen anzubringen, wenn die Patienten im fortgeschrittenen Stadium nicht mehr in der Lage sind, ihre Unterarme aktiv zu bewegen. Sie können dann leichte Verrichtungen, wie Schreiben und Essen, ausführen. Ist die Kyphoskoliose erst entwickelt, verstärkt sie sich der Schwerkraft folgend immer weiter. Sie ist nicht mehr zu beseitigen. Aus diesem Grund ist die Sitzhilfe zu einem möglichst frühen Zeitpunkt zu verordnen.

Zimmerfahrstühle und Selbstfahrer haben für Muskeldystrophiker nur beschränkten Wert. Die Kranken verfügen oft nicht über die notwendige Kraft, die Fahrzeuge selbständig zu bewegen. Manche Patienten bedienen sich selbsterdach-

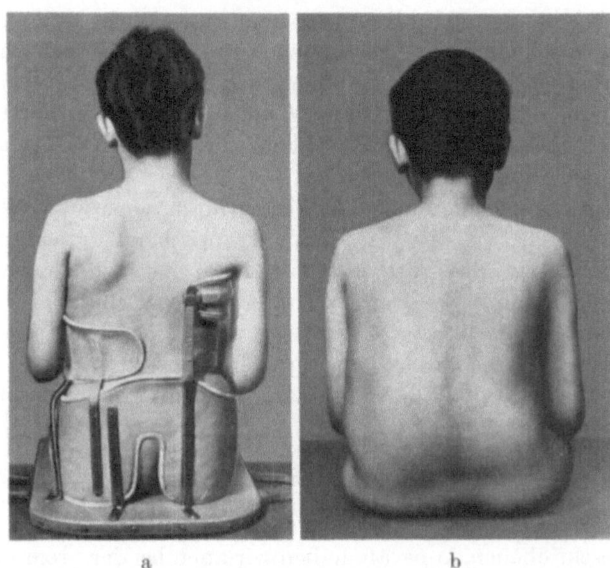

Abb. VIII.25 a u. b   Sitzhilfe. Die noch relativ leichte Kyphoskoliose läßt sich durch den Gegendruck der Pelotten gut aufrichten und halten

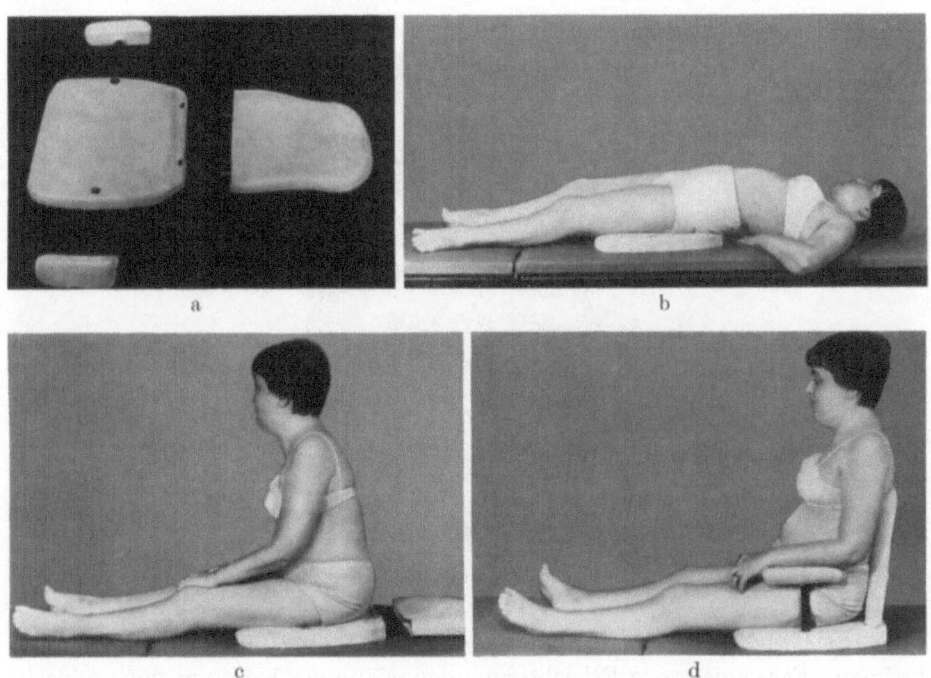

Abb. VIII.26 a—d   Zerlegbare Sitzhilfe für erwachsene Patienten

a   Sitzhilfe zerlegt   b   Lagerung des Patienten, 1. Phase
c   Lagerung des Patienten, 2. Phase   d   Rückenstütze und Armstütze angesetzt

ter Hilfen zur Fortbewegung im Raum. So gelingt es einigen Muskeldystrophikern, durch vorsichtige schwunghafte Bewegungen des Rumpfes sich auf einem Stuhl durch den Raum zu schaukeln. Es empfiehlt sich, unter den Stuhlbeinen Filz anzubringen, damit der Stuhl besser haftet. Rollen sind nicht vorteilhaft, da sie unter Umständen den Patienten aus dem Gleichgewicht bringen. Meist müssen die Stuhlbeine etwas verkürzt werden.

Andere Patienten rutschen auf dem Gesäß durch den Raum. Sie sind manchmal in der Lage, sich Stufe für Stufe eine Treppe herabgleiten zu lassen. Auch diesen Patienten gelingt das Fortbewegen nur durch schwunghafte Bewegungen; Muskelkraft steht ihnen in der Regel kaum noch zur Verfügung.

Haben sich Patienten in fortgeschrittenen Stadien derartige Bewegungsmechanismen angeeignet, ist es unzweckmäßig, den aufrechten Stand erzwingen zu wollen. Selbst die Beseitigung der Kontrakturen würde sich nachteilig auswirken.

3.7 Apparatversorgung bei kongenitalen Myopathien, spinalen und neuralen Atrophien

Die oben beschriebenen Apparate haben wir auch bei der progressiven spinalen Muskelatrophie und bei der infantilen Spinalatrophie eingesetzt. Die Versorgung dieser Patienten ist jedoch wesentlich schwieriger, da infolge der Hypo- und Atonie der Muskulatur die Gelenke instabil sind. Selbst mit Schmetterlingspelotten und Glutäuszügeln kann oft keine ausreichende Stabilität erzielt werden. Der orthopädischen Versorgung sind bei den atonischen Myopathien Grenzen gesetzt.

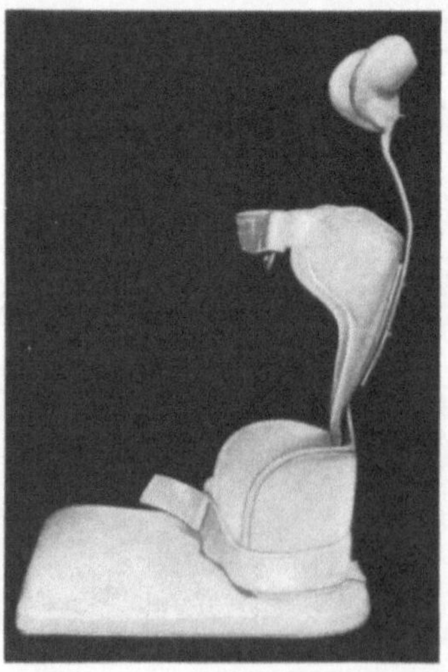

Abb. VIII.27   Sitzhilfe mit Kopfstütze

Immer wieder bewährt haben sich Sitzhilfen. Sie stellen auch für die Werdnig-Hoffmann-Fälle eine große Erleichterung dar. Kann der Kopf nur noch schlecht gehalten werden, kann eine Kopfstütze angebracht werden (Abb. VIII.27).

Gute Ergebnisse sind mit stabilisierenden Schienen bei neuralen Muskelatrophien zu erzielen. Bei diesen Patienten ist in erster Linie die distale Extremitätenmuskulatur befallen. Meist treten die Paresen in den proximalen Extremitäten-Abschnitten erst relativ spät auf, wogegen die Rumpfmuskulatur fast immer funktionsfähig bleibt. Da bei diesen Patienten das Gehen mit Hilfe orthopädischer Apparate fast immer auch im Freien erhalten werden kann, setzen wir nicht die starre Kreuzschiene ein. Die Patienten werden mit den üblichen Schienenschellenapparaten mit beweglichem Kniegelenk versorgt, die das Sitzen ermöglichen. Das Kniegelenk muß sperrbar sein.

Ganz andere Probleme finden sich bei den distalen Myopathien und neurogenen Atrophien (Welander, Curschmann-Steinert, Duchenne-Aran, Charcot-Marie-Tooth-Hoffmann). Die Rumpf- und proximale Extremitätenmuskulatur wird gar nicht oder in weit geringerem Maße von dem atrophischen Prozeß befallen. Die Steh- und Gehfunktion bleibt meist erhalten.

Zuweilen ist es möglich, den Patienten durch orthopädische Hilfsmittel zu besserem Gebrauch der distalen Extremitätenabschnitte zu verhelfen.

An der unteren Extremität werden die üblichen Hilfsmittel — Schuhe, Zügel, Schienenhülsenapparat oder Schmetterlingspelotte — angewandt. Bei Gebrauchsunfähigkeit der oberen Gliedmaßen, besonders der Hände, haben wir die nachstehend beschriebenen speziellen Arbeitshilfen mit Erfolg eingesetzt.

3.7.1 Bewegliche Hand-Finger-Schiene mit Hooke-Zügel

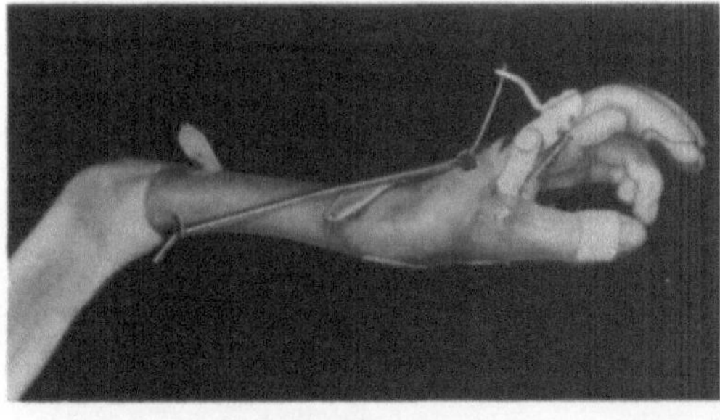

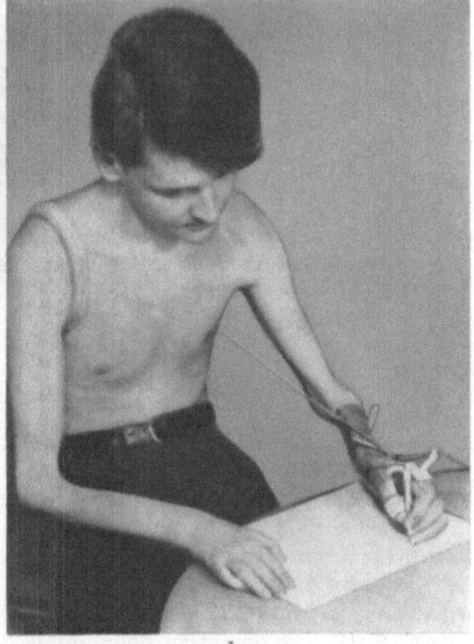

Abb. VIII.28 a u. b

a Bewegliche Hand-Finger-Schiene mit Hooke-Zug. Die Fingerschalen sind aus Polyester gefertigt. Der Baudenzug wird durch Schulterschlinge betätigt, er wirkt gegen einen einstellbaren Federzug. Dieser Patient hat gegenüber Amputierten den wesentlichen Vorteil der erhaltenen Sensibilität der Finger

b Das Hilfsmittel in Gebrauch. Der Patient ist erstmalig in der Lage, ohne Zuhilfenahme des Mundes einen Stift zwischen die Finger zu klemmen

Bei der progressiv neuralen Muskelatrophie ist meist keine aktive Beweglichkeit der Finger mehr möglich. Kontrakturen bestehen selten. Für diese Patienten wurden dorsale Unterarm-Fingerschalen angefertigt. Die Schalen werden aus Kunststoff hergestellt. Durch eine Feder läßt sich der Daumen wie die Klaue einer Prothese gegen den Zeigefinger stellen. Über einen Hooke-Zügel mit Schulterzug kann die Daumen-Zeigefinger-Klaue geöffnet werden. Auf diese Weise werden primitive Greif- und Haltefunktionen möglich (Abb. VIII.28 a u. b). Voraussetzung ist jedoch eine gut erhaltene Schultergürtelmuskulatur. Diese ist bei der progressiv-neuralen Muskelatrophie meist vorhanden.

3.7.2 Unbewegliche Hand-Finger-Schiene

Wird die Greiffunktion der Hand durch mangelndes Oppositionsvermögen des Daumens und Kraftverlust eingeschränkt, kann durch Fixierung des Daumens die Greiffunktion verbessert werden. Diese Fixierung läßt sich mit einer dorsalen Daumenschiene aus Kunststoff erreichen, die ein Ausweichen des Daumens in Abduktion verhindert. Fingerschluß ist bei erhaltener Beugefähigkeit der Finger gewährleistet. Auf diese Weise wird z. B. das Schreiben wieder möglich (Abb. VIII. 29).

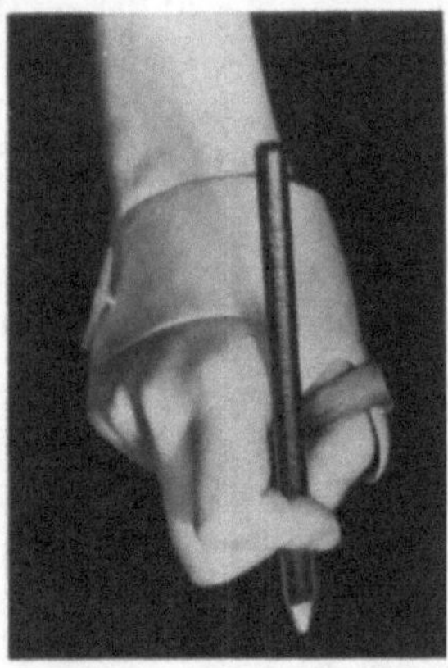

Abb. VIII.29   Unbewegliche Hand-Finger-Schiene aus Kunststoff. Durch die Fixation wird das Abweichen des Daumens in Abduktionsstellung verhindert

Literatur zum Kapitel VIII

1. CAMPBELL: Zit. nach WACHSMUTH, W.: Die Operationen an den Extremitäten. Teil II. Berlin-Göttingen-Heidelberg: Springer 1956.
2. DANIELS, L., M. WILLIAMS u. C. WORTHINGHAM: Muskelfunktionsprüfung. Stuttgart: Fischer 1962.
3. DICKE, E., u. H. LEUBE: Massage reflektorischer Zonen im Bindegewebe. Stuttgart: Piscator 1951.
4. JANDA, V.: Muskelfunktionsprüfung. Berlin: Verlag Volk und Gesundheit 1959.
5. LANGE, F.: Die operative Behandlung der Kontrakturen und Ankylosen. Z. orthop. Chir. **36**, 495 (1916).
6. MOMMSEN, F.: Die Dauerwirkung kleiner Kräfte bei der Kontrakturbehandlung. Z. orthop. Chir. **42**, 321 (1922).
7. OMBREDANNE: Zit. nach HACKENBROCH, M.: Zur normalen und pathologisch veränderten Mechanik des Hüftgelenkes. In: Handbuch der Orthopädie. Hrsg. von HOHMANN, HACKENBROCH u. LINDEMANN. Bd. IV/1. Stuttgart: G. Thieme 1961, S. 1—68.
8. RUTHIG, H.: Konservative Behandlung polyarthritischer Kniegelenksversteifungen. Beitr. Orthop. Traum. **2**, Festschrift Prof. Loeffler, S. 30 (1955).

Kapitel IX

Medikamentöse Behandlungsversuche
der progressiven Muskeldystrophien

1879 schrieb GOWERS über die dystrophischen Erkrankungen der Muskulatur, diese seien auf Grund ihrer ebenso eigenartigen wie mysteriösen Natur eines der interessantesten Leiden, zugleich aber eines der traurigsten für denjenigen, der sich damit befaßt, angesichts der Machtlosigkeit, deren Verlauf zu beeinflussen. Dieses Wort gilt leider bis heute bezüglich aller medikamentösen Maßnahmen, wie sie bisher in großem Umfang versucht und oft auf Grund eines zwar psychologisch verständlichen, aber nicht konkret begründbaren Optimismus vertreten wurden. MILHORAT stellte 1954 eine Liste von 45 empfohlenen Therapieformen auf, die auf Grund kritischer Überprüfung als wirkungslos bezeichnet werden mußten (vgl. Tabelle IX.1). Daneben werden weitere 29 Medikamente aufgezählt, deren Wirkung fraglich ist und die noch eingehender zu überprüfen wären.

Tabelle IX.1   *Übersicht über bisher versuchte medikamentöse Behandlungen der Muskeldystrophie*

(nach MILHORAT, 1954)

Sicher wirkungslos		Fragliche geringe Wirkung
Vitamine und verwandte Substanzen		
Vitamin A		Ascorbinsäure
Vitamin-B-Komplex:	Thiaminhydrochlorid	Pyridoxinhydrochlorid
	Calciumpantothenat	α-Tocopherol
	Riboflavin	δ-Tocopherol
	Nicotinamid	Tocopheramin
	Folsäure	λ-Tocopherylhydrochinon
	Vitamin B$_{12}$	Tocopherylphosphat
Ergostanylacetat		Tocopherol + Inositol
Lecithin		Leberextrakte
Lyxoflavin		Weizenkeime
Maisöl		Weizenkeim-Öl
Stigmasterin		
Saubohnen-Sterine		
Mischungen aller bekannten Vitamine		
Nucleoside, Nucleotide, Enzympräparate		
Adenosin-5-monophosphat		Adenosin-3-monophosphat
Coenzym A (aus Leber)		Adenosintriphosphat
Cytochrom c		Procain-adenylat
Nucleinsäure		
Gewebsextrakte		
Extrakt der Duodenalschleimhaut		Extrakte aus Pankreas, Pankreasenzyme
Extrakt der Magenschleimhaut (Schwein)		Mucin aus Schweinemagen

Tabelle IX.1   Fortsetzung

Sicher wirkungslos	Fragliche geringe Wirkung

Aminosäuren, Eiweiße und verwandte Substanzen

Sicher wirkungslos	Fragliche geringe Wirkung
Arginin	Cystein
Betain	Glutaminsäure
Cholin	Glycin
Kreatin	Methionin
Glycocyamin	Gelatine
Lysin	
Leberhydrolysat	
Trockenleber	

Hormone und verwandte Substanzen

Sicher wirkungslos	Fragliche geringe Wirkung
ACTH	Adrenalin mit Pilocarpin
Thyreotropes Hormon	Ephedrin
Wachstumshormon	Insulin
	Testosteron
	Nebennierenextrakte verschiedener Art
	Schilddrüsenextrakt

Zucker und Zuckeralkohole

Sicher wirkungslos	Fragliche geringe Wirkung
Arabinose	Mannose
Galaktose	
Inositol	
Lactose	
Mannitol	
Raffinose	

Reduzierende Mittel

Sicher wirkungslos	Fragliche geringe Wirkung
Butyliertes Hydroxyanisol	—
Methylenblau	

Antibiotica

Sicher wirkungslos	Fragliche geringe Wirkung
Aureomycin	—
Sulfadiazin	
Terramycin	

Verschiedene Substanzen

Sicher wirkungslos	Fragliche geringe Wirkung
Gluconsäure-dimethylaminoacetat	Strychnin
Paraaminobenzoesäure	
Phenylbutazon	

1. Methodische Probleme

Da die Pathogenese aller hier behandelten Formen der progressiven Muskeldystrophie (Dmp.) noch unaufgeklärt ist, konnte eine kausal fundierte pharmakologische oder auf Substitution fußende Therapie bisher nicht entwickelt werden. Bei der Anwendung empirischer oder auf vagen pathogenetischen Vorstellungen basierenden Behandlungen ergeben sich erhebliche methodische Schwierigkeiten, deren Einfluß auf den Verlauf langsam progredienter Leiden, wie sie die Muskeldystrophien darstellen, objektiv zu überprüfen. Eine dieser Schwierigkeiten resultiert aus der Erfahrung, daß auch im von äußeren Einwirkungen unabhängigen Verlauf dieser Leiden neben Phasen relativen Besserbefindens auch solche rascherer Verschlechterung des Zustandsbildes vorkommen, deren Ursachen wir nicht kennen. Ähnliches gilt für biochemisch faßbare Veränderungen wie die Serumenzymwerte, die Kreatin- oder Kreatininausscheidung, den Kreatinin/Kreatin-Quotienten oder die Ausscheidung von Aminosäuren. Bekannt ist der ungünstige Einfluß von interkurrenten Krankheiten oder emotionalen Streß-Situationen auf das Befinden und die Leistungsfähigkeit der Patienten. Daß biochemisch faßbare Kriterien, wie die Höhe der Serumenzymaktivitäten mit dem körperlichen Leistungszustand nicht parallel gehen, zeigt die Erfahrung bei Ruhigstellung der Kranken; so führt z. B. eine mehrtägige Bettruhe rasch zu einer Verschlechterung der physischen Leistungsfähigkeit, während die Serumenzymwerte absinken. Im Kindesalter sind die Entwicklung und das Wachstum oft Faktoren, welche noch einen Leistungszuwachs entgegen den negativen Einflüssen der Krankheit ermöglichen. Positive Emotionen, z. B. der Beginn einer „neuen" Behandlung wirken sich psychisch vitalisierend aus und führen zu einer vorübergehenden Leistungsverbesserung.

Die hier angeführten Schwierigkeiten machen es praktisch unmöglich, die Wirkung einer Behandlung über begrenzte Zeit — auch über Wochen und Monate — kritisch zu beurteilen. Längeren Behandlungs- und Beobachtungszeiten stellen sich wieder andere Probleme entgegen. Manche Medikamente können nicht bedenkenlos über lange Zeit verabreicht werden. Zum Teil sind sie nur auf dem Infusionsweg und deshalb nur über begrenzte Zeit anwendbar. Häufig schränken leider auch finanzielle Probleme die Behandlungsdauer ein. Anregungen, grundsätzlich den doppelten Blindversuch bei zwei möglichst gleichartigen Krankenkollektiven anzuwenden (DREWS, 1965; WALTON, 1966) führen vielleicht zu einer Verbesserung der Beurteilbarkeit medikamentöser Therapien. Sie sind aber ebenfalls keine ideale Lösung des Problems, da auch bei gleicher Erkrankungsform (z. B. dem Duchenne-Typ), selbst bei gleichem Alter und bei gleicher Krankheitsdauer der Progredienzgrad individuell sehr verschieden und nicht voraussehbar ist.

Mit einem Klinikaufenthalt verbundene medikamentöse Behandlungen können nicht ohne Verzicht auf gleichzeitige heilgymnastische Maßnahmen durchgeführt werden. Deren Anwendung ist allein schon deshalb diktiert, weil auf Krankenhausabteilungen bei noch gehfähigen Patienten Bewegungsmöglichkeiten eingeschränkter sind als im täglichen Leben zu Hause. Nicht mehr gehfähige Kranke werden hier in der Regel intensiver gymnastisch betreut als im häuslichen Milieu. Besserungseffekte dieser rein physikalischen Therapien (TUNBRIDGE, 1966; vgl. dazu auch Kapitel VIII) sind unbestreitbar, der Anteil ihrer positiven Wirkung bei einer gleichzeitigen medikamentösen Behandlung ist jedoch schwer zu ermessen und einzuberechnen, wenn man allein den medikamentös erzielten Nutzen ermitteln will. Auch diesen Schwierigkeiten könnte man nur mit dem Blindversuch an zwei gleichartigen Kollektiven begegnen.

2. Neuere Behandlungsvorschläge

2.1 Vitamine und Coenzyme

Neuere, gut dokumentierte Behandlungsversuche mit Ascorbinsäure oder Pyridoxin bei Muskeldystrophien, deren möglichen Nutzen MILHORAT (vgl. Tabelle IX.1) nicht ganz ausschließt, sind uns unbekannt. Mehrfach wiederholte

Infusionen von Vitamin-B-Komplexen zusammen mit ATP und Natriumlactat hatten keine überzeugende Wirkung (CACCIARI, 1967).

Die Behandlung mit *Vitamin E* oder verschiedenen chemischen Abwandlungen des Tocopherol wird auch in neuerer Zeit von einigen Autoren empfohlen und positiv beurteilt. An bescheidene bessernde Wirkungen glaubt BECKMANN (1951, 1965), der tägliche Gaben von 300 mg α-Tocopherol-Acetat sowohl bei Kindern als auch bei Erwachsenen empfiehlt. Die Indikation basierte ursprünglich auf pathogenetischen Analogieschlüssen zwischen der experimentellen Vitamin-E-Mangelmyopathie und den erblichen Myopathien des Menschen, deren Unhaltbarkeit durch spätere eingehende Forschungsarbeiten (vgl. dazu S. 220) geklärt wurde. BECKMANN (1965) nimmt an, daß ein antioxydativer Effekt des Vitamin E einen stabilisierenden Einfluß auf den Lipoidanteil der Muskelzellmembran und somit eine abdichtende Wirkung auf Permeabilitätsstörungen der Membran habe. Daß letztere aber einen entscheidenden Faktor in der Pathogenese der erblichen Muskeldystrophie darstellen, ist nach wie vor unbewiesen. Nach BECKMANN (1951) und einigen weiteren Untersuchern wurde bei Kranken mit Dmp. ein verminderter Tocopherolspiegel im Blut gefunden, doch fanden andere Autoren normale Werte (vgl. S. 221). Auch konnte BECKMANN seine Therapieerfolge, wobei er zusätzlich noch Inosit verabfolgte in der Vorstellung einer Verstärkung der α-Tocopherol-Wirkung bei der Bildung von Phospholipoiden in der Membran, bisher nicht überzeugend objektiv belegen. BERNESKE u. Mitarb. (1960) verabreichten hohe Dosen von Vitamin E bei 33 Patienten mit Dmp. über lange Zeit ohne positives Ergebnis. Gleiche negative Ergebnisse berichteten schon FITZGERALD u. McARDLE (1941) sowie WALTON u. NATRASS (1954). Neuere Behandlungsversuche mit gleichzeitigen Gaben von Vitamin E und einem Schilddrüsen-Trockenpräparat hatten ebenfalls keinen klinischen Effekt (VESTER, 1966).

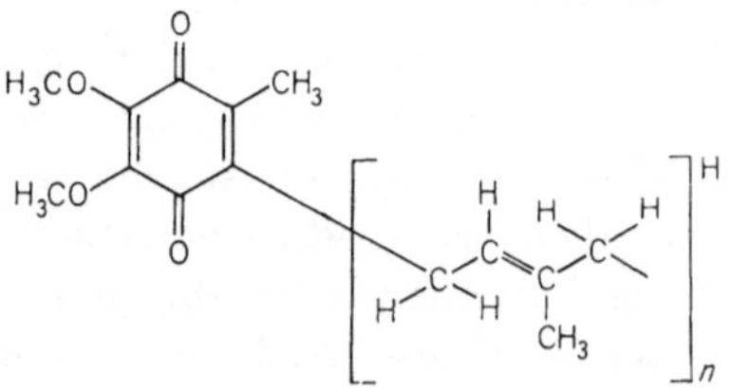

Abb. IX.1   Verbindungen der Coenzym-Q-Gruppe ($n = 4, 5, 6, 7, 8, 9, 10$)

Eine dem Vitamin E verwandte Gruppe von Substanzen tritt in letzter Zeit mehr und mehr in den Mittelpunkt des therapeutischen Interesses. Es handelt sich um das *Coenzym Q*, von dem je nach der Zahl der Isoprenreste in der Seitenkette die Verbindungen Q_4 bis Q_{10} unterschieden werden können. Die im menschlichen Organismus vorkommende Form ist das Coenzym Q_{10} (LINN, 1959; KONIUSZY, 1960; GALE, 1961; vgl. Abb. IX.1). Die Bezeichnung erfolgt nach der mutmaßlichen Funktion in der Atmungskette (Chinonkatalyse), wo Coenzym Q zwischen den Flavoproteiden und den Cytochromen (vermutlich Cytochrom b) eingeschaltet ist. Innerhalb der Atmungskette steht Coenzym Q im Gleichgewicht mit seiner Hydrochinonform. Theoretisch würde eine Cyclisierung der Hydrochinonform zum entsprechenden Chromanol sehr leicht vonstatten gehen und damit eine enge strukturelle Verwandtschaft zum α-Tocopherol entstehen, das ebenfalls ein Chromanol ist (Abb. IX.2). Ein Coenzym-Q-Chromanol kommt jedoch in der Natur nicht vor, und nach dem bisherigen Stand unseres Wissens muß angenommen werden, daß die biologische Aktivität des Coenzym Q an die Chinonstruktur, die des Vitamin E aber an die Chromanol-Konfiguration gebunden ist (FARLEY, 1967).

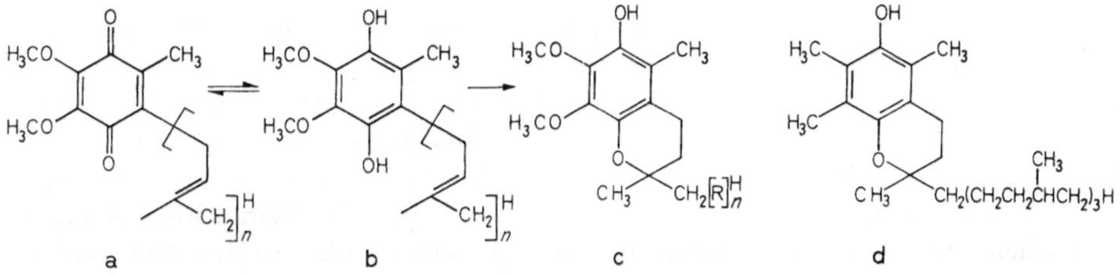

Abb. IX.2 a—d　　Coenzym Q (a): Hydrochinonform (b) und Chromanolform (c); zum Vergleich Vitamin E (α-Tocopherol) (d)

Mäuse mit hereditärer Muskeldystrophie, die einige Wochen lang Hexahydrocoenzym Q_4 intraperitoneal oder oral erhielten, zeigten eine deutliche Besserung in ihrer Bewegungsfähigkeit, konnten z.T. ihre vorher immobilisierten hinteren Extremitäten wieder gebrauchen und laufen (FARLEY u. Mitarb., 1966, 1967). Die Überlebenszeit der Tiere wurde jedoch gegenüber den Kontrollen nicht oder nur wenig verlängert; es wurde deshalb vermutet, daß die Behandlung noch nicht in optimaler Dosierung und Applikationsart erfolgte.

Die Ergebnisse erster therapeutischer Versuche am Menschen veröffentlichten 1967 MILHORAT, GOLDSTONE u. KIBRICK. Insgesamt 8 Knaben mit der Duchenne-Form der Dmp. erhielten einige Wochen lang Dosen von 44—650 mg Coenzym Q_4 täglich oral. Da zum Zeitpunkt dieser Untersuchung leider noch nicht bekannt war, daß offensichtlich nur die Chinon-Form des Coenzym Q biologisch aktiv ist, verwendeten MILHORAT u. Mitarb. das 6-Chromanol des Hexahydrocoenzym Q_4 bei ihrem Therapieversuch. Eine klinisch faßbare Besserung konnte nicht festgestellt werden, ebenso änderte sich unter der Therapie weder die Kreatinurie noch die CPK-Aktivität im Serum. Die jetzigen Kenntnisse aus der biochemischen Grundlagenforschung und die tierexperimentellen Ergebnisse ermutigen jedoch zu weiteren intensiven Untersuchungen in dieser Richtung. Dabei gilt es auch, die Hypothese (FARLEY, 1967) zu widerlegen, daß ein (enzymatischer ?) Block in der komplizierten Biosynthese des Coenzym Q der lange gesuchte und genetisch determinierte Stoffwechseldefekt ist, der zur Entstehung der Muskeldystrophie führt.

BEARD u. WOFFORD berichteten 1956, daß Zufuhr von *Vitamin B 15* (= Pangamsäure oder Dimethylaminoacetat der Glucuronsäure) bei Ratten den Kreatingehalt im Skeletmuskel um 82%, im Herzmuskel um 350% vermehrt. Ähnliche Ergebnisse mit statistisch überprüfter Signifikanz teilte 1965 auch JAKOVLEV aus der UdSSR mit; hier war der höhere Kreatinphosphatgehalt besonders deutlich, nachdem die Ratten physischen Belastungen (15 Min. Schwimmen) ausgesetzt wurden. Er bringt diesen Effekt mit den labilen Methylgruppen der Pangamsäure in Verbindung, wodurch die Methylierungsreaktion bei der Kreatinsynthese begünstigt werden soll. Auf Grund der Befunde von BEARD u. WOFFORD führten wir

1962—63 (unveröffentlichte) Behandlungen bei 8 Fällen von Dmp. (5 Fälle des Duchenne-Typs, 2 Gliedergürtelformen, 1 facio-scapulo-humerale Form) mit Vitamin B 15 durch, wobei über 6—12 Wochen täglich 50 mg Pangamsäure z. T. intramuskulär, meist aber peroral verabreicht wurden. Ein durch ergometrische Messungen und fortlaufende Serumenzymkontrollen überprüfter positiver Effekt konnte dabei nicht objektiviert werden.

Überzeugende Erfolge bei der Anwendung von 2-Methyl-1:4-Naphthochinon, das dem *Vitamin K 3* entspricht, teilte 1966 TOMASZKIEWICZ in einer kurzen Notiz in Lancet mit. Er behandelte 7 Fälle von Dmp., in der 1. Woche mit 150 mg i.m. täglich, dann während der folgenden Wochen mit 2 Injektionen pro Woche und fand in allen Fällen „starke Vermehrung" der Muskelkraft und der Muskelmasse. Wir haben 3 Patienten des Duchenne-Typs nach dieser Anweisung mit dem Präparat Hykinone stationär bei gleichzeitiger intensiver Krankengymnastik behandelt und sahen dabei weder eine Zunahme der ergometrisch überprüften motorischen Leistungsfähigkeit noch eine Zunhhme der Kreatininausscheidung.

2.2 Hormone

Die Unwirksamkeit von ACTH, dem thyreotropen Hormon der Hypophyse und dem „Wachstumsfaktor" aus der Hypophyse geht aus dem Bericht von MILHORAT (1954) hervor (vgl. Tabelle IX.1). DANOWSKI u. Mitarb. haben 1956 den Einfluß des Wachstumshormons nochmals an 4 Kindern mit Dmp. überprüft, ohne leistungsmäßig und nach biochemischen Kriterien eine positive Wirkung auf das Leiden feststellen zu können. Die MILHORAT noch fragwürdig erscheinende Wirkung von *Corticosteroiden* muß nach den Untersuchungen von HAGSTRÖM u. Mitarb. (1961), DREYFUS u. SCHAPIRA (1962) sowie COIRAULT u. HERSCHBERG (1965) negativ beurteilt werden; in vielen Fällen verschlechtert eine Corticoidtherapie das Leiden beträchtlich und führt zu einer Steigerung der Kreatinurie.

Testosteron wurde noch 1955 von TASELAAR bei langdauernder Verabreichung als therapeutisch günstig beurteilt. Bei 20 männlichen Patienten mit Dmp. glaubte er in den meisten Fällen einen Stillstand der Progredienz beobachten zu können. Zu dieser Zeit begegneten aber bereits die *anabolen Hormone* größerem Interesse, nachdem erstmals HORANYI u. Mitarb. 1954 (zit. nach BEKENY u. Mitarb., 1959) über günstige Ergebnisse der Behandlung mit Methylandrostendiol und die nur geringen androgenen Wirkungen dieses Anabolicums berichtet hatten. Zahlreiche weitere mehr oder weniger günstig lautende Erfolgsberichte von BEKENY u. Mitarb. (1959), SALVIOLI (1959), BEKENY u. Mitarb. (1960), KAESER (1961), BROWN u. JAMES (1961), DE TONI (1962), PATEISKY u. Mitarb. (1962) und HANTSCHMANN u. Mitarb. (1962) schienen die Anwendung dieses und anderer anaboler Steroide (19-Norandrostenolon-Decanoat = Deca-Durabolin oder 1-Methyl-Δ^1-androstenolonacetat = Primobolan) in breiterem Umfang zu rechtfertigen (vgl. hierzu auch die Übersicht bei NOWAKOWSKI, 1968). Schon 1959 fanden aber DANOWSKI u. Mitarb. bei Anwendung des Methyltestosteron keine Wirkung auf die Progredienz der Krankheit. DANOWSKI und auch KAESER beobachteten ferner unerwünschte virilisierende Wirkungen bei der Behandlung. Negativ beurteilten auch DOWBEN u. PERLSTEIN (1961), FRÖHLICH u. Mitarb.

(1962) und BARWICK u. Mitarb. (1963) sowie ERNST (1966) den Effekt verschiedener anaboler Hormone.

Neue Hoffnungen auf die therapeutische Nutzung der anabolen Hormone erweckte 1963 eine Mitteilung von DOWBEN über anscheinend gute Erfolge an einer Gruppe von 37 Patienten mit Dmp., die er mit 1-Methyl-Δ^1-androstenolonacetat in Kombination mit *Digitoxin* behandelt hatte. Die Zweckmäßigkeit dieser Therapie leitete er aus Testergebnissen bei dystrophischen Mäusen ab, die unter dieser Behandlung längere Überlebenszeiten aufwiesen. Eigene Untersuchungen (HEYCK u. Mitarb., 1965) bei 24 Patienten, die 3—5 Monate lang nach dem Schema von DOWBEN mit 19-Norandrostenolon-Decanoat und Digitoxin behandelt worden waren, führten jedoch zu einer negativen Beurteilung dieser Therapie. Ein Teil dieser Patienten zeigte sogar trotz gleichzeitiger intensiver krankengymnastischer Behandlung eine deutlich gesteigerte Progredienz der Muskelschwäche. Die histologische Untersuchung von Muskelbiopsieproben vor und während der Behandlung ließ bei 12 von 20 Fällen eine Zunahme der Zeichen des frischen Muskelzerfalls erkennen. Biochemisch zeigten 15 im Muskelhomogenat gemessene Enzyme einen Rückgang der Aktivitäten bezogen auf den unverändert gebliebenen Gesamtproteinanteil. Dieser Verlust erwies sich bei 5 Enzymen als statistisch signifikant. Die Befunde machen auch deutlich, daß der von uns und anderen Autoren beobachtete Anstieg der Serumenzymaktivitäten während der ersten Zeit der Behandlung mit anabolen Hormonen nicht auf einer gesteigerten Enzymsynthese basiert, was HANTSCHMANN u. Mitarb. annahmen, sondern auf einem gesteigerten Efflux von Enzymproteinen aus der Muskulatur. Als oft schwerwiegend mußten die von uns beobachteten teils irreversiblen Virilisierungserscheinungen unter dieser Therapie bezeichnet werden.

Auch andere Autoren haben über die Unwirksamkeit und die z. T. ungünstigen Folgen der von DOWBEN empfohlenen, mit Digitoxin kombinierten Anabolica-Therapie berichtet. DANOWSKI u. Mitarb. (1965) fanden bei 21 Patienten keine klinische Besserung, keine Änderung des Kreatinin/Kreatin-Quotienten, eine Abnahme der Glucosetoleranz, außerdem auch Verschlechterungen des EKG-Befundes sowie lästige Virilisierungserscheinungen bei den behandelten weiblichen Patienten. Negative Therapieergebnisse berichten auch GAMSTORP (1964) bei 11 und CHARASH (1965) bei 21 Patienten mit Dmp.

FOWLER u. PEARSON (1965) führten die von DOWBEN angegebene Therapie ein Jahr lang an 70 Patienten, zumeist Fälle vom Duchenne-Typ, zugleich mit einer Kontrollserie durch, die nur krankengymnastisch behandelt wurde. Alle Patienten wurden ergometrisch kontrolliert. Der einzige Unterschied in den Resultaten zeigte sich in den lästigen Virilisierungseffekten bei der Anwendung der anabolen Hormone, was diese Therapie als ungünstig erscheinen ließ. Auch ließ die amerikanische Muskeldystrophiegesellschaft den Wert dieser Behandlung an 365 Fällen von Dmp. durch verschiedene Behandlungszentren überprüfen (MILHORAT, 1965). In keinem einzigen Fall wurde ein günstig erscheinendes Ergebnis beobachtet. Ähnlich unseren Erfahrungen gaben einige erwachsene Patientinnen des Gliedergürteltyps ein anfänglich gesteigertes Wohlbefinden an, doch entsprach diesem ,,Vitalisierungseffekt" keine objektive Zunahme der Muskelleistung.

Einige Aufmerksamkeit gilt in letzter Zeit dem *Insulin*. Die erhöhte Insulintoleranz, wie sie bei fortgeschrittenen Fällen von Dmp. festzustellen ist (vgl. S. 142),

beruht vermutlich auf der stark reduzierten Masse noch funktionsfähiger Muskel-
fasern, denn wir fanden bei 5 von uns untersuchten Fällen des Duchenne-Typs im
Initialstadium keine erhöhte Insulintoleranz. Doch haben BLIETZ u. Mitarb.
(1965—1967) aus solchen Befunden die Vorstellung abgeleitet, durch Gen-Muta-
tion entstandene abnorme Proteine in der Zellmembran könnten die Haftung des
Insulins am Wirkungsort und dadurch die Glucoseassimilation beeinträchtigen.
In Untersuchungen an 10 Patienten des Duchenne-Typs meist fortgeschrittenen
Stadiums und einer Kontrollgruppe von 10 gesunden Kindern wiesen BLIETZ u.
PAULMANN bei den Kranken eine Einschränkung der Glucoseassimilation und
der Insulinwirkung nach. Bei Steigerung der Insulinzufuhr steigt auch der Glu-
coseassimilationskoeffizient deutlich an. BLIETZ leitet daraus den vermutlichen
therapeutischen Nutzen einer Steigerung des Kohlenhydratstoffwechsels in der
Muskelzelle ab und berichtete über 2 Kinder mit Muskeldystrophie, die er über
4—6 Monate mit an 4 Tagen der Woche durchgeführten Infusionen behandelt
hatte. Dabei wurden in der Zeit von 5—6 Stunden 500 ml 10%ige Glucoselösung
mit 100—200 E Insulin (maximal bis zu 800 E!) intravenös infundiert. Zusätzlich
wurden krankengymnastische Maßnahmen durchgeführt; außerdem wird die
gleichzeitige Infusion einer 6%igen neutralen Lösung von synthetischen L-Aminosäuren ohne Elektrolyte (Amino-Mel) empfohlen.

Die Therapie führte bei den stark atrophisch-kachektischen Kranken zu einem
erheblichen Gewichtsanstieg und einer deutlichen Verbesserung der bei diesen
Fällen schon auf das Äußerste reduzierten motorischen Leistungsfähigkeit. Von
anderen Kranken, die nicht genauer geschildert sind, wird ein Tastbarwerden von
Muskeln berichtet, die vor der Behandlung nicht zu fühlen waren! Die Verträglich-
keit der Behandlung wird als überraschend gut bezeichnet. Nebenwirkungen
(hypoglykämische Zustände) seien „bei richtiger Anwendung vermeidbar". Adipöse Kranke werden als ungeeignet für die Behandlung bezeichnet.

Überzeugend dokumentierte Erfolgsergebnisse dieser sehr heroischen und
nicht unbedenklich erscheinenden Insulintherapie (Gehirnschäden) liegen noch
nicht vor. Denkbar ist eine zeitlich begrenzte Leistungssteigerung, aber auch ein
im Endeffekt vielleicht negativer Rebound auf Grund der tiefgreifenden sonstigen
Auswirkungen derart massiver und langzeitlich durchgeführter Insulinzufuhren.
Wegen solcher Befürchtungen haben wir selbst diese Behandlung nicht vorgenommen. BLIETZ führt sie in größerem Umfang weiter, und man wird zur Beurteilung der Methode Langzeitergebnisse abwarten müssen, bevor man dazu positive
oder negative Stellung beziehen kann.

2.3 Nucleoside und Nucleotide

Die parenterale Zufuhr von ATP wurde wegen der festgestellten Verarmung der
dystrophischen Muskulatur an ATP und Kreatinphosphat (s. S. 154) auch in
jüngster Zeit noch zur Therapie angewandt, wobei bescheidene Erfolge mitgeteilt
wurden (MIEHLKE, 1957; NAKAHARA, 1965). Doch war vermutlich auch hier die
gleichzeitige krankengymnastische Behandlung die eigentliche Ursache der Besserung. Daß intravenös zugeführtes ATP in die Muskelzelle gelangt, bevor es abgebaut wird, scheint äußerst fragwürdig, ebenso die Haltbarkeit der verfügbaren
Handelspräparate. Biochemische Kontrollen von NAKAHARA (1965) zeigten im

Verlauf einer 4wöchigen parenteralen ATP-Zufuhr eine Abnahme der Kreatin- und eine Zunahme der 17-Ketosteroidausscheidung im Urin, woraus auf einen stimulierenden Effekt auf die Nebennieren geschlossen wird, ein Beleg für therapeutische Wirkungen auf die Muskulatur aber nicht zu liefern ist.

Wir selbst führten bei 6 Patienten mit Dmp. Infusionen mit Adenosin-5'-monophosphat (AMP) durch. Ein therapeutischer Erfolg ließ sich nicht objektivieren.

Eine gewisse Publizität fand in den letzten Jahren die angeblich günstige Wirkung von Uridin-5-triphosphat (COIRAULT u. HERSCHBERG, 1965) sowie von intravenös applizierbaren Nucleosid-Nucleotid-Mischpräparaten. Letzteres gilt besonders für Laevadosin, ein Gemisch von Adenosin (50 mg), AMP (10 mg), ADP (10 mg), ATP (30 mg), Inosin (50 mg), Guanosinmonophosphat (15 mg), Guanosin (10 mg) und Uridin (10 mg) pro 10-ml-Ampullen-Flasche (THOMSON u. GUEST, 1963; BECKMANN, 1965). Abgesehen von beobachteten Steigerungen der Muskelkraft glauben THOMSON u. GUEST ihre optimistische Beurteilung auf eine kurzfristige Senkung der Serumenzymaktivitäten im Anschluß an die Infusionen stützen zu können. Eine ähnliche Beobachtung machten auch BERNI CANANI u. Mitarb. (1965). BECKMANN beobachtete bei 8 Duchenne-Patienten unter der Therapie eine leichte, aber sicherlich nicht signifikante Steigerung der Kreatininausscheidung bzw. des Kreatinin/Kreatin-Quotienten. Keine Besserungen mit dieser Behandlungsmethode sahen WALTON, PEARCE u. Mitarb. (zit. nach BECKMANN, 1965). Neuerdings berichteten aber auch RADU u. Mitarb. (1967) über günstige Ergebnisse bei der Anwendung von Laevadosin.

Auf Grund eines anläßlich des Internationalen Symposions über Myopathien in Heidelberg (30. 11.—4. 12. 1965) vereinbarten Vorschlages zur Überprüfung der Therapie mit Laevadosin haben wir 4 Kinder des Duchenne-Typs und 6 erwachsene Patienten des Gliedergürtel- bzw. facio-scapulo-humeralen Typs nach den Richtlinien von BECKMANN mit Laevadosin (50 ml täglich in Infusionen und zusätzlichen Gaben von 300 mg α-Tocopherol) über 21—24 Tage bei gleichzeitiger krankengymnastischer Therapie behandelt. Dabei wurde unter Standardkost die Kreatininausscheidung im Harn z.T. täglich, z.T. in mehrtägigen Abständen bestimmt. Bezogen auf die von MENNE (1965) ermittelten Normalwerte der Ausscheidung für die verschiedenen Altersstufen bei Kindern (= 100% gesetzt) zeigte der Mittelwert bei den unter Laevadosin-Therapie stehenden Patienten einen ziemlich stetig verlaufenden Rückgang der Ausscheidung von 48% auf 34% (Abb. IX.3). Einen sehr unregelmäßig verlaufenden und deshalb wenig zuverlässig zu wertenden Anstieg von 74% auf 88% zeigte die Gruppe der 6 erwachsenen Patienten. Zum mindesten kann nach diesen Befunden die von BECKMANN unter Berufung auf die Kreatininausscheidung speziell für den Duchenne-Typ als günstig und indiziert bezeichnete Therapie nicht bestätigt werden. Bei keinem der Patienten zeigte die dynamometrische Überprüfung der Leistung verschiedenster Muskelgruppen mit dem von ZADIG (1963) entwickelten Gerät und Verfahren eine meßbare Funktionsverbesserung nach Abschluß der Behandlung.

Bekannt und von therapeutischem Nutzen bei peripheren Mangeldurchblutungszuständen ist die gefäßerweiternde Wirkung intravasal zugeführter Adenosinphosphate (ATP, ADP und AMP). Möglicherweise beruhen Angaben über ein erhöhtes Wohlbefinden nach Laevadosin-Infusionen, wie wir sie auch von einzelnen älteren Patienten zu hören bekamen, auf diesem Effekt. Bei 2 Patienten vom facio-scapulo-humeralen Typ, die von der vorteilhaften Wirkung der Therapie besonders überzeugt waren, ließen differenziert durchgeführte ergo- und dynamometrische Kontrollen entsprechend den Richtlinien von MILLER (1964) keine Änderung des Muskelstatus erkennen. Bei Kontrollen, die 2 bzw. 3 Monate nach der Krankenhausentlassung vorgenommen wurden, wurde aber auch von diesen Patienten eine Funktionsbesserung durch die Therapie verneint.

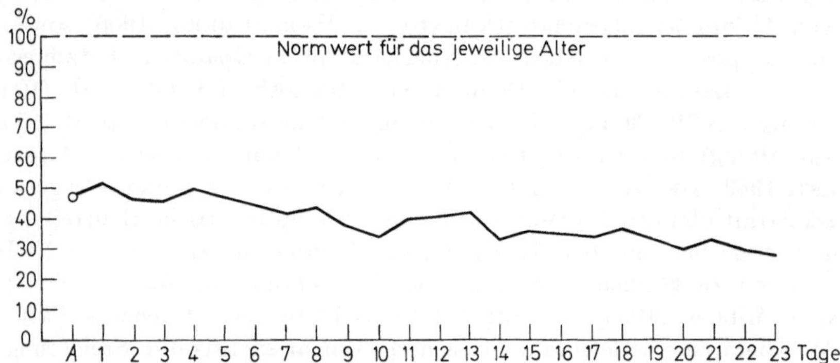

Abb. IX.3   Mittelwerte der Kreatininausscheidung im Harn bei 4 Kindern mit Dmp. Typ Duchenne unter Behandlung mit täglichen Laevadosin-Infusionen und α-Tocopherol (300 mg p.d.). Angabe der Ausscheidungsmenge bezogen auf den für das jeweilige Alter ermittelten Normalwert gesunder Kinder = 100%. Ausgangswert (A) = Mittelwert aus an mehreren Tagen (3—5) gemessenen Ausscheidungsmengen vor Beginn der Behandlung

2.4   Sonstige Arzneistoffe

Aus der an anderer Stelle (vgl. S. 67) bereits diskutierten Vorstellung einer Störung der Mikrozirkulation im Muskelgewebe als Ursache der Dmp. hat DEMOS (1963) Behandlungen mit dem *Vasodilatator* 1-(4-Oxyphenyl)-1-oxy-2-n-butyl-aminoaethan-sulfat (Vasculat) bei 79 Patienten, größerenteils des Duchenne-Typs, während 4 Monaten mit täglichen Gaben von 40 mg per os vorgenommen und deren Ergebnis nach dem Doppel-Blindversuch an 2 Kollektiven überprüft. Angaben über ein besseres Befinden auf Grund der Therapie überwogen bei den behandelten Fällen. Doch fehlen objektive Leistungsprüfungen, was diesen aufwendigen und in seiner theoretischen Begründung fragwürdigen Versuch stark entwertet. Ein bei beiden Kollektiven beobachteter Rückgang der Kreatinphosphokinaseaktivitäten im Serum besagt wenig. Zumal bei der statistischen Signifikanzüberprüfung nicht die beiden Kollektive einander gegenübergestellt wurden, sondern jeweils die Ausgangs- und Endwerte jedes Kollektivs für sich, wobei nur bei den behandelten Fällen eine Signifikanz ($p = 0{,}02$) zu ermitteln war.

In einem neueren Bericht von DEMOS u. Mitarb. (1968) wird der Krankheitsverlauf bei 63 Patienten, die länger als 2 Jahre mit Vasculat behandelt wurden, mit dem einer Kontrollgruppe von 631 Patienten verglichen, die dieses Mittel nicht erhielten. Die Autoren geben an, daß während dieser Beobachtungszeit 51% der Patienten der Kontrollgruppe ihre Gehfähigkeit verloren, dagegen nur 9,6% der mit Vasculat behandelten Kranken.

COIRAULT u. HERSCHBERG (1965) berichten, daß sie 15 Patienten nach der Methode von DEMOS behandelten und keinerlei Wirkung beobachten konnten. Andererseits berichten diese Autoren über positive Ergebnisse bei täglicher peroraler Medikation des Thymoleptikums *Centrophenoxin* (Lucridil bzw. Helfergin). Sie glauben, daß diese Substanz die sekretorischen Zellen des Hypothalamus positiv beeinflusse und greifen damit auf ältere kaum noch diskutierte Vorstellungen einer ätiologischen Bedeutung des Zwischenhirns bei der Dmp. zurück, wie sie zuletzt noch DAWIDENKOW (1956) mit der Empfehlung von Röntgenbestrahlungen der hypothalamischen Region vertrat. BECKMANN (1963) konnte unter Centrophenoxin bei 16 Muskeldystrophien keinen therapeutischen Effekt erkennen. Wir selbst haben auf dessen Erprobung verzichtet, nachdem wir auch bei anderen neurologischen Erkrankungen die diesem Präparat zugeschriebenen Wirkungen nie bestätigen konnten.

Abschließend kann nur noch einmal betont werden, was eingangs schon gesagt wurde: Eine wirkungsvolle medikamentöse Therapie der progressiven Muskeldystrophien gibt es auch heute noch nicht. Es bleibt selbst eine Frage, ob die bisherigen Ergebnisse in der Erforschung der Biochemie des Coenzym Q und seiner Wirkung schon zu einem gewissen vorsichtigen Optimismus Anlaß geben sollten. Andererseits ist bei diesen Krankheiten der Optimismus des Forschers und Klinikers eine unabdingbare Notwendigkeit, um nicht in therapeutischen Nihilismus zu verfallen. Eine wirkungsvolle Behandlung oder gar eine Heilung der progressiven Muskeldystrophien ist vermutlich erst möglich, wenn einmal durch das Zusammenwirken der biochemischen und genetischen Grundlagenforschung die Pathogenese dieser Leiden aufgeklärt sein wird.

Literatur zum Kapitel IX

1. BEARD, H. H., and G. WOFFORD: The effect of administration of synthetic vitamin B15H8 upon creatine formation in the rat. Exp. Med. Surg. 14, 169 (1956).
2. BECKMANN, R.: Therapeutische Erfahrungen bei der Behandlung der Erbschen Dystrophia musculorum progressiva mit Tocopherolphosphat und Inosit. Dtsch. Z. Nervenheilk. 167, 16 (1951).
3. — Expériences thérapeutiques avec la centrophénoxine dans les myopathies primaires et secondaires. Atti delle giornate internat. sui farmachi psicostimulanti selettivi, Rom, 25./26. I. 1963.
4. — Therapeutische Möglichkeiten bei Myopathien, insbesondere bei progressiver Muskeldystrophie. Arch. Kinderheilk. 173, 109 (1965).
5. BEKENY, G., F. KRAFT u. S. LANG: Die Anwendung von Methylandrostendiol (Neosteron) in der Behandlung der Dystrophia musculorum progressiva. Psychiat. et Neurol. (Basel) 137, 193 (1959).
6. BERNESKE, G. M., A. R. C. BUTSON, E. N. GAULD, and D. LEVY: Clinical trial of high dosage vitamin E in human muscular dystrophy. Canad. med. Ass. J. 82, 418 (1960).
7. BERNI CANANI, M., F. REA e D. A. CAPASSO: Sul comportamento di alcune attivita enzimatiche sieriche en soggetti con distrofia muscolare progressiva trattati con sostanze nucleotidiche e nucleosidiche. II. Attivita maliccdeidrogenasica, transaminasica glutammicoossalacettica e glutammicopiruvica. Boll. Soc. ital. Biol. sper. 41, 901 (1965).
8. BLIETZ, R. J.: Über die Behandlung der progressiven Muskeldystrophien mit Glukose-Insulin-Infusionen. Z. Orthop. 100, 211 (1965).

9. — u. F. Paulmann: Glucose-Assimilation und Insulinwirkung bei x-chromosomaler rezessiv erblicher Muskeldystrophie (Typ Duchenne) im Belastungstest. Hoppe-Seylers Z. physiol. Chem. **347**, 35 (1966).

10. —, J. Kruchten, K. Riedl u. J. Wagner: Membranwirkungen des Insulins bei x-chromosomal rezessiv erblicher progressiver Muskeldystrophie (Typ Duchenne). Hoppe-Seylers Z. physiol. Chem. **348**, 1609 (1967).

11. Cacciari, E., P. Tassoni, L. Comellini, V. Mei e F. Corsini: Nuove acquisizioni e ricerche sulle miodistrofie primitive. I. Alcuni rilievi sulla terapia della distrofia muscolare progressiva pseudoipertrofica con lattato di sodio. Boll. Soc. ital. Biol. sper. **43**, 90 (1967).

12. Charash, L.: Anabolic steroids in the management of muscular dystrophy. Pediatrics **36**, 402 (1965).

13. Coirault, R., and A. D. Herschberg: Therapeutic assays in myopathy. In: Myopathien. Hrsg. von R. Beckmann. Stuttgart: G. Thieme 1965, S. 202.

14. Danowski, T. S., L. Greenman, F. M. Mateer, M. J. Wratney, and J. S. Donaldson: Muscular dystrophy. VII. Trials of a pituary growth factor. Amer. J. Dis. Child. **91**, 442 (1956).

15. —, G. Sabeh, J. W. Vester, M. E. Sarver, and J. H. Sunder: Muscular dystrophy. XI. Trials of 1-methyl-Δ^1-androstenolone and digitoxin. Arch. intern. Med. **115**, 294 (1965).

16. Dawidenkow, S. N.: Klinik und Therapie der progressiven Muskelatrophien. (Übersetzung der russischen Originalarbeit, 1954.) Berlin: Verlag Volk u. Gesundheit 1956.

17. Demos, J.: Essai d'appréciation d'une action thérapeutique éventuelle au cours de la myopathie. Étude critique de l'action du P-hydroxy-phényl-butyl-amino-ethanol. Sem. Hôp. Paris **39**, 572 (1963).

18. —, A. Laqueche et D. Fourquet: Traitement de la myopathie de Duchenne de Boulogne. Arch. franç. Pédiat. **25**, 163 (1968).

19. Dowben, R. M.: Treatment of muscular dystrophy with steroids. A preliminary report. New Engl. J. Med. **268**, 912 (1963).

20. Drews, G. A.: Pharmacologic treatment of human myopathies. In: Current Concepts of Myopathies. Edit. by W. K. Engel. Clinical Orthopaedics and Related Research. London: Pitman 1965.

21. Ernst, K.: Zur Behandlung der progressiven Muskeldystrophie mit einem anabolen Steroid. Z. ärztl. Fortbild. **60**, 389 (1966).

22. Farley, T. M., J. Scholler, and K. Folkers: Response of genetically dystrophic mice to therapy with hexahydrocoenzyme Q_4. Biochem. biophys. Res. Commun. **24**, 299 (1966).

23. — — — Research on coenzyme Q and muscular dystrophy. In: Exploratory concepts in muscular dystrophy and related disorders. Edit. by A. T. Milhorat. Excerpta Medica Foundation, Amsterdam, Int. Congr. Ser. **147**, 378 (1967).

24. Fitzgerald, G., and B. McArdle: Vitamins E and B_6 in treatment of muscular dystrophy and motor neuron disease. Brain **64**, 19 (1941).

25. Fowler, W. M., and C. M. Pearson: Ineffective treatment of muscular dystrophy with an anabolic steroid. New Engl. J. Med. **272**, 875 (1965).

26. Gale, P. H., F. R. Koniuszy, A. C. Page jr., and K. Folkers: On the significance of coenzyme Q_{10} in human tissues. Arch. Biochem. **93**, 211 (1911).

27. Gamstorp, I.: Clinical evaluation of an oral anabolic steroid (methylandrostenolone, Dianabol CIBA) in children with muscular weakness and wasting. Acta paediat. (Uppsala) **53**, 570 (1964).

28. Gowers, W. R.: Pseudo-hypertrophic Muscular Paralysis. A Clinical Lecture. London: Churchill 1879.

29. Hagström, I. W. C., D. M. Rosemann, and J. T. Ellis: Debilitating muscular weakness and steroid therapy. Neurology (Minneap.) **5**, 72 (1961).

30. Heyck, H., G. Laudahn, C. J. Lüders, H. Müller-Stephann, and P. Schmidt-Peter: Anabolic steroids and digitoxin in the treatment of progressive muscular dystrophy. Acta paediat. (Uppsala) **54**, 205 (1965).

31. Jakovlev, N. N.: Einfluß von Vitamin B_{15} auf biochemische Prozesse bei der Muskeltätigkeit. Vop. med. Khim. **11**, 44 (1965).

32. Kaeser, H. E.: Zur Frage der Behandlung der Myopathien mit Sexualhormonen und ihren Derivaten. Nervenarzt 32, 38 (1961).

33. Koniuszy, F. R., P. H. Gale, A. C. Page jr., and K. Folkers: Isolation, assay, and human urinary levels of coenzyme Q_{10}. Arch. Biochem. 87, 298 (1960).

34. Linn, B. O., A. C. Page jr., E. L. Wong, P. H. Gale, C. H. Shunk, and K. Folkers: Isolation and distribution of coenzyme Q_{10} in animal tissues. J. Amer. chem. Soc. 81, 4007 (1959).

35. Menne, F.: Der Kreatinhaushalt bei der progressiven Muskeldystrophie und verschiedenen Stoffwechselstörungen. In: Myopathien. Hrsg. von R. Beckmann. Stuttgart: G. Thieme 1965.

36. Miehlke, K.: Zur Behandlung der Dystrophia musculorum progressiva. Schweiz. med. Wschr. 87, 864 (1957).

37. Milhorat, A. T.: Therapy in muscular dystrophy. Med. Ann. D. C. 23, 15 (1954).

38. — Diskussionsbemerkung. In: Myopathien. Hrsg. von R. Beckmann. Stuttgart: G. Thieme 1965, S. 250.

39. —, L. Goldstone, and A. Kibrick: Observations on effect of chromanol of hexahydro-coenzyme Q_4 in muscular dystrophy. In: Exploratory concepts in muscular dystrophy and related disorders. Edit. by A. T. Milhorat. Excerpta Medica Foundation, Amsterdam, Int. Congr. Ser. 147, 392 (1967).

40. Miller, J.: Assessment in the treatment of muscle disease. Tex. Rep. Biol. Med. 22, Suppl. 1, 871 (1964).

41. Nakahara, M.: Studies on progressive muscular dystrophy. II. Relation between clinical effect of adenosinetriphosphate on progressive muscular dystrophy and phosphate compounds in the muscle. Arzneimittel-Forsch. 15, 782 (1965).

42. Nowakowski, H.: Therapie mit anabolen Steroiden. In: Praktische Endokrinologie. Hrsg. von A. Jores, H. Nowakowski u. H. J. Staemmler. Stuttgart: G. Thieme 1968, S. 347ff.

43. Radu, H., K. Stenzel, S. Migea u. L. Bordeianu: Behandlung von Muskeldystrophie mit dem Nukleosid-Nukleotid-Gemisch Laevadosin. Münch. med. Wschr. 109, 2702 (1967).

44. Taselaar, J. A.: Med. T. Geneesk. 99, 2496 (1955).

45. Tomaszkiewicz, J. A.: Treatment of muscular dystrophy. Lancet 1966 II, 7423 (185).

46. Tunbridge, P. B., and C. Diamond: Recent treatment of progressive muscular dystrophy. Med. J. Aust. 53, 962 (1966).

47. Vester, J. W., S. P. Balcerzak, J. V. Narduzzi, and T. S. Danowski: Hydrocortisone and/or desiccated thyroid in physiologic dosage. XIX. Muscular dystrophy: creatine phosphokinase during thyroid and alpha-tocopheryl acetate therapy. Metabolism 15, 971 (1966).

48. Walton, J. N., and F. J. Natrass: On the classification, natural history and treatment of the myopathies. Brain 77, 169 (1954).

49. — Clinical aspects of human muscular dystrophy. In: Muscular Dystrophy in Man and Animals. Edit. by G. H. Bourne and M. N. Golarz, Basel u. New York: S. Karger 1963.

50. — Dystrophia muscularis progressiva. In: Progressive Muskeldystrophie, Myotonie, Myasthenie. Hrsg. von E. Kuhn. Berlin-Heidelberg-New York: Springer 1966, S. 57.

51. Zadig, A.: Objektiv mätning av muskelkraft med en ny dynamometer. Svenska Läk.-Tidn. 60, 2937 (1963).

Kapitel X

Klinische Elektromyographie

Von DIETRICH TÖNNIS und MANFRED WOLTER

1. Einleitung

Die Elektromyographie hat für die Diagnose der Myopathien und die differentialdiagnostische Abgrenzung neuromuskulärer Erkrankungen eine wesentliche Bedeutung. Sie steht bei sachkundiger Durchführung gleichwertig neben der Muskelbiopsie, gegenüber der sie aber noch weitere Vorteile hat. Elektromyographische Untersuchungen können zwar keine Auskunft darüber geben, ob eine Myopathie entzündlicher oder degenerativer Natur ist, sie vermitteln aber einen Überblick über den pathophysiologischen Zustand des Muskels und seines Neurons sowie über das durchschnittliche Ausmaß der Schädigung und können jederzeit wiederholt werden. Eine fest umrissene klinische Diagnose erlaubt die Elektromyographie nicht. Die registrierten „Aktionspotentialmuster" ermöglichen aber unter Berücksichtigung des Paresegrades des untersuchten Muskels mit hoher Treffsicherheit die Differenzierung zwischen myogener Parese und neurogener Läsion infolge Schädigung des peripheren motorischen Neurons.

Während in der Physiologie die Registrierung der elektrobiologischen Begleitvorgänge der Muskeltätigkeit schon seit Jahrzehnten gebräuchlich ist, hat die routinemäßige klinische Anwendung erst im letzten Jahrzehnt durch die Entwicklung entsprechender Geräte weite Verbreitung gefunden (DENNY-BROWN, 1949; KUGELBERG, 1949, 1959; JUNG, 1953; LICHT, 1956; BUCHTHAL, 1958, 1962, 1965; ESSLEN u. MAGUN, 1958; DUMOULIN u. AUGREMANNE, 1959; MAGUN, 1959; MARINACCI, 1959; SERRA u. COVELLO, 1959; ROSSELLE, 1960; MERTENS, 1961; MAYER, 1962, 1965; WIESENDANGER u. ISLER, 1962; ERBSLÖH, 1963; ISCH, 1963; LAMBERT, 1963; NORRIS, 1963; STRUPPLER, 1963; DRECHSLER, 1964; PUFF, 1964; STEINBRECHER, 1965; JANZEN, 1967; KAESER, 1968). Da die Untersuchungsmethode auch eine Reihe von Fehlerquellen und Täuschungsmöglichkeiten hat und der diagnostische Wert der erhobenen Befunde sehr von der Erfahrung des Untersuchers und der Sorgfalt seiner Auswertung abhängt, soll im folgenden nicht nur ein Überblick über die Grundlagen und diagnostischen Möglichkeiten der Elektromyographie, sondern auch über die Technik und Auswertung gegeben werden. Die Darstellung beschränkt sich dabei auf die Ergebnisse bei den Myopathien und die EMG-Befunde, die für die Differentialdiagnose gegenüber anderen neuromuskulären Erkrankungen wichtig sind.

2. Grundlagen der Elektromyographie

2.1 Die motorische Einheit

Die motorische Vorderhornzelle innerviert zwischen 10 und 1700 Muskelfasern (FEINSTEIN u. Mitarb., 1964). Wir nennen die Gesamtzahl dieser gemeinsam inner-

vierten Muskelfasern mit ihrer zugehörigen Vorderhornzelle und dem Neuriten
eine motorische Einheit. Sehr kleine Muskeln mit differenzierter Tätigkeit (Augenmuskeln, kleine Handmuskeln) weisen Einheiten von nur wenigen Muskelfasern
auf. Vorwiegend statisch tätige Extremitätenmuskeln haben Einheiten bis zu
1700 Muskelfasern. Diese liegen jedoch nicht in einem geschlossenen Bezirk zu-

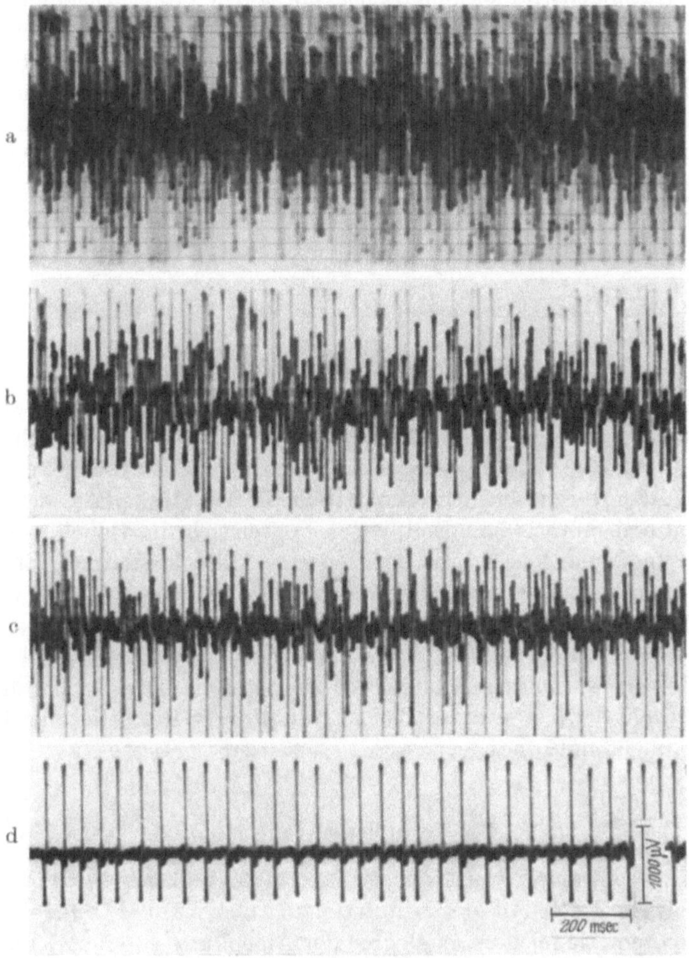

Abb. X.1 a—d

a Interferenzmuster   b gelichtetes Interferenzmuster
c Übergangs- oder gemischtes Muster   d Entladungen einzelner motorischer Einheiten

sammen, sondern verteilen sich in sogenannte Untereinheiten (subunits) von
10—30 Fasern über ein größeres Gebiet. Zwischen ihnen liegen Untereinheiten
anderer motorischer Einheiten. Das Gebiet, über das sich die Untereinheiten einer
motorischen Einheit verteilen, nennen wir das Territorium der motorischen Einheit (BUCHTHAL u. Mitarb., 1957). Im Biceps brachii umfaßt dieses Territorium
einen Muskelquerschnitt von 4—6 mm und im Rectus femoris von 10 mm Durchmesser.

Die feine Abstufung, mit der wir die Kraft unserer Muskeln einsetzen können, wird erreicht durch die Innervierung einer unterschiedlich großen Zahl von motorischen Einheiten. Bei geringer Anspannung eines Muskels lassen sich im Elektromyogramm nur Entladungen weniger Einheiten registrieren (Abb. X.1 d). Mit zunehmender Anspannung des Muskels wird ihre Zahl größer, sie überlagern sich dann auf dem Kathodenstrahloszillographen bzw. auf den Registrierfilmen, und wir sprechen bei mittelgradiger Innervation von einem Übergangsmuster oder gemischten Muster und bei maximaler Innervation von einem Interferenzmuster (Abb. X.1 a, b u. c). Auch die Frequenz der Erregungen einer motorischen Einheit variiert, sie wächst bei stärkerer Anspannung eines Muskels. Tonische Motoneurone werden mit einer Frequenz von etwa 10—20, phasische von etwa 30—60 Impulsen/ sec erregt. Bei den sehr schnell sich kontrahierenden äußeren Augenmuskeln beträgt die Frequenz bis zu 300/sec.

2.2 Das Aktionspotential der motorischen Einheit

2.2.1 Allgemeines

Der Name Aktionspotential trifft an sich nicht zu, denn das Potential entsteht nicht bei der Kontraktion des Muskels, sondern ist die elektrische Spannungsschwankung komplexer Membranprozesse bei dem Ionenaustausch, der im Augenblick der Erregung durch den nervösen Impuls an der Muskelfasermembran vor sich geht. Von den motorischen Endplatten breitet sich die Depolarisierung auf der Membran der Muskelfasern aus (propagiertes Aktionspotential). Sie ist auch von extracellulär liegenden Nadelelektroden bis zu einem Abstand von etwas mehr als 0,5 mm zwischen Untereinheit und Nadelelektrode erfaßbar (BUCHTHAL, GULD u. ROSENFALCK, 1957). Die Amplitude der extracellulär abgeleiteten Potentiale, die wir mit der klinischen Elektromyographie erfassen, beträgt jedoch nur wenige Prozent der intracellulär abgeleiteten. Für die Registrierung sind daher hohe Verstärkungen notwendig.

2.2.2 Die Form der Aktionspotentiale

Die Aktionspotentiale werden nach der Anzahl ihrer Phasen in mono-, bi-, tri-, tetra- und polyphasische Potentiale unterteilt (Abb. X.2 und X.3). Jede Phase eines Aktionspotentials reicht vom Beginn der Ablenkung von der Grundlinie bis zur Rückkehr zur Grundlinie. Bei Überschreitung der Grundlinie beginnt eine jeweils neue Phase. Finden sich im Verlauf des Aktionspotentials kleinere Abweichungen, die nicht die Grundlinie erreichen, so sprechen wir nur von unregelmäßigen Potentialformen.

Die Form des Aktionspotentials hängt von den verschiedenen Bedingungen der Registrierung und den Gegebenheiten der motorischen Einheit ab. Bei intracellulärer Ableitung mit Mikroelektroden im Tierversuch läßt sich zeigen, daß das Aktionspotential hier monophasisch ist, zunächst einen raschen Anstieg aufweist, dann einen etwas langsameren Abfall; die Rückkehr zur Grundlinie geht im letzten Teil ganz allmählich vor sich (lange Phase der Repolarisation). Das extracellulär abgeleitete Potential einer einzelnen Muskelfaser kann je nach der Lage

der Elektroden verschiedene Formen aufweisen. In Endplattennähe ist es monophasisch oder biphasisch, in etwas Abstand von den Endplatten nimmt es bi- oder
triphasische Form an. Die anfängliche positive Phase (definitionsgemäß unter der
Nullinie) entspricht dem Stromfluß, der aus der noch polarisierten Faser in die
Umgebung geht. Dann folgt ein rascher Anstieg des Potentials (positiv-negative
Ablenkung), der der abrupten Depolarisation entspricht. Während der Repolarisation kehrt das extracelluläre Aktionspotential wieder zur Nullinie zurück, und
zwar sehr viel rascher als bei intracellulärer Ableitung. Gelegentlich folgt eine
positive Phase von geringer Amplitude.

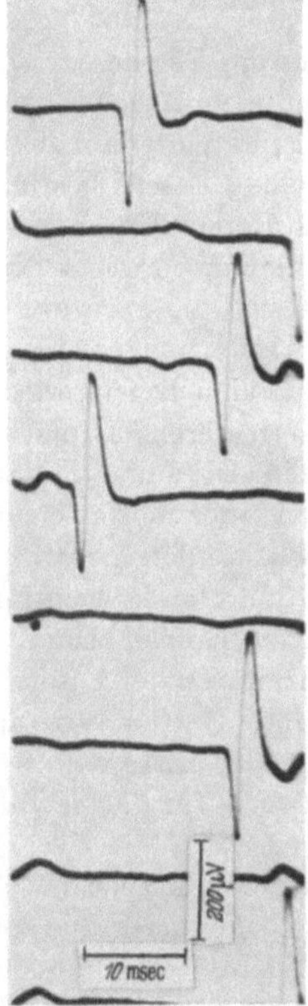

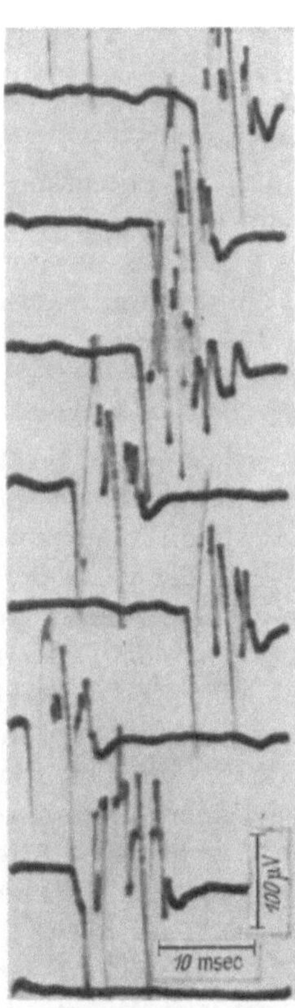

Abb. X.2   Biphasische Aktionspotentiale   Abb. X.3   Polyphasische Potentiale
einer motorischen Einheit

Das bei der klinischen elektromyographischen Untersuchung mit Nadelelektroden abgenommene Aktionspotential entsteht durch Summation der Aktivitäten vieler Fasern einer motorischen Einheit, da diese annähernd synchron ent-
laden. Eine Nadelelektrode leitet aber nur Potentiale aus einem Umkreis von ungefähr 0,5—1 mm ab (BUCHTHAL u. Mitarb., 1957). Da das Gebiet der motorischen
Einheit aber etwa 7—10 mm beträgt, wird das Aktionspotential nur durch Summation eines Teils der Fasern einer motorischen Einheit gebildet. Wenn die Aktions-

potentiale eines Muskels untereinander variieren, so ist dies durch die Tatsache zu erklären, daß an jeder Stelle eines Muskels eine verschieden große Zahl von Fasern einer motorischen Einheit erfaßt wird, je nach Größe der Untereinheiten und ihrer Lage zur Elektrode. Der Abstand zwischen den Untereinheiten beträgt nach BUCHTHAL, GULD u. ROSENFALCK (1957) 0,3—1 mm. Fällt in einem Muskel bei Myopathien eine größere Zahl von Fasern aus, so kann die Summation der Potentiale der einzelnen Fasern unregelmäßig werden. Aus der glatten, fast sinusförmigen Kurve kann dann eine unregelmäßige, aufgesplitterte und polyphasische werden.

2.2.3 Die Dauer des Aktionspotentials

Die Dauer eines Aktionspotentials wird gemessen vom Beginn der Ablenkung von der Grundlinie bis zur Rückkehr. Sie wird bestimmt von der zeitlichen Differenz, mit der die Potentiale der einzelnen Fasern und Untereinheiten an der Elektrode eintreffen und sich summieren. Dicht liegende Fasern bestimmen den Beginn des Potentials, weiter entfernt liegende das Ende. Ein anderer Faktor dürfte noch hinzukommen. Die Leitgeschwindigkeit der motorischen Nerven beträgt etwa 45—65 m/sec, an der Muskelfaser breitet sich die Erregung aber nur mit 4,7 m/sec aus (BUCHTHAL u. Mitarb., 1955). Das Aktionspotential von Fasern, deren motorische Endplatten in der Nähe der Elektroden liegen, wird deshalb relativ früh erfaßt werden. Aktionspotentiale von Fasern, deren Endplatten weiter entfernt liegen, treffen erst später an der Elektrode ein. Die Potentialdauer kann eine Veränderung erfahren, wenn die Zahl der Fasern einer motorischen Einheit sich verringert oder vergrößert. Bei Myopathien fallen in allen motorischen Einheiten eine Reihe von Fasern aus. Es summieren sich dann immer weniger Einzelfaserpotentiale zu dem Gesamtpotential der motorischen Einheit. Damit wird die Amplitude kleiner. Es fallen aber dabei auch die Aktivitäten der Fasern fort, die als besonders früh oder spät an der Elektrode eintreffende Extremwerte anzusehen sind. Der Beginn des Potentials verspätet sich damit, das Ende tritt früher auf, die gesamte Dauer ist somit verkürzt. Es sind Normwerte für die einzelnen Muskeln in den verschiedenen Altersstufen erarbeitet worden.

Eine Vergrößerung der Zahl der von einer Nervenzelle innervierten Fasern ist gelegentlich nach Ausfall von Vorderhornzellen im Rückenmark und auch nach peripheren Nervenschädigungen durch Multielektrodenuntersuchungen festzustellen (ERMINIO u. Mitarb., 1959). Es ist noch umstritten, ob die Fasern anderer motorischer Einheiten durch Aussprossung peripherer Nervenendigungen von noch erhaltenen Vorderhornzellen mit innerviert werden können oder ob schon im Rückenmark eine entsprechende Übernahme der Innervation durch die überlebenden Vorderhornzellen erfolgt. Die Summation von größeren Fasergruppen muß sich dann in einer Verlängerung der Potentialdauer, Erhöhung der Potentialamplitude und vielfach in polyphasischen Potentialformen bemerkbar machen.

Es ist möglich, daß auch Leitungsstörungen einzelner Neuriten der terminalen Aufzweigungen des peripheren Nerven zu einer Dissoziation in der zeitlichen Summation der Fasern einer motorischen Einheit führen. Auch auf diesem Wege sind Verlängerungen der Potentialdauer und polyphasische Potentialformen bei peripheren Nervenschädigungen zu erklären.

2.2.4 Die Amplitude des Aktionspotentials

Die Amplitude des Aktionspotentials der motorischen Einheit hängt ab von der Zahl der Potentiale einzelner Muskelfasern, die sich in einer bestimmten Zeit summieren. Daher ist, wie bereits beschrieben, eine Verkleinerung der Amplitude dann zu erwarten, wenn Fasern der motorischen Einheit ausgefallen sind. Eine erhöhte Amplitude wurde bei Vergrößerung des Gebietes der motorischen Einheit und stärkerer Dichte der innervierten Muskelfasern beobachtet. Diese Befunde treten bei langsam verlaufenden degenerativen Rückenmarksschädigungen (myatrophische Lateralsklerose, progressive spinale Muskelatrophie) und alten peripheren Nervenverletzungen auf, aber auch bei Folgezuständen einer Poliomyelitis. Die Erklärungsversuche für dieses Verhalten wurden bereits oben erwähnt.

Die Amplitude der Aktionspotentiale hängt aber außerdem sehr von der Entfernung zwischen den Nadelelektroden und den aktiven Untereinheiten ab. Die Aktionspotentiale eines Muskels zeigen daher in ihrer Amplitude eine große Streubreite. Die kleinsten Potentiale mit deutlichem „spike" haben eine Amplitude von etwa 70—90 μV. Die größten Potentiale können 1000—2000 und mehr μV betragen. Im Durchschnitt liegen die Amplituden der Einzelpotentiale Erwachsener bei etwa 200—400 μV. Im Kindesalter sind die Amplituden kleiner (TÖNNIS u. FAUPEL, 1965; TÖNNIS, 1969).

In der Nähe der Elektroden liegen nach den Berechnungen von BUCHTHAL, GULD u. ROSENFALCK (1957) die Untereinheiten von etwa 40 motorischen Einheiten durchmischt (Umkreis 0,5 mm). Bei dieser Berechnung wird von einem durchschnittlichen Faserdurchmesser von 50 μ (SCHWALBE u. MAYEDA, 1890; BUCHTHAL u. Mitarb., 1955) und einer Zahl von 10—12 Fasern/Untereinheit ausgegangen. Die relativ große Zahl von motorischen Untereinheiten im Umkreis von 0,5 mm von den Nadelelektroden macht es verständlich, daß bei maximaler Muskelanspannung ein dichtes Muster sich überlagernder asynchron auftretender Einheiten zu beobachten ist. Daß die Amplitude dieses „Interferenzmusters" sehr viel höher ist als die von Einzelpotentialen, die bei schwacher Muskelanspannung registriert werden, ist eine statistische Frage der Zufälligkeit. Bei Aktivierung von nur 2—3 Einheiten werden diese durchschnittlich in etwas größerem Abstand von den Elektroden entfernt liegen, während bei maximaler Anspannung aller Fasern auch die in unmittelbarer Nähe gelegenen Fasern mit aktiviert werden.

Nach tierexperimentellen Beobachtungen sollen die Potentiale phasischer Einheiten (Bewegungsmuskeln) auch höhere Amplituden als die tonischer Einheiten (Halte- und Tonusmuskeln) aufweisen (ERULKAR u. Mitarb., 1964).

Überwiegend statisch tätige Muskeln wie der M. triceps surae, der M. peronaeus und andere zeigen auch beim Menschen bei maximaler Anspannung ein Interferenzband von geringerer Amplitude und Dichte als Muskeln, die mehr der Bewegung dienen (M. tibialis anterior, Hand- und Fingermuskeln). Diese Unterschiede sind bei der EMG-Untersuchung und Interpretation der Befunde zu beachten. Es ist schließlich auch zu erwähnen, daß die Amplitude bei isometrischer, maximaler Muskelanspannung in verschiedenen Dehnungs- und Entspannungsstellungen schwankt (INMAN u. Mitarb., 1952; LIBET u. Mitarb., 1959; CLOSE u. Mitarb., 1960; MIWA u. Mitarb., 1963; TÖNNIS, 1966).

Die Ursache hierfür dürfte teils mechanischer Art sein, z.T. aber auch in Bahnungs- oder Hemmungsvorgängen liegen, die von den Muskelspindeln und Golgiorganen ausgelöst werden.

2.3 Die Spontanaktivität

Unter Spontanaktivität verstehen wir eine Reihe verschiedenartiger Entladungen der Muskulatur, die nicht willkürlich bedingt sind. Ihr wesentlichstes Merkmal ist das Auftreten in Ruhe bei völliger Entspannung des Patienten. Folgende Arten von Aktivität lassen sich dabei unterscheiden:

a) Fibrillationspotentiale,
b) Fasciculationspotentiale,
c) Myotone und pseudomyotone Entladungen,
d) Ruheaktivität bei reflektorischem Hartspann der Muskulatur.

2.3.1 Fibrillationspotentiale

Bei den Fibrillationspotentialen handelt es sich einmal um bi- und triphasische spontane Entladungen von sehr kurzer Dauer (0,5—3 msec). Ihre Amplitude ist häufig sehr klein (25—100 μV), so daß sie nur bei den höchsten Verstärkungen bemerkt werden. Vereinzelt zeigen sie aber auch eine normale oder höhere Amplitude (Abb. X.4). Sie treten unregelmäßig auf oder in einem langsamen Rhythmus von 2—10/sec, sowie gelegentlich auch in rascher Folge von 30/sec. Daneben gibt es

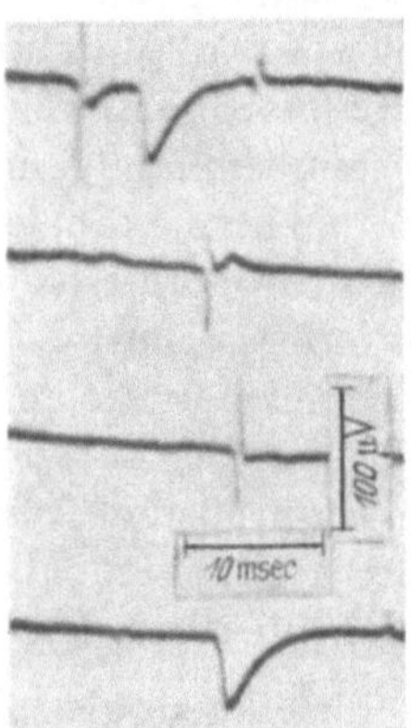
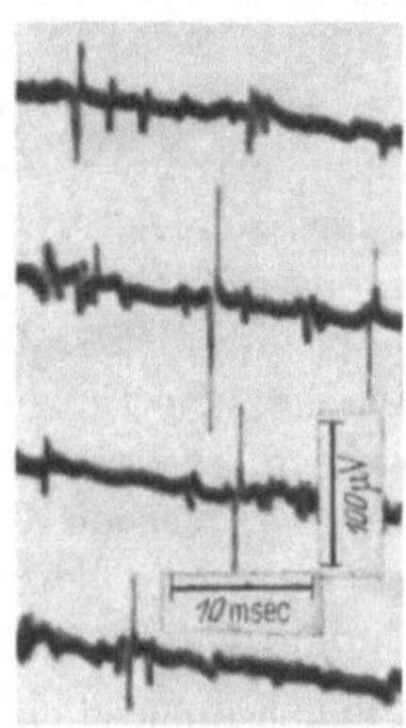

Abb. X.4   Fibrillations- und positive
Denervierungspotentiale

Abb. X.5   Sogenannte myogene Spontanaktivität bei Polymyositis

sogenannte monophasische positive Fibrillationspotentiale. Ihre Dauer ist länger und entspricht manchmal der normaler Muskelaktionspotentiale. Sie weisen eine rasch einsetzende positive Phase auf (unter der Nullinie), die im langsameren Verlauf wieder die Grundlinie erreicht und manchmal auch von einer sehr geringen negativen Nachphase gefolgt ist. Diese beiden Potentialformen werden meist auch als Denervierungspotentiale bezeichnet, weil sie am häufigsten bei Schädigungen des peripheren motorischen Neurons auftreten. Die bi- und triphasischen Fibrillationspotentiale sind aber auch in der gesunden Muskulatur vereinzelt zu finden.

Sie kommen auch bei Myopathien vor, allerdings nicht in gleichem Ausmaß wie bei peripheren Nervenschädigungen (sogenannte myogene Spontanaktivität) (Abb. X.5). Monophasische positive Denervierungspotentiale sind nur bei degenerativen Muskelfaserveränderungen zu beobachten. Sie kommen in der gesunden Muskulatur nicht vor.

Hinsichtlich der Entstehung der Fibrillationspotentiale wurde früher angenommen, daß es sich um Muskelaktionspotentiale von degenerierenden Muskelfasern handelt. Man bringt sie neuerdings mit der Aufhebung der Bildung von Acetylcholin in Verbindung. Es scheint, als ob die unterschwelligen Acetylcholinmengen, die die Region der motorischen Endplatte der Muskelfasern normalerweise treffen, die Tendenz zur spontanen Entladung hemmen. Bei Blockierung der Acetylcholin-Bildung in normalen Muskeln durch Botulismustoxin lassen sich Fibrillationspotentiale nachweisen, ohne daß histologische Veränderungen an den Nervenendigungen und Muskelfasern sichtbar sind (JOSEFSSON, 1960; THESLEFF, 1960).

Die Entstehung der positiven Denervierungspotentiale wird von BUCHTHAL auf örtliche Veränderungen der Muskelfaser zurückgeführt. An diesen Stellen soll die Propagierung des Aktionspotentials blockiert sein. BUCHTHAL kommt zu dieser Schlußfolgerung, weil die positiven Denervierungspotentiale die gleiche Form haben wie die erste Phase des Aktionspotentials, bei der der Stromfluß aus dem Faserinneren in die Umgebung geht.

Fehldeutungen sind möglich, wenn die Elektroden in der Nähe der motorischen Endplatte des Muskels liegen. Auch hier besteht eine spontane anhaltende Aktivität, die dicht an der Endplatte aus reinen negativen Entladungen besteht, etwas entfernt von ihr aber auch aus triphasischen, die zunächst eine negative, dann eine positive Phase kurzer Dauer aufweisen. Verwechslungen lassen sich vermeiden, wenn man die Grundlinie im Auge behält. Sie ist in der Nähe der Endplatte unregelmäßig durch eine Vielzahl kleiner Entladungen. Im Lautsprecher entsteht dann auch ein charakteristisches Rauschen.

2.3.2 Fasciculationspotentiale

Während Fibrillationsaktivität an der Muskulatur mit bloßem Auge nicht zu beobachten ist, höchstens an der Zunge, läßt sich die sog. Fasciculationsaktivität deutlich von außen unter der Haut erkennen. Wie der Name besagt, kontrahieren sich dabei nicht einzelne Fasern, sondern Muskelfaszikel, genauer gesagt, ganze motorische Einheiten, vielleicht auch sogar mehrere. Dementsprechend handelt es sich um typische Aktionspotentiale. Sie sind meist polyphasisch und weisen eine erhöhte Amplitude auf. Die Frequenz der Entladungen ist im allgemeinen niedrig (1—3/sec). Sie entstehen bei Irritation der motorischen Vorderhornzellen und des proximalen Teils des motorischen Neurons. Sie werden bei myatrophischer Lateralsklerose, progressiver spinaler Muskelatrophie und seltener bei neuraler Muskelatrophie gefunden. Da sie auch bei Irritation der Vorderwurzeln in einem Teil der Fälle auftreten, beispielsweise bei Wurzelkompression durch Bandscheibenvorfälle, hielten einzelne Autoren sie auch für wertvoll für die Höhenlokalisation einer Wurzelschädigung (KNUTSSON, 1961; KAESER, 1963, 1965). Wir selbst fanden nur relativ selten echte Fasciculationspotentiale bei Bandscheibenvorfällen. Sie sind leicht mit polyphasischen Aktionspotentialen zu verwechseln, wenn die Patienten nicht voll entspannen.

2.3.3 Myotone und pseudomyotone Entladungen

Bei Myopathien wird eine besondere Form der Spontanaktivität beobachtet, die myotonen und pseudomyotonen Entladungen. Sie lassen sich durch mechanische und elektrische Reizung auslösen. Myotone Salven finden sich bei der Myotonia congenita und der dystrophischen Myotonie. Ihre Entladungen und Amplituden verändern sich im zeitlichen Abstand, sie treten vorübergehend in dichter Folge auf (100—150/sec) und enden dann mit Entladungen geringerer Frequenz. Im Lautsprecher macht sich dies durch Ansteigen der Tonhöhe und anschließenden Abfall bemerkbar, so daß diese Geräusche mit denen von „Sturzkampfbombern" verglichen werden. Aufenthalt der Patienten für 30 Minuten in einem Raum mit einer Temperatur von 15 °C verstärkt die myotonen Entladungen.

Die pseudomyotonen Salven haben Potentiale und Amplituden in gleichmäßiger Folge mit geringerer Frequenz (bis 50/sec). Sie beginnen und enden abrupt und werden bei Muskeldystrophien und Polymyositis beobachtet. Die Entstehung der repetitiven Entladungen ist noch ungeklärt.

2.3.4 Ruheaktivität bei reflektorischem Hartspann der Muskulatur

In einem gesunden Muskel sollen bei Ruhe und völliger Entspannung keine Aktionspotentiale auftreten. Bei „Verspannungen" der Muskulatur, wie wir sie als umschriebene Muskelhärten oder als ausgedehnten reflektorischen Hartspann ganzer Muskeln beobachten können, ließ sich eine anhaltende Aktivität einzelner motorischer Einheiten nachweisen (BUCHTHAL u. CLEMMESEN, 1940; BAYER, 1949; BAYER u. IHLENFELD, 1949; TÖNNIS, 1965).

An den einzelnen Potentialen waren keine Veränderungen nachzuweisen. Alle Untersucher brachten diesen Befund mit einer Steigerung der Eigenreflexaktivität in Zusammenhang. Eine Ruheaktivität findet sich aber nicht nur bei Muskelhärten. Sie entsteht auch bei Überlastung und Überdehnung der Muskulatur, ehe es zu stärkerer Schädigung kommt. Ein treffendes Beispiel ist die erhöhte Aktivität, die sich bei Skoliosen auf der konvexen Seite an der Rückenstammmuskulatur findet. Sie ist durch die vermehrte Dehnung der Muskelspindeln auf der konvexen Seite zu erklären, denn die Muskelspindeln veranlassen eine höhere Tonisierung der überdehnten Muskulatur (BRUSSATIS, 1962).

2.4 Die Einstichaktivität

Beim Einstechen der Nadelelektroden können infolge der mechanischen Erregbarkeit der Muskelfasern kurze Potentialfolgen auftreten. Sie ähneln den Fibrillationspotentialen und sind bei Gesunden und Myopathien nur Bruchteile von Sekunden nachweisbar. Gelegentlich treten sie länger auf, wenn die Nadelspitze auf intramuskuläre Nervenaufzweigungen getroffen ist. Im denervierten Muskel können nach Nadeleinstich oder durch Nadelbewegungen sehr starke, bis zu mehrere Minuten anhaltende Einstichaktivitäten ausgelöst werden. In diesen

Fällen liegt bei der vermehrten Einstichaktivität ein pathologischer Befund vor, und es ist oft nicht möglich, zu entscheiden, wann die Einstichaktivität aufhört und nur Spontanaktivität besteht.

3. Untersuchungstechnik und Auswertung

3.1 Die elektromyographische Routineuntersuchung

3.1.1 Apparatur

Für die klinische Elektromyographie ist der trägheitslose Kathodenstrahl-Oszillograph erforderlich. Er soll eine Frequenz bis zu 10 000 Hz getreu und unverzerrt wiedergeben, einen möglichst niedrigen Rauschpegel aufweisen und eine Registrierkamera haben. Bei sehr fortgeschrittenen Krankheitsbildern kann der Befund zwar schon auf der Sichtröhre des Elektromyographen eine Diagnose zulassen. In weniger ausgeprägten Fällen, vor allem dann, wenn es um die Frühdiagnose geht, ist die Registrierung und Ausmessung der Einzelpotentiale und der Maximalaktivität erforderlich. Ein zusätzlicher Lautsprecher erleichtert dem Patienten die Aufgabe, nur wenige motorische Einheiten für die Registrierung einzelner Potentiale anzuspannen. Auch der Untersucher gewinnt dabei eine größere Kontrollmöglichkeit. Verschiedene Potentialformen sind akustisch leicht zu erkennen.

Es gibt koaxiale, bipolare und monopolare Nadelelektroden. Sie liefern bei der Registrierung von Einzelpotentialen etwas unterschiedliche Werte. Dies ist für den Vergleich verschiedener Untersuchungen wichtig. Koaxiale Nadelelektroden haben sich heute am meisten durchgesetzt. Bei ihnen ist eine feine Platinelektrode als differente Elektrode in einer Kanüle eingelagert. Die großflächige Kanüle wirkt als indifferente Elektrode. Neben den einfacheren Nadelelektroden gibt es auch Multielektroden, bei denen 7—14 Elektroden auf einer Kanüle nebeneinander angeordnet sind und die Untersuchung der Größe des Territoriums der motorischen Einheit gestatten. Es handelt sich hierbei aber um eine zeitraubende Methode und Auswertung, die für klinische Routineuntersuchungen zu aufwendig ist.

Für Untersuchungen, in denen es nur auf die Maximalaktivität ankommt, genügen manchmal auch Hautelektroden. Der Widerstand der Haut und insbesondere der Subcutis ist bei verschiedenen Personen aber sehr unterschiedlich. Hautelektroden erfassen bei stärkeren Muskeln auch nicht alle Abschnitte. Die Nadelelektroden sind daher für die Diagnostik geeigneter, da sie ein gleichmäßigeres Bild der Maximalaktivität abgeben und auch die Registrierung von Einzelpotentialen gestatten.

3.1.2 Untersuchungstechnik

Zur genauen Beurteilung eines Muskels müssen 20—30 verschiedene Stellen abgeleitet werden. Es ist deshalb erforderlich, 3 Nadelelektroden zu verwenden und diese mehrmals zu verschieben und zu versetzen. Bei sehr fortgeschrittenen und eindeutigen Krankheitsbildern kann man sich auch mit weniger Ableitepunkten begnügen. Bei geringgradigen Schädigungen erfordert aber der Nachweis einer kleinen Zahl von Denervierungspotentialen eine gründliche Untersuchung des Muskels. Auch für die Bestimmung der Potentialdauer ist die Registrierung von 20—30 Aktionspotentialen verschiedener motorischer Einheiten erforderlich. Bei Ableitung der Maximalaktivität können Unterschiede auftreten, da die Nadelelektroden manchmal in bindegewebigen Septen liegen und die Amplituden dann eine geringe Höhe aufweisen oder überhaupt nur wenig Aktivität erfaßt wird.

Der Gang der Untersuchung besteht zunächst in der Beobachtung der Ruhe- oder Spontanaktivität, wenn ein neuer Ableitepunkt aufgesucht worden ist. Danach läßt man dann den Patienten leicht anspannen, so daß nur wenige Aktionspotentiale auftreten, die Grundlinie gerade ist und der Abstand zwischen den Potentialen ihre einwandfreie Abgrenzung gegeneinander zuläßt. An einigen Punkten ist dann die maximale Kraftanstrengung des Patienten gegen den Widerstand des Untersuchers zu fordern. Da manche Patienten auf Grund des Schmerzes durch die Nadelelektroden nicht voll innervieren, ist es wichtig, vor Einsetzen der Elektroden die maximale Kraft zu prüfen, um später zwischen einem echten Ausfall von motorischen Einheiten und einer ungenügenden Muskelanspannung unterscheiden zu können. Untersuchungen bei Kindern erfordern viel Geduld und Erfahrung.

Für die Registrierung von Einzelpotentialen ist eine möglichst hohe Verstärkungsstufe zu wählen, um auch die kleineren Vor- und Nachphasen eines Potentials zu erkennen. Bei geringerer Verstärkung ergibt sich eine kürzere Potentialdauer, da die kleinen Phasen dann nicht festzustellen sind. Wir wählen ebenso wie BUCHTHAL auf dem DISA-Apparat routinemäßig eine Verstärkung von 10 μV/mm und eine Zeitablenkung von 1 msec/mm für Untersuchungen der Potentialdauer, gelegentlich eine Verstärkung von 20 μV/mm, wenn es besonders auf die Potentialform ankommt. Daß bei diesen Verstärkungen von einzelnen Potentialen die Amplituden über den Rand des Bildschirmes reichen, kann vernachlässigt werden. Auch die meisten Denervierungspotentiale sind so klein, daß man hohe Verstärkungen wählen muß, um sie beobachten zu können.

Bei der Untersuchung der Maximalaktivität sollten nicht zu geringe Verstärkungen eingestellt werden, da sonst der Eindruck entstehen kann, daß nur einzelne Aktionspotentiale vorhanden sind. Erst bei etwas größeren Verstärkungen (100—200 μV/mm auf dem DISA-Apparat) treten auch die mittelgroßen Aktionspotentiale in Erscheinung und damit das typische Interferenzmuster. Auch hierbei ist Erfahrung über das Elektromyogramm gesunder Muskeln erforderlich, um das Pathologische abgrenzen zu können.

3.1.3 Auswertung

Eine wirklich genaue Auswertung ist nur auf Registrierfilmen möglich. Nur hier lassen sich die verschiedenen Kriterien des EMG genauer untersuchen. Die Dauer von 20—30 Einzelpotentialen ist vom Beginn bis zum Ende der Ablenkung von der Grundlinie in Millimetern zu messen. Dieser Vorgang erfordert etwas Erfahrung. Der Vergleich der immer wieder gleichmäßig auftretenden Aktionspotentiale motorischer Einheiten zeigt am besten, ob ein Kurvenverlauf typisch ist oder ob Überlagerungen durch entfernte, schwach angedeutete Aktionspotentiale den Verlauf verzerrten. Von den Meßergebnissen der Potentialdauer ist ein Mittelwert zu bilden. BUCHTHAL u. ROSENFALCK (1955), SACCO u. Mitarb. (1962) sowie STEINBRECHER (1965) haben Normalwerte für verschiedene Altersgruppen und Muskeln ermittelt, mit denen sich die Ergebnisse vergleichen lassen. In eigenen Untersuchungen wurden auch für das Kindesalter Normalwerte ermittelt (TÖNNIS u. FAUPEL, 1965; TÖNNIS, 1969). Abweichungen von unter 20% der Aktionspotentialdauer sollten beim Vergleich mit den Normwerten nicht als signifikant angesehen werden.

Die Registrierfilme bieten ferner die Möglichkeit, die Potentialformen genauer zu untersuchen und zu erkennen, ob unregelmäßige und polyphasische Potentialformen vermehrt vorkommen. Auch hier läßt nur der Nachweis des gleichförmigen wiederholten Auftretens eines Aktionspotentials den Rückschluß zu, daß es sich wirklich um eine polyphasische Einheit und nicht um Überlagerungen verschiedener Potentiale handelt.

Bei der Maximalaktivität interessiert vor allem, ob die Aktionspotentiale in dichter Folge (Interferenzmuster) auftreten oder ob durch Ausfall einzelner Einheiten Lücken vorhanden sind. Zur genauen Abstufung benutzen wir die Einteilungen verschiedener Grade der elektrischen Aktivität, und zwar von 0—4. Dabei entspricht 0 keiner Aktivität bei dem Versuch willkürlicher Anspannung, 1 dem Auftreten vereinzelter Potentiale, 2 dem Übergang zwischen vereinzelter Aktivität und dichterem Mischmuster (stärkere Lichtungen zwischen den Potentialen), 3 dem Mischmuster mit dichterem Auftreten der Potentiale und 4 der vollen Aktivität ohne Ausfall von motorischen Einheiten. Neben der Dichte des Interferenzbandes bei Maximalaktivität interessiert auch die Amplitude des Interferenzbandes, da wir aus ihr einen Anhalt für die durchschnittliche Amplitude der Aktionspotentiale erhalten. Genaue Normalwerte wurden bisher nur für Kleinkinder angegeben (TÖNNIS u. FAUPEL, 1965). Wir bezogen die Größe der Amplitude dabei nicht auf die höchsten Potentialspitzen, sondern auf die Höhe, bei der das sich dichter überlagernde Mischmuster beginnt. Die Amplitude des Interferenzbandes bei gesunden Muskeln von Erwachsenen liegt etwa zwischen 1000 und 4000 µV. Zwischen den verschiedenen Muskeln bestehen gewisse Unterschiede. Im Abschn. 2.2.4 über die Amplitude des Aktionspotentials wurde bereits darauf hingewiesen.

Zur Registrierung der Maximalaktivität werden auch Mittelwertbildner und Integratoren in Verbindung mit dem Elektromyographen benutzt. Sie zeigen eine Kurve des Mittelwertes oder des Flächenintegrals der Maximalaktivität auf. Für klinische Untersuchungen erscheinen diese Zusatzapparate aber nicht erforderlich. Einige dieser Geräte halten auch den Eichwert nicht konstant. Der Elektromyointegrator nach v. EIFF (1956) hat den Vorteil, die Integralwerte sofort in Zahlen anzugeben. Eine quantitative Elektromyographie wird heute auch durch automatische Frequenz- und Amplitudenanalysen versucht (CENKOVICH u. GERSTEN, 1963; SATO, 1966; FITCH, 1967; ROSE u. WILLISON, 1967).

3.2 Das Elektromyogramm bei Nervenreizung

Weitere diagnostische Möglichkeiten ergeben sich durch Untersuchung des Elektromyogramms nach Nervenreizung. Auf diesem Wege läßt sich die Nervenleitgeschwindigkeit ermitteln. Daneben können Reize gesetzt werden, die myotone

Salven auslösen. Durch einzelne wiederholte Reize und vor allem durch Reizserien kann man auch die Frequenzbelastbarkeit des neuromuskulären Überganges prüfen.

3.2.1 Bestimmung der Nervenleitgeschwindigkeit

Leitungsgeschwindigkeiten der peripheren Nerven wurden bereits vor über 100 Jahren von HELMHOLTZ u. BAXT (1867) am Menschen gemessen. Die modernen EMG- und Reizgeräte erlauben jetzt eine routinemäßige Bestimmung der motorischen und sensiblen Nervenleitgeschwindigkeit peripherer Nerven (NLG) (HODES u. Mitarb., 1948; MAGLADERY u. McDOUGAL, 1950; NORRIS u. Mitarb., 1953; DAWSON, 1956; GILLIATT, 1959; THOMAS u. Mitarb., 1959; JOHNSON u. OLSEN, 1960; THOMAS u. LAMBERT, 1960; LAWRENCE u. LOCKE, 1961; CORBAT, 1961; MULDER u. Mitarb., 1961; ARRIGO u. Mitarb., 1962; MAVOR u. LIBMAN, 1962: HOPF, 1962, 1963; DOBBELSTEIN u. STRUPPLER, 1963; KAESER, 1965).

Methode: Bei der Feststellung der motorischen Nervenleitgeschwindigkeit wird der Nerv an einer muskelfernen und an einer muskelnahen Stelle mit supramaximalen Impulsen durch bipolare Hautelektroden gereizt und das dadurch ausgelöste Muskelaktionspotential mit Oberflächen- oder Nadelelektroden vom Muskel, der vom gereizten Nerven innerviert wird, abgeleitet. Die Latenzzeiten zwischen dem Impuls und dem Beginn des Muskelaktionspotentials werden sowohl bei proximaler als auch bei distaler Reizung am Kathodenstrahloszillographen bzw. Film ausgemessen und auch die Distanz zwischen beiden Stimulationspunkten bestimmt. Die distale Latenzzeit wird von der proximalen abgezogen, ebenso der Abstand vom distalen Stimulationspunkt zur Ableiteelektrode vom proximalen Abstand. Die Nervenleitgeschwindigkeit berechnet man nach der Formel Geschwindigkeit (in m/sec) = Weg (proximale Distanz — distale Distanz) : Zeit (proximale Latenzzeit — distale Latenzzeit). In der distalen Latenzzeit zwischen Stimulation am distalen Reizpunkt des Nerven und Reizantwort im Muskel sind Faktoren enthalten (Leitzeit in den terminalen Nervenaufzweigungen langsamer, neuromuskuläre Übertragungszeit), die nicht der tatsächlichen Leitgeschwindigkeit im peripheren Nerven entsprechen. Deshalb erfolgt die Berechnung der Nervenleitgeschwindigkeit aus der Differenz der beiden Latenzzeiten (Abb. X.6).

In Abhängigkeit von den einzelnen peripheren Nerven, dem Alter des Untersuchten und den einzelnen Nervenabschnitten, in denen die Bestimmung erfolgte, beträgt die motorische Nervenleitgeschwindigkeit durchschnittlich 45—65 m/sec. Es werden auch die Form und Dauer des Summenpotentials der Reizantwort des Muskels in der Stimulationselektromyographie für die Diagnostik mit herangezogen, weil sie einen Hinweis auf die Zahl der erregbaren motorischen Fasern geben. Bei der Untersuchung der sensiblen Nervenleitgeschwindigkeit (DAWSON, 1956; GILLIATT u. SEARS, 1958; DOWNIE u. NEWELL, 1961; BUCHTHAL u. ROSENFALCK, 1966) wird in der Peripherie (Finger) ein sensibler Nerv mit einer Ringelektrode gereizt und das sensible Nervenpotential proximal vom Stimulationspunkt an verschiedenen Stellen vom N. ulnaris und N. medianus abgeleitet. Es ist auch eine antidrome Reizung und Ableitung vom Finger möglich. Die Amplitude des Potentials ist sehr gering (10—30 µV am Handgelenk), so daß eine besondere Registriertechnik notwendig ist. Nach den bisher vorliegenden Ergebnissen hat diese Methode für die Diagnose der Myopathien keine Bedeutung, sondern in erster Linie bei Läsionen peripherer Nerven und Polyneuropathien.

Die Untersuchungen müssen auch eine Reihe von Fehlermöglichkeiten (GASSEL, 1964; TROJABORG, 1964) berücksichtigen, z. B. die Registrierung von

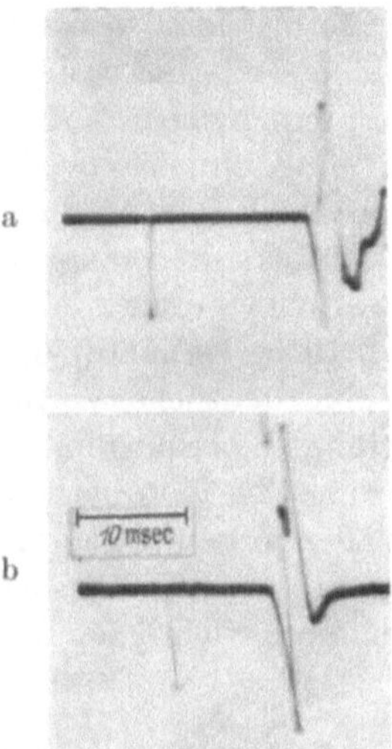

Abb. X.6 a u. b   Bestimmung der motorischen Nervenleitgeschwindigkeit des N. ulnaris
am Oberarm

a   Reizung in der Fossa supraclavicularis, Latenzzeit 14 msec
b   Reizung im Sulcus ulnaris, Latenzzeit 9 msec; Ableitung des MAP vom M. abductor digiti V

Potentialen aus Muskeln, die entfernt von der Ableiteelektrode liegen, Variation der üblichen Innervationsverhältnisse sowie bei der Stimulation Reizausbreitung auf benachbarte Nerven. Unterschiede in der Nervenleitgeschwindigkeit zwischen korrespondierenden Nervenabschnitten rechts und links betrugen nach TROJABORG 5—10%. Bei morphologischer Unterbrechung eines peripheren Nerven oder gleichmäßiger schwerer Schädigung seiner Neuriten erfolgt keine Erregungsleitung, und die Nervenleitgeschwindigkeit läßt sich nicht bestimmen; ebenfalls bei völligem Untergang des entsprechenden Muskels, so daß keine Reizantwort mehr möglich ist.

Man kann mit der Methode neben einer Verminderung der Nervenleitgeschwindigkeit im gesamten Nerven auch durch Reizung in verschiedenen Abschnitten eines peripheren Nerven eine umschriebene Leitungsverzögerung feststellen (Medianuskompression im Karpaltunnel, Ulnarisdruckläsion, traumatische Schäden). Diese Möglichkeit unterstützt die elektromyographische Differentialdiagnose bei ungeklärten Muskelatrophien im Bereich der kleinen Handmuskeln.

Eine Veränderung der motorischen Nervenleitgeschwindigkeit bei den Polyneuropathien ist abhängig von der Art der Erkrankung, insbesondere des Verteilungsmusters der morphologischen bzw. funktionellen Störung. So führt z. B. die diffuse Läsion der Myelinscheiden infolge peripherer Neuropathie bei metachromatischer Leukodystrophie zu einer erheblichen Verminderung der Leitfähigkeit. Polyneuropathien mit einer neuronalen Degeneration (toxische Polyneuropathien, Avitaminosen, Porphyrie) haben meist keine abnormen Befunde bei Bestimmung der NLG; ebenso die vasculäre Neuropathie. Die diabetische, bei der oft das sensible Nervenpotential fehlt, und die urämische Polyneuropathie führen nur zu einer mäßigen Verminderung der motorischen Nervenleitgeschwindigkeit. Die Polyneuritis-Verlaufsform vom Typ Guillain-Barré ergibt häufig eine deutliche Verminderung. In einem Teil dieser Fälle ist vor allem die distale Latenzzeit verlängert. Es müssen immer mehrere Nerven untersucht werden, da bei den Polyneuropathien nicht immer ein gleichmäßiges Verhalten vorliegt.

Die NLG ist bei der spinalen Muskelatrophie und myatrophischen Lateralsklerose auch bei ausgeprägten Muskelatrophien normal oder nur wenig verändert (LAMBERT u. MULDER, 1957; FINCHMAN u. VAN ALLEN, 1964; WILLISON, 1958; KAESER, 1965; ISCH u. Mitarb., 1966; ERBSLÖH u. Mitarb., 1968). In späteren Phasen der Erkrankung kann eine deutliche Verminderung der Nervenleitgeschwindigkeit infolge Degeneration der peripheren Nerven in Einzelfällen auftreten. Eine erhebliche Verminderung der motorischen Nervenleitgeschwindigkeit läßt sich dagegen bei fast allen Fällen mit einer neuralen Muskelatrophie (Charcot-Marie-Tooth) und bei der hypertrophischen Neuritis nachweisen (DYCK u. Mitarb., 1963), was für die Differentialdiagnose wichtig ist.

3.2.2 Prüfung des neuromuskulären Überganges bei Myasthenia gravis und myasthenischem Syndrom

Falls pharmakologische Tests (Prostigmin oder Tensilon) nicht eindeutig die Diagnose Myasthenie bestätigen, ist die Prüfung der Frequenzbelastbarkeit des neuromuskulären Überganges durch die Stimulationselektromyographie von großem diagnostischem Wert.

EMG-Ableitungen mit Nadelelektroden zeigen bei länger durchgeführter Willkürinnervation eine Abnahme der Amplituden und einen zunehmenden Ausfall motorischer Einheiten. Diese Abnahme läßt sich durch Prostigmin bzw. Tensilon verhindern. Unabhängig von der Mitarbeit des Patienten ist man bei Reizung eines Nerven mit verschiedenen Frequenzen und Ableitung des entsprechenden Summenpotentials vom Muskel. Meist erfolgt die Untersuchung des N. ulnaris, sie kann auch an anderen Nerven und am Facialis mit Ableitung vom M. orbicularis oculi vorgenommen werden. HARVEY u. MASLAND (1941) führten die Stimulation in die elektromyographische Myastheniediagnostik ein.

Bei Reizfrequenzen von 3, 5, 10 oder 25/sec kommt es in den Fällen von Myasthenia gravis zu einer deutlichen initialen Amplitudenreduktion des ausgelösten 2.—5. Potentials und dann zu einem geringeren und gleichmäßigeren Spätabfall der folgenden Reizantworten während fortgesetzter Stimulation (Abb. X.7). Durch Superposition der Reizantworten auf dem Film läßt sich dieses Verhalten besonders gut beobachten. Prostigmin und Tensilon bessern die myasthenische Reaktion oder heben sie vorübergehend auf. In schweren Fällen erlischt nach einigen Sekunden die neuromuskuläre Übertragung. Reizfrequenzen zwischen 30 und 50/sec und höher können auch vereinzelt beim Gesunden innerhalb weniger Sekunden zu einer zunehmenden Amplitudenreduktion führen. Der Initialabfall nach

Beginn der Reizung hat eine wesentlich größere diagnostische Bedeutung als der Spätabfall innerhalb der ersten 10 sec. Die Potentialveränderungen bei Muskeldystrophikern unter Serienreizung entsprachen annähernd den Verhältnissen bei Gesunden (MERTENS u. RUEDAS, 1961).

Man beginnt die Prüfung des neuromuskulären Überganges mit einer Stimulationsfrequenz von 30/sec und reduziert die Frequenz, falls eine pathologische

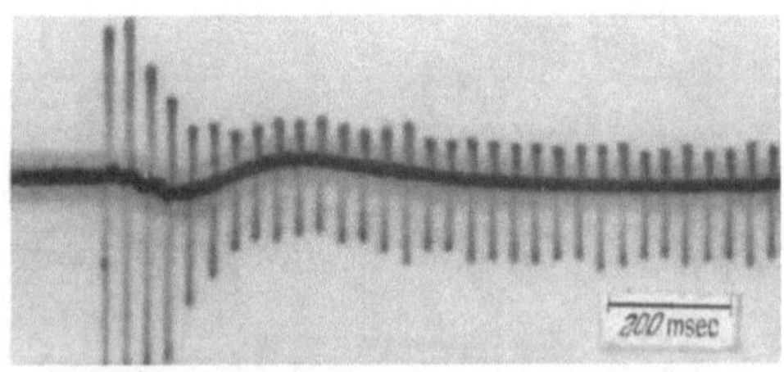

Abb. X.7   Typische myasthenische Reaktion bei Ableitung vom M. abductor digiti V und Reizung des N. ulnaris mit 30 Imp./sec

Reaktion eintritt. Zwischen den einzelnen Reizserien müssen zur Vermeidung von falschen positiven Ergebnissen Pausen von mindestens 2 Minuten eingelegt werden. Wenn bei einer Frequenz von 30/sec keine Amplitudenreduktion eintritt, ist der neuromuskuläre Übergang im Bereich des geprüften Nerven ungestört. Die diagnostische Wertigkeit der Untersuchung hängt von der klinischen Symptomatik ab, da nicht alle Muskeln mit dieser Methode untersucht werden können. Falls nur eine bulbäre oder oculäre Form der Myasthenie besteht, hat ein Teil dieser Fälle keine myasthenische Reaktion während indirekter Muskelreizung am N. ulnaris bzw. N. medianus.

3.2.2.1 Myasthenisches Syndrom.

3.2.2.1 Myasthenisches Syndrom. Das myasthenische Syndrom als Begleiterscheinung maligner Tumoren, besonders bei Bronchial- und Mediastinaltumoren (Lambert-Eaton-Syndrom) zeigt gegenüber der Myasthenia gravis ein fast gegensätzliches elektromyographisches Verhalten. Diese seltene metaneoplastische Störung führt bei fortgesetzter Reizung zu einem Ansteigen der Muskelaktionspotentiale, insbesondere wenn zwischen den Reizserien eine kurze maximale Willküraktivität des untersuchten Muskels erfolgt. Beim Beginn der Reizung erhält man anfangs nur ein Muskelaktionspotential mit stark reduzierter Amplitude. Die posttetanische Potenzierung kann das Zwei- bis Zwanzigfache des Initialwertes des Potentials betragen. Einige Minuten später fällt die Amplitude wieder ab (LAMBERT, 1963, 1966; ROOKE u. Mitarb., 1961).

4. Die elektromyographischen Befunde bei Myopathien

Da bei Myopathien Muskelfasern in fast allen motorischen Einheiten eines Muskels ausfallen, die Zahl der motorischen Einheiten aber im Gegensatz zu den Erkrankungen des peripheren Nerven und des Rückenmarks lange Zeit fast gleich bleibt, lassen sich im Elektromyogramm bei Myopathien charakteristische Veränderungen beobachten, die die Abgrenzung gegenüber Erkrankungen des peripheren motorischen Neurons gestatten. Dieser elektromyographische Nachweis gelingt sicher in etwa 80% der Fälle. Die Treffsicherheit ist abhängig vom Stadium der Erkrankung. BUCHTHAL fand bei seinen Untersuchungen an Patienten mit Myopathien bei 9% im EMG auch Zeichen einer neuralen Schädigung. Es sind immer mehrere Muskeln zu untersuchen mit klinisch unterschiedlichem Schädigungsgrad, um eine zutreffende Gesamtbeurteilung mit diagnostischer Einordnung durchführen zu können. Gemeinsam ist allen Myopathien der weitgehend generali-

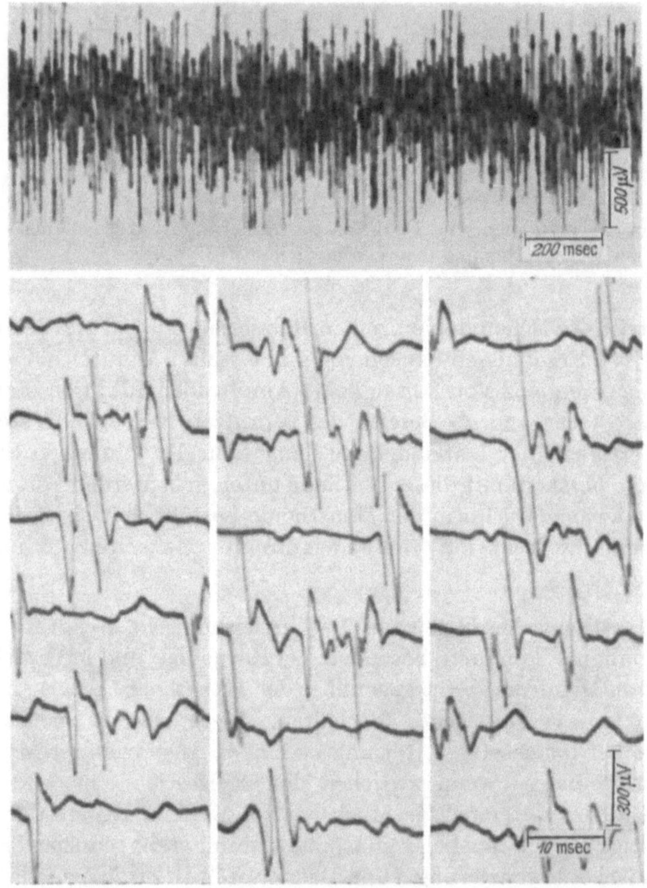

Abb. X.8   EMG vom M. triceps brachii bei fast kompletter Parese infolge progressiver Muskeldystrophie, 38jährige Frau. Verkürzung der MAPs und vermehrte Polyphasie bei Interferenzmuster während Willkürinnervation

sierte Ausfall von Muskelfasern in allen motorischen Einheiten eines Muskels. Die elektromyographischen Befunde der verschiedenen Myopathien sind deshalb in vielem gleichartig und gestatten nur bei besonderen Merkmalen, wie sie die myotonischen Erkrankungen aufweisen, eine genaue Differentialdiagnose. Unterschiede, die sich sonst bei verschiedenen Formen der Myopathien ergeben, hängen nur mit einem unterschiedlich raschen Verlauf der Erkrankung und mit der Erfassung verschiedener Stadien zusammen.

Zusammenfassung der Merkmale des EMG-Befundes bei Myopathien:

1. Interferenzmuster bei maximaler Muskelanspannung lange Zeit erhalten trotz Vorliegen von Paresen. Disproportionalität zwischen EMG-Aktivität und Kraftleistung. Kein Ausfall von motorischen Einheiten (Abb. X.8).

2. Amplitude des Interferenzmusters erniedrigt.

3. Rekrutierung zahlreicher motorischer Einheiten schon bei geringem Innervationsgrad.

4. Dauer der Aktionspotentiale im Mittelwert gegenüber der Norm verkürzt.

5. Amplitude der einzelnen Muskelaktionspotentiale im Mittelwert gegenüber der Norm verkleinert.

6. Form der Aktionspotentiale in erhöhtem Maße irregulär, gehäuftes Auftreten von polyphasischen Potentialen.

7. In einem Teil der Fälle geringe Spontanaktivitäten (Ruheaktivität von kurzer Dauer entsprechend den Fibrillationspotentialen sowie pseudomyotone Entladungen).

8. Entladungsfrequenz der motorischen Einheiten erhöht.

9. Territorium der motorischen Einheiten in den meisten Fällen verkleinert.

10. Absolute Refraktärzeit der Muskeln verkürzt.

11. Motorische und sensible Nervenleitgeschwindigkeit normal.

12. Frequenzbelastbarkeit des neuromuskulären Überganges entspricht der Norm.

4.1 Diskussion der EMG-Befunde bei Myopathien

Für die Diagnose der Myopathien sind lediglich positive Befunde zu verwerten. Normale oder uncharakteristische Meßwerte besonders bei langsam verlaufenden Krankheitsformen wie dem facio-scapulo-humeralen Typ oder dem Gliedergürteltyp der progressiven Muskeldystrophie sprechen nicht gegen das Vorliegen der Erkrankung. Charakteristisch sind die Veränderungen des Aktionspotentials bei Myopathien. Durch den Ausfall von Fasern in jeder motorischen Einheit wird das Aktionspotential kürzer in der Dauer, und die Amplitude wird vermindert sowie unregelmäßig in ihrer Form (KUGELBERG, 1947, 1949; DENNY-BROWN, 1949; BUCHTHAL u. PINELLI, 1952). Bei stark ausgeprägten Krankheitsbildern sind diese Veränderungen im EMG rasch zu erkennen. Die Abgrenzung leichter Fälle wird aber erst sicherer, wenn etwa 20—30 Aktionspotentiale verschiedener motorischer Einheiten hinsichtlich ihrer Dauer ausgemessen werden und der Mittelwert mit den entsprechenden Normalwerten verglichen wird. Neben unregelmäßigen Potentialformen treten polyphasische Potentiale (mehr als 4 Phasen) gehäuft auf. Bei Gesunden finden sich polyphasische Potentiale in 3—6%. BUCHTHAL setzte als Grenze des Normalen einen Wert von 12%. Von 25 zu messenden Potentialen dürfen demnach nicht mehr als 3 polyphasisch sein. Die Dauer der polyphasischen Potentiale ist durchschnittlich größer als die der übrigen Potentiale und sollte gesondert angegeben werden, da sonst uncharakteristische Mittelwerte der Potentialdauer errechnet werden. Im Beginn der Erkrankung sind vermehrt polyphasische und irreguläre Potentialformen meist der einzige Hinweis auf eine Myopathie.

Das Muster bei maximaler Muskelanspannung gegen Widerstand zeigt besonders dicht nebeneinander stehende Aktionspotentiale und läßt lange Zeit keinen Ausfall von motorischen Einheiten erkennen. Erst bei sehr hochgradigen Veränderungen in späten Stadien der Erkrankung lichtet sich das Interferenzmuster. Charakteristisch ist auch, daß sich im Elektromyogramm schon bei relativ geringen Kraftanstrengungen eine größere Zahl von Aktionspotentialen findet als bei Gesunden. Durch die Verringerung der Faseranzahl ist die Kraft der einzelnen motorischen Einheit verringert, der Muskel paßt sich deshalb durch Rekrutierung einer größeren Anzahl von motorischen Einheiten der geforderten Belastung an. Die erhöhte Entladungsfrequenz, die sich mit Hilfe von Frequenzanalysatoren feststellen läßt (WALTON, 1952), ist wahrscheinlich ein ähnlicher Anpassungsvorgang.

Spontanaktivität (Ruheaktivität), wie wir sie in Form der Fibrillationspotentiale kennen, ist im allgemeinen als Zeichen der Denervierung eines Muskels und als Zeichen von Erkrankungen des peripheren Nerven anzusehen. Sie findet sich aber auch, wie bereits erwähnt, in einem kleinen Prozentsatz der Fälle bei Myopathien; in erster Linie biphasische Potentiale und vereinzelt auch positive monophasische. Daneben sind auch pseudomyotone Entladungssalven zu beobachten. Diese treten bei allen Myopathien auf. Die echten myotonen Entladungen kommen demgegenüber nur bei den Myotonien vor.

Das Territorium der motorischen Einheit ist bei Myopathien nach den Untersuchungen von BUCHTHAL u. Mitarb. (1960) sowie von STEINBRECHER (1965) im Durchmesser häufig verringert. Nur bei den langsam verlaufenden Myopathien der Becken-Schultergürtel-Form und der facio-scapulo-humeralen Form läßt sich eine Abnahme seltener nachweisen. Die Ursache dieser Veränderung ist in dem Ausfall von Fasern und der nachfolgenden Verkleinerung des Ausbreitungsgebietes der Untereinheiten zu suchen. Für die klinische Diagnostik sind Multielektrodenuntersuchungen zu zeitraubend. Die Diagnose läßt sich im allgemeinen aber auch ohne sie stellen. Eine weitere diagnostische Möglichkeit ist die von CARUSO u. BUCHTHAL (1965) durchgeführte Bestimmung der absoluten Refraktärzeit kleiner Faserbündel, die nach der Methode von FARMER u. Mitarb. (1959, 1960) durchgeführt wurde. Sie fanden die Refraktärzeit nicht nur bei Kranken mit progressiver Muskeldystrophie relativ verkürzt, sondern auch bei deren Verwandten in etwa der Hälfte der Fälle, überwiegend bei Frauen. Die Untersuchungsmethode war damit für die Ermittlung von Krankheitsträgern aufschlußreicher als die übrigen elektromyographischen Verfahren.

4.2 EMG-Differentialdiagnose gegenüber den Erkrankungen des peripheren motorischen Neurons und psychogenen Störungen

Eine Erkrankung des peripheren motorischen Neurons führt zum Ausfall ganzer motorischer Einheiten und damit zur Verminderung der im EMG während Willkürinnervation registrierten elektrischen Aktivität. Die Veränderung des EMG-Musters hängt vom Schweregrad der Erkrankung ab. Wir finden ein gelichtetes Interferenzmuster, ein gemischtes oder Übergangsmuster sowie bei starken Paresen nur Entladungen einzelner motorischer Einheiten. Daneben wird eine Spontanaktivität in Form der Fibrillations-, Fasciculationspotentiale und der positiven Denervierungspotentiale beobachtet. Die durchschnittliche Dauer der Muskelaktionspotentiale ist oft verlängert, und teilweise kommt es auch zu einer deutlichen Amplitudenzunahme (Abb. X.9). Die Häufigkeit der einzelnen EMG-Befunde und ihre Kombination ist abhängig von der Art und Lokalisation

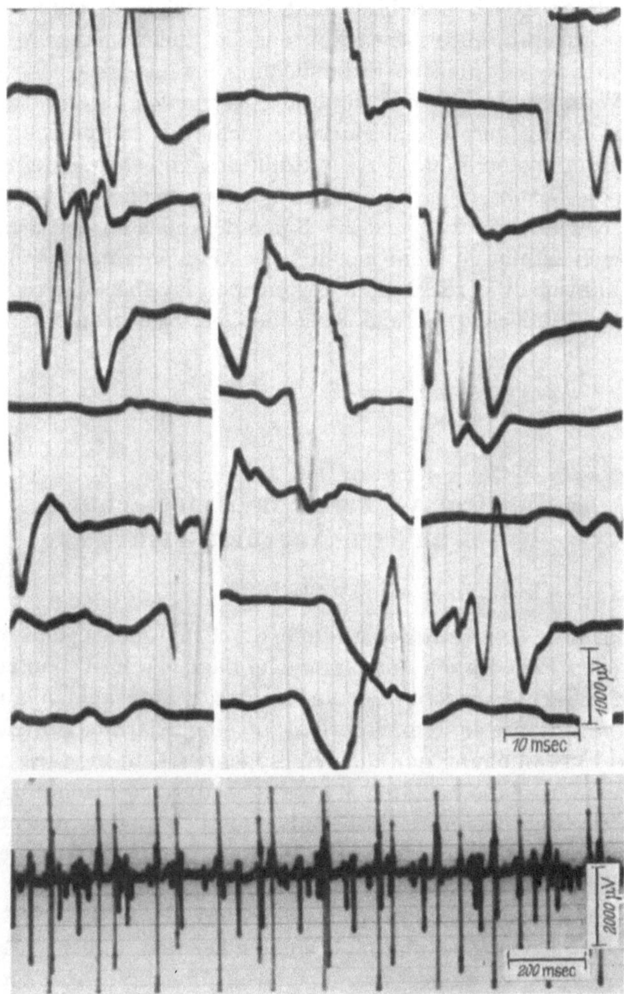

Abb. X.9   EMG vom M. extensor digit. comm. beim 32 jährigen Mann. Fast komplette Parese des Muskels infolge spinaler Muskelatrophie. Nur Entladungen einzelner motorischer Einheiten. Verlängerte Potentialdauer, hohe Amplituden

der Schädigung im peripheren motorischen Neuron und dem bisherigen Krankheitsverlauf. Im Einzelfall ist es nur z.T. möglich, aus dem EMG Hinweise auf die Lokalisation der Schädigung — Vorderhornzelle, Nervenwurzel oder peripherer Nerv — zu erhalten. Die Bestimmung der sensiblen und motorischen Nervenleitgeschwindigkeit gibt in den Fällen, in denen sie pathologisch verändert ist, ebenfalls Anhaltspunkte zur differentialdiagnostischen Abgrenzung gegenüber den Myopathien. Erkrankungen im Beginn, besonders solche mit geringer Progredienz wie die proximal betonte Form der progressiven spinalen Muskelatrophie (Kugelberg-Welander) erfordern sehr sorgfältige und umfangreiche EMG-Ableitungen. Nach unseren Erfahrungen war bei leichten und Frühformen von Myopathien die Muskelbiopsie diagnostisch ergiebiger und bei gleichen Krankheitsstadien von Läsionen des peripheren motorischen Neurons die Elektromyographie.

Für die elektromyographische Untersuchung ist die Mitarbeit des Patienten erforderlich. Wenn er der Aufforderung zur maximalen Innervation nicht folgt oder nach Einführung der Nadelelektroden nicht die entsprechenden Muskeln, sondern die Antagonisten innerviert, entfällt das entscheidende Kriterium der Untersuchung, die Feststellung der Beziehung zwischen elektrischer Aktivität und Kraftleistung. Nur allein auf Grund des EMG-Befundes ist der sichere Nachweis einer psychogenen Lähmung nicht möglich. Das Fehlen abnormer EMG-Befunde verstärkt den klinischen Verdacht. Im allgemeinen ist aber eine psychogene Lähmung durch den klinischen Befund einschließlich Reizstromdiagnostik zu diagnostizieren.

5. Elektromyographische Untersuchung der äußeren Augenmuskeln

5.1 Einleitung

Während bei den Extremitätenmuskeln die Frage neurogene oder myogene Lähmung in vielen Fällen auch durch einfache klinische Kriterien zu entscheiden ist, lassen sich diese bei Paresen der äußeren Augenmuskeln nicht in gleichem Maße anwenden. Mit hoher Treffsicherheit ist eine Klärung durch eine elektromyographische Untersuchung der äußeren Augenmuskeln möglich. Auch wurden unsere Kenntnisse über die oculären Myopathien durch Anwendung der Elektromyographie wesentlich erweitert. Bisher als neurogen angenommene Erkrankungen, wie die Ophthalmoplegia externa Graefe, konnten in die Gruppe der oculären Myopathien eingeordnet werden (ESSLEN, MERTENS u. PAPST, 1958, 1959; HUBER u. LEHNER, 1956; ESSLEN u. PAPST, 1961; BREININ, 1962).

Gegenüber der Skeletmuskulatur bestehen bei den äußeren Augenmuskeln einige Besonderheiten, die zu bestimmten Abweichungen von den sonstigen EMG-Befunden führen. Die motorischen Einheiten sind sehr klein (5—10 Muskelfasern), die Amplitudenhöhe der Potentiale ist geringer als bei den Skeletmuskeln, und die Dauer der einzelnen Muskelaktionspotentiale liegt zwischen 1 und 2 msec. Auch ist die Entladungsfrequenz der motorischen Einheiten der äußeren Augenmuskeln 5—6mal höher als die der Skeletmuskulatur. Ferner besteht in Primärstellung der Augen ohne Blickbewegungen eine geringe elektrische Aktivität. Unter normalen Bedingungen treten keine polyphasischen Potentiale auf, überwiegend sind sie bi- und triphasisch. Wegen der schon normalerweise geringen Dauer der Muskelaktionspotentiale ist eine Verkürzung kaum nachweisbar, ebenso die Erkennung von Denervierungspotentialen erschwert (Abb. X.10).

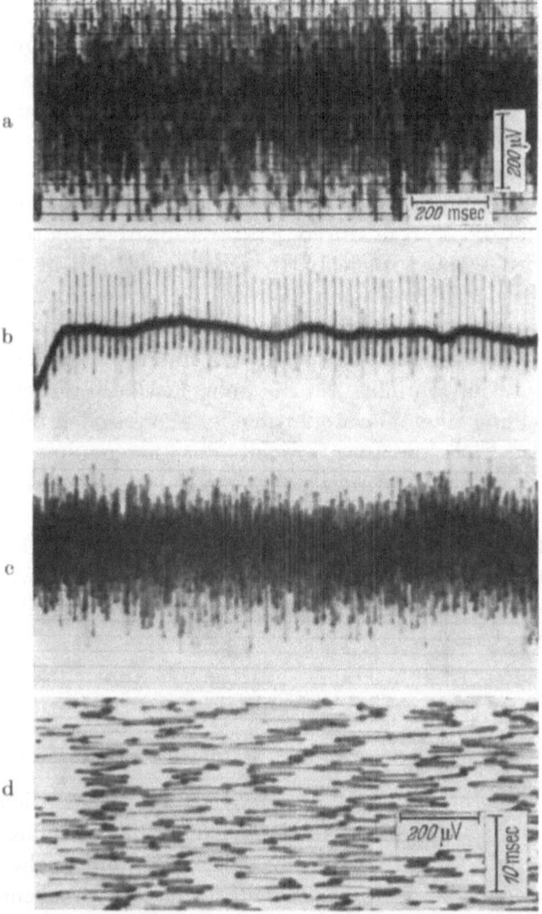

Abb. X.10 a—d   Augenmuskel-EMG. Ableitung vom M. rectus externus
a   Normaler Augenmuskel bei maximaler Innervation
b   Abducenslähmung mit kompletter Parese des M. rectus externus
c   Komplette Parese infolge oculärer Muskeldystrophie; Ableitung bei Aufforderung zur
Abduktion des Auges, gleicher Paresegrad wie in Abb. X.10 b
d   Kippregistrierung der MAP von Abb. X.10 c

5.2   Methode

Nach Oberflächenanästhesie der Conjunctiva wird der zu untersuchende
Muskel mit einer Faßpinzette gehalten und die konzentrische Nadelelektrode in
Längsrichtung des Muskels eingeführt. Die Ableitung des EMG von den geraden
Augenmuskeln und vom Levator palpebrae gelingt fast immer, wogegen die Untersuchung der schrägen Augenmuskeln, insbesondere des M. obliquus superior, sehr
schwierig ist. Für die Elektromyographie bei den oculären Myopathien spielen die
schrägen Augenmuskeln aber kaum eine Rolle, da sie nicht isoliert ohne Mitbeteiligung der anderen Augenmuskeln erkranken.

Wie bei der Skeletmuskulatur ist das entscheidende Kriterium für die EMG-Differentialdiagnose zwischen myogener und neurogener, infolge Schädigung des peripheren motorischen Neurons eingetretener Augenmuskelparese das Verhältnis zwischen elektrischer Aktivität und Kontraktionsstärke des Muskels, erkenntlich am Bewegungsausmaß des Auges bei Blickversuch in Zugrichtung des paretischen Muskels. Bei kompletter myogener Parese tritt während eines entsprechenden Blickversuches ohne erkennbaren Bewegungseffekt des Bulbus ein dichtes Interferenzmuster auf, da die Parese durch Erkrankung der kontraktilen Elemente selbst verursacht wird, während bei einer neurogenen Läsion in Abhängigkeit vom Schweregrad der Nervenschädigung eine Verminderung bis zum völligen Erlöschen der Muskelaktionspotentialentladungen besteht. Die diagnostische Treffsicherheit ist um so größer, je stärker die Parese des untersuchten Augenmuskels ist. Bei geringen Paresen wird im Hinblick auf die hohe Entladungsfrequenz der Augenmuskeln die Feststellung einer Verminderung der elektrischen Aktivität schwierig. Dies gilt vor allem für Fälle, die über Doppelbilder klagen, ohne daß eine deutliche Augenmotilitätsstörung bei Führungsbewegungen der Augen zu erkennen ist. Es kommen z. B. auch Fälle von oculärer Myositis vor ohne klinisch auffallende Motilitätsstörungen (MEYER, 1966). Ein subjektiver Faktor bei der EMG-Auswertung ist bei leichten Paresen nicht zu vermeiden. Es ist versucht worden (BREININ, 1962), durch eine automatische Frequenzanalyse der Muskelaktionspotentiale diesen Faktor auszuschalten.

5.3 Ergebnisse

5.3.1 Oculäre Myopathien

Eine Differentialdiagnose der myogenen Paresen hinsichtlich der ihnen zugrunde liegenden Krankheiten (oculäre Muskeldystrophie, oculäre Myositis, endokrine Ophthalmopathie) ist durch die Elektromyographie nicht möglich. Wenn durch die EMG-Untersuchung die Frage neurogene oder myogene Parese geklärt ist, erlauben Anamnese und die übrigen Untersuchungsbefunde eine diagnostische Einordnung. Dies war bei 35 Patienten mit myogenen Augenmuskelparesen, die wir in den letzten Jahren untersuchen konnten, immer möglich.

Augenmuskelparesen infolge einer *oculären Muskeldystrophie* zeigen im EMG in typischer Weise beim Blickversuch in Zugrichtung des gelähmten Muskels ein Interferenzmuster trotz fehlenden oder stark verminderten Bewegungseffektes als Zeichen einer nicht gestörten nervösen Versorgung. Da bei der oculären Muskeldystrophie die Paresen sehr langsam entstehen, meist symmetrisch auftreten und selten mit Doppelbildern verbunden sind, suchen die Patienten oft erst spät den Arzt auf. Bei jahrelang bestehender Myopathie der äußeren Augenmuskeln kommt es daher infolge Unterganges aller zu einer motorischen Einheit gehörenden Muskelfasern auch zum Ausfall motorischer Einheiten und dadurch zu einem gelichteten Interferenzmuster. Ferner sind die Amplituden vermindert. In einem Teil der Fälle finden sich auch myopathische EMG-Veränderungen in der Skeletmuskulatur, besonders bei der oculopharyngealen Form der progressiven Muskeldystrophie.

Die *oculäre Myositis* in ihrer exophthalmischen und oligosymptomatischen Erscheinungsform führt seltener zu einer Amplitudenverminderung, zumal die Erkrankung akut auftritt. Häufig sind polyphasische Potentiale nachweisbar und manchmal auch spontane myogene Entladungssalven. Starke entzündliche Veränderungen können in Einzelfällen die EMG-Ableitung erschweren. Augenmuskelparesen mit Exophthalmus durch ein Neoplasma der Orbitaregion ergeben nach ESSLEN u. PAPST (1961) im EMG Zeichen einer neurogenen Parese. Beim *endokrinen Exophthalmus* mit Augenmuskellähmungen (endokrine Ophthalmopathie) besteht im EMG ein Interferenzmuster, und es treten teilweise myogene spontane Entladungsserien auf. Die Abgrenzung der endokrinen Ophthalmopathie von der oculären Myositis gelingt durch den Radiojodtest und den biologischen Nachweis des exophthalmusproduzierenden Faktors (EPF) im Goldfischtest (HORSTER, 1967).

Bei der *dystrophischen Myotonie* können auch myotone Entladungsserien von den äußeren Augenmuskeln abgeleitet werden. Die von PAPST (1966) beschriebenen Fälle von *oculärer Neuromyositis* mit akutem Auftreten eines beidseitigen Exophthalmus und multiplen Augenmuskelparesen ergaben im EMG Zeichen einer neurogenen Parese.

5.3.2 Oculäre Form der Myasthenie

Falls bei der oculären Form der Myasthenie diese Diagnose nicht durch pharmakologische Untersuchungen sichergestellt werden kann und weiterhin der Verdacht auf Augenmuskelparesen infolge einer Störung des neuromuskulären Überganges besteht, ist die EMG-Ableitung vor und während einer Tensilon-Injektion indiziert. In einigen Fällen von Augenmuskelparesen infolge einer Myasthenie ist die Reaktion auf Tensilon nur gering oder fehlt sogar. Unter 20 eigenen Fällen mit einer oculären Form der Myasthenie beobachteten wir dieses Verhalten fünfmal. Im EMG kommt es in diesen Fällen aber unter Tensilon ohne wesentlichen Bewegungseffekt vorübergehend nach 14—20 sec zu einer Rekrutierung zahlreicher motorischer Einheiten als Hinweis auf eine Störung des neuromuskulären Überganges. Den fehlenden Bewegungseffekt trotz deutlicher Zunahme der elektrischen Aktivität erklärt man mit zusätzlichen myopathischen Veränderungen im Augenmuskel (HUBER, 1957; BREININ, 1962).

Neben der Feststellung einer myogenen und neurogenen Augenmuskelparese wird die Elektromyographie auch zur Diagnostik von Augenmotilitätsstörungen mit vorwiegend ophthalmologischem Interesse (paradoxe Innervation, kongenitale Paresen, Fehlleitung regenerierender Neurone) herangezogen.

6. Ergebnisse der Elektromyographie bei verschiedenen Myopathien

6.1 Die progressive Muskeldystrophie und ihre Verlaufsformen

Die verschiedenen EMG-Befunde in ihrer Häufigkeit und ihrem unterschiedlichen Verhältnis der einzelnen Parameter zueinander sind nur Ausdruck des ungleichmäßigen Schweregrades der histologischen Veränderungen zu einem bestimmten Zeitpunkt. Da der sog. Duchenne-Typ der progressiven Muskeldystrophie meist rasch progredient und generalisiert verläuft, sind die Veränderungen im Elektromyogramm durchschnittlich stärker ausgeprägt als bei dem Gliedergürteltyp und dem facio-scapulo-humeralen Typ, die erst später einsetzen und langsamer fortschreiten. So fand BUCHTHAL in seinem großen Krankengut positive Befunde bei 30 von 34 Duchenne-Verlaufstypen, während nur 25 von 39 Patienten mit umschriebenen Verlaufsformen der progressiven Muskeldystrophie ein typisches elektromyographisches Bild boten. Dementsprechend waren auch die einzelnen Befunde, wie die Verkürzung der Potentialdauer, die Abnahme der Potentialamplitude und die Verkleinerung des Territoriums der motorischen Einheit und die Zunahme der Zahl polyphasischer Potentiale bei den Duchenne-Typen stärker ausgeprägt als bei den anderen Verlaufsformen. Diese Befunde werden von allen Autoren bestätigt. Eine Differentialdiagnose der verschiedenen Verlaufsformen allein auf Grund des elektromyographischen Befundes ist nicht möglich.

Bei den distalen Typen der dystrophischen Myopathien (Myopathia distalis tarda hereditaria) (KUGELBERG, 1949; WELANDER, 1951) sind bisher nur wenige elektromyographische Untersuchungen erfolgt. Die Befunde entsprachen einer Myopathie, sind jedoch besonders hochgradig und zeigen häufig schon ein gelichtetes Muster bei maximaler Muskelanspannung. In einzelnen Fällen wurde auch ein starker Ausfall motorischer Einheiten mitgeteilt, und es bestehen hierbei Zweifel, ob es sich tatsächlich um distale Myopathien gehandelt hat (BIEMOND, 1955; BARROWS u. DUEMLER, 1962; MAGEE u. DE JONG, 1965; HALLEN, 1966; HUHN, 1966).

6.1.1 EMG-Untersuchungen bei Erbträgern der progressiven Muskeldystrophie

Es wurde versucht, durch EMG-Ableitungen von Blutsverwandten der Muskeldystrophiker, die selbst nicht erkrankt waren, die Erbträger zu erfassen (BARWICK, 1963; DAVEY u. WOOLF, 1964; CARUSO u. BUCHTHAL, 1965; EMERY u. Mitarb., 1966; GERSTEN u. Mitarb., 1967). Dabei ergab sich überwiegend, daß eine Analyse der EMG-Parameter, Dauer der Muskelaktionspotentiale, Amplitude, Häufigkeit polyphasischer Potentiale durch eine Routine-Elektromyographie nicht geeignet ist, Erbträger der Duchenne-Form der progressiven Muskeldystrophie zu erfassen. Nur die absolute Refraktärperiode des Muskels war bei Erbträgern signifikant kürzer als bei normalen Versuchspersonen (CARUSO u. BUCHTHAL, 1965).

6.2 Die dystrophische Myotonie und die Myotonia congenita

Wie im Abschnitt über die Spontanaktivität ausgeführt, ist ein spezifisches elektromyographisches Leitsymptom dieser Erkrankungen das Auftreten hochfrequenter repetitiver Entladungen, durch die sie von anderen Myopathien differentialdiagnostisch leicht abzugrenzen sind (Abb. X.11). Die Myotonia congenita weist keine Ausfälle von motorischen Einheiten und keine Veränderung der Aktionspotentiale auf. Dagegen zeigt die dystrophische Myotonie neben den myotonen Entladungen EMG-Veränderungen, die der progressiven Muskeldystrophie entsprechen. Charakteristisch ist auch bei den myotonischen Erkrankungen die Nachaktivität im EMG im Anschluß an die Willküraktivität (after-activity). Nach Unterbrechung der Willkürinnervation tritt keine Beendigung der elektrischen Aktivität im EMG ein, sondern die Entladungen der Aktionspotentiale überdauern die Willkürinnervation mehrere Sekunden. RUEDAS (1965) führte bei 14 Patienten mit einer Myotonia congenita und bei 16 mit einer dystrophischen Myotonie eine Ulnarisreizung mit einer Frequenz von 50 Impulsen/sec durch. Die Kranken mit einer dystrophischen Myotonie hatten während der ersten 15—30 sec der Reizserie keine nennenswerte Amplitudenverminderung. In den Fällen mit einer Myotonia

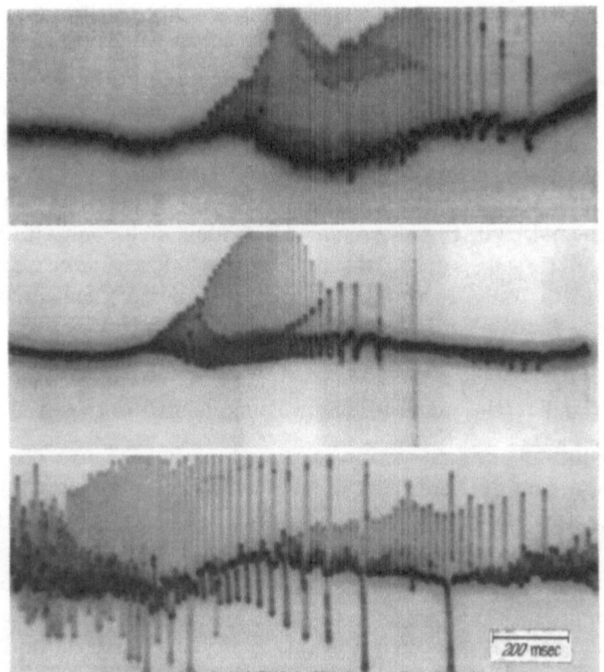

Abb. X.11   Myotone Spontanaktivität bei Myotonia congenita

congenita nahm dagegen die Amplitude der Muskelaktionspotentiale bei den gleichen Reizfrequenzen innerhalb der ersten Sekunde kontinuierlich rasch ab, und zwar um so schneller, je höher die Reizfrequenz war. Die myotonischen Merkmale im EMG sind bei der Myotonia congenita regelmäßig zu finden und stärker ausgeprägt als bei der dystrophischen Myotonie. Hier können sie in Einzelfällen auch sehr diskret sein. BUCHTHAL u. ROSENFALCK (1963) beobachteten Nachaktivität nur bei der Hälfte der Fälle mit myotonischer Dystrophie.

Zusammenfassung der EMG-Merkmale bei Myotonien:

1. Nachaktivität im Anschluß an Willküraktivität trotz Entspannung (afteractivity).

2. Bei Beginn der Innervation langsam zunehmende Spannungserhöhung von Potential zu Potential (Crescendoreaktion).

3. Auftreten von myotonen Entladungsserien, die in der Frequenz ansteigen, um dann mit geringerer Frequenz und Amplitude zu enden.

4. Mechanische Reizung durch Perkussion ruft auch Entladungen zahlreicher motorischer Einheiten in Form eines Interferenzmusters hervor.

5. Die Nachaktivität im Anschluß an die Willküraktivität und mechanische
Irritation wird geringer, wenn die Kontraktion oder der mechanische Reiz mehrfach wiederholt werden.

6.3 Die Neuromyotonie

MERTENS u. ZSCHOCKE (1965) teilten Untersuchungsbefunde von Patienten
mit, die sich durch besondere Merkmale von den bekannten myotonen Erkrankungen abgrenzen ließen. Bei diesen Patienten war die gesamte Skeletmuskulatur verhärtet und verkrampft. Elektromyographisch war in der nicht willkürlich innervierten Muskulatur eine Daueraktivität nachweisbar. Nach Willkürbewegungen
besteht eine frequente Nachentladung, die sich erst nach 10—20 sec allmählich
lichtet. Es folgt eine etwa 10 sec dauernde elektrische Ruhe, und erst danach setzt
die unwillkürliche Aktivität wieder ein. Es finden sich vielgestaltige Aktionspotentiale, besonders sehr kurze, die in Gruppen oder kurzen Serien auftreten
ähnlich den Duplets und Multiplets bei der Tetanie. MERTENS u. ZSCHOCKE
bezeichneten diese Erkrankung als Neuromyotonie.

6.4 Die entzündlichen Muskelerkrankungen

Bei den entzündlichen Erkrankungen der Muskulatur zeigt das Elektromyogramm Veränderungen, die denen der progressiven Muskeldystrophie entsprechen,
wie Verkürzung der Potentialdauer, Verminderung der Amplitude des Interferenzmusters, vermehrtes Auftreten polyphasischer Potentiale und in geringem
Grade auch Spontanaktivität (Abb. X.12). Einige der EMG-Kriterien haben aber
bei der Myositis eine andere Häufigkeit ihres Auftretens als bei der progressiven
Muskeldystrophie, so daß in einem Teil der Fälle der EMG-Befund die klinische
Abgrenzung der dystrophischen von den myositischen Myopathien unterstützt.
Dies ist aber nicht in allen Fällen möglich. Die entzündlichen Muskelerkrankungen,
vor allem die akuten Verlaufsformen, haben eine stark verkürzte mittlere Muskelaktionspotentialdauer, bizarre hochfrequente Entladungen, eine Vermehrung
kurzer zweiphasischer Potentiale unter 2 msec Dauer (spike-Potentiale) und häufiger Spontanaktivität als die Muskeldystrophien. Sichere Unterscheidungsmöglichkeiten, wie sie von einigen Autoren herausgestellt worden sind, werden nach unseren Erfahrungen nur vorgetäuscht, wenn Patienten verglichen werden, deren Erkrankungen verschieden weit fortgeschritten sind. HAUSMANOWA-PETRUSEWICZ
(1966) konnte keine unterschiedlichen Befunde bei Patienten mit progressiver
Muskeldystrophie und anderen mit einer Polymyositis finden, wenn sie nur Gruppen
im gleichen Stadium der Erkrankung miteinander verglich. BAEDEKER (1962) hat
versucht, zur EMG-Differentialdiagnose von Myositis und Muskeldystrophie durch
Division der mittleren Muskelaktionspotentialdauer durch die mittlere Phasenzahl der Einzelpotentiale den sog. Phasenquotienten zu bestimmen. Dieser war bei
Myositis geringgradig, bei progressiver Muskeldystrophie hochgradig erniedrigt
und bei neurogenen Erkrankungen regelmäßig erhöht.

Neben der Feststellung, ob eine Schädigung primär myogen ist, läßt sich auch
mit der Elektromyographie gut die Ausdehnung des Krankheitsprozesses feststellen. Über EMG-Befunde bei *Polymyositis* und *Dermatomyositis* berichteten

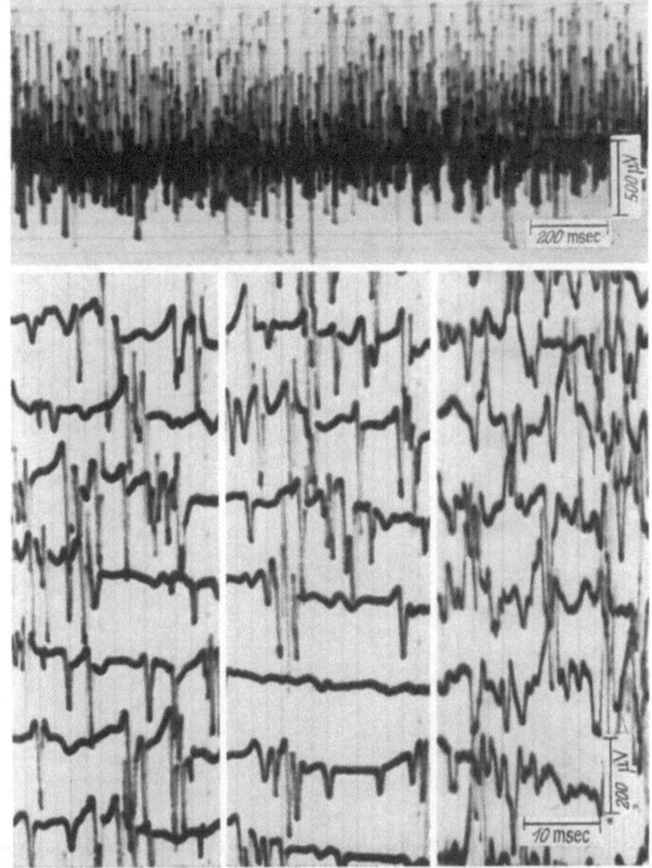

Abb. X.12   EMG vom M. deltoideus während Innervationsversuches bei schwerer myoplegischer Polymyositis. 28 jährige Frau mit klinisch kompletter Parese des Muskels

GUY u. Mitarb. (1950), LAMBERT u. Mitarb. (1950, 1954), BUCHTHAL u. PINELLI (1952), THIEBAUT u. Mitarb. (1955), O'LEARY u. Mitarb. (1955), RICHARDSON (1956), SERRA (1960, 1965), MARINACCI (1965). Neben den für eine Myopathie charakteristischen Veränderungen des Aktionspotentials wurde von den Untersuchern auf den hohen Anteil polyphasischer Potentiale, auf die Spontanaktivität sowie auf eine vermehrte Einstichaktivität und vereinzelt myotone Entladungen hingewiesen (Abb. X.13).

Die *granulomatöse Myositis* bei der Sarkoidose (Morbus Boeck) kann verschiedene differentialdiagnostische Schwierigkeiten bereiten. Die sichere diagnostische Einordnung ist nur durch die Muskelbiopsie möglich (KRABBE, 1949; WALLACE u. Mitarb., 1958; ERBSLÖH u. DIETEL, 1959; DYKEN, 1962; HINTERBUCHNER, 1964). Mit Hilfe der Elektromyographie können aber Paresen bei Spätmyopathien infolge einer Sarkoidose der Skeletmuskulatur als myogener Natur diagnostiziert werden.

Histologische Veränderungen der Skeletmuskulatur bei *Toxoplasmose-Infektionen* wurden von CALLAHAN, RUSSELL u. SMITH (1946), KASS (1952) sowie SIIM

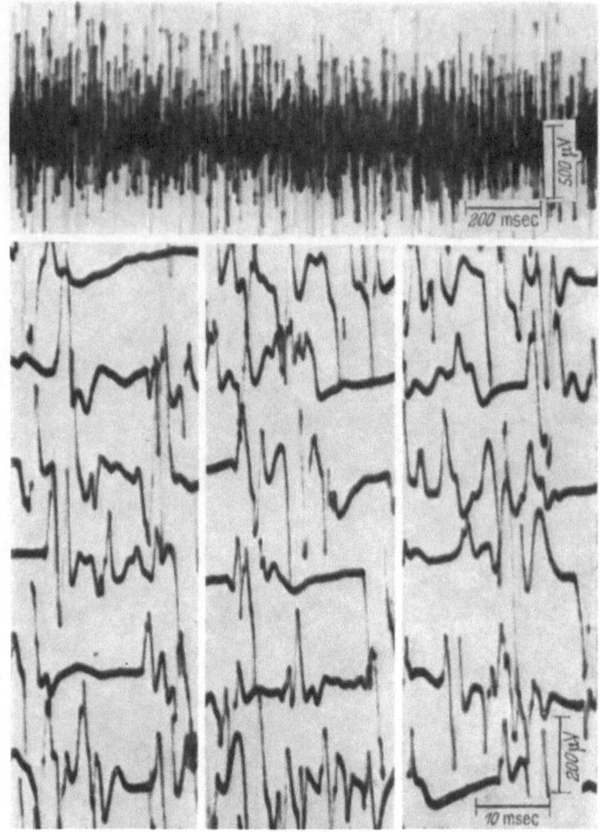

Abb. X.13   EMG vom M. biceps brachii. 64jähriger Mann mit Dermatomyositis und proximalen Paresen. Verkürzung der MAP und vermehrte Polyphasie

(1961) beschrieben. BUCHTHAL u. ROSENFALCK (1963) fanden bei 6 von 11 Patienten im EMG die Merkmale einer Myopathie. Die Potentialdauer war um 20—40% verringert. ROSSELLE u. Mitarb. (1965) berichteten über einen Kranken, der im EMG aus dem paretischen Bein Zeichen einer neurogenen und myogenen Schädigung hatte.

6.5   EMG-Befunde bei Systemerkrankungen des Bindegewebes

Es sind wiederholt EMG-Untersuchungen bei Patienten mit Systemerkrankungen des Bindegewebes (Kollagenosen) durchgeführt und Befunde erhoben worden, die für eine Myopathie typisch sind.

6.5.1   Polyarthritis rheumatica

MORITZ (1963) fand bei über der Hälfte seiner 76 Patienten eine Verminderung der Potentialdauer und EMG-Veränderungen schon im ersten Monat der Erkrankung, vor allem in atrophischen Muskeln. Die Verkürzung der Potentialdauer war unabhängig davon, ob die Patienten mit Cortison behandelt worden waren oder nicht. Die EMG-Veränderungen normalisierten sich während Remissionen der Erkrankung. Potentialdauerverkürzungen wurden auch von anderen Autoren beschrieben (LAVICKA u. Mitarb., 1958). ZINOLLI u. CAPPONI (1958) sowie DRECHSLER (1964) beobachteten aber auch Ausfälle von motorischen Einheiten und nebeneinander Befunde einer myogenen Störung und einer peripheren neurogenen Läsion. STEINBERG u. WYNN-PARRY (1961) fanden unter 93 Patienten mit Gelenkrheumatismus in 79 Fällen im EMG Zeichen als Hinweis auf Polymyositis. Es bestand ein Zusammenhang mit der Schwere des akuten Krankheitsbildes.

Als häufiger Befund ist ferner eine leichte Ruheaktivität der gelenknahen Muskeln anzugeben. Es handelt sich dabei wahrscheinlich um reflektorisch bedingte „Muskelverspannungen". Bei der Entwicklung von Muskelatrophien wird man andererseits aber auch dämpfende, nociceptive Impulse annehmen müssen, die von den erkrankten Gelenken ausgehen.

6.5.2 Lupus erythematodes

BUCHTHAL u. ROSENFALCK (1963) untersuchten 15 Patienten mit einem Lupus erythematodes. Patienten, bei denen der histologische Befund deutliche Veränderungen aufwies, hatten auch im Elektromyogramm die charakteristischen Zeichen einer Myopathie. Fälle mit nur angedeuteten histologischen Veränderungen hatten eine normale Potentialdauer, einzelne wiesen aber auch eine erhöhte Zahl von polyphasischen Potentialen auf. ERBSLÖH u. BAEDEKER (1962) berichteten über 15 Kranke mit einer Lupusmyopathie. Nur ein Patient hatte ein normales EMG, bei den übrigen waren deutliche myopathische Veränderungen nachweisbar. Spontanaktivität im völlig erschlafften Muskel wurde nicht beobachtet, aber vermehrte Einstichaktivität sowie Verkürzung der Muskelaktionspotentialdauer auf 54%. Während maximaler Willkürinnervation bestand ein dichtes Interferenzmuster. Auch bei klinischer Besserung des Befundes trat keine Veränderung des Elektromyogramms ein.

6.5.3 Sklerodermie

Auch bei der Sklerodermie lassen sich die Merkmale einer Myopathie im Elektromyogramm feststellen (O'LEARY u. Mitarb., 1955; SERRA, 1965). Die Befunde sind hier besonders ausgeprägt. Zwischen Muskeln, die von erkrankter Haut bedeckt waren, und Muskeln in nicht erkrankten Bereichen fand sich im allgemeinen kein Unterschied (HAUSMANOWA-PETRUSEWICZ u. KOZMINSKA, 1961, 1966). Nur die Spontanaktivität war auf die Muskeln der erkrankten Hautpartien beschränkt. Die EMG-Veränderungen konnten immer bei der diffusen Sklerodermie, aber nur selten und inkonstant bei den umschriebenen Formen beobachtet werden. SOLLBERG u. Mitarb. (1967) fanden, daß zwischen diffusen und umschriebenen Formen der Sklerodermie im EMG nur graduelle, aber keine prinzipiellen Unterschiede bestehen. Bei den Patienten mit einer Sklerodermie von BUCHTHAL u. ROSENFALCK (1963) war die mittlere Potentialdauer um 30—50% verringert, Spontanaktivität fehlte.

6.6 Myopathien bei endokrinen und Stoffwechselstörungen

6.6.1 Thyreotoxische Myopathie

Eine Schwäche der Muskulatur findet sich bei Thyreotoxikose besonders in den proximalen Muskeln. Der Prozeß kann im weiteren Verlauf auch auf andere Muskelgruppen übergehen oder die proximale Muskulatur in zunehmender Stärke betreffen. Von den verschiedenen Autoren, die über EMG-Befunde bei Thyreotoxikose berichteten, fanden nur MILLIKAN u. HAINES (1953) normale Elektromyogramme und histologische Befunde. Die übrigen Untersucher erhoben Befunde im Sinne einer Myopathie mit signifikanter Verkürzung der mittleren Potentialdauer und erhöhter Zahl polyphasischer Potentiale (SANDERSON u. ADEY, 1952; PIPBERGER, KÄLIN u. WEGEMANN, 1955; HED, KIRSTEIN u. LUNDMARK, 1958; CAMPBELL, 1964; RAMSAY, 1965). Nach mehrmonatiger Behandlung konnte z.T. eine Normalisierung der EMG-Veränderungen beobachtet werden. Einen abweichenden Befund erhoben HED, KIRSTEIN u. LUNDMARK (1958) nur bei 2 von 17 Patienten. Bei einem dieser Fälle wiesen die proximalen Muskeln die Befunde einer Myopathie auf, die distalen den einer Schädigung des peripheren motorischen Neurons. Im zweiten Fall waren die Befunde der einzelnen Muskeln für beide Krankheitsgruppen typisch.

6.6.2 Myopathie bei Hypothyreose (Myxödem)

Bei Unterfunktion der Schilddrüse kann die Muskulatur in sehr unterschiedlichem Maße mitbetroffen sein. Neben gesteigerter Konsistenz und erhöhtem Widerstand gegenüber Dehnung kommen Hypertrophien oder Atrophien der Muskulatur, oft verbunden mit Schwächen, vor. Sie finden sich meist in einer Verteilung, die den umschriebenen Formen der Muskeldystrophie entspricht. Die in der Literatur mitgeteilten EMG-Befunde sind uneinheitlich. Während einige Untersucher normale Elektromyogramme erhoben (THOMASEN, 1948; WILSON u. WALTON, 1959), stellten andere die Merkmale einer Myopathie fest (PIPBERGER, KÄLIN u. WEGEMANN, 1955; ÅSTRÖM, KUGELBERG u. MÜLLER, 1961; WALDSTEIN u. Mitarb., 1958). Manche Untersucher fanden zusätzlich auch in einem Teil der Fälle myotonieähnliche Befunde. Nach Willküraktionen oder Perkussionen der Muskulatur kam es zu repetitiven Entladungen von Potentialen niedriger Spannung und kurzer Dauer. Diese Entladungen ließen sich wie bei der echten Myotonie durch Kälteeinwirkung steigern, sie zeigten aber nicht den typischen Ablauf der sogenannten myotonen Entladungen und hielten auch nur kurze Zeit an. WALDSTEIN u. Mitarb. geben 50 msec, WILSON u. WALTON (1959) 1—2 sec an. Durch Bewegung der Nadelelektroden ließen sich auch irreguläre Entladungen polyphasischer Potentiale hoher Spannung hervorrufen (WALDSTEIN u. Mitarb., 1958; OZKER u. Mitarb., 1960). POINSO u. Mitarb. (1961) beobachteten in einem Fall ebenfalls typische pseudomyotone Entladungen in Ruhe und nach Willkürinnervation. POENARU u. Mitarb. (1965) fanden bei ihren Fällen mit Hypothyreose auch EMG-Charakteristika einer neurogenen Läsion und schließen daraus auf eine durch das Grundleiden bedingte Neuromyopathie.

6.6.3 McArdle-Syndrom

Die Myopathie bei fehlender Muskelphosphorylase zeigt interessante elektromyographische Befunde, die für die Diagnostik neben den biochemischen Untersuchungen entscheidend sind (DYKEN u. Mitarb., 1967; SCHIMRIGK u. Mitarb., 1967). Im Lähmungsanfall besteht im EMG elektrische Ruhe. Supramaximale indirekte Muskelreizung mit 18 Impulsen/sec oder mehr führt zu einem rapiden Abfall der ausgelösten Muskelaktionspotentiale trotz des zu beobachtenden Muskelkrampfes. Während des Ischämietestes und Willkürinnervation findet man anfangs ein Interferenzmuster, die Amplituden vermindern sich in der Folgezeit und laufen mit beginnender Kontraktur in die Grundlinie aus. Für die Dauer der Kontraktur waren keine Muskelaktionspotentiale abzuleiten. Unterbrechung der Ischämie führt erst nach 2 Minuten zum Auftreten von Aktionspotentialen.

6.6.4 Myopathie beim Cushing-Syndrom

Über histologische und elektromyographische Befunde von Patienten mit Cushing-Syndrom haben MÜLLER u. KUGELBERG (1959) berichtet. Die Paresen betrafen vorwiegend die proximalen Muskeln der unteren Extremitäten. Sowohl die Ergebnisse der Biopsie als auch der Elektromyographie waren charakteristisch für eine Myopathie. Die Befunde sind auf die gesteigerte Cortisonproduktion zurückzuführen, da Tierversuche und langdauernde therapeutische Corticosteroid-Gaben entsprechende Ergebnisse brachten (ELLIS, 1956; GLASER u. STARK, 1958; RITTER, 1967).

6.6.5 Myopathie bei Addisonscher Erkrankung

BUCHTHAL u. ROSENFALCK (1963) haben auch über zwei Patienten mit Addisonscher Erkrankung berichtet, die muskuläre Schwächen und Atrophien, aber keine Kontrakturen aufwiesen. Im EMG fanden sich Zeichen einer Myopathie, jedoch keine polyphasischen Potentiale. Auch eine Spontanaktivität war nicht nachweisbar.

6.6.6 Die periodische Lähmung und die Adynamia episodica hereditaria

Bei der familiären periodischen Lähmung zeigt das Elektromyogramm bei voll ausgeprägtem Anfall keine Willküraktivität und keine Antwort auf direkte und indirekte Reizversuche. BUCHTHAL u. ROSENFALCK (1963) fanden lediglich einzelne negative Entladungen in der Endplattenzone, aber keine fortgeleiteten Aktionspotentiale. Im Beginn der Lähmung wird eine Abnahme der Amplitude der Potentiale beobachtet. Das Interferenzmuster bleibt zunächst noch normal (GREMY u. BECOUAU, 1955; THIEBAUT u. Mitarb., 1956; PETERSEN u. WIDEN, 1955; BUCHTHAL, 1957). Die Potentialdauer soll sich nach BUCHTHALS Beobachtungen zu Beginn des Anfalls ebenfalls verringern. In der Zeit zwischen den Anfällen ist der EMG-Befund normal. Durch eine Häufung der Anfälle treten aber auch myopathische Spätschäden auf.

Bei der Adynamia episodica hereditaria handelt es sich um eine der familiären periodischen Lähmung ähnliche Erkrankung mit paroxysmalen Muskellähmungen,

27A

jedoch mit einem Anstieg des Kaliums im Serum während des Anfalls. Elektromyographische Untersuchungen zeigten, daß im Anfall auch bei maximaler Anspannung nur noch wenige motorische Einheiten tätig sind. Es bestand eine erhöhte Reizbarkeit, und mechanische Reize sowie Bewegungen der Nadelelektroden riefen Potentiale kurzer Dauer hervor. Daneben war auch eine Spontanaktivität vorhanden. Die Dauer der einzelnen Potentiale war verkürzt. Zwischen den Anfällen ließen sich keine pathologischen EMG-Veränderungen nachweisen.

Literatur zum Kapitel X

1. ARRIGO, A., V. COSI, and F. SAVOLDI: The conduction velocity of the human sciatic nerve. Electroenceph. clin. Neurophysiol. Suppl. **22**, 23 (1962).
2. ÅSTRÖM, K. E., E. KUGELBERG, and R. MÜLLER: Hypothyroid myopathy. Arch. Neurol. (Chic.) **5**, 472 (1961).
3. BAEDEKER, W. D.: Ein Beitrag zur elektromyographischen Differentialdiagnose von Myositis, Muskeldystrophie und leichten neurogenen Paresen. Arch. Psychiat. Nervenkr. **203**, 196 (1962).
4. BARROWS, H. S., and L. P. DUEMLER: Late distal myopathy. Neurology (Minneap.) **12**, 547 (1962).
5. BARWICK, D. D.: Investigation of the carrier state in the Duchenne type dystrophy. In: Research in Muscular Dystrophy. London: Pitman 1963, p. 10.
6. BAYER, H.: Die rheumatische Muskelhärte — ein Eigenreflextetanus. Klin. Wschr. **27**, 122 (1949).
7. — u. E. IHLENFELD: Neue objektive Befunde beim gewöhnlichen Muskelrheumatismus. Chirurg **20**, 625 (1949).
8. BIEMOND, A.: Myopathia distalis juvenilis hereditaria. Acta psychiat. scand. **30**, 25 (1955).
9. BOTHELHO, S. Y., CH. F. DEATERLY, S. AUSTIN, and J. H. COMROE: Evaluation of the electromyogram of patients with myasthenia gravis. Arch. Neurol. (Chic.) **67**, 441 (1952).
10. BREININ, G. M.: The electrophysiology of extraocular muscle. Toronto: University of Toronto Press 1962.
11. BRUSSATIS, F.: Elektromyographische Untersuchungen der Rücken- und Bauchmuskulatur bei idiopathischen Skoliosen. Stuttgart: Hippokrates 1962.
12. BUCHTHAL, F., and S. CLEMMESEN: On the differentiation of palpable muscle affections by electromyography. Acta med. scand. **105**, 48 (1940).
13. — and A. MADSEN: Synchronous activity in normal and atrophic muscle. Electroenceph. clin. Neurophysiol. **2**, 425 (1950).
14. — and P. PINELLI: Analysis of muscle action potentials as diagnostic aid in neuromuscular disorders. Acta med. scand. Suppl. **266**, 315 (1952).
15. — — Muscle action potentials in polymyositis. Neurology (Minneap.) **3**, 424 (1953).
16. — — Action potentials in muscular atrophy of neurogenic origin. Neurology (Minneap.) **3**, 591 (1953).
17. — — and P. ROSENFALCK: Action potential parameters in normal human muscle and their physiological determinants. Acta physiol. scand. **32**, 219 (1954).
18. — Muskelaktionspotentialuntersuchungen am gesunden und kranken Muskel. Dtsch. Z. Nervenheilk. **173**, 448 (1955).
19. — and P. ROSENFALCK: Action potential parameters in different human muscles. Acta psychiat. scand. **30**, 125 (1955).
20. —, CH. GULD, and P. ROSENFALCK: Propagation velocity in electrically activated muscle fibres in man. Acta physiol. scand. **34**, 75 (1955).
21. — — — Multielectrode studies of motor unit organization. Abstr. 20th Int. Physiol. Congr. Brussels 1956, p. 140.
22. — — — Multielectrode study of the territory of a motor unit. Acta physiol. scand. **39**, 83 (1957).

23. — Einführung in die Elektromyographie. München u. Berlin: Urban & Schwarzenberg 1958.
24. —, F. ERMINIO, and P. ROSENFALCK: Motor unit territory in different human muscle. Acta physiol. scand. **45**, 72 (1959).
25. —, P. ROSENFALCK, and F. ERMINIO: Motor unit territory and fiber density in myopathies. Neurology (Minneap.) **10**, 398 (1960).
26. — The electromyogram. Wld Neurol. **3**, 16 (1962).
27. — and P. ROSENFALCK: Electrophysiological aspects of myopathy with particular reference to progressive muscular dystrophy. In: Muscular Dystrophy in Man and Animals. Edit. by G. H. BOURNE and M. N. GOLARZ. Basel u. New York: S. Karger 1963, p. 193.
28. — Grundlagen und klinische Bedeutung der Elektromyographie. Verh. dtsch. Ges. inn. Med. **71**, 139 (1965).
29. — and P. ROSENFALCK: Evoked action potentials and conduction velocity in human sensory nerves. Brain Res. **3**, 1 (1966).
30. CALLAHAN, W. P., W. O. RUSSELL, and M. G. SMITH: Human toxoplasmosis. Medicine (Baltimore) **25**, 343 (1946).
31. CAMPBELL, E. D. R.: Thyrotoxic myopathy: electromyographic, clinical and histological findings. Electroenceph. clin. Neurophysiol. **17**, 90 (1964).
32. CARUSO, G., and F. BUCHTHAL: Refractory period of muscle and electromyographic findings in relatives of patients with muscular dystrophy. Brain **88**, 29 (1965).
33. CENKOVICH, F. S., and J. W. GERSTEN: Fourier analysis of the normal human electromyogram. Amer. J. phys. Med. **42**, 192 (1963).
34. CLOSE, J. R., E. D. NICKEL, and F. N. TODD: Motor-unit action-potential counts. Their significance in isometric and isotonic contractions. J. Bone Jt Surg. A **42**, 1207 (1960).
35. CORBAT, F.: Über Messungen der Leitgeschwindigkeit am peripheren Nerven und deren Verwertung in der Klinik. Dtsch. Z. Nervenheilk. **182**, 652 (1961).
36. DAVEY, M. R., and A. L. WOOLF: The electromyographic detection of carriers of muscular dystrophy. Electroenceph. clin. Neurophysiol. **17**, 705 (1964).
37. DAWSON, G. D.: The relative excitability and conduction velocity of sensory and motor nerve fibers in man. J. Physiol. (Lond.) **131**, 436 (1956).
38. DENNY-BROWN, D., and J. B. PENNYBACKER: Fibrillation and fasciculation in voluntary muscle. Brain **61**, 311 (1938).
39. — Interpretation of the electromyogram. Arch. Neurol. Psychiat. (Chic.) **61**, 99 (1949).
40. DOBBELSTEIN, H., u. A. STRUPPLER: Die Nervenleitgeschwindigkeit als diagnostisches Kriterium bei peripheren neurologischen Störungen. Fortschr. Neurol. Psychiat. **31**, 616 (1963).
41. DOWNIE, Q. W., and D. J. NEWELL: Sensory nerve conduction in patients with diabetes mellitus and controls. Neurology (Minneap.) **11**, 10 (1961).
42. DRECHSLER, B.: Elektromyographie. Berlin: Verlag Volk u. Gesundheit 1964.
43. DUMOULIN, J., et CH. AUGREMANNE: Précis d'Électromyographie. Paris: Libr. Maloine 1959.
44. DYCK, P. I., E. H. LAMBERT, and D. W. MULDER: Charcot-Marie-Tooth disease: nerve conduction and clinical studies of a large kinship. Neurology (Minneap.) **13**, 1 (1963).
45. DYKEN, P. R.: Sarcoidosis of skeletal muscle. Neurology (Minneap.) **12**, 643 (1962).
46. DYKEN, M. L., D. M. SMITH, and R. L. PEAKE: An electromyographic diagnostic screening test in McArdle's disease and a case report. Neurology (Minneap.) **17**, 45 (1967).
47. EIFF, A. W. v., u. W. MEYER-EPPLER: Elektromyointegrator, ein Gerät zur quantitativen Auswertung von Muskelaktionsströmen. Klin. Wschr. **34**, 484 (1956).
48. —, H. J. JESDINSKY u. H. JÖRGENS: Die Oberflächenelektromyographie in der inneren Medizin. Münch. med. Wschr. **104**, 789 (1962).
49. ELLIS, J. T.: Necrosis and regeneration of muscle in cortisone treated rabbits. Amer. J. Path. **32**, 993 (1956).
50. EMERY, A. E. H., R. D. TEASDALL, and E. N. COOMES: Electromyographic studies in carriers of Duchenne muscular atrophy. Bull. Johns Hopk. Hosp. **118**, 439 (1966).
51. ERBSLÖH, F., u. W. DIETEL: Über exogene Spätmyopathien. Arch. Psychiat. Nervenkr. **199**, 215 (1959).

52. — u. W. D. Baedeker: Lupusmyopathie. Dtsch. med. Wschr. **87**, 2464 (1962).

53. — Elektromyographie in Klinik und Praxis. Arch. phys. Ther. (Lpz.) **15**, 379 (1963).

54. —, K. Kunze, B. Recke, u. M. Abel: Die myatrophische Lateralsklerose. Dtsch. med. Wschr. **93**, 1131 (1968).

55. Erminio, F., Ch. Guld, and P. Rosenfalck: Motor unit territory and muscle fiber concentration in paresis due to peripheral nerve injury and anterior horn cell involvement. Neurology (Minneap.) **9**, 657 (1959).

56. Erulkar, S. D., M. L. Shelanski, B. L. Whitsel, and P. Ogle: Studies of muscle fibres in the tensor tympani of the cat. Anat. Rec. **149**, 279 (1964).

57. Esslen, E., u. R. Magun: Elektromyographie, Grundlagen und klinische Anwendung. Fortschr. Neurol. Psychiat. **26**, 153 (1958).

58. —, H. G. Mertens u. W. Papst: Die oculären Myopathien. I u. IV. Nervenarzt **29**, 10 (1958); **30**, 345 (1959).

59. — u. W. Papst: Die Bedeutung der Elektromyographie für die Analyse von Motilitätsstörungen der Augen. Basel u. New York: S. Karger 1961.

60. Farmer, T. W., F. Buchthal, and P. Rosenfalck: Refractory and irresponsive periods of muscle in progressive muscular dystrophy and paresis due to lower motor neurone involvement. Neurology (Minneap.) **9**, 747 (1959).

61. — — — Refractory period of human muscle after the passage of a propagated action potential. Electroenceph. clin. Neurophysiol. **12**, 455 (1960).

62. Feinstein, B., B. Lindegard, E. Nyman, and G. Wohlfahrt: Anatomical and electromyographical studies on "motor units". Acta psychiat. scand. **29**, 45 (1954).

63. Finchman, R. W., and M. W. van Allen: Sensory nerve conduction in amyotrophic lateral sclerosis. Neurology (Minneap.) **14**, 31 (1964).

64. Fitch, P.: An analyser for use in human electromyography. Electronic Engineering **39**, 240 (1967).

65. Gassel, M. M.: Sources of error in motor nerve conduction studies. Neurology (Minneap.) **14**, 825 (1964).

66. Gersten, J. W., D. M. Stillwell, and N. A. Rose: Harmonic analysis in carriers of Duchenne muscular dystrophy. Arch. phys. Med. **48**, 164 (1967).

67. Gilliatt, R. W., and T. A. Sears: Sensory nerve action potentials in patients with peripheral nerve lesions. J. Neurol. Neurosurg. Psychiat. **21**, 109 (1958).

68. — Peripheral nerve conduction in neurological patients. J. Neurol. Neurosurg. Psychiat. **22**, 344 (1959).

69. Glaser, G. H., and L. Stark: Excitability in experimental myopathy. Neurology (Minneap.) **8**, 640 (1958).

70. Gremy, F., et M. Becouau: L'électro-myogramme dans la paralysie périodique familiale. Rev. neurol. **92**, 71 (1955).

71. Guy, E., J. Lefebvre, J. Lerique et J. Scherrer: Les signes électromyographiques des dermatomyosites. Étude de 9 cas. Rev. neurol. **83**, 278 (1950).

72. Hallen, O.: Über einen Fall von Myopathia distalis. Dtsch. Z. Nervenheilk. **188**, 119 (1966).

73. Harvey, A. M., and R. L. Masland: A method for the study of neuromuscular transmission in human subjects. Bull. Johns Hopk. Hosp. **68**, 81 (1941).

74. Hausmanowa-Petrusewicz, J., and A. Kozminska: Electromyographic findings in scleroderma. Arch. Neurol. (Chic.) **4**, 281 (1961).

75. — — Further studies on the electromyographic findings in generalized scleroderma. Acta neuroveg. (Wien) **29**, 220 (1966).

76. — Abgrenzung der progressiven Muskeldystrophie von den entzündlichen Muskelerkrankungen. In: Progressive Muskeldystrophie, Myotonie, Myasthenie. Hrsg. von E. Kuhn. Berlin-Heidelberg-New York: Springer 1966, S. 115.

77. Hed, R., L. Kirstein, and C. Lundmark: Thyrotoxic myopathy. J. Neurol. Neurosurg. Psychiat. **21**, 270 (1958).

78. Helmholtz, H. v., u. N. Baxt: Versuche über die Fortpflanzungsgeschwindigkeit der Reizung in den motorischen Nerven des Menschen. Mber. kgl. preuß. Akad. Wiss. Berlin 1867, S. 238; zit. nach H. Kaeser (1963).

79. Hinterbuchner, C. N., and L. P. Hinterbuchner: Myopathic syndrome in muscular sarcoidosis. Brain **87**, 355 (1964).

80. HODES, R., M. G. LARRABEE, and W. J. GERMAN: Human electromyogram in response to nerve stimulation and conduction velocity of motor axons. Arch. Neurol. Psychiat. (Chic.) **60**, 340 (1948).

81. HOPF, H. CH.: Untersuchungen über die Unterschiede in der Leitgeschwindigkeit motorischer Nervenfasern beim Menschen. Dtsch. Z. Nervenheilk. **183**, 579 (1962).

82. — Elektromyographische Untersuchungen über Polyneuritis und Polyradiculitis. Dtsch. Z. Nervenheilk. **184**, 174 (1962).

83. — Das Elektromyogramm bei Nervenreizung. Fortschr. Neurol. Psychiat. **31**, 585 (1963).

84. HORSTER, F. A.: Endokrine Ophthalmopathie. Berlin-Heidelberg-New York: Springer 1967.

85. HUBER, A., u. F. H. LEHNER: Zur Elektromyographie der Augenmuskeln. Ophthalmologica (Basel) **131**, 238 (1956).

86. HUBER, M. A.: Myasthénie et paralysies de muscles oculaires. Bull. Soc. franç. Ophtal. **70**, 216 (1957).

87. HUHN, A.: Über distale Myopathien, insbesondere die Myopathia distalis tarda (hereditaria). Fortschr. Neurol. Psychiat. **34**, 589 (1966).

88. INMAN, V. T., H. J. RALSTON, C. M. SAUNDERS, B. FEINSTEIN, and E. W. WRIGHT: Relation of human electromyogram to muscular tension. Electroenceph. clin. Neurophysiol. **4**, 187 (1952).

89. ISCH, F.: Électromyographie. Paris: Éd. Doin 1963.

90. —, C. ISCH-TREUSSARD et M. JESEL: La mesure de la vitesse de conduction des fibres nerveuses motrices dans les atrophies neurogènes chroniques et progressives. Rev. neurol. **115**, 122 (1966).

91. JANZEN, R.: Elektromyographie. In: Klinische Funktionsdiagnostik. Hrsg. von H. KÜCHMEISTER, H. BARTELHEIMER u. A. JORES. Stuttgart: G. Thieme 1967, S. 619.

92. JOHNSON, E. W., and K. J. OLSEN: Clinical value of motor nerve conduction velocity determination. J. Amer. med. Ass. **172**, 2030 (1960).

93. JOSEFSSON, J. O.: An electromyographic study of botulinum-intoxicated skeletal muscle. Acta physiol. scand. **50**, Suppl. 175, 79 (1960).

94. JUNG, R.: Die Elektromyographie und Myographie. In: Handbuch der inneren Medizin. Bd. V/1. Berlin-Göttingen-Heidelberg: Springer 1953, S. 1379.

95. KAESER, H. E.: Funktionsprüfungen peripherer Nerven bei experimentellen Polyneuritiden und bei der Wallerschen Degeneration. Dtsch. Z. Nervenheilk. **183**, 268 (1962).

96. — Elektromyographische Untersuchungen bei Diskushernien und bei Kompressionssyndromen peripherer Nerven. Schweiz. Arch. Neurol. Neurochir. Psychiat. **92**, 64 (1963).

97. — Klinische und elektromyographische Verlaufsuntersuchungen beim Guillain-Barré-Syndrom. Schweiz. Arch. Neurol. Neurochir. Psychiat. **94**, 278 (1964).

98. — Veränderungen der Leitgeschwindigkeit bei Neuropathien und Neuritiden. Fortschr. Neurol. Psychiat. **33**, 221 (1965).

99. — Elektromyographische Untersuchungen bei lumbalen Discushernien. Dtsch. Z. Nervenheilk. **187**, 285 (1965).

100. — Die Elektromyographie als neurologische Hilfsmethode. Schweiz. Arch. Neurol. Neurochir. Psychiat. **101**, 11 (1968).

101. KASS, E. H., S. ANDRUS, R. D. ADAMS, F. C. TURNER, and H. A. FELDMAN: Arch. intern. Med. **89**, 759 (1952); zit. nach F. BUCHTHAL u. P. ROSENFALCK (1963).

102. KNUTSSON, B.: Comparative value of electromyographic, myelographic and clinical-neurological examinations in diagnosis of lumbar root compression syndrome. Acta orthop. scand., Suppl. **49**, 7 (1961).

103. KRABBE, K. H.: Muscular localization of benign lymphogranulomatosis. Acta med. scand. **136**, Suppl. 234, 193 (1949).

104. KUGELBERG, E.: Electromyograms in muscular disorders. J. Neurol. Neurosurg. Psychiat. **10**, 122 (1947).

105. — Electromyography in muscular dystrophies. Differentiation between dystrophies and chronic lower motor neurone lesions. J. Neurol. Neurosurg. Psychiat. **12**, 129 (1949).

106. — Clinical electromyography. In: Handbuch der Neurochirurgie. Bd. I/1. Berlin-Göttingen-Heidelberg: Springer 1949, S. 531.

107. LAMBERT, E. H., S. BECKETT, C. J. CHEN, and L. M. EATON: Unipolar electromyograms of patients with dermatomyositis. Fed. Proc. **9**, 73 (1950).
108. —, G. P. SAYRE, and L. M. EATON: Electrical activity in muscle in polymyositis. Trans. Amer. neurol. Ass. **79**, 64 (1954).
109. — and D. W. MULDER: Electromyographic studies in amyotrophic lateral sclerosis. Mayo Clin. Proc. **32**, 441 (1957).
110. — Electromyography and electric stimulation of the peripheral nerves and muscle. In: Clinical Examinations in Neurology. Philadelphia u. London: Saunders 1963, p. 311.
111. — Defects of neuromuscular transmission in syndromes other than myasthenia gravis. Ann. N. Y. Acad. Sci. **135**, 367 (1966).
112. LAVICKA, J., V. SKORPIL u. L. VYKLICKY: Zit. nach B. DRECHSLER (1964).
113. LAWRENCE, D. G., and S. LOCKE: Motor nerve conduction velocity in diabetes. Arch. Neurol. Psychiat. (Chic.) **5**, 483 (1961).
114. LIBET, B., B. FEINSTEIN, and E. W. WRIGHT: Tendon afferents in autogenic inhibition in man. Electroenceph. clin. Neurophysiol. **11**, 129 (1959).
115. LICHT, S.: Electrodiagnosis and Electromyography. New Haven, Conn.: E. Licht 1956.
116. LUDIN, H. D.: Elektromyographische Untersuchungen über die funktionelle Gliederung motorischer Einheiten. Fortschr. Neurol. Psychiat. **29**, 429 (1961).
117. MAGEE, K. R., and R. N. DE JONG: Hereditary distal myopathy with onset in infancy. Arch. Neurol. (Chic.) **13**, 387 (1965).
118. MAGLADERY, J. W., and D. B. McDOUGAL: Electrophysiological studies of nerve and reflex activity in normal man. Bull. Johns Hopk. Hosp. **86**, 265 (1950).
119. MAGUN, R.: Elektromyographie als klinische Methode. Nervenarzt **30**, 337 (1959).
120. MARINACCI, A.: Clinical Electromyography. Los Angeles: San Lucas Press 1955.
121. — Electromyogram in muscular dystrophy with particular reference to differential diagnosis between this disease and other neuromuscular disorders. Bull. Los Angeles neurol. Soc. **29**, 7 (1964).
122. — Electromyography in the diagnosis of polymyositis. Electromyography **5**, 255 (1965).
123. MAVOR, H., and I. LIBMAN: Motor nerve conduction velocity measurements as a diagnostic tool. Neurology (Minneap.) **12**, 733 (1962).
124. MAYER, K.: Möglichkeiten und Grenzen der klinischen Elektromyographie. Med. Welt (Stuttg.) **13** (N. F.), 2191 (1962).
125. — Klinik und Elektromyographie der Spontanaktivität des menschlichen Skeletmuskels. Berlin-Heidelberg-NewYork: Springer 1965.
126. — Die elektromyographische Differentialdiagnose der neurogenen und myogenen Muskelfunktionsstörungen und -atrophien. Med. Welt (Stuttg.) **18** (N. F.), 865 (1967).
127. MERTENS, H. G., E. ESSLEN u. W. PAPST: Die oculären Myopathien. II u. III. Nervenarzt **29**, 120, 213 (1958).
128. — u. G. RUEDAS: Elektromyographische Untersuchungen bei elektrischer Nervenreizung. Dtsch. Z. Nervenheilk. **182**, 577 (1961).
129. — Fortschritte in der Erforschung der Muskelkrankheiten. Internist (Berl.) **2**, 190 (1961).
130. — u. S. ZSCHOCKE: Neuromyotonie. Klin. Wschr. **43**, 917 (1965).
131. MEYER, H. J.: Diagnostische Schwierigkeiten bei okulärer Myositis. Klin. Mbl. Augenheilk. **148**, 396 (1966).
132. MILLIKAN, C., and S. F. HAINES: The thyroid gland in relation to neuromuscular disease. Res. Publ. Ass. nerv. ment. Dis. **32**, 61 (1953).
133. MIWA, N., T. TANAKA, and M. MATOBA: Electromyography in kinesiologic evaluations. Subjects on the two joint muscle and the relation between the muscular tension and electromyogram. J. Jap. orthop. Ass. **36**, 13 (1963).
134. MORITZ, U.: Myopathy in rheumatoid arthritis. Electroenceph. clin. Neurophysiol. **17**, 99 (1964).
135. MÜLLER, R., and E. KUGELBERG: Myopathy in Cushing's syndrome. J. Neurol. Neurosurg. Psychiat. **22**, 314 (1959).
136. MULDER, D. W., E. H. LAMBERT, J. A. BASTRON, and R. G. SPRAGUE: The neuropathies associated with diabetes mellitus. Neurology (Minneap.) **11**, 275 (1961).
137. NORRIS, A. H., N. W. SHOCK, and I. H. WAGMAN: Age changes in the maximum conduction velocity of motor fibres of human ulnar nerves. J. appl. Physiol. **5**, 589 (1953).

138. NORRIS, F. H.: The EMG. New York u. London: Grune & Stratton 1963.
139. O'LEARY, P. A., E. H. LAMBERT, and G. P. SAYRE: Muscle studies in cutaneous disease. J. invest. Derm. 24, 301 (1955).
140. OZKER, R. R., O. P. SCHUMACHER, and P. A. NELSON: Electromyographic findings in adults with myxedema: report of 16 cases. Arch. phys. Med. 41, 299 (1960).
141. PAPST, W., u. E. ESSLEN: Über die okuläre Myasthenie. Klin. Mbl. Augenheilk. 139, 345 (1961).
142. — Die okuläre Neuromyositis. Klin. Mbl. Augenheilk. 149, 663 (1966).
143. PETERSEN, I., and E. KUGELBERG: Duration and form of action potential in the normal human muscle. J. Neurol. Neurosurg. Psychiat. 12, 124 (1949).
144. — and L. WIDEN: The electromyogram in periodic paroxysmal paralysis. Acta psychiat. scand. 30, 759 (1955).
145. PINELLI, P., and F. BUCHTHAL: Muscle action potentials in myopathies with special regard to progressive muscular dystrophy. Neurology (Minneap.) 3, 347 (1953).
146. — — and F. THIEBAUT: Progress in electromyography. Electroenceph. clin. Neurophysiol., Suppl. 22 (1962).
147. PIPBERGER, H., R. KÄLIN u. T. WEGEMANN: Muskuläre Störungen bei der Hyperthyreose. Schweiz. med. Wschr. 85, 390 (1955).
148. — — — Muskuläre Störungen bei der Hypothyreose. Schweiz. med. Wschr. 85, 420 (1955).
149. PIPER, H.: Elektrophysiologie menschlicher Muskeln. Berlin: Springer 1912.
150. POENARU, S., M. BALAN et H. STANCO: Aspects électromyographiques particuliers dans le crétinisme endémique. Electromyography 5, 169 (1965).
151. POINSO, R., P. BERNARD, H. REGIS et A. MONNERON: A propos d'un cas d'amyotrophie myxodémateuse. Bull. Soc. méd. Hôp. Paris 77, 479 (1961).
152. PUFF, K. H.: Die Bedeutung der klinischen Elektromyographie für die Differentialdiagnose neuromuskulärer Prozesse. Habilitationsschrift, Hamburg 1964.
153. RAMSAY, I. D.: Electromyography in thyrotoxicosis. Quart. J. Med. 34, 255 (1965).
154. RICHARDSON, A. T.: Clinical and electromyographic aspect of polymyositis. Proc. roy. Soc. Med. 49, 111 (1956).
155. RITTER, R. A.: Effect of cortisone on the structure and strength of skeletal muscle. Arch. Neurol. (Chic.) 17, 403 (1967).
156. ROOKE, E. D., E. H. LAMBERT u. J. E. THOMAS: Ein myasthenisches Syndrom mit enger Beziehung zu gewissen malignen intrathorakalen Tumoren. Dtsch. med. Wschr. 86, 1660 (1961).
157. ROSE, A. L., and R. G. WILLISON: Quantitative electromyography using automatic analysis. Studies in healthy subjects and patients with primary muscle disease. J. Neurol. Neurosurg. Psychiat. 30, 403 (1967).
158. ROSENFALCK, P.: Bibliography on electromyography. DISA-Elektronik, Copenhagen 1955, 1956, 1960, 1963.
159. ROSSELLE, N.: Electromyography in nervous diseases and cryptotetany. Louvain: Nauwelaerts 1960.
160. —, L. MAEX, H. ENGELS et T. VALVEKENS: Étude électromyographique d'un cas de toxoplasmose. Electromyography 5, 188 (1965).
161. RUEDAS, G.: Elektromyographische Untersuchungen bei den Myotonien. Dtsch. Z. Nervenheilk. 187, 352 (1965).
162. SACCO, G., F. BUCHTHAL, and P. ROSENFALCK: Motor unit potentials at different ages. Arch. Neurol. (Chic.) 6, 366 (1962).
163. SANDERSON, K. V., and W. R. ADEY: Electromyographic and endocrine studies in chronic thyrotoxic myopathy. J. Neurol. Neurosurg. Psychiat. 15, 200 (1952).
164. SATO, M.: A problem in the frequency analysis of the electromyogram. Electromyography 6, 21 (1966).
165. SCHIMRIGK, K., H. G. MERTENS, K. RICKER, J. FÜHR, P. EYER u. D. PETTE: McArdle-Syndrom. Klin. Wschr. 45, 1 (1967).
166. SCHWALBE, G., u. R. MAYEDA: Über die Kaliberverhältnisse der quergestreiften Muskelfasern des Menschen. Z. Biol. 27, 482 (1890).
167. SERRA, C., e L. COVELLO: Elettromiografia clinica. Acta neurol. (Napoli) 26 (1959).

168. — Electromyographic findings in polymyositis. Int. J. Neurol. (Montevideo) 1, 371 (1960).
169. — Electromyographic findings in some dermatologic diseases. Electromyography 5, 99 (1965).
170. Siim, J. C.: Toxoplasmosis acquisita lymphonodosa. Copenhagen: Munksgaard 1961.
171. Simpson, J. A.: Fact and fallacy in measurement of conduction velocity in motor nerves. J. Neurol. Neurosurg. Psychiat. 27, 381 (1964).
172. Sollberg, G., R. Denk u. H. Holzmann: Neurologische und elektrophysiologische Untersuchungen bei progressiver Sklerodermie und Morphea. Arch. klin. exp. Derm. 229, 20 (1967).
173. Steinberg, V. L., and C. B. Wynn-Parry: Electromyographic changes in rheumatoid arthritis. Brit. med. J. 1, 630 (1961).
174. Steinbrecher, W.: Die klinische Bedeutung der Elektromyographie. Dtsch. med. Wschr. 84, 224 (1959).
175. — Das Elektromyogramm in der Differentialdiagnostik muskulärer Erkrankungen. Nervenarzt 34, 40 (1963).
176. — Elektromyographie in Klinik und Praxis. Stuttgart: G. Thieme 1965.
177. Struppler, A.: Elektrodiagnostik. In: Differentialdiagnose neurologischer Krankheitsbilder. Hrsg. von G. Bodechtel. Stuttgart: G. Thieme 1963, S. 1063.
178. — Klinische Elektromyographie. Med. Klin. 60, 384 (1965).
179. Thesleff, S.: Supersensitivity of skeletal muscle produced by botulinumtoxin. J. Physiol. (Lond.) 151, 598 (1960).
180. Thiebaut, F., F. Isch et C. Isch-Treussard: Diagnostic électromyographique de la myasthénie. Rev. neurol. 88, 3 (1953).
181. —, L. Frühling, F. Isch et F. Rohmer: Un cas de polymyosite à forme pseudomyopathique avec étude électromyographique et histologique. Rev. neurol. 92, 572 (1955).
182. —, F. Isch, C. Isch-Treussard et J. F. Lévy: Aspects électromyographiques dans la paralysie périodique familiale. Rev. neurol. 101, 234 (1959).
183. Thomas, J. E., and E. H. Lambert: Ulnar nerve conduction velocity and H-reflex in infants and children. J. appl. Physiol. 15, 1 (1960).
184. Thomas, P. K., T. A. Sears, and R. W. Gilliatt: The range of conduction velocity in normal motor nerve fibres to the small muscles of the hand and foot. J. Neurol. Neurosurg. Psychiat. 22, 175 (1959).
185. Thomasen, E.: Myotonia. Thomsen's Disease. Paramyotonia, Dystrophia myotonica. Aarhus: Universitetsforlaget 1948.
186. Tönnis, D.: Elektromyographische Untersuchungen zur Frage berufsabhängiger Erkrankungen von Maschinenschreibkräften. Arch. orthop. Unfall-Chir. 58, 56 (1965).
187. — Untersuchungen über die Leitgeschwindigkeit des N. radialis. Z. Orthop. 99, 497 (1965).
188. — Elektromyographische Befunde bei Epicondylitis humeri. Klin. Wschr. 43, 1193 (1965).
189. — u. G. Faupel: Untersuchungen über das Muskelaktionspotential und das Territorium der motorischen Einheit in den ersten zwei Lebensjahren. Arch. orthop. Unfall-Chir. 57, 339 (1965).
190. — Elektromyographische Untersuchungen über die Beteiligung des M. iliopsoas an der Ad- und Abduktion des Oberschenkels. Z. Orthop. 102, 68 (1966).
191. — Elektromyographische und histologische Untersuchungen zur Frage der Entstehung der angeborenen Hüftluxation. Z. Orthop. 106, 527 (1969).
192. Trojaborg, W.: Motor nerve conduction velocities in normal subjects with particular reference to the conduction in proximal and distal segments of median and ulnar nerve. Electroenceph. clin. Neurophysiol. 17, 314 (1964).
193. Waldstein, S. A., D. Brinsky, H. B. Shrifter, and Y. T. Oesterm: The electromyogram in myxedema. Arch. intern. Med. 101, 97 (1958).
194. Wallace, S. L., R. Lattes, J. P. Malia, and C. Ragan: Muscle involvement in Boeck's sarcoid. Ann. intern. Med. 48, 497 (1958).
195. Walton, J.: The electromyogram in myopathy. Analysis with the audiofrequency spectrometer. J. Neurol. Neurosurg. Psychiat. 15, 219 (1952).

196. WELANDER, L.: Myopathia distalis tarda hereditaria. Acta med. scand. **141**, Suppl. 265 (1951).

197. WIESENDANGER, M., u. W. ISLER: Über die diagnostische Bedeutung der Elektromyographie bei neuromuskulären Erkrankungen im Kindesalter. Helv. paediat. Acta **17**, 86 (1962).

198. WILLISON, R. G.: Discussion on motor neurone disease. Proc. roy. Soc. Med. **12**, 1024 (1958).

199. — Analysis of electrical activity in healthy and dystrophic muscle in man. J. Neurol. Neurosurg. Psychiat. **27**, 386 (1964).

200. — The measurement of electrical activity in healthy and dystrophic muscle in man. Electroenceph. clin. Neurophysiol. **17**, 705 (1964).

201. WILSON, J., u. J. N. WALTON: Some muscular manifestation of hypothyreodism. J. Neurol. Neurosurg. Psychiat. **22**, 320 (1959).

202. WOHLFAHRT, F., B. FEINSTEIN u. J. FEX: Über die Beziehungen zwischen elektromyographischen und anatomischen Befunden. Arch. Psychiat. Nervenkr. **191**, 478 (1954).

203. WOLTER, M.: Die diagnostische Bedeutung der Elektromyographie. Dtsch. med. J. **15**, 550 (1964).

204. — Die okuläre Form der Myasthenie. Dtsch. med. Wschr. **90**, 2108 (1965).

205. ZINOLLI, L., e G. CAPPONI: Rilievi EMG in corso di reumatismo cronico primario. Arch. E. Maragliano Pat. Clin. **14**, 1617 (1958).

Sachverzeichnis

Mercedes-Druck, Berlin 61